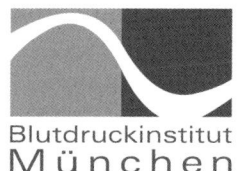

Blutdruckinstitut
München

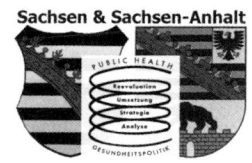

Sachsen & Sachsen-Anhalt

PUBLIC HEALTH

Reevaluation
Umsetzung
Strategie
Analyse

GESUNDHEITSPOLITIK

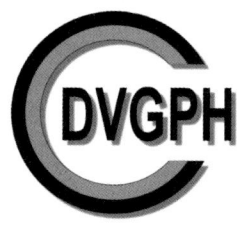

DVGPH

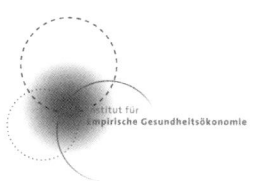

Institut für
Empirische Gesundheitsökonomie

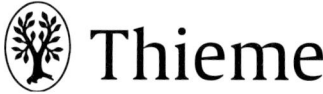

Thieme

Aspekte der Prävention

Ausgewählte Beiträge des 3. Nationalen Präventionskongresses
Dresden, 27. bis 28. November 2009

Herausgegeben von
Wilhelm Kirch
Martin Middeke
Reinhard Rychlik

Unter Mitarbeit von
Christiane Hillger

Mit Beiträgen von

G. Ackermann
U.-S. Albert
S. Amann
T. Becker
M. M. Bergman
K. Bestehorn
E. Bitzer
W. Bödeker
P. L. Bölcskei
K. Böttcher
I. Brockow
J. Bucksch
A. Cibis
B. Deitermann
T. Duprée
K. Eberhardt
O. Erley
N. Ernstmann
H. Eschenbeck
D. Essfeld

E. Finne
I. Freigang-Bauer
K. Gerlach
S. Glodny
P. Göbel
G. Grande
W. Greiner
C. Grimm
F. Gröben
C. Groß
I. Hach
T. Hayer
U. Hegerl
S. Heim
C. Heintze
C. Heinzmann
T. M. Helms
W. Hien
N. Hofmann
B. Hübner

E. Hummers-Pradier
H. J. Hutt
F. Jarre
J. Jung
H. Kielhorn
R. Kilian
H. Kindler
W. Kirch
L. Klatt
E. Klees
T. Kliche
J. Köberlein
C.-W. Kohlmann
K. Kolpatzik
I. Kopp
G. Kröger
M. Läubli Loud
B. Landsberg
D. Lange
D. Leyk

H. Löllgen
S. Meier
R. Meister
G. Meyer
K. Meyer
M. Middeke
A. Müller
E. A. Mueller
M. J. Müller
U. Nennstiel-Ratzel
M. Neumann
E. Nöhammer
M. Noweski
D. Ose
C. Patzelt
H. Pfaff
C. Piekarski
S. Plachta-Danielzik
F. Porzsolt
R. Rau

O. Razum
A. M. Rittner
U. Rohde
R. Rosenbrock
T. Rüther
U. Ruhl
R. Rychlik
T. Schewe
G. Schillinger
C. Schindler
H. Schleer
A. Schmidt-Trucksäss
S. Schmitt
M. P. Schönermark
U. Schütte
C. Schulte
C. Schusterschitz
J. Schweizer
J. Seiberl
E. Siegmund-Schultze

A. Sievert
A. Staratschek-Jox
C. Storck
H. Stummer
I.-M. Szargan
G. Theile
B. Vetter
M. Walter
U. Walter
M. Wildner
P. Willenborg
K. Winkler
M. Wirtz
J. Wolf
M. Wunderlich
Y. Yilmaz-Aslan
C. Zugck

70 Abbildungen
43 Tabellen

Georg Thieme Verlag
Stuttgart · New York

*Bibliografische Information
der Deutschen Nationalbibliothek*

Die Deutsche Nationalbibliothek verzeichnet diese Publikation in der Deutschen Nationalbibliografie; detaillierte bibliografische Daten sind im Internet
über
http://dnb.d-nb.de abrufbar.

Wichtiger Hinweis: Wie jede Wissenschaft ist die Medizin ständigen Entwicklungen unterworfen. Forschung und klinische Erfahrung erweitern unsere Erkenntnisse, insbesondere was Behandlung und medikamentöse Therapie anbelangt. Soweit in diesem Werk eine Dosierung oder eine Applikation erwähnt wird, darf der Leser zwar darauf vertrauen, dass Autoren, Herausgeber und Verlag große Sorgfalt darauf verwandt haben, dass diese Angabe dem **Wissensstand bei Fertigstellung des Werkes entspricht**.

Für Angaben über Dosierungsanweisungen und Applikationsformen kann vom Verlag jedoch keine Gewähr übernommen werden. **Jeder Benutzer ist angehalten**, durch sorgfältige Prüfung der Beipackzettel der verwendeten Präparate – gegebenenfalls nach Konsultation eines Spezialisten – festzustellen, ob die dort gegebene Empfehlung für Dosierungen oder die Beachtung von Kontraindikationen gegenüber der Angabe in diesem Buch abweicht. Eine solche Prüfung ist besonders wichtig bei selten verwendeten Präparaten oder solchen, die neu auf den Markt gebracht worden sind. **Jede Dosierung oder Applikation erfolgt auf eigene Gefahr des Benutzers**. Autoren und Verlag appellieren an jeden Benutzer, ihm etwa auffallende Ungenauigkeiten dem Verlag mitzuteilen.

© 2010 Georg Thieme Verlag KG
Rüdigerstraße 14
70469 Stuttgart
Telefon: +49/(0)7 11/89 31-0
Unsere Homepage: www.thieme.de

Printed in Germany

Zeichnungen: Angelika Brauner, Hohenpeißenberg
Umschlaggestaltung: Thieme Verlagsgruppe
Umschlaggrafik: fotolia.com
Satz: stm media GmbH, 06366 Köthen
gesetzt aus InDesign CS3
Druck: Grafisches Centrum Cuno GmbH & Co. KG, Calbe

ISBN 978-3-13-146911-3   1 2 3 4 5 6

Vorwort

Car c'est de l'homme qu'il s'agit, dans sa présence humaine; et d'un agrandissement de l'oeil aux plus hautes mers intérieures.

„Vents" Saint-John Perse

Nachdem bereits in den vergangenen Jahren anlässlich des 1. Nationalen Präventionskongresses 2005 und des 2. Nationalen Präventionskongresses 2007 ein Buch mit Manuskripten relevanter Themen der Prävention und Gesundheitsförderung herausgegeben wurde, möchten wir diese Tradition fortsetzen und haben auch zum 3. Nationalen Präventionskongress 2009 Autoren unterschiedlicher Fachrichtungen gebeten, sich an der vorliegenden Buchpublikation zu beteiligen. Von den meisten der angeschriebenen Autoren, die bereits in den letzten Jahren durch Referate, Workshops oder Manuskripte vertreten waren, erhielten wir alsbald eine Zusage, dass sie einen Artikel für das Buch verfassen. Somit konnten wir im Juni dieses Jahres 42 Manuskripte an den Verlag übermitteln. Die Beiträge aus den Bereichen der Prävention und Gesundheitsförderung haben wir unter den folgenden fünf Kapiteln „Konzeptorientierte Aspekte der Prävention", „Prävention und Lebenswelten", „Arbeitswelt und betriebliche Prävention", „Medizinische Versorgung und Prävention" und „Prävention in der Zahn-, Mund- und Kieferheilkunde" zusammengefasst. Das Buch „Aspekte der Prävention" erscheint zum Kongress und wird allen Teilnehmern ausgehändigt.

Anlässlich des diesjährigen Kongresses werden neben der Buchpublikation spezielle Ausgaben wissenschaftlicher Zeitschriften herausgegeben. Dazu gehören ein Schwerpunktheft der *Deutschen Medizinischen Wochenschrift* zum Thema Suchtprävention und ein weiteres der Zeitschrift *Gesundheitsökonomie und Qualitätsmanagement* mit Originalbeiträgen zum Thema „Prävention".

Den Aspekten der Prävention und Gesundheitsförderung muss neben der Kuration, Rehabilitation und Pflege ein wesentlicher Stellenwert eingeräumt werden. Dieses Anliegen hat in den letzten Jahren nicht an Bedeutung verloren, vielmehr hat das Interesse zugenommen. Die durch Prävention eingesparten Kosten und die Steigerung der Lebensqualität in der Bevölkerung verdeutlichen die Rolle präventiver und gesundheitsfördernder Maßnahmen. Grundlegendes Ziel muss es sein, durch Schaffung besserer Lebensbedingungen, Stärkung gesundheitsfördernder Faktoren und Verringerung von Gesundheitsbelastungen die Bevölkerung auf dem Weg zu einem gesundheitsfördernden Verhalten zu unterstützen und zu motivieren. Trotz zahlreicher Maßnahmen, wird die Bedeutung von Prävention und Gesundheitsförderung im Alltag allerdings noch zu wenig wahrgenommen.

Hier gilt es, die Zusammenarbeit von Akteuren der Wissenschaft, Praxis und Politik zu verstärken. Eine Möglichkeit des Austausches neuester wissenschaftlicher Erkenntnisse und praktischer Erfahrungen soll der 3. Nationale Präventionskongress bieten.

Wir danken an dieser Stelle allen Autoren des Buches für die pragmatische, konzise und gute Zusammenarbeit, ohne die die vorliegende Veröffentlichung nicht in dem zur Verfügung stehenden Zeitraum hätte fertig gestellt werden können.

Dresden,   Wilhelm Kirch
München,   Martin Middeke
Burscheid,   Reinhardt Rychlik
Im November 2009

Danksagung

Für die vielfältigen Hilfen bei der Herausgabe dieses Buches sind wir Frau Dr. Christiane Hillger und Frau Beatrix Hörger vom Forschungsverbund Public Health Sachsen & Sachsen-Anhalt e. V. dankbar.

W. Kirch
M. Midekke
R. Rychlik

Anchriften

Günter Ackermann, lic. phil.
Gesundheitsförderung Schweiz
Dufourstr. 30
Postfach 311
3000 Bern 6
SCHWEIZ

Prof. Dr. Ute-Susann Albert
Universitätsklinikum Gießen und Marburg GmbH
Standort Marburg
Klinik für Gynäkologie, gynäkologische
Endokrinologie und Onkologie
Leitung Brustzentrum Regio
Baldingerstraße
35043 Marburg

Silke Amann
RKW Kompetenzzentrum
Düsseldorfer Str. 40
65760 Eschborn

Prof. Dr. Tomas Becker
BKH Günzburg
Klinik für Psychiatrie und Psychotherapie II
Ludwig-Heilmeyer-Str. 2
89312 Günzburg

Prof. Dr. Manfred Max Bergman
Institut für Soziologie
Universität Basel
Petersgraben 27
4051 Basel
SCHWEIZ

Dr. Kurt Bestehorn
Institut für Klinische Pharmakologie
Medizinische Fakultät Carl Gustav Carus
Technische Universität Dresden
Fiedlerstr. 27
01307 Dresden

Prof. Dr. Eva Bitzer, MPH
ISEG – Institut für Sozialmedizin,
Epidemiologie und
Gesundheitssystemforschung
Lavesstr. 80
30159 Hannover

und

Pädagogische Hochschule Freiburg
Gesundheitspädagogik
Kunzenweg 21
79117 Freiburg

Dr. Wolfgang Bödeker
Initiative Gesundheit und Arbeit (IGA)
BKK Bundesverband
Kronprinzenstr. 6
45128 Essen

Univ. Doz. Dr. Pal L. Bölcskei
Institut für Raucherberatung u.
Tabakentwöhnung (IRT)
Limburgstr. 16a
81539 München

Klaus Böttcher
KKH-Allianz Hauptverwaltung
Karl-Wiechert-Allee 61
30625 Hannover

Dr. Inken Brockow, MPH
Sachgebiet Public Health (GE4)
Sachbereich Prävention,
Gesundheitsförderung, Screeningzentrum
Bayerisches Landesamt für Gesundheit und Le-
bensmittelsicherheit
Veterinärstr.2
85762 Oberschleißheim

Dr. Jens Bucksch
Institut für Sport- und Bewegungswissenschaft
Universität Stuttgart
Allmandring 28
70569 Stuttgart

Dipl.-Psych. Anna Cibis
Klinik und Poliklinik für Psychiatrie
Universität Leipzig
Semmelweisstr. 10
04103 Leipzig

Dipl.-Soz.wiss. Bernhilde Deitermann, MPH
Institut für Epidemiologie, Sozialmedizin und
Gesundheitssystemforschung
Medizinische Hochschule Hannover
Carl-Neuberg-Str. 1
30623 Hannover

Thomas Duprée, (M.A.)
Verein Programm Klasse2000 e.V.
Feldgasse 37
90489 Nürnberg

Dr. Kerstin Eberhardt, Dipl.-Psych.
Westermühlstr. 1
80469 München

Dr. Oliver Erley
Laborabteilung IV
Wehrmedizinische Ergonomie
und Leistungsphysiologie
Zentrales Institut des Sanitätsdienstes
der Bundeswehr Koblenz
Andernacher Str. 100
56070 Koblenz

Dr. Nicole Ernstmann
Institut für Medizinsoziologie,
Versorgungsforschung und Rehabilitationswissen-
schaft (IMVR) der Humanwissenschaftlichen und
Medizinischen Fakultät der Universität zu Köln
Eupener Str. 129
50933 Köln

Dr. Heike Eschenbeck
Institut für Humanwissenschaften – Psychologie
Pädagogische Hochschule Schwäbisch-Gmünd
Oberbettringer Str. 200
73525 Schwäbisch Gmünd

Prof. Dr. Dr. Dieter Essfeld
Institut für Physiologie und Anatomie Deutsche
Sporthochschule Köln
Am Sportpark Müngersdorf 6
50933 Köln

Dipl. -Psych. Emily Finne
AG 4 - Prävention und Gesundheitsförderung
Fakultät für Gesundheitswissenschaften
Universität Bielefeld
Postfach 10 01 31
33501 Bielefeld

Ingra Freigang-Bauer
RKW Kompetenzzentrum
Düsseldorfer Str. 40
65760 Eschborn

Kristina Gerlach
Klinik für Kinderchirurgie
Klinikum der Martin-Luther-Universität Halle
Ernst-Grube Str. 40
06120 Halle / Saale

Dipl.-Biol. Susanne Glodny, M. Sc.
AG 3 Epidemiologie & International Public Health
Fakultät für Gesundheitswissenschaften
Universität Bielefeld
Postfach 10 01 31
33501 Bielefeld

Dr. Peter Göbel
Klinik für Kinderchirurgie
Krankenhaus St. Elisabeth und St. Barbara
Mauerstr. 5
06110 Halle / Saale

Prof. Dr. Gesine Grande
Fakultät Angewandte Sozialwissenschaften
Hochschule für Technik, Wirtschaft, Technik und
Kultur Leipzig
Postfach 30 11 66
04251 Leipzig

Prof. Dr. Wolfgang Greiner
AG Gesundheitsökonomie und
Gesundheitsmanagement
Fakultät für Gesundheitswissenschaften
Universität Bielefeld
Universitätsstr. 25 / Postfach 100131
33501 Bielefeld

Christine Grimm
Institut für Empirische Gesundheitsökonomie
Am Ziegelfeld 28
51399 Burscheid

Dr. Ferdinand Gröben
Institut für Sport und Sportwissenschaft
Universität Karlsruhe (TH)
Kaiserstr. 12
76131 Karlsruhe

Dipl.-Psych. Cornelia Groß
Institut für Humanwissenschaften – Psychologie
Pädagogische Hochschule Schwäbisch Gmünd
Oberbettringer Str. 200
73525 Schwäbisch Gmünd

Dr. Isabel Hach, MPH
Forschungsverbund Public Health Sachsen
und Sachsen-Anhalt e.V.
Medizinische Fakultät der TU Dresden
Fiedlerstr. 33
01307 Dresden

Dipl.-Psych. Tobias Hayer
Institut für Psychologie
und Kognitionsforschung
Universität Bremen
Grazer Str. 4
28359 Bremen

Prof. Dr. Ulrich Hegerl
Klinik und Poliklinik für Psychiatrie
und Psychotherapie
Universität Leipzig
Semmelweisstr. 10
04103 Leipzig

Susanne Heim, M.A.
Arbeitsgruppe "Gesundheit im Alter"
Institut für Allgemeinmedizin
der Medizinischen Hochschule Hannover
Carl-Neuberg-Str. 1
30625 Hannover

Dr. Christoph Heintze
Institut für Allgemeinmedizin
Charité Universitätsmedizin Berlin
Campus Charité Mitte
Schumannstr. 20/21
10117 Berlin

Claudia Heinzmann, lic. phil.
Institut für Soziologie
Universität Basel
Petersgraben 27
4051 Basel
SCHWEIZ

Dr. Thomas Maria Helms
Deutsche Stiftung für chronisch Kranke
Alexanderstr. 26
90762 Fürth

Dr. Wolfgang Hien
Forschungsbüro für Arbeit, Gesundheit
und Biographie
Am Speicher XI 9
28217 Bremen

Dr. Christiane Hillger
Forschungsverbund Public Health Sachsen
und Sachsen-Anhalt e.V.
Medizinische Fakultät der TU Dresden
Fiedlerstr. 33
01307 Dresden

Dr. Norina Hofmann
Abteilung Klinische Psychologie
und Psychotherapie,
Therapie- und Beratungszentrum
Georg-Elias-Müller-Insitut für Psychologie
Universität Göttingen
Goßlerstr. 14
37073 Göttingen

Bernd Hübner
Institut für Sport und Sportwissenschaft
Universität Karlsruhe (TH)
Kaiserstr. 12
76131 Karlsruhe

Prof. Dr. med. Eva Hummers-Pradier
Institut für Allgemeinmedizin
der Medizinischen Hochschule Hannover
Carl-Neuberg-Str. 1
30625 Hannover

Dr. Hans Joachim Hutt
Sanofi Pasteur MSD GmbH
Paul-Ehrlich-Str. 1
69181 Leimen

Dr. Frauke Jarre
Am Lehenbühl 16
79423 Heitersheim

Dipl.-Pflegewirtin Julia Jung
Institut für Medizinsoziologie, Versorgungsforschung und Rehabilitationswissenschaft (IMVR)
der Humanwissenschaften und der Medizinischen
der Universität zu Köln
Eupener Str. 129
50933 Köln

Dipl.-Kauffrau Heike Kielhorn
Schönermark.Kielhorn+Collegen
Hubertusstr. 2
30163 Hannover

PD Dr. Reinhold Kilian
Arbeitsgruppe Versorgungsforschung
Klinik für Psychiatrie II
der Universität Ulm am BKH Günzburg
Ludwig-Heilmeyer-Str. 2
89312 Günzburg

Dr. Heinz Kindler
Deutsches Jugendinstitut
Nockherstr. 2
81541 München

Prof. Dr. Dr. Wilhelm Kirch
Direktor des Institut für klinische Pharmakologie
Medizinische Fakultät der TU Dresden
Fiedlerstr. 27
01307 Dresden

Leonie Klatt
KKH-Allianz Hauptverwaltung
Karl-Wiechert-Allee 61
30625 Hannover

Dr. Esther Klees
Deutsche Gesellschaft für Prävention
und Intervention bei Kindesmisshandlung
und -vernachlässigung e.V.
Mendelssohnstr. 17
40233 Düsseldorf

Dipl-Pol. Dipl.-Psych. Thomas Kliche
Forschungsgruppe Versorgung und Qualität
in der Prävention
Institut und Poliklinik für Medizinische
Psychologie
Universitätsklinikum Eppendorf (UKE)
Martinistr. 52 (W 26)
20246 Hamburg

Dr. Juliane Köberlein
Institut für Empirische Gesundheitsökonomie
Am Ziegelfeld 28
51399 Burscheid

Prof. Dr. Carl-Walter Kohlmann
Institut für Humanwissenschaften –
Psychologie
Pädagogische Hochschule Schwäbisch Gmünd
Oberbettringer Str. 200
73525 Schwäbisch Gmünd

Kai Kolpatzik, MPH, EMPH
Abteilung Prävention
AOK-Bundesverband
Rosenthaler Str. 31
10178 Berlin

Prof. Dr. Ina Kopp
Ständige Kommission Leitlinien der AWMF
Institut für Theoretische Chirurgie
Phillips-Universität
Baldingerstr.
35043 Marburg

Dipl.-Psych. Gesa Kröger
Forschungsgruppe Versorgung und Qualität
in der Prävention
Institut und Poliklinik für Medizinische
Psychologie
Universitätsklinikum Eppendorf (UKE)
Martinistr. 52 (W 26)
20246 Hamburg

Dr. Marlène Läubli Loud
Kompetenzzentrum für Evaluation (CCE)
Bundesamt für Gesundheit
3003 BERN
SCHWEIZ

Dr. Beate Landsberg
Institut für Humanernährung
und Lebensmittelkunde
Christian-Albrechts-Universität zu Kiel
Düsternbrooker Weg 17
24105 Kiel

Dr. Dominique Lange
Institut für Humanernährung
nd Lebensmittelkunde
Christian-Albrechts-Universität zu Kiel
Düsternbrooker Weg 17
24105 Kiel

Prof. Dr. Dr. Dieter Leyk
Institut für Physiologie und Anatomie
Deutsche Sporthochschule Köln
Am Sportpark Müngersdorf 6
50933 Köln

Prof. Dr. Herbert Löllgen
Deutsche Gesellschaft für Sportmedizin
und Prävention e. V. (DGSP)
Bermesgasse 32b
42897 Remscheid

Dipl.-Psych Stefanie Meier
Institut für Humanwissenschaften – Psychologie
Pädagogische Hochschule Schwäbisch Gmünd
Oberbettringer Str. 200
73525 Schwäbisch Gmünd

Ramona Meister
Forschungsgruppe Versorgung und Qualität
in der Prävention
Institut und Poliklinik für Medizinische
Psychologie
Universitätsklinikum Eppendorf (UKE)
Martinistr. 52 (W 26)
20246 Hamburg

Prof. Dr. Gerhard Meyer
Institut für Psychologie und
Kognitionsforschung
Universität Bremen
Grazer Str. 4
28359 Bremen

Prof. Dr. Katharina Meyer, MPH
Universitätspoliklinik für Endokrinologie,
Diabetologie & Klinische Ernährung, ZAEP
Inselspital
3010 Bern
SCHWEIZ

Prof. Dr. med. Martin Middeke
HZM Hypertoniezentrum München
Kardiologie Alter Hof
Dienerstr. 12
80331 München

und

Blutdruckinstitut München
Osterwaldstr. 69
80805 München

Dr. Axel Müller
Klinik für Innere Medizin I
Klinikum Chemnitz gGmbH
Bürgerstr. 2
09113 Chemnitz

PD Dr. Edgar A. Mueller
Institut für Klinische Pharmakologie
Medizinische Fakultät der TU Dresden
Fiedlerstr. 27
01307 Dresden

Prof. Dr. Manfred J. Müller
Institut für Humanernährung
und Lebensmittelkunde
Christian-Albrechts-Universität zu Kiel
Düsternbrooker Weg 17
24105 Kiel

Dr. Uta Nennstiel-Ratzel, MPH
Sachgebiet Public Health (GE4)
Sachbereich Prävention,
Gesundheitsförderung, Screeningzentrum
Bayerisches Landesamt für Gesundheit und
Lebensmittelsicherheit
Veterinärstr. 2
85762 Oberschleißheim

Dr. Melanie Neumann
Integriertes Begleitstudium
Anthroposophische Medizin
Medizinische Fakultät
Universität Witten/Herdecke
Alfred–Herrhausen-Str. 50
58448 Witten

MMag. Elisabeth Nöhammer
Studienzentrale Wien
UMIT – Private Universität
für Gesundheitswissenschaften,
medizinische Informatik und Technik
Opernring 5/2
1010 Wien
ÖSTERREICH

Dr. Michael Noweski
Wissenschaftszentrum Berlin
für Sozialforschung gGmbH
Reichpietschufer 50
10785 Berlin

Dominik Ose
Abteilung Allgemeinmedizin
und Versorgungsforschung
Universitätsklinikum Heidelberg
Voßstr. 2, Geb. 37
69115 Heidelberg

Dipl.-PGW, Dipl.-Gesundheitswirtin
Christiane Patzelt
Institut für Epidemiologie, Sozialmedizin
und Gesundheitssystemforschung
Medizinische Hochschule Hannover
Carl-Neuberg-Str. 1
30623 Hannover

Prof. Dr. Holger Pfaff
Institut für Medizinsoziologie, Versorgungsforschung und
Rehabilitationswissenschaft (IMVR)
der Humanwissenschaftlichen
und Medizinischen Fakultät
der Universität zu Köln
Eupener Str. 129
50933 Köln

Prof. em. Dr. Claus Piekarski
Institut und Poliklinik für Arbeitsmedizin,
Sozialmedizin und Sozialhygiene
Klinikum der Universität zu Köln
Kerpener Str. 62
50937 Köln

Dr. Sandra Plachta-Danielzik
Institut für Humanernährung
und Lebensmittelkunde
Christian-Albrechts-Universität zu Kiel
Düsternbrooker Weg 17
24105 Kiel

Prof. Dr. Franz Porzsolt
Klinische Ökonomik
Universität Ulm
Frauensteige 6
89075 Ulm

Dr. Rüdiger Rau
Fachbereich Gesundheitswesen
Kreis Wesel
Mühlenstr. 9–11
47441 Moers

Prof. Dr. Oliver Razum
Abteilung Epidemiologie &
International Public Health
Fakultät für Gesundheitswissenschaften
Universität Bielefeld
Postfach 100131
33501 Bielefeld

Anja Maria Rittner
Stabsstellenleiterin
Unternehmensentwicklung
Verband der Ersatzkassen e. V.
Askanischer Platz 1
10963 Berlin

Dr. Ulrich Rohde
Laborabteilung IV
Wehrmedizinische Ergonomie
und Leistungsphysiologie
Zentrales Institut des Sanitätsdienstes
der Bundeswehr Koblenz
Andernacher Str. 100
56070 Koblenz

Prof. Dr. Rolf Rosenbrock
Forschungsgruppe Public Health
Wissenschaftszentrum Berlin
für Sozialforschung gGmbH
Reichpietschufer 50
10785 Berlin

Dr. Thomas Rüther
Institut für Physiologie und Anatomie
Deutsche Sporthochschule Köln
Am Sportpark Müngersdorf 6
50933 Köln

Dr. Uwe Ruhl
Abteilung Klinische Psychologie
und Psychotherapie,
Therapie- und Beratungszentrum
Georg-Elias-Müller-Insitut für Psychologie
Universität Göttingen
Goßlerstr. 14
37073 Göttingen

Prof. Dr. Dr. Reinhard Rychlik
Institut für Empirische Gesundheitsökonomie
Am Ziegelfeld 28
51399 Burscheid

Tina Schewe
Abteilung Klinische Chemie
Universitätsklinikum Freiburg
Hugstetter Str. 55
79106 Freiburg

Dr. Gerhard Schillinger
AOK-Bundesverband
Rosenthaler Str. 31
10178 Berlin

PD Dr. Christoph Schindler
Institut für Klinische Pharmakologie
Medizinische Fakultät der TU Dresden
Fiedlerstr. 27
01307 Dresden

Dr. Hubertus Schleer
Am Lehenbühl 16
79423 Heitersheim

Prof. Dr. Arno Schmidt-Trucksäss
Sportmedizin
Institut für Sport und Sportwissenschaften
Birsstr. 320 B
4052 Basel
SCHWEIZ

Sonja Schmitt, MD
Sanofi Pasteur MSD GmbH
Paul-Ehrlich-Str. 1
69181 Leimen

Prof. Dr. Matthias P. Schönermark
Forschungsschwerpunkt
Medizinmanagement und Analytik
Institut für Epidemiologie, Sozialmedizin und
Gesundheitssystemforschung
Medizinische Hochschule Hannover
OE 5410
30625 Hannover

Dr. Ursula Schütte
Deutsche Gesellschaft für Zahn-, Mund- und
Kieferheilkunde (DGZMK)
c/o Medizinische Fakultät der TU Dresden
Fetscherstr. 74
01307 Dresden

Christian Schulte
Institut für Empirische Gesundheitsökonomie
Am Ziegelfeld 28
51399 Burscheid

Ass.-Prof. Dr. Claudia Schusterschitz
UMIT - Private Universität
für Gesundheitswissenschaften,
medizinische Informatik und Technik
EWZ 1
6060 Hall in Tirol
ÖSTERREICH

Prof. Dr. med. Johannes Schweizer
Klinik für Innere Medizin I
Klinikum Chemnitz gGmbH
Bürgerstr. 2
09113 Chemnitz

Jasmin Seiberl
Institut für Humanernährung
und Lebensmittelkunde
Christian-Albrechts-Universität zu Kiel
Düsternbrooker Weg 17
24105 Kiel

Dr. Elisabeth Siegmund-Schultze
KKH-Allianz Hauptverwaltung
Karl-Wiechert-Allee 61
30625 Hannover

Dipl.-Sportl. Alexander Sievert
Institut für Physiologie und Anatomie
Deutsche Sporthochschule Köln
Am Sportpark Müngersdorf 6
50933 Köln

PD Dr. Andrea Staratschek-Jox
LIMES Institute
Universität Bonn
Karlrobert-Kreiten Str. 13
53115 Bonn

Dr. Christina Storck
Verein Programm Klasse2000 e. V.
Feldgasse 37
90489 Nürnberg

Assoc.-Prof. Dr. Harald Stummer
Studienzentrale Wien
UMIT - Private Universität
für Gesundheitswissenschaften
medizinische Informatik und Technik
Opernring 5/2
1010 Wien
ÖSTERREICH

Ina-Michaela Szargan
Klinik für Kinderchirurgie
Krankenhaus St. Elisabeth
und St. Barbara Halle/Saale
Mauerstr. 5
06110 Halle/Saale

Dr. Gudrun Theile, MPH
Arbeitsgruppe "Gesundheit im Alter"
Institut für Allgemeinmedizin
der Medizinischen Hochschule Hannover
Carl-Neuberg-Str. 1
30625 Hannover

Dr. Britta Vetter
Römerstr. 38
79423 Heitersheim

Prof. Dr. Michael Walter
Poliklinik für Zahnärztliche Prothetik
Universitätsklinikum der TU Dresden
Fetscherstr. 74
01307 Dresden

Prof. Dr. Ulla Walter
Institut für Epidemiologie, Sozialmedizin
und Gesundheitssystemforschung
Medizinische Hochschule Hannover
Carl-Neuberg-Str. 1
30625 Hannover

Prof. Dr. Manfred Wildner
Abteilung Gesundheit (GE)
Bayerisches Landesamt für Gesundheit
und Lebensmittelsicherheit
Veterinärstr. 2
85764 Oberschleißheim

Peter Willenborg, M.A.
Abteilung Versorgungsmanagement
AOK-Bundesverband
Rosenthaler Str. 31
10178 Berlin

Prof. Dr. Karl Winkler
Komm. Ärztlicher Direktor
Abteilung Klinische Chemie
Universitätsklinik Freiburg
Hugstetter Str. 55
79106 Freiburg

Prof. Dr. Markus Wirtz
Institut für Psychologie
Pädagogische Hochschule Freiburg
Kunzenweg 21
79117 Freiburg

Prof. Dr. Jürgen Wolf
Innere Medizin I
Klinikum der Universität zu Köln
Kerpener Str. 62
50924 Köln

Dr. Max Wunderlich
Institut für Physiologie und Anatomie
Deutsche Sporthochschule Köln
Am Sportpark Müngersdorf 6
50933 Köln

Dipl.-Soz., Dipl.-Päd. Yüce Yilmaz-Aslan
Abteilung Epidemiologie & International
Public Health
Fakultät für Gesundheitswissenschaften
Universität Bielefeld
Postfach 10 01 31
33501 Bielefeld

Prof. Dr. Christian Zugck
Abteilung für Kardiologie, Angiologie
und Pulmologie
Universitätsklinikum Heidelberg
Im Neuenheimer Feld 410
69120 Heidelberg

Inhaltsverzeichnis

A Konzeptorientierte Aspekte der Prävention

B Prävention und Lebenswelten

C Arbeitswelt und betriebliche Prävention

D Medizinische Versorgung und Prävention

E Prävention in der Zahn-, Mund- und Kieferheilkunde

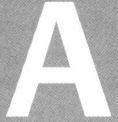

A Konzeptorientierte Aspekte der Prävention

1 Qualitätsmanagement für Stufe-3-Leitlinien – methodische Aspekte für Aktualisierungen

Ute-Susann Albert*, Ina Kopp

1.1 Einleitung

Leitlinien dienen der Qualitätsverbesserung der medizinischen Versorgung der Bevölkerung durch Wissensvermittlung bei Ärzten und Betroffenen. Sie unterscheiden sich von Evidenzberichten wie systematischen Übersichtsarbeiten und Health Technology Assessment, indem sie konkrete Handlungsempfehlungen für den Versorgungsablauf bereitstellen. Eine aktive Implementierung von Leitlinien in den Versorgungsalltag bedarf der Kenntnisnahme und der Akzeptanz der Leitlinie, die Empfehlungen anzuwenden, und ist Voraussetzung für eine Versorgungsverbesserung. Die Wirksamkeit und damit der Nutzen einer Leitlinie hängen dabei entscheidend von ihrer methodischen Qualität und ihrer Aktualität ab (17). Die Kriterien, die hochwertige Leitlinien erfüllen sollten, werden heute international in einheitlicher Weise definiert (14, 16, 21, 24). Die Aktualität von Leitlinien ist für die kontinuierliche Qualitätsverbesserung der medizinischen Versorgung essenziell. Der Bedarf zur Fortschreibung und Aktualisierung einer Leitlinie ergibt sich aus der Verfügbarkeit neuer wissenschaftlicher Erkenntnisse einerseits und aus den Ergebnissen der Evaluierung der bisherigen Leitlinienanwendung andererseits. Letztere dient der Identifizierung von Verbesserungspotenzialen in der Gesundheits- und Krankenversorgung und der Praktikabilität der Leitlinie.

Wie können Stufe-3-Leitlinien aktualisiert werden?
Hierfür wurde das Konzept zum „Qualitätsmanagement für Stufe-3-Leitlinien" der Arbeitsgemeinschaft der Wissenschaftlichen Medizinischen Fachgesellschaften (AWMF) für die kontinuierliche Fortschreibung unter systematisch definierten Bedingungen entwickelt (Abb. 1.1). Das Konzept kombiniert die methodischen Anforderungen der AWMF für Stufe-3-Leitlinien mit den geforderten Elementen der systematischen Erstellung und berücksichtigt die Kriterien des Deutschen Leitlinienbewertungsinstrumentes DELBI (20, 22). Die Konzeptentwicklung und die erste praktische Umsetzung erfolgte im Rahmen der Aktualisierung der „Stufe-3-Leitlinien Brustkrebs-Früherkennung in Deutschland" und wird in den folgenden Abschnitten dargelegt.

Deutsches Leitlinienbewertungsinstrument DELBI
8 Domänen/34 Kriterien der methodischen Qualität von Leitlinien
- Geltungsbereich und Zweck (3 Kriterien)
- Beteiligung von Interessensgruppen (4 Kriterien)
- methodologische Exaktheit der Leitlinienentwicklung (7 Kriterien)
- Klarheit und Gestaltung (4 Kriterien)
- Anwendbarkeit (3 Kriterien)
- redaktionelle Unabhängigkeit (2 Kriterien)
- Anwendbarkeit im deutschen Gesundheitssystem (6 Kriterien)
- methodologische Exaktheit der Leitlinienentwicklung bei Verwendung bereits existierender Leitlinie (5 Kriterien)

1.2 Evaluierung

Das Aktualisierungsverfahren wurde durch eine Bestandsanalyse der Leitlinienimplementierung zwischen Januar 2006 und April 2006 eingeleitet.

---

* E-Mail: albertu@med.uni-marburg.de

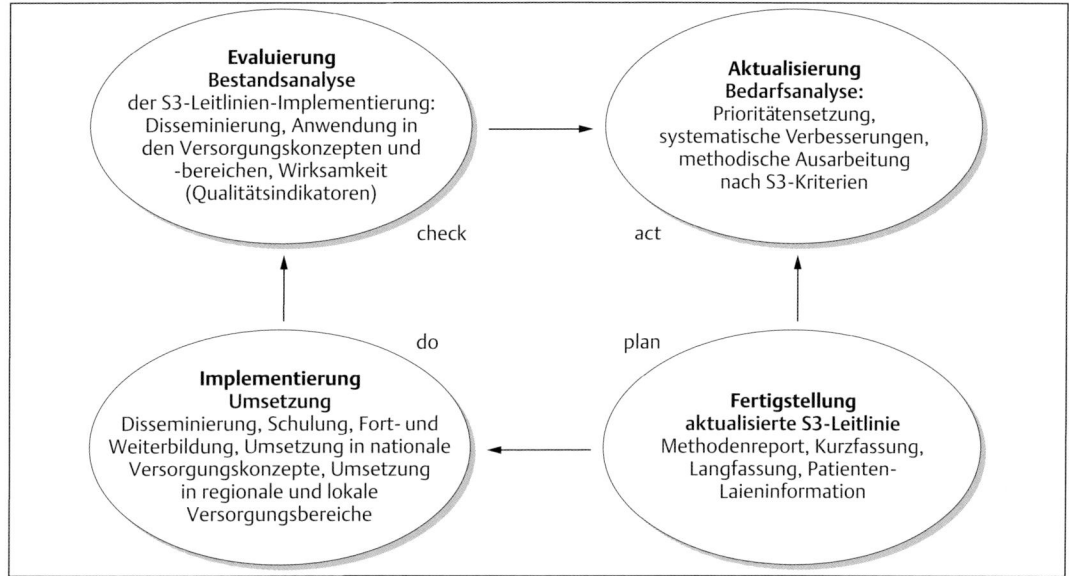

Abb. 1.1 Qualitätsmanagement für die Fortschreibung von Stufe-3-Leitlinien.

Ziele der Leitlinie und Umsetzung

Ausgangspunkt war die 2003 entwickelte **„Stufe 3-Leitlinie Brustkrebs-Früherkennung in Deutschland"**. Die Leitlinie wurde als Basis für ein qualitätsgesichertes und ergebnisorientiertes nationales Früherkennungsprogramm entwickelt, das den Anforderungen der WHO entspricht (35, 36). Ärzte und betroffene Frauen sollen bei der gemeinsamen Entscheidungsfindung über adäquate Maßnahmen der Gesundheits- und Krankenversorgung unterstützt werden. Es geht hierbei nicht mehr nur um eine qualitätsgesicherte Früherkennungsmammografie, sondern um deren Integration in eine Diagnosekette, bestehend aus Anamnese, Risikoberatung, klinischer Untersuchung, apparativer Diagnostik, interventioneller Zusatzdiagnostik, operativer Abklärung und pathomorphologischer Befundung (6, 28). Die Früherkennung von Brustkrebs erfordert ein funktionierendes Versorgungsnetz, das nicht nur von einer ärztlichen Berufsgruppe oder Fachdisziplin allein geleistet wird, sondern darüber hinaus sektorübergreifend und qualitätsgesichert die Versorgung der Bevölkerung erlaubt (7, 13).

32 medizinische Fachgesellschaften, Berufsverbände, Frauen- und Patientinnenorganisationen wirkten an der Entwicklung der Leitlinie 2003 mit. Die Leitlinie wurde 2003 mit folgenden Begleitmaterialien publiziert:

- **Langfassung** (27): ausführliche Hintergrundinformationen zur Begründung der einzelnen Empfehlungen und umfassendes Literaturverzeichnis
- **Kurzfassung** (29): Zusammenfassung der Versorgungsempfehlungen und klinischen Algorithmen mit Angabe der Evidenzstärken und Empfehlungsgrade
- **Leitlinienreport** (6): ausführliche Darlegung der Methodik des Entwicklungsprozesses
- **Leitlinien-Fraueninformation** (8): Darlegung der Qualitätsanforderungen an genderspezifische Informationen, die sich an primär gesunde Frauen richten, um selbstbestimmte und informierte Entscheidungen zu unterstützen
- **englischsprachige Kurzversion** (11)
- **Konzept zur Implementierung** und **qualitätsindikatorgestützten Evaluierung** (5) (Tab. 1.**1**)

Über die Internetportale der Deutschen Gesellschaft für Senologie (www.senologie.org), der AWMF (www.awmf-leitlinien.de) und des Guidelines International Network (www.g-i-n.net) wurden die Elemente der Gesamtpublikation frei zugänglich gemacht.

Tabelle 1.1 Elemente des Konzepts zur Implementierung und Evaluierung der S3-Leitlinie Brustkrebs-Früherkennung in Deutschland (5).

Intervention	Methode	Ausführung (Auswahl)
Barrierenanalyse	Survey	Modellprojekt „Brustgesundheit Hessen"
Disseminierung	Publikation	Leitlinie Fraueninformation, Kurzversion, Methodenreport der Leitlinie, Folgepublikationen in Fachzeitschriften, Verfügbarkeit in Printmedien und Internet
Schulungen	kontinuierliche professionelle Fortbildung, Laienschulung	Landesärztekammern (Zertifizierungspunkte), Berufsverband der Frauenärzte e.V., Deutscher Ärztinnenbund e.V., Landfrauenverband e.V.
Einbindung von Meinungsführern	soziale Interaktion	Vorstände der an der Leitlinienentwicklung beteiligten Organisationen, Öffentlichkeitsarbeit, Informationstage
Besuche vor Ort	Monitor	Zertifizierung von Brustzentren (OnkoZert und ISO 9001:2000 bzw. KTQ)
Audit, Benchmarking	externe Qualitätssicherung (indikatorengestützt)	Bundesgeschäftsstelle für Qualitätssicherung (BQS), Disease-Management-Programm Brustkrebs

▓ Bestandsanalyse der Implementierung: Beobachtung von Anwendung und Auswirkungen der bisherigen Leitlinie

In welchem Umfang wurde die Verbreitung der Leitlinie umgesetzt und wie wird das Angebot genutzt?

Die Verbreitung der Leitlinie sollte zu ihrer Bekanntheit in der Öffentlichkeit und in der Fachwelt führen. Die fachspezifische Disseminierung wurde durch die Autoren der Leitlinie gezielt eingeleitet und umgesetzt. Die Langversion wurde als Buch mit einer Auflage von 2000 Exemplaren publiziert, die Kurzfassung in den Organen der beteiligten Fachdisziplinen (Onkologie, Senologie, Radiologie, Pathologie, Gynäkologie, Deutsche Krebsgesellschaft). Zur Verbreitung im öffentlichen Raum tragen Veranstaltungen, Medienbeiträge, Politik und Kostenträger bei; diese wurden jedoch nicht erfasst. Um einen Eindruck der Nachfrage nach der Leitlinie und ihres Bekanntheitsgrades im öffentlichen Raum zu gewinnen, wurde stattdessen aus pragmatischer Erwägung heraus die Verbreitung im Internet betrachtet.

Eine der am häufigsten von Verbrauchern im Internet genutzten Suchmaschine ist „Google". Bei Eingabe von Suchbegriffen werden damit verbundene Internetseiten als mögliche Informationsquellen gelistet. Auch 4 Jahre nach Erstpublikation der Leitlinie wurden weit mehr als 500 Quellen zu den Suchbegriffen „Leitlinie Brustkrebs-Früherkennung" und „Stufe-3-Leitlinien Brustkrebs-Früherkennung in Deutschland" gefunden.

Zusätzlich wurde die Anzahl der Zugriffe auf die über die Internetseite der AWMF kostenfrei verfügbaren Formate und Informationsquellen der Leitlinie registriert. Dabei wurden nur Sitzungen individueller Nutzer betrachtet, die gezielt die bereitgestellten Quellen abriefen. Insgesamt wurden 69 723 Dokumente der **Stufe-3-Leitlinien Brustkrebs-Früherkennung in Deutschland** innerhalb von 2 Jahren von der Webseite der AWMF abgerufen. Sie lag insgesamt in der Nutzungsstatistik der Seitenabrufe bei der AWMF kontinuierlich auf den oberen 10 Rangplätzen und über Monate auf Platz 1. Die Ergebnisse für die einzelnen Dokumente zeigen im zeitlichen Verlauf der Jahre 2005 und 2006 einen bemerkenswerten Trend. Das Interesse am Methodenreport und an der englischen Kurzfassung nahm ab (ca. 50–70 %), die Abfragen zur Kurz- und Langfassung ließen nur wenig nach (ca. 28 %), die Leitlinie Fraueninformation wurde etwas häufiger abgerufen (ca. 18 %). Eine mögliche Interpretation ist aus dem Modell von E. M. Rogers zur Implementierung von Innovationen abzuleiten (26). Es ist davon auszugehen, dass der

Methodenreport sowie die englische Kurzfassung insbesondere für Personen von Interesse sind, die sich intensiv mit Leitlinien befassen und daher frühzeitig einen Zugang zur Information suchen. Die relativ konstante Abfrage der deutschen Kurz- und Langversion zeigt ein bestehendes kontinuierliches Interesse in der breiteren Öffentlichkeit. Der leichte Anstieg zur Abfrage der **Leitlinie Fraueninformation** könnte den zunehmenden Stellenwert der Einbindung von Betroffenen in die Entscheidungsfindung und das zunehmende Interesse der Bevölkerung an Informationen zur Gesundheits- und Krankenversorgung widerspiegeln.

Insgesamt wurde das elektronische Informationsangebot stark nachgefragt. Die Ergebnisse der Auswertung sind in Tab. 1.2 dargestellt.

In welche Konzepte zur Ausgestaltung der Gesundheits- und Krankenversorgung ist die Leitlinie bereits integriert?

Die Leitlinie wird in folgenden Versorgungskonzepten herangezogen und als Goldstandard angewendet:
- **zertifizierte Brustzentren:** Umsetzung der Qualitätsanforderungen der Leitlinie im Anforderungskatalog der Deutschen Gesellschaft für

Senologie und der Deutschen Krebsgesellschaft zur leitlinienkonformen Diagnostik und Behandlung des Mammakarzinoms (z. B. Multidisziplinarität, Konferenzmanagement, leitlinienkonforme Versorgung, Leistungserfassung, Patientinnen-, Zuweiser- und Mitarbeitermanagement, Fort- und Weiterbildung, Qualitätszirkel, Schulungen)
- **Qualitätsanforderungen an die kurative und Screening-Mammografie:** Angleichung an die DIN-Norm und Umsetzung der Euratom-Empfehlungen hinsichtlich Geräte- und Aufnahmequalität, Aus- und Weiterbildung sowie Qualitätssicherung durch Schulungen (RöV) entsprechend den Leitlinienempfehlungen. Rezertifizierungen und Überprüfungen werden praktiziert
- **Mammografie-Screening:** Das Angebot der Mammografie als Regelleistung im Rahmen der Krebsfrüherkennungs-Richtlinie wurde mit Wirkung zum 1.1.2004 in Kraft gesetzt. Es erlaubt allen Frauen vom 50.–69. Lebensjahr den Zugang zu einer qualitätsgesicherten Diagnosekette, die am Algorithmus und den Empfehlungen der Leitlinien ausgerichtet und dem international anerkannten evidenzbasierten Kenntnisstand angepasst ist (z. B. einheitliche Beurteilungskriterien für die bildgebende Diagnostik mit Peer Review, Einbindung multidis-

Tabelle 1.2 Bekanntheit der Leitlinie im öffentlichen Raum: Zugang im Internet nach (10).

allgemeine Suche „Google"		
Suchbegriff	Anzahl der Web-Seiten Abfrage: 15.4.2006	Anzahl der Web-Seiten Abfrage: 13.3.2007
„Leitlinie Brustkrebs-Früherkennung"	573	428
„Stufe-3-Leitlinie Brustkrebs-Früherkennung in Deutschland"	353	161
spezifische Suche „Internetseite AWMF-Leitlinien"		
Version	Anzahl der heruntergeladenen Dokumente (downloads) 1.1.–31.12.2005	Anzahl der heruntergeladenen Dokumente (downloads) 1.1.–31.12.2006	Anzahl (gesamt 69 723)
Methodenreport	2808	1432	4240
Frauenleitlinie	2624	3197	5822
Kurzfassung (deutsch)	12 829	9317	22 146
Kurzfassung (englisch)	10 533	3019	13 552
Langfassung (deutsch)	13 994	9969	23 963

ziplinärer Fachkompetenz mit Fallvorstellungen auf Konferenzebene, Evaluation anhand von Qualitätsindikatoren)

- **Bundesgeschäftsstelle Qualitätssicherung (BQS gGmbH) im Auftrag des Gemeinsamen Bundesausschusses nach §91 SGB V:** Die Qualitätsziele und Indikatoren der Stufe-3-Leitlinie werden flächendeckend eingesetzt (z.B. entdeckte Malignome bei offener Biopsie, präoperative bildgebungsgestützte Markierung nicht tastbarer Befunde und ihre postoperative Präparatkontrolle, immunhistochemische Rezeptoranalyse für Östrogen und Progesteron, Angabe zum Sicherheitsabstand)
- **Disease-Management-Programm(DMP)Brustkrebs:** Für das DMP werden analog zur Leitlinie gefordert: Erfassung der Diagnose Brustkrebs einschließlich der präinvasiven Karzinome (duktales Carcinoma-in-situ) und Erfassung der Methoden Mammografie, Sonografie, offene Biopsie, Stanzbiopsie, pathologische Befundung
- **Modellprojekt „Qualitätsgesicherte Mammadiagnostik (QaMaDi) Schleswig-Holstein":** Im Modellprojekt ist eine flächendeckende Umsetzung aller in der Leitlinie gestellten Qualitätsanforderungen und Empfehlungen realisiert. Die Verbesserung der Früherkennung von Brustkrebs durch die leitlinienkonforme Versorgung wurde gezeigt (Internet: www. krebsregister-sh.de) und international publiziert (19)

Die gegenwärtige Versorgungssituation in Klinik und Praxis zur Brustkrebs-Früherkennung in Deutschland ist geprägt durch den empfehlenden Charakter der **Stufe-3-Leitlinie Brustkrebs-Früherkennung in Deutschland** sowie die verbindlichen gesetzlichen Vorgaben und Richtlinien des Gemeinsamen Bundesausschusses (18, 25, 32–34). Letztere sind wiederum für die Anwendung und Aktualisierung der Leitlinie relevant.

Lassen sich Auswirkungen der Anwendung der Stufe-3-Leitlinie in der Gesundheits- und Krankenversorgung nachweisen?

Qualitätsindikatoren der Stufe-3-Leitlinie Brustkrebs-Früherkennung werden im Rahmen von internen und externen Qualitätserhebungen eingesetzt. Für den relativ kurzen Zeitraum von 3 Jahren

können Indikatoren der Struktur- und Prozessqualität für eine erste Beurteilung von Veränderungen in der Gesundheits- und Krankenversorgung herangezogen werden.

- Veränderungen der **Strukturqualität: Brustzentren**
- Für zertifizierte Brustzentren nach den Anforderungen der Deutschen Gesellschaft für Senologie und der Deutschen Krebsgesellschaft ist die Erfassung von Prozess- und Ergebnisindikatoren von Stufe-3-Leitlinien ein integraler Bestandteil des Qualitätsmanagements und unterliegt dem Nachweis eines jährlichen internen und externen Monitoring im Rahmen von Zertifizierungsaudits. Während bis Dezember 2003 in Deutschland erst 8 zertifizierte Brustzentren bestanden (gemäß den Anforderungen der Deutschen Gesellschaft für Senologie und der Deutschen Krebsgesellschaft), hat sich die Zahl bis Dezember 2006 auf 135 erhöht.
- Veränderungen der **Prozessqualität: Präparatradiografie**

Beispielhaft für die Qualitätsentwicklung ist die zunehmende Annäherung an das Ziel, bei einer notwendigen offenen Biopsie die korrekte Gewebeentnahme durch Präparatradiografie zu prüfen (Tab.1.**3**).

1.3 Aktualisierung

Die Aktualisierung der Leitlinieninhalte erfolgte im Zeitraum von Oktober 2006 bis Januar 2008.

■ Planung und Organisation der Aktualisierung

Das Leitliniengremium (Beteiligte am Konsensusverfahren) setzte sich zusammen aus den Verantwortlichen für das Projektmanagement (Koordinatoren), einer Steuerungsgruppe (Planungskommission) und weiteren Experten (Teilnehmer der Arbeitsgruppen). Die Leitlinienkoordinatoren wurden von der federführenden Fachgesellschaft, der Deutschen Gesellschaft für Senologie, beauftragt. Die Planungskommission und die Konsensusgruppe wurden von den Koordinatoren einberufen. Dabei wurden alle an der Versorgung und bereits an der Erstellung der Leitlinie beteiligten Fachgesellschaften, Berufsver-

Tabelle 1.**3** Prozessindikator: postoperatives Präparatröntgen; Rationale und Ergebnisse der Anwendung nach (10).

Leitlinienempfehlung: Die offene Biopsie nach Markierung ist bei nicht tastbarem Befund BIRADS IV und V durchzuführen, wenn eine interventionell gesteuerte Gewebsprobengewinnung nicht durchführbar ist, oder wenn bei vorangegangener interventioneller minimal- invasiver Diagnostik eine Diskrepanz zwischen apparativ-diagnostischem Befund und histopathologischem Befund besteht. Die Sicherung der korrekten Gewebeentnahme erfolgt durch Präparatradiografie.

Qualitätsindikator: Anteil von Operationen mit postoperativem Präparatröntgen nach präoperativer Markierung durch Mammografie

Evidenzgrad		4
Empfehlungsgrad		A
Zielgröße (Referenzbereich)		>95%
Anzahl der beteiligten Disziplinen		3 (Diagnostiker, Operateur, Pathologe)
Know-how-Transfer (spezifische Kenntnisse und Fertigkeiten erforderlich)		+
QM-relevanter Bereich	Struktur	+
	Ressourcen	+
	komplexer Prozess	+
QM-relevantes Ergebnis	Abschluss eines Teilprozesses	+
	Nahtstelle in der Diagnosekette	+
	Outcome (Reduktion von Re-Operation, frühe Patientinnen-information)	+
Fehlerpotenzial in der Dokumentation		–
Referenzbereich disjunkt		+

Ergebnisse (BQS (31)): **postoperatives Präparatröntgen basierend auf vergleichbarer Berechnungsgrundlage**

	2003	2004	2005	2006
Gesamtrate	36,02%	57,43%	65,01%	83,9%
Vertrauensbereich	34,89–37,16%	56,80–58,07%	64,37–65,64%	83,33–84,48%
Gesamtzahl der Fälle	6996	23340	21905	15829

QM: Qualitätsmanagement; +: hoch; –: niedrig

bände und Selbsthilfegruppen angesprochen, die wiederum ihre Repräsentanten formal bestätigten. Vertreterinnen und Vertreter nicht ärztlicher Frauen- und Selbsthilfe-Organisationen waren an der Arbeit der Planungskommission aktiv beteiligt.

◼ Bedarfsanalyse: Priorisierung für eine systematische Evidenzbasierung und Konsensusfindung

Ein 2-stufiges Konsensusverfahren bildet den Rahmen der inhaltlichen Leitlinienüberarbeitung. Am Anfang der Leitlinienerstellung stand die Ermittlung des Überarbeitungsbedarfs durch Identifikation der zu aktualisierenden Empfehlungen und Priorisierung von Themen und Fragestellungen für die systematische Literaturrecherche und Bewertung. Am Ende der Leitlinienerstellung stand ein 2. Konsensusprozess, der mit der finalen Formulierung, Graduierung und Abstimmung der aktualisierten Leitlinienempfehlungen und Konsentierung der daraus abgeleiteten Anforderungen an die Qualitätssicherung schloss.

1. Konsensusprozess: Bedarfsanalyse, Priorisierung

Im Konsens der Fachgesellschaften, Berufsverbände und nicht ärztlichen Organisationen, insbesondere Frauen- und Patientinnenorganisationen, wurden mit Beginn der Überarbeitung die folgenden Fragestellungen beantwortet:

- Gibt es neue wissenschaftliche Erkenntnisse, die eine Veränderung der Empfehlungen erforderlich machen?
- Gibt es inhaltsverwandte Empfehlungen anderer internationaler Leitliniengruppen, die nach qualitativer Prüfung als Grundlage geeignet erscheinen und adaptiert werden können?
- Für welche Fragestellungen ist eine systematische Aufarbeitung der Literatur nach den Anforderungen der evidenzbasierten Medizin notwendig?

Für die Beantwortung der Fragen erfolgte zunächst eine Aussendung der Leitlinienstatements mit einem Bewertungsbogen zur Erhebung eines ersten Meinungsbildes (Delphi-Verfahren). Zur Vorbereitung der anschließenden Konsensuskonferenz wurden internationale Leitlinien systematisch recherchiert (2002–2007), mit dem Bewertungsinstrument DELBI bewertet und eine

Leitliniensynopse zu den Leitlinienempfehlungen der bisherigen Stufe-3-Leitlinie erstellt (9, 20). Die Konsensuskonferenz folgte dem Verfahren nach Vang (30). Aus dem Ergebnis des Meinungsbildes wurden zu speziellen Themen Referate von Experten erstellt, um die Konferenzteilnehmer bei ihren Entscheidungen zur Priorisierung zu unterstützen. In einer geheimen und schriftlichen Abstimmung wurde dann der Überarbeitungsmodus festgelegt. Das Ergebnis ist in Tab. 1.4 dargestellt.

Recherche, Auswahl und Bewertung der Literatur nach den Kriterien der evidenzbasierten Medizin. Zu den priorisierten Statements wurden 16 suchtaugliche Fragen für die Literaturrecherche formuliert. Die Recherche wurde eingegrenzt auf den Suchzeitraum Januar 2000 bis März 2007. Im Hinblick auf das Studiendesign – überwiegend diagnostische Fragestellungen – und auf das Spektrum relevanter Zielgrößen – diagnostische Wertigkeit, Lebensqualität, Risiken und unerwünschte Ereignisse – folgte die systematische Suche nach dem Prinzip der besten verfügbaren Evidenz. Zur Klassifizierung der Evidenzstärke wurde das Schema des Oxford Centre of Evidence Based Medicine herangezogen (12, 15). Charakteristika, methodische Stärken und Schwächen sowie die Ergebnisse der Studien wurden in Form von Evidenztabellen zusammenfassend dargestellt und daraus Empfehlungen abgeleitet. Dabei ist die Stärke der Evidenz (auch Level of Evidenz, Evidenzgrad) kennzeichnend für die methodische Validität der zugrunde liegenden Studien.

Der **Evidenzreport 2007 zur Stufe-3-Leitlinien Brustkrebs-Früherkennung in Deutschland** wurde ebenso wie der **Methodenreport** nach

Tabelle 1.4 Ergebnis der 1. Stufe der Konsentierung: Festlegung des Überarbeitungsbedarfs und Priorisierung des Überarbeitungsmodus nach (9).

Leitlinienstatements (Anzahl; gesamt 25)	Überarbeitungsmodus	Definition der Maßnahmen für die Überarbeitung und Aktualisierung zur Vorbereitung der finalen, strukturierten Konsensusfindung
9	Konsensus	redaktionelle Bearbeitung, ggf. Ergänzung durch Literaturrecherche der Expertengruppe, GCP, Ergänzung durch Daten aus Deutschland (Krebsregisterdaten, Anwendungsdaten der Implementierung)
9	Adaptation	Nutzung von vorhandenem Wissen aus internationalen Leitlinien, HTA, Guideline Clearance Reports, Evidence Reports
7	de novo	Wissensgenerierung; systematische Primärliteraturrecherche, Auswahl der Bewertungen, Evidenztabellen

Fertigstellung öffentlich über das Internet zugänglich gemacht (www.awmf-leitlinien.de, Reg.-Nr. 077/001) (9, 23).

2. Konsensprozess: Formulierung und Graduierung von Empfehlung

Die Leitlinienempfehlungen wurden auf der Basis der Evidenzstärke mit einem Empfehlungsgrad verknüpft (Abb. 1.**2**). Dabei kommen wertende Aspekte aus der klinischen Erfahrung und Beurteilung zum Tragen, die im Rahmen der Konsenskonferenz erfasst wurden. Unter folgenden Aspekten wurden die Unterschiede zwischen Evidenz- und Empfehlungsstärke begründet:

- Konsistenz bzw. Inkonsistenz der Studienergebnisse
- klinische Relevanz der Studienendpunkte und der Effektstärken im Hinblick auf das Versorgungsziel
- Nutzen-Risiko-Abwägung bei unterschiedlichen Evidenzstärken für verschiedene Zielgrößen
- Übertragbarkeit der Studien auf den Alltag
- Umsetzbarkeit der Empfehlungen
- Präferenzen der Betroffenen
- ethische Verpflichtungen

Die Konsenskonferenz wurde ebenfalls nach dem Format nach Vang (30) unter neutraler Moderation mit vorangehender Darlegung des Ablaufs und des Abstimmungsverfahrens durchgeführt und schloss mit einem Konsens von 92 %.

▓ Weiterentwicklung von Qualitätsindikatoren

Die Aktualisierung und Überarbeitung der Qualitätsindikatoren umfasste

- die Ableitung von Qualitätsindikatoren zu allen im zweiten Konsensusverfahren verabschiedeten Leitlinienstatements unter Einbeziehung von bereits vorhandenen Qualitätsindikatoren,
- die Priorisierung von Qualitätsindikatoren,
- die Konsentierung unter Gütebewertung zu den Aspekten „Validität" und „Machbarkeit" zur Erstellung eines Qualitätsindikatorensatzes der Stufe-3-Leitlinien als Empfehlung zur weiteren Begutachtung und Anwendung.

Der Prozess zur Aktualisierung der Qualitätsindikatoren der Stufe-3-Leitlinie wurde als Algorithmus dargelegt (Abb. 1.**3**). Methodisch wurde das

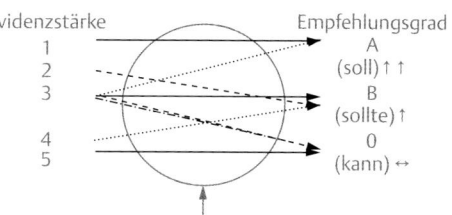

klinische Beurteilung:
Klassifizierung der Empfehlungsgrade
nach Empfehlungen des Europarats 2001

In der Regel bestimmt die Evidenzstärke den Empfehlungsgrad. Aufgrund der folgenden Konsensusaspekte sind Abweichungen in begründeten Fällen möglich:
- ethische Aspekte
- Patientenpräferenzen
- klinische Relevanz der Studienzielgrößen
- Konsistenz und Effektstärke der Studien
- Abwägung von Nutzen, Risiken, Nebenwirkungen
- Anwendbarkeit
  - auf erweiterte Patientengruppen (Extrapolation),
  - auf das deutsche Gesundheitssystem,
  - hinsichtlich zur Verfügung stehender Ressourcen

Abb. 1.2 Von der Evidenz zur Empfehlung: Visualisierung der klinischen Beurteilung als Prozess der kriteriengestützten Konsensusentscheidung nach (12, 16).

Verfahren des „Quality-Assessment-Tool (QA-Tool) RAND-UCLA (18) in einem Delphi-Verfahren eingesetzt. Das Verfahren erlaubt eine quantifizierbare Beurteilung von Qualitätsindikatoren (QI) bezüglich der Kriterien „Validität" und „Machbarkeit" mit 1–9 Punkten, wobei die höchste Punktzahl (9) „höchst valide bzw. machbar", und die niedrigste Punktzahl (1) „ganz und gar nicht valide bzw. machbar" bedeutete. Die beiden Kriterien wurden durch folgende Charakteristika definiert:

- **Validität** (nach RAND-UCLA)
  - Der QI wird von einer ausreichenden wissenschaftlichen Evidenz oder ausreichendem professionellen Konsens unterstützt.
  - Patienten, die gemäß der QI behandelt werden, erfahren erkennbaren gesundheitlichen Nutzen.
  - Auf der Basis der professionellen Erfahrungen der Bewerter kann konstatiert werden, dass solche Leistungserbringer als hoch-qualitativ angesehen werden, die signifikant öfter die QI befolgen.
  - Der Großteil der Faktoren, die die Ausprägung des QI determinieren, ist unter der Kontrolle der Leistungserbringer (oder unter deren Einfluss).

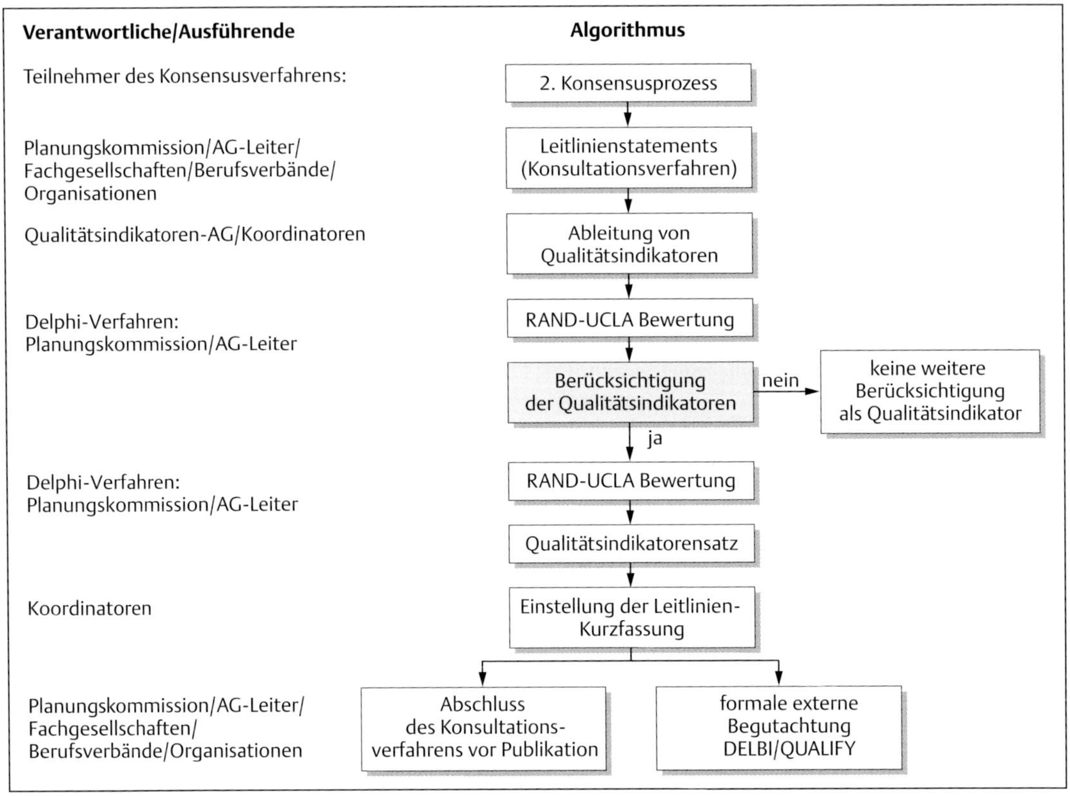

Verantwortliche/Ausführende	Algorithmus
Teilnehmer des Konsensusverfahrens:	2. Konsensusprozess
Planungskommission/AG-Leiter/ Fachgesellschaften/Berufsverbände/ Organisationen	Leitlinienstatements (Konsultationsverfahren)
Qualitätsindikatoren-AG/Koordinatoren	Ableitung von Qualitätsindikatoren
Delphi-Verfahren: Planungskommission/AG-Leiter	RAND-UCLA Bewertung
	Berücksichtigung der Qualitätsindikatoren — nein → keine weitere Berücksichtigung als Qualitätsindikator
	ja
Delphi-Verfahren: Planungskommission/AG-Leiter	RAND-UCLA Bewertung
	Qualitätsindikatorensatz
Koordinatoren	Einstellung der Leitlinien-Kurzfassung
Planungskommission/AG-Leiter/ Fachgesellschaften/ Berufsverbände/Organisationen	Abschluss des Konsultations-verfahrens vor Publikation / formale externe Begutachtung DELBI/QUALIFY

Abb. 1.3 Entwicklung der Qualitätsindikatoren.

- **Machbarkeit** (nach RAND-UCLA)
  - Die Informationen, die notwendig sind, um die Ausprägung eines QI zu messen, sind hochwahrscheinlich in einer typischen Krankenakte aufzufinden.
  - Schätzungen der Ausprägung eines QI auf der Basis von Krankenaktendaten sind hochwahrscheinlich reliabel und unverzerrt.
  - Das Fehlen der Dokumentation relevanter Daten zum QI ist allein schon ein Zeichen für schlechte Qualität.

Die Ergebnisse der ersten Delphi-Runde wurden quantitativ ausgewertet und in einer zweiten Delphi-Runde der Leitliniengruppe zur Konsentierung zurückgespiegelt. Die so priorisierten und konsentierten Qualitätsindikatoren gingen für die Anwendung empfohlen in die Kurz- und Langversion der Leitlinie ein.

1.4 Fertigstellung und Implementierung

Die aktualisierte Leitlinie – unter Beteiligung von 31 Organisationen – wurde anschließend abgestimmt fertiggestellt (1, 2, 4). Die weiteren Schritte umfassten die Redaktion, Verbreitung und Implementierung der aktualisierten Leitlinie. Dem Ergebnis der Bestandsanalyse entsprechend erfolgte die Disseminierung durch die Bereitstellung der Leitlinie in den verschiedenen Formaten (1, 2, 4). Im AWMF-Leitlinienregister belegte die aktualisierte Leitlinie erneut einen Platz unter den 10 am häufigsten abgefragten Leitlinien (Stand März 2009).

Die zeitnahe Umsetzung der aktualisierten und überarbeiteten Leitlinie in den Alltag ist der wichtigste Schritt, der nicht nur durch die Verfügbarkeit der verschiedenen Leitlinienversionen erreicht wird, sondern auf Verhaltensänderungen aufseiten der Adressaten zielt. Aus der Bestandsanalyse sind neben positiven Entwicklungen auch

Verbesserungspotenziale und Barrieren deutlich geworden, wie etwa
- der flächendeckende Zugang zu einer qualifizierten Mammografie für Frauen,
- die Zuweisungspraxis in ausgewiesene, qualifizierte und spezialisierte Zentren,
- die Verfügbarkeit flächendeckender sowie vollständiger Krebsregistrierung,
- die Überprüfung leitlinienkonformen Handelns im Rahmen der Qualitätssicherung.

Diese können in der Strategieplanung zur Erreichung von nationalen Gesundheitszielen genutzt werden, um die Gesundheits- und Krankenversorgung auf dem Sektor der Brustkrebs-Früherkennung voranzubringen (3).

Im Hinblick auf den nächsten Zyklus der Fortschreibung sind für eine Evaluierung die der Aktualisierung angelehnten Qualitätsindikatoren von Bedeutung. Mit der Darlegung von Verantwortlichkeiten für die weitere Beobachtung der Implementierung und der Terminierung eines Ablaufzeitpunktes zur Fortschreibung der Leitlinie wird der nächste Zyklus im Qualitätsmanagement für die Leitlinie Brustkrebs-Früherkennung bereits eingeleitet (Abb. 1.**1**).

Danksagung
Die Finanzierung des Projektes „Aktualisierung der Stufe-3-Leitlinie Brustkrebs-Früherkennung in Deutschland – Modellprojekt zur Aktualisierung von Stufe-3-Leitlinien, F.-Kz: 10 7374" erfolgte ausschließlich durch die dankenswerte Unterstützung der Deutschen Krebshilfe e. V. und der Deutschen Gesellschaft für Senologie e. V., unabhängig von Wirtschaft, Politik und Industrie.

Widmung
Die Methodik zur Aktualisierung der Stufe-3-Leitlinie Brustkrebs-Früherkennung in Deutschland entstand unter Mitwirkung von Klaus-Dieter Schulz, der am 26.9.2007 plötzlich und unerwartet verstarb. Wir gedenken Klaus-Dieter Schulz mit hohem Respekt vor seinen wissenschaftlichen Leistungen, die zu einer Verbesserung der Versorgung von Frauen mit Brusterkrankungen beitrugen.

Literatur
[1] Albert U, Hrsg. Stufe-3-Leitlinie Brustkrebs-Früherkennung in Deutschland. 1. Aktualisierung 2008. Muenchen: Zuckschwerdt Verlag; 2008
[2] Albert U, Altland H, Duda V et al. Kurzfassung der aktualisierten Stufe-3-Leitlinien Brustkrebs-Früherkennung in Deutschland 2008. Geburtsh Frauenheilk 2008; 68(DOI10.1055/s-2008–10383 22): 1–11
[3] Albert U, Altland H, Duda V et al. Aktuelle Gesundheitsziele zur Sekundärprävention von Brustkrebs in Deutschland. Geburtsh Frauenheilk 2007; 67: 1026–1030
[4] Albert U, Altland H, Duda V et al. 2008 update of the guideline early detection of breast cancer in Germany. J Cancer Res Clin Oncol 2009; 135: 339–354
[5] Albert U, Koller M, Lorenz W et al. Implementierung und Evaluation von Leitlinien auf nationaler Ebene: Entwicklung eines Konzeptes für die Stufe-3-Leitlinie Brustkrebs-Früherkennung in Deutschland. ZaeFQ 2004; 98: 347–359
[6] Albert U, Koller M, Lorenz W et al. Report über die Entwicklung der Leitlinie zur Brustkrebs-Früherkennung in Deutschland: methodisches Vorgehen, Ergebnisse und Implikationen. Gesundh ökon Qual manag 2003; 8: 39–51
[7] Albert U, Schulz K. Mammakarzinom: Vom Mammografiescreening zum umfassenden Früherkennungsprogramm. Der Gynäkologe 2003; 36(9): 753–760
[8] Albert U, Schulz K, Alt D et al. Eine Leitlinie für Leitlinien: die methodische Entwicklung und Anwendung der Leitlinie Fraueninformation. Zentralbl Gynakol 2003; 125: 484–493 (AWMF Reg. Nr.: 077-02; www.awmf-leitlinien.de)
[9] Albert U, Schulz K, Kopp I. Leitlinien-Methodenreport: Aktualisierung der Stufe-3-Leitlinie Brustkrebs-Früherkennung in Deutschland 2007. Konsultierte Fassung Version 1.1 ed. Marburg: www.awmf-leitlinien.de; 2007
[10] Albert U, Schulz K, Kopp I. Methodik der S3-Leitlinien-Aktualisierung am Beispiel der Leitlinie „Brustkrebs-Früherkennung in Deutschland". Prävention und Gesundheitsforschung 2008; 3i(3): 163–172
[11] Albert U, Schulz K, the members of the Guideline Steering Committee and the Chairs of the Task Force Groups. Short version of the guideline – Early Detection of Breast Cancer in Germany. An evidence-, consensus- and outcome-based Guideline according to the German Association of the Scientific Medical Societies and the German Agency for Quality in Medcine. J Cancer Res Clin Oncol 2004;130: 527–536
[12] Ball C, Sackett D, Philipps B et al. Oxford-Centre for Evidence-based Medicine Levels of Evidence; 2001. www cebm net/level_of_evidence asp (Zugriff: 08.04.2007)
[13] Banks E, Beral V, Hogg A et al. Comparison of various characteristics of women who do and do not attend for breast cancer screening. Breast Cancer Res 2002; 4(1): R1–11

[14] Burgers J, Grol R, Klazinga N et al. for the AGREE Collaboration. Towards evidence-based clinical practice: an international survey of 18 clinical guideline programs. Int J Qual Health Care 2003; 15(1): 31–45

[15] Europarat. Recommendation of the committee of ministers to member states on developing a methodology for drawing up guidelines on best medical practice. Rec (2001) 13. Entwicklung einer Methodik für die Ausarbeitung von Leitlinien für optimale medizinische Praxis. Empfehlung Rec (2001) 13 des Europarats und Erläuterung des Memorandum. Deutsche Ausgabe. Z ärztl Fortbild Qual Gesundh wes 2002; 96(Suppl III): 1–60

[16] GRADE Working Group. Grading quality evidence and strength of recommendations. BMJ 2004; 328: 1498–1506

[17] Grol R, Grimshaw J. From best evidence to best practice: effective implemantation of change. Lancet 2003; 362: 1225–1230

[18] Hahn V, Gumprecht D. Mammographie-Screening in Deutschland: Bewertung des Strahlenrisikos; Stellungnahme der Strahlenschutzkommission mit wissenschaftlicher Begründung. München: Urban&Fischer; 2002

[19] Katalinic A, Bartel C, Raspe H, et al. Beyond mammography screening:quality assurance in breast cancer diagnosis. Br J Cancer 2007; 96(1): 157–161

[20] Kopp I, Thole H, Selbmann H et al. Deutsches Instrument zur methodischen Leitlinien-Bewertung (DELBI), Fassung 2005/2006; 1–44. AWMF; ÄZQ. Ref Type: Generic

[21] Kopp I, Thole H, Selbmann H et al. Deutsches Instrument zur methodischen Leitlinien-Bewertung (DELBI), Fassung 2005/2006 + Domäne 8; 2008. AWMF; ÄZQ. Ref Type: Generic

[22] Lorenz W, Ollenschläger G, Geraedts M et al. Das Leitlinien Manual: Entwicklung und Implementierung von Leitlinien in der Medizin. ZaeFQ 2001; 95(Suppl): 1–84

[23] Nothacker M, Lelgemann M, Giersiepen K et al. Evidenzbericht 2007 zur S-3-Leitlinie Brustkrebsfrüherkennung in Deutschland. Version 1.00 ed. Berlin: Ärztliches Zentrum für Qualität in der Medizin (ÄZQ), Band 31. www.aezq.de/publikationen0index/schriftenreihe/view, www.awmf-leitlinien.de

[24] Ollenschlager G, Marshall C, Qureshi S et al. Improving the quality of health care: using international collaboration to inform guideline programmes by founding the Guideline International Network (G-I-N). Qual Saf Health Care 2004; 13(6): 455–460

[25] Richtlinien des Bundesausschusses der Ärzte und Krankenkassen über Früherkennung von Krebserkrankungen. Bundesanzeiger 2004; 1: 2–43

[26] Rogers EM. Innovativeness and adopter categories. In: Diffusion of Innovations. San Francisco: Free Press; 1995

[27] Schulz K, Albert U und die Mitglieder der Arbeitsgruppe „Konzertierte Aktion: Brustkrebs-Früherkennung in Deutschland. Stufe 3 Leitlinie Brustkrebs-Früherkennung in Deutschland". 1. Aufl. München: Zuckschwerdt Verlag; 2003

[28] Schulz K, Kreienberg R, Albert U et al. Konzertierte Aktion zur Brustkrebs-Früherkennung in Deutschland. Forum Dt Krebs Ges 2001; 6: 21–25

[29] Schulz K, Kreienberg R, Fischer R et al. Stufe-3-Leitlinie Brustkrebs-Früherkennung in Deutschland – Kurzfassung für Ärzte. Onkologe 2003; 9(4): 394–403

[30] Vang J. The consensus development conference and the European experience. Int J Technol Assess 1986; 2: 65–76

[31] Veit C, Bauer J, Döbler K et al. Hrsg. Qualität sichtbar machen. BQS-Qualitätsreport 2006. Düsseldorf: Schotte, Krefeld; 2007

[32] Verordnung über das Verfahren zum Risikostrukturausgleich in der gesetzlichen Krankenversicherung (Risikostruktur-Ausgleichsverordnung – RSAV) BGBl. I 1994, Nr. 1,S 55. der Siebten Verordnung zur Änderung der Risikostruktur-Ausgleichsverordnung BGBl. I 2003, Nr. 16, S 553. 3-1-1994. Anforderungen an die Ausgestaltung von strukturierten Behandlungsprogrammen für Patientinnen mit Brustkrebs. 4.Verordnung zur Änderung der Risikostruktur-Ausgleichsverordnung (4. RSA-ÄndV) 27.6.2002. 28-4-2003 Ref Type: Generic

[33] Vereinbarung von Qualitätsvoraussetzungen gemäß §35 Abs.2 SGBV zur Durchführung von Untersuchungen in der diagnostischen Radiologie und Nuklearmedizin und von Strahlentherapie – Fassung ab 01.03.04. BMV 2004

[34] Wienke A. Deutschen Gesellschaft für Medizinrecht (DGMR): Leitlinien. Hessisches Ärzteblatt 2003; 12: 640–642

[35] World Health Organisation (WHO). National Cancer Control Programmes: Policies and managerial Guidelines. 2nd ed. Geneva, Italy: Health and Development Networks (HDN); 2002

[36] World Health Organisation (WHO). Cancer prevention and control. 58th World Health Assembly. 2005 May 25;WHA 58.22, Agenda item 13.12 : 1–5

2 Valide Messung der motivationalen Bereitschaft zu körperlicher Aktivität – eine Frage des Zielkriteriums?

Jens Bucksch*, Emily Finne

2.1 Forschungshintergrund

Die Förderung körperlicher Aktivität hat eine hohe Public-Health-Relevanz. Bereits bei Kindern und Jugendlichen wirkt körperliche Aktivität gesundheitlich präventiv. Nur wenige Menschen bewegen sich jedoch ausreichend. Im Jugendalter sinkt zudem das Aktivitätsausmaß deutlich ab. Um die körperliche Aktivität evidenzbasiert zu fördern, wird eine theoretische Fundierung gefordert. Die meisten Theorien setzen dabei an kognitiven und verhaltensorientierten Determinanten der Verhaltensänderung an.

Ausgehend von dem Missverhältnis von tatsächlichem Bewegungsausmaß und gesundheitlichem Präventionspotenzial der körperlichen Aktivität scheint es geboten, zur Aktivitätserfassung Messinstrumente einzusetzen, die sowohl eine Einschätzung der Prävalenz ermöglichen als auch gleichzeitig auf spezifische Interventionsansätze fokussieren, um diese dann auch evaluieren zu können. Zumeist werden in der Gesundheitsberichterstattung oder auch in der Evaluation von Interventionen zur Aktivitätsförderung Fragebögen zur Bestimmung des Aktivitätsausmaßes bzw. -volumens (Dauer, Häufigkeit, Intensität der Aktivität in verschiedenen Kontexten) eingesetzt, um auf das Präventionspotenzial bzw. die Effektivität von Interventionen zu schließen. Eine weitere Möglichkeit ist mit den Stufen der Verhaltensänderung als einem Element aus dem transtheoretischen Modell der Verhaltensänderung (TTM) gegeben (13). Das TTM teilt den Prozess der Veränderung gesundheitsrelevanten Verhaltens in verschiedene Stufen ein, welche nacheinander durchlaufen werden, um letztlich ein stabiles gesundheitsförderndes Verhalten aufzubauen (siehe ausführlich im Abschnitt „Transtheoretisches Modell der Verhaltensänderung").

* E-Mail: jens.bucksch@sport.uni-stuttgart.de

Durch eine Zuordnung zu diesen Stufen sollte sowohl eine Abschätzung der Prävalenz körperlicher Aktivität in bevölkerungsbezogenen Erhebungen als auch gleichzeitig eine zielgruppenspezifische Ausrichtung von Interventionen möglich sein (d. h. Personen der gleichen Stufe der motivationalen Bereitschaft bilden eine Zielgruppe). Dies verspricht zu einer effizienteren und effektiveren Förderung körperlicher Aktivität zu führen. Hinsichtlich der Anwendbarkeit in bevölkerungsweiten Interventionsstudien sowie zu Zwecken der Surveillance von Bevölkerungen gibt es positive Erfahrungen basierend auf den Stufen der Verhaltensänderung (10, 11).

Eine der wesentlichen Voraussetzungen, um Bevölkerungen nachhaltig beobachten und gegebenenfalls mit zielgruppenspezifischer Intervention versorgen zu können, stellt u. a. die Validität von Messinstrumenten zur Erfassung der Stufen dar. Ziel des vorliegenden Beitrages ist es deshalb, ausgewählte Studienergebnisse zur Validität der Stufen der Verhaltensänderung im Kontext körperlicher Aktivität bei Jugendlichen vorzustellen. Ein besonderer Fokus liegt darüber hinaus auf der Beurteilung verschiedener Definitionen „ausreichender" körperlicher Aktivität als Zielkriterium einer angestrebten Verhaltensänderung. Eine ausführliche Darstellung der Studie ist zu finden in Bucksch u. Finne (2).

▪ Transtheoretisches Modell der Verhaltensänderung

Um den angedeuteten bevölkerungsbezogenen Surveillance- bzw. Interventionsansatz über die Stufen der Verhaltensänderung nachvollziehen zu können, bedarf es einer kurzen Einführung in die Grundprinzipien des TTM (13). Das TTM ist ein Stufenmodell der intentionalen Veränderung gesundheitsrelevanten Verhaltens. Kennzeichnend ist das strukturierende Konstrukt der Stufen der Verhaltensänderung. Es wird angenommen, dass sich der Verhaltensänderungsprozess in verschiedene, aufeinander aufbauende Stufen einteilen lässt, die durch eine Kombination aus Veränderungsintention und tatsächlichem Verhalten definiert sind (und zeitlich nacheinander durchlaufen werden). Da qualitative Unterschiede und unterschiedliche Determinanten einzelner Stufenübergänge angenommen werden, lautet ein Grundsatz des TTM als Interventionsmodell angebotene Strategien – die ebenfalls durch das TTM definiert sind – den jeweiligen Bedürfnissen der Personen in einer bestimmten Stufe anzupassen. In Bezug auf die körperliche Aktivität sind 5 Stufen vorgesehen:

- **Absichtslosigkeit:** keine Intention, in den nächsten 6 Monaten körperlich aktiv(er) zu werden
- **Absichtsbildung:** Intention, in den nächsten 6 Monaten körperlich aktiv(er) zu werden
- **Vorbereitung:** Intention, in den nächsten 30 Tagen körperlich aktiv(er) zu werden
- **Handlung:** Erreichung eines Zielkriteriums ausreichender körperlicher Aktivität seit höchstens 6 Monaten
- **Aufrechterhaltung:** Erreichung eines Zielkriteriums ausreichender körperlicher Aktivität seit mindestens 6 Monaten

Die Stufeneinteilung erfolgt zumeist über einfache Algorithmen mit einander ausschließenden Antwortoptionen zum aktuellen Verhalten sowie der Intention, dieses zu ändern (11). Ausgehend von der Definition der Stufen der Verhaltensänderung lassen sich die ersten 3 Stufen dabei als präaktional die letzten beiden als aktional bezeichnen.

■ Definition von „ausreichender körperlicher Aktivität" als Zielkriterium

Die Zuordnung zu den aktionalen Stufen des TTM erfolgt aufgrund eines bestimmten Zielkriteriums, d.h. nicht jede Veränderung in die gewünschte Richtung wird im TTM als „Handlung" definiert. Allerdings können auch (motivationale und volitionale) Fortschritte innerhalb der präaktionalen Stufen als (intermediärer) Interventionserfolg gewertet werden und sollten nicht außer Acht gelassen werden. Das Zielkriterium selbst sollte so festgelegt werden, dass es ein Verhalten beschreibt, das nach aktuellem Wissensstand ausreicht, ein Erkrankungsrisiko zu verringern (13).

In Bezug auf eine ausreichende körperliche Aktivität im Jugendbereich sind 2 Konsensus-Empfehlungen aus präventiver Sicht bedeutsam:

- Erstens ist eine fitnessorientierte Empfehlung (im Weiteren „Fitness-Empfehlung") zu nennen. Im Mittelpunkt dieser Empfehlung steht die Ausübung hochintensiver körperlicher bzw. sportlicher Aktivität. Die Fitness-Empfehlung fordert dabei, diese hochintensive/sportliche Aktivität mindestens 3-mal pro Woche für jeweils mindestens 20 min ohne Unterbrechung auszuführen (15).
- Zweitens hat sich zeitlich versetzt das sogenannte HEPA (Health Enhancing Physical Activity)-Konzept auch in Europa, basierend auf einer Vielzahl epidemiologischer Befunde, etabliert (8). Nach der „HEPA-Empfehlung" reicht es aus, täglich moderat-intensive Aktivitäten auszuüben, um einem breiten Spektrum an krankheitsbezogenen Endpunkten zu begegnen. Dieser Ansatz scheint für eine lebensweltbezogene Gesundheitsförderung besonders geeignet, da er u.a. die Bedeutsamkeit vieler Alltagsaktivitäten (wie z.B. Fahrradfahren zur Schule) betont. Für das Jugendalter wird dabei von verschiedenen Organisationen (z.B. (4)) folgende Kernempfehlung hervorgehoben: Kinder und Jugendliche sollten an den meisten Tagen der Woche (bei der Erfassung in der Regel gleichgesetzt mit 5 Tagen) jeweils insgesamt 60 min mindestens moderat-intensive Aktivität ausüben. Beide Empfehlungen kommen nach aktuellem Erkenntnisstand als Interventionsziele und demnach auch als Kriterium zur Definition der Handlungsstufen im TTM infrage.

In der eigenen Studie wurden beide Empfehlungen entsprechend in 2 unabhängige Stufenalgorithmen zur Erfassung der jeweiligen Stufenzugehörigkeit umgesetzt. Um die Suggestivität bei der Einschätzung des Zielkriteriums zu verringern, wurden die Algorithmen jeweils mit einer bewährten Screening-Frage zur HEPA- bzw. Fitness-Empfehlung kombiniert. Diese diente der Unterscheidung von aktionalen und präaktionalen Stufen (Abb. 2.1). Diese Vorgehensweise ist strikter als in vielen anderen Untersuchungen, da neben der Beschreibung der Empfehlung eine direkte Kopplung an das Aktivitätskriterium erfolgte – d.h. die Zuordnung beschränkt sich nicht auf die Selbsteinschätzung als ausreichend aktiv

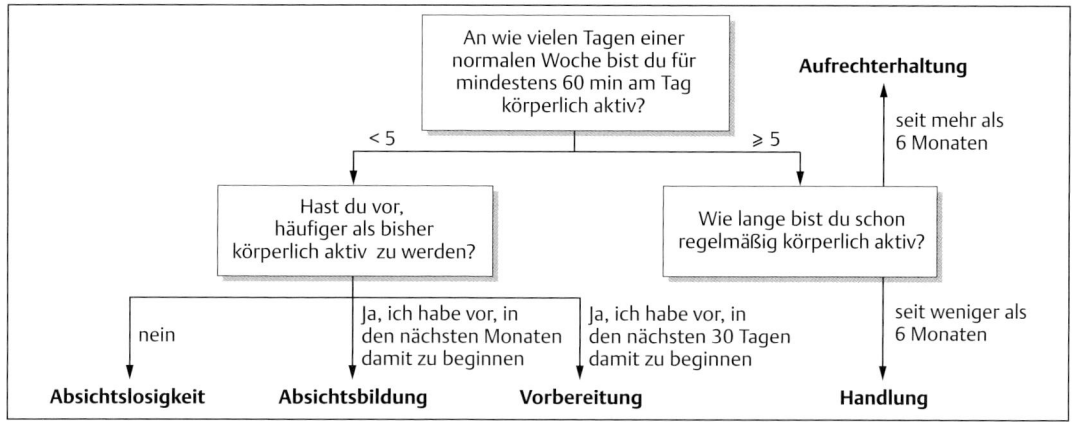

Abb. 2.1 Algorithmus für die Einteilung der Motivationsstufen nach der HEPA-Empfehlung (HEPA-Stufen; das Kriterium für die Fitness-Empfehlung – Fitness-Stufen – lautet entsprechend: An wie vielen Tagen einer normalen Woche hast du für mindestens 20 min am Tag intensiv Sport getrieben?).

vs. inaktiv, sondern beruht auf einer vorangegangenen genaueren Einschätzung des eigenen Aktivitätsausmaßes.

Bevor auf die Validität von Stufenalgorithmen eingegangen wird, sei darauf verwiesen, dass die Wahl des Zielkriteriums die Verteilung auf die Stufen in einer Bevölkerung massiv beeinflusst und zu einer unterschiedlichen Einschätzung des Präventions- und Interventionsbedarfs führen kann (3). Dabei handelt es sich nicht zwangsläufig um einen Widerspruch, sondern dieses Ergebnis kann auch die konzeptionelle Diversität der Zielkriterien widerspiegeln.

◼ Überlegungen zur Validität

Grundsätzlich finden vorliegende Studien als Beleg für die konvergente Validität von Stufenalgorithmen höhere Ausmaße körperlicher Aktivität mit ansteigender Stufenzugehörigkeit (von Absichtslosigkeit bis Aufrechterhaltung) (11, 12). Einige Studien belegen die divergente Validität der Stufenzuordnung über höchstens minimale Zusammenhänge der Stufen mit sitzenden Tätigkeiten, die durch Algorithmen zur körperlichen Aktivität nicht erfasst werden sollen (5, 6).

Weiterhin wurde in Missklassifikationsanalysen überprüft, wie gut die Unterscheidung tatsächlich aktiver vs. inaktiver Personen (nach Selbsteinschätzung oder objektiver Messung) über die Einteilung in aktionale (nach Selbsteinstufung ausreichend aktiv) und präaktionale Stufen gelingt. Dabei fanden sich akzeptable Klassifikationsergebnisse für

hoch und moderat intensive, nicht aber für leicht intensive körperliche Aktivität (12).

Es muss allerdings betont werden, dass die Mehrzahl an bislang vorliegenden Studien zur Validität der Stufenzuordnung zumeist an das Fitnesskriterium geknüpft war und daher nur bedingt Hinweise auf die Validität von Algorithmen zulässt, die das HEPA-Konzept als Zielkriterium nutzen (3).

2.2 Vorstellung und Diskussion der eigenen Studienergebnisse

Anknüpfend an die vorgestellten Studienergebnisse führten wir eine Untersuchung zur Validität der beiden Stufenalgorithmen (Fitness- bzw. HEPA-Empfehlung) im Stadtgebiet Bremen durch. Dazu wurde eine Zufallsstichprobe von 630 Schüler/innen der 9. Klassenstufe (50,5 % Jungen, M = 15,0 Jahre, SD = 0,70) schriftlich zu dieser Thematik befragt. Die dargestellten Analysen beziehen sich auf 560 Jugendliche.

Als Referenzgrößen zur Einschätzung der konvergenten bzw. divergenten Validität wurden der Karlsruher Aktivitätsfragebogen (KAF) eingesetzt, der körperliche Aktivität in wesentlichen Alltagskontexten wie Schule, Freizeit, Haushalt und Aktivitäten zum Transport erfasst (1). Weiterhin wurden sitzende Tätigkeiten über Fragen aus der Health-Behaviour-in-School-aged-Children-Studie abgebildet (14).

In unserer Studie zeigten sich unabhängig vom Zielkriterium signifikante Geschlechtsunterschiede in der Stufenzuordnung: Mädchen befanden sich jeweils häufiger in den präaktionalen Stufen, d.h. Jungen scheinen aktiver zu sein als Mädchen. Dieser Befund wie auch die hohe Übereinstimmung der eigenen Daten mit aktuellen bevölkerungsrepräsentativen Daten dieser Altersgruppe zur Erfüllung der beiden Aktivitätsempfehlungen (7, 14) spricht für eine solide Erfassung von Prävalenzen körperlicher Aktivität bei Jugendlichen mit unseren Stufenalgorithmen. Insgesamt verteilten sich in unserer Studie die Teilnehmer in folgender Weise auf die HEPA-Stufen: Absichtslosigkeit: 30,9%; Absichtsbildung: 23,2%; Vorbereitung: 11,2%; Handlung: 3,2%; Aufrechterhaltung: 31,6% bzw. Fitness-Stufen: 18,2%; 20,7%; 8,4%; 7,1%; 45,5%. Dieses Ergebnis deckt sich allerdings nur wenig mit anderen TTM-Untersuchungen bei Jugendlichen. Ein Grund für diese Abweichung wird in der vergleichsweise strengen Führung der Algorithmen über die Kopplung an eine einleitende Screening-Frage in der eigenen Untersuchung vermutet.

Die konvergente Validität des Stufenalgorithmus wurde über Stufenunterschiede in der Gesamt- sowie der kontextabhängigen körperlichen Aktivität (Weg zur Schule, Gehen in der Freizeit, freiwilliger Sport in der Schule, Sporttreiben in der Freizeit organisiert und nicht organisiert – jeweils ermittelt über den KAF) überprüft. Für die Fitness-Stufen ließ sich dieser Validitätsaspekt anhand eines kontinuierlichen Aktivitätsanstiegs für das Sporttreiben und die Gesamtaktivität über die Stufen bestätigen. Signifikante Unterschiede zwischen jeweils mindestens einer der aktionalen und einer präaktionalen Stufe ließen sich nur in Bezug auf das Sporttreiben, nicht aber für andere Kontexte körperlicher Aktivität feststellen. In Bezug auf den HEPA-Algorithmus findet sich ein ganz ähnliches Ergebnis. Die in der eigenen Untersuchung verhältnismäßig kleinen Effektstärken für weitere Kontexte körperlicher Aktivität bzw. leicht oder moderat intensiver körperlicher Aktivität neben dem Sporttreiben bzw. hochintensiver körperlicher Aktivität finden sich in anderen Validierungsstudien wieder (12). Während dies für die Fitness-Stufen plausibel ist, bleibt die geringe Differenzierungsfähigkeit der HEPA-Stufen für diese weiteren Kontexte körperlicher Aktivität enttäuschend, da hier insbesondere diejenigen Kontexte jenseits des Sports für wichtig zu erachten sind.

Fehlende Zusammenhänge zwischen sitzenden Tätigkeiten und den TTM-Stufen geben Hinweise auf die divergente Validität der Algorithmen. Hier ergaben sich für beide Algorithmen die einzigen signifikanten Stufeneffekte in der Gesamtzeit sitzender Tätigkeiten sowie in Bezug auf den Fitness-Algorithmus außerdem für das Computerspielen. Darüber hinaus war allerdings erkennbar, dass für alle einzelnen sitzenden Tätigkeiten (Fernsehen, Computer und Hausaufgaben) das Zeitausmaß in einer der aktionalen Stufen am niedrigsten war. Zudem waren die Effektstärken ausnahmslos gering und die zeitlichen Unterschiede zwischen den Stufen nur marginal. Dies bestätigt zum einen die relative Unabhängigkeit von sitzenden Verhaltensweisen und körperlicher Aktivität, zum anderen stimmt dieses Ergebnis mit anderen Studien überein, nach denen sitzende Tätigkeiten kaum mit den TTM-Stufen für körperliche Aktivität assoziiert sind (5, 6). Damit scheint sich dieser Validitätsaspekt für die Stufenalgorithmen insgesamt zu bestätigen.

Die Unterscheidung in präaktionale vs. aktionale Stufen durch die Stufenalgorithmen sollte zuverlässig die nach der jeweils betrachteten Empfehlung ausreichend aktiven von den nach dieser Definition „inaktiven" Jugendlichen unterscheiden können. Dies ist für die Anwendung von Stufenklassifikationen als Grundlage von Interventionen zentral, da je nachdem, ob und über welchen Zeitraum Aktivitätsempfehlungen erreicht werden, entweder eine Steigerung oder aber eine Stabilisierung des Aktivitätsniveaus als Interventionsziel im Mittelpunkt steht.

Um dieser Frage in unserer Stichprobe nachzugehen, führten wir Missklassifikationsanalysen (inkl. Sensitivität und Spezifität) durch. Dazu wurde der KAF als Referenz für die Stufenklassifikation verwendet: In Bezug auf das HEPA-Kriterium wurden alle Personen mit mindestens 5h/Woche mindestens moderat intensiver körperlicher Aktivität (entsprechend 5 Tage à 60 min) nach KAF als aktiv bzw. mit weniger als 5h/Woche als inaktiv eingestuft. Für die Fitnessempfehlung galten 60 min hochintensive Aktivität pro Woche (entsprechend 3 Tage à 20 min) laut KAF als ausreichend aktiv. Eine Dichotomisierung der Stufen erfolgte über die Einteilung in präaktionale (inaktiv) vs. aktionale (aktiv) Stufen.

Das Ergebnis ist Tab. 2.1 zu entnehmen. Durch die HEPA-Stufen wurden nach diesem Kriterium lediglich 53,4% der Gesamtgruppe richtig klassi-

Tabelle 2.1 Missklassifikations-, Sensitivitäts- und Spezifitätsanalysen (Angaben in %) zwischen Stufen (präaktional vs. aktional) und den 2 Aktivitätsempfehlungen (Quelle: Bucksch u. Finne 2008).

	HEPA-Empfehlung		korrekt/inkorrekt klassifiziert	Sensitivität	Spezifität
	nicht aktiv	aktiv			
präaktional (AL, AB, V)	144	221	53,4/46,6	41,2	78,3
aktional (H, A)	40	155			
	Fitness-Empfehlung				
präaktional (AL, AB, V)	125	130	72,2/25,9	66,6	87,1
aktional (H, A)	18	277			

fiziert. Die Sensitivität (d. h. Fähigkeit des Algorithmus, die nach KAF Aktiven auch als aktiv zu identifizieren) fiel in der Folge im Vergleich zu anderen Studien (z. B. (12)) niedrig aus bei akzeptabler Spezifität (d. h. Fähigkeit des Algorithmus, die nach KAF Inaktiven auch als inaktiv zu identifizieren). Hinsichtlich der Fitness-Stufen weisen die eigenen Zahlen in Bezug auf die internationale Forschungslage eine durchaus zufriedenstellende Sensitivität und Spezifität auf (12). So liegen die entsprechenden Werte für die korrekte Klassifikation bei ca. 70 %, die Sensitivität bei ca. 67 % und die Spezifität bei ca. 87 %. Auch in diesem Güteaspekt muss dem Fitness-Kriterium gegenüber dem HEPA-Algorithmus eine deutliche Überlegenheit bei der Einteilung des Bewegungsverhaltens attestiert werden. Allerdings ist auch zu bemerken, dass der HEPA-Algorithmus keine wesentlich schlechteren Spezifitätswerte als der Fitness-Algorithmus liefert. In der Konsequenz ermöglicht er somit ebenfalls eine befriedigende Aufdeckung des Interventionsbedarfs in der Gruppe der Inaktiven. Fraglich bleibt dabei, welche unerwünschten Auswirkungen aktivitätssteigernde Interventionen in der Gruppe der fälschlich als inaktiv klassifizierten Aktiven (geringe Sensitivität des HEPA-Algorithmus) eigentlich hätten.

2.3 Schlussfolgerungen

Voraussetzung für die Anwendung des TTM als Grundlage eines verhaltensorientierten Surveillance-Instrumentes und/oder zur Generierung und Evaluation stufenspezifischer Interventionen zur Bewegungs- bzw. Sportförderung bei Jugendlichen ist eine valide Stufenerfassung. Ziel unserer Untersuchung war die vergleichende Überprüfung der Validität zweier Algorithmen zur Klassifikation der Veränderungsstufen nach dem TTM im Hinblick auf 2 unterschiedliche Empfehlungen zu gesundheitspräventiver (HEPA-Stufen) vs. fitnessverbessernder (Fitness-Stufen) körperlicher Aktivität bei Jugendlichen.

Die Ergebnisse liefern insgesamt Hinweise für eine nur eingeschränkte konvergente Validität des HEPA-Algorithmus. Für die Erfassung der Fitness-Stufen scheint dagegen ein hinreichend valides Instrument vorzuliegen.

Welche Argumente lassen sich für die unterschiedliche Validität der beiden Algorithmen nun anführen? Eine mögliche Schwachstelle im Hinblick auf das HEPA-Kriterium könnte mit der im Fragebogen verwendeten Begrifflichkeit „körperliche Aktivität" verbunden sein. Es ist weithin ungeklärt, wie Jugendliche diesen Begriff auffassen. Je nach Interpretation und persönlicher Wahrnehmung kann hieraus ein großes Missklassifikationspotenzial resultieren. Der Begriff „Sport" ist hingegen geläufiger und eindeutiger abzugrenzen. Zudem werden hochintensive/sportliche Aktivitäten eher in strukturierten Kontexten und zu bestimmten Zeitpunkten ausgeführt. Ihr Ausmaß ist daher genauer einzuschätzen als das von Alltagsaktivitäten, die oft eher ungeplant und damit weniger bewusst ausgeübt werden. Dieser letzte Aspekt deutet sich auch in den eigenen Daten an, da das Ausmaß der Gesamtaktivität sehr stark durch das Sporttreiben dominiert wurde.

Dies weist allerdings auch auf eine methodische Einschränkung unserer Studie hin: Die Zuverlässigkeit von Selbstangaben zum Aktivitätsausmaß über Fragebögen wird grundsätzlich als relativ gering eingeschätzt und ist daher nur bedingt ein aussagekräftiges Validierungskriterium. Um die Validität eines Stufenalgorithmus im Kontext von Alltagsaktivitäten belastbar zu untermauern, wären weitere und objektive Kriterien (z.B. Akzelerometer-Messungen) notwendig, bevor auf den Einsatz von Stufen-Algorithmen auf Bevölkerungsebene im Kontext des TTM verzichtet wird.

Um die Validität von Stufenalgorithmen in Bezug auf das HEPA-Kriterium zu steigern, konnten Miilunpalo und Kollegen (9) zeigen, dass es vorteilhaft ist, das Zielkriterium stärker zu spezifizieren – d.h. es sollten vorzugsweise spezifische Facetten körperlicher Aktivität wie beispielsweise im Jugendalter das Gehen/Fahrradfahren zur Schule an Stelle eines allgemeinen Konzepts wie HEPA als Zielorientierungen vorgegeben werden. Dies scheint ein sinnvoller Ansatz, da im HEPA-Konzept mit der Fokussierung auf Alltagsaktivitäten diverse Aktivitätsfacetten enthalten sind. In eine ähnliche Richtung weisen auch die Ergebnisse von Hellsten et al. (6). Diese Autorengruppe konnte die diskriminante Validität eines auf die HEPA-Empfehlung ausgerichteten Algorithmus zumindest für Erwachsene nahe legen. Es muss allerdings betont werden, dass in dieser Studie der Algorithmus auf höchstens moderat-intensive Aktivität eingeschränkt wurde und somit eine ganz klare Abgrenzung zur hochintensiven körperlichen Aktivität vorgenommen wurde, die durch die HEPA-Empfehlung allerdings so nicht gegeben ist.

2.4   Fazit

Insgesamt scheint es lohnenswert, die Möglichkeiten des TTM – insbesondere des Kernkonstruktes der Stufen der Verhaltensänderung – sowohl im Rahmen von bevölkerungsweiten Interventionen als auch im Rahmen der Gesundheitsberichterstattung als verhaltensorientiertes Surveillance-Instrument weiter zu untersuchen. Zum einen gibt es gute Piloterfahrungen im Zusammenhang von Stufenalgorithmen zur Surveillance (10). Zum anderen bietet das TTM aufbauend auf den Stufen einen gewinnbringenden Interventionsansatz. So enthält das TTM als sozial-kognitive und verhaltensorientierte Konstrukte die Selbstwirksamkeit, Entscheidungsbalance sowie die Strategien der Verhaltensänderung, die etablierte Korrelate von Gesundheitsverhalten bzw. Aktivität oder aber bewährte Interventionsstrategien sind. Es wird angenommen, dass diesen Konstrukten in ein-

zelnen Stufen eine unterschiedliche Bedeutung für das Fortschreiten im Veränderungsprozess zukommt, die sich in stufenspezifischen Ausprägungen dieser Variablen niederschlägt. Zumindest im Erwachsenenbereich ist der Erfolg von TTM-basierten Interventionen nachgewiesen (16). Auch ließen sich entsprechende Stufenunterschiede in den beteiligten Konstrukten in Bezug auf die körperliche Aktivität von Jugendlichen in einigen internationalen Studien nachweisen (16), was für die grundsätzliche Eignung des Modells auch in dieser Altersgruppe spricht.

Literatur
[1] Bös K, Heel J, Romahn N et al. Untersuchungen zur Motorik im Rahmen des Kinder- und Jugendsurveys. Gesundheitswesen 2002; 64: S80–87
[2] Bucksch J, Finne E. Messung der motivationalen Bereitschaft zu körperlicher Aktivität – Vergleichende Validierung verschiedener bewegungsbezogener Messinstrumente für die Stufen der Verhaltensänderung bei Jugendlichen. Präv Gesundheitsf 2008; 3: 179–186
[3] Bulley C, Donaghy M, Payne A et al. A critical review of the validity of measuring stages of change in relation to exercise and moderate physical activity. Critical Public Health 2007; 17: 17–30
[4] Cavill N, Biddle S, Sallis JF. Health enhancing physical activity for young people: Statement of the United Kingdom Expert Consensus Conference. Pediatr Exerc Sci 2001; 13: 12–25
[5] Hagler AS, Calfas KJ, Norman GJ et al. Construct validity of physical activity and sedentary behaviors staging measures for adolescents. Ann Behav Med 2006; 31: 186–193
[6] Hellsten LA, Nigg C, Norman G et al. Accumulation of behavioral validation evidence for physical activity stage of change. Health Psychol 2008; 27: S43–53
[7] Lampert T, Mensink GB, Romahn N et al. Körperlich-sportliche Aktivität von Kindern und Jugendlichen in Deutschland. Ergebnisse des Kinder- und Jugendgesundheitssurveys (KiGGS). Bundesgesundheitsblatt Gesundheitsforschung Gesundheitsschutz 2007; 50: 634–642
[8] Martin B, Kahlmeier S, Racioppi F et al. Evidence-based physical activity promotion – HEPA Europe, the European Network for the Promotion of Health-Enhancing Physical Activity. J Public Health 2006; 14: 53–57
[9] Miilunpalo S, Nupponen R, Laitakari J et al. Stages of change in two modes of health-enhancing physical activity: methodological aspects and promotional implications. Health Educ Res 2000; 15: 435–448
[10] Nigg C, Maddock JE, Barnett CS et al. Considering using the stages of change for surveillance? In: Keller S, Velicer WF, eds. Research on transtheoretical model: where are we now, where are we going? Lengerich: Pabst Science; 2004: 87–88

[11] Nigg CR. Physical activity assessment issues in population-based interventions: a stage approach. In: Welk GJ ed, Physical activity assessments for health-related research. Champaign: Human Kinetics; 2002: 227–239

[12] Nigg CR. There is more to stages of exercise than just exercise. Exerc Sport Sci Rev 2005; 33: 32–35

[13] Prochaska JO, Velicer WF. The transtheoretical model of health behavior change. Am J Health Promot 1997; 12: 38–48

[14] Richter M, Settertobulte W. Gesundheits- und Freizeitverhalten von Jugendlichen. In: Hurrelmann K, Klocke A, Melzer W et al., eds. Jugendgesundheitssurvey. Internationale Vergleichsstudie im Auftrag der Weltgesundheitsorganisation WHO. Weinheim: Juventa; 2003: 99–157

[15] Sallis J, Patrick K. Physical activity guidelines for adolescents: consensus statement. Pediatr Exerc Sci 1994; 6: 302–314

[16] Spencer L, Adams TB, Malone S et al. Applying the transtheoretical model to exercise: a systematic and comprehensive review of the literature. Health Promot Pract 2006; 7: 428–443

3 Komplexitätsreduktion durch Klassifikationsmodelle in der Gesundheitsförderung und Prävention

Günter Ackermann, Manfred Max Bergman, Claudia Heinzmann*, Marlène Läubli Loud

3.1 Einleitung

Interventionen der Gesundheitsförderung und Prävention sind in doppelter Weise von Komplexität geprägt. Zum einen sind es komplexe soziale Systeme, in denen Wirkungen erzeugt werden sollen und zum anderen sind die Strukturen und Prozesse der Gesundheitsförderung und Prävention in der Regel selbst von hoher Komplexität: Interdisziplinarität, Multisektoralität und Partizipation sind nur einige der Charakteristika, die den Grad an Komplexität erhöhen und damit ganz besondere Herausforderungen an die Planung, Durchführung und Evaluation von Interventionen stellen.

Eine Möglichkeit, dieser Vielschichtigkeit zu begegnen, wird in der Nutzung von Klassifikationsmodellen gesehen. Ressourcen, Maßnahmen und (geplante) Wirkungen der Gesundheitsförderung und Prävention werden priorisiert, klassifiziert und in Wirkungszusammenhänge gebracht, um die komplexe Konzipierung und Bewertung von Gesundheitsprojekten und -programmen zu systematisieren und gezielter intervenieren zu können. Während sich solche Modelle in deutschsprachigen Ländern erst zu verbreiten beginnen, findet man im angelsächsischen Raum nicht nur verschiedene Typen von Klassifikationsmodellen, sondern auch eine breite Literatur über die praktische Anwendung dieser Instrumente, so etwa das „Precede-Proceed-Phasenmodell" von Green und Kreuter (16) sowie die verschiedenen Varianten des „Program Logic" und andere Modelle (z.B. 6, 14, 20, 29, 30).

Der vorliegende Beitrag basiert auf einem früheren Vergleich zweier Klassifikationsmodelle, die in verschiedenen gesundheitspolitischen Institutionen der Schweiz zur Planung und Evaluation von Gesundheitsprojekten bzw. -programmen eingesetzt werden. Am Beispiel des Ergebnismo-

dells von Gesundheitsförderung Schweiz (8, 9, 26) und des Program-Logic-Modells von Funnell (13, 14) haben wir die Möglichkeiten und Grenzen derartiger Planungs- und Evaluationsinstrumente in einem komplexen und vielschichtigen Gebiet wie Gesundheit untersucht (17). Die Ergebnisse dieser vergleichenden Analyse werden im vorliegenden Beitrag aufgegriffen und auf der Grundlage von Erkenntnissen aus der System- und Komplexitätstheorie weitergeführt. Im Zentrum steht dabei die Frage, inwiefern sich derartige Klassifikationsmodelle für die Planung und Evaluation von Interventionen der Gesundheitsförderung und Prävention grundsätzlich eignen, welche Potenziale sich mit ihrer Anwendung verbinden und welche Einschränkungen zu beachten sind.

3.2 Charakteristika komplexer sozialer Systeme

Im Gegensatz zu den Naturwissenschaften, die sich erst seit wenigen Jahrzehnten mit Phänomenen komplexer Systeme befasst, kann die Soziologie diesbezüglich auf eine längere Tradition zurückblicken. Klassiker wie Durkheim oder Parsons haben sich intensiv mit Fragen komplexer gesellschaftlicher Zusammenhänge beschäftigt und Grundsteine gelegt für die neuere Systemtheorie Luhmanns (18) und Willkes (33, 34). Im angelsächsischen Raum hat sich auf der Basis naturwissenschaftlicher und mathematischer Erkenntnisse rund um komplexe Systeme (Chaostheorie, Katastrophentheorie) eine Forschungsrichtung unter der Bezeichnung „Complexity Science" etabliert. Diese bezeichnet keine einheitliche Forschungstradition, sondern vereint Arbeiten von Vertretern unterschiedlichster Disziplinen, die sich mit Phänomenen komplexer Systeme beschäftigen (32). Dabei werden Erkenntnisse aus Naturwissenschaften und Mathematik vermehrt auch auf soziale Systeme

---

* E-Mail: claudia.heinzmann@unibas.ch

übertragen und es wird teilweise gar ein Paradig-menwechsel im Verständnis sozialer Systeme pro-pagiert (27, 32). Im deutschsprachigen Raum sind die Ansätze der Komplexitätstheorie prominent von den Managementwissenschaften aufgenommen und weiter entwickelt worden (z. B. 11, 19, 31).

Komplexität, wie sie der Komplexitätstheorie zu-grunde liegt, lässt sich in Anlehnung an Glouberman und Zimmermann (15) gut mit einem Vergleich be-greifen. Im Unterschied zu einer einfachen rezept-artigen Behandlung (einfache Herausforderung) und eines anspruchsvollen chirurgischen Eingriffs (komplizierte Herausforderung) sind komplexe He-rausforderungen wie beispielsweise die Erziehung von Kindern auch bei wiederholter Durchführung von großer Unsicherheit geprägt. Kinder reagieren auf Erziehungsmaßnahmen individuell und situa-tionsabhängig potenziell unterschiedlich und das stereotype Befolgen rezeptartiger Handlungsan-weisungen führt oft nicht zur gewünschten Wir-kung. Frühere einschlägige Erfahrungen können zwar helfen, komplexe Herausforderungen erfolg-reich zu meistern, allerdings nicht durch strikte Re-petition gelungener Interventionen, sondern durch einen flexiblen und situationsangepassten Rückgriff auf unterschiedlichste Erfahrungsaspekte.

Diese Unterscheidung führt uns zwar eindrück-lich an wichtige Aspekte der Komplexität sozialer Systeme heran, die Komplexitätstheorie liefert aber für eine definitorische Bestimmung von Komplexi-tät selbst zu wenig Klarheit. Die Systemtheorie ist diesbezüglich analytisch schärfer und spricht be-reits dann von Komplexität, wenn nicht mehr alle Teile jederzeit untereinander verbunden sind und somit verschiedene Verknüpfungen von Elementen möglich werden (18). Soziale Systeme, die nicht komplex sind, sind auf dieser Grundlage kaum vor-stellbar – von Bedeutung ist der Grad ihrer Kom-plexität. Die Anzahl von Systemkomponenten und Verknüpfungen als Basis für sachliche Komplexität ist dabei aber lediglich eine von mehreren Komple-xitätsdimensionen. Willke (33) unterscheidet für komplexe soziale Systeme 4 weitere:

- Soziale Komplexität, die zu funktionaler Diffe-renzierung führt,
- zeitliche Komplexität, die durch die potenzielle Beeinflussung der Gegenwart durch selektive Wahrnehmung von Vergangenheit und die Vor-wegnahme von Zukunft entsteht,
- operative Komplexität, die durch partielle Los-lösung eines Systems von seiner Umwelt und die damit verbundene Autonomie erwächst,

- kognitive Komplexität, die auf der Reflexionsfä-higkeit sozialer Systeme gründet.

Dass soziale Systeme von vergleichsweise hoher Komplexität sind, hängt maßgeblich mit den so-zialen, zeitlichen und kognitiven Komplexitätsdi-mensionen zusammen, die speziell diese Systeme betreffen. Entsprechend lassen sich soziale Syste-me auch nur bedingt mit technischen und biologi-schen Systemen vergleichen.

In komplexen Systemen interagieren die ein-zelnen Systemkomponenten miteinander und mit ihrer Umwelt in vielfältiger Weise, was zu immer neuen Verknüpfungen, Wechselwirkungen und Rückkoppelungen und dadurch zu potenzieller Einzigartigkeit sozialer Systeme führt. Diese In-teraktionen geben dem System neue Impulse und eröffnen vielfältige Optionen der Verarbeitung. Die Vielschichtigkeit der Beziehungen zwischen Systemkomponenten untereinander und zu Sys-temen aus ihrer Umwelt führt zu komplexen Ursache-Wirkungszusammenhängen, die mehr-dimensional, unproportional und weitgehend un-vorhersehbar sind (32). So kann eine bescheidene Intervention unverhältnismäßige und zum Teil unerwartete Effekte auf unterschiedlichsten Ebe-nen auslösen. Durch die Interaktionen zwischen den Komponenten eines komplexen Systems kann Neues und Unvorhersehbares entstehen, das in den einzelnen Komponenten selber noch nicht angelegt ist (5, 33). Diese Innovation, in der Kom-plexitäts- und Systemtheorie mit dem Begriff der Emergenz bezeichnet, kann deshalb auch bei ge-nauer Kenntnis der einzelnen Komponenten nicht hergeleitet bzw. vorausgesagt werden, sondern wächst gewissermaßen über das Bestehende hi-naus. Dabei besitzen komplexe Systeme die Fähig-keit, sich selbst zu organisieren und insbesondere nach Irritationen aus der Umwelt eigenständig neue Ordnungsmuster zu etablieren (28).

3.3 Gesundheitsförderung und Prävention als hoch kom-plexe Herausforderungen

Wie sich auf der Grundlage der Ausführungen zu Komplexität und mit Rückgriff auf die Ottawa-Charta von 1986 verdeutlichen lässt, sind Gesund-heitsförderung und Prävention grundsätzlich mit hoch komplexen Herausforderungen konfrontiert: Gesundheitsförderung zielt beispielsweise darauf ab, „allen Menschen ein höheres Maß an Selbstbestimmung über ihre Gesundheit zu ermöglichen und sie damit zur Stärkung ihrer Gesundheit zu befähigen" (35, ebenso die nachfolgenden Zitate). Dabei sollen etwa „politische, ökonomische, soziale, kulturelle, biologische sowie Umwelt- und Verhaltensfaktoren" berücksichtigt und Verantwortliche „in Regierungen, im Gesundheits-, Sozial- und Wirtschaftssektor, in nicht staatlichen und selbstorganisierten Verbänden und Initiativen sowie in lokalen Institutionen, in der Industrie und den Medien" koordiniert und Menschen in allen Lebensbereichen „als einzelne, als Familien und Gemeinschaften" beteiligt und befähigt werden. Wenn auch einzelne Projekte und Programme der Gesundheitsförderung und Prävention nicht gleichzeitig alle diese Ansprüche erfüllen und sich oft nur auf eines der 5 in der Ottawa-Charta genannten Handlungsfelder konzentrieren, so vereinen sie in der Regel doch mehrere komplexitätssteigernde Merkmale, wie sie für die Gesundheitsförderung und Prävention typisch sind: die Kombination verschiedener komplementärer Strategien und Methoden, die Multidimensionalität der Ausrichtung, z.B. im Hinblick auf physische, psychische und soziale Komponenten, den Einbezug verschiedenster Anspruchsgruppen, intersektorale Zusammenarbeiten oder etwa die Orientierung an individuellen Bedürfnissen, Ressourcen und Lebenswelten (4).

Bei der Planung und insbesondere Evaluation von Maßnahmen im Gesundheitsbereich stellen sich deshalb besondere Herausforderungen an die Stakeholder. Vor diesem Hintergrund wird auf der Basis von Klassifikationsmodellen versucht, die diversen Zwischenstufen und vielfältigen Einflussbereiche im Prozess zum Fernziel „Gesundheit" zu explizieren und durch eine Systematisierung und Ordnung vielschichtiger Phänomene eine adäquate Planung und Evaluation von Projekten und Programmen zu unterstützen.

3.4 Komplexitätsreduktion durch Klassifizieren

Das Einteilen und Zuordnen von Phänomenen ist eine Grundlage menschlichen Denkens und ein zentraler Bestandteil der Sozialwissenschaften – und zwar sowohl als Untersuchungsgegenstand als auch als Methode der Datensammlung (10, 12). Im Gesundheitsbereich findet man von medizinischen Diagnostikinstrumenten über Nomenklaturen bis hin zu spezifischen Gruppen von Patientinnen und Patienten eine ganze Reihe von Kategorisierungen, die nach implizit oder explizit geäußerten Kriterien erfolgen. Verbindet man diese Kategorien zu einem Klassifikationssystem – wie dies bei der Konzipierung eines Klassifikationsmodells geschieht – geht man von 4 meist impliziten Annahmen aus (2, 12):

1. **Vollständigkeit** des Kategoriensystems: Die gewählten Kategorien sind für die einzuordnenden Elemente vollständig, sodass eine Zuweisung aller mit dem Klassifikationssystem verbundenen Phänomene möglich ist.
2. **Abgrenzung** gegenüber anderen Kategorien: Die gewählten Kategorien sind inhaltlich derart voneinander differenziert und gegenüber anderen Kategorien abgrenzbar, dass eine eindeutige Zuordnung von Phänomenen erfolgen kann.
3. **Adäquate Bezeichnung** der Kategorien: Die Kategorien sind so benannt, dass die Komplexität der vorgefundenen Phänomene erfasst und gleichzeitig eine eindeutige Zuweisung ermöglicht wird.
4. **Adäquate Anordnung** der Kategorien: Die Kategorien sind so angeordnet, dass sie die komplexe Logik der wahrgenommenen Beobachtungen wiedergeben. Die Kategorien innerhalb des Klassifikationssystems werden deshalb in Relation und Abhängigkeit sowie in Wirkungszusammenhängen zueinander gedacht und in eine spezifische Ordnung gestellt. Mit dieser Anordnung verbunden sind oft Annahmen einer Kausalität, die häufig nicht explizit dargestellt wird, sondern impliziter Bestandteil des Klassifikationssystems ist.

Diese Annahmen verdeutlichen ein Dilemma, das allen Klassifikationssystemen gemeinsam ist: Mit den Modellen wird einerseits versucht, komplexe und vielschichtige Phänomene zu systematisieren und auf wenige Kategorien zu reduzieren. Andererseits will man bei der Konzeption eines solchen Modells trotz dieser Reduktion ein adäquates Abbild der vorgefundenen Komplexität und Vielschichtigkeit wiedergeben. Die Annahmen zeigen aber auch, dass Kategorisierungen und Klassifizierungen keine natürlichen Vorgänge sind, sondern ihrerseits selbst komplexe soziale, politische und ideologische Vereinbarungen (2, 24). Durch die spezifische Benennung und Anordnung der Kategorien, die Zuordnung von Phänomenen sowie die kausalen Verbindungen derselben werden Sinn und Bedeutung kreiert sowie bestimmte Logiken, Hierarchien und Abhängigkeiten konstruiert.

3.5 Beispiele von Klassifikationsmodellen und Komplexitätsreduktionen

Im Folgenden möchten wir anhand von 2 Modellen, die wir im Rahmen einer früheren Studie untersucht haben (17), exemplarisch verdeutlichen, wie durch Klassifikationssysteme ein vielschichtiges Phänomen wie Gesundheit auf unterschiedliche Weise konzipiert und in eine spezifische Ordnung gebracht werden kann. Gleichzeitig werden in diesen Modellen durch einen unterschiedlichen Strukturierungsgrad und Grad der Explikation von Kausalitäten verschiedene Möglichkeiten der Komplexitätsreduktion sichtbar. Die vorgestellten Klassifikationsmodelle werden in gesundheitspolitischen Institutionen der Schweiz verwendet, um Ziele, Ergebnisse und Maßnahmen der Gesundheitsförderung und Prävention für die Planung oder Evaluation von Projekten und Programmen zu systematisieren sowie mögliche Implikationen von geplanten oder getroffenen Interventionen zu verdeutlichen (1, 9, 14, 26).

▪ Ergebnismodell von Gesundheitsförderung Schweiz

Das 2004 publizierte Ergebnismodell von Gesundheitsförderung Schweiz (1, 9, 26) basiert auf dem sogenannten Outcome-Modell, das Nutbeam (21, 22) in den 1990er-Jahren erstmals beschrieben hat. Beide Modelle orientieren sich am begrifflichen und konzeptionellen Referenzrahmen der WHO-Gesundheitsdefinition von 1948 und an der Ottawa-Charta zur Gesundheitsförderung von 1986 (23, 35). Im Unterschied zum Outcome-Modell sind die Kategorien des Ergebnismodells zusätzlich in diverse Unterkategorien differenziert worden.

Im Ergebnismodell wird von der Grundannahme ausgegangen, „dass Gesundheit als Endziel von Prävention und Gesundheitsförderung" (8) nicht direkt, sondern über bestimmte Gesundheitsdeterminanten und Einflussfaktoren auf die Gesundheitsdeterminanten erreicht wird. Auf der Basis der in Abb. 3.1 ersichtlichen gestuften Kategorien und Unterkategorien sollen mögliche Wirkungszusammenhänge von Interventionen aufgezeigt werden, wobei diese sowohl linear von A über B und von C nach D als auch kreuz und quer zwischen den einzelnen Kategorien verlaufen können (1, 8, 21, 22). Auf diese Weise wird das Modell als Hintergrundfolie für den Aufbau und die Reflexion von Kausal- und Wirkungsmodellen genutzt. Im Idealfall werden im Vorfeld einer Interventionsplanung Evidenzen und andere Wissensbestände im Modell verortet, um Mechanismen der Entstehung eines gesundheitlichen Problems besser zu verstehen und erfolgreiche Lösungsansätze kennenzulernen. Auf dieser Grundlage werden in einem zweiten Schritt Interventionsstrategien entwickelt, entsprechende Maßnahmen und Ziele bestimmt, klassifiziert und zu einem Wirkungsmodell verdichtet. Dieses hypothetische Wirkungsmodell ist wiederum Ausgangspunkt für die Konzipierung der Evaluation, wobei nebst der Überprüfung der Zielerreichung auf den verschiedenen Ebenen vor allem die Analyse der Wirkungszusammenhänge interessiert.

Gesundheit wird in diesem Modell im Sinne der WHO-Gesundheitsdefinition und der Ottawa-Charta konzipiert. Durch diese inhaltliche Ausrichtung sowie die Anordnung und vergleichsweise detaillierte Beschreibung der Kategorien und Unterkategorien des Ergebnismodells wird eine spezifische Logik und Struktur präsentiert, wie Gesundheitsförderungs- und Präventionsziele erreicht werden können und sollen. Implizit findet durch diese Modellierung auch eine Reduktion von Komplexität im Hinblick auf Gesundheit, Gesundheitsförderung und Prävention statt, da durch die differenzierte Bezeichnung der Kategorien und Unterkategorien aus der Vielfalt an möglichen Vorstellungen und Aspekten von Gesundheit eine Selektion getroffen wird, die sich im Modell widerspiegelt.

▪ Program-Logic-Modell von Sue Funnell

Im Gegensatz zum Ergebnismodell repräsentiert das Program-Logic-Modell von Funnell einen inhaltlich und begrifflich offenen Klassifikationstypus (Abb. 3.2). Das Modell ist Mitte der 1980er-Jahre in Australien entstanden und seither in Zusammenarbeit mit verschiedenen Institutionen weiterentwickelt worden (13, 14; vgl. auch 6, 29, 30). Es basiert auf einer Matrix, die aus einer hori-

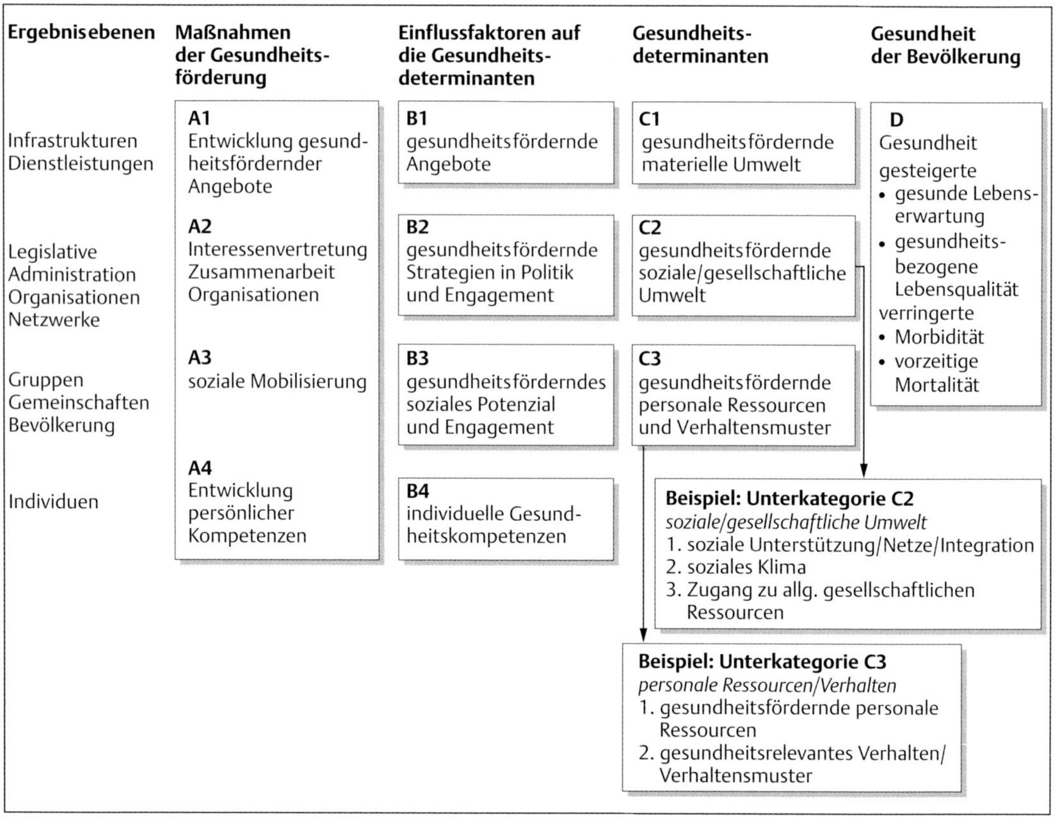

Ergebnisebenen	Maßnahmen der Gesundheitsförderung	Einflussfaktoren auf die Gesundheitsdeterminanten	Gesundheitsdeterminanten	Gesundheit der Bevölkerung
Infrastrukturen Dienstleistungen	**A1** Entwicklung gesundheitsfördernder Angebote	**B1** gesundheitsfördernde Angebote	**C1** gesundheitsfördernde materielle Umwelt	**D** Gesundheit gesteigerte • gesunde Lebenserwartung • gesundheitsbezogene Lebensqualität verringerte • Morbidität • vorzeitige Mortalität
Legislative Administration Organisationen Netzwerke	**A2** Interessenvertretung Zusammenarbeit Organisationen	**B2** gesundheitsfördernde Strategien in Politik und Engagement	**C2** gesundheitsfördernde soziale/gesellschaftliche Umwelt	
Gruppen Gemeinschaften Bevölkerung	**A3** soziale Mobilisierung	**B3** gesundheitsförderndes soziales Potenzial und Engagement	**C3** gesundheitsfördernde personale Ressourcen und Verhaltensmuster	
Individuen	**A4** Entwicklung persönlicher Kompetenzen	**B4** individuelle Gesundheitskompetenzen		

Beispiel: Unterkategorie C2
soziale/gesellschaftliche Umwelt
1. soziale Unterstützung/Netze/Integration
2. soziales Klima
3. Zugang zu allg. gesellschaftlichen Ressourcen

Beispiel: Unterkategorie C3
personale Ressourcen/Verhalten
1. gesundheitsfördernde personale Ressourcen
2. gesundheitsrelevantes Verhalten/ Verhaltensmuster

Abb. 3.**1** Ergebnismodell mit Kategorien und Beispielen von Unterkategorien (Quelle: 9, 17).

zontalen und vertikalen Fließrichtung besteht. Von Bedeutung ist die erste vertikale Kolonne mit einer kausal voneinander abhängigen Ergebnishierarchie. Die Bezeichnung dieser Spalte weist auf den zentralen Gedanken dieses Modells hin: Über die Stufen „Outputs", „Impacts" und „Outcomes" wird ein Projekt oder Programm in verschiedene Zielebenen unterteilt. Für jede Zielstufe werden die dabei eingesetzten Mittel (Inputs) sowie die spezifischen Maßnahmen zur Zielerreichung (Processes and Activities) aufgeführt. In Kombination mit den diversen, in der horizontalen Fließrichtung der Matrix festgehaltenen Faktoren soll ein Gesundheitsprogramm nicht nur in logisch voneinander abhängige Schritte unterteilt werden, vielmehr soll auch ein Set an Informationen entstehen, die es – in jeweils unterschiedlichem Maß – bei der Planung und Evaluation von Projekten zu berücksichtigen gilt.

Mit der Matrix des Program-Logic-Modells von Funnell wird wie beim Ergebnismodell eine spezifische Logik präsentiert. Das Modell bildet aber lediglich einen strukturellen Rahmen, der nicht mit Gesundheit, Gesundheitsförderung oder Prävention verbunden ist. Im Gegensatz zum Ergebnismodell stellt „Gesundheit" hier also einen inhaltlich offenen Begriff dar, der keine vordefinierten Kategorien enthält. Die inhaltliche Konzeption von „Gesundheit" ergibt sich erst in der konkreten Anwendung des Modells durch die Stakeholder. Im Gegensatz zum Ergebnismodell wird eine Reduktion von Komplexität hier weniger durch die Bezeichnung der Kategorien, sondern durch den explizit gestuften Aufbau der Outcome-Hierarchie ermöglicht. Innerhalb dieser Hierarchie werden Phänomene von Gesundheit oder Prävention als logisch aufeinander aufgebaute Ergebniskette konzipiert und somit die Vielfalt von möglichen Interaktionen und Einflussfaktoren bis zu einem gewissen Grad eingeschränkt.

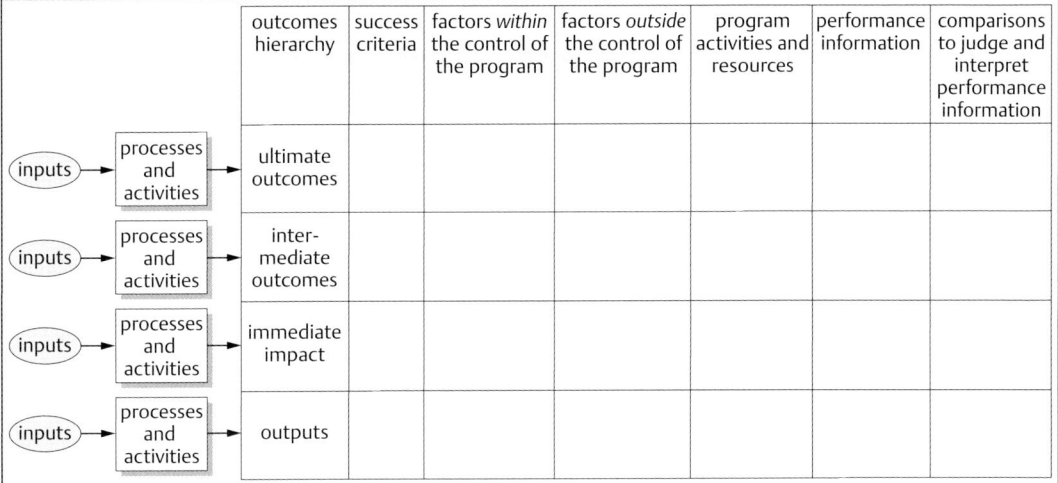

Abb. 3.2 Program-Logic-Modell von Funnell (Quelle: 14, 17).

3.6 Möglichkeiten und Grenzen von Klassifikationsmodellen

Gesundheitsförderung und Prävention sind, wie eingangs erläutert, in doppelter Hinsicht von Komplexität geprägt. Die Komplexität des Feldes wie auch der Interventionen selber zwingt laufend zu Selektionen und Kompromissen, um überhaupt handlungsfähig zu sein und zu bleiben. Die Planung, Durchführung und Evaluation von Projekten und Programmen in der Gesundheitsförderung und Prävention wäre aufgrund der ständig wechselnden Strukturen und vielfachen Interaktionen ohne Komplexitätsreduktion nicht denkbar. Mithilfe von Klassifikationsmodellen, wie z. B. dem Ergebnismodell von Gesundheitsförderung Schweiz und dem Program-Logic-Modell von Funnell, wird ein Referenzrahmen geschaffen, in dem diese häufig implizit erfolgten Vereinfachungen expliziert, verdichtet und empirisch fassbar gemacht werden können. Genau darin liegen aber auch die Grenzen solcher Modelle. Klassifikationsmodelle bilden nicht eine komplexe Realität ab, sondern sind Ausdruck einer spezifischen Modellierung selektiver Aspekte eines komplexen Systems. Durch das Modell wird eine Auswahl bestimmter Phänomene von Gesundheit, Gesundheitsförderung und Prävention getroffen, wodurch gewisse Aspekte besonders betont, andere weggelassen und manche explizit mitgedacht werden. Das Einteilen, Klassifizieren und die Einbettung von Phänomenen in ein bestimmtes Klassifikationssystem haben zur Folge, dass spezifische Bedeutungen und Zusammenhänge generiert werden, die teilweise im Gegenstand selbst enthalten sind, aber auch auf der verwendeten Systematik und Logik des Klassifikationssystems beruhen, nach dem die Einteilung erfolgt.

Möglichkeiten und Grenzen ergeben sich aber nicht nur auf dieser allgemeinen Ebene, die allen Klassifikationssystemen eigen ist. Vielmehr müssen die Stakeholder bei der Wahl solcher Modelle auch die Vorzüge und Einschränkungen in Betracht ziehen, die im jeweiligen Modell selbst liegen. Diese sollen im Folgenden wiederum exemplarisch anhand der beiden vorgestellten Klassifikationsmodelle erörtert werden.

■ Möglichkeiten und Grenzen durch Strukturierungsgrade von Klassifikationsmodellen

Mit dem Ergebnismodell von Gesundheitsförderung Schweiz und dem Modell von Funnell liegen uns 2 Klassifikationsmodelle mit unterschiedlichen Strukturierungsgraden in Bezug auf die inhaltliche Bezeichnung der Kategorien vor. Dies bringt verschiedene Vor- und Nachteile mit sich und die Stakeholder müssen in jedem Einzelfall entscheiden, mit welchem Modell sie arbeiten wollen. Im Hinblick auf das Ergebnismodell ergeben sich 2 Einschränkungen, die sich aber je nach Zusammenhang auch als Nutzen erweisen können:

- Zum einen sind die Kategorien und Unterkategorien des Ergebnismodells innerhalb eines spezifischen begrifflichen und konzeptionellen Rahmens der WHO-Gesundheitsdefinition und Ottawa-Charta zur Gesundheitsförderung entstanden. Phänomene, die außerhalb dieses Referenzsystems liegen, können nur mit Mühe oder überhaupt nicht auf die einzelnen Kategorien übertragen werden. Diese Einschränkung muss insbesondere bei der Evaluation von Gesundheitsprojekten und -programmen beachtet werden. Wie wir in unserer früheren Studie gezeigt haben (17), ist eine Evaluation mithilfe eines Klassifikationsmodells nicht oder nur eingeschränkt möglich, wenn das Projekt außerhalb der spezifischen Logik und Terminologie des Modells konzipiert worden ist und die Dokumentation dieses Projekts ebenfalls nicht dem Referenzrahmen des Modells entspricht.
- Zum anderen trägt ein detaillierter formuliertes Klassifikationsmodell nur scheinbar zu einem besseren Verständnis des Aufbaus eines solchen Modells bei. Der hohe Strukturierungsgrad des Modells verlangt von den Nutzerinnen und Nutzern, dass sie ihre jeweiligen individuellen Auffassungen von Gesundheit, Gesundheitsförderung und Prävention sowie die vielfältigen Interpretationsmöglichkeiten von Zielsetzungen und Resultaten von Projekten in den differenzierten begrifflichen Rahmen des Modells übertragen. Die Verschiedenheit in der begrifflichen Auslegung erschwert eine einfache, eindeutige Einordnung der vorgefundenen Phänomene in die entsprechenden Kategorien. Die jeweilige Zuordnung von Zielen und Ergebnissen hängt unseren Beobachtungen zufolge außerdem zumindest teilweise von der Zusammensetzung und Dynamik der Planungs- und Evaluationsgruppe ab und erhält damit einen gewissen arbiträren Charakter (17).

In Bezug auf diese beiden Aspekte bietet das Program-Logic-Modell mit seinen vergleichsweise unspezifischen Kategorien einen Vorteil. Das Modell hat durch seine offene Strukturierung einen breiteren Einsatzbereich außerhalb von Bereichen der Gesundheitsförderung und Prävention und die verschiedenen Expertinnen und Experten können in jedem Projekt oder Programm neu über die inhaltliche Präzisierung der Kategorien entscheiden. Umgekehrt kann das Program-Logic-Modell aber gerade durch seine Flexibilität nicht als inhaltlicher Referenzrahmen für die Stakeholder gelten. Im Gegensatz zum präziser formulierten Ergebnismodell fällt damit eine mögliche gemeinsame Ausgangs- und Diskussionsbasis über Konzepte wie „Gesundheit" oder „Krankheit" weg. Bei der Verwendung des Program-Logic-Modells muss diese insbesondere bei der Planung von komplexen übergeordneten Programmen, bei denen Expertinnen und Experten aus verschiedenen Gesundheitsbereichen involviert sind, zunächst geschaffen werden, damit die diversen Ziele und Visionen koordiniert werden können.

▥ Möglichkeiten und Grenzen durch Kausalitäten

Wie in den beiden vorgestellten Modellen gezeigt worden ist, wird in Klassifikationsmodellen mit unterschiedlich explizierten Kausalitätsvorstellungen gearbeitet:

- Im Program-Logic-Modell ist der kausale Aufbau des Modells explizit festgehalten und reduziert die Komplexität des Untersuchungsgegenstandes auf eine von den Klassifizierenden als logisch verstandene Ergebniskette. Diese Vereinfachung kann in einem derart vielschichtigen Gebiet wie Gesundheit von Vorteil sein.
- Nutzerinnen und Nutzer des Ergebnismodells hingegen müssen sich zunächst vergegenwärtigen, dass auch in diesem Klassifikationssystem eine Kausalität implementiert ist, obwohl das Modell so angelegt ist, dass mögliche Wirkungszusammenhänge von Interventionen nicht notwendigerweise linear über die gestuften Kategorien verlaufen müssen. Durch die Auswahl und Anordnung der Kategorien sind diese jedoch bereits in der Modellkonzeption in einer Wirkungslinie zueinander gedacht worden. Damit werden Kausalitäten impliziert, die ihrerseits Auswirkungen darauf haben, wie und welche Wirkungszusammenhänge von Interventionen mithilfe des Modells dargestellt werden können.

Des Weiteren haben unsere Untersuchungen gezeigt, dass die Stakeholder bei der praktischen Anwendung des Ergebnismodells schnell Kausalitäten über Ursachen und Folgen von Gesundheitsproblemen erstellen, die mit empirischen, aber oft begründungsbedürftigen, ambivalenten oder gegensätzlichen Beweisen belegt werden. Die Auswahl dieser Belege hängt – wie die jeweilige

Zuordnung von Zielen und Ergebnissen in die verschiedenen Kategorien – von der Zusammensetzung und Dynamik der Planungs- und Evaluationsgruppe ab (17). Durch seine im Gegensatz zum Program-Logic-Modell vernetztere Kausalitätsstruktur kann das Ergebnismodell jedoch dazu beitragen, dass die vielfältigen Einflussfaktoren auf Projektziele bei der Planung und Evaluation umfassend reflektiert werden. Nutzerinnen und Nutzer des Program-Logic-Modells müssen sich hingegen vergegenwärtigen, dass sie durch die vertikale Outcome-Hierarchie und explizite Kausalität des Modells nicht eine einfache Argumentationskette zwischen Maßnahmen und Ziel erstellen, da sonst die Komplexität von Gesundheitsförderung und Prävention auf ein simples Input-Outcome-Modell reduziert würde.

Diese Ausführungen verdeutlichen exemplarisch, dass die verschiedenen Klassifikationsmodelle ihre jeweils spezifischen Möglichkeiten und Grenzen beinhalten, die von den Stakeholdern berücksichtigt werden müssen. Inwiefern die Modelle in der Planungs- und Evaluationsphase von Projekten und Programmen eingesetzt werden können, ist davon abhängig, ob es den Stakeholdern gelingt, ein gemeinsames Verständnis über die Logik und Vorgaben eines bestimmten Modells zu entwickeln und Phänomene der Gesundheitsförderung und Prävention entsprechend einzuordnen. Unabhängig von der Art des genutzten Modells gilt es zu beachten, dass eine auf Klassifikationsmodellen beruhende Komplexitätsreduktion immer einen kontextspezifischen Kompromiss zwischen unterschiedlichen Gesundheitsverständnissen und Interessen der beteiligten Stakeholder darstellt und sich somit im Spannungsfeld zwischen Präzision und Komplexität befindet.

3.7 Abschließende Reflexionen zu Wirkungsmodellen im Kontext komplexer sozialer Systeme

Bei der Anwendung von Klassifikationsmodellen sollen sich Nutzerinnen und Nutzer also einerseits der vielfältigen Komponenten von Gesundheit sowie von Gesundheitsprojekten und -programmen bewusst werden. Gleichzeitig müssen sie sich aber vergegenwärtigen, dass ein auf der Basis eines Klassifikationsmodells entstandenes Wirkungsmodell keine vollständige Abbildung einer komplexen Realität darstellt, sondern in der Konzipie-

rung eines solchen Modells immer eine Auswahl an Phänomenen getroffen wird. Auf der Basis der Unterscheidung zwischen einfachen, komplizierten und komplexen Systemen (15) warnt Rogers (25) davor, für komplexe Systeme Modelle zu nutzen, die lediglich einfachen oder komplizierten Sachverhalten angemessen sind. Wirkungsmodelle zur Beschreibung komplexer Systeme sollen die Wesensmerkmale eben dieser Komplexität – wie etwa die Mehrdimensionalität von Ursache-Wirkungszusammenhängen – möglichst berücksichtigen (11, 30).

Grundlage für die Erarbeitung von solchen Wirkungsmodellen ist zunächst eine möglichst differenzierte Kenntnis der Systeme, in denen Veränderungen erzeugt werden sollen. Um Systemkomponenten, Interaktionsprozesse und Umweltbezüge kennen und verstehen zu lernen, steht zu Beginn der Erarbeitung von Wirkungsmodellen eine entsprechende Analyse, die die vorhandene Komplexität zumindest ansatzweise auffächert. Auf der Basis von wissenschaftlichem sowie ergänzendem Experten-, Erfahrungs- und Kontextwissen sollen Annahmen über Ursache-Wirkungszusammenhänge konstruiert und begründet sowie entsprechende Stakeholder am Analyse- und Modellerarbeitungsprozess beteiligt werden (3). Durch die kompliziert vernetzten Ursache-Wirkungszusammenhänge in komplexen Systemen, durch Prozesse der Emergenz und Selbstorganisation, durch den unberechenbaren Einfluss externer Faktoren und damit letztlich durch die Unvorhersehbarkeit von Entwicklungen können Wirkungsmodelle selbst bei noch so guter Begründung aber immer nur hypothetische Hilfskonstrukte sein. Mit wachsender Komplexität und zeitlicher Ausdehnung verlieren sie an Aussagekraft und müssen durch eine Evaluation bestätigt oder in der Folge revidiert werden (7).

Die Beachtung operativer Komplexität hilft, die (Teil-)Autonomie von Systemen in einem Interventionsfeld und damit deren Handlungsspielräume zu erkennen und der Formulierung von unrealistischen Ursache-Wirkungszusammenhängen vorzubeugen. Wirkungsmodelle stellen eine Sicht von Zukunft dar, die aber auch anders gedacht werden kann – es kann interessant sein, in einem spezifischen Fall unterschiedliche Wirkungsmodelle als Alternativen zu entwerfen und mittels evaluativer Maßnahmen zu plausibilisieren. Ebenso wird vor dem Hintergrund der bisherigen Ausführungen einsichtig, dass eine nicht hinterfragte

Übertragung von Wirkungsmodellen aus ihrem ursprünglichen in einen anderen Kontext die Wesensmerkmale sozialer Systeme grundsätzlich missachtet. Wirkungsmodelle sind kontext- und zeitbezogen und als solche stets neu zu konstituieren. Hinweise auf Wirkungszusammenhänge, die im einen Kontext gewonnen werden konnten, müssen für einen neuen Kontext jeweils neu überprüft werden.

Da sich komplexe soziale Systeme dynamisch verhalten, müssen auch Wirkungsmodelle der Gesundheitsförderung und Prävention regelmäßig überprüft und überarbeitet werden. Ein Hauptnutzen in der Anwendung solcher Modelle liegt unseres Erachtens darin, durch regelmäßige Reflexion ein gemeinsam getragenes Verständnis der Stakeholder für die Komplexität von System und Umwelt zu entwickeln, positive wie negative Trends zu erkennen und auf dieser Basis schrittweise Interventionen zu entwickeln. Bei der Reflexion und Evaluation von Interventionsprozessen sind Interaktionen – in Wirkungsmodellen üblicherweise durch Pfeile symbolisiert – von größerem Interesse als die einzelnen Maßnahmen, Ziele oder Wirkungen, die diese verbinden (15). Um die Komplexität der hinter diesen Pfeilen liegenden Interaktionsprozesse auch nur ansatzweise erfassen zu können, sollen zusätzlich zu quantitativen vermehrt auch qualitative Forschungsmethoden genutzt werden (25, 31).

Um in einem komplexen System Veränderungen zu bewirken, muss auf seinen Ressourcen und seinem selbstorganisatorischen Potenzial aufgebaut werden. Wirkungsmodelle, die auf der Basis von Klassifikationsmodellen entstehen, helfen, Handlungsspielräume zu erkennen und Erfolgsaussichten von Interventionen abzuschätzen. Allzu enthusiastische Verfechterinnen und Verfechter von solchen Modellen möchten wir allerdings zu Bescheidenheit im Umgang mit komplexen Systemen anhalten: „When dealing with complexity, modest positions are inescapable. This does not imply that they should be relative, vague or self-contradictory, nor does it imply a reason to cringe in false modesty. We can make clear, testable assertions about complex systems. We can increase the knowledge we have of a certain system, but this knowledge is limited and we have to acknowledge these limits." (7). Gleichzeitig möchten wir Kritikerinnen und Kritiker dazu ermuntern, Klassifikations- bzw. Wirkungsmodelle verstärkt in der Gesundheitsförderung und Prävention zu nutzen.

Sie ermöglichen, die Komplexität von Gesundheit und Krankheit sowie deren Entstehung zu konkretisieren und zu reduzieren und damit – wenn auch begrenzt – fassbar zu machen. Wenn solche Modelle dabei nicht als umfassende Abbilder von Komplexität begriffen werden, sondern als Verhandlungsplattformen, um fachlich begründet essenzielle Elemente herauszugreifen und für Interventionen nutzbar zu machen, können sie als wichtige Reflexions- und Planungsgrundlagen dienen.

Literatur

[1] Ackermann G. Das Ergebnismodell von Gesundheitsförderung Schweiz: Ein Wegweiser zur guten Praxis; Focus 24; 2005: 14–17

[2] Bowker GC, Star SL. Sorting things out: Classification and its consequences. Cambridge: MIT Press; 2000

[3] Broesskamp-Stone U. Best Practice in der Gesundheitsförderung und Prävention – Konzept und Leitlinien für Entscheidfindung und fachliches Handeln. In: Spicker I, Sprengseis G. Gesundheitsförderung stärken. Kritische Aspekte und Lösungsansätze. Wien: Facultas; 2008

[4] Broesskamp-Stone U. Assessing networks for health promotion: Frameworks and examples. Münster: Lit Verlag; 2004

[5] Capra F. Complexity and life. Theory, Culture & Society 2003; 22: 33–44

[6] Cheadle A, Beery WL, Greenwald HP et al. Evaluating the California Wellness Foundation's health improvement initiative: A logic model approach. Health Promotion Practice 2003; 2: 146–156

[7] Cilliers P. Complexity, deconstruction and relativism. Theory, Culture & Society 2005; 22: 255–267

[8] Cloetta B, Spörri A, Spencer B et al. Anleitung zum Ergebnismodell von Gesundheitsförderung Schweiz. 2. überarb. Fassung. Bern: Gesundheitsförderung Schweiz; 2005. www.gesundheitsförderung.ch/de/knowhow/tools/model.asp

[9] Cloetta B, Spencer B, Spörri A et al. Ein Modell zur systematischen Kategorisierung der Ergebnisse von Gesundheitsförderungsprojekten. Prävention 2004; 3: 67–72

[10] Coxon APM. Sorting data: Collection and analysis. Thousand Oaks: Sage; 1999

[11] Dörner D. Die Logik des Misslingens: Strategisches Denken in komplexen Situationen. 7. Aufl. Reinbek bei Hamburg: Rowohlt; 2008

[12] Festinger L, Katz D. Research methods in the behavioral sciences. New York: Holt, Rinehart and Winston; 1965

[13] Funnell S. Developing and using a program theory matrix for program evaluation and performance monitoring. New Directions for Evaluation 2000; 87: 91–101

[14] Funnell S. Program Logic: An adaptable tool for designing and evaluating programs. Evaluation News and Comment 1997; 1: 5–17

[15] Glouberman S, Zimmerman B. Complicated and complex systems: What would successful

reform of Medicare look like? Commission on the Future of Health Care in Canada 2002; Discussion paper 8. www.healthandeverything.org/files/Glouberman_E.pdf

[16] Green LW, Kreuter MW. Health promotion planning: An educational and environmental approach. 2nd ed. Mountain View (CA): Mayfield Publishing Company; 1991

[17] Heinzmann C, Bergman MM, Läubli Loud M. Klassifikationsmodelle in der Gesundheitsförderung und Prävention: Möglichkeiten und Grenzen für die Konzeption und Evaluation von Projekten und Programmen. Prävention und Gesundheitsförderung 2008; 3: 119–126

[18] Luhmann N. Soziale Systeme: Grundriss einer allgemeinen Theorie. Frankfurt/Main: Suhrkamp; 1987

[19] Malik F. Strategie des Managements komplexer Systeme. Bern: Haupt Verlag; 2008

[20] McKenzie JF, Smeltzer JL. Planning, implementing, and evaluating health promotion programs: A primer. Boston: Allyn and Bacon; 2001

[21] Nutbeam D. Health literacy as a public health goal: A challenge for contemporary health education and communication strategies into the 21st century. Health Promotion International 2000; 3: 259–267

[22] Nutbeam D. Evaluating health promotion – progress, problems and solutions. Health Promotion International 1998a; 1: 27–44

[23] Nutbeam D. Health promotion glossary. Health Promotion International 1998b; 4: 349–364

[24] Potter J, Wetherell M. Discourse and social psychology: Beyond attitudes and behaviour. London: Sage; 1987

[25] Rogers PJ. Using programme theory to evaluate complicated and complex aspects of interventions. Evaluation 2008; 14: 19–48

[26] Spencer B, Broesskamp-Stone U, Ruckstuhl B et al. Modelling the results of health promotion activities in Switzerland: Development of the Swiss Model for Outcome Classification in Health Promotion and Prevention. Health Promotion International 2008; 23: 86–97

[27] Stacey RD. Complex responsive processes in organizations: Learning and knowledge creation. London: Routledge; 2001

[28] Stacey RD. The science of complexity: An alternative perspective for strategic change processes. Strategic Management Journal 1995; 16: 477–495

[29] U.S. Department of Health and Human Services. Introduction to program evaluation for public health programs: A self-study guide. Centers for Disease Control and Prevention, Atlanta (GA); 2005. www.cdc.gov

[30] Van Marris B, King B. Evaluating health promotion programs. The Health Communication Unit, University of Toronto; 2007. www.thcu.ca

[31] Vester F. The art of interconnected thinking: Tools and concepts for a new approach to tackling complexity. München: MCB Verlag; 2007

[32] Walby S. Complexity theory, systems theory, and multiple intersecting social inequalities. Philosophy of the Social Sciences 2007; 37: 449–470

[33] Willke H. Systemtheorie I: Grundlagen. 7. Aufl. Stuttgart: Lucius&Lucius; 2006

[34] Willke H. Systemtheorie II: Interventionstheorie. 4. Aufl. Stuttgart: Lucius&Lucius; 2005

[35] World Health Organisation Ottawa Charta zur Gesundheitsförderung. WHO-autorisierte Übersetzung der Ottawa Charter for Health Promotion 1986. www.euro.who.int/AboutWHO/Policy/2001 0827_2?language=German

4 „SmoCess-GP" (Smoking Cessation Interventions by General Practitioners) – ein Messinstrument zur patientenbasierten Erfassung der primärärztlichen Versorgung zur Raucherentwöhnung

Julia Jung*, Melanie Neumann, Nicole Ernstmann, Markus Wirtz, Andrea Staratschek-Jox, Jürgen Wolf, Holger Pfaff

Abstract

Bisher existierte kein valides Messinstrument zur patientenbasierten Erfassung von Raucherentwöhnungsmaßnahmen durch Primärärzte[1]. Im Rahmen der „Cologne Smoking Study" (CoSmoS) wurde dafür die „SmoCess-GP"-Skala entwickelt. Die hier vorgestellte Arbeit widmet sich der psychometrischen Evaluation dieses Messinstrumentes anhand einer Stichprobe der CoSmoS-Studie mit n = 127 rauchenden Patienten. Die psychometrische Testung wurde mittels exploratorischer Faktoren- und Reliabilitätsanalyse durchgeführt. Zur Bewertung der Konstruktvalidität wurden bivariate Korrelationen verwendet. Infolge der statistischen Analysen konnten erste Hinweise für die Validität des Instrumentes gefunden werden. Somit kann die „SmoCess-GP"-Skala zur Erfassung der sekundärpräventiven Versorgung von Rauchern durch Primärärzte eingesetzt werden. Dennoch sollten die Konstrukt- und Kriteriumsvalidität in weiteren Untersuchungen näher analysiert werden.

4.1 Einführung in die Problemstellung

Um das deutsche Gesundheitssystem nachhaltig zu gestalten, wird immer wieder auf die Notwendigkeit des Ausbaus und die Weiterentwicklung von Prävention verwiesen. Mehr als ⅔ der Gesundheitsausgaben werden durch Erkrankungen verursacht, die zu einem erheblichen Teil durch gesundheitsförderliche und präventive Maßnahmen vermeidbar wären (1). Hierzu zählen vor allem Herz-Kreislauf-Erkrankungen, Bronchialkrebs sowie chronisch-obstruktive Lungenerkrankungen (COPD). Rauchen zählt zu einem der wichtigsten vermeidbaren Risikofaktoren für die Entstehung dieser Erkrankungen (9). Doch trotz des weit verbreiteten Wissens über die Risiken und gesundheitsschädlichen Folgen des Tabakkonsums raucht in Deutschland etwa ⅓ der erwachsenen Bevölkerung (7). Für das Gesundheitswesen und die Volkswirtschaft ergeben sich somit Kosten in Milliardenhöhe (5). Durch eine dauerhafte Raucherentwöhnung reduziert sich die Erkrankungswahrscheinlichkeit, die „bereits kurzfristig zu einer Verminderung des medizinischen Versorgungsbedarfs" führt (9). Aus diesem Grund besteht eine dringende Notwendigkeit von effektiverer und effizienterer primärer, aber auch sekundärer Prävention in diesem Bereich.

Bei der sekundärpräventiven Versorgung kommt dem Primärarzt – also dem Arzt, den der Patient immer zuerst aufsucht, wenn er ein gesundheitliches Problem hat (z.B. Hausarzt) – eine wichtige Rolle zu. Aufgrund seiner zentralen Position als sogenannter „Gate Keeper" hat der Primärarzt Kontakt zu einem Großteil der Bevölkerung. Insbesondere solche Raucher, die über andere Zugänge der Prävention (z.B. Betriebe, Schulen, Medien) schwer zu erreichen sind, können über die hausärztliche Praxis effektiver und effizienter präventiv versorgt werden. Zudem kennt der Primärarzt seine Patienten und deren Lebensumstände – idealerweise infolge langjähriger Begleitung und Betreuung – sehr gut. Damit hat er die Möglichkeit eine vertrauensvolle Basis für die Versorgung zu entwickeln, die es ermöglicht, gemeinsam mit dem Patienten dessen Ressourcen zu erkennen und Risikofaktoren zu begegnen. Vor diesem Hintergrund erscheint die hausärztliche

---

* E-Mail: julia.jung@uk-koeln.de

[1] Zur besseren Lesbarkeit wird im vorliegenden Artikel nur die männliche Form verwendet. Grundsätzlich ist aber auch immer die weibliche Form gemeint.

Praxis als ein erfolgversprechender Zugang für die sekundärpräventive Versorgung von Rauchern. Dies wird untermauert durch die wissenschaftlich nachgewiesene Wirksamkeit ärztlicher Raucherberatung (z.B. (8)). Darüber hinaus besteht nach § 73 SGB V (15) auch ein gesetzlicher Versorgungsauftrag für die Durchführung von präventiven Maßnahmen im Rahmen der hausärztlichen Versorgung. Diesem Auftrag kann u.a. vonseiten der Primärärzte durch professionelle Unterstützung und Förderung bei der Änderung von Verhaltens- und Lebensweisen der Patienten Folge geleistet werden. Vor diesem Hintergrund erscheint es zielführend, dass Raucher vom Primärarzt identifiziert werden, um ihnen individuelle Maßnahmen zur Raucherentwöhnung anbieten zu können und um somit die Entwöhnungsrate in der Bevölkerung zu steigern.

Trotz dieser überzeugenden Argumente für eine Raucherentwöhnung im Rahmen der primär-ärztlichen Versorgung ist deren Umsetzung im Praxisalltag international noch relativ gering ausgeprägt. Gleiche Forschungsresultate gelten auch für Deutschland, die aber bislang noch auf einer äußerst unzureichenden Datenlage basieren (siehe (4)). Im Sinne der Definition der Versorgungsforschung nach Pfaff et al. (12) sollten Daten erhoben werden, die die Versorgungssituation beschreiben, erklären und somit einen Beitrag zur Verbesserung der Versorgung leisten. Nach unserem Wissen existierte bisher weder in Deutschland noch international ein validiertes Messinstrument zur standardisierten, patientenbasierten Erfassung von Raucherentwöhnungsmaßnahmen durch Primärärzte. Im Rahmen der „Cologne Smoking Study" (CoSmoS) wurde ein Instrument entwickelt, das diese Daten aus Patientensicht erhebt. Das Instrument besteht in seiner Endversion aus 6 Items mit Angaben zu Raucherentwöhnungsmaßnahmen durch den Primärarzt. Ziel der vorliegenden Untersuchung war es, erste Analysen für eine psychometrische Evaluation dieser neu entwickelten Skala „SmoCess-GP" („Smoking Cessation Interventions by General Practitioners") durchzuführen und in der Konsequenz ein valides und reliables Instrument bereitzustellen.

4.2 Entwicklung und psychometrische Testung der „SmoCess-GP"-Skala

■ „Cologne Smoking Study" (CoSmoS)

Die vorliegende Untersuchung beschäftigt sich mit einer Fragestellung der CoSmoS-Studie.

CoSmoS wurde im Frühjahr 2003 durch Wissenschaftler des Kölner Universitätsklinikums initiiert und konzipiert und im September 2007 abgeschlossen. Es handelte sich dabei um eine genetisch-epidemiologische Fall-Kontroll-Studie mit dem Ziel, unter den Rauchern diejenigen Personengruppen zu ermitteln, die ein erhöhtes Risiko für das Auftreten eines Bronchialkarzinoms bzw. eines Herzinfarktes haben. Mittels genetischer Analysen sollte dieses Risiko identifiziert und der modifizierende Effekt psychosozialer Faktoren untersucht werden. Des Weiteren war es Ziel der Studie, genetische und psychosoziale Faktoren zu identifizieren, die mit einer Nikotinabhängigkeit und erfolgreicher Raucherentwöhnung zusammenhängen, um daraufhin risikostratifizierte Programme zu testen und zu entwickeln, die tabakassoziierte Erkrankungen verhindern sollen.

Folgende Fragestellungen lagen der CoSmoS-Studie hauptsächlich zugrunde:

Primäre Studienziele:
• Welche genetischen Faktoren sind mit dem Auftreten von Bronchialkarzinom und/oder Myokardinfarkt bei bestimmten Rauchern assoziiert, während andere Raucher nicht betroffen sind?
• Welche psychosozialen Faktoren modifizieren die beobachtete Assoziation zwischen genetischen Faktoren und Erkrankung?

Sekundäre Studienziele:
• Welche genetischen und/oder psychosozialen Faktoren beeinflussen das Suchtverhalten von Rauchern?
• Welche genetischen und/oder psychosozialen Faktoren beeinflussen das Rauchverhalten, zum einen in Bezug auf den Vorsatz, das Rauchen in Zukunft aufzugeben und zum anderen in Bezug auf frühere Versuche, das Rauchen aufzugeben?

Im Erhebungszeitraum 06/2006–11/2007 wurden für die CoSmoS-Hauptstudie infolge einer randomisierten Stichprobenziehung insgesamt n = 505 Probanden eingeschlossen, die die Hauptdiagnosen Myokardinfarkt, Bronchialkarzinom oder keine der beiden Erkrankungen (Kontrollgruppe) aufwiesen. Die Datenerhebung erfolgte mittels standardisierter Face-to-Face-Interviews mit Patienten der Uniklinik Köln sowie der Lungenklinik des Krankenhauses Merheim in Köln. Für die Untersuchung der genetischen Faktoren wurde den Probanden eine Blutprobe entnommen. Des Weiteren wurden mit dem CoSmoS-Fragebogen neben anamnestischen (z.B. Rauchanamnese der Eltern) und psychosozialen Variablen (z.B. Stress) auch die Versorgung zur Raucherentwöhnung mit dem hier vorgestellten „SmoCess-GP"-Instrument erhoben.

◼ Entwicklung der „SmoCess-GP"-Skala

Das Instrument „SmoCess-GP" zur primärärztlichen sekundärpräventiven Versorgung von Rauchern wurde speziell für die CoSmoS-Studie entwickelt. Zur Gewährleistung der Inhaltsvalidität und Sicherstellung der Erhebung praxisrelevanter Dimensionen wurde das „SmoCess-GP"-Instrument theoretisch hergeleitet (siehe (4)) und basiert damit auf anerkannten internationalen und deutschen Leitlinien zur professionellen Raucherentwöhnung. Dort empfohlene Kurzinterventionen wurden jeweils als Item aufgenommen. Erfasst wird, ob die Intervention stattgefunden hat.

Die weitere Entwicklung der Skala erfolgte in qualitativen Pretests mittels kognitiver Verfahren wie der Think-Aloud- und Probing-Technik (13) anhand einer Stichprobe von n = 10 Bronchialkarzinom-Patienten, n = 10 Myokardinfarkt-Patienten und n = 20 Personen der allgemeinen Bevölkerung, um folgende mögliche Probleme zu identifizieren:

- Verständnis der Fragen
- Schwierigkeit der Fragen
- Interesse und Aufmerksamkeit der Befragten
- Effekte der Fragenanordnung
- Güte der Filterführung
- Kontexteffekte
- Dauer der Befragung
- Interesse der Befragten gegenüber der gesamten Befragung
- Belastung der Befragten durch die Befragung

Bei den Think-Aloud-Interviews wurden die Probanden gebeten, die Fragen laut vorzulesen und im Anschluss beim Ausfüllen laut zu denken und sämtliche Gedankengänge, die zu ihrer Antwort führen, auszusprechen. Dadurch konnte nachvollzogen werden, welche Aspekte zu ihrer Bewertung beigetragen haben und ob sich diese mit den Äußerungen decken bzw. (scheinbare) Widersprüche auftreten. Zudem war es Ziel zu überprüfen, ob die Probanden die Fragen so verstanden, wie sie verstanden werden sollten und/oder ob Probleme mit Formulierungen und Antwortkategorien auftraten. Im Rahmen dessen wurde die Probing-Technik eingesetzt, um durch Zusatzfragen zu prüfen, ob und wie eine Frage oder einzelne Begriffe verstanden wurden. Auf der Basis dieser Verfahren wurde schließlich entschieden, welche Items mit welchem Wortlaut in den CoSmoS-Fragebogen aufgenommen werden konnten.

Eine erste psychometrische Evaluation mittels exploratorischer Faktoren- und Reliabilitäsanalyse wurde bereits im Rahmen der CoSmoS-Pilotstudie durchgeführt. Vor dem Hintergrund dieser Testergebnisse wurde die Skala für die Hauptstudie modifiziert (siehe (4)) und in 2 Versionen angeboten, d.h. in der Präsensform für Raucher und im Präteritum für Ex-Raucher.

Die vorliegende Arbeit überprüft die Raucherversion des Instrumentes (Ursprungsversion):

1. In der Praxis meines behandelnden Arztes[2] liegt Informationsmaterial zum Thema Raucherentwöhnung aus.
2. Mein behandelnder Arzt hat mich schon öfter danach gefragt, wie viele Zigaretten ich am Tag rauche.
3. Mein behandelnder Arzt hat mich schon öfter vor den negativen Konsequenzen des Rauchens gewarnt.
4. Mein behandelnder Arzt hat mich nachdrücklich dazu aufgefordert, mit dem Rauchen aufzuhören.
5. Ich bin von meinem Arzt auf Kurse zur Raucherentwöhnung aufmerksam gemacht worden.
6. Ich bin von meinem Arzt ausführlich in Form von praktischen Ratschlägen zur Raucherentwöhnung beraten worden.
7. Mein behandelnder Arzt hat mir ein Medikament zur Raucherentwöhnung (z.B. Pflaster,

---

[2] Im Einleitungstext zur Skala wurden die Probanden darauf hingewiesen, dass mit „behandelnder Arzt" der Arzt gemeint ist, den sie immer zuerst aufsuchen, wenn sie ein gesundheitliches Problem haben.

Tropfen, Kaugummi) verschrieben bzw. empfohlen.

Die Skalenitems haben ein dichotomes Antwortformat mit den Ausprägungen „ja" (= 1) und „nein" (= 0). Des Weiteren wird die Information erfasst, ob Patienten nicht zum Arzt gehen (Antwortmöglichkeit: „Ich gehe nicht zum Arzt."). Konnten sich Probanden nicht mehr daran erinnern, ob ihr Primärarzt die jeweiligen Raucherentwöhnungsmaßnahmen durchgeführt hat, konnte für diese Fälle die Antwortmöglichkeit „weiß nicht" gewählt werden. Die Probanden wurden in den Interviews darauf hingewiesen, dass sich die Fragen auf den Arzt beziehen, den sie immer zuerst aufsuchen, wenn sie ein gesundheitliches Problem haben (Primärarzt).

Stichprobe

Die psychometrische Evaluation der „SmoCess-GP"-Skala wurde am Beispiel der rauchenden Probanden der CoSmoS-Hauptstudie durchgeführt. Nach Ausschluss von 9 Rauchern, die angaben, nicht zum Arzt zu gehen, sowie einer weiteren Person, die keine Angaben zu den Items machte, ergab sich eine Substichprobe von n = 127 Probanden. Die Antwortkategorie „weiß nicht" wurde im Weiteren als fehlender Wert definiert. Hinsichtlich der soziodemografischen sowie krankheitsspezifischen Merkmale der Probanden ergibt sich folgendes Bild:

Unter den 127 Probanden befinden sich 39 (30,7%) mit der Diagnose Bronchialkarzinom, 41 Patienten mit einem Myokardinfarkt (32,3%) sowie 47 Probanden, die der Kontrollgruppe zuzuordnen sind (37%). In der Stichprobe befinden sich 64,5% Männer, 84,3% der Probanden haben keine Hochschulbildung. Hinsichtlich der Nikotinabhängigkeit befinden sich in der Stichprobe 19,8% sehr gering und 21,4% gering abhängige Probanden. Etwa ⅓ (33,3%) sind einer mittleren Nikotinabhängigkeit zuzuordnen, 22,2% sind stark und 3,2% sehr stark abhängig. Mit einem Minimum von 35 und einem Maximum von 75 Jahren haben die Probanden im Durchschnitt ein Alter von 54,8 Jahren (Sd[3] = 9,5; Med[4] = 55).

---

[3] Sd: Standardabweichung
[4] Med: Median

Datenanalyse

Um Verzerrungen der Ergebnisse zu reduzieren und die Effizienz der statistischen Analysen zu optimieren, wird die Imputation fehlender Werte empfohlen (17). Dabei wird zunächst sowohl für jede Variable als auch pro Fall der Anteil an Missing Values ermittelt. Dadurch zeigt sich, ob bestimmte Probanden Schwierigkeiten bei der Beantwortung haben oder diese typischerweise verweigern. Weisen einzelne Variablen hohe Anteile fehlender Werte auf, ist davon auszugehen, dass diese für die Erhebung nicht geeignet sind. Als Richtwert für eine mögliche Elimination von Fällen oder Variablen gilt ein Anteil von 30% fehlender Werte (17). Dieses kam in der vorliegenden Untersuchung allerdings lediglich in dem zuvor beschriebenen Fall (siehe Stichprobe) vor, bei dem der Proband keines der Items beantworten wollte. Einzelne Variablen mussten nicht entfernt werden.

Als weithin akzeptiert gilt ein Imputationsverfahren, das auf dem Expectation-Maximization (EM)-Algorithmus basiert (17) und für die vorliegende Studie mittels der Software NORM angewendet wurde (siehe (4)).

Auf Basis der klassischen Testtheorie wurden die Items der „SmoCess-GP"-Skala im Weiteren einer exploratorischen Faktorenanalyse zur Identifizierung zugrunde liegender latenter Faktoren unterzogen (2). Zur Extraktion der Faktoren wurde die Software „mixFactor" verwendet, da diese die Verwendung tetrachorischer Korrelationen erlaubt und somit dem künstlich dichotomen Messniveau Rechnung trägt (6). Zur Identifizierung der Faktorzahl wird das Kaiser-Kriterium zugrunde gelegt. Als Kriterium für die Zugehörigkeit eines Items zu einem Faktor wird die Faktorladung verwendet (2).

Auf Grundlage der Ergebnisse der exploratorischen Faktorenanalyse wird zur Berechnung der internen Konsistenz, d. h. der Zuverlässigkeit der Skala, eine Reliabilitätsanalyse mit der Software SPSS 15.0 durchgeführt. Hierbei werden die Trennschärfen sowie Cronbachs Alpha überprüft, um den Zusammenhang zwischen den einzelnen Items und der Gesamtheit der übrigen Items zu ermitteln (2).

Angesichts fehlender konstruktverwandter Instrumente wurden zu einer vorläufigen Bewertung der Konstruktvalidität bivariate Korrelationen des Summenscores der „SmoCess-GP"-Skala mit den Variablen Alter, Geschlecht, Bildung sowie Nikotinabhängigkeit durchgeführt. Basierend auf empirischen Ergebnissen anderer Forschungsarbeiten konnten für diese Variablen Zusammenhänge mit der primärärztlichen Versorgung zur Raucherentwöhnung nachgewiesen werden, die für die vorliegende Untersuchung als hypothetische Grundlage dienten (siehe (4)).

Das Alter der Probanden wurde für die Analysen in 4 Alterskategorien eingeteilt: 35–45 Jahre, 46–55 Jahre, 56–65 Jahre sowie 66–75 Jahre. Die Variable Geschlecht wurde dichotom (männlich = 1; weiblich = 2) erfasst. Die (berufliche) Bildung wurde mittels eines anerkannten Instrumentes erhoben (siehe (4)), das alle möglichen beruflichen Abschlüsse berücksichtigt. Mehrfachantworten waren hier möglich. Für die Analysen dieser Untersuchung wurden die Angaben in eine binäre Variable überführt mit den Ausprägungen „keine Hochschulausbildung" (Lehre, keine Ausbildung etc.) (= 0) und „Hochschulausbildung" (Fachhochschul- und/oder Hochschulabschluss) (= 1). Nikotinabhängigkeit wird in der CoSmoS-Studie mit der deutschen Version des Fagerström-Test for Nicotine Dependence (FTND) erhoben. Zur Einschätzung des Schweregrads der Abhängigkeit gilt er als international anerkannt und teststatistisch validiert (14). Er besteht neben den diagnostischen Klassifikationssystemen ICD-10 und DSM IV, die eine Einteilung in abhängige und nicht abhängige Raucher vornehmen. Der FTND erfasst durch 6 Items wichtige Dimensionen der Tabakabhängigkeit. Dabei geht es um

- die Erhebung des ersten morgendlichen Rauchkonsums („Wie bald, nachdem Sie aufwachen, rauchen Sie Ihre erste Zigarette?: innerhalb von 5 min, innerhalb einer halben Stunde, innerhalb einer Stunde oder nach einer Stunde"),
- das Empfinden an Orten mit Rauchverbot („Finden Sie es schwierig, an Orten nicht zu rauchen, wo es verboten ist?: ja oder nein"),
- die Identifizierung der bei (potenzieller) Entwöhnung „am meisten vermissten" Zigarette („Bei welcher Zigarette im Verlauf des Tages würde es Ihnen am schwersten fallen, diese aufzugeben?: die Erste am Morgen[5] oder andere"),
- die täglich gerauchte Anzahl der Zigaretten („Wie viele Zigaretten rauchen Sie pro Tag?: bis 10, 11–20, 21–30 oder 31 und mehr"),

---

[5] Bei übermäßigem Verlangen nach Nikotin am Morgen liegt eine stärkere Abhängigkeit vor

- die Verteilung des Rauchkonsums während des Tages („Haben Sie morgens mehr als am Rest des Tages geraucht?: ja oder nein"),
- das Rauchverhalten bei einer Erkrankung („Rauchen Sie auch, wenn Sie so krank sind, dass Sie den größten Teil des Tages im Bett verbringen?: ja oder nein").

Die Einteilung des Schweregrads erfolgt anhand ermittelter Punktwerte, summiert auf Basis der Angaben zu jedem dieser Items. Dabei gelten Probanden mit 0–2 Punkten als „sehr gering", mit 3–4 als „gering", mit 5–6 als „mittel", mit 7–8 als „stark" und mit 9–10 Punkten als „äußerst stark" nikotinabhängig.

4.3 Ergebnisse

Die deskriptiven Verteilungen der Angaben zu den einzelnen Items sind Tab. 4.1 zu entnehmen. Dabei zeigt sich, dass mindestens die Hälfte der Probanden jeweils angeben, dass Informationsmaterial zum Thema Raucherentwöhnung auslag, der Arzt nach der Anzahl der täglich gerauchten Zigaretten gefragt hat, dieser vor den Konsequenzen des Rauchens gewarnt und zum Rauchstopp aufgefordert hat. Werden allerdings Interventionen angesprochen, bei denen es darum geht, auf Raucherentwöhnungskurse aufmerksam zu machen, praktische Ratschläge zur Raucherentwöhnung zu geben oder Nikotinersatzpräparate zu empfehlen/zu verschreiben, sinkt der Anteil der Raucher, die diese Interventionen erhalten haben sehr stark ab. Des Weiteren zeigt der Mittelwert des Summenscores der Skala mit M = 2,3 (Minimum = 0; Median = 2; Standardabweichung = 1,58; Maximum = 7; n = 127), dass insgesamt eher selten mehrere Interventionen zur Raucherentwöhnung durch den Primärarzt erfolgt sind.

Die Items des „SmoCess-GP"-Instrumentes wurden im Weiteren einer exploratorischen Faktorenanalyse zugeführt, in deren Folge zunächst 2 Faktoren extrahiert wurden, wobei lediglich das 1. Item dem 2. Faktor zuzuordnen war. Da dieser Aspekt entsprechend nicht mittels einer psychometrischen Skala erfasst werden kann, wurde dieses Item im nächsten Schritt eliminiert und erneut eine Analyse durchgeführt. Diese ergab lediglich einen Faktor mit einem Eigenwert über 1 (Kaiser-Kriterium). Der extrahierte Faktor erklärt 64,6 % der Gesamtvarianz. In Tab. 4.2 ist die

Tabelle 4.1 Kennwerte der Items der „SmoCess-GP"-Skala.

Item	gültige Angaben	ja		nein	
	n (gesamt)	n	%	n	%
1.*	97	41	57,5	56	42,3
2.	126	89	70,6	37	29,4
3.	127	78	61,4	49	38,6
4.	127	66	52	61	48
5.	126	18	14,3	108	85,7
6.	125	17	13,6	108	86,4
7.	127	22	17,3	105	82,7

*Item 1 wurde infolge der Analyse aus der Skala entfernt.
Der Wortlaut der Items findet sich im Kapitel „Entwicklung der „SmooCess-GP"-Skala".

Tabelle 4.2 Faktorladungen und Trennschärfen der Items der „SmoCess-GP"-Skala.

Item	Faktor 1	korrigierte Item-Skala-Korrelation/Trennschärfe
2.	0,81	0,42
3.	0,86	0,49
4.	0,83	0,51
5.	0,86	0,38
6.	0,71	0,31
7.	0,75	0,34

Tabelle 4.3 Ergebnisse der bivariaten Analysen zur Konstruktvalidität.

Variable	Korrelationskoeffizient r (nach Spearman)	p-Wert
Alter (in Kategorien)	0,039	0,673
Bildung	−0,034	0,714
Geschlecht	−0,147	0,108
Nikotinabhängigkeit	0,266*	0,003

* Die Korrelation ist auf dem Niveau von 0,01 (2-seitig) signifikant

Ladungsmatrix des Faktors 1 für jedes der 6 Items dargestellt.

Die Reliabilitätsanalyse ergab hinsichtlich der internen Konsistenz der „SmoCess-GP"-Skala einen Wert für Cronbachs Alpha von 0,68. Die Werte der Trennschärfen (Tab. 4.2) zeigen hohe Korrelationen der 6 Items (r > 0,30) (2).

Die Analysen zur Überprüfung von Hinweisen auf die Konstruktvalidität ergaben nur ein signifikantes Ergebnis (Tab. 4.3). Lediglich die Variable Nikotinabhängigkeit korrelierte mit dem Summenscore der „SmoCess-GP"-Skala (r = 0,266, p < 0,01), d. h. je stärker die Nikotinabhängigkeit der Raucher, desto größer ist das Ausmaß erfolgter Interventionen zur Raucherentwöhnung durch den Primärarzt. Hinsichtlich Alter, Bildung und Geschlecht ergaben sich die vermuten Zusammenhänge nicht.

4.4 Diskussion und Schlussfolgerungen

Bisher lag für Deutschland noch kein valides Messinstrument zur Erhebung primärärztlicher Versorgung zur Raucherentwöhnung durch den Patienten vor. Um der bisher unzureichenden Datenlage hinsichtlich dieser relevanten Fragestellung zu begegnen, wurden im Rahmen der CoSmoS-Studie das „SmoCess-GP"-Messinstrument entwickelt und statistische Analysen zur psychometrischen Evaluation der Skala in dieser Arbeit durchgeführt.

Infolge der exploratorischen Faktorenanalyse wurde das 1. Item aus der „SmoCess-GP"-Skala entfernt, da es als Einziges der 7 Items einen anderen Faktor abbildete. Inhaltlich begründet werden kann dies damit, dass im Vergleich zur restlichen Skala mit diesem Item keine aktive und direkte Intervention des Primärarztes erfasst wird.

Für die anderen 6 Items der Raucherversion der „SmoCess-GP"-Skala konnte eine eindimensionale Lösung mit einem relativ hohen Anteil an der Gesamtvarianz ermittelt werden. Die ermittelten Faktorladungen mit Werten >0,71 verdeutlichen den hohen Informationsgehalt jedes Items für das erfasste Konstrukt. Die Werte der Trennschärfen lassen den Schluss zu, dass die Items die Skala gut abbilden (2). Die Reliabilität der Skala lag mit 0,68 im unteren Bereich des Grenzwertes für zufriedenstellende Zuverlässigkeit (2). Durch die der Studie zugrunde liegende vergleichsweise homogene Stichprobe ist der Wert der Reliabilität aber möglicherweise systematisch reduziert. Zum einen kann dies damit begründet werden, dass sich die Probanden als Patienten in einem Universitätsklinikum befinden und zudem in vielen Fällen aufgrund rauchassoziierter Erkrankungen stationär versorgt wurden. Dies kann dazu geführt haben, dass sie zum einen höher motiviert waren, an der Studie teilzunehmen und zum anderen nicht uneingeschränkt zu belegen ist, dass sich Verzerrungen im Antwortverhalten nicht durch Erfahrungen des stationären Aufenthaltes ergeben. Es bleibt zu prüfen, inwiefern eine höhere Reliabilität des „SmoCess-GP"-Instrumentes anhand heterogenerer oder bevölkerungsbezogener Stichproben nachgewiesen werden kann. Dies stellt insbesondere deswegen ein wichtiges Ziel dar, da die Skala nicht nur in Patientenstudien zum Einsatz kommen, sondern ebenso in Bevölkerungsumfragen verwendet werden soll. Des Weiteren sollte das Instrument im nächsten Schritt auch prospektiv zum Einsatz kommen. In der CoSmoS-Studie wurden die Daten retrospektiv erhoben, was mögliche Erinnerungseffekte nicht ausschließt und in Zusammenhang mit oben genannten Verzerrungen durch Erfahrungen des Krankenhausaufenthaltes steht. In der Konsequenz ist es für die weitere Validierung unabdingbar, das Instrument in prospektiven Befragungen außerhalb des Settings Krankenhaus (z.B. in Praxen niedergelassener Primärärzte) einzusetzen, mit Probanden, die nicht (in diesem Ausmaß) an rauchassoziierten Erkrankungen leiden. In diesem Zusammenhang wäre denkbar, die exploratorische Analyse anhand einer größeren Stichprobe zu wiederholen, um die Ergebnisse der vorliegenden Untersuchung, die anhand einer relativ kleinen Stichprobe erfolgte, zu erhärten.

Die vermuteten Zusammenhänge hinsichtlich der Konstruktvalidität konnten nur im Falle der Nikotinabhängigkeit bestätigt werden. Dabei ergaben die Berechnungen, dass mit steigendem Schweregrad der Nikotinabhängigkeit auch das Ausmaß der sekundärpräventiven Versorgung durch den Primärarzt steigt. Die Zusammenhänge präventiver Versorgung von Rauchern mit den Merkmalen Alter, Geschlecht und Bildung, die in anderen empirischen Studien ermittelt wurden (4), konnten in dieser Untersuchung nicht nachgewiesen werden. Dies kann möglicherweise mit der Datenstruktur der Stichprobe zusammenhängen. Beispielsweise könnte im Falle der Variable „Bildung" ein möglicher Grund für die Ergebnisse in der schiefen Verteilung liegen. Denn lediglich 19 von 121 Probanden verfügten über einen Hochschulabschluss. Hinsichtlich der Variablen „Alter" und „Geschlecht" kann nur vermutet werden, dass möglicherweise die Besonderheiten der Stichprobe die angenommenen Zusammenhänge nicht zuließen. Da es sich bei den Probanden um Krankenhauspatienten mit häufig rauchassoziierten Erkrankungen handelt, sind aufgrund dessen hier gegebenenfalls die empirischen Ergebnisse anderer Forschungen nicht zu replizieren gewesen. Möglicherweise spielen auch länderspezifische strukturelle Gegebenheiten hier eine Rolle. Zudem zeigt sich in der Forschungslandschaft insgesamt bezüglich dieser Variablen ein eher inkonsistentes Bild – d.h. es gibt auch Studien, bei denen die vermuteten Zusammenhänge ebenfalls nicht belegt werden konnten und im Falle von Geschlecht auch gegenteilige Ergebnisse vorliegen (z.B. 3, 11). In zukünftigen Studien ist es demzufolge notwendig, die Frage der Konstruktvalidität weiterhin zu prüfen und das Vorgehen der vorliegenden Untersuchung möglichst mit „SmoCess-GP"-verwandten Instrumenten auf dessen (konvergente und divergente) Validität hin zu überprüfen. Zudem ist eine Prüfung der Kriteriumsvalidität anzustreben, bei der z.B. die Vorhersagevalidität der Skala in Verbindung mit dem (später gemessenen) Entwöhnungserfolg getestet werden könnte. Die Übereinstimmungsvalidität wäre mittels (zeitgleicher) Erhebung durchgeführter, sekundärpräventiver Maßnahmen aufseiten der Primärärzte möglich. Mittels konfirmatorischer Faktorenanalyse wäre weiterhin zu prüfen, in welchen Kontexten sich die eindimensionale Struktur der Skala replizieren lässt. Des Weiteren sollte die psychometrische Testung der Ex-Raucher-Version der Skala erfolgen.

Die derzeitige Versorgungssituation kann entsprechend den Angaben der rauchenden Probanden der CoSmoS-Studie als noch zu wenig umfassend und nicht flächendeckend gewertet werden und entspricht damit den bisherigen Forschungsergebnissen (16) – d.h. die Primärärzte intervenieren in noch zu geringem Ausmaß, um ihre rauchenden Patienten sekundärpräventiv zu versorgen. Damit geht erhebliches Potenzial verloren, die Raucherentwöhnung zu initiieren oder Unterstützung dabei zu gewährleisten. Diese Situation wird häufig u.a. mit unzureichenden fachlichen Kompetenzen auf diesem Gebiet, wie eingeschränkten Kenntnissen und Fähigkeiten, mit fehlenden zeitlichen Ressourcen und mangelnden finanziellen Anreizen begründet (16). Das heißt, die Barrieren sekundärpräventiver Versorgung von Rauchern sind vielfältig und häufig struktureller Natur. Solange kurative, apparative Maßnahmen besser vergütet werden, werden sich die Fokussierung auf diese und der geringe Stellenwert von präventiven Anstrengungen in der Primärarztpraxis auch nicht ändern. Leistungen wie Beratung, Langzeitbetreuung und Erfolgskontrolle sind derzeit im Leistungskatalog der gesetzlichen Krankenversicherung (GKV) nur ungenügend berücksichtigt. Dementsprechend ist es nicht verwunderlich, dass die Versorgungssituation für Raucher in Deutschland bislang ungenügend ist und die Raucherentwöhnung im Praxisalltag der Primärärzte nur einen geringen Stellenwert einnimmt (10). Zudem ist die Vielfalt an präventiven Angeboten und Interventionen schwer zu überblicken. Häufig unzureichende Evaluation dieser erschwert die Auswahl und Anwendung geeigneter Maßnahmen zusätzlich. Dies ist sicher auch ein Grund dafür, dass Patienten auf vorhandene Vorsorgeprogramme nicht aufmerksam gemacht und zu ihrer Teilnahme nicht motiviert werden. Hier besteht ein ungenutztes Potenzial und damit hoher Handlungsbedarf.

Einen ersten Ansatz zur Förderung der Versorgung auf dem Gebiet der primärärztlichen präventiven Versorgung von Rauchern liefert das Instrument „SmoCess-GP". Denn es kann, neben der noch weiterhin zu leistenden Beschreibung und Erklärung der Versorgungssituation dieses Bereiches in weiteren Forschungen, auch Praktikern als zeitökonomisches Instrument dienen. Denkbar wäre der Einsatz des Instrumentes in Form einer Checkliste, in der die relevanten leitlinienbasierten Maßnahmen, die zur Rauchentwöhnung von Patienten empfohlen werden, aufgeführt sind. Angaben zur konkreten Umsetzung der Interventionen kann das Instrument jedoch nicht bieten und ersetzt somit auch keine adäquate Aus- und Fortbildung auf diesem Gebiet. Es bietet den Primärärzten aber eine Orientierung, welche Aspekte zu berücksichtigen sind und damit einen ersten Ansatz zur Verbesserung der Versorgungssituation. Ob sich diese Maßnahmen letztendlich als wirkungsvoll erweisen und in einer Entwöhnung oder in Motivation zur Verhaltensänderung münden und welche Faktoren dabei sowohl auf Ärzteals auch auf Patientenseite eine Rolle spielen, sollte in zukünftigen interdisziplinären (z.B. sozial- und verhaltenspsychologischen) Interventionsstudien getestet werden. Zudem wäre die Verwendung des Instrumentes auch im Rahmen der Versorgung durch andere Professionen (z.B. Ärzte bestimmter Fachrichtungen, Pflegepersonal etc.) denkbar und im Weiteren zu testen.

Literatur

[1] Altgeld T, Geene R, Glaeske G et al. Prävention und Gesundheitsförderung. Ein Programm für eine bessere Sozial- und Gesundheitspolitik. Friedrich Ebert Stiftung, Hrsg.; 2006

[2] Bühner M. Einführung in die Test- und Fragebogenkonstruktion. 2. aktual. Aufl. München: Pearson Education; 2006

[3] Frank E, Winkleby MA, Altman DG et al. Predictors of Physicians' Smoking Cessation Advice. JAMA 1991; 266 (22): 3139–3144

[4] Jung J, Neumann M, Ernstmann N et al. Psychometrische Evaluation des Messinstrumentes „SmoCess-GP". Eine Skala zur patientenbasierten Erfassung der primärärztlichen Versorgung zur Raucherentwöhnung. Präv Gesundheitsf 2008; 3: 179–186

[5] Junge B, Thamm M. Tabak – Zahlen und Fakten zum Konsum. In: Deutsche Hauptstelle für Suchtfragen e.V., Hrsg. Jahrbuch Sucht 2003. Geesthacht: Neuland, 2003: 34–61

[6] Kubinger KD. On artificial results due to using factor analysis for dichotomous variables. Psychology Science 2003; 45: 106–110

[7] Lampert T, Burger M. Rauchgewohnheiten in Deutschland – Ergebnisse des telefonischen Bundes-Gesundheitssurveys 2003. Gesundheitswesen 2004; 66: 511–517

[8] Lancaster T, Stead LF. Physicians advice for smoking cessation. Cochrane Database Syst Rev 2004: 4

[9] Lauterbach K, Klever-Deichert G, Plamper E et al. Auswirkungen der ersten und zweiten Stufe der Tabaksteuererhöhung. Studien zu Gesundheit, Medizin und Gesellschaft 2006. Forschungsberichte des Instituts für Gesundheitsökonomie und Klinische Epidemiologie der Universität zu Köln: Köln, Ausgabe 03/2006 vom 04.05.2006

[10] Mühlig S, Nowak D. Neun Thesen zur Raucherentwöhnung. Suchtmed 2004; 6 (1): 88–90

[11] Ockene JK, Hosmer DW, Williams JW et al. The relationship of patient characteristics to physician delivery of advice to stop smoking. Gen Intern Med 1987; 2: 337–340

[12] Pfaff H, Schrappe M, Lauterbach KW et al. Gesundheitsversorgung und Disease Management. Grundlagen und Anwendungen der Versorgungsforschung. Bern, Göttingen, Toronto, Seattle: Hans Huber; 2003

[13] Prüfer P, Rexroth M. Verfahren zur Evaluation von Survey-Fragen: Ein Überblick. ZUMA-Nachrichten. Mannheim: ZUMA; 1996; 39: 95–115

[14] Radizius A, Gallo JJ, Epstein DH et al. A factor analysis of the Fagerström Test for Nicotine Dependence (FTND). Nicotine&Tobacco Research 2003; 5(2): 255–260

[15] Sozialgesetzbuch (SGB) V. Gesetzliche Krankenversicherung. 11. überarb. Aufl. München: Deutscher Taschenbuch Verlag; 2002

[16] Twardella D, Brenner H. Lack of training as a central barrier to the promotion of smoking cessation: a survey among general practitioners in Germany. Eur J Public Health 2005; 15 (2): 140–145

[17] Wirtz M. Über das Problem fehlender Werte: Wie der Einfluss fehlender Informationen auf Analyseergebnisse entdeckt und reduziert werden kann. Rehabilitation 2004; 43: 109–115

5 Moderne nationale Gesundheitsberichte – ein Weg zu einer multisektoralen Gesundheitspolitik

Katharina Meyer*

Abstract

Die Aufgabe eines nationalen Gesundheitsberichtes ist es, den Zustand und Verlauf der Gesundheit einer Bevölkerung bzw. von Bevölkerungsgruppen aufzuzeigen, deren Lebensbedingungen und Verhaltensweisen (Gesundheitsdeterminanten) zu beschreiben und diese Informationen der Politik als Entscheidungshilfe zur Verfügung zu stellen. Viele Jahre lang fokussierten traditionelle Gesundheitsberichte auf Krankheit und deren verhaltensbedingte Verursachung und ließen den Gesundheitsaspekt und die Gesundheitsförderung weitgehend unberücksichtigt. Moderne Gesundheitsberichte sind auf Gesundheitsförderung und Prävention einer Bevölkerung ausgerichtet. Sie erarbeiten und präsentieren das komplexe Zusammenwirken von Faktoren der sozialen und physischen Lebenswelten und der Gesundheit bzw. Gesundheitsbeeinträchtigungen von Bevölkerungen bzw. Bevölkerungsgruppen. Dieser Ansatz impliziert, dass sich moderne Gesundheitsberichte nicht nur an die Gesundheitspolitik in klassischem Verständnis, sondern an alle Gesellschafts- und Politikbereiche wenden. Die gesundheits- und gesellschaftspolitische Akzeptanz von nationalen Gesundheitsberichten und der Erfolg der Umsetzung der Erkenntnisse hängen maßgeblich von der Strategie der Aufgleisung und politischen Einbettung der nationalen Gesundheitsberichte ab. Das vorliegende Kapitel zeigt Beispiele moderner nationaler Gesundheitsberichte aus verschiedenen europäischen Ländern.

5.1 Einleitung

Gesundheitsberichte sind ein spezifischer Teil des Gesundheitsmonitorings und der Gesundheitsberichterstattung eines Landes; sie stellen Steuerinstrumente für das Gesundheitswesen dar. Als wissenschaftliche Berichte haben sie folgende Hauptfunktionen:

- Beschreibung von Gesundheit und Gesundheitsproblemen in einer Bevölkerung bzw. spezifischer Populationsgruppen unter Berücksichtigung der regionalen und nationalen (und global beeinflussenden) Lebensbedingungen sowie der Lebensstile
- Identifikation von Problemfeldern sowie von Problem- und Zielgruppen für gesundheitsfördernde und präventive Aktivitäten
- Transparentmachen von Zusammenhängen zwischen Gesundheit und Gesundheitsproblemen sowie sozialen und kulturellen Faktoren, Umweltfaktoren und Verhaltensfaktoren
- Aufzeigen von Veränderungen in Gesundheit bzw. Gesundheitsproblemen auf Bevölkerungsebene im Zeitverlauf; damit auch Überprüfung der Wirkung und Wirksamkeit von gesellschafts- und gesundheitspolitischen Strategien und Maßnahmen
- Formulieren von wissenschaftlichen Implikationen für eine multisektorale Gesundheitspolitik im Sinne des Aufzeigens von Handlungsbereichen und -ansätzen
- Vorschlagen von strategischen Überlegungen zur Umsetzung der wissenschaftlichen Erkenntnisse in die Gesundheits- und Gesellschaftspolitik

---

* E-Mail: katharina.meyer@insel.ch

5.2 Traditionelle vs. moderne Konzepte für Gesundheitsberichte

Traditionelle Gesundheitsberichte fokussieren auf Krankheit und Risikofaktoren und lassen den Gesundheitsaspekt weitgehend außer Acht. Moderne Gesundheitsberichte stellen die Gesundheit und Faktoren, die Gesundheit fördern bzw. Gesundheitsproblemen vorbeugen, in den Vordergrund, und zwar in einem integrativen Ansatz. Solche Faktoren werden als Gesundheitsdeterminanten bezeichnet. Gesundheitsdeterminanten gliedern sich in strukturelle Determinanten (Lebensverhältnisse; Lebensbedingungen) und in Determinanten des Lebensstils (Verhalten).

Wesentliche Ziele dieses modernen integrativen Konzeptes sind
- die Gesundheitsförderung und Prävention gleichwertig mit der kurativen Versorgung Kranker zu stellen,
- durch Transparentmachen von Zusammenhängen zwischen Gesundheit, Gesundheitsproblemen und Gesundheitsdeterminanten Handlungsbereiche und Handlungsansätze für die Gesundheitspolitik in weitestem Sinne aufzuzeigen.

■ Konzept der Gesundheitsdeterminanten

In der Gesundheitsdiskussion der letzten Jahre ist man häufig davon ausgegangen, dass viele der neuen chronischen Erkrankungen in erster Linie durch individuelles Verhalten ausgelöst werden. Ganz nach der Vorstellung: Wer schlecht isst oder sich zu wenig bewegt, wird krank und ist letztlich selbst dafür verantwortlich. Die Forschung zeigt jedoch immer deutlicher, dass der Gesundheitszustand des Einzelnen neben Alter, Geschlecht und genetischen Faktoren auch von äußeren Einflüssen bestimmt wird. Dazu zählen vor allem die soziale Umwelt und Integration, die Bildung sowie Bedingungen und Verhältnisse, in denen Menschen leben und arbeiten – etwa: eine Erwerbstätigkeit haben oder erwerbslos sein, die Erwerbssituation mit seinen psychosozialen und physischen Belastungen bzw. Ressourcen, die Qualität von Lebensmittelproduktion, Lebensmittelsicherheit und Wasser, Hygiene im Lebensumfeld und Wohnverhältnisse sowie die medizinische Gesundheitsvorsorge und Krankheitsversorgung. Übergeordnet bestimmen sozioökonomische und kulturelle Bedingungen sowie die physische Umwelt, wie gesund eine Bevölkerung ist. All diese Gesundheitsdeterminanten stehen in enger Wechselbeziehung. Von entscheidender Bedeutung ist, dass individuelles Verhalten maßgeblich durch die Lebensbedingungen und -verhältnisse determiniert wird. In diesem Kontext spielen die sozialen Ungleichheiten eine entscheidende Rolle.

Diese komplexen Wechselbeziehungen darzustellen, ist eine der Aufgaben des Gesundheitsberichtes eines Landes.

5.3 Nationale Gesundheitsberichte – große Heterogenität in Ansatz, Inhalt und politischer Einbettung

Die Wurzeln der Gesundheitsberichte in Europa gehen zurück auf 1662, als John Graunt im Vereinigten Königreich seine „Bills of Mortality" dem „Privie Council" von König Charles II präsentierte. Die Tradition der regelmäßigen Produktion von Gesundheitsberichten begann in den meisten europäischen Ländern in den 1970er-Jahren. Eine aus dem Jahr 2003 vorliegende Evaluation von neueren nationalen und regionalen Gesundheitsberichten (3) verdeutlicht, dass die Gesundheitsberichte durch eine große Heterogenität bezüglich Ansatz, Inhalt und Strategie der politischen Einbettung charakterisiert sind. Damit ist auch das Umsetzungspotenzial von Gesundheitsberichten unterschiedlich. Ferner zeigt sich eine große Diskrepanz der Erwartungen von Entscheidungsträgern in der Gesundheitspolitik. Typischerweise wird ein Gesundheitsbericht durch das Gesundheitsministerium eines Landes in Auftrag gegeben und durch ein unabhängiges (Forschungs-)Institut realisiert. Obschon in den meisten Gesundheitsberichten formuliert wird, dass die Hauptdeterminanten der Gesundheit einer Bevölkerung weitgehend außerhalb des Gesundheitsversorgungssystems liegen, werden die Wechselwirkungen zwischen strukturellen Gesundheitsdeterminanten und individuellem Gesundheitsverhalten sowie Gesundheit und Gesundheitsförderung nur selten oder unzureichend herausgearbeitet (2, 5, 9). Zudem werden selten gezielte Hinweise für eine sektorübergreifende Umsetzung der Erkenntnisse formuliert. Ein typisches Beispiel hierfür gibt der Niederländische Gesundheitsbericht „Health on Course?" (11). Der Bericht basiert zwar auf dem Konzept der Gesundheitsdeterminanten und fokussiert insbesondere die sozialen Ungleichheiten. Dennoch beschreibt er nicht in integrativer Weise die komplexen Zusammenhänge zwischen sozial ungleich verteilten Gesundheitsressourcen im Sinne von Lebensbedingungen in allen Gesellschaftssektoren einerseits und Gesundheit bzw. Gesundheitsproblemen andererseits; dies verdeutlicht das folgende Zitat: „… we concentrate on lifestyle factors and personal risk factors…because these are the determinants on which health policy is able to exercise a direct influence. The task of influencing social and physical environmental factors belongs largely to other departements…" (11).

Die meisten nationalen Gesundheitsberichte beschreiben und präsentieren die Daten aus verfügbaren Surveys und schlagen Optionen für ihre epidemiologische Interpretation vor. Die Möglichkeit einer Darstellung der Policy-Relevanz der Ergebnisse wird überwiegend nicht genutzt. Jedoch gibt es auch positive Beispiele.

5.4 Moderne Gesundheitsberichte

■ Beispiel Schweden

Als wichtiges Instrument der neuen schwedischen Gesundheitspolitik wurde 2005 der erste „Schwedische Nationale Bericht zur Gesundheitspolitik" vorgelegt (8). Seine Erstellung wurde vom Schwedischen Parlament beschlossen und vom Nationalen Institut für Public Health realisiert.

Entsprechend der auf ressortübergreifenden Gesundheitszielen und Gesundheitsdeterminanten ausgerichteten Schwedischen Gesundheitspolitik „Health on equal Terms" (1) berücksichtigt der Bericht die wichtigsten Determinanten aus den 11 Zielen der schwedischen Gesundheitspolitik:
- gesellschaftliche Mitwirkung und Mitbestimmung
- wirtschaftliche und soziale Sicherheit
- sichere und gesunde Umweltbedingungen für Kinder
- gesunde Arbeitsbedingungen
- gesunde und sichere Umwelt und Produkte

- Gesundheitssystem, das aktive Gesundheitsförderung betreibt
- effektiver Schutz gegen Infektionskrankheiten
- sicheres Sexualleben und gute reproduktive Gesundheit
- mehr körperliche Bewegung
- gesunde Ernährung und sichere Lebensmittel
- reduzierter Tabak- und Alkoholkonsum, eine drogen- und dopingfreie Gesellschaft und Reduzierung der Folgen der Spielsucht

Der Gesundheitsbericht beschreibt und evaluiert die Maßnahmen, die in allen Bereichen der schwedischen Politik unternommen wurden, um die Gesundheit der schwedischen Bevölkerung positiv zu beeinflussen. Als Beispiel für die Umsetzung von Ergebnissen im Sinne einer sektorenübergreifenden Zusammenarbeit kann der schwedische „Aktionsplan für gesunde Essgewohnheiten und erhöhte körperliche Aktivitäten" genannt werden. Dieser Plan betont die notwendigen Veränderungen in der Gesellschaft und benennt eine Vielzahl von Handlungsfeldern, wie z. B. das Arbeitsumfeld, Wohnungsbau, Gesundheitsförderung, Forschung, Sport, Steuern, Verkehr und Bildung. Dem entsprechend werden gemeinsame Strategien durch Kooperation aller Gesellschafts- und Politikbereiche entwickelt und umgesetzt.

■ Beispiel Finnland

Auch Finnland hat kürzlich ein neues multisektorales Public-Health-Programm „Health 2015" vorgelegt (10). Auch hier steht die Reduktion der sozialen und gesundheitlichen Ungleichheit im Vordergrund. Weitere Ziele sind an Lebensphasen orientiert und beinhalten z. B. soziale Sicherheit für Kinder, verminderten Tabakkonsum bei Jugendlichen oder gesteigerte physische, motorische und psychische Gesundheit bei Personen über 75 Jahren. Dementsprechend sind in die Erstellung der Finnischen Gesundheitsberichte neben dem Gesundheitssektor auch andere Gesellschaftsbereiche involviert. So sind alle Ministerien gesetzlich verpflichtet, spezifisch relevante Informationen für die Erstellung des Berichtes zu liefern. Für eine entsprechend multisektorale Gesundheitspolitik seien im Folgenden 2 Beispiele genannt (Zitierung gemäß 4):
- Ansätze für eine gesunde Verkehrspolitik – „Towards healthy and sustainable Transportation". Dieses Programm wurde unter der

Federführung der Ministerien für Verkehr und Kommunikation, Soziale Angelegenheiten und Gesundheit, und Umwelt entwickelt. Der Schwerpunkt befasst sich mit Verkehrssicherheit, Lärm, Luftqualität, Klimawandel und den Auswirkungen von sozialer Sicherheit auf die mentale Gesundheit.

- „Maintenance of Work Ability, MWA" – ein multisektorales Regierungsprogramm, das die Prävention von Gesundheitsproblemen am Arbeitsplatz und die Wiedereingliederung ins Berufsleben zum Ziel hat, sodass ältere Arbeitnehmer so lange wie möglich im Arbeitsprozess verbleiben.

Die Erstellung finnischer Sozial- und Gesundheitsberichte ist stark abgestimmt mit dem Policyprozess der Legislaturperioden der Regierung. Zum Zeitpunkt der Publikation eines Berichtes hat die Regierung 3 von 4 Regierungsjahren hinter sich, d. h. der Bericht kann einerseits den Erfolg der getätigten Regierungsmaßnahmen evaluieren und andererseits Handlungsbereiche und -ansätze für die Planung und Umsetzung zukünftiger Aktionen in der verbleibenden Regierungszeit liefern. Alle Sozial- und Gesundheitsberichte werden im Parlament diskutiert. Hieraus ergibt sich für die Politik die Möglichkeit, wichtige soziale und gesundheitsrelevante Themen aufzunehmen und im nächsten Regierungsprogramm zu verankern und umzusetzen.

▨ Beispiel Schweiz: Gesundheit in der Schweiz – nationaler Gesundheitsbericht 2008

Nach Schweden und Finnland ist die Schweiz eines der ersten Länder in Europa, das den modernen integrativen Ansatz der Gesundheitsdeterminanten in seinem „Nationalen Gesundheitsbericht 2008" nutzt und nachfolgend multisektorale Handlungsbereiche und -ansätze für die Umsetzung der Ergebnisse des Gesundheitsberichtes aufzeigt (6, 7).

Strategie

In der Schweiz hat das Schweizerische Gesundheitsobservatorium von der Nationalen Gesundheitspolitik (einer Dialogplattform von Vertretern der Gesundheitspolitik des Bundes und der Kantone) den Auftrag, periodisch einen nationalen Gesundheitsbericht zu erstellen. Im Hinblick auf eine breite Akzeptanz des Gesundheitsberichtes war es erforderlich, sein Konzept vor Beginn der Erstellung breit abzustützen. Im Vorfeld der Planungen wurde das Konzept des Gesundheitsberichtes Vertretern von Hauptzielgruppen aus Bund und 26 Kantonen (mit ihren weitgehend eigenständigen Gesundheitspolitiken) sowie NGO-Vertretern aus dem Bereich Public Health vorgestellt, gemeinsam diskutiert und mit einem Konsens verabschiedet. Anders als in Schweden und Finnland war in der Schweiz die initiale Abstützung des nationalen Gesundheitsberichtes nur durch den Sektor Gesundheit gesichert; andere Politik- und Gesellschaftssektoren (z. B. Bildung, Umwelt und Landwirtschaft, Verkehr) wurden bislang nicht mit einbezogen.

Für eine breite Akzeptanz des nationalen Gesundheitsberichtes wurden auch die Autoren der thematischen Kapitel aus unterschiedlichen Bereichen rekrutiert: aus der universitären Wissenschaft über die Gesundheitsförderung und Prävention bis hin zur kurativen Medizin. Zudem wurde jedes thematische Kapitel 3-fach geprüft durch Experten aus den Bereichen Wissenschaft, Gesundheits- und Gesellschaftspolitik sowie aus der Umsetzungspraxis im Bereich Public Health.

Inhalt des nationalen Gesundheitsberichts der Schweiz

Der Bericht umfasst 5 Hauptkapitel mit 18 thematischen Unterkapiteln; er ist wie folgt aufgebaut:

- Einleitend wird das Konzept der Gesundheitsdeterminanten vorgestellt.
- Die Gesundheit wird im Lebensverlauf betrachtet: Kindheit und Jugend, prekäre Situationen des Erwachsenenalters, wie z. B. alleinerziehende Eltern (Mütter) oder ältere Erwerbstätige und schließlich Aspekte des gesunden Alterns.
- Bei den chronischen Gesundheitsproblemen werden die ischämischen Herzkreislauferkrankungen Herzinfarkt und Hirnschlag sowie Krebserkrankungen thematisiert, da sie die führenden Todesursachen in der Schweiz darstellen. Danach fokussiert der Bericht die psychische Gesundheit der Bevölkerung, neue infektionelle Bedrohungen sowie Unfälle und ihre gesellschaftlichen Folgen.
- Die grundlegenden Gesundheitsdeterminanten Bildung und psychische Umwelt werden jeweils in einem eigenen Kapitel angesprochen.

- Aspekte der Gesundheitsversorgung (Inanspruchnahme; Kosten und Finanzierung) werden beleuchtet.

Die abschließende Gesamtsynthese stellt gemeinsame Gesundheitsdeterminanten aller thematischen Kapitel heraus und zeigt Wege für eine multisektorale Gesundheitspolitik sowie ein praktisches Handeln in allen Gesellschaftsbereichen auf (6, 7).

Wichtigste politikrelevante Ergebnisse des Berichtes

Ein gesundes Leben

- Im internationalen Vergleich ist die Kindersterblichkeit in der Schweiz niedrig.
- Die allgemeine Lebenserwartung wie auch die Lebenserwartung in guter Gesundheit nehmen in der Schweiz stetig zu; dabei steigt die behinderungsfreie Lebenserwartung relativ stärker als die allgemeine Lebenserwartung. Dies ist Ausdruck dafür, dass die Schweizer Bevölkerung heute im Durchschnitt gesünder ist als noch vor einer Generation.
- Allerdings darf in der Schweiz ein deutlicher sozialer Gradient bezüglich Gesundheit und Lebenserwartung nicht verleugnet werden: Geringe Bildung (bzw. assoziierter niedriger sozioökonomischer Status) hat einen negativen Einfluss auf Gesundheit und Lebenserwartung. In konkreten Worten: In der Schweiz stirbt heute ein ungelernter Arbeiter 4–5 Jahre früher als ein Akademiker.
- Daher ist es wichtig, gezielt in die Gesundheit von Kindern und Jugendlichen zu investieren: Sicher und gefördert aufwachsen sind Bedingungen, die sich bei Schweizer Kindern und Jugendlichen gesundheitlich als positiv erweisen.
- „Alt" sein ist in der Schweiz nicht gleichzusetzen mit krank und pflegebedürftig sein. Innerhalb der Altersgruppen über 65 Jahre zeigen sich große Unterschiede bezüglich Gesundheit und funktionellem Zustand. Dies impliziert, dass neue Kriterien für die Definition des Alters erforderlich sind. Der Cutpoint „Alter 65" trägt heute nicht mehr. Soziale Einbindung und Partizipation bis ins hohe Alter erweisen sich in der Schweiz als wichtige gesundheitsfördernde Faktoren.

Beeinträchtigungen der Gesundheit

- Unter den Gesundheitsproblemen stechen psychische Störungen besonders negativ hervor.

Jedes Jahr erleiden 25–30 % der schweizer Bevölkerung wiederholt oder neu psychische Störungen. Besonders häufig sind Depressionen, Angststörungen und Abhängigkeit von psychoaktiven Substanzen. Zudem lassen die demographische Alterung und die Zunahme der Lebenserwartung eine starke Zunahme der altersbedingten Demenzen zu erwarten.

- Bei den ischämischen Herzkreislauferkrankungen, vor allem der koronaren Herzkrankheit, sind die klassischen Risikofaktoren wie Bluthochdruck, Fettstoffwechselstörungen oder Rauchen nicht die einzigen Risikofaktoren. So weisen z.B. Frauen bis 64 Jahre mit obligatorischer Schulbildung eine um 77 % höhere Wahrscheinlichkeit für einen koronaren Herztod auf als Frauen mit Sekundarabschluss. Gegenüber diesem Bildungslevel ist das koronare Mortalitätsrisiko bei Frauen mit Tertiärabschluss um fast 40 % erniedrigt.
- Für viele Krebsarten ist das Alter der stärkste Risikofaktor. Es gibt aber auch Krebsarten wie z.B. Lungenkrebs, bei denen auch das Verhalten im Sinne des Tabakrauchens eine starke Rolle spielt. Hier zeigt sich ebenfalls ein signifikanter sozialer Gradient im Zusammenhang mit der Bildung.
- Jährlich sterben durch Unfälle in Haushalt und Freizeit doppelt so viele Menschen wie im Straßenverkehr. Diese Situation kann im Kontext der Zunahme älterer, zu Hause lebender Menschen bzw. durch eine massive Zunahme von Risikosportarten gesehen werden. In Bezug auf tödliche Verkehrsunfälle erweisen sich junge Männer im Alter von 18–24 Jahren mit geringer Schulbildung als größte Risikogruppe. Häufigste Ursachen für tödliche Verkehrsunfälle sind überhöhtes Tempo und Alkohol.

Grundlegende Gesundheitsdeterminanten Bildung und Umwelt

Der nationale Gesundheitsbericht Schweiz zeigt, dass Menschen mit höherer Bildung

- mehr über Gesundheit und Gesundheitserhaltung wissen und sich entsprechend verhalten,
- bessere Berufschancen und damit oft bessere wirtschaftliche Verhältnisse aufweisen,
- sich eine bessere Gesundheitsvorsorge und Versorgung im weitesten Sinne des Begriffs leisten können – dazu gehören neben der medizinischen Versorgung auch gesunde Wohnverhältnisse, gesunde Lebensmittel etc.

Als Resultat dieser Privilegien schätzen Menschen mit höherer Bildung ihre Gesundheit im Durchschnitt besser ein als Menschen mit geringer Bildung. Auch objektiv weisen sie eine höhere Lebenserwartung auf.

Hauptprobleme der physischen Umwelt in der Schweiz sind

- Luftschadstoffe, bedingt durch zunehmende Siedlungsdichte und Verkehr, sowie Tabakrauch in Räumen,
- ca. 3700 Menschen, die jedes Jahr an den direkten Folgen der Luftverschmutzung sterben,
- ca. 4 Mrd. CHF an direkten und indirekten Kosten für Gesundheitsprobleme infolge der Luftverschmutzung.

Gesundheitsversorgung

- Die ambulante und stationäre Gesundheitsversorgung in der Schweiz ist gut ausgebaut und qualitativ hochstehend.
- Auffallend sind regionale Unterschiede in Bezug auf Kosten und Inanspruchnahme. Diese weisen darauf hin, dass das Versorgungssystem an verschiedenen Orten noch effizienter gestaltet werden könnte.
- Politikrelevant ist die Erkenntnis des Gesundheitsberichtes, dass sich die Unterschiede bei den Kosten stärker durch Angebote und Struktur als durch den Gesundheitsstatus der Bevölkerung erklären lassen.

Herausforderungen für die Zukunft

Aufgrund seiner Ergebnisse weist der nationale Gesundheitsbericht 2008 der Schweiz darauf hin, dass die Herausforderungen zum einen im Engagement für Kindheit und Jugend liegen. Eine gute Bildung, Förderung und Forderung sowie ein stabiles soziales Umfeld erweisen sich als unverzichtbare Voraussetzungen für ein gesundes Aufwachsen und eine gesunde psychosoziale Entwicklung von Kindern und Jugendlichen. Zum anderen zeigt der Bericht, dass eine weitere große Herausforderung insbesondere mit der demografischen Alterung der schweizerischen Bevölkerung in Zusammenhang steht: Es wird eine starke Zunahme der absoluten Anzahl chronischer Erkrankungen erwartet – bei den psychischen Erkrankungen insbesondere der Demenzen. Mit diesen Entwicklungen ist eine weitere Kostensteigerung im Gesundheitswesen zu erwarten. Im

Zusammenhang mit der Zunahme der Zahl älterer Erwerbstätiger (d.h. in der Schweiz ≥50 Jahre) und mit dem Trend der Verlängerung der Lebensarbeitszeit ist die Gesundheit dieser Erwerbstätigen stärker zu fördern und ihr Leistungspotenzial stärker zu nutzen. Neu oder erneut auftretende Infektionskrankheiten als Folge der globalen Erwärmung sind weitere Herausforderungen. Eine übergeordnete Herausforderung ist die ungleiche Verteilung von Gesundheit. Heutzutage wird in der reichen Schweiz der Anteil der Bevölkerung, der immer weniger an einer guten Gesundheit partizipieren kann, immer größer.

Handlungsansätze

Gute Gesundheit ist die Folge von Lebensverhältnissen und individuellem Verhalten, wobei die Lebensverhältnisse oft entscheidender sind: Gesundheitliche Veränderungen in einer Bevölkerung folgen zeitnah gesellschaftlichen Veränderungen. Daher sollten die Lebensverhältnisse und -bedingungen in der Schweiz vermehrt so gestaltet werden, dass gesundes Verhalten für alle Bevölkerungsgruppen möglich wird. Dies betrifft vor allem die Schule, den Arbeitsplatz und die Konsumwelt.

Damit verdeutlicht der nationale Gesundheitsbericht der Schweiz, dass die Gesundheit der Bevölkerung nicht nur eine Aufgabe der Gesundheitspolitik im engeren Sinne, sondern Aufgabe aller Gesellschaftsbereiche ist. Er weist darauf hin, dass vermehrt und verstärkt Partnerschaften zwischen den verschiedenen Akteuren verschiedener Gesellschaftsbereiche und Lebenswelten notwendig sind, um die Ziele einer guten Gesundheit zu erreichen und die Herausforderungen zu meistern.

Multisektorale Gesundheitspolitik kann nur dann erfolgreich initiiert werden, wenn sie entweder – wie in Schweden oder Finnland – im Parlament verpflichtend beschlossen wird oder – wie in der Schweiz – in den einzelnen Sektoren die Initiative ergriffen werden muss. Dies heißt beispielsweise, dass der Bildungssektor zwar an erster Stelle weiterhin seine Aufgabe in der Bildung sieht, das Bewusstsein jedoch, dass Gesundheit zur Bildung gehört und Bildung wiederum eine Voraussetzung für die Gesundheit ist, auch durch den Bildungssektor uneingeschränkt verkörpert und gelebt werden muss.

Literatur

[1] Agren G. Sweden's New Public Health Policy: National Public Health Objectives for Sweden. Swedish National Institute of Public Health; 2003. www.fhi.se

[2] Allebeck P. Public health reporting: For what and in what form? Eur J Public Health 1998; 8: 272–273

[3] Eva-PHR. Evaluation of the National and Regional Public Health Reports (Eva-PHR). Final report of the European Commission. LOEGD, Bielefeld; 2003

[4] Kickbusch I (2009) Auf dem Weg zu einer multisektoralen Gesundheitspolitik. In: Meyer K, Hrsg. Gesundheit in der Schweiz. Nationaler Gesundheitsbericht 2008. Bern: Verlag Hans Huber; 2009: 351–352

[5] Lindberg G. Comparing European public health reports. In: Health reporting in the European Union. Summary and proceedings of a workshop organized by the RIVM in Bilthoven. Febr 19 and 20, 1998. RINM Report No 432504004, Bilthoven; 1998

[6] Meyer K, ed. La santé en Suisse – Rapport national sur la santé 2008. Médecine&Hygiene. Chêne-Bourg/Genève; 2008

[7] Meyer K, Hrsg. Gesundheit in der Schweiz – Nationaler Gesundheitsbericht 2008. Bern: Verlag Hans Huber.; 2009

[8] Persson G, Danielsson M, Rosén M et al. Health in Sweden: The National Public Health Report 2005. Scand. J Public Health Supp. 2006; 67: 3–10

[9] Robert-Koch-Institut/Statistisches Bundesamt. Gesundheit in Deutschland. Berlin; 2006

[10] Stahl T, Wismar M, Ollia E et al., eds. Health in all policies. Prospects and potentials; 2006. www.stm.fi

[11] Van Oers JAM (2002) Health on Course? The Dutch Public Health Status and Forecast Report. National Institute for Public Health and Environment; 2002

6 Prävention aus Sicht der klinischen Ökonomik – eine lebensnotwendige Konsequenz der Zivilisation oder „gefühlte Sicherheit"?

Franz Porzsolt[*]

6.1 Einleitung

Mit diesem Beitrag wird versucht, die Überlegungen zur Prävention aus ökonomischer Sicht zu betrachten. Ob daraus ein brauchbares Konzept entsteht, wird erst die kritische Diskussion zeigen, die sich möglicherweise an den Vorschlägen entwickelt.

Um die Diskussion in Gang zu bringen, wird zunächst beschrieben, was wir unter „klinischer Ökonomik" subsumieren. Die Diskussion der Prävention wird mit ihrer Wahrnehmung in der Öffentlichkeit eingeleitet. Wir gehen dann auf die ethische Verpflichtung ein, die sich für die Wissenschaft ergibt, wenn sie erkennt, dass zwischen der Realität der Prävention und deren Wahrnehmung in der Öffentlichkeit ein erheblicher Unterschied besteht. Hier ist zu hinterfragen, ob das politische Scheitern der Prävention nicht durch das Versäumnis der Wissenschaft zu erklären ist. Sie hat versäumt, der Öffentlichkeit zu erklären, dass die aktuelle Einschätzung der Prävention durch Laien von unzutreffenden Voraussetzungen ausgeht. Wenn Prävention ein tragendes Element unserer Gesundheitsversorgung werden soll, könnte gefordert werden, dass sich alle Beteiligten auf gleichem Wissensstand befinden und von identischen Konzepten ausgehen. Schließlich wird diskutiert, ob Prävention nicht als notwendige Konsequenz der Zivilisation aufzufassen ist. Es wird dann versucht, scheinbar neue Aspekte der Prävention zu entwickeln, die aber bei sorgfältiger Betrachtung bereits existieren, nur bisher nicht erkannt wurden. Zu diesen neuen Aspekten zählt letztlich auch die Frage, ob wirklich jemand von uns wissen will, was in 15 Jahren eintritt oder ob wir nicht absolut glücklich sind, wenn wir die „gefühlte Sicherheit" wahrnehmen, alles Menschenmögliche für die Zukunft getan zu haben und akzeptieren, dass es darüber hinaus noch Dinge gibt, die wir nicht mehr beeinflussen können, aus welchen Gründen auch immer.

6.2 Klinische Ökonomik

Die klinische Ökonomik hat sich aus der Frage entwickelt, die sich jeder verantwortlich handelnde Arzt am Krankenbett stellt, wenn er versucht, seinem Patienten zu helfen und dabei erkennt, dass die gut gemeinte Hilfe nicht ausschließlich zum erwünschten Effekt sondern eben auch zu unerwünschten Effekten führt. Zwangsläufig ergibt sich daraus die abwägende Frage nach der Angemessenheit zwischen Erwünschtem und Unerwünschtem. Anders formuliert kann auch die Frage gestellt werden, ob denn zu rechtfertigen ist, was ein Patient „in Kauf zu nehmen hat", d. h. welche unerwünschten Effekte er zu tolerieren hat, um in den Genuss des angestrebten Nutzens zu kommen, also um die erwünschten Effekte seiner Versorgung (Prävention, Diagnostik, Therapie) zu erhalten. Trivial gesehen handelt es sich um den Vergleich zwischen „Kosten" und „Konsequenzen", wobei bei den Kosten zwischen tangiblen (z. B. monetäre) und nicht tangiblen Kosten (z. B. Lebensqualität, LQ) und direkten (z. B. Arzneimittel- und Krankenhauskosten) und nicht direkten Kosten (z. B. Folgekosten wegen Arbeitsunfähigkeit) und bei den Konsequenzen zwischen Output und Outcome zu unterscheiden ist.

Häufig wird übersehen, dass eine komplette ökonomische Analyse nicht nur Kosten und Konsequenzen beinhaltet. Entscheidend ist, dass dieser Vergleich von Kosten und Konsequenzen für alternative Handlungsmöglichkeiten angestellt wird. In der Gesundheitsversorgung bedeutet das, dass nur die Anfänger die nächstbeste Methode zur Lösung eines Gesundheitsproblems verwen-

---

[*] E-Mail: franz.porzsolt@uniklinik-ulm.de

den. Der Erfahrene wird Nach- und Vorteile, d. h. Kosten und Konsequenzen verschiedener Handlungsmöglichkeiten miteinander abwägen, um die optimale Alternative zu wählen.

Die optimale Alternative zu finden, ist nicht immer einfach, weil das Optimum nicht nur durch den Preis und die biologische Wirksamkeit definiert wird und nicht jeder Stakeholder die gleichen Kriterien verwendet, um „sein" Optimum zu definieren. Näherungsweise wird man allerdings dem Preis und der Wirksamkeit einen hohen Stellenwert zubilligen. Den realistischen Zusammenhang zwischen Preis und Wirksamkeit medizinischer Interventionen haben wir kürzlich beschrieben (17, 19).

Das Optimum in der Gesundheitsversorgung zu finden ist Aufgabe der Klinischen Ökonomik. Sie hat dazu wesentliche Aspekte aus der Gesundheitsökonomie übernommen. So haben beide gemeinsam, dass sie sich um eine ökonomische Bewertung von Gesundheitsleistungen bemühen, wobei die Gesundheitsökonomie mehr die monetären Kosten und die Klinische Ökonomik mehr die Konsequenzen im Auge hat. In Tab. 6.1 ist dargestellt, dass sich beide Disziplinen mit sehr unterschiedlichen Aspekten beschäftigen und die Vertreter der beiden Richtungen unterschiedliche Ausbildungen durchlaufen und vor allem auch eine unterschiedliche Sozialisation erfahren haben. Ökonomen denken anders als Mediziner. Es ist zweifellos möglich, beide Denkweisen auf einer oberflächlichen Ebene in einem Gehirn zu vereinen; gleichermaßen ist es aber extrem schwierig, wenn nicht unmöglich, divergierende strategische Überlegungen in einem Gehirn anzustellen. Jeder kann selbst versuchen, gegen sich selbst Schach zu spielen. Das gelingt, solange lediglich einzelne Züge ohne ein zugrunde liegendes Konzept durchgeführt werden. Der Versuch, zwei rivalisierende Konzepte in einem Gehirn vorzubereiten, lässt sich wahrscheinlich nicht realisieren. Diesen Konflikt nimmt jeder wahr, der nicht nur taktische sondern strategische Überlegungen auf dem Boden unterschiedlicher Perspektiven anstellt: Man kann Therapien grundsätzlich vertrauen oder diese grundsätzlich hinterfragen. Ebenso kann man eine medizinische Betrachtung oder eine ökonomische Betrachtung anstellen. Die meisten werden zustimmen, dass keine der genannten Sichtweisen entbehrlich ist. Viele werden allerdings anzweifeln, dass jeder nur

Tabelle 6.1 Vergleich von Gesundheitsökonomie und klinischer Ökonomik.

	Gesundheitsökonomie	klinische Ökonomik
Ziel	Vergleich von Kosten und Konsequenzen alternativer Handlungsmöglichkeiten	Darstellung des erzielten Gewinns für Patienten und Solidargemeinschaft
primäre Zielparameter	monetäre Kosten (Ökonomie)	Quantität und Qualität des Lebens (Medizin)
erforderliche Ausbildung	Wirtschaftswissenschaften in Theorie oder Praxis	klinische Epidemiologie und Facharzt für beliebiges Arbeitsgebiet
Arbeitsfeld	hypothetisches Modell (meist nicht falsifizierbar)	klinische Studie (meist falsifizierbar)
Methoden	Kosten-Vergleichs-Analyse*	Number needed to treat
	Kosten-Effektivitäts-Analyse*	Likelihood Ratio
	Kosten-Nutzwert-Analyse*	Health-related Quality of Life
	Kosten-Nutzen-Analyse**	Quality of Well-Being
Bedarf	entbehrlich, wenn die verfügbaren Ressourcen (Geld) quasi unbegrenzt zur Verfügung stehen	nirgends entbehrlich, weil zwischen nicht monetären Werten abgewogen wird

* Bei jeder Form einer ökonomischen Analyse werden die Kosten in monetären Einheiten dargestellt.
** Bei der Kosten-Nutzen-Analyse werden beide Seiten, die Kosten und der Nutzen, in monetären Einheiten dargestellt. Diese Form der Analyse wird fälschlicherweise häufig missverstanden und zu Unrecht als unethisch eingestuft. Jede Gesellschaft hat ständig darüber zu entscheiden, welche monetären Ressourcen für mehr Lebensjahre oder eine bessere Lebensqualität ausgegeben werden sollen. Das Gremium, das diese Entscheidungen trifft, sollte dazu aber auch legitimiert sein.

eine einzige dieser Sichtweisen wirklich vertreten kann. Wenn man diese Erkenntnis akzeptiert hat, wird klar, dass eine professionelle Repräsentanz aller dieser Sichtweisen erforderlich ist, um in der Gesundheitsversorgung zu angemessenen Entscheidungen zu kommen. Für die Lehre wäre daraus die mögliche Konsequenz abzuleiten, dass das Pflichtfach Gesundheitsökonomie, das von einem einzelnen Wissenschaftler vertreten wird, möglicherweise nicht ausreicht, um den Anforderungen der Realität gerecht zu werden.

6.3 Prävention

Prävention aus Sicht der Öffentlichkeit

Aus gesundheitspolitischer Sicht ist die Prävention eines der bedeutendsten und eines der interessantesten Themen. Prävention ist gesundheitspolitisch bedeutend, weil ein Politiker mit der Befürwortung eines Präventionsprogramms seiner Sorgfaltspflicht nachzukommen scheint und damit eine ethische Facette seines Engagements präsentiert. Da die Prävention von nahezu allen Laien gegenüber dem Reparieren eines Schadens vorgezogen wird, ist die Forderung nach Prävention im Rahmen einer politischen Argumentation legitim und nachvollziehbar, wenn auch wegen des finanziellen Risikos nicht ganz unproblematisch.

Die (primäre) Prävention wird von nahezu allen Bürgern geschätzt, weil sie durch die Prävention vermeiden können, Patienten zu werden. Verschiedene Stakeholder können wirtschaftliche Interessen mit der Durchführung von Präventionsprogrammen verbinden. Grundsätzlich sind Präventionsprogramme bei Gesunden wesentlich angenehmer und einfacher durchzuführen als Programme zur Versorgung von Kranken. Präventionsprogramme, die von den Krankenkassen aus Marketinggründen angeboten und damit solidarisch finanziert werden, empfinden die meisten Bürger als eine angenehme Sozialleistung. Als angenehm wird diese Leistung empfunden, wenn der eigene Beitrag – sei er monetär oder durch körperliche Aktivität definiert – eine gewisse Schmerzgrenze nicht erreicht. Wären die Wartezimmer einer Praxis nach „Prävention" und „Behandlung" getrennt, säßen im ersten Raum gesunde, junge und motivierte Bürger, deren Probleme in der Zukunft liegen, die ohne großen Aufwand, alleine durch eine „Inaussichtstellung" gelöst werden können. Im zweiten Raum säßen kranke, ältere und häufig demotivierte Patienten, von denen jeder mindestens eine, wenn nicht mehrere Folgen oft chronischer Probleme bereits jetzt zu ertragen hat. Diese Probleme sind häufig nur mit erheblichem Aufwand zu lösen.

Die sekundäre und tertiäre Prävention werden in der Öffentlichkeit nicht wirklich als Präventionsleistungen wahrgenommen. Eine der bedeutendsten Fragen, die wir in der Medizin in der kommenden Dekade deshalb zu klären haben, ist, ob die chronischen Probleme, die lediglich durch eine „Inaussichtstellung" gelöst werden können, einen verschwindend kleinen oder einen nennenswerten Anteil unserer Gesundheitsleistungen betreffen bzw. unserer Ressourcen für Gesundheit binden werden.

Prävention aus wissenschaftlicher Sicht

Nachdem mehrere Ansätze, die Prävention auf den Weg zu bringen, noch nicht wirklich erfolgreich waren – von bekannten Ausnahmen abgesehen (z. B. Zahnprophylaxe in Baden-Württemberg (Gutachten der DAJ e.V. Bonn 2005), Reduktion des Hämolyserisikos bei Neugeborenen) –, ist nicht zu erwarten, dass beherzte Versuche, die gescheiterten Experiment nochmals zu wiederholen, zum Erfolg führen werden. Deshalb soll hier versucht werden, Kriterien zu definieren, die qualitativ hochwertige Präventionsprogramme erfüllen sollen, um sich von weniger qualifizierten abzuheben. Die Wahl dieser Qualitätskriterien kann nicht willkürlich erfolgen, sondern hat sich an vorhandener „Evidence" zu orientieren. Da zu Beginn dieser „Evidence-basierten" Aktion nur wenig „Evidence" zur Verfügung stehen wird, ist es zunächst gerechtfertigt, als Hypothesen zu formulieren, dass die Qualität eines Präventionsprogramms an den 4 Kriterien gemessen werden kann, ob das Programm **aussichtsreich**, **bezahlbar**, **wirksam** und **bewertbar** ist. Diese 4 Kriterien wurden aus einem Konzept abgeleitet, das wir als Vorschlag für die Bewertung von Gesundheitsleistungen mit einer Projektgruppe im Auftrag des Gesundheitsforums Baden-Württemberg entwickelt haben (19).

Aussicht auf Erfolg

Das erste Kriterium, die Aussicht auf Erfolg, lässt sich an der „Evidence" ableiten, die in Studien zum Nachweis der Wirkung generiert wurde.

Da die Ergebnisse von Programmen der (primären) Prävention per definitionem erst mehrere Jahre nach Beginn der präventiven Intervention nachgewiesen werden können, wird dieser Nachweis nur bei Einhaltung von 4 Bedingungen gelingen.

- Es besteht ein kausaler Zusammenhang zwischen der Intervention und dem erwarteten Ergebnis (Spezifität des Effektes).
- Der erzielte Effekt ist klinisch relevant (Stärke).
- Es bestehen keine intolerablen unerwünschten Wirkungen.
- Die auftretenden Zeitprobleme der Prävention lassen sich kontrollieren, falls
  - Interventionen über längere Zeit hinweg durchgeführt werden müssen,
  - die erforderliche Kontinuität der Intervention gewährleistet sein muss,
  - das Interesse der Leistungsnehmer über einen längeren Zeitraum aufrechterhalten werden muss,
  - das Interesse der Leistungserbringer über einen längeren Zeitraum aufrechterhalten werden muss,
  - das Interesse des unterstützenden Umfeldes (privat – Familie, beruflich – Arbeitgeber, gesellschaftlich – Staat) über einen längeren Zeitraum aufrechterhalten werden muss.

Speziell den beschriebenen Zeitproblemen wurde bisher zu wenig Beachtung geschenkt. Sie besagen, dass die Initiierung eines Präventionsprogramms nur sinnvoll ist, wenn das nachhaltige Interesse verschiedener Stakeholder gewährleistet ist. Unter Alltagsbedingungen können sich die Prioritäten innerhalb kurzer Zeit ganz wesentlich verändern. Präventionsprogramme, die langfristig angelegt sind, zählen unter diesem Aspekt nicht zu den Projekten mit den größten Aussichten auf Erfolg. Es wäre deshalb nicht unbedeutend, eine „Präventionsdatenbank" einzurichten, in der alle öffentlich geförderten Präventionsprojekte und deren verfolgbare Umsetzung erfasst sind. Aus den Ergebnissen könnten Rückschlüsse zur realistischen Nachhaltigkeit von Präventionsprogrammen abgeleitet werden. Möglicherweise ist die „Präventionsdatenbank" eine der bedeutendsten Datenquellen, die wir für eine erfolgreiche Weiterentwicklung der Prävention benötigen.

Finanzierbarkeit

Das zweite Kriterium, die Finanzierbarkeit, beruht letztlich zwar auf einer politischen Entscheidung, die Grundlagen dazu lassen sich aber durch eine ökonomische Analyse erarbeiten. In der Regel werden die Krankenversicherungen in der Lage sein, diese Daten zu den Kosten von Gesundheitsleistungen bereitzustellen. Zumindest gibt es bereits einen HTA-Report, der auch ökonomische Überlegungen zu Präventionsprogrammen anstellt (1).

Wirksamkeit

Zum Nachweis des dritten Kriteriums, der Wirksamkeit von Präventionsleistungen unter Alltagsbedingungen gibt es kaum Daten, weil unsere Überlegungen bisher mehr auf die Strukturen und Prozesse als auf die Ergebnisse von therapeutischen oder präventiven Maßnahmen fokus-siert waren. Im Bereich der Therapiestudien ist zum Nachweis der Wirksamkeit unter Alltagsbe-dingungen die Frage zu beantworten, in welchem Umfang das Problem, das den Patienten zum Arzt geführt hat, durch die eingeleitete Therapie tatsächlich gelöst werden konnte.

Dieses Konzept ist teilweise aber nicht vollständig auf den Bereich der Prävention übertragbar, weil bei der Prävention zusätzlich die Zeitprobleme (s.o.) zu lösen sind. Hier wird sich die Frage nach dem Vorhandensein „früher Indikatoren" stellen. Unter „frühen Indikatoren" verstehen wir quantifizierbare Ereignisse, die die Wahrscheinlichkeit voraussagen, mit der ein später eintretendes Ereignis beobachtet werden kann. Beispiel eines „frühen Indikators" könnte der Body Mass Index (BMI) von Jugendlichen im 1. Jahr eines Programms zur Verhinderung der Folgen eines kardiometabolischen Syndroms sein. Programme dieser Art sind durch die Unsicherheit gekennzeichnet, dass ein Präventionsprogramm erst über mehr als 10 Jahre durchgeführt werden muss, bevor beurteilt werden kann, wie häufig die angestrebte Verhinderung der Spätfolgen einer sich entwickelnden Erkrankung durch die präventive Maßnahme verhindert werden konnten. Ein „früher Indikator", der mit hinreichender Sicherheit die Wahrscheinlichkeit vorhersagen könnte, mit der die erfolgreiche Verhinderung der Spätfolgen erreicht werden kann, würde die Entscheidung erheblich erleichtern, den Wert dieses Präventionsprogramms abzuschätzen. Aufgrund zahlreicher

Studien ist bekannt, dass eine mittel- oder langfristige Reduktion des BMI nicht einfach zu erreichen ist. Ayyad et al. berichten in einer Übersicht hochselektierter Studien eine Erfolgsrate von 15 % (2). Eine jüngere Studie der Cochrane Collaboration zu Empfehlungen über fettreduzierte Diät wurde leider zurückgezogen (22).

Bei Programmen zur Verhinderung des kardiometabolischen Syndroms könnte der BMI als Frühindikator z. B. nach 6 und 12 Monaten verwendet werden, weil ein BMI, der gegenüber dem individuellen Ausgangswert nach 6 bzw. 12 Monaten ansteigt, sehr wahrscheinlich auf eine geringere Chance hinweist, den tatsächlichen Endpunkt des Präventionsprogramms zu erreichen, als ein BMI, der gegenüber dem individuellen Ausgangswert nach wenigen Monaten konstant bleibt oder sogar rückläufig ist. Je länger der prognostisch günstige Trend anhält, umso mehr steigt die Wahrscheinlichkeit, dass der tatsächlich angestrebte Endpunkt der Prävention erreicht wird.

Wert der Leistung aus Patientensicht

Das vierte Kriterium, das zur Bewertung einer Gesundheitsleistung zu berücksichtigen ist, betrifft den Wert dieser Leistung aus Sicht des Patienten. Ähnlich wie beim Nachweis des dritten Kriteriums ist auch hier zu beurteilen – diesmal aber aus Sicht des Patienten –, in welchem Umfang das von ihm wahrgenommene Problem gelöst wurde. Wir erwarten, dass die Sensibilität bzw. Indolenz der Patienten die Ergebnisse erheblich beeinflusst, sehen darin aber keine Minderung der subjektiven Bewertung. Durch die vielfältigen Faktoren, die den empfundenen Wert einer Gesundheitsleistung beeinflussen, wird es nahezu unmöglich, eine gerechte Verteilung von Gesundheitsressourcen durch einen einfachen Algorithmus zu beschreiben. Im vorliegenden Kontext wird zu diskutieren sein, ob die Kriterien, die den Wert einer therapeutischen Maßnahme beeinflussen, identisch sind mit den Kriterien, die eine präventive Maßnahme aus der Sicht des Patienten beeinflussen. Diese Diskussion ist bedeutend, weil die Erfüllbarkeit dieser Kriterien möglicherweise die Auswahl eines Präventionsprogramms erheblich beeinflussen kann.

6.4 Prävention – eine notwendige Konsequenz der Zivilisation?

Etwas pointiert dargestellt haben wir bisher kaum die Notwendigkeit gesehen, Ressourcen für den Erhalt unseres höchsten Gutes, der Gesundheit, aufzuwenden. Sofern bisher ein Gesundheitsproblem aufgetreten ist, haben wir die diagnostischen und therapeutischen Möglichkeiten unseres Systems aktiviert. Diese bisher verfolgte Strategie könnte man mit dem Ausdruck „Find&Fix Strategy" beschreiben.

Die „neue Sichtweise" geht davon aus, dass wir durch eine sorgfältige Analyse von Gesundheitszeichen und Krankheitsverläufen gelernt haben, dass Vorbeugen, d.h. „Prevention" der „Find&Fix Strategy" überlegen sein könnte. Dennoch haben wir nur sporadisch Programme etabliert und auf das Ausbleiben von Gesundheitsproblemen gehofft, obwohl die Realität zeigt, dass sich diese Hoffnung nicht erfüllt. Deshalb ist es realistischer, Gesundheit und Krankheit in einem Konzept zu sehen, das davon ausgeht, dass uns Krankheiten bedrohen, dass wir lernen müssen, diese Bedrohungen als solche zu erkennen, um lebenswertes Leben hinzuzugewinnen und Gesundheitsressourcen effizient einzusetzen.

Niemand bezweifelt, dass die Annehmlichkeiten von Auto, Fahrstuhl/Rolltreppe, Fast Food, Gourmet-Restaurants und anderen Luxusgütern, die im Prinzip einer ständig steigenden Perfektion unserer Lebensbedingungen entsprechen, auch zu dem Preis erwünscht sind, dass der berufliche Wettbewerb, den wir zur finanziellen Absicherung unserer Ansprüche zu bestehen haben, immer härter wird. Vielleicht sollten wir davon ausgehen, dass die Annehmlichkeiten und die Luxusgüter zum Gesundheitsproblem werden, weil sie uns (zur Inaktivität verleiten und) unterfordern. Die neuen Wettbewerbsbedingungen (mit allen unerwünschten Nebeneffekten wie Intransparenz, Vertrauensmissbrauch, Verleumdung) werden zum Gesundheitsproblem, weil sie uns überfordern. Damit würden wir aussagen, dass unser Lebensstil, den wir selbst entwickelt haben, mit den unerwünschten Wirkungen einer Unterforderung und einer Überforderung einhergeht. Beide Bedingungen – Unterforderung wie Überforderung – sind bekannte Risikofaktoren für die Gesundheit.

Diese beiden Komponenten gilt es zu erkennen und abzuwenden. Die Abwendung entspricht der Prävention. Da wir unseren eigenen Lebensstil ungeschützt nicht mehr überleben können, ist gerechtfertigt, die Prävention als eine lebensnotwendige Konsequenz der Zivilisation zu bezeichnen. Diese Schlussfolgerung lässt sich auch bereits bei anderen Wissenschaftlern erkennen (4, 5, 23). Der Zusammenhang zwischen Zivilisation und Erkrankung wurde in der ersten Hälfte des letzten Jahrhunderts vermutet (8, 26) und vorwiegend von Medizinhistorikern durch vergleichende Untersuchungen beschrieben (6, 11, 21).

Wir sollten demnach Daten generieren, die uns sagen, unter welchen Bedingungen das Auftreten von Krankheiten und vor allem welcher Krankheiten verzögert, gelindert oder verhindert werden kann („Präventionsdatenbank"). Nicht jede bewährte Strategie der Datengeneration wird sich eignen, um die benötigten Informationen zu gewinnen. Unabhängig vom Stadium der Erkrankung, in dem ein Präventionsprogramm durchgeführt wird (primäre, sekundäre oder tertiäre Prävention), versucht die Klinische Ökonomik die Kosten und Konsequenzen des Programms gegenüber alternativen Handlungsmöglichkeiten abzuwägen.

Die Tatsache, dass Präventionsprogramme mit Risiken verbunden sind, wird in der Regel nicht thematisiert, weil entweder die Existenz dieser Risiken unbekannt ist oder die Sensibilität für deren Wahrnehmung fehlt. Letzteres könnte durch unsere grundsätzliche Einstellung zum Thema Qualitätsmanagement erklärt werden, weil wir uns um Strukturen und Prozesse, aber nicht um die Qualität der Ergebnisse kümmern. Die meisten von uns sind überzeugt, dass die Optimierung von Prozessen und Strukturen zu optimalen Ergebnissen führt. Diese Annahme ist aber keineswegs immer zutreffend.

Die geringe Beachtung der Ergebnisqualität könnte zum einen durch die Schwierigkeit erklärt werden, die Qualität von Ergebnissen zu messen. Hier gilt es zunächst ein Zeitproblem zu überwinden, weil die Ergebnisse eines Experiments erst wesentlich später als die Strukturen und die Prozesse beschrieben werden können. Das zweite Problem der Ergebnisbeschreibung ist in der Wahl der Perspektive zu sehen. Drittens sind die Dimensionen zu definieren, in denen ein relevantes Ergebnis beschrieben werden kann. Deshalb ist die Qualität der gemessenen Ergebnisse um so höher einzuschätzen, je zutreffender mit diesen Daten die Lösung eines Gesundheitsproblems aus der Sicht des Betroffenen beschrieben wird.

6.5 Prävention aus Sicht der klinischen Ökonomik

◼ Primäre Prävention

Das Problem, das wir alle mit Programmen zur primären Prävention zu lösen haben, ist die Vielzahl der guten Ideen und innovativen Vorschläge, die zu groß ist, um sie ohne eine vorherige Auswahl umzusetzen. Dabei wird klar, dass wir erhebliche Schwierigkeiten haben, geeignete Auswahlkriterien zu benennen. Natürlich möchten wir unter den verschiedenen Präventionsprogrammen das mit dem höchsten Potenzial auswählen, einen gesundheitlichen Mehrwert zu generieren. Unklar ist aber, wie dieses höchste Potenzial quantifiziert werden kann. Dazu haben wir kürzlich einen Vorschlag unterbreitet, der davon ausgeht, dass Innovationen zunächst lediglich mit einer Idee beginnen, ohne dass es Daten gibt, die die Realisierbarkeit dieser Idee und deren klinische Bedeutung bestätigen (16). Im Laufe der Zeit können zunehmend Daten erhoben werden, die mit steigender Wahrscheinlichkeit bestätigen, dass die durch die Innovation angestrebte Lösung eines Gesundheitsproblems tatsächlich erreichbar ist. Je höher die Wahrscheinlichkeit ist, dass die erhobenen Daten die Lösung des angesprochenen Gesundheitsproblems nicht nur in Aussicht stellen, sondern sie tatsächlich herbeiführen, umso höher könnte der Anteil der Kosten für diese Präventionsmaßnahme sein, der von der Solidargemeinschaft getragen wird. In den frühen Phasen einer Innovationsentwicklung kann man durchaus diskutieren, ob der „Produzent" der Innovation das initiale Risiko seiner Innovation selbst zu tragen hat oder ob die Gesellschaft Mittel zur Verfügung stellt, um aussichtsreiche Innovationen zu unterstützen. Wenn diese Option gewählt wird, sollte aber auch gewährleistet sein, dass ein Teil des entstehenden Nutzens auch an die Gesellschaft später zurückfließt.

Aufgrund weiterer Überlegungen (15) können Vorschläge unterbreitet werden, welche Daten erhoben werden könnten, um die primären Präventionsprogramme auszuwählen, bei denen Hinweise auf hohe Erfolgschancen bestehen. Zu diesen Hinweisen gehören epidemiologische Prädiktoren wie ein kausaler Zusammenhang zwischen Änderung der Lebensgewohnheiten und erwünschten Outcomes. Als soziale Prädiktoren können die politische Akzeptanz, die Unterstützung durch die Gesellschaft und Familien, die Teilnehmerrate und die Vollständigkeit, mit der Follow-up-Daten erhoben werden, gewertet werden. Individuelle Prädiktoren betreffen die Qualität der Information, die die Öffentlichkeit erreicht sowie die individuelle Akzeptanz in der Bevölkerung und das induzierte Bewusstsein, dass dieses Programm wissenschaftlich ausgewertet wird.

Ein erhebliches Risiko der primären Prävention besteht in der Induktion von Hysterie. Zu leicht kann durch Meldungen in den Medien ein Risiko konstruiert und Unsicherheit verbreitet werden, die durch die tatsächlich vorhandenen Fakten nicht gerechtfertigt sind. Die durch Vogelgrippe und Schweinegrippe drohenden Pandemien sind jüngste Beispiele. Sowohl die Bedrohung selbst war wissenschaftlich umstritten wie auch die Wirksamkeit des Arzneimittels gegen Vogelgrippe, das in den Kühlschränken derer, die es sich leisten konnten ihn zu kaufen, bis zum Ablauf der Haltbarkeit aufbewahrt wird.

Der Nachweis der Wirksamkeit ist gerade bei Infektionskrankheiten extrem schwer zu führen, da zum einen die Erkrankungshäufigkeit oft nicht verlässlich dokumentiert ist und bei manchen Infektionen der Durchimpfungsgrad ganz entscheidend ist, wenn das Risiko besteht, dass die Erkrankung über nicht geimpfte, erkrankte Personen weiter verbreitet werden kann.

6.6 Sekundäre Prävention

Auch im Rahmen der sekundären Prävention sind erhebliche Risiken zu berücksichtigen, die dazu führen können, dass mehr Schaden angerichtet als Nutzen gestiftet wird. Dieses Risiko der sekundären Prävention ist in der Regel durch das Screening bedingt, weil Screening zur Stigmatisierung ohne therapeutische Konsequenz oder zu therapeutischen Konsequenzen ohne nachgewiesenen Nutzen führen kann.

Ein erster Punkt, die Stigmatisierung ohne therapeutische Konsequenz, betrifft das Angebot des molekularen Screenings bei Krebserkrankungen, wenn zwar mit hinreichender Sicherheit ein bestehendes Risiko beschrieben werden kann aber keine therapeutischen Konsequenzen angeboten werden können, um dieses Risiko zu senken. Die Patienten werden durch die Diagnose stigmatisiert, wobei die Stigmatisierung mit erheblichen Problemen assoziiert sein kann. Neben der psychischen Belastung, die durch das Wissen um eine nicht behandelbare Erkrankung entsteht, ergeben sich soziale Konsequenzen, z. B. hinsichtlich der Gewährung eines langfristigen Bankkredits, weil das Geldinstitut wegen der Rückzahlung beunruhigt sein wird (3).

Andererseits kann Screening auch zu therapeutischen Konsequenzen führen, deren Nutzen noch nicht nachgewiesen ist. Bis vor kurzem hatte noch kaum jemand die Möglichkeit erwogen, dass nicht nur klinische Frühstadien einer Brustkrebserkrankung spontan heilen können. Die Untersuchungen einer norwegischen Gruppe (27) haben diesen Verdacht zunächst durch kluge Überlegungen in ein experimentelles Studiendesign übersetzt und ihre Hypothese anschließend durch quantitative Nachweise erhärtet (9, 18).

Weitere Beispiele, wie das Prostatakarzinom, zeigen, dass nicht jede Erkrankung, die die morphologischen Kriterien der Malignität erfüllt, auch funktionell einer malignen Erkrankung entsprechen muss. Das Beispiel des Pankreaskarzinoms zeigt, dass es sich dabei um eine spezifische Eigenschaft jedes Karzinoms handelt, weil beim Pankreaskarzinom nahezu alle Patienten, die diese Diagnose erhalten, innerhalb kurzer Zeit ihrer Erkrankung erliegen. Der unter Hämato-Onkologen bekannte M-Gradient of unknown Significance (MGUS), ein Hinweis auf die Existenz einer klonalen Erkrankung, die mit der Produktion eines monoklonalen Antikörpers einhergeht, wird klinisch nur beobachtet und stellt keine sofortige Behandlungsindikation dar. Für diese Zustände, die morphologisch einer malignen Erkrankung entsprechen, funktionell sich aber benigne verhalten, wurde der Begriff „Pseudodisease" geprägt. Es ist vorhersagbar, dass bei jeder malignen Erkrankung unterschiedliche Anteile von Pseudodisease gefunden werden. Cancer of unknown Primary, eine Situation in welcher lediglich eine oder wenige Metastasen, aber kein Primärtumor gefunden wird, zeigt das andere Extrem des Spektrums an. Diese Erkrankungen verhalten sich funktionell häufig sehr maligne, ohne dass eine große, morphologisch erkennbare Tumormasse gefunden werden kann. Das Wissen um diese morphofunktionelle Dichotomie, die nicht auf maligne Erkrankungen beschränkt bleiben wird, wird deutliche Konsequenzen für die Aktualisierung unseres Verständnisses und des Managements von Erkrankungen haben.

> Als **1. Screening-Regel** könnte man ableiten: Screening kann nützen, wenn Erkrankungen früher als bisher entdeckt werden, es kann aber schaden, wenn mehr Erkrankungen als bisher entdeckt werden.

Die Dringlichkeit, sich des Problems anzunehmen, dass durch Screening mehr Schaden angerichtet als Nutzen gestiftet werden kann, wird klar, wenn man sich vor Augen führt, dass heute an der Behandlung von Aneurysmen der Hirnarterien mehr Menschen sterben als durch deren Nichtbehandlung vor 20 Jahren. Die Erklärung ist einfach: Aneurysmen werden als Nebenbefund bei den zahlreichen Hi-Tech-Untersuchungen des Schädels erhoben, die wegen fraglicher Indikation durchgeführt werden. Wenn einem Patienten mitgeteilt wird, dass in einem lebenswichtigen Organ eine Zeitbombe tickt, lassen sich nüchterne Risikoabwägungen kaum mehr durchführen, weil die psychische Belastung und die „gefühlte Unsicherheit" das weitere Handeln bestimmen. Dieses Beispiel unterstreicht die Notwendigkeit der 2. Screening-Regel.

> **2. Screening-Regel**
> Der klinisch-ökonomische Index (ICE) sollte >1 sein, d.h. die Chance zu nützen (pN) > das Risiko zu schaden (pS).

Die Chance zu nützen (pN) beschreibt die Wahrscheinlichkeit, die Quantität oder Qualität eines Problems zu reduzieren und die Chance zu schaden (pS) beschreibt die Wahrscheinlichkeit, Morbidität, Mortalität, unerwünschte Wirkungen und monetäre Kosten zu reduzieren.

Auf die allgemein bekannten Risiken des „Lead Time Bias" und „Length Bias" wird hier nicht eingegangen. Ökonomisch sind aber Überlegungen sinnvoll, die eine Altersbegrenzung des Screenings vorsehen. Wenn die Chance, dass der Nutzen einer Screeningmaßnahme, der sich 10–15 Jahre nach Durchführung des Screenings einstellt, in vielen Fällen nicht mehr erlebt werden kann, sollte über die sinnvolle Allokation von Ressourcen

nachgedacht werden. Dabei geht es weniger darum, einem älteren Patienten eine Screeningmaßnahme vorzuenthalten, als vielmehr die sinnlose Durchführung von Screenings durch unbedachtes ärztliches Handeln einzugrenzen.

Einer der bedeutenden ökonomischen Grundsätze besagt, dass Menschen anhand von Anreizen entscheiden. Wenn durch Screening Vorteile, z.B. finanzielle Vorteile für den Leistungserbringer, erwirtschaftet werden können, wird dieser das Screening möglicherweise auch ungeachtet der Vorteile für den Leistungsnehmer durchführen. Deshalb ist es durchaus sinnvoll, darüber nachzudenken, dass auch der Leistungsnehmer in die Entscheidung über die Durchführung von Screeningmaßnahmen eingebunden werden sollte. Er wird eine „Kosten-Nutzen-Abwägung" alternativer Handlungsmöglichkeiten vornehmen, wenn er hinreichend informiert ist und Vorteile für sich aus beiden Entscheidungen – Durchführung oder Verzicht auf das Screening – ableiten kann. Für die Durchführung spricht der gesundheitliche Benefit, den er aus dem Screening ableiten kann, für den Verzicht spricht der (sehr geringe) Beitrag, den er im Falle einer Teilnahme zu entrichten hat. Aus Gründen der sozialen Gerechtigkeit sollte die Durchführung des Screenings bei der Beitragsberechnung zur Krankenversicherung berücksichtigt werden.

■ Tertiäre Prävention

Die größten Risiken der tertiären Prävention sehen wir in der Anwendung von Therapien, deren vermutete Spezifität nicht nachgewiesen ist. Diese Probleme traten beispielsweise bei der adjuvanten Therapie des Kolonkarzinoms auf. Hier wird in der Regel eine neue Therapie mit einer unbehandelten Gruppe verglichen. Es ist ziemlich schwierig, dabei den Plazebo-Effekt, d.h. den Effekt auszuschließen, der durch die Anwendung irgendeiner Therapie und durch die bilaterale Entwicklung einer Arzt-Patient-Beziehung entsteht. Die 3 Komponenten, die unabhängig von der Spezifität der therapeutischen Intervention eine beobachtete Wirkung erklären, werden durch die übermittelte Information, durch das Vehikel und das Vertrauensverhältnis erklärt (13).

Die zunehmende Entwicklung kostenintensiver Therapien macht es erforderlich, nur mehr jene Therapien zu finanzieren, deren Spezifität nachgewiesen ist. Dabei ist zu beachten, dass alleine die

Mitteilung des Preises die subjektiv wahrgenommene Wirksamkeit eines Arzneimittels beeinflussen kann (25).

6.7 Generelle Überlegungen zur Prävention

Unter Berücksichtigung des Zeitfaktors der Prävention gewinnen die individuelle Lebensplanung und die damit verbundenen Präferenzen erheblich an Bedeutung. Wenn aber persönliche Präferenzen entscheidend zum Erfolg eines Präventionsprogramms beitragen, was kaum bezweifelt werden dürfte, könnte die Motivation vor Aufnahme eines Betroffenen in ein Präventionsprogramm mit einem validen Verfahren geprüft werden. Wenn es gelänge 10 % der bestmotivierten Kandidaten zu identifizieren, bestünde die Chance, die Effizienz dieses Programms um das 10-Fache zu steigern.

Ob aber eine Steigerung der Effizienz von Präventionsprogrammen erwünscht ist, sollte erst geprüft werden. Ein entscheidender Faktor unseres Wohlbefindens ist wohl das Bruttoglücksprodukt (7, 10), in das psychosoziale Faktoren ebenso wie wirtschaftliche Maßzahlen einfließen und das als erstes Land der Himalaya-Staat Buthan bei seinen Bürgern jährlich einmal ermittelt.

Es ist aber durchaus denkbar, dass wir alleine durch die Planung eines Präventionsprogramms und durch die Entscheidung, dieses Programm durchzuführen, ein hohes Bruttoglücksprodukt erzielen. Die Effizienz des Programms könnte für das Erreichen des Bruttoglücksprodukts völlig unbedeutend sein, weil alleine die Inaussichtstellung einer positiven Lebensperspektive ausreichen könnte, um unsere menschlichen Glücksbedürfnisse zu befriedigen. Die schulmeisterliche Frage der Ökonomen nach der Effizienz könnte völlig uninteressant und nur lästig sein. Was nach 15 Jahren eintritt, könnte heute für viele von uns unbedeutend sein. Wenn dem so wäre, was aus wissenschaftlicher Sicht nicht auszuschließen ist, würden wir unsere Mitbürger nur quälen, wenn wir auf dem Nachweis der Effizienz von Präventionsprogrammen bestehen.

Nach einer sehr persönlichen Meinung zu diesem Problem befragt, würde ich als Wissenschaftler noch keine endgültige Stellungnahme abgeben wollen, weil uns die Realität eines Besseren belehrt: Bei genauer Betrachtung stellen wir fest, dass es eine reale Sicherheit nicht gibt. Was wir

wahrnehmen und was unsere Entscheidungen beeinflusst, ist die „gefühlte Sicherheit" (14). Beispiele sind die gefühlte Sicherheit im Bergbau (24), die gefühlte Sicherheit von Schülern in Baden-Württemberg (12) und die gefühlte Sicherheit in Selbsthilfegruppen nach Brustkrebs (20).

In gefühlter Sicherheit scheinen sich auch die Zebras zu wiegen, wenn sie weitergrasen, nachdem gerade ein Mitglied ihrer Herde von einem Löwen gerissen wurde oder wenn Schüler nach der Vorführung eines abschreckenden Films zu den Folgen des Nikotingenusses gemeinsam feststellen: „Das war ja ganz schön heftig, jetzt müssen wir erstmal eine rauchen gehen."

6.8 Zusammenfassung

Der vorliegende Beitrag versucht das Spannungsfeld der Prävention darzustellen, das sich entwickelt, wenn man eine wissenschaftlich-abstrahierende Sichtweise einer mehr wahrnehmend-umfassenden Sichtweise gegenüberstellt. Die Frage, die sich am Ende stellt, betrifft letztlich die Ziele, die wir anstreben. Wollen wir rational entscheiden und uns dabei vielleicht nicht immer ganz wohl fühlen, weil nicht alle denkbaren Aspekte explizit in die Entscheidung eingeflossen sind, oder wollen wir uns wohl fühlen und dabei nicht immer ganz rational entscheiden, weil viele Aspekte in die Entscheidung eingeflossen sind, ohne dass wir sie wirklich messen können? Am Ende wird eine Gesellschaft intuitiv nach der Methode entscheiden, mit der das größtmögliche Bruttoglücksprodukt erreicht werden kann.

Literatur

[1] Avenell A, Broom J, Brown TJ et al. Systematic review of the long-term effects and economic consequences of treatments for obesity and implications for health improvement. Health Technol Assess 2004; 8: 1–182

[2] Ayyad C, Andersen T. Long-term efficacy of dietary treatment of obesity: a systematic review of studies published between 1931 and 1999. Obes Rev. 2000; 1: 113–119

[3] Baum M. Personal communication

[4] Caperchione CM, Kolt GS, Mummery WK. Physical activity in culturally and linguistically diverse migrant groups to Western society: a review of barriers, enablers and experiences. Sports Med 2009; 39: 167–177

[5] Carvalho S, Rosado M. Evolutionary medicine: the future looking at the past. Acta Med Port 2008; 21: 591–600

[6] Donnison CP. Civilization and Disease. London: Bailliére, Tindall and Cox; 1937

[7] www.zeit.de/2003/52/Titel_2fGl_9fck_52

[8] Johansson L. Norwegian dietary habits – from low-fat poverty food to low-fat welfare food. Tidsskr Nor Laegeforen 1998; 118: 3299–3303

[9] Kaplan RM, Porzsolt F. The natural history of breast cancer. Arch Intern Med 2008; 168: 2302–2303

[10] Lange A: Das „Bruttoglücksprodukt". Lektion aus dem Himalaya. n-tv.de vom 9.März 2009

[11] NN. Disease, Race, and Civililization. BMJ 1953;1:1320–1321

[12] Popp R. Entwicklung eines Instruments zur Erfassung der „Gefühlten Sicherheit" bei Schülerinnen und Schülern einer Realschule in Baden-Württemberg. Dissertation an der Medizinischen Fakultät der Universität Ulm; 2009.

[13] Porzsolt F, Schlotz-Gorton N, Biller-Andorno N et al. Applying evidence to support ethical decisions: Is the placebo really powerless? Science and Engineering Ethics 2004; 10: 119–132

[14] Porzsolt F. Gefühlte Sicherheit – Ein Entscheidungskriterium für Patienten. Z Allg Med 2007; 83: 501–506

[15] Porzsolt F, Kirner A, Kaplan RM. Predictors of successful cancer prevention programs. Recent Results Cancer Res. 2009; 181: 19–31

[16] Porzsolt F, Ghosh AK, Kaplan RM. Qualitative assessment of innovations in healthcare provision. BMC Health Serv Res. 2009; 9: 50

[17] Porzsolt F, Schreyögg J. Die wissenschaftliche Evidenz und der Preis für Innovationen im Gesundheitssystem. Med Klin 2009; 104: 622–630

[18] Porzsolt F, Hölzel D. Spontaneous remissions in breast cancer underline the need of more evidence: Screening should not detect more cancer but earlier cancer. J Publ Health 2009, DOI 10.1007/s10389-009-0275-4

[19] Porzsolt F, Sigle JM, Pressel H, Maute-Stephan C, Kindervater R, Geldmacher J, Meier-kord S, Eisemann M. Health Care Decisions: Selecting the Cheapest Of the Best (COB) or the Best Of the Cheapest (BOC)? Submitted for publication.

[20] Rochau U. Gefühlte Sicherheit in Selbsthilfegruppen nach Brustkrebs. Dissertation an der Medizinischen Fakultät der Universität Ulm; 2009

[21] Sigerist HE. Civilization and Disease. Ithaca, N.Y.: Cornell University Press; 1943

[22] Summerbell CD, Cameron C, Glasziou PP. WITHDRAWN: Advice on low-fat diets for obesity. Cochrane Database Syst Rev. 2008; 3: CD003640

[23] Trnovec T, Cook T, Kahayová K et al. Civilization as a threat to human health? Cent Eur J Public Health. 2001; 9: 49–52

[24] Vangberg HCB. Opplevd sikkerhet i bergverksindustrien.Perceived safety in the mining industry. Master Thesis, Dept. Psychology, University of Tromsø, 2008

[25] Waber RL, Shiv B, Carmon C et al. Commercial features of placebo and therapeutic efficacy. JAMA 2008; 299: 1016–1017

[26] Yellowlees WW. Modern diseases, seen from a highland practice. An ecological approach. Ecol Dis. 1983; 2: 81–91

[27] Zahl PH, Mæhlen J, Welch HG. The natural course of invasive breast cancer detected by mammography. Arch Intern Med 2008; 168: 2311–2316

7 Wertorientierte strategische Kundensegmentierung: Erfolgsfaktor im Wettbewerb der gesetzlichen Krankenversicherung

Anja Maria Rittner*, Heike Kielhorn, Matthias P. Schönermark

7.1 Hintergrund: Kundenverständnis – Herausforderung für gesetzliche Krankenkassen

Die tektonischen Veränderungen des Gesundheitssystems stellen die gesetzlichen Krankenversicherungen (GKV) in Deutschland vor große Herausforderungen. Mit der Einführung des Gesundheitsfonds und einem einheitlichen Beitragssatz wird die Finanzautonomie der Krankenkassen eingeschränkt. Den Mitgliedern drohen jenseits der paritätischen Finanzierung Zusatzbeiträge, die jedoch durch die Überforderungsklausel gedeckt sind. Der Preiskorridor der GKV ist also beschränkt. Differenzierung in der gesetzlichen Krankenversicherung wird daher stärker als bisher über die Marke und das Leistungsangebot stattfinden. Daher wird die Entwicklung eines spezifischen Wertversprechens zur Nutzung durch Marketing, Kundenbindung, Vertrieb und auch Produktentwicklung immer wichtiger. Die Relevanz der Kundensegmentierung mit dem Ziel einer Fokussierung auf das relevante Klientel und die effiziente Adressierung gewinnen an Bedeutung.

Doch wer ist zukünftig ein attraktiver Zielkunde der GKV? Der morbiditätsorientierte Risikostrukturausgleich (Morbi-RSA) verändert die Deckungsbeiträge der Versicherten. Knapp die Hälfte der Mittel des Gesundheitsfonds kommt ausschließlich Versicherten mit 80 ausgewählten Krankheiten zugute. Gesunde Versicherte verlieren daher zwar an Werthaltigkeit, bleiben aber für die Krankenkasse attraktiv. Kranke, die an keiner Morbi-RSA-relevanten Krankheit leiden, behalten auch unter den neuen Bedingungen negative Deckungsbeiträge. Versicherte, die an einer oder mehreren der relevanten Krankheiten leiden, können durch die HMG-Zuschläge sowohl positive als auch negative Deckungsbeiträge haben. Kranke Versicherte sind damit nicht mehr generell unattraktiv. Schätzungen gehen davon aus, dass bei ca. 70 % der HMG-Erkrankten der Zuschlag ausreicht, um ihre Leistungsausgaben abzudecken.

Gleichzeitig ändern sich auch der Kunde und seine Bedürfnisse. Das große Motiv des zukünftigen Gesundheitsmarktes ist das Auseinanderdriften der Bedürfnisse, der Angebote und der Versorgung: Basis- vs. Zusatzversorgung, oder höchste Effizienz vs. Differenzierung über Qualität, einhergehend mit höherer Wechselbereitschaft von Versicherten. Gleichzeitig lässt sich auch in anderen Industrien seit einiger Zeit eine schwindende Markentreue konstatieren. Bisher wechselten jährlich durchschnittlich 5 % der Versicherten ihre Krankenkasse (Abb. 7.1) – seit Einführung des Gesundheitsfonds ist jedoch eine gewisse Marktstarre zu beobachten. Dies wird sich spätestens bei Erhebung von Zusatzbeiträgen wieder ändern.

Angesichts der begrenzten Ressourcen ist ein grundlegendes und umfassendes Kundenverständnis als Grundlage für strategisch richtige Allokationsentscheidungen für die GKV unabdingbar. So können Maßnahmen, seien sie vertrieblicher oder versorgungssteuernder Art, passgenau für die Versicherten entwickelt werden. In einem unübersichtlichen Markt sind daher systematische Ansätze notwendig, um den Kunden zu charakterisieren und damit besser „zu verstehen". Das so gewonnene Kundenwissen bildet dann gleichzeitig den Ausgangspunkt, um die Aktivitäten anderer Anspruchsgruppen einer Krankenkasse begreifen zu können.

Zur Vermeidung oder zumindest Verminderung eines Zusatzbeitrags müssen überdies die Leistungsausgaben der Krankenkasse konsequent gesteuert werden. Versichertensteuerung und Versorgungsmanagement werden unter Bedingungen des Morbi-RSA erheblich an Bedeutung gewinnen.

---

* anjamaria.rittner@vdek.com

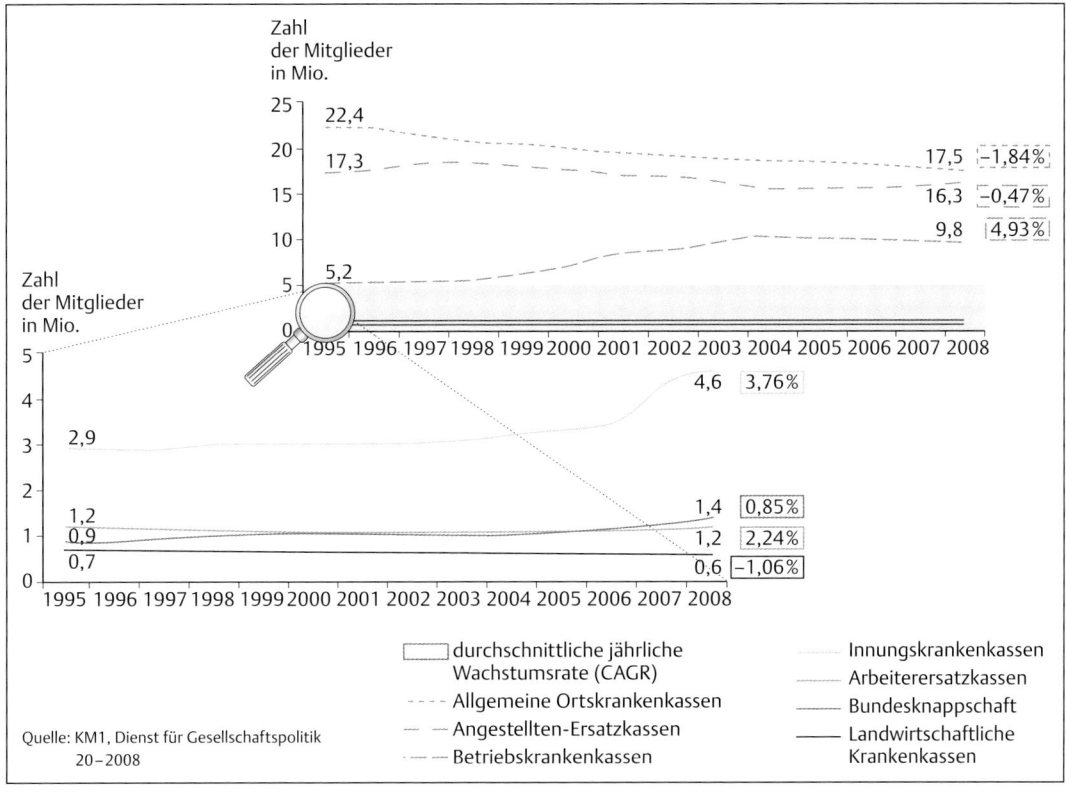

Abb. 7.1 Kein Ende der Wanderungsbewegungen (Quelle: KM1, Dienst für Gesellschaftspolitik 2008).

In einer stärker auf Prävention und Gesundheitsförderung ausgerichteten Versorgung spielen darüber hinaus Maßnahmen zur Kundenbindung, die eine kontinuierliche Betreuung des jeweiligen Versicherten garantieren, eine zunehmend große Rolle.

7.2 Material und Methoden

Bestands- und Marktkunden als Datengrundlage

Datengrundlage waren einerseits die Bestandskunden einer Krankenkasse und andererseits eine Marktstichprobe, die insbesondere Aufschluss über das Marktpotenzial und die Besonderheiten des vorliegenden Versichertenklientels geben sollte. Neben den im Bestand der jeweiligen Krankenkasse vorhandenen Routinedaten wurden Einstellungen und Präferenzen im Rahmen einer telefonischen Befragung von Kunden und Nichtkunden erhoben. Die Auswahl der Versicherten

(Sampling) erfolgte in mehreren kritischen Diskussionen und theoretischen Abwägungen.

Für die Analyse der Bestandskunden wurde eine Stichprobe aus dem Gesamtbestand gezogen. Um neben den Versicherten mit geringen Leistungskosten und seltener Interaktion mit der Krankenkasse auch eine ausreichend große Gruppe von Durchschnittsnutzern und Hochnutzern in der Marktforschung zu befragen, wurde eine geschichtete Zufallsstichprobe gezogen, d. h. der Bestand a priori segmentiert und dann aus diesen Untergruppen eine Zufallsstichprobe gezogen.

Wesentlich für die Operationalisierung für das Management zeigten sich dabei vor allem die Wertgrößen. Sie bildeten die Grundlage für die Beurteilung der Attraktivität eines Versicherten. Daher wurde als Kriterium für eine a-priori-Gruppierung die Differenz zwischen Beitragsbedarfen laut Risikostrukturausgleich (BB) und den Leistungsausgaben eines Versicherten (LA) ausgewählt. Auf Basis dieses Deltas „BB-LA" wurden also 3 Gruppen gebildet und die Stichprobe in folgender Schichtung gezogen: Wenignutzer bzw. Gesunde (I), Nutzer (II) und Hochnutzer (III).

Durch die Einführung des Gesundheitsfonds und des Morbi-RSA bleibt die Kenngröße „BB-LA" zwar das finanzielle Maß zur Bewertung der Werthaltigkeit eines Versicherten. Allerdings muss abgewartet werden, inwieweit sich die bisher veröffentlichten Zuweisungsbeträge des Morbi-RSA als zuverlässige und stabile Größe für die strategische Ausrichtung des Unternehmens eignen. Des Weiteren bot BB-LA bisher eine altersadjustierte Einschätzung der Erkrankungsschwere bzw. des Risikos eines Versicherten. Unter jetzigen Bedingungen können auch kranke Versicherte einen positiven BB-LA aufweisen.

Hinsichtlich der Nichtkunden lautete die Vorgabe an das Marktforschungsinstitut, Mitglieder aus 8 Untergruppen (Krankenkassen bzw. Kassenarten inkl. der privaten Krankenversicherung (PKV)) zu befragen. Für den Teil der Marketingforschung, der als allgemeine Bevölkerungsumfrage konzipiert war, stellte ein Umfang von 1000 Personen das Minimum dar, also 125 Befragte je Untergruppe. Aus dem Gesamtbestand auf der anderen Seite wurde entsprechend der oben genannten Schichtung eine 10%ige Stichprobe gezogen. Davon wurden 500 Personen befragt. Auch diese Stichprobe wurde hinsichtlich des Kundenertrages geschichtet.

Für die Bestandskunden wurde weitgehend auf krankenkasseninterne Daten zur Soziodemografie und -ökonomie, Regionalität, zum Versicherungsstatus, zur Wertigkeit, Häufigkeit und Dauer der Inanspruchnahme zurückgegriffen, während die Marktkunden eine Reihe statistischer Fragen zu Einkommen, Familienstand, Versichertenstatus, aber auch gegenwärtigem Gesundheitszustand beantworten mussten.

Die Marketingforschung umfasste schwerpunktmäßig die Einstellungen und Präferenzen sowie einen Frageteil zu verschiedenen Inanspruchnahmetypen (13). Dabei wurde insbesondere über die Abfrage von Erwartungen und zur Präferenzerfüllung die Kundenzufriedenheit für die Krankenkasse dergestalt greifbar gemacht, dass sich ihr konkrete Ansätze für die Verbesserung ihrer Leistung boten.

◼ Methodik der Kundensegmentierung

3 Stoßrichtungen wurden identifiziert, um das Handlungsziel eines profitablen Wachstums zu erreichen:

- Gewinnung profitabler, wechselgefährdeter Nichtkunden
- Bindung profitabler, wechselgefährdeter Kunden
- Optimierung von loyalen Inanspruchnehmern von Leistungen

Für eine wertbasierte, strategische Kundensegmentierung und die Ableitung eines Kundenwertversprechens bildet ein tiefgehendes Kundenverständnis die Basis. Um die 3 Adressatengruppen der Krankenkassenintervention zu identifizieren, wurde der Versichertenstamm segmentiert und handlungsorientiert bewertet.

◼ Konzepte der Kundensegmentierung

Unter Markt- bzw. Kundensegmentierung versteht man die Aufteilung eines Gesamtmarktes in interne homogene und externe heterogene Teilgruppen anhand geeigneter Segmentierungskriterien (6). Der Begriff der Marktsegmentierung wurde zum ersten Mal im Jahre 1951 verwendet und insbesondere seit 1956 von Smith geprägt, der die Marktsegmentierung als Marketingstrategie auffasst (12). Die Heterogenität des Kaufverhaltens wird als Möglichkeit betrachtet, sich vorteilhaft von anderen Anbietern in der Befriedigung der Konsumentenbedürfnisse zu unterscheiden.

Gesetzliche Krankenversicherungen sind meist unerfahren in der Segmentierung ihres Kundenbestandes. Zwar wurden einfache Zielgruppen in den letzten 10 Jahren gebildet, sie beziehen aber nur einzelne, meist soziodemografische oder geografische Informationen über die Versicherten ein. So gibt es Beispiele für eine regionale Zielgruppenbildung oder werden Zielgruppen anhand der Branche, des Beschäftigungsverhältnisses, des Einkommens und des Alters definiert. Dem zentralen Anliegen der Kundensegmentierung, den Prozess weg von der Bestimmung und Auswahl kaufverhaltensrelevanter Nachfrageeigenschaften hin zu einer Identifizierung und Zusammenfassung bedürfnis-homogener Kundengruppen erfolgreich umzusetzen, werden diese Ansätze nicht gerecht (6).

Grundsätzlich unterscheidet man die Variablen zur Kundensegmentierung in sozioökonomische, psychografische, verhaltensorientierte sowie multidimensionale Kriteriendimensionen. Sozioökonomische Kriterien beziehen sich auf das Leben der Kunden, ihr Alter, das Geschlecht, den Familienstand sowie die soziale Lebenswelt. Außerdem werden hierunter auch geografische Kriterien aus der Makro- und Mikrogeografie verstanden (6). Psychografische Ansätze beleuchten allgemeine Persönlichkeitsmerkmale, also Interessen, Meinungen und Aktivitäten sowie den Lebensstil (8), aber auch produktspezifische Kriterien (11). Verhaltensorientierte Kriterien umfassen die Auswahl des Dienstleisters, in diesem Fall der Krankenkasse, und damit die Unterscheidung in Käufer und Nichtkäufer und den Schwerpunkt der Leistungsinanspruchnahme. Außerdem zählen zu den verhaltensorientierten Kriterien auch Ergebnisvariablen: die Deckungsbeiträge, der Kundenwert oder der Customer-Lifetime-Value. Hinzutretende implizite verhaltensorientierte Kriterien sind das Wahl- und Wechsel- sowie das Preisverhalten oder die Wahl des Kontaktmittels (9).

7.3 Übertragung dieser Konzepte auf die gesetzliche Krankenversicherung

Wiewohl die beschriebenen Mechanismen branchenunabhängig sind, lassen sich in der Krankenversicherung im Allgemeinen und in der GKV im Speziellen Besonderheiten feststellen, die einen unmittelbaren Einfluss auf die Entwicklung einer kundenzentrierten Strategie haben. So sind für eine Krankenkasse neben den sozioökonomischen, produktspezifischen und verhaltensorientierten Ansätzen zusätzlich versicherungstechnische Merkmale und Inanspruchnahmedaten von Belang. Erstere beziehen sich auf die Dauer des Versicherungsverhältnisses und den Versichertenstatus sowie auf die zugehörigen Familienmitglieder, Letztere auf den Gesundheitszustand des Versicherten, d.h. seine Morbidität sowie sein Inanspruchnahmemuster.

Es wurde ein multidimensionales Modell entwickelt. Kernvariablen waren diejenigen Parameter, die im Rahmen einer logistischen Regression einen signifikanten Einfluss auf den Deckungsbeitrag eines Versicherten hatten und die Basis für eine zukünftige Wertentwicklung bilden. Die jeweils identifizierten Merkmale bildeten in einer ersten Clusteranalyse die Grundlage einer Gruppierung der Versicherten. Die aufgrund dieser Merkmale

generierten Versichertencluster wiesen in sich bereits eine hohe Homogenität auf.

◼ Identifikation der Versichertensegmente

Im Rahmen der Studie wurden Hypothesen entwickelt, wie Kunden ihre Entscheidungen für oder gegen ein Versicherungsangebot treffen und wie sie in der Folge als Versicherte weiter mit den Versicherungsunternehmen interagieren. Der Blickwinkel bezog sich dabei nicht nur auf den Leistungsfall, sondern auch auf das teilweise jahrelange, bisher weitgehend interaktionsfreie Intervall zwischen dem Abschluss der Versicherung und dem Leistungsfall, in dem allerdings spezifische Verhaltens- und Entscheidungsmuster eingeübt und vorbereitet werden. Für die Krankenversicherung ist diese Zeitspanne insbesondere auch unter Früherkennungs- und Präventionsgesichtspunkten von entscheidender Bedeutung.

Eine Segmentierung auf Basis der erhobenen Einstellungs- und Präferenzparameter in Verknüpfung mit der Beurteilung der Attraktivität entscheidender Wertparameter lieferte keine stabilen Ergebnisse. Dennoch erwiesen sich im Rahmen der logistischen Regression 9 Parameter als signifikant für die grundsätzliche Wertentwicklung einer Kundengruppe (Abb. 7.**2**). Darunter waren einerseits sozioökonomische Variablen wie Alter, Geschlecht, Einkommen, der Rechtskreis (Ost/West) und die Versichertengruppe (Arbeitnehmer/Selbstständige u.a.) und andererseits Inanspruchnahmegrößen wie die Zahl der Krankenhaustage, der chronischen Krankenhausdiagnosen sowie hinsichtlich des Arzneimittelbedarfs die Anzahl von Arzneimittelverordnungen (Rezepte) oder die Anzahl der angenommenen mittleren Tagesdosis, engl. Daily defined Dose (DDD), für chronische Erkrankungen. Chronische Morbidität bzw. langfristiger Versorgungsbedarf wurden an Diagnosen und Verordnungen festgemacht. Diagnosen wurden aus der krankenkasseninternen Klassifikation in Kombination mit der KORA-Studie (14) identifiziert und ATC-Codes (Anatomisch-therapeutisch-chemisches Klassifikationssystem für Arzneistoffe) auf Basis des Krankenhausreports des wissenschaftlichen Instituts der AOK (WIdO) (1) hinzugespielt.

Die Variablenliste führt zu einer sinnvollen und für die Interpretation zugänglichen Gruppierung. Die Clusteranzahl wurde anhand der Segmentie-

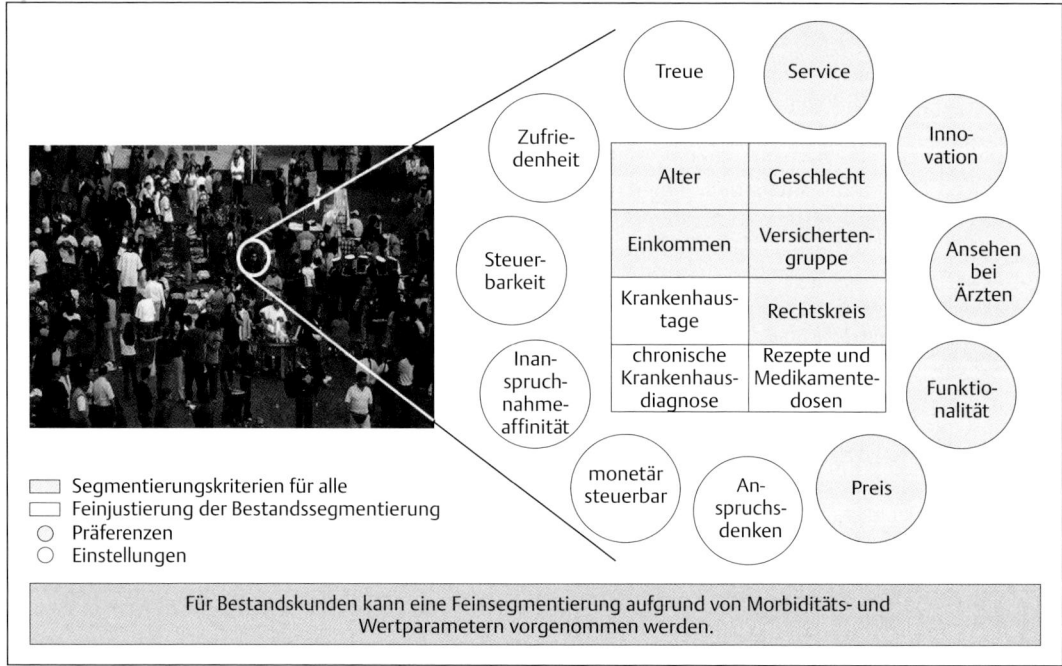

Alter	Geschlecht
Einkommen	Versicherten-gruppe
Krankenhaus-tage	Rechtskreis
chronische Krankenhaus-diagnose	Rezepte und Medikamente-dosen

Treue · Service · Inno-vation · Zufrie-denheit · Ansehen bei Ärzten · Steuer-barkeit · Inan-spruch-nahme-affinität · Funktio-nalität · monetär steuerbar · An-spruchs-denken · Preis

- ▭ Segmentierungskriterien für alle
- ▭ Feinjustierung der Bestandssegmentierung
- ○ Präferenzen
- ○ Einstellungen

Für Bestandskunden kann eine Feinsegmentierung aufgrund von Morbiditäts- und Wertparametern vorgenommen werden.

Abb. 7.**2** Parameter der Identifizierung von Versichertensegmenten.

rungsparameter auf 25 festgelegt. Die durch die Two-Step-Clusteranalyse identifizierten Segmente in einer 10%igen Stichprobe des Versichertenbestandes wurden aufgrund ihrer Einstellungen und Präferenzen zu 16 unterschiedlichen Segmenten zusammengefasst. Gerade sehr kleine Segmente konnten dabei gebündelt werden. Die zugrunde liegende Zuordnungslogik ermöglicht die zukünftige Aufteilung des gesamten Bestandes der Krankenkasse auf diese Segmente. Auch wenn die Präferenzen, Einstellungen und die Kundenzufriedenheit nicht segmentbildend waren, können den identifizierten Clustern Einstellungs- und Präferenzprofile zugeordnet werden. Sie liefern wertvolle Erkenntnisse für die Handlungsoptionen, die sich für die Krankenkasse ergeben.

Um die Vergleichbarkeit zum Markt (Nichtkunden) herzustellen, wurden Surrogatparameter als Zuordnungskriterien entwickelt und überprüft. Die fehlenden Daten zur Inanspruchnahme von Leistungen mussten anhand ausgewählter Aussagen zur allgemeinen Inanspruchnahme ausgeglichen werden.

Die identifizierten Segmente können auch am Markt erkannt werden. Damit erlaubt die erfolgreiche Übertragung der Segmente auf den Markt eine Potenzialabschätzung und so eine belastbare Vergleichsmöglichkeit.

■ Handlungsorientierte Bewertung der Versichertensegmente

Die Auswahl von Zielkundensegmenten steht in Abhängigkeit zum definierten Unternehmensziel. In der klassischen Betriebswirtschaftslehre ist das höchste Unternehmensziel die Gewinnmaximierung, der als Optimierungsziel alle anderen Ziele untergeordnet werden. Da die GKV einigen Besonderheiten unterliegt, ist die unmittelbare Übertragbarkeit von Kundenbewertungsansätzen aus der Konsumgüterindustrie, die sich seit längerem mit ihren Kunden und dem Kundenwertbeitrag beschäftigt, nur eingeschränkt möglich.

Das Unternehmensziel einer Krankenkasse ist, langfristig ein profitables Wachstum ihrer Versichertenbasis zu erreichen. Im Vergleich zu anderen Branchen zielt das so formulierte Ziel direkt auf das bestehende Versichertenkollektiv, seine Akquise, seine Bindung und seine Inanspruchnahme ab (Abb. 7.**3**).

Daher wurden schließlich die mithilfe einer mehrdimensionalen Beschreibung erkannten

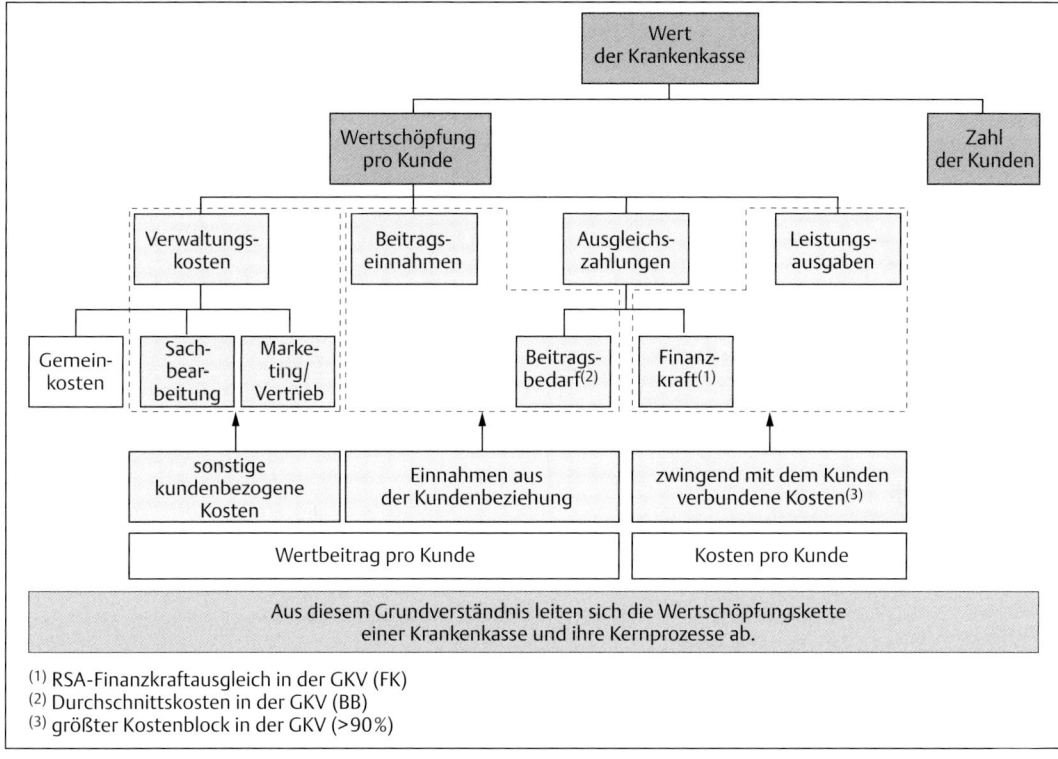

Abb. 7.**3** 3 wertbestimmende Größen: Kundenzahl, Wertschöpfung und Gemeinkosten.

Cluster auch nach strategischen Gesichtspunkten bewertet. Dabei wurden einerseits die Deckungsbeiträge der Versicherten, also die heutige Performance, ermittelt. Andererseits wurde segmentweise eine Wertentwicklung und damit ein zukünftiges Potenzial prognostiziert. Hierfür wurden Kündigungs- und Abgangswahrscheinlichkeiten sowie Migrationsbewegungen zwischen den Segmenten einbezogen (Abb. 7.**4**).

Aus der Formel für den Deckungsbeitrag lassen sich dann die generischen Handlungsoptionen für ein wertorientiertes, strategisches Management einer Krankenkasse ableiten: Wachstum der Versichertenbasis durch Akquise und Kundenbindung zur Steigerung der Beitragseinnahmen sowie Profitabilität durch Leistungskostenmanagement zur Senkung der Leistungsausgaben. Der Wert einer Krankenkasse berechnet sich dann in der statischen Betrachtung aus der Summe der individuellen Kundenwerte (Deckungsbeiträge) der einzelnen Versicherten abzüglich der Gemeinkosten. Als kritische Erfolgsfaktoren sind zu analysieren, welche Treiber hinter dem Verhalten des Versicherten stehen, welche Determinanten und Auslöser sein Verhalten bedingen und somit auch, an welcher Stelle sich der Krankenkasse Handlungsoptionen bieten und wie diese sich in einem typischen Versichertenlebenszyklus abbilden lassen (3).

Bei einer sich abzeichnenden Notwendigkeit der Weiterentwicklung von Krankenkassen hin zu Versicherungsunternehmen werden diejenigen Unternehmen ihre Wettbewerbsposition nachhaltig verbessern und ausbauen können, die frühzeitig die beschriebenen neuen Wege beschreiten und die notwendigen Kompetenzen und Prozesse aufbauen. Letztere erlauben es ihnen, ihre Kunden und Nichtkunden besser zu verstehen und bewerten zu können.

7.4 Diskussion der Handlungsoptionen

Durch die Kenntnisse der unterschiedlichen Segmente und ihrer Charakteristika lassen sich spezifische Handlungsoptionen für Vertrieb, Kundenbindung und Versorgungsmanagement definieren, die dienlich sind, eine nachhaltige,

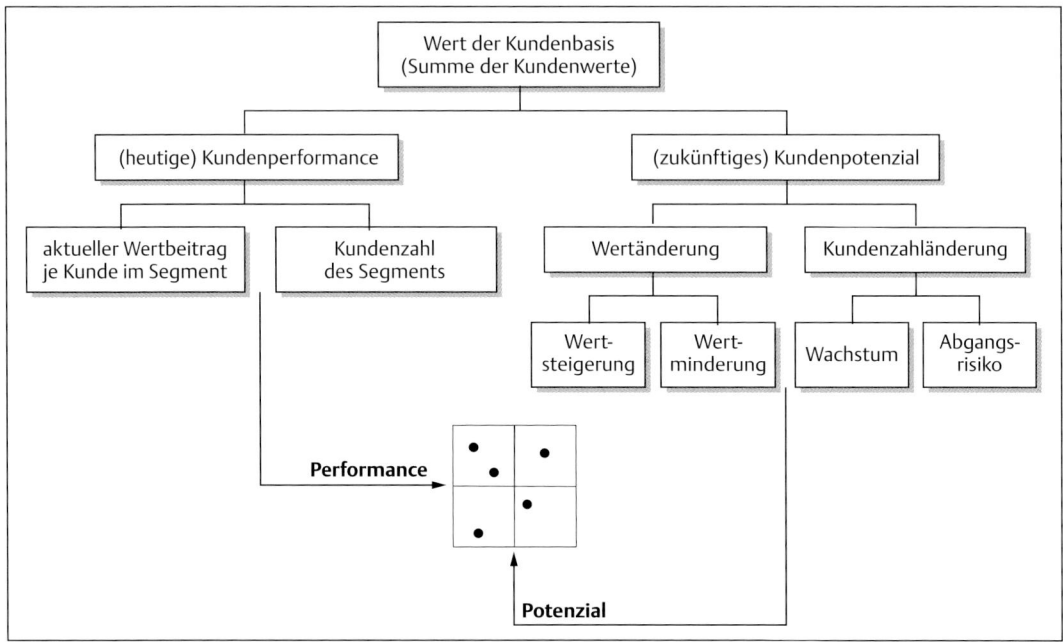

Abb. 7.**4** Kundenwert nach 2 Dimensionen.

verteidigbare Position im Markt auf- und auszubauen (Abb. 7.**5**).

Zur Erarbeitung einer Vertriebsstrategie muss die Frage nach der Identifizier- und Adressierbarkeit der Versicherten gestellt werden. Dafür sind insbesondere soziodemografische Informationen entscheidend. In der Regel wird ein Vertriebsmitarbeiter kaum Erkenntnisse über den Gesundheitszustand und die Inanspruchnahmeaffinität eines Versicherten erhalten. Daher sollten zur weiteren Fokussierung des Außendiensts auch nicht segmentbildende Charakteristika, wie beispielsweise der Wohnort und – bei Arbeitnehmern und Selbstständigen – der Wirtschaftszweig herangezogen werden. Wichtige Erkenntnisse über Präferenzen und Einstellungen können für die Vertriebsstrategieentwicklung und schließlich für das konkrete Verkaufsgespräch genutzt werden.

Für den Bestand einer Krankenkasse ist die Bestimmung der Segmentzugehörigkeit im Vergleich zu den Marktsegmenten einfacher, da die segmentbildenden sozioökonomischen und Inanspruchnahmedaten in der Regel vorliegen. Die Kundensegmentierung spiegelt wichtige Erkenntnisse über die Treue der Kunden, aber auch über Zufriedenheiten sowie über positiv besetzte Themen, die mit der eigenen Krankenkasse verbunden

werden, wider. Die Betrachtung der Segmente nach Kundenwert und Loyalität erlaubt die Auswahl geeigneter Zielgruppen für die Kundenbindung. Wesentlicher Vorteil für die Haltearbeit bei der Entwicklung einer Kundenbindungsstrategie ist, dass neben den Einstellungen auch die Präferenzen wesentlich die Maßnahmen bestimmen und damit ein abwanderungswilliger Versicherter zielgerichtet angesprochen werden kann. Die Ansprache solcher Kunden via Mailing und die konkrete Adressierung ihrer Bedürfnisse zeigte hohe Responseraten und gewinnt als Maßnahme zur Bindung werthaltiger Versicherter aktuell durch Einführung des Gesundheitsfonds und mögliche Erhebung eines Zusatzbeitrags wieder an Bedeutung.

Auch das Marketing kann die Erkenntnisse der Kundensegmentierung für die strategische Ausrichtung sowie das operative Geschäft nutzen. Interessen und Nutzenvorstellungen der Zielkunden und auch ihre bisherige Wahrnehmung der Krankenkasse bieten wichtige Anhaltspunkte, wie Marketingbotschaften zu formulieren sind, und welche Themen adressiert werden sollten. Um beispielsweise konkret die Informationskanäle zu bestimmen, bietet die Kundensegmentierung in der erarbeiteten Form allerdings lediglich Anhaltspunkte. Die spezifische Mediennutzung

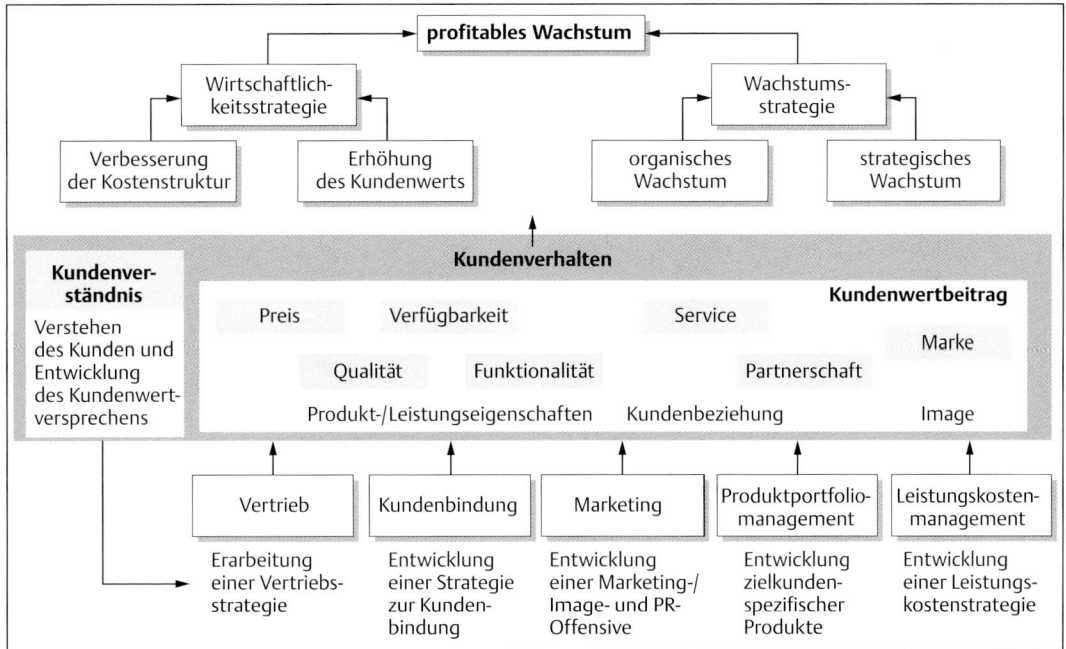

Abb. 7.**5** Entwicklung passgenauer Maßnahmen auf Basis des Kundenverständnisses.

muss bei Bedarf im Rahmen einer erweiterten Marktforschung erhoben werden.

Das Produktportfoliomanagement beinhaltet die Entwicklung attraktiver Produkte für Zielkundensegmente. Für die Produktstrategie muss dafür zunächst aufgenommen werden, welche Produkte bereits heute für die einzelnen Segmente existieren und inwieweit sie von welchen Kunden genutzt werden. Die Produktbekanntheit und -inanspruchnahme kann daran gespiegelt und gegebenenfalls ein segmentspezifisches Kommunikationskonzept zur Unterstützung bisher wenig genutzter Produkte entwickelt werden. Auf dieser Basis wird ein segmentbezogenes Stärken-Schwächen-Profil hinsichtlich des Produktportfolios erstellt. Ein Defizit in der Dimension Leistung zeigte beispielsweise Handlungsoptionen beim Leistungs- und Produktmanagement für die Kundenbindung auf. Systematisch werden so Kunden-, Leistungs- und Produktmanagement verknüpft. Produktpräferenzen, Interesse der Versicherten und Zahlungsbereitschaft bilden den Ausgangspunkt für tiefergehende Analysen, um Tarif-, Leistungs-, Kundenbindungs- und Vertriebsprodukte entwickeln zu können.

Die Adressierbarkeit und Steuerbarkeit der einzelnen Kundensegmente bildet auch den Ausgangspunkt des segmentspezifischen Leistungskostenmanagements. Konkrete Maßnahmen fußen des Weiteren auf Diagnosegruppen oder auffälligen Mustern sowie vorherrschenden Inanspruchnahmetypen. Die Abbildung typischer Segment- und damit u. U. auch Krankheitsverläufe können einen Ansatzpunkt für präventive und gesundheitsfördernde Maßnahmen bieten. Investitionen in langfristig wirksame Prävention und Gesundheitsförderung sind besonders dort kosteneffizient, wo Versicherte ihrer Krankenkasse gegenüber loyal sind und Letztere deshalb auch von mittel- bis langfristig vermiedenen Leistungskosten tatsächlich selbst profitieren kann.

Das Risikomanagement nutzt die Kundensegmentierung für die langfristige Beobachtung und Steuerung der Entwicklung des Segments sowie die Identifikation von Frühwarnindikatoren, die aus typischen Segmentwechseln abgeleitet werden können. Auf dieser Basis kann die Krankenkasse einer gefährdeten Gruppe Versicherter spezifische Präventionsangebote unterbreiten. Unter den Bedingungen des Morbi-RSA ist die Analyse der Inanspruchnahmen im Hinblick auf eine Einnahmesicherung, also die Erfüllung von Aufgreifkriterien für die Zuweisungen für die 80 ausgewählten Krankheiten, von besonderer Bedeutung.

7.5　Fazit für die Praxis

Das Kundenverständnis ist Kern eines interdependenten und interagierenden Systems, bei dem die Kundenbedarfsdefinition, Kundenauswahl, Kundengewinnung, Kundenbindung und Kundenentwicklung gebündelt und zielkongruent zusammengefasst werden. Es bildet die wesentliche und unabdingbare Grundlage für die Entwicklung von Kommunikations- und Vertriebsstrategien, von Produktentwicklungs- und Produktmanagement- sowie – spezifisch in der Versicherungswirtschaft – von Risikomanagementansätzen im Sinne eines umfassenden, wertbasierten Versorgungsmanagements.

Literatur

[1] Arnold M, Litsch W, Schwartz FW. Krankenhaus-Report 1999. Schwerpunkt: Versorgung chronisch Kranker. Stuttgart: Schattauer; 1999
[2] Breur T The importance of focus for generating customer value. Practice Papers. Journal of Financial Services Marketing 2006; 11: 64–71
[3] Büschken J, Gropp M. Kundenwertmanagement bei gesetzlichen Krankenversicherungen. Diskussionspapier, Lehrstuhl für Absatzwirtschaft und Marketing, KU Eichstätt-Ingolstadt; 2005
[4] Büschken J, Gropp M. Kündigungsmanagement in deutschen Krankenversicherungen. Diskussionspapier, Lehrstuhl für Absatzwirtschaft und Marketing, KU Eichstätt-Ingolstadt; 2005
[5] Dannenberg J, Joas A. Die Zukunft der Markenführung im Automobilgeschäft. In: Gottschalk B, Kalmbach R, Hrsg. Markenmanagement in der Automobilindustrie. Die Erfolgsstrategien internationaler Top-Manager. Wiesbaden: Gabler; 2005: 481–519
[6] Freter H Marktsegmentierung., Stuttgart: Kohlhammer, 1983: 27–34
[7] Kotler P, Keller KL, Bliemel F. Marketing-Management. Strategien für wertschaffendes Handeln. München: Pearson Studium Verlag; 2007
[8] Machauer A, Morgener S. Neue Wege der Segmentierung von Bankkunden. Zeitschrift für Bankrecht und Bankwirtschaft 1999; 1: 9–19
[9] Meffert H. Marketing. Grundlagen marktorientierter Unternehmensführung. Konzepte – Instrumente – Praxisbeispiele. Wiesbaden: Gabler; 2007
[10] Minn N, Baumann M, May D et al. Risikostrukturausgleich 2005/2006. Zahlen, Fakten, Hintergründe. Siegburg: asgard-Verlag St-Augustin; 2006
[11] Nowak D, Plöger W. Lebensweltforschung: ein Ansatz auch für Banken? bank und markt 1997; 2: 32–35
[12] Smith WR. Product differentiation and market segmentation as alternative marketing strategies. Journal of Marketing 1956; 21: 3–8
[13] Stade U. Anreizwirkungen in den Beziehungen zwischen Arzt, Patient und Krankenkasse. Hamburg: Kovac Verlag; 2004
[14] Werner A, Reitmair P, John J. Kassenwechsel und Risikostrukturausgleich in der gesetzlichen Krankenversicherung – empirische Befunde der Kooperativen Gesundheitsforschung in der Region Augsburg (KORA). Gesundheitswesen 2005; S01: 158–171

8 Staatliche Programmformulierung zur nicht medizinischen Primärprävention – eine Zwischenbilanz

Michael Noweski*, Rolf Rosenbrock

8.1 Problemwahrnehmung in Wissenschaft und Politik

Die nicht medizinische Primärprävention gilt heute als eines der zentralen Aufgabengebiete der Gesundheitsressorts auf allen Verwaltungsebenen. Dies ist erst seit einigen Jahren der Fall. Seit Ende der 1970er-Jahre, genauer seit der Deutschen Herz-Kreislauf-Präventionsstudie (DHP) (1), wird der nicht medizinischen Primärprävention neben der Krankenversorgung, der Rehabilitation und der Pflege schrittweise mehr Bedeutung beigemessen. Zunächst fand sie diese Anerkennung lediglich in der Forschungsförderung des Bundesforschungsministeriums. Seit den 1980er-Jahren werden Nutzen und Einsatzmöglichkeiten der Primärprävention immer intensiver beforscht und zunehmend mehr Interventionsprojekte durch die Krankenkassen und die öffentliche Verwaltung finanziert. Neben diesen und weiteren Finanzierungsträgern etablierten sich zahlreiche Projektträger und mittlerweile existiert in der „Bundesvereinigung Prävention und Gesundheitsförderung" ein eigener Verband. Diese Ausbildung eines spezifischen Akteurnetzwerkes weist auf die Reifung eines neuen Politikfeldes hin (2). Dies ist nicht nur an der Bildung neuer Organisationen, sondern auch an einer programmatischen Konsensbildung abzulesen. Mittlerweile ist Primärprävention als die vierte Säule der Gesundheitsversorgung zumindest programmatisch unumstritten. Konflikte um Begriffe und Prioritäten verlagern sich vom Grundsätzlichen zu den Detailfragen der Umsetzung. Die präventionspolitischen Programme des Staates spiegeln diese Entwicklung zu einem zunehmend differenzierten, aber auch konsolidierten Wissensbestand über Notwendigkeit und Angemessenheit primärpräventiver Maßnahmen wider.

* E-Mail: noweski@wzb.eu

8.2 Programme

Zwei Kategorien von Präventionsprogrammen lassen sich unterscheiden:
* Programme, die politische Prioritäten und Ziele definieren, entsprechende Maßnahmen ankündigen, jedoch keine größeren Summen für die Intervention vor Ort bereitstellen. Diese Programme sind mit dem Begriff „Strategiepapier" am besten beschrieben.
* Programme, deren Zweck darin besteht, zusätzliche Gelder für die Interventionen zur Verfügung zu stellen. Hier kann von „Förderprogrammen" gesprochen werden.

Der Unterschied zwischen Strategiepapieren und Förderprogrammen ist erst nach genauerem Hinsehen erkennbar, weil in Strategiepapieren oft Maßnahmen angeführt werden, die bereits durch Förderprogramme eingeleitet und finanziert wurden. Im Folgenden wird eine Auswahl staatlicher Dokumente vorgestellt, die als Wegmarken der Programmentwicklung gelten können (Tab. 8.1).

■ „Bewegung und Gesundheit"

Das Bundesministerium für Gesundheit führt seit 2005 die Kampagne „Bewegung und Gesundheit" durch, um die Bevölkerung zu gesundheitsbewusstem Verhalten zu animieren (3, 4). Hierfür sind 2,14 Mio. € bereitgestellt worden. Die genutzten Instrumente sind eine Homepage im Internet, öffentliche Auftritte von Prominenten und Informationsbroschüren. Gesundheitswissenschaftler kritisierten die Aktion als Intervention alten Stils. Sie zielt fast nur auf Verhaltensänderung und trägt wenig zur Verhältnisprävention, also zur Gestaltung gesundheitsförderlicher Lebenswelten bei. Dabei hat sie einseitig appellativen Charakter und nutzt kaum die Möglichkeiten der Organisationsentwicklung und der dialogischen Kommunika-

Tabelle 8.**1** Staatliche Präventionsprogramme (Auswahl); Quelle: eigene Recherchen.

Jahr	Träger und Titel	Funktion
2005	BMG: „Bewegung und Gesundheit"	Förderprogramm
	Bundesregierung: Nationaler Aktionsplan „Für ein kindergerechtes Deutschland"	Strategiepapier
2006	BMFSFJ: „Frühe Hilfen für Eltern und Kinder und soziale Frühwarnsysteme"	Förderprogramm
2008	Bundesregierung: „Strategie der Bundesregierung zur Förderung der Kindergesundheit"	Strategiepapier
	BMG, BMELV: „IN FORM"	Förderprogramm
	RKI, BZgA: „Erkennen – Bewerten – Handeln"	Strategiepapier
	Sozialministerium von Mecklenburg-Vorpommern: „Landesaktionsplan zur Gesundheitsförderung und Prävention"	Strategiepapier

tion mit der Zielgruppe. Mittlerweile ist klar, dass derlei Kampagnen allenfalls eine flankierende Funktion im Rahmen einer komplexeren Problemlösungsstrategie übernehmen können.

Nationaler Aktionsplan „Für ein kindergerechtes Deutschland"

Der Nationale Aktionsplan „Für ein kindergerechtes Deutschland" der Bundesregierung ist nicht als präventionspolitisches Programm konzipiert worden, berührt jedoch direkt und auch indirekt viele gesundheitsrelevante Prädiktoren. In einigen Details ist der Aktionsplan durchaus progressiv. Bemerkenswert ist auch die Breite des Themenspektrums, das hierin behandelt wird.

Das Dokument geht auf eine Verpflichtung der Bundesregierung auf dem Weltkindergipfel der Vereinten Nationen im Jahr 2002 zurück, einen Nationalen Aktionsplan für mehr Kinderfreundlichkeit vorzulegen. Das Papier stellt ein jugendpolitisches Rahmenprogramm mit der Laufzeit von 2005–2010 dar, mit einer synoptischen Darstellung der verschiedenen Programme und Projekte der Bundesregierung in sechs Handlungsfeldern: Bildung, Gewaltprävention, Gesundheit, Beteiligung, Lebensstandard und internationale Verpflichtungen (5, 6). Übergeordnetes Ziel ist ein „kindergerechtes Deutschland". Darunter versteht das Dokument eine Politik, die die Bedürfnisse der Kinder berücksichtigt, ihre Entwicklung fördert und Chancengleichheit unabhängig von der sozialen Herkunft ermöglicht.

Zielgruppe des Aktionsplanes sind alle Kinder in Deutschland. Der Aktionsplan betont an vielen Stellen, dass die Maßnahmen zielgruppengerecht

zu gestalten sind. Punktuell werden Gruppen mit besonderen Bedarfen hervorgehoben. Beispielsweise heißt es im Handlungsfeld Gewaltprävention: „Besondere Beachtung brauchen Kinder und Jugendliche aus solchen Migrationsfamilien, die in materieller Armut und ohne ausreichende soziale Ressourcen aufwachsen." Obgleich soziale Ungleichheit als Begriff kaum vorkommt und als Ursache vieler Probleme nicht eingehend thematisiert wird, nimmt der Aktionsplan eine sozialkritische Perspektive ein. Zum einen im Bereich der Bildungspolitik, wo bemängelt wird, dass das Bildungssystem bislang keine „Chancengerechtigkeit" gewährleiste. Zum anderen an zahlreichen Stellen, an denen Armut bzw. Kinderarmut problematisiert werden. Ungleichheit wird auf diese Weise zwar auf die Armutsproblematik reduziert, diese wird aber zumindest explizit benannt. An drei Stellen weist der Aktionsplan auf Mängel in der öffentlichen Daseinsvorsorge hin. Einmal konstatiert er in allen Bereichen der öffentlichen Kinderbetreuung Versorgungslücken und stellt fest: „Ungezählten Kindern werden Fördermöglichkeiten vorenthalten." An anderer Stelle wird bemängelt, dass lediglich 13 % der Schüler und Schülerinnen mit Lernbeeinträchtigungen und anderen Behinderungen integrativ, also in Allgemein- oder Integrationsschulen beschult werden. Kritikwürdig erscheint dem Aktionsplan außerdem, dass 40 % der Kinder und Jugendlichen bei Krankenhausaufenthalten auf Erwachsenenstationen versorgt werden und die Mitaufnahme eines Elternteils nicht immer sichergestellt ist.

Das Thema Gesundheitsförderung wird relativ ausführlich und differenziert im Gesundheitskapitel behandelt. Im Sinne der Belastungssenkung und Ressourcenstärkung sind auch viele andere Abschnitte relevant. Der Setting-Ansatz spielt begrifflich keine Rolle, die Verhältnisprävention ist jedoch in den umwelt-, bildungs- und armutspolitischen Teilzielen enthalten. Auch an die psychische Gesundheit ist gedacht worden. Leider geht der Text nicht auf das Problem der Qualitätssicherung gesundheitsorientierter Prävention ein. Hier wäre eine ähnlich ambitionierte Zielformulierung, wie sie in Bezug auf die Qualität der Bildungseinrichtungen und Beteiligungsprozesse von Kindern und Jugendlichen gemacht wurde, wünschenswert gewesen.

Das Thema Partizipation genießt einen hohen Stellenwert. Eines der sechs im Dokument aufgeführten Handlungsfelder widmet sich der Beteiligung von Kindern und Jugendlichen an Entscheidungsprozessen in ihren Lebenswelten. Die Bundesregierung plädiert hierin für eine intensivere Nutzung der bereits vorhandenen Beteiligungsformen, beispielsweise in Schulen und Gemeinden, sowie deren Weiterentwicklung bis hin zur Formulierung verbindlicher Standards. Die aufgeführten Maßnahmen der Bundesregierung bleiben gleichwohl unverbindlich. Sie lassen die intendierte Richtung der Entwicklung erkennen, bieten jedoch keinen Aufschluss über Intensität und Geschwindigkeit. Während der Entwicklung des Textes konnten Kinder und Jugendliche in eigenen Arbeitsgruppen jugendpolitische Themen beraten und Empfehlungen formulieren. Die Ergebnisse sind dem Plan als Appendix angefügt und auszugsweise in die Kapitel eingefügt. Darüber hinaus ist aus diesen Erörterungen ein „Kinder- und Jugendreport" hervorgegangen (7). Das zweiteilige Dokument beinhaltet ein jugendpolitisches Manifest der Zielgruppe selbst sowie Projektberichte, die Erfahrungen verbreiten und zur Nachahmung anregen sollen.

Wie bei Strategiepapieren üblich, beruhen viele der angeführten Maßnahmen auf Beschlüssen, die ganz unabhängig von diesem Plan gefasst wurden (z.B. Kinderzuschlag für einkommensschwache Eltern). Viele Angaben zu den Maßnahmen sind unspezifisch (z.B.: „Die Bundesregierung wirkt an der Information von Eltern, Kindern und Jugendlichen über gesundheitsförderndes Verhalten und einen gesunden Lebensstil mit und führt entsprechende Aufklärungskampagnen durch."). Auch die Ankündigungen bleiben vage (z.B.: „Die Bundesregierung wird sich in Zusammenarbeit mit den Ländern und den Trägern der Kinder- und Jugendhilfe für eine konsequente dezentrale sozialraumbe-zogene Vernetzung der verschiedenen Vorhaben und Maßnahmen zur individuellen Förderung von Kindern und Jugendlichen einsetzen."). Neu angestoßene Maßnahmen sind nicht erkennbar. Neue Mechanismen, beispielsweise zur Koordinierung von Bund und Ländern oder verschiedener Ressorts, werden nicht ins Leben gerufen. Gleichwohl ist der Aktionsplan in drei Punkten beispielgebend: Er nimmt den Zusammenhang zwischen sozialer Situation und Gesundheit zur Kenntnis, er plädiert für soziale Teilhabe und versucht die Zielgruppen bei der Konzeptualisierung von Interventionen einzubinden.

■ „Frühe Hilfen für Eltern und Kinder und soziale Frühwarnsysteme"

Das Programm „Frühe Hilfen für Eltern und Kinder und soziale Frühwarnsysteme" des Bundesfamilienministeriums fördert von 2006–2010 mit rund 10 Mio. € zehn Modellprojekte gegen Vernachlässigung und Misshandlung von Klein- und Vorschulkindern (8). Ziel ist es, diese Projekte zu evaluieren und die Erfahrungen zu kommunizieren. Als Kommunikationsplattform dient das „Nationale Zentrum Frühe Hilfen (NZFH)", das 2007 gegründet wurde (9). Der präventionspolitische Fortschritt, der mit diesem Programm vollzogen wird, besteht darin, dass nunmehr die Qualitätssicherung der Projekte eingefordert wird und entsprechende Bemühungen finanziell unterstützt werden. Das NZFH soll Lernprozesse im Sinne der Qualitätsentwicklung institutionalisieren.

■ „Strategie der Bundesregierung zur Förderung der Kindergesundheit"

Die Strategie der Bundesregierung zur Förderung der Kindergesundheit ist im Mai 2008 vom Bundeskabinett beschlossen worden (10). Hierin formuliert die Bundesregierung das Ziel, die Gesundheit der Kinder in Deutschland zu fördern. Dabei definiert sie vier Handlungsfelder:
• Ausbau der Gesundheitsförderung
• Förderung der Chancengleichheit
• Minderung der gesundheitlichen Risiken
• Gesundheitsforschung

Innerhalb dieser Felder werden Maßnahmen aus den verschiedenen Ressorts aufgeführt. Als eigene

Mittel stehen für den Zeitraum von 2009–2012 rund 4,1 Mio. € zur Verfügung. Erkennbar neu sind lediglich die Ankündigung, einen nationalen Präventionsrat einzurichten und Präventionsziele zu beschließen sowie die Ankündigung, ein Informationssystem für die Bevölkerung zum Thema ADHS zu errichten. Die Ressorts sollen sich mithilfe einer interministeriellen Arbeitsgruppe beim BMG besser abstimmen.

Der Problemaufriss des Papiers basiert auf dem Kinder- und Jugendgesundheitssurvey (KiGGS) des Robert-Koch-Instituts und ist sozialepidemiologisch fundiert. Auffällig ist, wie prominent das Thema psychische Gesundheit ist. Es wird deutlich, dass sozial benachteiligte Familien und jene mit Migrationshintergrund höhere Bedarfe aufweisen, jedoch Angebote seltener in Anspruch nehmen. Gesundheitliche Chancengleichheit ist als Ziel ausdrücklich formuliert, die Probleme Armut und soziale Ungleichheit werden gleichwohl nicht vertieft. Der Setting-Ansatz wird nicht erwähnt, ist jedoch implizit enthalten, z. B. unter dem Stichwort familiengerechte Stadtentwicklung. Die spezifischeren Herausforderungen der Primärprävention, Qualitätssicherung und partizipative Methoden, sind nicht enthalten. Obgleich das Dokument also einige gesundheitswissenschaftlich relevante Aspekte vermissen lässt, signalisiert es, dass die Gesundheitsförderung von Kindern hohe Priorität für die Bundesregierung genießt und die Institutionenbildung vorangetrieben werden soll.

▨ „IN FORM – Deutschlands Initiative für gesunde Ernährung und mehr Bewegung"

Das Programm „IN FORM" von BMG und BMELV hat eine Laufzeit von 2008–2020 und verfügt für den Zeitraum bis 2010 über ein Budget von 30 Mio. €. Diese eigene Finanzausstattung unterscheidet IN FORM von den Strategiepapieren und kennzeichnet ein echtes Förderprogramm. Ziel ist es, das Ernährungs- und Bewegungsverhalten der Bevölkerung zu verbessern (11). Der Problemaufriss stützt sich zwar auf wissenschaftliche Studien, wie das Bundesgesundheitssurvey 1998, das Kinder- und Jugendgesundheitssurvey 2006 (KiGGS) und die Nationale Verzehrstudie II von 2007, nicht mehr zeitgemäß ist jedoch, dass Stressbewältigung im Konzept vernachlässigt wird und die Trias aus Ernährung, Bewegung und Stress lediglich in Projektberichten vorkommt,

die zur Illustration eingestreut sind. Psychische Gesundheit kommt nur als Prädiktor von Ernährungs- und Bewegungsverhalten, nicht aber als Interventionsziel vor.

Der Setting-Ansatz wird als Konzept lediglich gestreift („Anreize in den Lebenswelten"). So sei bei infrastrukturellen Vorhaben „eine bewegungsfreundliche Gestaltung und die Schaffung von attraktiven Bewegungsanreizen anzustreben" („leicht zugängliche, helle Treppenhäuser oder spielförderliche Elemente in den Lebenswelten von Kindern"). Verhältnisprävention wird zweimal erwähnt: Zum einen sollen die Ziele durch ein „Zusammenspiel" aus Verhältnis- und Verhaltensprävention erreicht werden, zum anderen seien sowohl bei der Verhältnis- als auch der Verhaltensprävention substanzielle Veränderungen notwendig. Organisationsentwicklung kommt als Begriff nur einmal vor. So fordert das Programm, dass betriebliche Gesundheitsförderung Bestandteil der Personal- und Organisationsentwicklung im öffentlichen Dienst sein soll. Im gesamten Text überwiegt die Verhaltensprävention.

Das Problem der sozialen Ungleichheit findet wenig Beachtung. Defizite in der Daseinsvorsorge, z. B. im Bildungssystem, werden nicht angesprochen. Armut kommt weder als Begriff noch als Thema vor. Das Papier konstatiert, dass Adipositas bei geringerem Einkommen und niedriger Bildung häufiger auftritt, dass sozial benachteiligte Gruppen Angebote (beispielsweise organisiert über Vereine und kommerzielle Anbieter), teilweise auch aufgrund eingeschränkter finanzieller Möglichkeiten, seltener wahrnehmen und dass das Wohnumfeld sozial Benachteiligter oft schlechter ist und in entsprechenden Wohnquartieren bauliche Veränderungen erfolgen müssen. Sozial Benachteiligte und Migranten werden erwähnt, wenn es darum geht, die Projekte zielgruppengerecht zu gestalten. Sie werden jedoch nicht als eigenständige Zielgruppen betrachtet, schon gar nicht als prioritäre Zielgruppen oder als Schwerpunkt des Programms. Gleichzeitig zeigen jedoch die illustrativ eingefügten Projektbeispiele („soziale Stadt", Kooperationsverbund „Gesundheitsförderung bei sozial Benachteiligten"), dass dieser Schwerpunkt in der Praxis existiert. Das Konzept des Programms bleibt insoweit hinter dem erreichten Niveau der Praxis zurück. Ein Hinweis zu den Vorteilen partizipativer Methoden bei den Interventionen fehlt.

Die Aussagen zur Qualität der Primärprävention sind ausweichend und verlagern das Problem in die Zukunft. Der Plan stellt fest, dass sich die Projekte auf sehr unterschiedlichem Niveau bewegen und wissenschaftlich fundierte Qualitätssicherung und Evaluation notwendig seien. Darauf folgt jedoch lediglich die Ankündigung, die Entwicklung von Standards sowie Begleitforschung und Gesundheitsmonitoring zu fördern. Damit bleibt das Thema der Forschung und der Selbstverpflichtung der Träger überantwortet. Weiterführend wäre es gewesen, Evaluationen für alle vom Bund geförderten Projekte obligatorisch zu machen, die Veröffentlichung der Ergebnisse und den Transfer selbiger in die Präventionsforschung einzufordern und eine Empfehlung auszusprechen, die Evaluationen von Wissenschaftlern durchführen zu lassen, die qualifiziert und ohne Interessenkonflikte sind.

Die von BMG und BMELV angeführten Maßnahmen dienen vor allem der Vernetzung der Akteure, der Weiterentwicklung bereits vorhandener Initiativen, der Entwicklung von Qualitätsstandards und der Förderung von neuen Modellvorhaben. In allen Bereichen stützt sich das Programm wesentlich auf nicht staatliche Akteure. Beispielsweise sollen die Qualitätsstandards für Gemeinschaftsverpflegung von der Deutschen Gesellschaft für Ernährung entwickelt werden, wie schon die Standards für Schulverpflegung. Augenfällig sind die Feststellung, dass in vielen Fragen noch Forschungsbedarf bestehe, und die Ankündigung, dass diese Forschung gefördert werde. Insgesamt treten die Ministerien und ihre Behörden als Geldgeber und Moderatoren in Erscheinung, jedoch nicht in ihrer Funktion als Regulierungsträger. Das gesamte Programm ist von einem „weichen" Politikstil gekennzeichnet.

IN FORM knüpft überwiegend an bereits vorhandene Entwicklungsprozesse an und stützt sich auf bereits aktive Akteure, fördert diese Strukturen jedoch mit einem eigenen Budget. Bereits laufende Initiativen, wie das Programm „Tut mir gut" von der BZgA, können mit dem „frischen" Geld fortgesetzt werden. Daneben gibt es auch das neue Teilprogramm „Aktionsbündnisse Gesunde Lebensstile und Lebenswelten", mit dem lokale Bündnisse für Prävention gefördert werden. Einige Institutionen werden neu entstehen; innerhalb des Programms eine Steuerungsgruppe und themenspezifische Arbeitsgruppen, außerhalb Vernetzungsstellen für Schulverpflegung und Kompetenzzentren für Bewegungsförderung.

Bei Letzteren ist jedoch nicht klar, welchen Anteil BMG und BMELV an der Finanzierung übernehmen, weil die Länder und weitere Akteure beteiligt sind. Vernetzung und Kooperation genießen insgesamt einen hohen Stellenwert. Möglichst viele „gesellschaftliche Kräfte", darunter die Bürger, sollen „sektorenübergreifende Allianzen" bilden.

Angesichts der hier angeführten konzeptionellen Schwachpunkte in den zugrunde liegenden Dokumenten ist zu hoffen, dass die beteiligten Projektträger ihre gesundheitswissenschaftlichen Qualifikationen und praktischen Erfahrungen zum Tragen bringen, um die wirklich bedürftigen Adressaten zu identifizieren und in angemessener Weise anzusprechen. Zumindest bieten die lange Projektlaufzeit und das relativ üppige Budget hierfür gute Voraussetzungen.

■ „Erkennen – Bewerten – Handeln"

Das Gutachten „Erkennen – Bewerten – Handeln" von RKI und BZgA aus dem Jahr 2008 ist formal gesehen weder ein Strategiepapier noch ein Förderprogramm, sondern eine Stellungnahme zum Thema Primärprävention bei Kindern und Jugendlichen aus gesundheitswissenschaftlicher Perspektive mit zahlreichen Empfehlungen (12). Es ist im Zusammenhang mit der staatlichen Programmentwicklung als relevantes Dokument anzusehen, weil es vom BMG mit der Maßgabe in Auftrag gegeben wurde, die epidemiologischen Daten der KiGGS-Studie zu interpretieren und Empfehlungen für den Gesetzgeber abzuleiten. Daher ist es nicht unwahrscheinlich, dass die Inhalte Eingang in die Programmentwicklung des Ministeriums finden.

Besonders informativ sind die Ausführungen der Studie bezüglich des Zusammenhangs von sozioökonomischem Status und gesundheitlichen Bedarfen. Es wird deutlich, dass Interventionen bzw. Investitionen bei sozial Benachteiligten und Migranten vordringlich sind. Hinsichtlich der Prozess- und Strukturqualität umreißt die Studie deutlicher und vollständiger als die Papiere aus den Ministerien Defizite und Handlungsbedarfe. Dies betrifft die Anwendung des Setting-Ansatzes (bzw. „Lebensweltansatzes") und partizipativer Methoden, die Initiierung von Lernprozessen bei den präventionspolitischen Akteuren sowie die Institutionalisierung von Qualitätssicherung und Koordinierung.

■ „Landesaktionsplan zur Gesundheitsförderung und Prävention" in Mecklenburg-Vorpommern

Der präventionspolitische Aktionsplan des Bundeslandes Mecklenburg-Vorpommern wurde im Jahr 2008 vom Sozialministerium veröffentlicht (13). Er legt einen umfassenden und positiven Gesundheitsbegriff zugrunde, der die biomedizinische, psychologische und soziale Dimension umfasst. Der Begriff Lebensqualität ist sehr prominent. Neben der Belastungssenkung wird die Ressourcenstärkung hervorgehoben („salutogener Ansatz", „Empowerment"). Die Handlungsleitlinien beziehen sich explizit auf den Setting-Ansatz, die zielgruppengerechte Individualisierung der Interventionen, die Beteiligung der Zielgruppen („Partizipation") und sogar die „Kontinuität und Nachhaltigkeit" der Maßnahmen. Vulnerable Gruppen, die besonderer Unterstützung und vorzugsweise aufsuchender und niedrigschwelliger Hilfe bedürfen, werden explizit und ausführlich angesprochen („Menschen mit Armutsrisiko, Langzeitarbeitslose, Alleinerziehende, suchtbelastete Menschen, ältere Alleinlebende, Menschen mit Migrationshintergrund"). In einem spezifischen Abschnitt zum Problem der Steuerung erläutert der Plan die Aufgaben der interministeriellen Arbeitsgruppe für Prävention und betont die Bedeutung des Aktionsbündnisses für Gesundheit, dessen Geschäftsführung dem Sozialministerium und der LVG obliegt. Die Ausführungen vermitteln den Eindruck, dass die Landesverwaltung eine verantwortliche Rolle als Koordinator eingenommen hat. Zu begrüßen ist außerdem, dass Evaluationen für öffentliche Projekte verpflichtend sein und deren Ergebnisse der Präventionsforschung zur Verfügung gestellt werden sollen. Verbindliche Qualitätskriterien werden angestrebt, ohne jedoch einzelne vielversprechende Vorhaben ohne vollständigen Wirksamkeitsnachweis auszuschließen. Sinnvoll ist die Absicht, eine Präventionsberichterstattung zu etablieren. Hinsichtlich der Prävention bei Kindern und Jugendlichen existieren diesbezüglich Ansätze in Form von Gesundheitszielen (14, 15) und einem Kinder- und Jugendbericht (16). Leider sind hierin weder epidemiologische Daten noch eine Ausgabenstatistik zur präventiven Gesundheitsversorgung enthalten. In welchem Verhältnis Bedarf und Versorgung stehen, ist daher noch unklar. Der Bericht zur Umsetzung der Gesundheitsziele für Kinder und Jugendliche könnte aber zu einem „Landesgesundheitsbericht / Prävention / Kinder und Jugendliche" ausgebaut werden.

In der bisherigen Form vermitteln die präventionspolitischen Dokumente den Eindruck, dass die Infrastruktur (Institutionen und Leitlinien) in Mecklenburg-Vorpommern gut entwickelt ist. Im vorliegenden Vergleich staatlicher Dokumente verdient der Landesaktionsplan im Sinne der Gesundheitswissenschaften als fortschrittlichstes Programm gewürdigt zu werden.

8.3   Schlussfolgerungen

Die kursorische Durchsicht jüngerer präventionspolitischer Dokumente zeigt, dass die Empfehlungen der Gesundheitswissenschaften (17) peu à peu Eingang in die staatliche Programmformulierung finden. Die sozialen Ursachen von Krankheit, z.B. Armut und mangelnde Integration, werden deutlicher benannt. Immer mehr wird die Vulnerabilität von Zielgruppen als Priorisierungskriterium angelegt und spezifische Interventionsstrategien eingefordert. Die Partizipation der Zielgruppen bei der Entwicklung der Projekte ist auf dem Wege, zum Standard zu werden. Qualitätssicherung gilt als unverzichtbar und die Entwicklung entsprechender Methoden wird finanziell stärker gefördert. Psychische Gesundheit wird als Präventionsziel immer prominenter. Die Förderprogramme sind in ihren Ausführungen zwar weniger differenziert als die Strategiepapiere und die geförderten Maßnahmen sind keine hinreichende Antwort auf die vielfach bereits zutreffende Problemanalyse. Dass auf dem Weg der Politikformulierung und -implementation nicht alles umgesetzt wird, was zuvor als notwendig erachtet wurde, ist Beteiligten und Analysten des Politikprozesses jedoch nichts Neues und an sich kein Anlass, die Problemlösungsfähigkeit staatlichen Wirkens anzuzweifeln. Viel konstruktiver ist es, zur Kenntnis zu nehmen, dass die Programme der Exekutive gesundheitswissenschaftlich viel fundierter sind als noch vor einigen Jahren, und das Bemühen anzuerkennen, die Strukturbildung des neuen Politikfeldes zu unterstützen. Die Förderung des Staates bleibt auf absehbare Zeit unverzichtbar. Deswegen lohnt es sich darüber zu diskutieren, ob die staatlichen Programme problemangemessen sind.

Literatur

[1] Bundesministerium für Forschung und Technologie. Deutsche Herz-Kreislauf-Präventionsstudie (DHP). Erste Ergebnisse. Bonn: BMFT; 1986

[2] Noweski M. Ausreifung von Politikfeldern. Metapher oder Theorie? Discussion-Paper SP I 2008–304 der Forschungsgruppe Public Health im Wissenschaftszentrum Berlin für Sozialforschung. Berlin: WZB; 2008

[3] Bundesministerium für Gesundheit. Bewegung und Gesundheit. Berlin: BMG; 2007

[4] Bundesministerium für Gesundheit. Zahlen und Fakten zur Kampagne „Bewegung und Gesundheit". Berlin: BMG; 2009

[5] Bundesministerium für Familie, Senioren, Frauen und Jugend. Nationaler Aktionsplan. Für ein kindergerechtes Deutschland 2005–2010. Berlin: BMFSFJ; 2006

[6] Bundesministerium für Familie, Senioren, Frauen und Jugend. Nationaler Aktionsplan. Für ein kindergerechtes Deutschland 2005–2010. Zwischenbilanz. Berlin: BMFSFJ; 2008

[7] Bundesministerium für Familie, Senioren, Frauen und Jugend. Ein Kinder- und Jugendreport zum Nationalen Aktionsplan (NAP) „Für ein kindergerechtes Deutschland 2005–2010". Berlin: BMFSFJ; 2006

[8] Bundeszentrale für gesundheitliche Aufklärung. Frühe Hilfen. Modellprojekte in den Ländern. Köln: BZgA; 2008

[9] Bundeszentrale für gesundheitliche Aufklärung. Nationales Zentrum Frühe Hilfen. Aufgaben und Ziele. Köln: BZgA; 2008

[10] Bundesministerium für Gesundheit. Strategie der Bundesregierung zur Förderung der Kindergesundheit. Berlin: BMG; 2008

[11] Bundesministerium für Gesundheit, Bundesministerium für Ernährung, Landwirtschaft und Verbraucherschutz. IN FORM. Deutschlands Initiative für gesunde Ernährung und mehr Bewegung. Bonn: BMG; 2008

[12] Robert Koch-Institut, Bundeszentrale für gesundheitliche Aufklärung. Erkennen – Bewerten – Handeln. Zur Gesundheit von Kindern und Jugendlichen in Deutschland. Berlin: RKI; 2008

[13] Ministerium für Soziales und Gesundheit Mecklenburg-Vorpommern. Landesaktionsplan zur Gesundheitsförderung und Prävention. Schwerin: SM-MV; 2008

[14] Ministerium für Soziales und Gesundheit Mecklenburg-Vorpommern, Landesvereinigung für Gesundheitsförderung Mecklenburg-Vorpommern. Gesundheitsziele. Chancengleich gesund aufwachsen in Mecklenburg-Vorpommern. Schwerin: SM-MV; 2004

[15] Ministerium für Soziales und Gesundheit Mecklenburg-Vorpommern. Umsetzung der Gesundheitsziele für Kinder und Jugendliche in Mecklenburg-Vorpommern. Schwerin: SM-MV; 2006

[16] Ministerium für Soziales und Gesundheit Mecklenburg-Vorpommern. Vierter Kinder- und Jugendbericht der Landesregierung Mecklenburg-Vorpommern. Schwerin: SM-MV; 2006

[17] Sachverständigenrat zur Begutachtung der Entwicklung im Gesundheitswesen. Gutachten 2007. Kooperation und Verantwortung. Band II. Kap. 6. Baden-Baden: Nomos; 2008

9 Disease-Management-Programme der gesetzlichen Krankenkassen als wirksamer Beitrag zur Sekundärprävention

Kai Kolpatzik*, Gerhard Schillinger, Peter Willenborg

9.1 Einleitung

Im Gegensatz zu den großen Fortschritten, die die moderne Medizin in der Beherrschung und Behandlung von akuten Erkrankungen in den letzten Jahrzehnten erreichen konnte, besteht bei der Behandlung von chronischen Erkrankungen weiterhin ein erhebliches Verbesserungspotenzial. Dieses Potenzial gilt es zu heben – zumal durch die zunehmende Lebenserwartung und den gleichzeitigen Geburtenrückgang der Anteil der alten Menschen in der Bevölkerung stetig ansteigt. Damit nimmt auch die Zahl der Menschen mit chronischen Erkrankungen zu. Gleichzeitig steigt die Prävalenz von chronischen Erkrankungen, wie Asthma bronchiale oder Diabetes mellitus Typ 1, die in der Hauptsache im Kindesalter und im jungen Erwachsenenalter auftreten.

Um diesen wachsenden Problemen zu begegnen, ist zunächst die Primärprävention gefragt. Sie trägt dazu bei, dass chronische Erkrankungen nicht oder erst in einem späteren Lebensalter auftreten. Gleichzeitig muss aber auch eine optimale Behandlung der chronisch Kranken gewährleistet werden. Es gilt, Komplikationen und Folgeerkrankungen frühzeitig zu erkennen und zu verhindern. Die Amputation eines diabetischen Fußes, der Herzinfarkt eines Patienten mit koronarer Herzerkrankung oder Entwicklungsstörungen bei einem asthmakranken Kind sind in erster Linie ein Desaster für die betroffenen Menschen. Daher müssen die Anstrengungen, solche Ereignisse zu vermeiden, unbedingt intensiviert werden. Dies kann nur gelingen, wenn Patienten, Ärzte und Krankenkassen dieses Ziel gemeinsam verfolgen. Da solche Folgeerkrankungen auch erhebliche Kosten verursachen, kann die Sekundärprävention außerdem dazu beitragen, die solidarisch finanzierte Krankenversicherung bezahlbar zu erhalten.

Obwohl über diese Zusammenhänge schon länger Konsens besteht, veränderte sich die Betreuung und Behandlung der chronisch kranken Patienten lange Zeit nur sehr wenig. So bestand z. B. bei der Diabetikerversorgung ein erhebliches Defizit in der Sekundärprävention. Trotz erheblicher Anstrengungen ließen sich die in der St.-Vincent-Deklaration von 1989 verabschiedeten Ziele in Deutschland nicht flächendeckend erreichen. Die Quote der jährlichen Kontrollen des Augenhintergrunds bei Diabetikern, die zur Prävention der diabetesbedingten Erblindungen notwendig sind, stagnierten bei etwa 30 % (7), die Amputationsraten aufgrund des diabetischen Fußsyndroms ließen sich nicht senken.

Zwar investierten einzelne gesetzliche Krankenkassen in Versorgungsmodelle, die jedoch nie eine Flächendeckung erreichten. Dadurch, dass der Risikostrukturausgleich zwischen den Krankenkassen die Morbidität nicht berücksichtigte, bestanden bei den Krankenkassen nur wenig Möglichkeiten und Anreize, sich für Patienten mit schweren Erkrankungen zu engagieren. Sie befürchteten, weitere Versicherte mit derartigen Erkrankungen anzuziehen, was angesichts des fehlenden Kostenausgleichs für chronisch Kranke ein unkalkulierbares wirtschaftliches Risiko bedeutet hätte (vgl. den Prüfbericht des Bundesversicherungsamtes von 1998: „Eine Krankenkasse, die sich in Sachen Versorgungsmanagement für besonders teure Erkrankungen im Sinne des Gesamtsystems vorbildlich verhält, kann im Extremfall nämlich betriebswirtschaftlich Harakiri begehen.").

Mit der Einführung der **Disease-Management-Programme** (DMPs) erfolgte der Einstieg in die unmittelbare Kopplung der Morbidität der Versicherten an den Finanzausgleich zwischen den Krankenkassen. Durch die Anbindung der DMPs an den Risikostrukturausgleich zwischen den

---

* E-Mail: kai.kolpatzik@bv.aok.de

Krankenkassen ist eine flächendeckende Einführung der strukturierten Behandlungsprogramme über alle Krankenkassen hinweg gelungen. Inzwischen werden mehr als 5,7 Mio. Patienten in den DMPs betreut, alleine bei der AOK sind es 2,6 Mio. Die gesetzlichen Krankenkassen bieten Programme für Versicherte mit Diabetes Typ 1 und Typ 2, koronarer Herzkrankheit, Asthma bronchiale, chronisch-obstruktiven Lungenerkrankungen (COPD) sowie für Patientinnen mit Brustkrebs an.

9.2 Ausgestaltung der deutschen DMPs

Programme zur Verbesserung der Versorgung chronisch Kranker werden in fast allen entwickelten Gesundheitssystemen durchgeführt. Die Umsetzung unterscheidet sich jedoch erheblich. In den USA setzt man z.B. darauf, die chronisch Kranken durch externe Dienstleistungsunternehmen telefonisch eng zu betreuen. Die deutschen Programme sind dagegen hausarztzentriert und zielen primär auf eine aktive Teilnahme und Übernahme von Verantwortung durch die Kranken selbst. Dazu sollen die Patienten durch Schulungsprogramme und zielgerichtete Informationen befähigt werden.

Die Grundpfeiler der DMPs wurden im § 137f SGB V festgelegt:

- Behandlung nach dem aktuellen Stand der medizinischen Wissenschaft unter Berücksichtigung von evidenzbasierten Leitlinien oder nach der jeweils besten verfügbaren Evidenz sowie unter Berücksichtigung des jeweiligen Versorgungssektors
- durchzuführende Qualitätssicherungsmaßnahmen unter Berücksichtigung der Ergebnisse nach § 137a Abs. 2 Nr.1 und 2
- Voraussetzungen und Verfahren für die Einschreibung des Versicherten in ein Programm, einschließlich der Dauer der Teilnahme
- Schulungen von Leistungserbringern und Versicherten
- Dokumentation sowie
- Bewertung der Wirksamkeit und der Kosten (Evaluation), der zeitlichen Abstände zwischen den Evaluationen eines Programms sowie der Dauer seiner Zulassung nach § 137 g SGB V

Die inhaltliche Ausgestaltung der DMPs erfolgt durch den Gemeinsamen Bundesausschuss (G-BA),

die Bewertung der Evidenz und fachliche Ausarbeitung leisten das Institut für Qualität und Wirtschaftlichkeit im Gesundheitssystem (IQWiG) und Experten-Arbeitsgruppen.

Die Programme werden im G-BA gemeinsam durch diejenigen beraten und verabschiedet, die die Programme umsetzen: Krankenkassen, Kassenärzte, Krankenhäuser und die Patientenvertreter, die beratend an den Sitzungen teilnehmen. Diese Gemeinsamkeit ist eine wichtige Grundlage für die Akzeptanz und den Erfolg der Programme. Die erarbeiteten Programme werden vom Bundesministerium für Gesundheit geprüft und als Rechtsverordnung in die Praxis umgesetzt (der Verlauf der Gesetzgebung ist dargestellt unter www.aok-gesundheitspartner.de/bundesverband/dmp).

Die aktive Mitwirkung der Patienten ist ein wichtiger Pfeiler der DMPs. Bei der Einschreibung bestätigen die Ärzte nicht nur, dass die konkrete Erkrankung vorliegt. Ein wichtiges Kriterium ist auch, dass die Patienten zu einer aktiven Programmteilnahme in der Lage sind. Die Patienten schließen mit ihrem Arzt oder ihrer Ärztin und ihrer Krankenkasse einen Kontrakt über ihre aktive Teilnahme. Dazu sollen sie durch wirksame Patientenschulungen sowie durch Informationen zu ihrer Erkrankung befähigt werden.

So erhalten die Teilnehmer von den Krankenkassen zu bestimmten Anlässen speziell entwickeltes Informationsmaterial. Wenn etwa eine Komplikation wie ein diabetisches Fußsyndrom aufgetreten ist, bekommen sie eine Broschüre zugeschickt, in der ihnen erklärt wird, worauf es bei der Behandlung dieser Komplikation ankommt und wie sie selbst zur Vorbeugung von Schäden beitragen können. Wird die jährliche augenärztliche Untersuchung versäumt, erhalten die Patienten Informationsmaterial, in dem ihnen die Hintergründe der diabetischen Retinopathie und die Wichtigkeit der regelmäßigen Untersuchung erläutert werden.

Gleichzeitig wird den behandelnden Ärzten eine Zusammenstellung der besten verfügbaren Evidenz zur Verfügung gestellt. Im DMP ist zudem klar geregelt, wann Spezialisten eingebunden werden sollen. Damit die Inhalte der Programme stets aktuell bleiben, müssen sie in jährlichen Intervallen überarbeitet werden. Für die medizinischen Behandlungsempfehlungen der DMP werten die Expertengruppen nach den Grundlagen der evidenzbasierten Medizin Leitlinien, Metaanalysen, systematische Reviews und für einzelne Fragestellungen auch die Primärliteratur aus.

Natürlich können die daraus resultierenden Behandlungsempfehlungen nicht für alle Patienten vorgeschrieben werden. Dies widerspräche den Grundsätzen der evidenzbasierten Medizin, die bekanntlich die beste verfügbare externe Evidenz aus der klinisch relevanten Forschung mit der individuellen klinischen Erfahrung des Arztes vereinen soll. Wenn die behandelnden Ärzte Gründe haben, von der besten externen Evidenz abzuweichen, sollten sie die Gründe für diese Abweichungen allerdings ihren Patienten erläutern. Denn dann kann die Entscheidung im Sinne eines vertrauensvollen Arzt-Patienten-Verhältnisses gemeinsam getroffen und getragen werden.

Eine Verbesserung der Versorgung erfordert auch eine Qualitätssicherung. Grundlage dieser Qualitätssicherung ist die Dokumentation, die im Zuge mehrerer Überarbeitungen und durch die elektronische Übermittlung der Daten deutlich vereinfacht wurde. Anders als bei vielen anderen Daten, die im Praxisalltag dokumentiert werden müssen, bekommen die behandelnden Ärzte ihre Angaben in Feedbackberichten zurückgespiegelt. Dadurch können sie die eigenen Ergebnisse mit den Ergebnissen der anderen Ärzte in ihrem KV-Bezirk vergleichen. Die Krankenkassen nutzen die Daten aus der Dokumentation, um den Patienten bei Bedarf zielgerichtete Informationen zur Verfügung zu stellen und um die Programme zu evaluieren.

9.3 Ergebnisse zur Wirksamkeit der DMPs

Für die DMPs wurden Maßnahmen empfohlen, deren Wirksamkeit in Interventionsstudien nachgewiesen worden ist. Die Wirkungen und Ergebnisse der DMPs werden in begleitenden Studien untersucht und auch mit der Regelversorgung verglichen.

Die Rahmenbedingungen und das wissenschaftliche Vorgehen für die gesetzlich vorgeschriebene Evaluation der DMPs sind vom Bundesversicherungsamt mit Unterstützung von Fachexperten verbindlich festgelegt worden. Die Ergebnisse dienen den Kassen zur weiteren Verbesserung der Programme und dem Bundesversicherungsamt als eine Grundlage für die Wiederzulassung der DMPs (nähere Informationen unter www.bundesver-

sicherungsamt.de, DMP, Evaluation). Die entsprechende Auswertung der AOK-Programme wird vom Institut für angewandte Sozialwissenschaft GmbH (infas) in Bonn, der Prognos AG in Düsseldorf und dem Wissenschaftlichen Institut der Ärzte Deutschlands (WIAD) in Bonn durchgeführt. Grundlage für die Evaluation sind zum einen die Dokumentationsbögen, auf denen die Ärzte die relevanten Behandlungsdaten ihrer DMP-Patienten festhalten. Darüber hinaus wird eine Stichprobe von Patienten gebeten, per Fragebogen Auskunft zu ihrer Lebensqualität zu geben.

Eine bundesweite Auswertung der Evaluationsberichte der AOK-Programme für Typ-2-Diabetiker, die inzwischen für einen Auswertungszeitraum von über 3 Jahren vorliegt, belegt: Bei den Patienten, die kontinuierlich am DMP für Typ-2-Diabetiker teilnehmen, hat sich die Versorgung verbessert (17). So konnte bei Patienten mit gut eingestelltem Blutzucker der Langzeit-Blutzuckerwert HbA1c stabil gehalten werden, bei Patientengruppen mit deutlich zu hohem HbA1c konnte dieser deutlich gesenkt werden. Patienten mit Hypertonus erreichten im Behandlungsverlauf über 6–7 Halbjahre eine Senkung des systolischen Blutdrucks von 149 mmHg in den Normbereich mit 139 mmHg, der diastolische Blutdruck fiel bei ihnen von 83 mmHg auf 79 mmHg. Über alle DMP-Teilnehmer sank der systolische Blutdruck von 140 mmHg auf 136 mmHg, der diastolische von 81 mmHg auf 79 mmHg. Damit wurde der wichtigste Risikofaktor für Schlaganfall und Herzinfarkt bei Diabetikern erfolgreich reduziert.

Ebenso sank der Anteil der Raucher unter den Programmteilnehmern um mehr als ⅔. Der Anteil der Diabetiker, bei denen die jährliche Augenhintergrunduntersuchung durchgeführt wird, lag je nach Region bei 72–89 %. Auch bezüglich der patientenrelevanten Endpunkte liegen inzwischen Zahlen vor:

- Neu aufgetretene Herzinfarkte nahmen im DMP Diabetes mellitus im Behandlungsvelauf um fast die Hälfte von 0,43 % auf 0,22 % ab, neu aufgetretene Schlaganfälle von 0,57 % auf 0,39 %.
- Der Anteil der Patienten mit neuen Amputationen ließ sich von 0,14 % auf unter 0,10 % senken.

Da die gesetzliche Evaluation der DMPs keinen Vergleich mit der Behandlung der chronisch Kranken „Regelversorgung" vorsieht, hat die Abteilung Allgemeinmedizin und Versorgungsforschung des Uniklinikums Heidelberg im Jahr 2005 mit finanzieller Unterstützung des AOK-Bundesverbandes die ELSID-Studie gestartet („Evaluation of a large Scale Implementation of Disease Management Programmes"). Es handelt sich um eine kontrollierte wissenschaftliche Studie zum Vergleich der medizinischen Ergebnisse und Behandlungskosten von DMP-Teilnehmern und Nicht-Teilnehmern (8). Für die Studie gilt der international höchste Standard bezüglich der Transparenz. Planung, Datenmanagement, Durchführung und Auswertung erfolgen ausschließlich durch die beteiligten Wissenschaftler. Insgesamt werden im Rahmen der ELSID-Studie die Daten von über 20 000 Patienten analysiert. Ausgewertet werden u. a. Daten zu Verordnungen, Krankenhauseinweisungen und Behandlungskosten.

Im Sommer 2008 legte das ELSID-Team erste Endergebnisse der Studie vor (15). Sie zeigen, dass es unter Patienten mit Diabetes mellitus Typ 2, die an einem DMP teilnehmen, deutlich weniger Todesfälle gibt als bei Patienten, die nicht in ein strukturiertes Behandlungsprogramm eingeschrieben sind. Für den Vergleich wurden die Daten von 2300 DMP-Teilnehmern ausgewertet, die in 85 Hausarztpraxen in Sachsen-Anhalt und Rheinland-Pfalz behandelt wurden. Die Kontrollgruppe der Nichtteilnehmer umfasste 8779 Diabetiker aus 337 Praxen. Es handelte sich dabei um medikamentös behandelte Patienten mit Diabetes mellitus und einem Durchschnittsalter von über 70 Jahren, in der Mehrzahl Frauen. Über einen Beobachtungszeitraum von 2,5 Jahren lag die Sterblichkeitsrate bei den DMP-Teilnehmern mit 10,9 % (251 von 2300 Patienten) deutlich niedriger als bei den Nichtteilnehmern in der Kontrollgruppe. Dort betrug sie 18,8 % (1649 von 8779 Patienten).

Um mögliche Verzerrungen durch Unterschiede in den beobachteten Gruppen zu minimieren, wurden die Ergebnisse durch verschiedene Zusatzanalysen mit gewichteter Altersverteilung überprüft. Darüber hinaus wurden DMP-Teilnehmer und Patienten aus der Kontrollgruppe mit gleichen Eigenschaften (z. B. Alter, Geschlecht, Versichertenstatus, Pflegebedürftigkeit) verglichen. Bei allen Überprüfungen bestätigte sich, dass die Sterblichkeitsrate unter den Teilnehmern des DMP Diabetes deutlich geringer ist. So verglich das ELSID-Team eine Teilgruppe von 1927 Patienten im DMP und 1927 Patienten in der Regelversorgung mit gleichem Alter (Durchschnittsalter: 70,7 Jahre) und gleichem Geschlecht (60,3 % Frauen), die ähnlich schwer erkrankt waren und unter den gleichen

Begleiterkrankungen litten. Auch hier zeigte sich bei der Sterblichkeitsrate ein Unterschied: Während von den DMP-Teilnehmern 9,5 % der Patienten verstarben (183 von 1927), waren es in der Kontrollgruppe der Nichtteilnehmer 12,3 % (237 von 1927). Die Chance, den Beobachtungszeitraum von 30 Monaten zu überleben, war für die DMP-Patienten 1,34-fach höher als für die Patienten in der Regelversorgung (Abb. 9.1).

Dieser Unterschied ist nicht nur statistisch signifikant, sondern für die Beurteilung des Nutzens der Disease-Management-Programme von hoher Relevanz. Allerdings hängen die Unterschiede bei der Sterblichkeit nicht zwangsläufig mit der Diabetes-Erkrankung zusammen – es spielen vermutlich mehrere Faktoren eine Rolle. So ist es z. B. denkbar, dass bei einem Patienten, der im Rahmen der strukturierten Diabetes-Behandlung regelmäßig in die Sprechstunde seines Hausarztes kommt, quasi als „Nebenprodukt" eine Herzinsuffizienz diagnostiziert und dann entsprechend behandelt wird. Die Gründe für die Unterschiede in der Sterblichkeitsrate sind nach Einschätzung des ELSID-Teams in der Kombination der verschiedenen Maßnahmen zu suchen, die im DMP für Diabetiker vorgesehen sind. Die regelmäßigen Untersuchungstermine und die Vereinbarung von Therapiezielen in Kombination mit Schulungen und gezielten Informationen für Patienten und Ärzte tragen dazu bei, dass gesundheitliche Komplikationen und Probleme bei den Patienten vermieden oder schneller erkannt werden.

Diese These wird gestärkt durch die Ergebnisse einer Patientenbefragung zur Einschätzung der

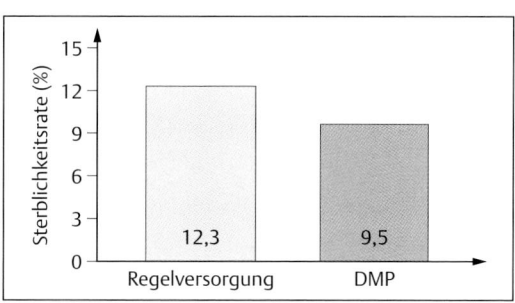

Abb. 9.1 ELSID-Studie: Jedem Patienten im DMP Diabetes wurde ein „Zwilling" aus der Regelversorgung ohne DMP gleichen Alters, Geschlechts, gleicher Krankheitsschwere und Begleiterkrankung zugeordnet. Die Chance, den Beobachtungszeitraum von 2,5 Jahren zu überleben, war für die DMP-Patienten 1,34-fach höher als für Patienten der Regelversorgung – ein statistisch signifikanter Unterschied.

Behandlung, die im Rahmen der ELSID-Studie durchgeführt wurde (16). Auch hier hatten sich positive Trends zugunsten der DMP-Teilnehmer gezeigt. Danach fühlen sich die DMP-Patienten deutlich besser versorgt als Nicht-DMP-Teilnehmer. Um die Sichtweise der Patienten zu erfassen, hatten die Wissenschaftler eine Teilstichprobe von 865 DMP-Teilnehmern und 534 Nichtteilnehmern zu ihrem persönlichen Erleben der Versorgungsqualität befragt. Die Ergebnisse belegen, dass DMP-Patienten mit dem Ablauf und der Organisation ihrer Behandlung deutlich zufriedener sind als Patienten in der Regelversorgung. Zudem wurden sie von ihrem Arzt häufiger nach ihren Vorstellungen bei der Gestaltung des Behandlungsplans gefragt und besser darin unterstützt, sich konkrete Ziele in Bezug auf ihr Essverhalten und ihre körperlichen Aktivitäten zu setzen. Die DMP-Patienten erhielten auch eher im Vorfeld Informationen, wie sie in schwierigen Phasen mit ihrer Erkrankung umgehen können oder warum Überweisungen zu anderen Ärzten notwendig sind (Abb. 9.2). Ärzte und Praxisteams setzen die Vorgaben des DMP also so gut um, dass die Patienten eine Verbesserung ihrer Behandlung wahrnehmen.

Die ELSID-Auswertungen bestätigen somit die positiven Ergebnisse, die sich in den Abschlussberichten zur gesetzlichen Evaluation des DMP Diabetes gezeigt hatten. Die Ergebnisse aus den Qualitätsberichten der beteiligten Vertragspartner in den Regionen gehen in die gleiche Richtung. So

zieht z. B. der aktuelle Qualitätssicherungsbericht für die Programme in Nordrhein eine positive Bilanz zum DMP Diabetes mellitus Typ 2: Insbesondere bei den teilnehmenden Patienten mit hohen Blutdruck- und Blutzuckerwerten seien „starke Verbesserungen" (10) zu verzeichnen.

Nachdem zum DMP für Typ-2-Diabetiker bereits zahlreiche Auswertungen vorliegen, hat der AOK-Bundesverband im Juli 2008 auch die bundesweit ersten Zwischenberichte zur gesetzlichen Evaluation der später gestarteten DMPs für Patienten mit koronaren Herzkrankheiten (KHK) veröffentlicht. Die Bundesauswertung aller Zwischenberichte durch die 3 unabhängigen Forschungsinstitute infas, Prognos und WIAD zeigt: Auch bei Herzpatienten, die über einen Zeitraum von 2 Jahren kontinuierlich an einem strukturierten Behandlungsprogramm für chronisch Kranke teilnehmen, verbessern sich die medizinischen Werte deutlich. So hat sich etwa der Anteil der teilnehmenden Patienten, die während der Behandlung im DMP einen Herzinfarkt erlitten, im Auswertungszeitraum von 2 Jahren um mehr als die Hälfte verringert. Insgesamt gab es bei den akuten Koronarsyndromen – ein medizinischer Sammelbegriff für alle Phasen von akuten Durchblutungsstörungen der Herzkranzgefäße – einen deutlichen Rückgang von 4,9 % auf 2,4 %.

Alle vorliegenden Zwischenberichte zum DMP KHK zeigen darüber hinaus, dass sich der Anteil der Patienten mit Angina pectoris im Laufe der Programmteilnahme verringert hat. Auch der

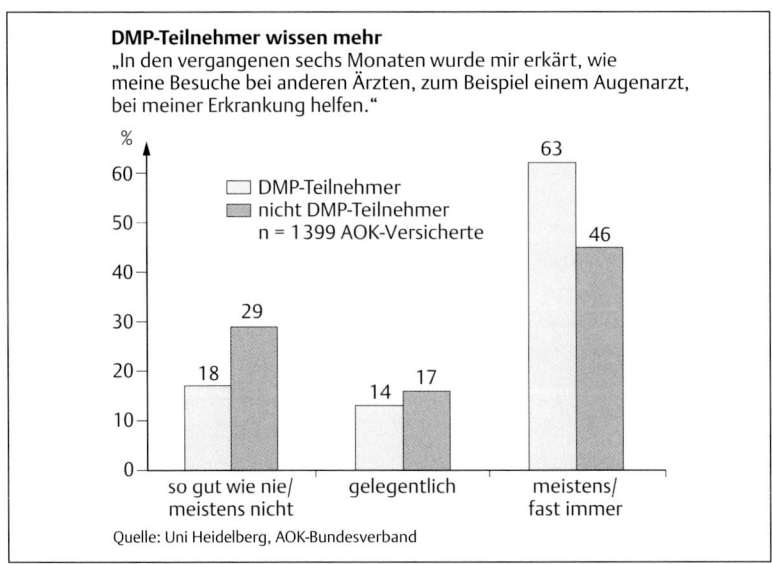

Abb. 9.2 Informationsvorsprung von DMP-Patienten (Quelle: Uni Heidelberg, AOK Bundesverband).

Blutdruck der Herzpatienten hat sich im Beobachtungszeitraum von 2 Jahren deutlich verbessert – ein wichtiger Beitrag zur Vermeidung von Folgeerkrankungen, weil ein zu hoher Blutdruck die Herzkranzgefäße der Patienten belastet. Insgesamt zeigen die regelmäßigen Kontrolluntersuchungen und die Behandlungsempfehlungen im Rahmen des DMP ihre Wirkung.

Eine Vergleichsstudie des Helmholtz-Zentrums München kommt darüber hinaus zu dem Ergebnis, dass Patienten, die am DMP KHK teilnehmen, öfter eine leitliniengerechte Medikation erhalten als KHK-Patienten in der Regelversorgung. Die Studie basiert auf Daten aus dem Herzinfarktregister der Forschungsplattform KORA. Sie erlauben einen Vergleich zwischen dem Gesundheitszustand und der medizinischen Versorgung von Teilnehmern und Nichtteilnehmern des DMP KHK. Verglichen wurden die Daten einer populationsbasierten Stichprobe von 2330 gesetzlich versicherten Patienten, die in der Vergangenheit einen Herzinfarkt erlitten hatten.

Es zeigte sich, dass die DMP-Patienten häufiger Statine (75,5 %) verschrieben bekommen als Patienten in der Regelversorgung (64,3 %). Auch Thrombozytenaggregationshemmer (88,4 %) und Betablocker (85,7 %) erhielten die DMP-Patienten häufiger als die KHK-Patienten außerhalb des DMP (TAH: 79,6 %, Betablocker: 82,4 %). Die Studienergebnisse decken sich weitgehend mit den Verlaufsdaten aus der gesetzlichen Evaluation der KHK-Programme. Sie widersprechen zudem der These, dass in die DMPs überwiegend leichter erkrankte Patienten eingeschrieben würden: Die Patienten im DMP KHK waren laut Studie zwar mit 67,2 Jahren im Durchschnitt 1,6 Jahre jünger als die nicht eingeschriebenen Patienten, litten aber deutlich häufiger gleichzeitig an Diabetes (31,1 %) als die Nichtteilnehmer (23 %). Während bei Lebensqualität und BMI nach 2 Jahren Programm-Laufzeit keine Unterschiede festgestellt wurden, gibt es Hinweise darauf, dass der Anteil der Raucher unter den DMP-Teilnehmern etwas geringer war als in der Vergleichsgruppe (4).

9.4 Ergebnisse von Teilnehmerbefragungen

Die positiven Auswirkungen der Programme sind auch für die teilnehmenden Patienten spürbar. Eine Patientenbefragung des AOK-Bundesverbandes aus dem Juli 2008 zeigt, dass vor allem Patienten, die schon seit mehreren Jahren in einem DMP behandelt werden, sich langfristig besser versorgt fühlen und gesundheitsbewusster verhalten. Das Meinungsforschungsinstitut „psychonomics" befragte im Auftrag der AOK 1000 Teilnehmer des DMP Diabetes mellitus Typ 2 der AOK Baden-Württemberg von 45–75 Jahren, die seit mindestens 1 Jahr am Programm teilnahmen. Es handelte sich um eine Folgebefragung zu einer Studie aus dem Jahr 2005, bei der ebenfalls 1000 Patienten befragt worden waren. Die Frage: „Hat sich aus Ihrer Sicht etwas an der Behandlung und Betreuung durch Ihren Arzt verbessert, seit Sie in das DMP eingeschrieben sind?", beantworteten 2005 noch 39 % der Teilnehmer mit „ja". Im Jahr 2008 waren es bereits 56 %. Auf die offen gestellte Frage nach den Gründen nannten diese Patienten am häufigsten eine verbesserte Information, Aufklärung und Beratung (36 %), gefolgt von den häufigeren Kontrollen (33 %). 29 % gaben an, dass sich ihr Gesundheitszustand und ihre Selbstkontrolle seit der Teilnahme an „AOK-Curaplan" verbessert hätten.Deutliche Verbesserungen zeigen sich auch in Bezug auf die durchgeführten Kontrolluntersuchungen: So gaben 95 % der Befragten in der aktuellen Studie an, dass ihre Augen seit der Programmteilnahme regelmäßig einmal im Jahr von einem Facharzt auf diabetesbedingte Schäden überprüft werden. 88 % erklärten, dass bei ihnen die Füße in den letzten 12 Monaten auf eventuelle Schäden untersucht worden seien. Bei den Fragen nach Verhaltensänderungen gab es durchweg positivere Ergebnisse als bei der Erstbefragung. Beispielsweise erklärten 87 % der Teilnehmer, dass sie sich mehr bewegen, seit sie am DMP teilnehmen; 2005 waren es noch 78 %. Die Ergebnisse der Patientenbefragung sind unter www.aok-gesundheitspartner.de/bundesverband/dmp/evaluation/befragung veröffentlicht.

Nicht nur im Vergleich zur Regelversorgung, sondern auch zu anderen neuen Versorgungsformen schneiden die DMPs gut ab: Das Wissenschaftliche Institut der AOK hat im Juni/Juli 2008 im Rahmen des „WIdO-Monitors" bundesweit 3000 Versicherte zur Zufriedenheit mit ihrer Versorgung befragt (18). Ergebnis: Sowohl für Teilnehmer an Hausarztmodellen als auch für DMP-Teilnehmer hat sich die Versorgung im Vergleich zu vorher insgesamt verbessert. Patienten im DMP zeigen sich mit der fachlichen Qualität der Behandlung (88,6 %) und der Terminorganisation (64,4 %) allerdings deutlich zufriedener als die

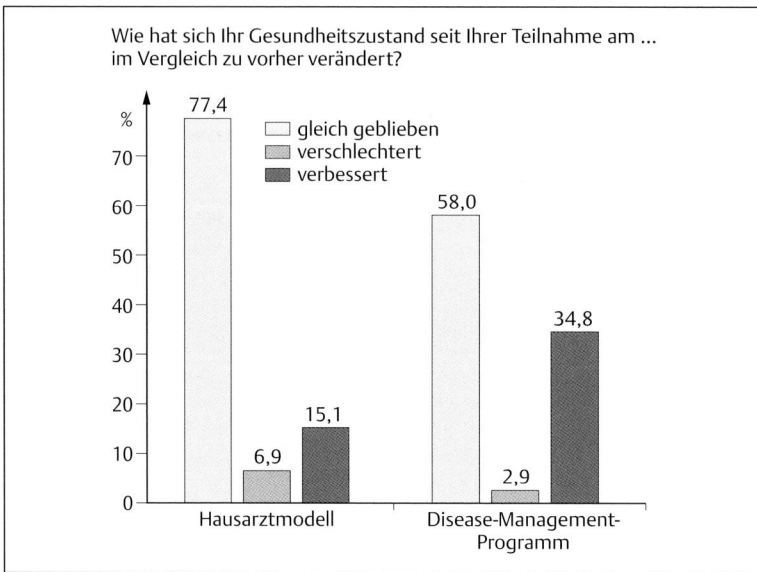

Abb. 9.3 Angaben zum Gesundheitszustand von DMP-Teilnehmern und Patienten in Hausarztmodellen.

Patienten in Hausarztmodellen. Mehr als ⅓ der befragten DMP-Teilnehmer gab zudem an, dass sich ihr Gesundheitszustand durch die Teilnahme am DMP verbessert hat (Abb. 9.3). Auf die offen gestellte Frage, welche Vorteile eine Einschreibung in ein DMP hat, führten die Teilnehmer die „gute Betreuung" (37,7 %) und eine „Verbesserung der eigenen Gesundheit" (20,3 %) an. Die Teilnehmer in Hausarztmodellen nannten dagegen in erster Linie finanzielle Vorteile wie „Wegfall/Ersparnis der Praxisgebühr" (32,5 %). Erst danach folgen Angaben wie „gute Betreuung" (19,3 %) oder „bessere Koordination" (18,4 %).

9.5 Weiterentwicklung der DMPs

Die flächendeckende Einführung der strukturierten Behandlungsprogramme in Deutschland ist eine der wichtigsten Innovationen der letzten Jahre im Bereich der Sekundärprävention. Die Inhalte der Programme werden in regelmäßigen Abständen aktualisiert. Darüber hinaus werden die DMPs aber auch inhaltlich weiterentwickelt und zukunftsfest gemacht. So startet in der 2. Jahreshälfte 2009 ein neues Modul zur Behandlung von Patienten mit Herzinsuffizienz, das künftig fester Bestandteil des DMP KHK ist. Der Gemeinsame Bundesausschuss hatte diese Erweiterung beschlossen, damit Patienten mit mehreren Erkrankungen in einem Programm behandelt werden können und so die Indikationsgrenzen der DMPs zumindest zum Teil aufgehoben werden. Ziel des Moduls ist es u. a., dass die betroffenen Patienten eine adäquate medikamentöse Therapie erhalten. Mit wenigen Klicks in ihrer DMP-Software können die behandelnden Ärzte Teilnehmer des DMP KHK mit einer Herzmuskelschwäche in das neue Modul aufnehmen; eine zusätzliche Einschreibung ist nicht erforderlich. Der G-BA entwickelt nun ein weiteres DMP-Modul für Adipositas-Patienten. Zur Vorbereitung hat das Institut für Qualität und Wirtschaftlichkeit (IQWiG) Empfehlungen aus aktuellen evidenzbasierten Leitlinien zusammengestellt, die für das geplante DMP-Modul von Bedeutung sein können.

Literatur
[1] Beyer M, Gensichen J, Szecsenyi J et al. Wirksamkeit von Disease-Management-Programmen in Deutschland – Probleme der medizinischen Evaluationsforschung anhand eines Studienprotokolls Z. ärztl. Fortbild Qual Gesundhwes 2006; 100: 355–363
[2] Elkeles T, Kirschner W, Graf C et al. Versorgungsunterschiede zwischen DMP und Nicht-DMP aus der Sicht der Versicherten. Ergebnisse einer vergleichenden Versichertenbefragung von Typ-2-Diabetikern der Barmer. Gesundheit&Sozialpolitik 2008; 1: 10–18
[3] Fitzner K, Sidorov J, Fetterole D et al. Principles for assessing disease management outcomes. Disease Management 2004; 7(3): 191–201
[4] Gapp O, Schweikert B. Meisinger C et al. Disease management programmes for patients with

coronary heart disease – An empirical study of German programmes, Health Policy (2008), doi:10.1016/j.healthpol.2008.03.009

[5] Gerlach FM, Beyer M, Szecsenyi J et al. Evaluation von Disease-Management-Programmen – Aktuelle Defizite, Anforderungen, Methoden. Z ärztl Fortbild Qual 2003; 97(7): 495–501

[6] Graf C, Ullrich W, Marschall U. Nutzenbewertung der DMP Diabetes mellitus. Neue Erkenntnisse aus dem Vergleich von DMP-Teilnehmern und Nicht-Teilnehmern anhand von GKV Routinedaten und einer Patientenbefragung. Gesundheit&Sozialpolitik 2008; 1: 19–30

[7] Hauner H, Köster J, von Ferber L. Ambulante Versorgung von Patienten mit Diabetes mellitus im Jahr 2001. Dt Med Wochenschr 2003; 128: 2638–2643

[8] Joos S, Rosemann T, Heiderhoff M et al. ELSID – Diabetes study-evaluation of a large scale implementation of disease management programmes for patients with type 2 diabetes. Rationale, design and conduct – a study protocol. BMC Public Health 2005; 5(99)

[9] Miksch A, Hermann K, Trieschmann J et al. Geschlechtsspezifische Unterschiede in der Lebensqualität von Typ-2-Diabetikern mit und ohne DMP-Einschreibung. Gesundheitswesen 2008; 70: 250–255

[10] Nordrheinische Gemeinsame Einrichtung Disease-Management-Programme GbR. Qualitätssicherungsbericht 2007. Düsseldorf; 2009

[11] Schillinger G. Vorfahrt für Prävention. Morbiditätsorientierter Risikostrukturausgleich bietet neue Möglichkeiten. Gesellschaftspolitische Kommentare 2008; 11: 16–17

[12] Schillinger G. Vorfahrt für Prävention. Weg von der Risikoselektion und hin zu einem Wettbewerb um die optimale Versorgung. Gesellschaftspolitische Kommentare 2008; 12: 35–36

[13] Schmacke N. DMP – Notwendigkeit zur Verbesserung der Versorgung oder Bedrohung hausärztlicher Arbeitsweise. Z Allg Med 2006; 82: 479–485

[14] Sönnichsen AC, Rinnerberger A, Url MG et al. Effectiveness of the Austrian disease-management-programme for type 2 diabetes: study protocol of a cluster-randomized controlled trial. Trials 2008; 9: 38

[15] Szecsenyi J, Miksch A. Länger leben. Gesundheit und Gesellschaft Spezial 2008; 11(11): 8–9

[16] Szecsenyi J, Rosemann T, Joos S et al. German Diabetes Disease Management Programs are appropriate for restructuring care according to the Chronic Care Model. Diabetes Care 2008; 31 (6): 1150–1154

[17] Van Lente EJ, Willenborg P, Egger B. Auswirkungen der Disease-Management-Programme auf die Versorgung chronisch kranker Patienten in Deutschland – eine Zwischenbilanz. Gesundheits- und Sozialpolitik 2008; 62(3): 10–18

[18] Zok K. Versorgungsgeschehen aus der Versichertenperspektive. Ergebnisse einer Repräsentativ-Umfrage unter 3000 GKV-Versicherten. WIdO-monitor 2008; 5(2): 1–7

B Prävention und Lebenswelten

10 Aufhören gehört von Anfang an dazu – ausgewählte Ergebnisse einer Befragung zum Rauchen an bayerischen Schulen[1]

Kerstin Eberhardt, Pál L. Bölcskei[*]

10.1 Einführung

Kaum ein jugendlicher Raucher plant bis zum Erwachsenenalter weiter zu rauchen, wenn er das erste Mal zur Zigarette greift – tatsächlich tritt aber genau dies bei den meisten ein (11). Zudem rauchen Jugendliche in der Regel zu Beginn nicht täglich, sondern es wechseln sich Phasen des Konsums mit Phasen der Abstinenz ab, bei denen unklar bleibt, ob diese als ernsthafte Rauchstoppversuche gewertet werden können (10). Trotzdem fällt es Jugendlichen offensichtlich schwer wieder von der Zigarette zu lassen, wenn sie einmal mit dem Rauchen begonnen haben. Da ist es besonders erfreulich, dass in der BRD 2008 die Zahl der gelegentlichen und ständigen Raucher unter den 12- bis 17-Jährigen den historischen Tiefstand von 15,4 % (4) erreichte. Im Vergleich zu 2001 hat sich die Zahl somit halbiert.

Haben Jugendliche erst einmal mit dem Rauchen begonnen, so wollen viele dieses Verhalten bald wieder ändern. Bis zum Alter von 18 Jahren bedauern ⅔ der Konsumenten, mit dem Rauchen angefangen zu haben, und die Hälfte hat schon versucht, wieder aufzuhören (7). In sofern spielt das Aufhören beim Rauchen schon von Beginn an eine große Rolle.

In einem Review von 52 Studien fassten Bancej und Mitarbeiter (2) zusammen, dass zwar über die Hälfte der jugendlichen Raucher Aufhörversuche unternahm, dass aber 89 % innerhalb von einem halben Jahr rückfällig wurden. Nach einem Jahr blieben nur 8 % der Jugendlichen abstinent. Die geringe Erfolgsquote ist vergleichbar mit derjenigen der erwachsenen Raucher, die ohne Unterstützung das Ziel der Rauchfreiheit verfolgen. Sie steht im krassen Gegensatz zu der Einschätzung der Jugendlichen hinsichtlich der Möglichkeit, das Rauchen aufzugeben. Denn jeder zweite Jugendliche ist davon überzeugt, jederzeit aufhören zu können (1).

Dass viele Jugendliche vergeblich versuchen, rauchabstinent zu werden, liegt wohl einerseits in der Wahl ineffizienter Aufhörstrategien begründet (8), denn Jugendliche hören gerne „auf eigene Faust" auf zu rauchen oder suchen Unterstützung bei ihren (evtl. rauchenden) Freunden (9, 12). Andererseits weist die hohe Rückfallquote auf das Abhängigkeitspotenzial der Droge Nikotin hin. Jugendliche zeigen schon bald nach dem Einstieg in das Rauchen Abhängigkeitssymptome. So berichten DiFranza und Mitarbeiter (5), dass bei 22 % der 12- bis 13-jährigen Schüler, die gelegentlich rauchten, schon in den ersten 4 Wochen des monatlichen Konsums Nikotinabhängigkeitssymptome festzustellen sind.

Die Frage, ab wann Jugendliche die ICD-10-Kriterien der Tabakabhängigkeit erfüllen, untersuchten Gervais und Mitarbeiter (6). Sie befragten in einer prospektiven Längsschnittstudie Schüler ab der 7. Klasse über die Dauer von 5 Jahren alle 3–4 Monate. Die Autoren definierten 12 Meilensteine der Raucherkarriere, wie z. B. den ersten Zug, die erste Zigarette etc. und berechneten, wann die Meilensteine von denjenigen Jugendlichen erreicht wurden, die im Untersuchungszeitraum mit dem Rauchen begannen. Gervais et al. betrachteten auch die Entwicklung der Tabakabhängigkeit in Relation zum Erreichen der „Meilensteine der Raucherkarriere". Sie fanden, dass die Wahrnehmung psychischer und körperlicher Abhängigkeit sowie Craving schon 2–5 Monate nach Rauchbeginn – also bevor der Jugendliche monatlich raucht – auftreten.

---

[*] E-Mail: beratung@irt-rauchfreiwerden.de
[1] Mit freundlicher Genehmigung der Zeitschriften „Prävention und Gesundheitsförderung" und „SUCHT" (12, 13)

> Der tägliche Griff zur Zigarette erfolgt nach etwa 2 Jahren. Entzugssymptome, Toleranz und die Erfüllung der ICD-10-Kriterien der Tabakabhängigkeit treten dagegen 11–41 Monaten nach Rauchbeginn auf.

Vor kurzem wurden von derselben Autorengruppe Meilensteine des Aufhörprozesses bei jugendlichen Rauchern formuliert (10).

In der schon beschriebenen Stichprobe äußerten die jugendlichen Raucher relativ schnell (1,5 Monate nach Beginn) den ernsthaften Wunsch, das Rauchen wieder aufzugeben. Im Gegensatz dazu wurde ihnen die Schwierigkeit des Aufhörens erst viel später bewusst (32 Monate nach Beginn des Rauchens).

> Jugendliche sind also sehr wohl motiviert das Rauchen auch schon nach kurzer Raucherkarriere wieder aufzugeben, unterschätzen dabei aber die Schwierigkeit dieses Unterfangens.

In der vorliegenden Arbeit werden die Fragen der Aufhörmotivation und der bevorzugten Interventionsmethoden anhand einer Stichprobe bayerischer Berufsschüler näher beleuchtet.

10.2 Methode

■ Design und Setting

Anfang 2006 besuchten wir, Mitarbeiter des Instituts für Raucherberatung und Tabakentwöhnung IRT, 3 berufsbildende Schulen im Raum Nürnberg, wo wir die Schüler in ihren Klassen anhand eines quantitativen, standardisierten Fragebogens befragten. Diese einmalige und explorative Erhebung bildete den Start eines Präventionsprojektes an den Schulen. In der Diskussion der Ergebnisse werden zudem Aussagen und Reaktionen von Berufsschülern im Alter von 18–21 Jahren angeführt, die an einem Entwöhnungskurs des IRT im Jahr 2009 teilnahmen.

■ Instrumente und Durchführung

Die Datenerhebung wurde in Anwesenheit der Lehrkraft von einem Projektmitarbeiter angeleitet. Die Schüler erhielten einen doppelseitigen Fragebogen mit jeweils einer Seite für Raucher und einer

für Nichtraucher. Eine ausführliche Beschreibung des Fragebogens findet sich auch bei Walden et al. (12, 13).

Neben demografischen Angaben wurden die Jugendlichen nach ihrem Rauchverhalten gefragt: Der Raucherstatus (ja/nein) und die Menge des Konsums wurde erhoben. Die Häufigkeit des Rauchens wurde mit den vorgegebenen Antwortalternativen (jeden Tag/alle 3–4 Tage/wöchentlich/seltener) erfasst. Zudem wurde die Anzahl der an einem Rauchtag gerauchten Zigaretten erfragt. Auch sollten die Schüler angeben, wie viele Jahre sie schon rauchten, und die wichtigsten Gründe nennen, warum sie rauchten. Die gegebenen Antworten zu den „Rauchmotiven" wurden für die Auswertung kategorisiert.

Gefragt wurde auch nach Aufhörversuchen und zwar sowohl danach, ob die Schüler schon einmal versucht hatten, mit dem Rauchen aufzuhören (ja/nein) als auch danach, ob sie mit dem Rauchen aufhören wollen (ja/nein). Aufhörwillige Schüler sollten zusätzlich eine Aussage dazu machen, wann sie mit dem Rauchen aufhören wollen (innerhalb der nächsten 30 Tage/innerhalb der nächsten 6 Monate/innerhalb des nächsten Jahres/bin nicht sicher, wann). Ebenso wurden die Motive für das Aufhören mit den vorgegebenen Antwortkategorien erfragt (Gesundheit/Fitness, Kondition/Geld/Freunde, Familie/unangenehmer Geruch/sonstiges). Den Abschluss bildete die Frage zu bevorzugten Entwöhnungsmethoden (Selbsthilfebücher/Unterstützung durch Lehrer/einen Entwöhnungskurs in der Schule/Unterstützung durch den Schulpsychologen/Unterstützung durch den Hausarzt/eine kostenlose telefonische Beratung/einen Chatroom im Internet/Unterstützung durch Freunde/Informationsseiten im Internet/„auf eigene Faust" aufhören/sonstige Methoden).

■ Stichprobe, Ein- und Ausschlusskriterien

Insgesamt beantworteten 1097 Schüler dreier Berufsschulen unsere Fragebögen (Tab. 10.1, Abb. 10.1). In Schule A (Arzthelferin) wurden nur Klassen eines Modellprojekts mit handlungsorientiertem Unterricht für Arzthelferinnen in die Stichprobe aufgenommen. Die Schüler der Schule B (Kaufmann) für kaufmännische Lehrberufe stellten die größte Gruppe der befragten Schüler. Sie befanden sich zum Befragungszeitpunkt in den

Tabelle 10.**1** Beschreibung der Stichprobe.

Schule	A (Arzthelferin)	B (Kaufmann)	C (Kaufmann)
Anzahl teilnehmender Klassen	8 von 8 Klassen	28 von 34 Klassen	15 von 16 Klassen
durchschnittlicher Anteil der teilnehmenden Schüler in den ausgewählten Klassen (%)	92	98,2	86
Anteil Jungen (%)	1,8	37,8	39,4
Alter/Spannbreite (Jahre)	14–24	15–43	12–19
Alter/Mittelwert (Jahre)	17,9	18,9	15,1

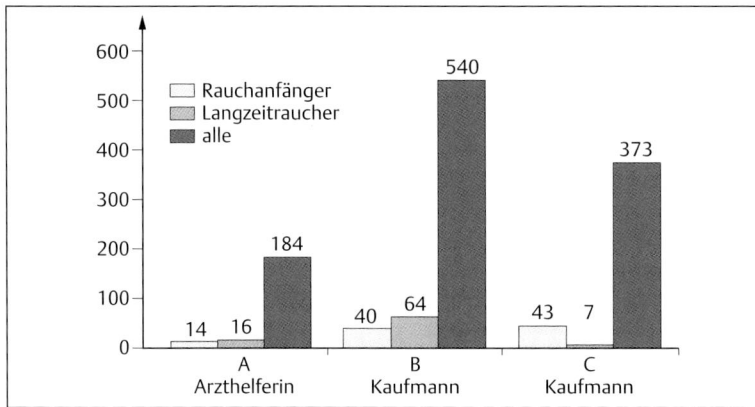

Abb. 10.**1** Langzeitraucher und Rauchanfänger unter den Schülern. Angaben pro Schule.

Klassenstufen 10–12. Die Abschlussklassen der Schule B (Kaufmann) konnten zum Befragungszeitpunkt nicht mehr erreicht werden. Die Schüler der Schule C (Kaufmann), einer bayerischen Wirtschaftsschule, besuchten die Klassen 7–11. Der Abschluss der Schule C qualifiziert im besonderen Maße zum Erlernen kaufmännischer Berufe. In Schule C verweigerte eine 7. Klasse die Teilnahme an der Befragung.

Für den Vergleich zwischen Rauchanfängern und Langzeitrauchern wurden Schüler aller 3 Berufsschulen ausgewählt, die schon bis zu 2 Jahren rauchten (Rauchanfänger, N=97) oder deren Raucherkarriere länger als 5 Jahre andauerte (Langzeitraucher, N=87). Folgerichtig sind Rauchanfänger im Durchschnitt 3 Jahre jütnger als die Langzeitraucher (16,6 Jahre vs. 19,9 Jahre). Dies ist ein statistisch signifikanter Unterschied (χ^2: p<0,001). Die Darstellung der Ergebnisse für Rauchanfänger und Langzeitraucher erfolgt zusammengefasst für alle 3 Schulen.

10.3 Ergebnisse

In den Schulen A (Arzthelferin) und B (Kaufmann) rauchen fast die Hälfte der Schüler (46% bzw. 49%). Unter den im Durchschnitt jüngeren Wirtschaftsschülern der Schule C (Kaufmann) befinden sich immerhin noch fast ⅓ Raucher (27%). In allen Schulen raucht ein Großteil der Schüler bereits täglich (A: 86%, B: 86%, C: 79,8%) (Tab. 10.**2**).

Werden Rauchanfänger mit Langzeitrauchern verglichen, so ergibt sich folgendes Bild: Rauchanfänger rauchen seltener täglich. Der Anteil derer, die wöchentlich oder seltener rauchen ist größer als bei den Langzeitrauchern (16,1% vs. 3% oder Mann-Whitney U=2265; p<0,05). Außerdem konsumieren Rauchanfänger im Durchschnitt pro Rauchtag eine signifikant geringere Anzahl an Zigaretten (6,8 Zigaretten, s=4,7 vs. 13 Zigaretten, s=8) (t-Test; p<0,001).

Die Schüler wurden auch danach gefragt, warum sie rauchen. Die Antworten sind in Abb. 10.**2** dargestellt. Mithilfe des χ^2-Tests zum Vergleich zweier Verteilungen wurde getestet, ob sich

Tabelle 10.2 Rauchverhalten der Schüler.

Schule	A (Arzthelferin)	B (Kaufmann)	C (Kaufmann)
Anzahl der Raucherjahre im Durchschnitt	4	4,8	2,8
Anteil der täglichen Raucher (%)	86	86	79,8
Anzahl der pro Rauchtag konsumierten Zigaretten	10,9	11,5	7,7

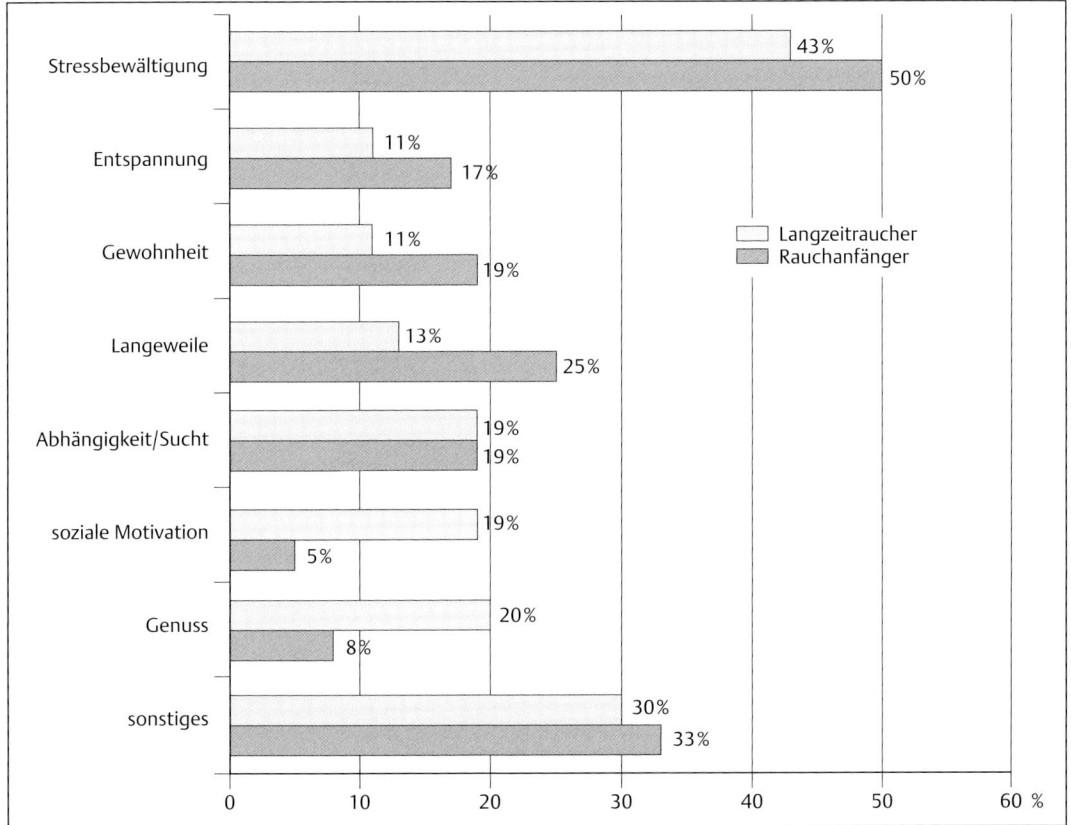

Abb. 10.2 Motive für das Rauchen.

Rauchanfänger und Langzeitraucher in ihren Motiven zum Rauchen unterscheiden. Diese Hypothese kann bestätigt werden ($\chi^2 = 12,98$; K = 0,44; p < 0,01). Bei beiden Gruppen steht der Stressabbau als Rauchmotiv an erster Stelle. Rauchanfänger nennen dann aber eher Genuss und soziale Motivation als Gründe. Eher negativ gefärbte Motive zum Rauchen wie Langeweile, Gewohnheit und Stress spielen bei ihnen im Vergleich zu Langzeitrauchern eine geringere Rolle.

Rauchende Schüler wurden auch nach ihren bisherigen Aufhörversuchen und nach ihrer Entwöhnungsabsicht befragt. Ein großer Teil der Schüler unternahm erfolglose Aufhörversuche (A: 65 %, B: 63 % und C: 75 %). Bei den Rauchanfängern waren es 58,5 % der Schüler und bei den Langzeitrauchern 62,1 % der Schüler, die bereits Rauchstoppversuche hinter sich hatten. In der Berufsschule A (Arzthelferin) versuchte jeder jugendliche Raucher im Durchschnitt 2,6-mal das Rauchen aufzugeben. In den Schulen B (Kaufmann) und C (Kaufmann) unternahmen die Schüler im Durchschnitt 2,3 bzw. 1,9 erfolglose Versuche. Rauchanfänger und Langzeitraucher unterscheiden sich nicht signifikant hinsichtlich der Anzahl der unternommenen Aufhörversuche (2,12 vs. 2,33) und auch nicht hinsichtlich ihrer Entwöhnungsabsicht (56% vs. 61,9%). Auch in Zukunft möchte über die Hälfte der Schüler das Rauchen wieder beenden (A: 63%, B: 58,4%, C: 64,8%). Allerdings befindet sich nur ein geringer Teil in der Vorbereitung des Rauchstopps bzw. möchte im nächsten Monat das Rauchen aufgeben. In Schule A (Arzthelferin) sind dies 10%, in Schule B (Kaufmann) 5% und in Schule C (Kaufmann) 4% der Raucher.

Danach befragt, warum sie das Rauchen aufgeben wollen, nannten die Schüler am häufigsten die Gründe Gesundheit und Geld. In ihren Rauchmotiven unterscheiden sich wiederum Rauchanfänger und Langzeitraucher in ihren Angaben. Beide nennen Geld und Gesundheit zwar an 1. Stelle, aber Rauchanfänger führen die Gründe Gesundheit und Fitness/Kondition häufiger an als Langzeitraucher ($\chi^2 = 3,55$, K = 0,25; p < 0,05) (Abb. 10.**3**).

Schließlich wurden die Schüler nach ihren bevorzugten Entwöhnungsmethoden befragt (Abb. 10.**4**). Als beste Methode nannten die meisten

Schüler „es auf eigene Faust versuchen" (34–37%), gefolgt von der „Unterstützung durch Freunde" (28–31%). Alle anderen Entwöhnungsmethoden werden deutlich seltener genannt. Unterstützung durch den Hausarzt (6–12%), Selbsthilfe-Bücher (4–10%) und Entwöhnungskurse in der Schule (3–5%) bilden die Rangplätze 3–5 hinsichtlich der bevorzugten Entwöhnungsmethoden der Schüler.

10.4   Diskussion

Der Anteil rauchender Schüler ist in allen 3 Schulen im Vergleich zur Allgemeinbevölkerung relativ hoch, was auf die ausgewählte Stichprobe zurückzuführen ist. In der Drogenaffinitätsstudie der BZgA (3) wird der Anteil der Raucher unter Berufsschülern mit 52% angegeben und liegt damit sogar noch über dem Raucheranteil in der untersuchten Stichprobe. Ein Großteil der befragten Schüler raucht täglich Zigaretten. Das trifft auch schon für Rauchanfänger zu, wenn auch im geringeren Ausmaß.

Befragt nach den Gründen, warum sie rauchen, steht für alle Raucher der Stressabbau an erster Stelle, Rauchanfänger nennen aber im Vergleich

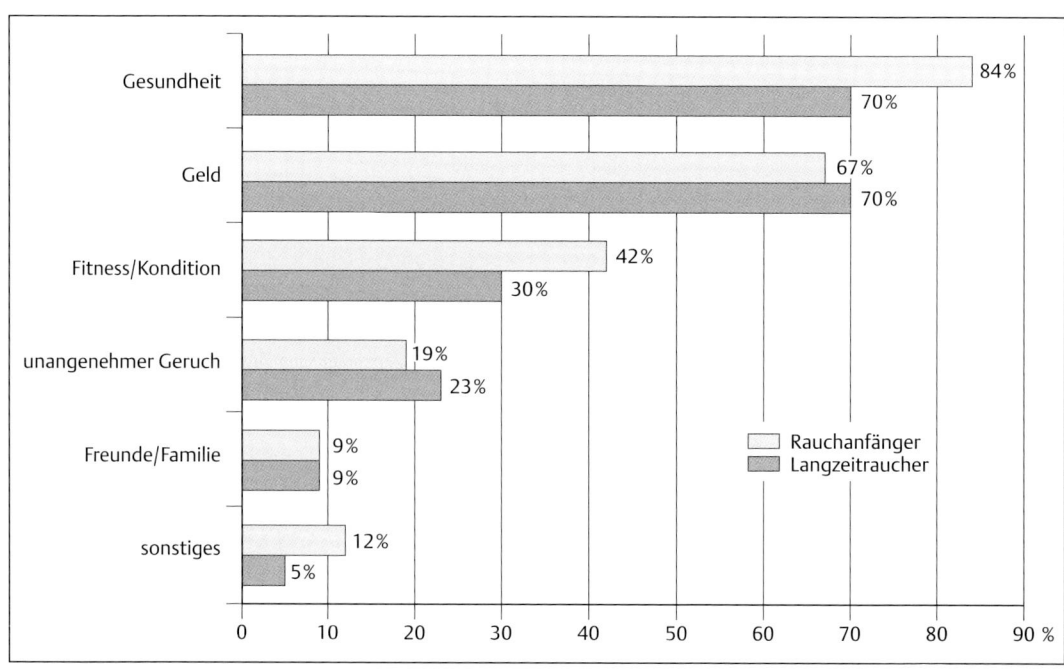

Abb. 10.**3** Gründe für Schüler das Rauchen aufzugeben.

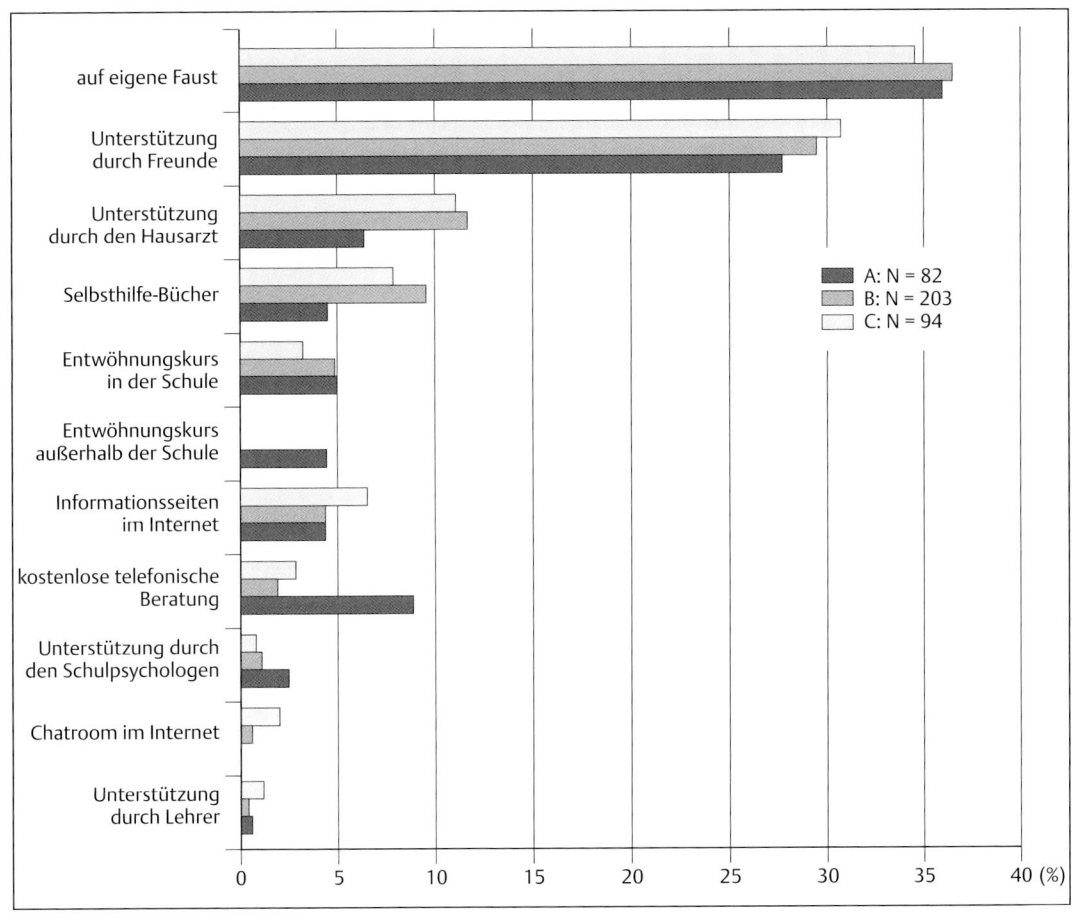

Abb. 10.**4** Bevorzugte Entwöhnungsmethoden (alle Raucher). (A: N = 82; B: N = 203; C: N = 94).

zu Langzeitrauchern seltener negativ gefärbte Motive.

Viele der rauchenden Schüler möchten das Rauchen wieder aufgeben: Fast ⅔ haben schon erfolglose Aufhörversuche hinter sich und über die Hälfte der Schüler möchte das Rauchen in der Zukunft beenden. Die meisten führen hierzu die Gründe Geld und Gesundheit an. Rauchanfänger nennen im Vergleich zu Langzeitrauchern häufiger die Motive Gesundheit, Fitness und Kondition. Dass der Wunsch nach größerer Fitness und Kondition jugendliche Raucher bei der Tabakentwöhnung motiviert, zeigte sich auch in unserem Nichtraucherkurs mit Berufsschülern. Ein Teilnehmer machte jedes Mal, wenn der Suchtdruck kam bis zu 20 Liegestütze und freute sich nach dem Rauchstopp über eine bessere Laufleistung mit niedrigerem Puls. Auch andere Kursteilnehmer waren angenehm überrascht, wie sich ihre Kondition stetig verbesserte.

Befragt nach ihren bevorzugten Entwöhnungsmethoden nennen rauchende Schüler am häufigsten „auf eigene Faust aufhören" oder „Unterstützung durch Freunde" als ihre Favoriten. Es erscheint sinnvoll, den Wunsch nach Unterstützung durch Freunde in Tabakentwöhnungskurse für Jugendliche zu integrieren. Bei unseren eigenen Kursen erhalten die Jugendlichen in der ersten Kurseinheit die Hausaufgabe, einen Buddy zu finden. Es sollte jemand außerhalb des Kurses sein, der nicht (mehr) raucht und den Kursteilnehmer bei dem Wunsch Nichtraucher zu werden unterstützt. Generell ist der Einfluss anderer auf das Rauchverhalten bei Jugendlichen wahrscheinlich höher einzuschätzen als beim erwachsenen Raucher: Kursteilnehmer B. verspürte z.B.

starken Suchtdruck auf dem Weg zur U-Bahn; er kaufte sich eine Schachtel Zigaretten. Noch bevor er sich eine Zigarette anzünden konnte, erblickte er seinen Kursleiter, der zufällig vorbei kam, den Teilnehmer aber seinerseits nicht bemerkte. Daraufhin warf er seine gekauften Zigaretten sofort weg. Bei einem erwachsenen Raucher wäre eine solche Reaktion auf die bloße Anwesenheit des Kursleiters unwahrscheinlicher.

Insgesamt muss hinsichtlich der Generalisierbarkeit der Daten aus der vorliegenden Studie darauf hingewiesen werden, dass es sich um eine relativ spezielle Stichprobe bayerischer Berufsschüler handelt. Schlussfolgerungen für die Praxis müssen auf diese Gruppe beschränkt bleiben. Auch aus dem Vergleich zwischen Rauchanfängern und Langzeitrauchern Rückschlüsse auf die Entwicklung des Rauchverhaltens zu ziehen, muss kritisch hinterfragt werden. Die Daten stammen aus einer Querschnittserhebung – Aussagen zur Entwicklung können aber nur zweifelsfrei auf der Grundlage von Längsschnittdaten getroffen werden. Es könnte sein, dass sich Rauchanfänger und Langzeitraucher noch in anderen (in dieser Befragung nicht erhobenen) Merkmalen als der Dauer des Konsums unterscheiden. So wäre eine Validierung der Ergebnisse im Rahmen einer Längsschnittstudie wünschenswert.

10.5 Schlussfolgerungen für die Praxis

Jugendliche Raucher stehen ihrem eigenen Rauchverhalten von Anfang an durchaus kritisch gegenüber und unternehmen schon früh Versuche, um mit dem Rauchen aufzuhören. Allerdings unterschätzen sie die Schwierigkeit dieses Unterfangens. Jugendliche sollten generell über das hohe Abhängigkeitspotenzial der Droge Nikotin informiert werden und schon zu einem frühen Zeitpunkt der Raucherkarriere durch das Angebot von Tabakentwöhnungsmaßnahmen unterstützt werden. Tabakentwöhnungskurse sollten dabei speziell für Jugendliche entwickelte Programme sein, da sich Erwachsenenkurse in der Regel für Jugendliche nicht eignen.

Jugendliche Raucher scheinen hinsichtlich ihres Rauchverhaltens stärker durch andere beeinflussbar zu sein als erwachsene Raucher. Dieser Einfluss anderer kann positiv – z. B. durch den Einsatz von Buddys – im Verlauf von Tabakentwöhnungsmaßnahmen genutzt werden.

Die körperliche Fitness und Kondition motiviert vor allem Rauchanfänger zum Rauchstopp. Aus diesem Grund könnte die Integration von Tabakentwöhnungsmaßnahmen in Sportangebote (Schul- oder Vereinssport) vielversprechend sein.

Literatur
[1] Al-Delaimy MD, White MM, Pierce JP. Adolescent's perceptions about quitting and nicotine replacement therapy: findings from the California Tobacco Survey. J Adolesc Health 2006; 38, 465–468
[2] Bancej C, O'Loughlin J, Platt RW et al. Smoking cessation among adolescent smokers: a systematic review of prevalence studies.Tob Control 2007; 16(6) e8
[3] Bundeszentrale für gesundheitliche Aufklärung. Die Drogenaffinität der Jugendlichen in der Bundesrepublik Deutschland 2004. Köln; 2004
[4] Bundeszentrale für gesundheitliche Aufklärung. Die Drogenaffinität Jugendlicher in der Bundesrepublik Deutschland 2008. Alkohol-, Tabak- und Cannabiskonsum. Erste Ergebnisse zu aktuellen Entwicklungen und Trends. Kurzbericht. Köln; 2008
[5] DiFranza JR, Rigotti NA, McNeill AD et al. Initial symptoms of nicotine dependence in adolescents. Tob Control 2000; 9, 313–319
[6] Gervais A, O'Loughlin J, Meshefedjian G et al. Milestones in the natural course of onset of cigarette use among adolescents. CMAJ 2006; 175: 255–261
[7] Henningfield JE, Michaelidis T, Sussman S. Developing treatment for tobacco addicted youth – issues and challenges. J Child Adolesc Subst Abuse 2000; 9(4): 5–26
[8] Heppekhausen K, Kröger C, Schüller I. Welche Aufhörhilfen wählen junge Raucherinnen? Suchtmed 2003; 5 (1), 21–26
[9] Leatherdale ST, McDonald PW. What smoking cessation approaches will young smokers use? Addict Behav 2005; 30: 1614–1618
[10] O'Loughlin J, Gervais A, Dugas E et al. Milestones in the process of cessation among novice adolescent smokers. Am J Public Health 2008; 98(9): 1–6
[11] Sussman S, Dent CW, Severson H et al. Self-initiated quitting among adolescent smokers. Prev Med 1998; 27: 19–28
[12] Walden K, Bölcskei PL, Will A et al. Tabakentwöhnung in Schulen – welche Unterstützung wünschen sich Jugendliche? Eine Befragung an Berufsbildenden Schulen. Sucht 2007; 53(3): 153–159
[13] Walden K, Bölcskei PL, Heusinger A et al. Am Anfang überwiegen die positiven Effekte. Eine Befragung über Motive zum Rauchen an Berufsbildenden Schulen. Prävention und Gesundheitsförderung 2008; 3: 81–86

11 Schulische Gesundheitsförderung – Angebote der Schulen und Wünsche der Schüler und Schülerinnen[1]

Carl-Walter Kohlmann*, Heike Eschenbeck, Cornelia Groß, Stefanie Meier

11.1 Einleitung: Schulen als Ort der Gesundheitsförderung

Gesundheitsförderung an Schulen wird eine große Bedeutung zugeschrieben (13). Schulen ermöglichen einen einfachen und umfassenden Zugang zu einer Altersgruppe und somit einen organisatorischen Rahmen für gruppenbezogene Maßnahmen (7). Ferner macht die Zeit, die Kinder und Jugendliche in der Schule verbringen, einen großen Teil ihres Alltags aus. Der vorliegende Beitrag beschäftigt sich mit der Gesundheitsförderung an Schulen aus 2 Perspektiven:

- Wie sehen die Angebote an schulischer Gesundheitsförderung aus?
- Welche Angebote über den Pflichtunterricht hinaus wünschen sich Kinder und Jugendliche von der Schule?

Die Darstellung basiert einerseits auf einer Studie zur Praxis der Gesundheitsförderung an Schulen in Ostwürttemberg (4) sowie andererseits auf einer bundesweiten Befragung von Kindern und Jugendlichen zu Befinden, Stressbewältigung und Aktivitäten in Schule und Freizeit (6). Aus einer Gegenüberstellung von einerseits gesundheitsbezogenen Projekten der Schulen und andererseits Wünschen der Schülerinnen und Schüler sollen mögliche Entwicklungsperspektiven für schulbezogene Gesundheitsprojekte abgeleitet werden.

11.2 Ernährung, Bewegung und Bewältigungskompetenz

Um die aktuelle Praxis der Gesundheitsförderung an Schulen zu untersuchen, wurden in 2 Landkreisen in Ostwürttemberg alle 215 allgemeinbildenden Schulen, beruflichen Schulen und Sonderschulen mit einem strukturierten Fragebogen zu aktuellen und geplanten gesundheitsbezogenen Projekten hinsichtlich Inhalten, Konzipierung, Verantwortlichen, Rahmenbedingungen, Finanzierung und Evaluation befragt (4). Auf der Basis eines Rücklaufs von insgesamt 50% der angeschriebenen Schulen konnten 3 ganz klare Hauptbereiche der schulischen Gesundheitsförderung identifiziert werden: Ernährung, Bewegung und Bewältigungskompetenz (als zusammenfassende Kategorie für Stressbewältigung, Sucht- und Gewaltprävention). Über alle Schultypen hinweg nannten ca. 60% der Schulen Angebote zur Ernährung, 45% zur Bewegung und 55% zur Bewältigungskompetenz. Als Funktion des Schultyps variierten insbesondere die Projektaktivitäten zu Ernährung und Bewältigungskompetenz (Abb. 11.1). So realisierten Grundschulen zu 70%, weiterführende Schulen und Berufsschulen dagegen nur zu ca. 40% ernährungsbezogene Angebote. Projekte zur Förderung der Bewältigungskompetenz wurden eher von den weiterführenden Schulen mit ca. 60% als von den Grundschulen mit ca. 40% genannt.

Für Schulen, die sich selbst explizit ein Gesundheitsprofil zuschreiben, äußert sich dieser Schwerpunkt deutlich in verstärkten Maßnahmen zu Bewegung (70% vs. 35% in Schulen ohne Gesundheitsprofil) und Bewältigungskompetenz (70% vs. 50%), dagegen nicht in Projekten zur Ernährung (jeweils 60%).

Die 3 Schwerpunkte Ernährung, Bewegung und Bewältigung sind auch in anderen Studien als relevante Domänen der Gesundheitsförderung identifiziert worden. So ergab eine Befragung von

* E-Mail: carl-walter.kohlmann@ph-gmuend.de
[1] Die Arbeit wurde im Rahmen des Projektes „Vernetzte Gesundheitsförderung in der Schule" (VEGIS, Projektleiter: Prof. Dr. Carl-Walter Kohlmann) mit freundlicher Unterstützung der Gmünder ErsatzKasse GEK gefördert.

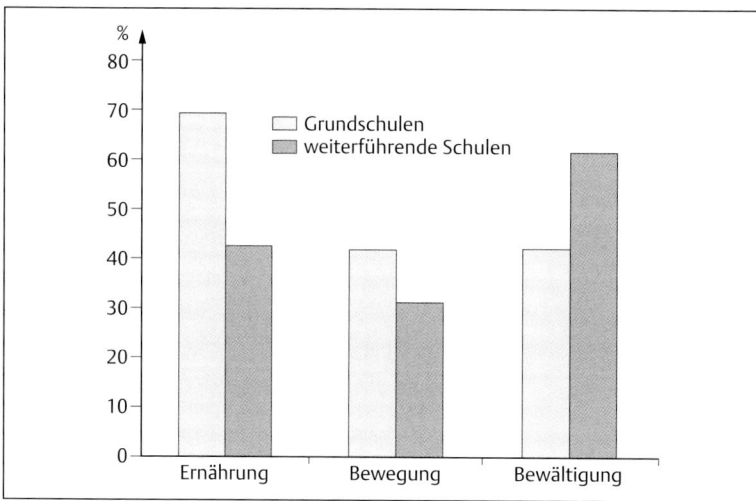

Abb. 11.**1** Anteil der Schulen, die Projekte zur Gesundheitsförderung in den Bereichen Ernährung, Bewegung und Bewältigung (Bewältigungskompetenz als zusammenfassende Kategorie für Stressbewältigung, Sucht- und Gewaltprävention) durchführen, als Funktion des Schultyps. Gekürzte Darstellung für Grundschulen (n = 47) und weiterführende Schulen (inkl. Berufsschulen, n = 35). Quelle: Groß et al. 2008 (dort auch Angaben zu gemeinsamen Grund- und Hauptschulen sowie Sonderschulen).

Trägern und Institutionen der Gesundheitsförderung und Prävention in Bayern, dass die Schwerpunkte gesundheitsfördernder Maßnahmen in den Themenbereichen Ernährung, Bewegung und Suchtprävention liegen (17). Sieht man Suchtprävention als einen zentralen Inhalt der Förderung in der Bewältigungskompetenz, so besteht eine hohe Übereinstimmung zu den Befunden aus Ostwürttemberg.

Ernährung, Bewegung und Stress stehen auch im Mittelpunkt der von der Bundeszentrale für gesundheitliche Aufklärung (BZgA) entwickelten Angebote. In der vernetzten Betrachtung der 3 oben genannten Bereiche liegen Ansatzpunkte zur Adipositasprävention (12) (Abb. 11.**2**). Auch durch die Aktion „Unterwegs nach Tutmirgut" (www.tut-mir-gut.net) soll generell die Gesundheit von Kindern von 5–11 Jahren unter spezieller Berücksichtigung von Ernährung, Bewegung und Stressregulation gefördert werden. Das Angebot „GUT DRAUF" (www.gutdrauf.net) ist auf Jugendliche im Alter von 12–18 Jahren ausgerichtet. Im Zentrum steht ein integratives Konzept für Ernährung, Bewegung und Stressbewältigung, um in wichtigen Lebensbereichen der Jugendlichen wie in Freizeit, Schule, Sportverein und auf Reisen die Gesundheit zu fördern und gesundheitsschädliche Einflüsse zu vermeiden.

Die Inhalte der schulischen Gesundheitsförderung, die übrigens zur überwiegenden Mehrheit in der von uns durchgeführten Studie im Regelunterricht im Klassenverband durchgeführt wurde (70 %) und nur zu 25 % als Projekttage und freiwillige Zusatzangebote stattfanden (Rest: Kombination aus beidem), repräsentieren somit die momentan als zentral angesehenen Domänen der Gesundheitsförderung. Allerdings ist zu beachten, dass nahezu die Hälfte der Projekte (45 %) sich nur auf einen Umfang von einem Tag bis zu einer Woche erstreckte. Während insgesamt die Zufriedenheit mit den Projekten sehr hoch war, fanden Evaluationen – und dies auch nur in Ansätzen – gerade einmal bei ⅓ der Projekte statt. Dabei fielen im Bereich der Bewältigungskompetenz die Sucht- und Gewaltprävention mit jeweils mehr als 50 % evaluierten Maßnahmen positiv und die Bewegungsangebote quasi ohne jegliche Evaluation negativ auf.

Um Gesundheitsförderung im Schulalltag zu verankern, wäre eine Integration in das Schulcurriculum anzustreben. Darüber hinaus könnte eine stärkere Vernetzung der Schulen untereinander und auch mit außerschulischen Partnern zu einem nachhaltigeren Projektangebot und einer besseren Nutzung von Ressourcen führen. Bemerkenswert scheint auch, dass die Schülerinnen und Schüler nur vereinzelt in die Konzeption der Angebote zur Gesundheitsförderung mit einbezogen wurden. Hierzu bietet es sich z. B. an, zumindest die Wünsche der Kinder und Jugendlichen zu Zusatzangeboten in der Schule zu erfragen.

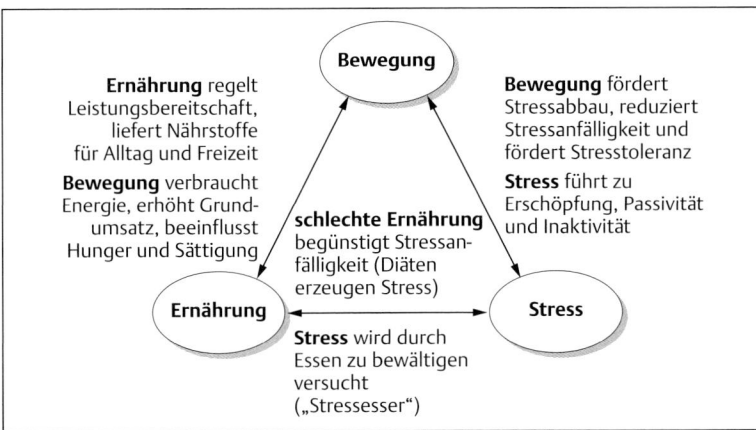

Abb. 11.2 Arbeitsmodell der BZgA zu den Wechselwirkungen zwischen Ernährung, Bewegung und Stress bei Adipositas (Quelle: Mann-Luoma et al. 2002).

11.3 Wünsche der Schülerinnen und Schüler für zusätzliche Angebote in der Schule

Die Lebenswirklichkeit von Kindern und Jugendlichen in Deutschland im Hinblick auf den Schul- und Freizeitbereich wurde in einer Reihe von Untersuchungen dokumentiert (16, 18). Die Erhebung des Deutschen Jugendinstituts zum Freizeitverhalten von Kindern im Grundschulalter zeigte, dass die häufigsten Freizeitaktivitäten der befragten 6- bis 11-jährigen Kinder das Fernsehen und sportliche Aktivitäten sind (19). Das Spielen eines Musikinstruments kam dagegen kaum vor. Medienkonsum spielt zwar eine wichtige Rolle im Leben der Grundschüler, stellt aber nicht deren ausschließliche Freizeitbeschäftigung dar (19). In der World-Vision-Kinderstudie 2007 wurden 8- bis 11-jährige Kinder zu ihren Wünschen und Aktivitäten in Schule und Freizeit befragt (11). Es zeigte sich, dass über die Hälfte der Kinder sportlichen Freizeitaktivitäten nachgeht, gefolgt von ca. 20 % der Kinder, die eine Musikgruppe oder einen Musikverein besuchen. Es ließen sich aufgrund des Freizeitverhaltens grob 3 Gruppen von Kindern identifizieren: „normale Freizeitler", deren Repertoire sowohl die Bereiche Sport, Freunde treffen, Unternehmungen mit der Familie als auch Mediennutzung umfasst. Diese Gruppe macht die Hälfte aller Kinder aus. ¼ der Kinder wird als „vielseitige Kids" klassifiziert, die neben Sport, Freunden und Familie vor allem musisch-kulturelle Aktivitäten als Freizeitinhalte nennen. ¼ stellen die „Medienkonsumenten" mit schwerpunktmäßiger Computer- und Fernsehnutzung.

Im Bereich des Freizeitverhaltens von Jugendlichen (12–25 Jahre) kommt die Shell-Studie 2006 zu einer ähnlichen Gruppierung (10), allerdings mit 4 Freizeittypen: „kauflustige Familienmenschen" (25 %), die in ihrer Freizeit am liebsten einkaufen gehen oder Familie und Freunde treffen; „Technikfreaks" (etwas über 30 %), die oft aus sozial benachteiligten Familien stammen und in ihrer Freizeit überwiegend Computer spielen und fernsehen; „Jugendliche der kreativen Freizeitelite" (25 %), häufig aus oberen Sozialschichten, die viel lesen, kreative bzw. künstlerische Hobbys haben und Freundschaften pflegen; „gesellige Jugendliche" (knapp unter 20 %), die in ihrer Freizeit am liebsten auf Partys und in Discos gehen.

Der Frage, welche Aktivitäten sich Kinder und Jugendliche für die Bereiche Schule und Freizeit wünschen, wurde im deutschsprachigen Raum erst in wenigen Studien nachgegangen (1, 18). Die World-Vision-Kinderstudie 2007 hat in Zusammenhang mit einer Befragung zur Akzeptanz von Ganztagsschulen festgestellt, dass sich der überwiegende Anteil der Kinder (73 %) in der Schule mehr Sportangebote am Nachmittag wünscht. An 2. Stelle der Wunschliste stehen mit 50 % die kreativen Angebote, die sich mehrheitlich die Mädchen wünschen. Die zu ihren Wünschen für schulische Bewegungsangebote befragten Siebtklässler in der Erhebung von Butler u. Bösche (1) äußerten insbesondere Interesse an Sport-AGs sowie Bewegungspausen und Entspannungsübungen im Unterricht.

In einer bundesweiten Befragung einer Stichprobe von Schülerinnen und Schülern, die bei der Gmünder ErsatzKasse GEK versichert sind (zusammenfassend: 6, Dokumentation der Erhebungs-

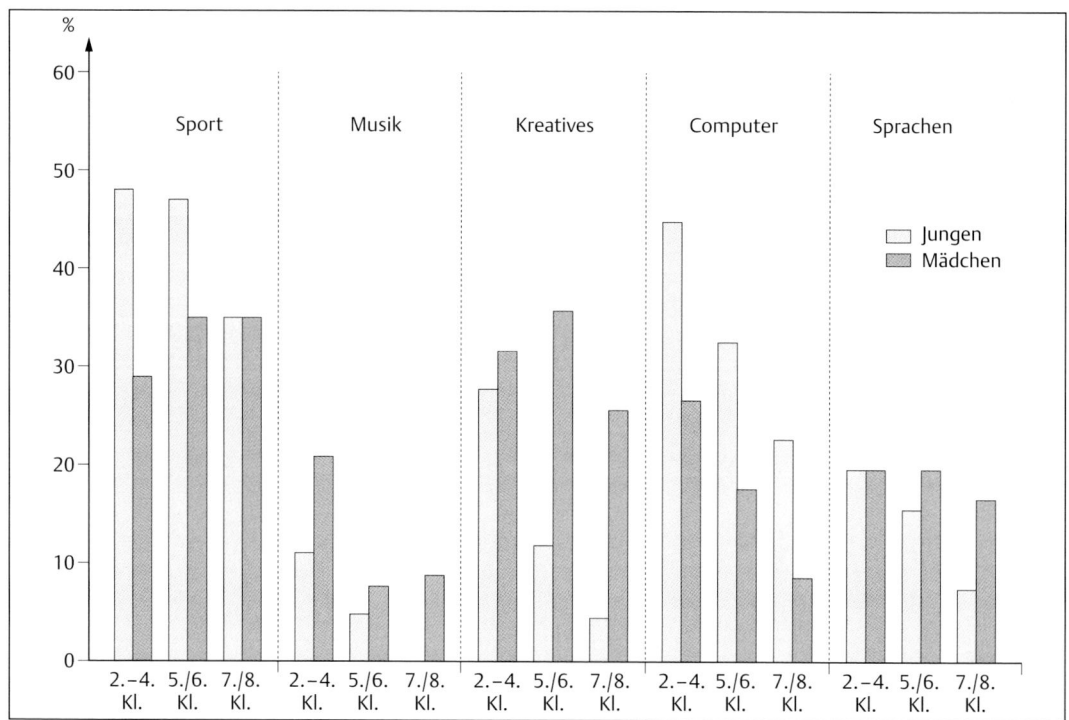

Abb. 11.**3** Prozentuale Häufigkeiten der wichtigsten Kategorien von Antworten von Schülern und Schülerinnen der 2.–4. Klasse (Jungen: n = 102, Mädchen: n = 107), der 5.–6. Klasse (Jungen: n = 86, Mädchen: n = 118) sowie der 7.–8. Klasse (Jungen: n = 66, Mädchen: n = 60) auf die Frage, welche Angebote sie sich zusätzlich für die Schule wünschen. Quelle: Projekt „Vernetzte Gesundheitsförderung in der Schule", VEGIS (5, 8, 9).

instrumente: 8) konnte an einer Stichprobe von über 500 Schülerinnen und Schülern der 2.–8. Klasse gezielt dem Einfluss von Klassenstufe und Geschlecht auf die von den Kindern und Jugendlichen geäußerten Wünsche zu zusätzlichen Angeboten in der Schule nachgegangen werden[2].

_____

[2] Von den insgesamt 156 948 im Jahr 2004 bei der GEK versicherten 6- bis 14-jährigen Kindern und Jugendlichen lag bei 3,8 % eine ärztlich festgestellte Adipositasdiagnose nach ICD-10 vor (3). Ungefähr jeweils 1000 Kinder und Jugendliche aus der Adipositasgruppe und der nach Alter, Geschlecht und Region (die ersten beiden Ziffern der Postleitzahl) parallelisierten Kontrollgruppe wurden angeschrieben. Die in dieser Arbeit berichteten Befunde basieren auf der Kontrollgruppe. Generell waren die Unterschiede in den Wünschen zwischen den beiden Gruppen nicht sehr ausgeprägt: Die adipösen Kinder und Jugendlichen (ca. 35 % von ihnen) wünschten sich lediglich häufiger als diejenigen der Kontrollgruppe (ca. 25 %) mehr Zusatzangebote mit dem Computer in der Schule. Nachfolgend wird somit nur auf die Ergebnisse der Kinder und Jugendlichen der Kontrollgruppe eingegangen.

Die wichtigsten Kategorien zu den gewünschten zusätzlichen Angeboten in der Schule waren Sport (diverse Sportgruppen), Musik (insbesondere Chor, Orchester), Kreatives (inkl. Theater, Kunst und Technik), Computer und Sprachen. Die Präferenzen für die einzelnen Domänen scheinen relativ unabhängig voneinander zu sein (Interkorrelationen zwischen r = 0,07 und 0,14, auch nach Auspartialisierung von Geschlecht und Alter ändern sich die Zusammenhänge nicht). Generell fällt auf, dass das Interesse an zusätzlichen Angeboten in der Schule über alle Domänen mit zunehmendem Schuljahr abnimmt (Abb. 11.**3**). Dies gilt durchgängig für die Jungen, bei den Mädchen gibt es gewisse Ausnahmen. In Einklang mit anderen Erhebungen (18) fanden sich Geschlechtsunterschiede dahingehend, dass in den musikalischen und kreativen Bereichen die Mädchen stärker als die Jungen Angebote wünschen, wohingegen das Interesse an zusätzlichen Angeboten mit Computer oder Sport (dabei zumindest bis zur 6. Klasse) bei Jungen stärker als bei Mädchen ausgeprägt ist (5).

Das starke Interesse an Sportangeboten stellt einen erfreulichen Ansatzpunkt für schulische Programme zur Gesundheitsförderung dar. Interessant für die Zukunft wären außercurriculare schulische Angebote, in denen die verschiedenen Domänen miteinander verbunden werden (z. B. weg von der reinen Sport-AG und hin zum Zirkusprojekt; auch Ernährung, Kreatives und Sprachen ließen sich koppeln). In einer Sozialkontakte und Lebensfreude anregenden Verbindung von gewünschten und gesundheitsfördernden Aktivitäten bei der Konzipierung von Maßnahmen zur schulischen Gesundheitsförderung ist ein mögliches Aufgabenfeld zu sehen. In den Schulen selbst ist die Einbeziehung der Schülerinnen und Schüler durch die Lehrkräfte dabei auf vielfältige Weise denkbar.

11.4   Fazit

Während in den schulischen Maßnahmen zur Gesundheitsförderung die Bereiche Ernährung, Bewegung und Bewältigungskompetenz dominieren, wünschen sich die Schülerinnen und Schüler insbesondere Sport, Kreatives und Computer als zusätzliche Angebote in der Schule. Für Sport und Bewegung als Maßnahmen zur Gesundheitsförderung bestehen somit prinzipiell äußerst günstige Voraussetzungen – zumal durch Sport als Unterrichtsfach in allen Schulen die fachliche Kompetenz vorhanden ist. In einer aktuellen Cochrane-Analyse zur Wirksamkeit von schulbasierten Programmen zur Steigerung der körperlichen Aktivität bei Kindern und Jugendlichen (2) wird deutlich, dass immerhin einige günstige Effekte u. a. auf die Dauer der körperlichen Aktivität, den Fernsehkonsum, die maximale Sauerstoffaufnahme und die Cholesterinwerte festgestellt werden konnten. Schriftliche Unterrichtsmaterialien und eine Änderung des Schulcurriculums stellten allerdings die Mindestvoraussetzungen dar. Kritisch wurde jedoch angemerkt, dass bisher erst wenige Studien (26 von 104) die Qualitätsansprüche für die Aufnahme in eine aussagefähige Analyse erreichten.

Schulen nehmen eine zentrale Rolle in der Gesundheitsförderung und Prävention wahr (7, 13, 15), müssen sich dafür aber umfassend unter gesundheitlicher Perspektive (14) weiter entwickeln. Die Chancen, z. B. durch den Ausbau der Ganztagsschulen, hängen auch von der Qualifikation der Lehrkräfte ab. Erweiterungsstudiengänge in Gesundheitsförderung für das Lehramt stellen hier einen Ansatzpunkt dar.

Literatur

[1] Butler J, Bösche M. Bewegung und Bewegungsverhalten bei Siebtklässlern in Berlin-Mitte. Ausgewählte Ergebnisse einer Erhebung in acht Oberschulen in Berlin-Mitte. Beiträge zur Gesundheitsförderung und Gesundheitsberichterstattung, 2006. www.berlin.de/imperia/md/content/bamitte/publikationen/ges/gs_pl_gb_bew_7klaessler.pdf (Zugriff am 09.12.08)

[2] Dobbins M, De Corby K, Robeson P et al. School-based physical activity programs for promoting physical activity and fitness in children and adolescents aged 6–18. Cochrane Database Syst Rev 2009; 1. Art. No.: CD007651. DOI: 10.1002/14651858

[3] Eschenbeck H, Kohlmann C-W, Dudey S et al. Physician-diagnosed obesity in German 6- to 14-year-olds: Prevalence and comorbidity of internalizing disorders, externalizing disorders, and sleep disorders. Obesity Facts 2009; 2: 67–73

[4] Groß C, Meier S, Eschenbeck H et al. Praxis der Gesundheitsförderung an Schulen in Ostwürttemberg. Prävention und Gesundheitsförderung 2008; 3: 103–112

[5] Groß C, Meier S, Eschenbeck H et al. Lebenswirklichkeit von Kindern und Jugendlichen mit Adipositas: Aktivitäten in Schule und Freizeit. Schwäbisch Gmünd: Pädagogische Hochschule; 2009

[6] Groß C, Meier S, Layh K et al. Befinden, Bewältigung und Lebenswirklichkeit von Kindern und Jugendlichen mit Adipositas. In: Horn A, Hrsg. Körperkultur. Bd. 2. Schorndorf: Hoffmann, im Druck

[7] Jerusalem M. Prävention in Schulen. In: Jerusalem M, Weber H, Hrsg. Psychologische Gesundheitsförderung: Diagnostik und Prävention. Göttingen: Hogrefe; 2003: 461–477

[8] Kohlmann C-W, Eschenbeck H, Groß C et al. Vernetzte Gesundheitsförderung in der Schule (VEGIS): Zweiter Zwischenbericht. Schwäbisch Gmünd: Pädagogische Hochschule; 2007

[9] Kohlmann C-W, Eschenbeck H, Groß C et al. Vernetzte Gesundheitsförderung in der Schule (VEGIS): Dritter Zwischenbericht. Schwäbisch Gmünd: Pädagogische Hochschule; 2008

[10] Langness A, Leven I, Hurrelmann K. Jugendliche Lebenswelten: Familie, Schule, Freizeit. In: Shell Deutschland Holding, Hrsg. Jugend 2006. Eine pragmatische Generation unter Druck. Frankfurt a. M.: Fischer; 2006: 49–100

[11] Leven I, Schneekloth U. Die Freizeit: Anregen lassen oder fernsehen. In: World Vision Deutschland e.V., Hrsg. Kinder in Deutschland 2007: 1. World Vision Kinderstudie. Frankfurt a. M.: Fischer; 2007: 165–195

[12] Mann-Luoma R, Goldapp C, Khaschei M et al. Integrierte Ansätze zu Ernährung, Bewegung und Stressbewältigung. Bundesgesundheitsblatt Gesundheitsforschung Gesundheitsschutz 2002; 45: 952–959

[13] Mittag W, Bieg S. Prävention in Schulen. In: Bengel J, Jerusalem M, Hrsg. Handbuch der Gesundheitspsychologie und Medizinischen Psychologie. Göttingen: Hogrefe; 2009: 337–345

[14] Paulus P. From the health promoting school to the good and healthy school: New developments in Germany. In: Clift S, Jensen B, eds. The health promoting school: International advances in theory, evaluation and practice. Copenhagen: DPU; 2005: 55–75

[15] Pyle SA, Sharkey J, Yetter G et al. Fighting the epidemic: The role of schools in reducing childhood obesity. Psychology in Schools 2006; 43: 361–376

[16] Shell Deutschland Holding, Hrsg. Jugend 2006. Eine pragmatische Generation unter Druck. Frankfurt a. M.: Fischer; 2006

[17] Wildner M, Nennstiel-Ratzel U, Reisig V et al. Schwerpunkte der Prävention und Gesundheitsförderung in Bayern. Prävention und Gesundheitsförderung 2006; 1: 149–158

[18] World Vision Deutschland, Hrsg. Kinder in Deutschland 2007. 1. World Vision Kinderstudie. Frankfurt a. M.: Fischer; 2007

[19] Zerle C. Wie verbringen Kinder ihre Freizeit? In: Alt C, Hrsg. Kinderleben – Start in die Grundschule. Wiesbaden: VS; 2007: 243–270

12 Impfstrategien – von WHO-Zielen zur praktischen Umsetzung

Hans Joachim Hutt*, Sonja Schmitt

12.1 Einführung

Impfungen zählen zu den (kosten-)effektivsten Präventivmaßnahmen in der Medizin. In zahlreichen Studien wurde die große Bedeutung der Impfprävention zweifelsfrei belegt. Impfungen schützen vor zahlreichen schweren Infektionserkrankungen und deren klinischen Konsequenzen (Morbidität und Mortalität). Das Beispiel der Vogel- bzw. Schweinegrippe zeigt die besondere Bedrohung durch Pandemien/Epidemien in einer von zunehmender Globalisierung geprägten Welt.

Impfungen stellen nicht nur ein Werkzeug der Individualprävention dar, sondern zeigen bei breitem Einsatz auch Kollektivschutz. Bei hohen Durchimpfungsraten wird sowohl die geimpfte Person als auch die Gemeinschaft, in der sie lebt, durch Herdimmunität geschützt. Im idealen Fall können Infektionserkrankungen auch ausgerottet werden.

Die epidemiologischen Ergebnisse großer Impfkampagnen wie der Pocken- und der Polio-Impfung belegen auf beeindruckende Weise, wie effektiv und wirkungsvoll Impfungen vor Infektionen und ihren Komplikationen schützen können. So gelten etwa die Pocken durch konsequentes Impfen seit 1980 als weltweit ausgerottet (1). Europa gilt seit 2002 als offiziell frei von Kinderlähmung (Poliomyelitis) (1). Da noch im Jahr 1961 bei der letzten großen Polio-Epidemie in Deutschland annähernd 5000 Menschen an Kinderlähmung erkrankten, wird das große Präventionspotenzial, das sich aus einer konsequent umgesetzten Impfstrategie ergibt, mehr als deutlich (3). Dies gilt insbesondere auch im Hinblick auf die ökonomischen Folgen von Infektionserkrankungen und Epidemien.

12.2 Impfprävention bei älteren Menschen

Die Unterstützung der körpereigenen Immunität durch geeignete Impfschutzmaßnahmen ist nicht nur im Kindesalter geeignet, die Morbidität und Mortalität einiger schwerer Infektionskrankheiten zu verbessern. Gerade ältere Menschen profitieren von einer umfassenden Impfprävention, da mit fortschreitendem Lebensalter die körpereigene Abwehr nachlässt (Immunoseneszenz). Morphologisch zeigt sich die Alterung des Immunsystems in einer zunehmenden Involution des Thymus, die bereits im Kindesalter beginnt und zu einer verminderten T-Zellreifung, verminderter Antikörperbildung und schlechterer Immunantwort führt. In der Folge kommt es bei älteren Menschen zu einer höheren Anfälligkeit gegenüber Infektionskrankheiten, schwerwiegenderen Verläufen mit einer höheren Rate an Komplikationen als auch einer verminderten Ansprechbarkeit gegenüber Impfungen. Dies gilt in besonderem Maße für multimorbide oder chronisch kranke Patienten mit zusätzlich geschwächtem Immunsystem.

Aber auch bei jüngeren Erwachsenen entstehen nach Jahren ohne Auffrischung des Impfschutzes deutliche Impflücken, die bei Exposition signifikante Risiken darstellen können. Bei Erwachsenen empfehlen sich daher z.B. regelmäßige Tetanus-Diphtherie-Auffrischungen, eine jährliche Grippeschutzimpfung ab dem 60. Lebensjahr (in einigen europäischen Impfkalendern schon ab 50), eine Pneumokokken-Impfung ab dem 60. Lebensjahr sowie die Überprüfung der Polio-Grundimmunisierung. Sogenannte Indikationsempfehlungen erweitern darüber hinaus den Einsatz der Impfstoffe bei Risikogruppen, wie z.B. beim ärztlichen Personal. Durch Umsetzung dieser Empfehlungen können Impfungen einen wichtigen Beitrag in der Primärprävention älterer Patienten leisten („Healthy Ageing").

* E-Mail: HHutt@spmsd.com

12.3 WHO-Impfziele und ihre Erreichung auf nationaler Ebene

Die beschriebenen Beispiele verdeutlichen den großen Nutzen internationaler und nationaler Impfprogramme. Die WHO (World Health Organization) hat daher auch weitreichende Ziele hinsichtlich der anzustrebenden Impfziele formuliert, z. B. das Ziel, die Masern bis zum Jahr 2010 weltweit auszurotten. Tatsächlich zeigte sich jedoch in zahlreichen Untersuchungen zu Impfprogrammen eine deutliche Diskrepanz zwischen Anspruch und Wirklichkeit. Die tatsächlich erzielten Impfraten sind in vielen Fällen nicht hoch genug, um die bestmögliche Wirkung zu entfalten (6, 10). Noch immer stehen Infektionskrankheiten mit 25 % an Platz 2 der Todesursachenstatistik der WHO. Bis heute sterben jedes Jahr weltweit mehrere hunderttausend Menschen an Masern. Noch immer erhalten nach Schätzungen der WHO 37 Mio. Kinder weltweit keine Routineimpfung im 1. Lebensjahr (5, 11, 16). Hinzu kommt, dass bereits als ausgerottet geltende Infektionskrankheiten in den letzten Jahren wieder zunehmen. Diese Entwicklungen stehen in deutlichem Kontrast zu den Fortschritten, die auf dem Gebiet der Impfstoffentwicklung in den letzten Jahren erzielt werden konnten. Weiterentwicklungen in der Biotechnologie ermöglichten nicht nur die Zulassung vieler neuer Impfstoffe, auch existierende Impfstoffe konnten verbessert oder ihre Indikationsgebiete erweitert werden. So sind aktuell Impfstoffe gegen mehr als 25 Erkrankungen zugelassen. Die Entwicklungen bei den Infektionserkrankungen auf der einen Seite sowie die Fortschritte bei der Entwicklung von Impfstoffen auf der anderen Seite erfordern es, bestehende Impfstrategien zu evaluieren und auf internationaler wie auch auf nationaler Ebene an die neuen Erfordernisse anzupassen. Hierzu müssen zunächst die Gründe für die beschriebenen Entwicklungen richtig bewertet werden.

Die Erfolge der großen Impfprogramme dürfen nicht darüber hinweg täuschen, dass genau diese Erfolge auch dazu führen können, dass die Aufrechterhaltung eines hohen Impfschutzes in der Gesamtbevölkerung vernachlässigt wird. So wähnte man sich in den führenden Industrienationen in den 1980er-Jahren bereits als weitgehend sicher vor zahlreichen Infektionskrankheiten, wie z. B. der Polio. Die Gefährlichkeit dieser Infektionskrankheiten und die regelmäßige Kontrolle bzw. die Auffrischung von Schutzimpfungen standen in der Folge nicht mehr im Fokus des Interesses des öffentlichen Gesundheitswesens (15). Auch die wissenschaftliche Forschung widmete sich der Thematik in deutlich geringerem Umfang (15). Diese Fehlentwicklung blieb nicht ohne Folgen. Ereignisse wie die Polio-Epidemie 1992 in den Niederlanden zeigen deutlich, welche Konsequenzen sich aus einer unzureichenden Durchimpfungsrate ergeben können. Dem Wiederaufflammen längst als überwunden angesehener Infektionskrankheiten (Re-emerging Infectious Diseases) und dem massiven Auftreten von neuen Infektionskrankheiten (Emerging Infectious Diseases) liegen neben zu niedrigen Impfraten auch multifaktorielle Ursachen zugrunde, die zum Teil noch nicht vollständig geklärt sind. Armut in Kombination mit schlechten Hygienebedingungen gelten – auch in Industrienationen – als mögliche Ursachen. Die zunehmende Globalisierung und die mit ihr verbundene Mobilität spielen ebenfalls eine relevante Rolle bei der Verbreitung von Infektionskrankheiten. Dies zeigte sich erst unlängst beim Ausbruch der Schweinegrippe in Mexiko, die sich durch den internationalen Flugverkehr in kürzester Zeit weltweit ausbreiten konnte.

Betrachtet man die Impferfolge auf nationaler Ebene, so muss man feststellen, dass in Deutschland, ebenso wie in vielen anderen Ländern, die Durchimpfungsraten noch zu weit von infektionsepidemiologisch sinnvollen Zielwerten entfernt sind, um optimal wirksam sein zu können. So zeigten etwa Umfragen des Robert Koch-Instituts in Arztpraxen, dass nur 80 % der Patienten gegen Tetanus geimpft sind. Die Impfraten anderer Infektionskrankheiten wurden noch niedriger beziffert (3–70 %) (12).

Die Datenlage bezüglich des Impfstatus in Deutschland ist leider nur unzureichend. Impfungen werden in Deutschland nicht zentral dokumentiert. Die Einschätzung des Impf- und Immunstatus erfolgt daher in der Regel über Teilstichproben. Daraus resultiert eine unvollständige Informationslage, vor allem, was den Impfschutz mit zunehmendem Alter angeht. Der Impfstatus bei Kindern bis zu 6 Jahren gibt aktuell wenig Anlass zur Sorge. Repräsentative Analysen zeigten, dass bei fast allen Kindern mit einer Grundimmunisierung begonnen wurde. Auch die erste Masern-, Mumps- und Röteln-Impfung gewinnt an Akzeptanz. Aktuelle

Schuleingangsuntersuchungen belegen ebenfalls zufriedenstellende und im Untersuchungszeitraum steigende Impfraten gegen Diphtherie, Tetanus und Polio. Die Zunahme der Hepatitis-B-, HiB- und Pertussis-Impfungen erklärt sich durch die Aufnahme dieser Impfungen in die Empfehlungen der Ständigen Impfkommission (STIKO). Trotz dieser positiven Entwicklungen ist für viele Infektionskrankheiten in Deutschland noch kein sicherer Impfschutz erreicht worden. Der Impfschutz gegen Masern, Mumps und Röteln ist aktuell noch ungenügend und liegt weit hinter den europäischen Nachbarländern zurück. Die zweite notwendige Masern-Impfung vor Schulbeginn erhalten nur 30 % der Kinder (9). Zudem wird nicht in allen Regionen Deutschlands in gleichem Umfang geimpft. Manche alten Bundesländer liegen selbst bei der Erstimpfung unter 80 % (9). Vor diesem Hintergrund erscheint es nachvollziehbar, dass es in den letzten Jahren immer wieder zu lokalen Masern-Epidemien kam, wie 2006 in Nordrhein-Westfalen (2, 14). Eine Ausrottung der Masern ist in Deutschland bei diesen Impfraten momentan nicht möglich. Auch bis 2010 scheint dieses WHO-Ziel unerreichbar. Mit zunehmendem Alter nehmen in Deutschland die Impflücken wie beschrieben weiter zu. Erwachsene erhalten schon fast regelhaft nicht mehr die empfohlenen

Auffrischungsimpfungen gegen Tetanus und Diphtherie (6, 10). Dies wurde auch durch die Umfragen des Robert Koch-Instituts dokumentiert. Nach dem Bundes-Gesundheitssurvey von 1998 hatten nur 63 % der untersuchten Patienten innerhalb von 10 Jahren eine Auffrischung dieser Impfungen erhalten, obwohl eine Tetanus-Infektion eine signifikante Bedrohung darstellt und in 30 % bis 50 % der Fälle zum Tod führt (Abb. 12.1).

Ein für Deutschland im europäischen Vergleich spezifisches Problem sind die geringen Durchimpfungsraten beim medizinischen Fachpersonal. So sind z. B. nur 18 % der Hebammen gegen Keuchhusten (Pertussis) geimpft, obwohl diese Infektionskrankheit für Neugeborene ein lebensbedrohliches Risiko darstellt (4). Auch die jährliche Grippeschutzimpfung zeigt bei medizinischem Fachpersonal nur niedrige Impfraten von ca. 23 % (13).

Insgesamt erreicht Deutschland im europäischen Vergleich nur in Teilbereichen angemessene Durchimpfungsraten und kompromittiert damit zugleich die Impfbemühungen anderer Länder. Selbst bei den guten Impfraten im Kindesalter gibt es im Detail noch deutliche Impflücken.

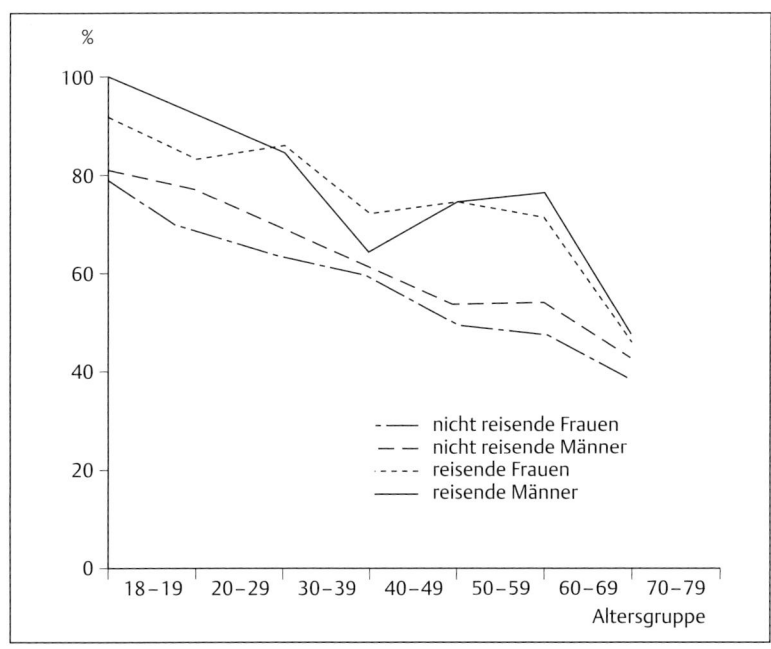

Abb. 12.1 Häufigkeit der Impfung gegen Tetanus in den letzten 10 Jahren (Quelle: Bundes-Gesundheitssurvey 1997/98).

12.4 Wege zur Schließung der Impflücken

Das Schließen von Impflücken und die konsequente Umsetzung vorhandener Standard- und Indikationsempfehlungen müssen Priorität haben, um eine optimale Primärprävention zu ermöglichen. Dieses Ziel kann nur erreicht werden, wenn die Gründe für die bestehenden Impflücken nachvollzogen und durch geeignete Maßnahmen adressiert werden können. Hierzu kann auf Studien zu den Ursachen von Impflücken zurückgegriffen werden. Diese zeigen eindeutig, dass die Mehrheit der Bevölkerung in Deutschland gegenüber Schutzimpfungen nicht grundsätzlich ablehnend eingestellt ist. Die beschriebenen Impflücken entstehen vielmehr durch Unkenntnis, Fehlinformationen und/oder Vergessen der Impfung. Untersuchungen belegen, dass bei Patienten insgesamt zu wenig Wissen über die Risiken von Infektionskrankheiten, die Verfügbarkeit und Notwendigkeit von Schutzimpfungen und die Kostenübernahme durch die Krankenkassen vorhanden ist. Auch über die Sicherheit von Impfstoffen ist in der Regel zu wenig bekannt, selbst innerhalb der Berufsgruppe der Ärzte und des ärztlichen Hilfspersonals. Der Aspekt der Aufklärung ist daher beim Thema Impfen von zentraler Bedeutung, um eventuell bestehende Informationsdefizite zu beseitigen und die Impfbereitschaft zu fördern. Durch Informationsmangel können dagegen unspezifische Ängste bezüglich der Nebenwirkungen von Impfstoffen geschürt werden. Auf diese Weise entstehen Fehlinformationen und Gerüchte über Impfungen. Die so entstehende Unsicherheit kann leicht von Impfgegnern instrumentalisiert werden. Obwohl der Anteil der Impfgegner an der Gesamtbevölkerung nur auf ca. 2 % geschätzt wird, haben ihre Aktivitäten in den Industrieländern zu einem nachweislichen Rückgang der Impfungen geführt (7). Dies liegt nicht zuletzt in ihrer effektiven Nutzung des Internets begründet, der aktuell von Präventionsseite nur wenig entgegengesetzt wird.

Ein weiterer Grund für die unzureichenden Durchimpfungsraten liegt in einer gewissen Impfmüdigkeit der Bevölkerung. Diese Impfmüdigkeit entsteht zum einen aus einem falsch verstandenen Sicherheitsgefühl heraus, dass bestimmte Infektionskrankheiten aktuell keine Bedrohung mehr darstellen. Zum anderen wird von Patienten nicht selten vermutet, dass das Risiko einer Ansteckung viel zu gering ist, als dass eine Impfung nötig wäre.

Auch diese Verhaltensmuster sind auf eine unzureichende Informationspolitik zurückzuführen. Eine stärkere Fokussierung auf groß angelegte Programme zur Aufklärung ist hier zu empfehlen.

Der Umstand, dass Ärzte und Pflegekräfte keinen gesetzlichen Auftrag haben, den Impfstatus regelmäßig zu kontrollieren oder Impfungen und deren Auffrischung generell zu fördern, wirkt sich zusätzlich negativ auf die Impfbereitschaft in der Bevölkerung aus. Modelle, die Anreize zu regelmäßigen Impfungen geben, könnten hier eine Verbesserung erwirken.

12.5 Akteure einer erfolgreichen Umsetzung von Impfprogrammen

Impfprogramme können nur dann erfolgreich sein, wenn die Akzeptanz in der Bevölkerung hoch genug ist. Um dieses Ziel zu erreichen, sind neben der Kenntnis um die Ursachen mangelnder Impfbereitschaft ein verbessertes Zusammenspiel der Akteure im Gesundheitswesen, d. h. der nationalen und internationalen Gesundheitsbehörden, der Krankenkassen sowie der Ärzte und Patienten notwendig. Hierbei wird vor allem die Verteilung der Zuständigkeiten in der Zukunft eine wichtige Rolle spielen. Die Globalisierungsentwicklung und die europäische Integration werden verstärkt Absprachen zwischen den Gesundheitsbehörden auf internationaler, europäischer und nationaler Ebene notwendig machen, um Impfstrategien sinnvoll und erfolgreich umsetzen zu können. Entsprechend bisheriger Untersuchungen sollte der Fokus bei derartigen Maßnahmen auf den Themenfeldern Information und Aufklärung liegen, da hier nachweislich die größten Defizite bestehen. In diesem Zusammenhang wird auch die Frage nach der Rolle der Krankenkassen bzw. der Kostenübernahme für die jeweiligen Impfungen eine wichtige Rolle spielen, da bisherige Studien klar zeigen, dass die Kostenübernahme durch die Krankenkasse beim Patienten ein wesentlicher Anreiz für die Durchführung einer Impfung ist. Studien haben außerdem eindeutig belegt, dass die Beratung und die Empfehlung durch den Arzt die Akzeptanz von Impfungen bei den Patienten nachhaltig beeinflusst: 85 % der Patienten richten sich in Impffragen nach seinem Rat (8, 17). In Deutschland werden 85–90 % aller Impfungen durch niedergelassene Mediziner durchgeführt. Der Hausarzt

Tabelle 12.**1** Impfleistungen des Hausarztes (Quelle: KVB 2007).

Verabreichung (bzw. Verordnung) des Impfstoffes
Information des Versicherten über den Nutzen der Impfung und über die zu verhütende Krankheit
Hinweise auf mögliche Nebenwirkungen und Komplikationen
Empfehlungen über Verhaltensmaßnahmen im Anschluss an die Impfung
Aufklärung über Eintritt und Dauer der Schutzimpfung sowie über das Erfordernis von Wiederholungs- bzw. Auffrischungsimpfungen
Erhebung der Anamnese und der Impfanamnese einschließlich Befragung über das Vorliegen von Allergien
Feststellung der aktuellen Befindlichkeit zum Ausschluss akuter Erkrankungen
Dokumentation der erfolgten Impfung im Impfpass bzw. Ausstellen einer Impfbescheinigung

nimmt dadurch eine Schlüsselposition bei der Durchführung und der Kontrolle von Impfungen ein (Tab. 12.**1**). Es erscheint daher sinnvoll, Hausärzte zukünftig stärker in Impfprogramme einzubinden als dies bislang der Fall ist. Dazu gehören neben einem klaren Auftrag auch entsprechende Vergütungsoptionen. Die zentrale Rolle in einem erfolgreichen Impfprogramm muss jedoch ein gut informierter und aufgeklärter Patient einnehmen, der sich für die Erhaltung seiner Gesundheit und eine korrekte Umsetzung präventiver Maßnahmen selbst verantwortlich fühlt. Dies gilt insbesondere für Deutschland, da Schutzimpfungen dort ausschließlich auf freiwilliger Basis erfolgen.

Literatur

[1] André FE. The future of vaccines, immunisation concepts and practice. Vaccine 2001; 19: 2206–2209

[2] Arenz S, Kalies H, Ludwig MS et al. Der Masernausbruch in Coburg. Was läßt sich daraus lernen? Dtsch. Ärztebl 2003; 100: A3245–3249

[3] Bellach BM, Knopf H, Thefeld W. Der Bundes-Gesundheitssurvey 1997/98. Das Gesundheitswesen. (Sonderheft) 1998; 60, 22, 59–68

[4] Burckhardt F, Delere Y, Wiese-Posselt M. Impfstatus sowie Einstellung und Verhalten von Hebammen zu Impfungen – Ergebnisse einer Querschnittsstudie. Epidem. Bull 2008; 21: 163–169

[5] Gerike E, Tischer A, Santibanez S. Einschätzung der Masernsituation in Deutschland. Bundesgesundheitsblatt – Gesundheitsforschung – Gesundheitsschutz 2000; 43:11–21

[6] Hoffmann F. Impfungen im Erwachsenenalter. Internist 2005; 46: 206–213

[7] Isenberg H. Hib-Impfung. In: Sitzmann FC, Hrsg. Impfungen. State of the Art und aktuelle Empfehlungen. München: Hans Marseille Verlag GmbH; 1998: 47–53

[8] Koch J, Kirschner W, Kirschner R et al. Verbesserung des Kenntnisstandes zur Verbreitung von impfpräventablen Erkrankungen und zum Impfverhalten in der Bundesrepublik Deutschland. Berlin: Epidemiologische Forschung; 1995

[9] Laubereau B, Herrmann M, Weil J et al. Durchimpfungsraten bei Kindern in Deutschland 1999. Monatsschrift für Kinderheilkunde 2001; 149: 367–372

[10] Lukas A. Jeder Zweite über 65 ist nicht gegen Tetanus geschützt. MMW-Fortschr. Med. 2008; 150: 31–33

[11] Meyer C, Reiter S, Siedler A et al. Über die Bedeutung von Schutzimpfungen. Bundesgesundheitsblatt – Gesundheitsforschung – Gesundheitsschutz 2002; 4: 323–331

[12] Seibt K, Schulz M, Hensel, FJ. Meinungen und Einstellungen zum Thema Impfen bei niedergelassenen Ärzten, Offizinapothekern und ihrem Personal sowie aktueller Impfstatus dieser Gruppen. Gesundheitswesen 2000; 62: 376–382

[13] Wicker S, Doerr HW, Gottschalk R et al. Influenza: Akzeptanz der Schutzimpfung bei medizinischem Personal. Auswertung zur Influenzasaison 2006/2007. Dtsch. med. Wochenschr. 2007; 132: 1683–1687

[14] Wiechmann O, Siedler A, Sagebiel D et al. Further efforts needed to achieve measles elimination in Germany: results of an outbreak investigation. Bull World Health Organ 2009; 87: 108–115

[15] Windorfer A, Feil F. Der Kampf gegen Poliomyelitis – die Ausrottung einer Zivilisationsseuche, Bundesgesundheitsblatt – Gesundheitsforschung – Gesundheitsschutz 2000; 43: 2–6

[16] World Health Organisation. State of the world's vaccines and immunization 2002. Genf: WHO. www.who.int/vaccines-documents

[17] World Health Organisation. World Health Report. Reducing risks, promoting healthy life 2002. Genf: WHO. www.who.int/who/2002/en

13 Risikoeinschätzung bei Kindeswohlgefährdung und Umgang mit Verdachtsfällen

Heinz Kindler[*]

13.1 Einleitung

In Fällen einer möglichen, tatsächlichen oder auch fälschlich vermuteten Kindeswohlgefährdung aufgrund von Vernachlässigung, Misshandlung oder Missbrauch steht für die betroffenen Kinder und Familien sehr viel auf dem Spiel. Wie Fachkräfte aus der Gesundheitshilfe, der Jugendhilfe und der Familiengerichtsbarkeit mit den Betroffenen die Situation klären und Hilfe- bzw. Schutzkonzepte entwickeln sowie umsetzen, kann für das weitere Schicksal und die Lebenswege von Kindern und Eltern von entscheidender Bedeutung sein. Beispielsweise kann es von der Qualität des Handelns der Fachkräfte abhängen, ob weitere Gefährdungsereignisse verhindert, unnötige Trennungen vermieden und insgesamt förderliche Lebens- und Entwicklungsbedingungen für ein Kind geschaffen werden können. Aufgrund der Bedeutung ihres Handelns, die den beteiligten Fachkräften unterschiedlicher Professionen in der Regel gleichermaßen bewusst ist, hat sich in Deutschland und international eine intensive Fachdiskussion um geeignete Vorgehensweisen entwickelt, die der nachfolgende Beitrag im Überblick darstellt. Am Anfang steht dabei ein kurzer Überblick über verschiedene Gefährdungsformen. Daran anschließend wird der Wissensstand zu 2 sich möglicherweise stellenden diagnostischen Aufgaben – Verdachtsabklärung und Risikoeinschätzung – erörtert. Im letzten Teil wendet sich der Beitrag Handlungsfragen im Umgang mit Verdachtsfällen zu. Hier ist zunächst, insbesondere für Fachkräfte aus der Gesundheitshilfe, eine Grundorientierung im Hinblick auf die Funktionsweise und rechtliche Grundlagen des Kinderschutzsystems erforderlich, bevor dann Fragen der Problemansprache und der Weitervermitt-lung betroffener Familien an geeignete Stellen erörtert werden. Der Beitrag schließt mit einigen Überlegungen zum Stand und der Weiterentwicklung des Kinderschutzsystems in Deutschland.

13.2 Gefährdungsformen

Grundlegend werden Formen der Kindeswohlgefährdung danach unterschieden, ob die bereits eingetretene oder drohende Schädigung eines Kindes aus einem schädlichen Unterlassen notwendigen Fürsorgehandelns oder aus einem schädlichen aktiven Einwirken auf das Kind resultiert. Bei einem schädlichen Unterlassen wird von Vernachlässigung, bei einem schädlichen Einwirken von Misshandlung oder sexuellem Missbrauch gesprochen. Beim sexuellen Missbrauch besteht das schädliche Einwirken auf das Kind in sexuellen Handlungen am, vor oder mit dem Kind. Bei der Misshandlung wird meist nach dem eingesetzten Medium des schädlichen Einwirkens von körperlicher und psychischer Misshandlung gesprochen. Unterformen der Vernachlässigung bestimmen sich nach betroffenen Bereichen der Fürsorge (z.B. körperliche Vernachlässigung, erzieherische Vernachlässigung). Bei allen Gefährdungsformen gibt es Grenz- und Übergangsbereiche, in denen eine mangelnde Fürsorge, unangemessene körperliche Bestrafungen oder eine unangemessen sexualisierte familiäre Atmosphäre vorliegen. Wie immer, wenn Kategorien künstlich auf in der Wirklichkeit vorhandene Kontinua projiziert werden, ist die exakte Grenzziehung in manchen Fällen schwierig und ohne Bezugnahme auf prinzipiell wandelbare gesellschaftliche Vorstellungen und rechtliche Bestimmungen kaum möglich.

---

[*] E-Mail: kindler@dji.de

Vor dem Hintergrund der deutschen Rechtsnormen wurde beispielsweise in dem vom Bundesministerium für Familie, Senioren, Frauen und Jugend (BMFSFJ) finanzierten und distribuierten Handbuch „Kindeswohlgefährdung" (18) **Vernachlässigung** definiert als „andauerndes oder wiederholtes Unterlassen fürsorglichen Handelns bzw. Unterlassen der Beauftragung geeigneter Dritter mit einem solchen Handeln durch Eltern oder andere Sorgeberechtigte, das für einen einsichtigen Dritten vorhersehbar zu erheblichen Beeinträchtigungen der physischen und/oder psychischen Entwicklung des Kindes führt oder vorhersehbar ein hohes Risiko solcher Folgen beinhaltet." (S. 41). Ähnlich können als **körperliche Misshandlung** „alle Handlungen von Eltern oder anderen Bezugspersonen verstanden werden, die durch Anwendung von körperlichem Zwang bzw. Gewalt für einen einsichtigen Dritten vorhersehbar zu erheblichen physischen oder psychischen Beeinträchtigungen des Kindes und seiner Entwicklung führen oder vorhersehbar ein hohes Risiko solcher Folgen bergen" (S. 50).

Die sinnvolle Unterscheidung der verschiedenen Gefährdungsformen schließt natürlich nicht aus, dass in konkreten Einzelfällen mehrere Formen von Gefährdung gleichzeitig oder in zeitlicher Abfolge auftreten. Tatsächlich legen epidemiologische Befunde nahe, dass die Überlappung mehrerer Gefährdungsformen häufig vorkommt. Beispielsweise hat eine über mehr als 4 Jahre andauernde, in den USA durchgeführte Längsschnittstudie an Kinderschutzfällen (13) gezeigt, dass nahezu die Mehrheit anfänglich als vernachlässigt eingestufter Kinder nachfolgend auch Misshandlung oder sexuellen Missbrauch erfahren musste. Hinter diesen Zahlen stehen negative Entwicklungs- und Eskalationsprozesse etwa dergestalt, dass vernachlässigte Kinder Verhaltensauffälligkeiten ausbilden, die dann die ohnehin bereits wenig erziehungsfähigen Eltern noch mehr überfordern und zu Misshandlungen führen. Auch kann Vernachlässigung Kinder in einem emotional „ausgehungerten" Zustand zurücklassen, sodass sie emotionale Zuwendung auch in wenig angemessenen oder sogar schädlichen Beziehungen suchen. Zusätzlich zu den klassischen Formen von Gefährdung existieren zahlreiche weitere Begriffe, die sehr spezifische Formen von Gefährdung bezeichnen (z. B. Münchhausen-by-proxy-Syndrom), besondere Problemkonstellationen benennen, die unter

Umständen als Form von Gefährdung gewertet werden müssen (z. B. vom Kind miterlebte Partnerschaftsgewalt als Form psychischer Misshandlung) oder die als Hintergrundproblem zur Entstehung einer Form von Kindeswohlgefährdung beitragen können, wenn auch nicht müssen (z. B. Alkoholabhängigkeit eines Elternteils als begünstigender Faktor bei Vernachlässigung). Für diese besonderen Gefährdungsformen und Problemlagen existiert, ebenso wie für die einzelnen klassischen Gefährdungsformen, eine umfangreiche Spezialliteratur. Es liegen allerdings auch mehrere einführende, aber gleichwohl systematische Behandlungen der Gefährdungsthematik mit weiterführenden Literaturhinweisen vor (4, 18, 27).

13.3   Verdachtsabklärung

Steht der Verdacht der Misshandlung bzw. Vernachlässigung oder des sexuellen Missbrauchs eines Kindes im Raum, so ist es für die Handlungsfähigkeit der mit dem Fall befassten Fachkräfte und Institutionen vielfach unumgänglich abzuklären, ob entsprechende Gefährdungsereignisse tatsächlich stattgefunden haben. Zwar erübrigt sich manchmal eine Verdachtsabklärung, da beispielsweise aufgrund schwerwiegender psychischer oder intellektueller Einschränkungen der Sorgeberechtigten eine drohende Gefährdung auch dann angenommen werden muss, wenn es noch nicht zu belegbaren Gefährdungsereignissen gekommen ist. Weiterhin gibt es Fälle, in denen Sorgeberechtigte selbst gegenüber Fachkräften Gefährdungsereignisse schildern, die von ihnen ausgegangen sind, und um Hilfe bitten. Auch hier erübrigt sich eine Verdachtsabklärung. In einer nicht unerheblichen Anzahl an Fällen sind Fachkräfte verschiedener Professionen jedoch gezwungen sich nach Vorliegen gewichtiger Anfangshinweise selbst eine Meinung dazu zu erarbeiten, ob ein Kind misshandelt, vernachlässigt oder missbraucht wurde. Das deutsche Jugendhilfe- und Familienrecht verpflichtet die Sorgeberechtigten hierbei in §8a Abs. 3 SGB VIII gegenüber dem Jugendamt zur Mitwirkung, sofern gewichtige Anfangshinweise auf eine Kindeswohlgefährdung vorliegen. Andernfalls ist eine Einschaltung des Familiengerichtes erforderlich. Im Hinblick auf empirische Evidenz zu einem sinnvollen Vorgehen bei einer notwendigen Verdachtsabklärung ist es grundlegend bedeutsam sich zweier Dinge bewusst zu sein (33, 15):

1. Es ist wichtig zu verstehen, dass es prinzipiell nur eine relativ **begrenzte Anzahl an Vorgehensweisen** gibt, die zumindest potenziell zu aussagekräftigen Informationen führen können. Im Hinblick auf die Abklärung eines möglichen sexuellen Missbrauchs kann etwa versucht werden
   – Angaben des Kindes einzuholen,
   – körperliche Befunde beim Kind zu erheben,
   – Verhaltensanzeichen beim Kind zu beobachten,
   – Beobachtungen Dritter zu erfassen,
   – Sachhinweise zu erhalten.

Welche Elemente einer Verdachtsabklärung sinnvoll erscheinen und zur Verfügung stehen hängt stark vom Einzelfall ab. So macht es bei Kleinkindern natürlich keinen Sinn von ihnen Angaben erhalten zu wollen, während dies bei einer Jugendlichen, die sexuelle Berührungen durch den Lebensgefährten der Mutter erlebt haben soll, sehr sinnvoll sein wird. Manche Informationen (z. B. Sachhinweise in Form von Videoaufnahmen, die manche Täter von Missbrauchshandlungen anfertigen) stehen nur selten zur Verfügung. Generell ist die Verfügbarkeit mehrerer Arten von Informationen mit der Anzahl der beteiligten Professionen und Institutionen korreliert, da verschiedene Professionen und Institutionen aufgrund ihrer jeweiligen Kompetenzen und Rechte einen privilegierten oder gar exklusiven Zugang zu bestimmten Arten von Information haben. So können körperliche Befunde etwa nur von Ärzten erhoben und interpretiert werden, während für die Durchführung und Auswertung von Befragungen an Kindern aussagepsychologisch geschulte Psychologen zur Verfügung stehen. Die überwiegend sozialpädagogisch ausgebildeten Fachkräfte der Jugendhilfe beschäftigen sich beim Hausbesuch mit dem unmittelbaren Lebensumfeldes eines Kindes, was häufig bei der Abklärung einer möglichen Vernachlässigung sehr informativ ist. Im Jugendamt tätige Fachkräfte der Jugendhilfe haben zudem außerhalb oder im Vorfeld familiengerichtlicher Verfahren aufgrund ihres gesetzlichen Schutzauftrages auch die Aufgabe der Integration der verschiedenen Informationen. Meist ist es erforderlich mehrere Elemente der Verdachtsabklärung miteinander zu kombinieren, bevor ein aussagekräftiges Gesamtbild entstehen kann.

2. Es ist für die Grundorientierung der Fachkräfte von Bedeutung zu wissen, dass die **aufgezählten Vorgehensweisen** mit **unterschiedlicher Häufigkeit** zu **relevanten Erkenntnissen** führen und sich zudem **in ihrer Aussagekraft** im Hinblick auf Misshandlung, Vernachlässigung und sexuellen Missbrauch **unterscheiden**. Beispielsweise zeigen zwar sexuell missbrauchte Kinder im Kindergarten- oder Grundschulalter mit einer hohen Grundrate ein auffällig sexualisiertes Verhalten, das sich mit standardisierten Verfahren, wie etwa dem „Child Sexual Behavior Inventory" (9), in der Praxis recht gut beschreiben und dokumentieren lässt. Wird ein solches Verfahren angewandt, fallen sehr viele, in einzelnen Untersuchungen mehr als ⅔ sexuell missbrauchter Kinder im Alter von 2–12 Jahren durch erhöhte Werte für sexualisiertes Verhalten auf (8). Daraus lässt sich aber kaum der Umkehrschluss ziehen, dass ein Kind mit einem auffällig sexualisierten Verhalten tatsächlich sexuell missbraucht wurde. Dies ist darauf zurückzuführen, dass auch andere Belastungen im Leben von Kindern, sowie ein sehr freier oder unbedachter innerfamiliärer Umgang mit Nacktheit und Sexualität zu sexualisiertem Verhalten führen können (7, 24). Zwar tritt in solchen Fällen ein problematisches sexualisiertes Verhalten relativ selten als Folge auf. Innerhalb der großen Gruppe nicht missbrauchter Kinder reicht die Häufigkeit aber aus, sodass im Endeffekt bei Kindern mit ausgeprägt sexualisierten Verhaltensweisen die Auffälligkeit zu einem erheblichen Anteil nicht in sexuellen Missbrauchserfahrungen wurzelt (in 2 Modellrechnungen bei 20–50 %) (36). Damit ist klar, dass ein sexualisiertes kindliches Verhalten allenfalls einen Missbrauchsverdacht begründen, aber nicht klären kann. Noch geringer ist die Aussagekraft kindlicher Verhaltensanzeichen in der Regel beim Verdacht auf Misshandlung oder Vernachlässigung.

Im Bereich **körperlicher Befunde bei Kindern** gibt es einige Indikatoren (z. B. sexuell übertragbare Krankheiten im Hinblick auf einen sexuellen Missbrauch oder Einblutungen im Augenhintergrund im Hinblick auf ein sogenanntes Schütteltrauma als eine Form körperlicher Misshandlung), die eine hohe oder sehr hohe Aussagekraft aufweisen, aus denen also, – wenn sie denn vorliegen – mit relativ großer Sicherheit auf eine vorangegangene

Kindeswohlgefährdung geschlossen werden kann (11). Allerdings stehen solche aussagekräftigen medizinischen Befunde in der Gesamtheit aller Fälle von sexuellem Missbrauch bzw. Kindesmisshandlung relativ selten zur Verfügung. Beispielsweise traten sexuell übertragbare Krankheiten in den meisten vorliegenden Untersuchungen auch bei gesichertem sexuellen Missbrauch in maximal 5 % der Fälle auf. Glücklicherweise steigt mit dem Schweregrad von Misshandlung, Vernachlässigung und teilweise auch sexuellem Missbrauch und einem abnehmenden Alter des betroffenen Kindes die Wahrscheinlichkeit aussagekräftiger körperlicher Befunde.

Eine herausgehobene Stellung im Kreis möglicher Vorgehensweisen bei der Abklärung eines Verdachtes auf sexuellen Missbrauch und teilweise auch bei der Abklärung eines Verdachtes auf Misshandlung bzw. Vernachlässigung kommt dem Element der **informatorischen Befragung betroffener Kinder** zu, also einem ganz oder teilweise auf die Gewinnung von konkreten Informationen über Erfahrungen des Kindes abzielenden Gespräch. Die besondere Stellung dieses Instrumentes jenseits des Kleinkindalters begründet sich

- zum einen in der prinzipiell meist gegebenen Verfügbarkeit dieses Elementes der Verdachtsabklärung,
- zum anderen in der Aussagekraft von konkreten, bei Nachfragen ergänzbaren Erlebnisschilderungen eines Kindes, die seinen geistigen und narrativen Fähigkeiten entsprechen.

Vor allem beim sexuellen Missbrauch gibt es relativ wenige Fälle, die ohne Angaben des betroffenen Kindes klar belegt werden können, in einer amerikanischen Untersuchung beispielsweise nur etwa 10 % (14). Weiterhin ist es sehr selten, dass die qualitativ gute Schilderung von Missbrauchs- oder Misshandlungserlebnissen eines Kindes durch Sachbeweise widerlegt wird (z. B. bei 14: ca. 3 %). Streit gibt es in der Fachwelt derzeit allerdings um die Frage, inwieweit ein Missbrauchsverdacht als ausgeräumt angesehen werden kann, wenn Kinder in einer qualifiziert geführten Exploration Missbrauch oder Misshandlung verneinen. Bezüglich der Interpretierbarkeit verneinter Gefährdungserfahrungen stammt die derzeit beste verfügbare Evidenz aus Studien, in denen Kinder befragt wurden, für die – ohne zuvor bestehenden Missbrauchsverdacht – aufgrund eher zufällig entdeckter, aber unabhängiger und aussagekräftiger Sachhinweise ein

sexueller Missbrauch angenommen werden musste. In eine solche Untersuchung (21) wurden etwa 30 Kinder einbezogen, die aufgrund körperlicher Beschwerden ärztlich vorgestellt wurden und bei denen nachfolgend eine sexuell übertragbare (64 % Gonorrhoe), ärztlicherseits als Beleg für einen sexuellen Missbrauch angesehene Krankheit festgestellt wurde. In anschließenden Befragungen durch qualifizierte Fachkräfte berichtete etwas weniger als die Hälfte der Kinder von Missbrauchserfahrungen. Eine ähnliche Grundrate an vermutlich sexuell missbrauchten Kindern, die in ersten Befragungen durch Fachkräfte Missbrauchserfahrungen verneinten oder zumindest nicht bestätigten, fand sich in weiteren Studien mit Kindern, bei denen eine sexuell übertragbare Krankheit diagnostiziert wurde (23), ebenso in 2 weiteren Studien (2, 26), die auf einer anderen Methodologie beruhten. In einer dieser Studien wurden 10 Jungen befragt, bei denen im Rahmen einer anderweitig motivierten Hausdurchsuchung bei einem Mehrfachtäter Videoaufnahmen von Missbrauchshandlungen sichergestellt wurden, auf denen die betroffenen Kinder zu sehen waren. Von den betroffenen Kindern hatte sich bis zu diesem Zeitpunkt keines einer anderen Person anvertraut. Auch bei wiederholten Befragungen schilderte insgesamt nur etwa die Hälfte der Jungen zumindest einige der videografierten Missbrauchshandlungen. In der letzten hier anzuführenden Studie wurden Kinder befragt, bei denen der Missbrauchsverdacht durch den bestätigten Missbrauch eines Geschwister- oder Nachbarkindes entstanden war und nachfolgend durch einen körperlichen Befund beim befragten Kind belegt werden konnte. Auch hier schilderte nur etwa die Hälfte der Kinder in Befragungen Erfahrungen eines Missbrauchs. Die im Ergebnis deutliche Übereinstimmung der Studien führt zu der Annahme, dass in Befragungen ein hoher Anteil tatsächlich sexuell missbrauchter Kinder diese Erfahrungen, zumindest zunächst einmal, nicht berichtet, sodass hier im Hinblick auf falsch-negative Entscheidungen große Vorsicht geboten ist.

Als potenziell sehr aussagekräftiges und für Fachkräfte häufig auch verfügbares Mittel der Verdachtsabklärung haben informatorische Befragungen viel an Forschung auf sich gezogen. Mehrere Studien haben sich mit der Frage befasst, wie Explorationen in einer möglichst ergiebigen und wenig belastenden Weise gestaltet und verfälschende Einflüsse möglichst vermieden werden können. Einige der entwickelten Konzepte bezüglich des Aufbaus von Befragungen, der Art, wie Fragen gestellt werden sollten, und notwendiger qualitätssichernder Rahmenbedingungen haben sich dabei nicht nur im Labor, sondern auch in Feldversuchen und bei einer Umsetzung im großen Maßstab (z. B. in landesweiten Strukturen wie in Israel oder in Neuseeland) empirisch bewährt (28, 31). Auf dieser Grundlage wird beispielsweise im weitgehenden fachlichen Konsens (1, 29) ein strukturierter Aufbau von Explorationen empfohlen mit

- einer Phase der Aufklärung des Kindes über die Rahmenbedingungen der Befragung und des Kontaktausbaus,
- einer Phase, in der im themenneutralen Bereich ein probeweiser freier Bericht des Kindes eingeholt wird und die befragende Fachkraft Erfahrungen mit den Fähigkeiten des Kindes sammelt,
- einer Phase, in der ein möglichst freier Bericht des Kindes zu möglichen Gefährdungsereignissen eingeholt wird,
- einer Phase für Nachfragen und Klärungen,
- einer Phase des Gesprächsausklangs.

Weiterhin konnte mittels detaillierter Analysen (6) gezeigt werden, dass eine Rangordnung von Frageformen im Hinblick auf die Wahrscheinlichkeit, mit der Kinder hierauf wahrheitsgemäß antworten, gebildet werden kann. Diese Rangordnung beinhaltet, mit einem von oben nach unten zunehmenden Risiko verfälschter Antworten,

- offene Fragen und Anstoßfragen (z. B.: Kannst Du mir noch mehr darüber erzählen?),
- Anschlussfragen (z. B. Du hast gesagt, er ist ins Zimmer gekommen, was ist dann passiert?),
- spezifische, nicht leitende Fragen (z. B.: Weißt du noch, wo das war?),
- geschlossene Fragen (z. B.: War es da schon dunkel oder nicht?),
- explizit leitende Fragen (z. B.: Da hast du bestimmt Angst gehabt, oder?).

Umgekehrt lässt sich aus den Ergebnissen folgern, dass ohne Kenntnis der gestellten Fragen Angaben von Kindern über Gefährdungsereignisse praktisch kaum bewertet werden können. Im Hinblick auf Qualitätssicherung hat sich ziemlich klar gezeigt, dass Training und regelmäßiges Feed-back sinnvoll erscheinen, um qualitativ gute Befragungen durch Fachkräfte der Sozialen Arbeit inmitten der Hektik und Belastungen des Alltags sicherzustellen (20, 34). In einer Reihe von Jugendhilfesystemen wurden in der Folge entsprechende Richtlinien erlassen. In der Bundesrepublik, in der sich die Diskussion bisher stark auf die Arbeit aussagepsychologischer Sachverständiger in Strafverfahren konzentriert hat, sind die Trainings- und Feed-backmöglichkeiten für alle anderen mit Kinderschutz beschäftigten Fachkräfte bisher noch sehr begrenzt.

Trotz der klar erkennbar möglichen, empirisch fundierten Grundorientierung und des Wissenszuwachses im Hinblick auf einzelne besondere Aufgabenstellungen (z. B. informatorische Befragungen betroffener Kinder) bleibt die Verdachtsabklärung eine schwierige, häufig ungeliebte und zugleich risikoreiche Aufgabe im Bereich des Kinderschutzhandelns. Risikoreich u. a. auch deshalb, weil eine nicht unerhebliche Anzahl an Fällen trotz eines fachlich sauberen Vorgehens ohne Klärung bleibt (z. B. weil angesichts einer bestimmten Verletzung eines Kindes zwar Verdachtsmomente für eine Misshandlung bestehen, diese im weiteren Verlauf aber weder erhärtet noch ausgeräumt werden können). Für den Kinderschutz ist es daher ein potenziell wichtiger Fortschritt, dass zumindest im Hinblick auf Misshandlung und Vernachlässigung empirisch gestützte Risikoeinschätzungsverfahren entwickelt werden konnten, die es ermöglichen ein zukunftsorientiertes Arbeitsbündnis mit betroffenen Familien einzugehen und mit Hilfe- und Schutzkonzepten auf das erkennbare Risikoniveau abzustellen. Im Hinblick auf den Bereich des sexuellen Missbrauchs haben sich Risikoeinschätzungen dagegen, von wenigen psychiatrisch-forensischen Bereichen abgesehen, bislang als nicht besonders aussagekräftig erwiesen (22), sodass sich der Kinderschutz hier stark auf die Verdachtsabklärung verwiesen sieht und belegte Fälle relativ einheitlich als mit einem hohen Wiederholungsrisiko behaftet angesehen werden müssen.

13.4 Risikoeinschätzung

Zukunftsbezogene Risikoeinschätzungen nach Gefährdungsereignissen in der Vorgeschichte sind Teil einer im Kinderschutz notwendigen Prozessorientierung. Aus der Vorgeschichte und der gegenwärtigen Lebenssituation eines Kindes bzw. einer Familie werden dabei für die Wahrscheinlichkeit von Misshandlung bzw. Vernachlässigung wichtige Faktoren herausgezogen und zu einer Gesamteinschätzung zusammengefasst. Im Hilfeprozess stellt ein eingeschätzt hohes bzw. niedriges Risiko einen von mehreren bedeutsamen Faktoren bei verschiedenen Entscheidungen dar, so etwa bei der Abwägung,

- ob zur Gefahrenabwehr eine Fremdunterbringung des Kindes erforderlich ist,
- welche Intensität an Hilfe und Kontrolle (z. B. Dauer der Abstände zwischen Hausbesuchen) bei ambulanten Maßnahmen angezeigt ist,
- auf welche Risikobereiche zur Verminderung der Gefährdung ein Fokus gelegt werden kann.

Im familiengerichtlichen Verfahren fügt sich die Risikoeinschätzung zudem als ein Baustein in den Abwägensprozess zwischen elterlichen Grundrechten und Schutzrechten des Kindes ein.

Für die Risikoeinschätzung kann auf ein aus der internationalen Grundlagenforschung stammendes Set an wiederholt bestätigten, längsschnittlich abgesicherten Risikofaktoren für ein erstmaliges (25) bzw. wiederholtes (12) Auftreten von Misshandlung bzw. Vernachlässigung zurückgegriffen werden. Zudem liegt eine erste Metaanalyse vor, die eine grobe Abschätzung der mit relevanten Risikofaktoren verknüpften Effektstärke erlaubt (32). Die Reihe von Faktoren, die sich in der Forschung als bedeutsam herauskristallisiert haben, enthält beispielsweise den Punkt eigener Misshandlungserfahrungen von Eltern in ihrer Kindheit. Zu diesem Punkt liegen mindestens 6 Längsschnittstichproben vor (5). Zudem wurde die Vorhersagekraft des Faktors in mehreren Studien an Kinderschutzfällen getestet. Im Mittel der Studien war bei Eltern mit eigenen Misshandlungserfahrungen in der Kindheit die Häufigkeit des Auftretens von Misshandlungen eigener Kinder 3- bis 6-fach erhöht. Damit fällt dieser Faktor nach gegenwärtigem Kenntnisstand in den Bereich moderat vorhersagekräftiger Risikofaktoren. Da sich zudem deutliche Dosiseffekte zeigen, d. h. mit zunehmendem Schweregrad und Dauer von Misshandlungen in der Kindheit das Misshandlungsrisiko wächst, und weiterhin einige der vermittelnden innerpsychischen Mechanismen (v. a. negativ verzerrte innere Beziehungsmodelle und Schwierigkeiten in der Regulation belastender Gefühle) entschlüsselt werden konnten, wird in der Literatur überwiegend von einem tatsächlich kausal wirkenden und nicht nur statistisch aufscheinenden Faktor aus-

gegangen. Die vermittelnden Mechanismen wiederum eignen sich als mögliche Ansatzpunkte für therapeutisch ausgerichtete Hilfen.

Die Gesamtheit bekannter Risikofaktoren für Misshandlung und Vernachlässigung lässt sich in verschiedene Bereiche untergliedern. Eine mögliche Unterteilung enthält 6 verschiedene Bereiche, die nachfolgend mit Beispielen für darin enthaltene Risikofaktoren aufgelistet werden:

- Merkmale der elterlichen Entwicklungsgeschichte (z. B. erlebte Misshandlung oder häufige Beziehungsabbrüche in der Kindheit)
- Merkmale der elterlichen Persönlichkeit und Fürsorgestrategie (z. B. sehr hohe Impulsivität, ausgeprägt unrealistische Erwartungen gegenüber dem Kind)
- psychische Gesundheit und Intelligenz der Eltern (z. B. depressive Erkrankung, Sucht)
- Merkmale der familiären Lebenswelt (z. B. Partnerschaftsgewalt, soziale Isolation)
- Merkmale des Kindes (z. B. erhöhte Fürsorgeanforderungen aufgrund kindlicher Regulationsstörung)
- Merkmale gegenwärtiger und früherer Gefährdungsereignisse (z. B. ausgeprägte elterliche Verantwortungsabwehr)

Nicht für alle beispielhaft genannten Risikofaktoren ist die vorliegende empirische Evidenz gleich weit entwickelt. So ist es bei einigen Faktoren etwa bislang aufgrund zu unterschiedlicher oder zu weniger Studien nicht möglich, die Vorhersagestärke abzuschätzen. Bei anderen Faktoren (z. B. der sozialen Isolierung) ist unklar, welcher kausale Prozess hinter dem statistischen Phänomen steht (z. B. führen eingeschränkte soziale Fähigkeiten betroffener Eltern sowohl zur sozialen Isolierung als auch zur Überforderungsmisshandlung der Kinder oder trägt soziale Isolierung direkt kausal zum Misshandlungsrisiko bei?). Zusammen genommen zeigen die Befunde aber ein Forschungsfeld, dass den Babyschuhen schon etwas entwachsen ist. Auch sind die Befunde geeignet, Wahrnehmungs- und Einschätzungsprozesse bei Fachkräften zu qualifizieren. So hat sich beispielsweise Partnerschaftsgewalt mit einer 6- bis 12-fachen Erhöhung des Misshandlungsrisikos als einer der stärksten bekannten Risikofaktoren für Kindesmisshandlung erwiesen, was die Bedeutung dieser Thematik für den Kinderschutz noch einmal verstärkt. Elterliche Verantwortungsabwehr im Hinblick auf frühere Misshandlungen (z. B. „Wir haben unser Kind keinesfalls misshandelt."), die teilweise als absolutes Ausschlusskriterium für die Gewährung ambulanter statt stationärer Hilfe angesehen wurde, hat sich dagegen nur als schwacher Risikofaktor gezeigt, da manche Eltern zwar verbal Verantwortung übernehmen, weitere Gefährdungsereignisse aber trotzdem nicht verhindern können, während andere Eltern Verantwortung für frühere Misshandlungen zwar ablehnen, sich aber trotzdem auf zukunftsbezogene Hilfe- und Schutzmaßnahmen einlassen können.

Auf der Grundlage des erreichten Forschungsstandes wurden international verschiedene Vorschläge für in der Praxis zu beachtende Faktoren gemacht (16, 30). Aufgrund einer tendenziellen Überlegenheit strukturierter Vorgehensweisen (10) wurden zudem mehrere strukturierte Risikoeinschätzungsverfahren entwickelt und auf ihre Vorhersagekraft hin überprüft (für Forschungsübersichten siehe 3, 35). In Deutschland wurde beispielsweise in einer Studie an Akten über 60 Kinderschutzfälle aus 2 Jugendämtern die Aussagekraft des Risikomoduls im „Stuttgarter Kinderschutzbogen" überprüft (19), der auf einer Seite 21 aus der Grundlagenforschung stammende Risikofaktoren enthält. In der Untersuchung wurden vorliegende Misshandlungs- und Vernachlässigungsrisiken anhand der Akten in den ersten Monaten nach Fallbeginn eingeschätzt und anschließend zum unabhängig und ohne Kenntnis der Risikolage beurteilten weiteren Fallverlauf in Beziehung gesetzt. Hinsichtlich des weiteren Fallverlaufs wurde u. a. auf weitere Gefährdungsmeldungen, belegte weitere Gefährdungsereignisse und gefährdungsbedingte Schädigungen eines Kindes in der Familie im Verlauf der nächsten 3 Jahre geachtet. Im Ergebnis zeigten sich, trotz des in allen Fällen auf einen Ausgleich wahrgenommener Risiken hin ausgerichteten Handelns der Jugendhilfe, deutliche Zusammenhänge zwischen strukturiert eingeschätzten Risiken und dem weiteren Fallverlauf. Beispielsweise kam es in 12 Fällen im weiteren Verlauf zur gefährdungsbedingten Schädigung eines Kindes in den untersuchten Familien. Auf der Seite der Risikofaktoren traten hier als Vorhersagefaktoren unzureichende Einkommensverhältnisse, frühere Gefährdungsereignisse in der Familie, Gefährdungserfahrungen der Mutter oder des Vaters in ihrer Kindheit, Sucht oder psychische Erkrankung der Mutter, eine geringe Belastbarkeit des Vaters und eine grob unangemessene Strenge des Vaters hervor. In allen Fällen, bei denen Kinder in den einbezogenen Familien aufgrund von Gefährdungsereignissen ernsthafte Verletzungen bzw. Schädigungen erleiden mussten, lagen mindestens 2 Risikofaktoren vor, in 75 % der Fälle 4 oder mehr Faktoren. Umgekehrt betrug das Risiko einer ernsthaften Verletzung bzw. Schädigung von Kindern aus Familien mit 4 oder mehr relevanten Risikofaktoren 53 % gegenüber 0 % bei Kindern aus Familien mit maximal einem Risikofaktor und 13 % bei Kindern aus Familien mit 2 oder 3 relevanten Risikofaktoren. Befunde wie dieser machen deutlich, dass ein auf belegte Risikofaktoren fokussiertes oder mittels eines Verfahrens strukturiertes Vorgehen bei der Risikoeinschätzung im Kinderschutz einen wichtigen Beitrag leisten kann.

Aus der belegbaren Aussagekraft einiger Risikoeinschätzungsverfahren lässt sich aber natürlich nicht folgern, dass alle Verfahren, die sich unter der Überschrift „Risikoeinschätzungsverfahren" tummeln, aussagekräftig sind. Tatsächlich haben mehrere Verfahren, die sich weniger auf empirisch belegte Risikofaktoren, sondern mehr auf einen Konsens erfahrener Praktiker gestützt haben, diese Bewährungsprobe nicht bestanden. Schlimmstenfalls können solche nicht aussagekräftigen Verfahren aufgrund des Anscheins bestehender Objektivität sogar Schaden anrichten. Deshalb ist es auch so beunruhigend, dass zumindest in der Bundesrepublik zahlreiche Verfahren entwickelt und ohne umfassende Prüfung in der Jugendhilfepraxis eingesetzt werden (17).

Für die Fachkräfte, die Risikoeinschätzungsverfahren anwenden sollen, sind der damit verbundene Arbeitsaufwand und der erkennbare Nutzen Schlüsselgrößen. Aus Sicht der Implementationsforschung hat sich gezeigt, dass nur einfache, zeitsparend einsetzbare Verfahren die Chance besitzen, sich dauerhaft in der Praxis verankern zu können. Auch hier ist festzustellen, dass viele der in der Bundesrepublik gegenwärtig entwickelten Instrumente hoffnungslos überladen sind. Aussagekräftige Verfahren müssen jedoch weder kompliziert noch ausufernd sein – im Gegenteil: keines der international vorhandenen Instrumente mit gut belegter Aussagekraft ist mehr als 2 Seiten lang.

13.5 Grundorientierung Kinderschutzsystem

Im Kern des Kinderschutzsystems in Deutschland befinden sich die Familiengerichte und Jugendämter. Bei den Familiengerichten ergibt sich dies aus dem Umstand, dass – abgesehen von Notmaßnahmen, in denen Jugendämter ein Kind vorübergehend in Obhut nehmen können – nur das Gericht zum Schutz von Kindern eventuell notwendige Eingriffe in die elterliche Sorge vornehmen kann. Solche Eingriffe können von Auflagen (z. B. regelmäßige ärztliche Vorstellung, Inanspruchnahme bestimmter Angebote des Jugendamtes) bis hin zum vollständigen Entzug der elterlichen Sorge und einer Trennung von Kind und Eltern reichen. Entsprechend den Regelungen in den § 1666 und 1666a im BGB hat ein Eingreifen des Gerichtes 2 Voraussetzungen:

- das Vorliegen einer Kindeswohlgefährdung
- eine fehlende Bereitschaft oder Fähigkeit der Sorgeberechtigten zur Abwehr bestehender Gefahren für das Kindeswohl

Der rechtliche Begriff der „Kindeswohlgefährdung" unterscheidet sich häufig von einem im klinischen Alltag gebräuchlichen Begriff von Gefährdung. Während im klinischen Alltag vielfach bereits dann von Gefährdung gesprochen wird, wenn Kinder bzw. Jugendliche in vermeidbaren Belastungssituationen leben oder allgemein ungünstige Entwicklungsverläufe zeigen, ist der familien- und jugendhilferechtliche Gefährdungsbegriff erheblich enger gefasst:

> Der im Familien- und Jugendhilferecht identische Begriff der **Kindeswohlgefährdung** wurde bislang nicht gesetzlich, wohl aber höchstrichterlich definiert und bezeichnet eine „gegenwärtige in einem solchen Maße vorhandene Gefahr, dass sich bei der weiteren Entwicklung eine erhebliche Schädigung (des Kindes) mit ziemlicher Sicherheit voraussehen lässt." (Bundesgerichtshof, FamRZ, 1956, S. 350).

Diese Definition macht deutlich, welche Anforderungen an die Feststellung einer Kindeswohlgefährdung geknüpft sind:

- Zum ersten muss eine gegenwärtige und daher konkret aufzuzeigende Gefahr für das Wohl eines Kindes vorliegen. Dies bedeutet etwa, dass bei Eltern mit Belastungen oder Einschränkungen (z. B. einer geistigen Behinderung) nicht schon vorsorglich aufgrund einer vermuteten späteren Überforderung in das Sorgerecht eingegriffen werden kann. Auch können Auffälligkeiten von Eltern, etwa eine psychische Erkrankung oder eine vermüllte Wohnung, nur bei konkre-

tisierbaren Gefahren für das Wohl eines Kindes als Kindeswohlgefährdung gewertet werden.
- Zum zweiten sind gegenwärtige Gefahren nur dann relevant, wenn sie bei ungehindertem Geschehensablauf mit ziemlicher Sicherheit zu einer erheblichen Schädigung betroffener Kinder führen. Erhebliche Schädigungen können etwa Gefahren für das Leben oder die Gesundheit eines Kindes betreffen oder ein absehbares Scheitern des Kindes an zentralen Sozialisationszielen, wie etwa Eigenständigkeit und Gemeinschaftsfähigkeit (vgl. § 1 Abs. 1 SGB VIII).

In der Regel vorübergehende oder moderate Belastungen bzw. Beeinträchtigungen von Kindern begründen dagegen „nur" einen Hilfe-, Behandlungs- oder Förderbedarf, wobei um die Inanspruchnahme der erforderlichen Maßnahmen durch die Sorgeberechtigten geworben werden kann, ohne dass diese hierzu aber verpflichtet werden können. Kann eine Misshandlung bzw. ein Missbrauch oder eine Vernachlässigung belegt werden, so wird eine Kindeswohlgefährdung in der Regel zu bejahen sein. Für die Notwendigkeit und Auswahl geeigneter Eingriffe kommt es dann darauf an, ob und in welchem Ausmaß die Gefahr fortbesteht (z. B. ob der misshandelnde Elternteil weiter in der Familie lebt) und inwieweit die Sorgeberechtigten zur Inanspruchnahme geeigneter Hilfen bzw. zur Duldung erforderlicher Kontrollmaßnahmen bereit und in der Lage sind. Aufgrund des Grundsatzes der Verhältnismäßigkeit sind die Gerichte gehalten, den am wenigsten einschneidenden Eingriff auszuwählen, der aber noch zur Abwehr bestehender Gefahren geeignet sein muss. Familiengerichte haben seit einer im Sommer 2008 in Kraft getretenen Gesetzesänderung auch die Aufgabe, Fälle einer möglichen (also nicht feststehenden) Kindeswohlgefährdung mit den Eltern und dem Jugendamt zu erörtern. Ziel kann es hier sein, die Eltern zur freiwilligen Inanspruchnahme von Hilfen zu bewegen oder Vorgehensweisen zur weiteren Abklärung der Gefährdungslage abzusprechen. Generell haben die Gerichte in Kinderschutzfällen nicht nur die Rolle anhand der ihnen vorgelegten Informationen über Eingriffe in die elterliche Sorge zu entscheiden. Vielmehr sollen sie von Amts wegen den Sachverhalt aufklären (Amtsermittlungsprinzip) und auf einvernehmliche Lösungen hinwirken. Bei der Sachverhaltsaufklärung können die Gerichte, neben der verpflichtenden Anhörung von Eltern, Jugendamt und (je nach Alter) Kindern, auch weiteren Beweis erheben, etwa durch die Einholung von Sachverständigengutachten.

Die starke Stellung des Jugendamtes im deutschen Kinderschutzsystem gründet nicht nur in der Verpflichtung und dem Recht zur Mitwirkung im familiengerichtlichen Verfahren, sondern vor allem in dem gesetzlich formulierten Schutzauftrag, der die Jugendhilfe insgesamt, besonders aber das Jugendamt als öffentlichen Träger trifft. Natürlich kann dieser Schutzauftrag nicht bedeuten, dass Jugendämter alle Fälle von Misshandlung, Vernachlässigung oder Missbrauch verhindern könnten oder müssten. Es ist aber Aufgabe des Jugendamtes gewichtigen Anhaltspunkten für die Gefährdung des Wohls eines Kindes zuverlässig und sachkundig nachzugehen. Im Vorfeld einer Gefährdung sowie bei einer bereits eingetretenen Kindeswohlgefährdung hat das Jugendamt weiterhin die Aufgabe geeignete Angebote der Jugendhilfe zur Förderung der elterlichen Erziehungsfähigkeit (z. B. Erziehungsberatung) und zur Gewährleistung des Schutzes eines Kindes (z. B. zeitweise Unterbringung in einer Pflegefamilie) auszuwählen, den Eltern anzubieten und in der Regel auch zu finanzieren, wobei ein Rechtsanspruch der Eltern zur Gewährung von Hilfen zur Erziehung nicht erst bei einer Kindeswohlgefährdung, sondern bereits bei einer das Wohl des Kindes nicht gewährleistenden Erziehung (§ 27 SGB VIII) besteht.

Wird ein Verdacht auf Misshandlung, Vernachlässigung oder Missbrauch außerhalb des Jugendamtes bzw. der Jugendhilfe mit ihren gesetzlich relativ klar geregelten Vorschriften zur Behandlung von Verdachtsfällen (§ 8a SGB VIII), bekannt, so werden die verantwortlichen Fachkräfte mindestens 3 Ziele anstreben:
- sachkundige Klärung des entstandenen Verdachtes
- Schutz des Kindes vor (weiterer) Gefährdung
- Förderung einer positiven Erziehung, Versorgung und Betreuung des Kindes

Hinsichtlich der Art und Weise, wie etwa Fachkräfte aus der Gesundheitshilfe mit ihrem Handeln zum Erreichen dieser Ziele beitragen können und wollen, bestehen in einigen Bundesländern gesetzliche Regelungen. So sind etwa Ärzte in Bayern dazu verpflichtet, gewichtige Anhaltspunkte für eine Kindeswohlgefährdung umgehend dem örtlich zuständigen Jugendamt mitzuteilen (§ 14 Abs. 6 Bay.

GDVG). Auch in anderen Bundesländern wird es bei Gefährdungsfällen in der Regel unumgänglich und zulässig (25) sein das Jugendamt mit seinen Ressourcen für die Hilfeplanung und gegebenenfalls den Gang zum Gericht einzubeziehen, allerdings haben die Fachkräfte der Gesundheitshilfe in den meisten Bundesländern mehr rechtlichen Spielraum zunächst einmal diagnostische Möglichkeiten auszuschöpfen und das Gespräch mit den Eltern zu suchen, sofern hierdurch der Schutz des Kindes nicht gefährdet wird. Insbesondere ein Gespräch mit den Eltern, bei dem die vorliegenden Informationen und die daraus erwachsende Notwendigkeit von Schutzmaßnahmen dargestellt werden, kann für eine gelingende Weiterarbeit mit der Familie sehr wichtig sein, sofern die Eltern im Gespräch weniger Ablehnung als vielmehr Sorge spüren und nicht ausgegrenzt, sondern einbezogen werden. Die in Verdachtsfällen regelhaft notwendige Zusammenarbeit mit dem Jugendamt und gegebenenfalls weiteren Stellen setzt Vertrauen sowie wechselseitige Kenntnis der Arbeitsgrundlagen und rechtlichen Möglichkeiten voraus. Dieses Vertrauen muss sich im Einzelfall bewähren, wird günstigerweise aber bereits im Vorfeld aufgebaut. Hierfür haben sich Runde Tische und Kinderschutznetzwerke bewährt (37), die in einigen Bundesländern auch vom Gesetz vorgesehen und unterstützt werden (z. B. § 3 des Landesgesetzes zum Schutz von Kindeswohl und Kindergesundheit aus Rheinland-Pfalz). Dass an vielen Orten in Deutschland solche Formen der institutionalisierten Zusammenarbeit entstanden sind oder gerade entstehen, ist eine gute Nachricht für den Kinderschutz.

Literatur

[1] Aldridge M, Wood J. Interviewing children. A guide for child care and forensic practitioners. Chichester: Wiley; 1999
[2] Cederborg A-C, Lamb ME, Laurell O. Delay of disclosure, minimization, and denial of abuse when evidence is unambiguous: A multivictim case. In: Pipe ME, Lamb ME et al., eds. Child sexual abuse. Disclosure, delay, and denial. Mahwah: Erlbaum; 2007: 159–173
[3] D'Andrade A, Benton A, Austin M. Risk and safety assessment in child welfare: Instrument comparison. Berkeley: Bay Area Social Services Consortium; 2005
[4] Deegener G, Körner W. Kindesmisshandlung und Vernachlässigung. Ein Handbuch. Göttingen: Hogrefe; 2005
[5] Ertem IO, Leventhal JM, Dobbs S. (2000). Intergenerational continuity of child physical abuse: How good is the evidence? Lancet 2000; 356: 814–819

[6] Fivush R, Peterson C, Schwarmueller A. Questions and answers: The credibility of child witnesses in the context of specific questioning techniques. In: Eisen ML, J.A. Quas JA, Goodman GS, eds. Memory and suggestibility in the forensic interview. Mahwah: Erlbaum; 2002; 331–354

[7] Friedrich WN, Davies H, Feher E et al. Sexual behavior problems in preteen children. Developmental, ecological, and behavioral correlates. Annals of the New York Academy of Sciences 2003; 989: 95–104

[8] Friedrich WN, Fisher JL, Dittner CA et al. Child sexual behavior inventory: normative, psychiatric, and sexual abuse comparisons. Child Maltreatment 2001; 6: 37–49

[9] Friedrich WN, Grambsch P, Damon L et al. Child sexual behavior inventory: normative and clincal comparisons. Psychological Assessment 1992; 4: 303–311

[10] Grove WM, Zald DH, Lebow BS et al. Clinical versus mechanical prediction: A meta-analysis. Psychological Assessment 2000; 12: 19–30

[11] Herrmann B. Medizinische Diagnostik bei Kindesmisshandlungen. In: Deegener G, Körner W, Hrsg. Kindesmisshandlung und Vernachlässigung. Ein Handbuch. Göttingen: Hogrefe; 2005: 446–465

[12] Hindley N, Ramchandani PG, Jones DPH. Risk factors for recurrence of maltreatment: A systematic review. Archives of Disease in Childhood 2006; 91: 744–752

[13] Jonson-Reid M, Drake B, Chung S et al. Cross-type recidivism among child maltreatment victims and perpetrators. Child Abuse & Neglect 2003; 27, 899–917

[14] Keary K, Fitzpatrick C. Children's disclosure of sexual abuse during formal investigation. Child Abuse&Neglect 1994; 18: 543–548

[15] Kindler H. Wie kann ein Verdacht auf Misshandlung oder Vernachlässigung abgeklärt werden? In: Kindler H, Lillig S, Blüml H et al., Hrsg. Handbuch Kindeswohlgefährdung nach § 1666 BGB und Allgemeiner Sozialer Dienst (ASD). München: DJI; 2006: 420–428

[16] Kindler H. Wie können Misshandlungs- und Vernachlässigungsrisiken eingeschätzt werden? In: Kindler H, Lillig S, Blüml H et al., Hrsg. Handbuch Kindeswohlgefährdung nach § 1666 BGB und Allgemeiner Sozialer Dienst (ASD). München: DJI; 2006: 440–452

[17] Kindler H, Lillig S. Der Schutzauftrag der Jugendhilfe unter besonderer Berücksichtigung von Gegenstand und Verfahren zur Risikoeinschätzung. In: Jordan E, Hrsg. Kindeswohlgefährdung. Rechtliche Neuregelungen und Konsequenzen für den Schutzauftrag der Kinder- und Jugendhilfe. Weinheim: Juventa; 2006: 85–110

[18] Kindler H, Lillig S, Blüml H et al. Handbuch Kindeswohlgefährdung nach § 1666 BGB und Allgemeiner Sozialer Dienst (ASD). München: DJI; 2006 (www.dji.de/asd)

[19] Kindler H, Lukasczyk P, Reich W. Validierung und Evaluation eines Diagnoseinstrumentes zur Gefährdungseinschätzung bei Verdacht auf Kindeswohlgefährdung (Kinderschutzbogen). ZKJ – Zeitschrift für Kindschaftsrecht und Jugendhilfe 2008; 12: 500–505

[20] Lamb ME, Sternberg KJ, Orbach Y et al. The effects of intensive training and ongoing supervision on the quality of investigative interviews with alleged sex abuse victims. Applied Developmental Psychology 2002; 6: 114–125

[21] Lawson L, Chaffin M. False negatives in sexual abuse disclosure interviews: Incidence and influence of caretaker's belief in abuse in cases of accidental abuse discovery by diagnosis of STD. Journal of Interpersonal Violence 1992; 7: 532–542

[22] Levenson JS, Morin JW. Risk assessment in child sexual abuse cases. Child Welfare 2006; 85: 59–62

[23] Lyon TD. False denials: overcoming methodological biases in abuse research. In: Pipe ME, Lamb ME, Y. Orbach Y et al., eds. Child sexual abuse. Disclosure, delay, and denial. Mahwah: Erlbaum; 2007: 41–62

[24] McNichol S. & McGregor K.J. (1999). Exploring the link between sexualized behavior and sexual abuse in a clinical setting. Child Abuse Review, 8, 339–348.

[25] Meysen T., Schönecker L. & Kindler H. (2008). Frühe Hilfen im Kinderschutz. Weinheim und München: Juventa.

[26] Muram D., Speck P.M. & Gold S.S. (1991). Genital abnormalities in female siblings and friends of child victims of sexual abuse. Child Abuse & Neglect, 15, 105–110.

[27] Myers JB, Berliner L, Briere J et al. The APSAC Handbook on child maltreatment. 2nd ed. Thousand Oaks: Sage; 2002

[28] Orbach Y, Hershkowitz I, Lamb ME et al. (2000). Assessing the value of structured protocols for forensic interviews of alleged child abuse victims. Child Abuse&Neglect 2000; 24: 733–752

[29] Poole DA, Lamb ME. Investigative interviews of children. 2nd ed. Washington: American Psychological Association; 2003

[30] Righthand S, Kerr B, Drach K. Child maltreatment risk assessments. An evaluation guide. New York: Haworth; 2003

[31] Sternberg KJ, Lamb ME, Orbach Y et al. Use of a structured investigative protocol enhances young children's responses to free-recall prompts in the course of forensic interviews. Journal of Applied Psychology 2001; 86: 997–1005

[32] Stith SM, Liu T, Davies C et al. Risk factors in child maltreatment: A meta-analytic review of the literature. Aggression and Violent Behaviour 2009; 14: 13–29

[33] Unterstaller A. Wie kann ein Verdacht auf sexuellen Missbrauch abgeklärt werden? In: Kindler H, Lillig S, Blüml H et al., Hrsg. Handbuch Kindeswohlgefährdung nach § 1666 BGB und Allgemeiner Sozialer Dienst (ASD). München: DJI; 2006: 430–438

[34] Westcott HL, Kynan S, Few C. Improving the quality of investigative interviews for suspected child abuse: A case study. Psychology, Crime&Law 2006; 12: 77–96

[35] White A, Walsh P. Risk assessment in child welfare. Ashfield: NSW Department of Community Services; 2006

[36] Wood JM. Weigthing evidence in sexual abuse evaluations: an introduction to Bayes's theorem. Child Maltreatment 1996; 1: 25–36

[37] Ziegenhain U, Schöllhorn A, Küster AK et al. Werkbuch Vernetzung. Chancen und Stolpersteine interdisziplinärer Vernetzung im Bereiche Früher Hilfen und Kinderschutz. Im Druck.

14 Prävention innerfamiliären sexuellen Missbrauchs unter Geschwistern

Esther Klees[*]

14.1 Einleitung

In Deutschland besteht ein immenses Forschungs-desiderat hinsichtlich des sexuellen Missbrauchs von Geschwistern im Kindes- und Jugendalter – und das, obgleich internationale Studien in den letzten 2 Jahrzehnten besorgniserregende Ergebnisse offengelegt haben (1, 2, 5). Pädagogische Fachkräfte, die in ambulanten Beratungsstellen oder stationären Einrichtungen der Kinder- und Jugendhilfe arbeiten, sind jedoch mit der Problematik vertraut – wenn auch nicht selten überfordert, da spezifische Behandlungsansätze im deutschsprachigen Raum bis dato fehlen. Folglich gibt es auch zum Themenspektrum der Prävention sexuellen Missbrauchs unter Geschwistern hierzulande bislang nur fragmentarische Erkenntnisse.

Der vorliegende Artikel befasst sich mit dieser eklatanten Forschungslücke und stellt Erfolg versprechende Präventionsansätze vor. Auf der Datengrundlage internationaler Forschungsergebnisse wird verschiedenen Fragen nachgegangen, die zugleich als drängender Impuls für weiterführende Forschungsprojekte fungieren. Der Fokus dieser Ausarbeitung liegt konkret auf folgenden Fragestellungen:

- Wie kann die Auftretenswahrscheinlichkeit sexuellen Missbrauchs unter Geschwistern frühestmöglich verringert werden?
- Welche protektiven Faktoren erhöhen die Resilienz von Mädchen und Jungen, sowohl hinsichtlich des Opfer- als auch des Täterwerdens?
- Welche vorbeugenden Maßnahmen sind auf gesamtgesellschaftlicher Ebene zu verorten?
- Welchen Stellenwert sollte die Arbeit mit den Tätern sexueller Gewalt einnehmen?
- Welche Formen der Prävention gelten als effektiv?

Der Blick richtet sich sowohl auf unspezifische als auch spezifische Präventionsansätze der Primärprävention sowie auf wirkungsvolle Maßnahmen der Sekundärprävention.

14.2 Unspezifische primäre Prävention

Im Folgenden werden **generelle vorbeugende Maßnahmen** skizziert, die darauf ausgerichtet sind, auf einer strukturellen Ebene neben der Verhinderung des sexuellen Missbrauchs einen gesamtgesellschaftlichen Fortschritt zu erzielen.

■ Kinder zu selbstbewussten und starken Persönlichkeiten erziehen

Aus der sozialwissenschaftlichen Forschung zu Sexualtätern[1] ist bekannt, dass die Opferauswahl kein zufälliger Prozess ist. Die strategisch handelnden Täter nutzen in der Mehrheit der Fälle eine bestehende persönliche Bindung und ein Vertrauensverhältnis zu ihren Opfern aus und wählen bevorzugt schwächere Opfer, die leicht manipulierbar sind. Auch im innerfamiliären Kontext präferieren Täter, die ihre Geschwister sexuell missbrauchen – also machtorientierten Geschwisterinzest ausüben –, Schwestern oder durchaus auch Brüder, zu denen ein **deutliches Machtgefälle** besteht. Ein erhöhtes Risiko, sexuell missbraucht zu werden, besteht grundsätzlich für ängstliche, unsichere und schüchterne Kinder mit einem Mangel an unterstützenden Beziehungen. Sie sind für den Täter relativ einfach zu kontrol-

---

[*] E-Mail: klees@dgfpi.de

---

[1] Der Begriff Täter bezieht die quantitativ kleinere Gruppe der Täterinnen mit ein und findet auch bei Kindern und Jugendlichen Anwendung, um deutlich hervorzuheben, dass die Verantwortung für die sexuellen Handlungen bei der ausagierenden Person liegt.

lieren, ohne dass er große Gegenwehr befürchten muss, die zu einer Aufdeckung führen könnte (2).

Entgegen der weit verbreiteten Einschätzung, dass es sich bei den Tätern folglich um selbstbewusste und starke Persönlichkeiten handelt, verbergen sich hinter der rauen Schale eher verletzte und schwache Persönlichkeiten, die selten auf ihrem bisherigen Lebensweg die Chance bekamen, einen respektvollen Umgang mit anderen Menschen zu erlernen. Charakteristisch für sexuell deviante Kinder und Jugendliche ist ein auffallend negatives Selbstbewusstsein, das oftmals ein Resultat chronischer Misshandlungserfahrungen ist, insbesondere körperlicher und emotionaler Kindesmisshandlung sowie verschiedener Formen der Vernachlässigung (3).

Kinder erhalten über ihre eigene Familie den ersten Zugang zur Welt. Die Familie ist in den frühen Lebensjahren die bedeutendste Sozialisationsinstanz – der zentrale Ort, an dem Wertvorstellungen, Haltungen und moralische Prinzipien vermittelt werden, die erheblichen Einfluss auf die psychosoziale Entwicklung ausüben.

Hier wird der Grundstein für eine starke, verantwortungsbewusste und zugleich umsichtige Persönlichkeit gelegt – oder eben nicht. Eltern sind gefordert, die elementaren Grundbedürfnisse der körperlichen, emotionalen, pädagogischen, sozialen und ökonomischen Fürsorge bestmöglich zu erfüllen. Kinder können insbesondere am Modell ihrer Eltern einen gewaltfreien, respektvollen, toleranten, wertschätzenden Umgang mit sich selbst und anderen Menschen erlernen. Prinzipiell gilt es, mit den Kindern bereits von klein auf aktiv eine **Kultur der Gewaltlosigkeit** zu leben.

Die gezielte Förderung der individuellen Stärken der Mädchen und Jungen und die daraus resultierenden Erfolgserlebnisse begünstigen die Ausreifung einer selbstsicheren Persönlichkeit. Kinder, die lernen, ihre Bedürfnisse und Gefühle offen zu äußern und eigene Grenzen zu setzen, auch gegenüber Autoritätspersonen, gewinnen an Stärke. Die Kenntnis gesetzlich verankerter Rechte und die Präsenz kompetenter Ansprechpartner, die in Krisensituationen eine Begleitung gewährleisten, beeinflussen eine gesunde Persönlichkeitsentwicklung ebenfalls nachhaltig positiv.

Mädchen und Jungen haben das Recht, individuelle Grenzen zu setzen, aber müssen zugleich auch angehalten werden, die **Grenzen anderer Menschen** zu akzeptieren. Die eigene Bedürfnisbefriedigung darf nicht die Grenzen anderer überschreiten. Dies ist ein langwieriger Lernprozess. Verstöße gegen diese Regel können immer wieder als Anlass dienen, die Kinder anzuregen, **Verantwortung** für das eigene Handeln zu übernehmen – ein bedeutender protektiver Faktor zur Verhinderung sexuell devianter Verhaltensweisen.

Geschwisterbeziehungen eignen sich besonders gut als Übungsfeld sozialer Interaktionen. Durch eine gezielte Anerkennung positiver Geschwisterinteraktionen und eine klare Grenzsetzung bei Geschwisterrivalitäten können im Rahmen dieser engen verwandtschaftlichen Bindung wichtige sozial-konstruktive Verhaltensweisen eingeübt werden.

Die Familie ist der erste Ort, an dem soziale Bindungen – in einem geschützten Rahmen – erprobt werden. Sichere soziale Bindungen zu anderen Menschen gelten als gewichtiger protektiver Faktor, der das Risiko, zum Opfer, aber auch zum Täter sexuell-devianter Verhaltensweisen zu werden, deutlich minimiert.

Die elementaren Bindungserfahrungen haben zentralen Einfluss auf die Fähigkeit weitere Kontakte zu anderen Menschen zu gestalten, wie z. B. im Kindergarten, in der Nachbarschaft, in der Schule oder im Verein. **Positive Bindungserfahrungen** in einem sicheren, aber nach außen offenen Familiensystem stärken Mädchen und Jungen für den Aufbau von freundschaftlichen Kontakten zu Peers – ein weiteres einflussreiches Übungsfeld für das Erlernen sozialer Kompetenzen wie insbesondere der Empathie.

Pädagogisch begleitete Freizeitangebote für Mädchen und Jungen sind vor diesem Hintergrund als wichtige Primärpräventionsmaßnahme zu begreifen. Leider stehen infolge zunehmender Einsparungen im sozialen Bereich immer weniger davon zur Verfügung.

> Selbstbewusste und sozial integrierte Kinder und Jugendliche, die sich respektiert und aufgehoben fühlen und die angemessene Freiräume und Grenzen erfahren haben, entwickeln sich nicht zu Sexualtätern! Zugleich schrecken viele Täter davor zurück, selbstbewusste und sozial integrierte Kinder sexuell auszubeuten, da in diesen Fällen ein erhöhtes Aufdeckungsrisiko besteht.[2]

---

[2] Dies bedeutet im Umkehrschluss jedoch nicht, dass die Verantwortung für den sexuellen Missbrauch leichtfertig auf ein Kind übertragen werden kann, das keine deutliche Gegenwehr gezeigt hat. Kein Kind kann sich eigenständig vor sexuellem Missbrauch schützen.

▉ Emanzipatorische sexualpädagogische Begleitung von Kindern gewährleisten

Für viele Betroffene des sexuellen Missbrauchs durch Geschwister beginnen die ersten sexuellen Grenzverletzungen in einem sehr frühen Alter. Die meisten Opfer sind jünger als 9 Jahre – ein hoher Anteil auch jünger als 6 Jahre. Die zumeist männlichen Geschwister sind in vielen Fällen zu Beginn der sexuellen Übergriffe 10–14 Jahre alt. Erste sexuelle Übergriffe vor dem 10. Lebensjahr stellen jedoch keine Ausnahmeerscheinung dar (3). In diesem Alter verfügen viele Kinder nicht über notwendige altersangemesse Kenntnisse über Sexualität, Intimität und körperliche Nähe bzw. Grenzen.

Charakteristisch für minderjährige Sexualdelinquenten ist, dass sie in einem sexualisierten Familienmilieu sehr früh mit sexuellen Reizen konfrontiert werden, die sie in ihrem Entwicklungsstand erheblich überfordern. So konsumieren junge Täter beispielsweise im Kindesalter Hardcore-Pornografie oder bezeugen regelmäßig sexuelle Akte zwischen ihrer Mutter und deren Lebenspartner (3).

Kinder sind keine asexuellen Wesen. Sie benötigen von Geburt an eine emanzipatorische sexualpädagogische Begleitung durch kompetente Erwachsene, an die sie sich kontinuierlich bei Unklarheiten, Ängsten oder Problemen wenden können und die sie **altersangemessen** begleiten. Für Kinder, die in puritanischen Familienmilieus aufwachsen, in denen eine sexualpädagogische Begleitung ausbleibt, besteht prinzipiell ein erhöhtes Risiko, zum Opfer sexueller Gewalt zu werden. Diese Kinder sind nicht fähig, sexuelle Grenzverletzungen zu begreifen und wissen oftmals nicht, wie sie sich adäquat zur Wehr setzen können – geschweige denn, dass sie überhaupt ein Recht dazu haben.

Studien zu minderjährigen Sexualtätern belegen, dass die meisten von ihnen nicht sexualpädagogisch begleitet wurden. Lediglich eine Minderheit berichtet, in der Schule Aufklärungsunterricht rein biologischer Natur erfahren zu haben. Die Vermittlung gewisser Wertvorstellungen, die mit erfüllten sexuellen Beziehungen einhergehen, wie die **Betonung des Beziehungsaspektes** bei Sexualkontakten, blieb in den meisten Fällen aus. Den überwiegend männlichen Tätern wurden zu keinem Zeitpunkt Grenzen von Sexualität aufgezeigt. Stattdessen erlernten sie sehr häufig durch den Konsum extrem pornografischer Medien und am Vorbild ihrer männlichen Bezugspersonen (Lebenspartner der Mutter), dass Gewalt als legitimes Mittel zur (sexuellen) Bedürfnisbefriedigung eingesetzt werden kann (3). Bemühungen, Minderjährige besser vor pornografischen Darstellungen zu schützen, müssen daher mit Nachdruck weiterverfolgt werden.

Beide Extreme, sowohl ein puritanisches als auch ein sexuell stimulierendes Familienmilieu, erhöhen das Risiko für das Auftreten sexuellen Missbrauchs unter Geschwistern.

Eine moderne Sexualpädagogik hebt insbesondere die nachfolgend angeführten Aspekte zum Schutz von Mädchen und Jungen vor sexueller Gewalt hervor:

- Förderung der Körperwahrnehmung und Reflexion der sexuellen Identität
- Stärkung der kindlichen Entscheidungsgewalt über den eigenen Körper
- Ablehnung traditioneller, stereotyper Frauen- und Männerbilder
- Ablehnung jeglicher Druckausübung bei sexuellen Kontakten
- Erlernen einer offenen und eindeutigen Kommunikation über sexuelle Wünsche/Abneigungen
- kritische Reflexion unterschiedlicher Schattierungen von Aggression und Gewalt (u.a. am Beispiel pornografischer Medien)

Eine ganzheitliche und umfassende sexualpädagogische Begleitung stärkt das Selbstvertrauen der Kinder und deren Autonomie – wichtige protektive Faktoren, sowohl um Kinder besser vor sexuellen Übergriffen zu schützen als auch um zu verhindern, dass sie andere Kinder zu sexuellen Kontakten zwingen. Mittlerweile geben zahlreiche pädagogische Arbeitsmaterialien wertvolle Hilfestellungen dazu, auch speziell zur Problematik des sexuellen Missbrauchs unter Geschwistern (4).

Kinder, die gelernt haben, offen über das Thema Sexualität sprechen zu dürfen, die wissen, dass sie über ihren Körper selbst bestimmen dürfen und die erwachsene Ansprechpartner haben, an die sie sich bei kleinen und großen Nöten wenden können, suchen sich eher Hilfe als Kinder, die nie gelernt haben, über diese Thematik zu sprechen. Außerdem besteht bei Mädchen und Jungen, die sexualpädagogisch begleitet wurden, ein geringeres Risiko, dass sie Schwächere sexuell ausbeuten.

Sensibilisierung der (Fach-) Öffentlichkeit durch Enttabuisierung

Die zumeist weiblichen Opfer, die von ihren Brüdern sexuell missbraucht wurden, suchen oft vergeblich nach Hilfe. Einige Opfer berichten, dass ihre Eltern ihnen nicht glaubten, andere wurden darüber hinaus für ihre angeblichen Lügen bestraft (3). In vielen Fällen führen erst Gespräche mit außerfamiliären Gesprächspartnern zur Beendigung des sexuellen Missbrauchs.

Aber auch in der Fachöffentlichkeit wird die Bedeutung der Geschwisterbindung mit ihren potenziell schädlichen Auswirkungen bislang erheblich unterschätzt. In pädagogischen und psychosozialen Arbeitsfeldern liegt der Fokus prinzipiell eher auf der Eltern-Kind-Bindung, der traditionell ein größerer Einfluss auf die Identitätsentwicklung zugesprochen wird. In Deutschland findet kaum eine Auseinandersetzung mit sexuellen Übergriffen unter Geschwistern statt. Die Problematik wird vorschnell auf harmlose Doktorspiele reduziert, ohne dass eine sorgfältige Analyse der Geschwisterbindung stattfindet. Diese **Bagatellisierungstendenz** scheint beim sexuellen Missbrauch unter Geschwistern im Vergleich zu anderen Konstellationen besonders verbreitet zu sein, da bei dieser Form des Missbrauchs keine Generationsgrenzen überschritten werden.

Die meisten Eltern sind maßlos überfordert, wenn sie erfahren, dass einem ihrer eigenen Kinder vorgeworfen wird, ein anderes eigenes Kind sexuell zu missbrauchen. Nicht selten tendieren Eltern dazu, die Problematik herunterzuspielen oder zu leugnen, um den Täter zu schützen und den Zusammenhalt der Familie sicherzustellen. Den Aussagen des Opfers Glauben zu schenken, würde zu massiven **Loyalitätskonflikten** sowie Schuld- und Schamgefühlen seitens der Eltern führen, die dann Handlungsschritte gegen das ausagierende Kind einleiten müssten.

Vor diesem Hintergrund wäre es bedeutsam, Eltern frühzeitig auf die Thematik der sexuellen Grenzüberschreitungen unter Kindern aufmerksam zu machen. Eltern benötigen ein grundlegendes Basiswissen zur sexuellen Entwicklung ihrer Kinder, um Doktorspiele von ersten sexuellen Grenzverletzungen unterscheiden zu können und um sensibel einzuschätzen, ab welchem Zeitpunkt eine Unterstützung durch professionelle Helfer erforderlich wird. Wichtig ist neben der Aufklärungsarbeit zudem, dass Fachkräfte in sozialen Einrichtungen wie Kindergärten und Schulen als niedrigschwellige Ansprechpartner beratend zur Verfügung stehen.

Da sich viele Betroffene hilfesuchend an ihr unmittelbares soziales Umfeld wenden, bedarf es einer sachlichen Diskussion der Geschwisterinzest-Problematik in der Öffentlichkeit. Obwohl die Problematik des sexuellen Missbrauchs seit den 1980er-Jahren in Deutschland verstärkt ins öffentliche Bewusstsein gerückt wurde, ist über die machtorientierte Form des Geschwisterinzests aufgrund des enormen Forschungsdefizits sehr wenig bekannt. Die Schaffung eines auf sachlichen Argumenten beruhenden Problembewusstseins für diese Form des sexuellen Missbrauchs wäre ein bedeutender Schritt zur nachhaltigen Prävention (5).

Darüber hinaus bedarf es dringend differenzierter Qualifizierungsprogramme für professionelle Helfer aus den Bereichen Gesundheits- und Sozialwesen, Kindergärten, Schulen und Ausbildungsstätten sowie Polizei und Justiz. Die Fachkräfte der verschiedenen Professionen, die in ihrer täglichen Praxis mit Mädchen und Jungen in Kontakt treten, benötigen grundlegendes Basiswissen und regelmäßige Schulungen zur **Förderung der Wahrnehmung** verschiedener Formen von Kindesmisshandlung und zur **Stärkung der interdisziplinären Handlungsfähigkeit**. Bis heute mangelt es an entsprechenden verbindlichen Ausbildungs- und Fortbildungsinhalten für soziale Berufe.

Insbesondere die schwierige therapeutische Arbeit mit den Tätern erfordert eine Modifizierung bestehender, oftmals zu allgemein gehaltener Behandlungskonzepte.

Eine zur Thematik des sexuellen Missbrauchs geschulte Fachkraft kann im Laufe ihrer beruflichen Tätigkeit einer Vielzahl von Kindern helfen – sowohl im Rahmen der primären und sekundären als auch der tertiären Prävention.

Ein (fach-)öffentliches Problembewusstsein für den sexuellen Missbrauch unter Geschwistern fördert die Fähigkeit zur Wahrnehmung einzelner Fälle. Frühzeitige, kompetente Interventionen erleichtern den Opfern den Zugang zu den dringend erforderlichen therapeutischen Maßnahmen.

Für Täter, die in einem verpflichtenden Rahmen therapiert werden, besteht ein geringeres Rückfallrisiko sowie die Chance, dass der transgenerationale Misshandlungszyklus unterbrochen und langfristig beendet wird.

14.3 Spezifische primäre Prävention

Die nachfolgenden Ausführungen konzentrieren sich auf Handlungsweisen, die **gezielt** darauf ausgerichtet sind, sexuelle Übergriffe unter Geschwistern im innerfamiliären Bezugssystem zu vermeiden. Auf der Grundlage der zentralen Risikofaktoren für Geschwisterinzest werden Präventionsansätze ausformuliert.

◾ Gleichberechtigte Rollenbilder leben

Eine stereotype, ungleiche Machtverteilung zwischen weiblichen und männlichen Familienmitgliedern, die oftmals gesellschaftlich vorgegeben ist, fördert die Auftretenswahrscheinlichkeit für Geschwisterinzest erheblich. In Familiensystemen, in denen der Vater die Rolle des autoritären Familienoberhauptes einnimmt, werden einem Sohn als männlichem Nachfolger des Vaters mehr Rechte und Freiheiten zugesprochen als einer Tochter. Diese Dynamik befähigt den Sohn, sich machtvoll gegen seine Schwester durchzusetzen.

Gleichberechtigte Rollenbilder, die alltäglich von den Eltern vorgelebt werden, stärken dagegen die Position der zumeist weiblichen potenziellen Opfer und deren Selbstwertgefühl. Jungen erlernen somit die Grenzen traditioneller männlicher Autorität.

◾ Liebevolle Beaufsichtigung der Kinder gewährleisten

In zahlreichen Forschungsarbeiten wird hervorgehoben, dass die emotionale und/oder physische Abwesenheit der Eltern ein zentrales Charakteristikum für Familien ist, in denen Geschwisterinzest vorkommt. Betroffene Kinder berichten häufig von der frühen Abwesenheit des leiblichen Vaters aufgrund einer Trennung der Eltern sowie von der emotionalen Abwesenheit der Mutter. Charakteristisch für betroffene Familiensysteme ist darüber hinaus eine hohe Kinderanzahl.

Neben dem individuellen Leid, das den Kindern durch die dauerhafte Abwesenheit der Eltern zugefügt wird, birgt diese Situation die Gefahr, dass überlegene Geschwister sie ausnutzen, um körperlich oder geistig unterlegene Geschwister sexuell auszubeuten. Diverse Studien verdeutlichen, dass die Täter bevorzugt Situationen ausnutzen, in denen ihnen ein Geschwisterkind zur Beaufsichtigung anvertraut wird (Babysitter-Funktion). Die Mütter übertragen ihre Autorität in vielen Fällen auf den ältesten Sohn und ermöglichen ihm damit, sich machtvoll gegen seine jüngeren Geschwister durchzusetzen. Diese Dynamik ist ein weiterer Risikofaktor, der die Gefahr des sexuellen Missbrauchs von Schwestern und Brüdern erhöht.

Unter präventiven Gesichtspunkten ist es von Bedeutung, mit der Mutter frühzeitig aktiv an einer sicheren Bindung zu ihren Kindern zu arbeiten und gegebenenfalls langfristige ambulante oder teilstationäre Hilfen zur Erziehung einzuleiten. Ziel dieser **frühen Hilfen** ist es, eine chronische Überforderungssituation der Erziehungsberechtigten auszuschließen und eine Vernachlässigung der Kinder sowie Kindesmisshandlungen von Beginn an zu vermeiden.

Außerdem benötigen Jungen, deren Väter abwesend sind, im Bereich des Kindergartens, der Schule oder des Freizeitprogramms dringend positive männliche Rollenvorbilder.

◾ Aufarbeitung multigenerationaler Misshandlungs-/Missbrauchsmuster

Familien, in denen ein Kind eine Schwester oder einen Bruder zu sexuellen Handlungen zwingt, sind auffallend häufig durch eine **generationsübergreifende Misshandlungs- bzw. Missbrauchsdynamik** gekennzeichnet. Neben den Kindern selbst sind auch die Eltern und in einigen Fällen die Großeltern von eigenen Opfererfahrungen physischer und/oder sexueller Natur betroffen.

In vielen Familien bezeugen die Kinder regelmäßig Gewalthandlungen, die gegen ihre Mutter und andere Geschwister gerichtet sind und überwiegend von dem Lebenspartner der Mutter ausgehen. Die jungen Söhne und in einigen Fällen auch Töchter setzen den bestehenden familiären Gewaltzyklus von Generation zu Generation durch ihre eigene Täterschaft fort.

Eine frühzeitige Erkennung von Gewaltstrukturen innerhalb eines Familiensystems und entsprechende wirkungsvolle Interventionsprogramme, die darauf abzielen, dass Eltern lernen, ihr eigenes Verhalten kritisch zu reflektieren und alternative Problembewältigungsmechanismen zu erlernen, können ein verantwortungsvolles Elternhandeln initiieren. Ebenso wichtig ist eine zeitnahe Intervention bei der Identifikation früher

Auffälligkeiten von Kindern. Beim Bekanntwerden von sexuellen Übergriffen auf andere Kinder oder Geschwister ist besondere Vorsicht geboten: Charakteristisch für den machtorientierten Geschwisterinzest ist, dass die Täter mehrere Opfer sexuell missbrauchen. Dabei ist es durchaus möglich, dass sowohl männliche als auch weibliche Opfer, innerfamiliär oder extrafamiliär, ausgewählt werden.

14.4 Sekundäre Prävention

Sobald grenzverletzende sexuelle Kontakte unter Geschwistern bekannt werden, bedarf es einer Intervention, um die Taten umgehend zu beenden und den Betroffenen die dringend notwendige Hilfe zuteil werden zu lassen.

▨ Professionelle Hilfe suchen

Kinder, die sexuell missbraucht werden, senden vorsichtige Signale an ihre Umwelt. Gesprächsangebote und eine Redeerlaubnis können es den Kindern erleichtern, über ihre Erfahrungen zu sprechen.

Wichtig ist es, den Erzählungen der Kinder Glauben zu schenken, denn die Rate derer, die derartige Erzählungen nur erfinden, um Aufmerksamkeit zu erregen, ist sehr gering. Sobald sich das Kind einer anderen Person anvertraut hat, sollte diese **professionelle Unterstützung** in Anspruch nehmen, damit möglichst zeitnah mit fachlicher Unterstützung die richtigen Schritte eingeleitet werden können.

Minderjährige Sexualdelinquenten sprechen in der Regel nicht über ihre Taten und reagieren nach einer Konfrontation mit den Berichten der Opfer mit Vermeidungsstrategien und einer grundsätzlichen Verantwortungsabwehr. Lediglich in Ausnahmefällen gestehen junge Täter beim Erstgespräch das volle Ausmaß ihrer Handlungen ein. Zur Verantwortungsübernahme kommt es häufig erst nach einer intensiven therapeutischen Behandlung, die von speziell zur Täterarbeit ausgebildeten Fachkräften durchgeführt wurde.

▨ Ausbau differenzierter therapeutischer Hilfeangebote für Opfer und Täter

Bei minderjährigen Sexualtätern besteht die erhöhte Gefahr, dass eine Bagatellisierung ihrer Taten und das Ausbleiben adäquater Interventionen dazu führen, dass sich die Missbrauchsmuster

im Laufe der Zeit sukzessiv chronifizieren. Die Forschung zu erwachsenen Sexualtätern zeigt, dass viele erwachsene Männer bereits im Kindes- und Jugendalter mit ersten sexuellen Übergriffen begonnen haben.

Vor diesem Hintergrund sind lange Wartezeiten vor Therapiebeginn, wie sie von vielen Mitarbeitern therapeutischer Einrichtungen im gesamten Bundesgebiet beklagt werden, durch eine **bedarfsgerechte, flächendeckende Versorgung** zu vermeiden. Ebenso wäre ein **verpflichtender Behandlungsrahmen** erforderlich, um auch strafunmündigen Tätern unter 14 Jahren den kriminellen Charakter ihrer Taten zu verdeutlichen und eine verbindliche therapeutische Einflussnahme sicherzustellen, die das Rückfallrisiko deutlich minimiert.

14.5 Schlussbemerkung

Zahlreiche Opferstudien belegen das ungeheure Ausmaß der traumatischen Langzeitfolgen des sexuellen Missbrauchs durch Geschwister. Aufgrund der verwandtschaftlichen Nähe und des jungen Alters der Täter werden diese Folgen jedoch nicht selten leichtfertig unterschätzt. Einige Opfer leiden infolge ihrer Missbrauchserfahrungen bis an ihr Lebensende unter Depressionen, Essstörungen, Drogen- bzw. Alkoholabhängigkeiten oder Suizidgedanken (3).

Täter, die frühzeitig therapeutische Unterstützung erfahren, haben eine große Chance auf ein selbstbestimmtes, straffreies und vor allem verantwortungsbewusstes Leben, in dem sie anderen Menschen keinen Schaden mehr zufügen – wenn sie auch bis zu ihrem Lebensende mit den begangenen Taten, den Verletzungen der Opfer und den daraus resultierenden Schuldgefühlen zurechtkommen müssen. Die Gefahr, dass sich delinquente Verhaltensmuster chronifizieren, steigt jedoch, wenn Therapieprogramme ausbleiben.

Die Investition in Präventionsbemühungen lohnt sich. Neben den vorrangigen moralisch-ethischen Handlungsmotiven geben die hohen ökonomischen Folgekosten (Strafverfolgung, Fremdunterbringung, Therapie etc.) dringend Anlass, die Präventionsbemühungen auf interdisziplinärer Ebene auszubauen.

Literatur

[1] Adler NA, Schutz J. Sibling incest offenders. Child Abuse and Neglect 1995; 19(7): 811–819

[2] Caffaro JV, Conn-Caffaro A. Sibling abuse trauma. Assessment and intervention strategies for children, families, and adults. New York: Haworth Press; 1998

[3] Klees E. Geschwisterinzest im Kindes- und Jugendalter. Eine empirische Täterstudie im Kontext internationaler Forschungsergebnisse. Lengerich: Pabst; 2008

[4] Mebes M, Klees E. Katrins Geheimnis. Eine Geschichte über sexuelle Übergriffe unter Kindern. Köln: verlag mebes&noack; 2009

[5] Wiehe VR. Sibling abuse. Hidden physical, emotional, and sexual trauma. 2nd. ed. Thousand Oaks: Sage; 1997

15 Prävention unter Berücksichtigung ökonomischer Gesichtspunkte

Christian Schulte, Juliane Köberlein*, Christine Grimm, Reinhard Rychlik

15.1 Einleitung

Mit den Begriffen Prävention und Gesundheitsförderung werden Maßnahmen bezeichnet, die die Vermeidung bestimmter unerwünschter Ereignisse oder Verhaltensweisen zum Ziel haben. Durch die Vermeidung von Krankheiten und ihren Folgen soll eine Steigerung der Lebensqualität und des Wohlbefindens erreicht sowie die in Gesundheit verbrachte Lebenszeit verlängert werden. Zudem können präventive und gesundheitsfördernde Maßnahmen zur Verminderung von sozial bedingten gesundheitlichen Nachteilen beitragen, indem sie sich auch und gerade an sozial benachteiligte Bevölkerungsgruppen richten (6).

Seit 2000 wird der Präventionsgedanke von der Gesundheitspolitik wieder verstärkt vorangetrieben. Dazu tragen der demografische Wandel und die damit steigende Zahl chronisch kranker und versorgungsbedürftiger Menschen ebenso bei wie die Verknappung finanzieller Ressourcen im Gesundheitssystem. Zugleich zeigen neue Erkenntnisse der Public-Health-Forschung, dass sowohl gesellschaftliche Lebensbedingungen als auch individuelle Lebensgewohnheiten maßgeblichen Einfluss auf die Gesundheit nehmen.

Von großer Bedeutung ist das Konzept der **Salutogenese** (4). Als Gegenmodell zur Pathogenese beschreibt die Theorie der Salutogenese, warum Menschen gesund bleiben und welche Eigenschaften und Fähigkeiten sie darin unterstützen. Dabei verzichtet das Salutogenese-Modell auf eine strikte Trennung von krank und gesund als 2 entgegengesetzte Zustände. Gesundheit wird vielmehr als Prozess in einem Gesundheits-Krankheits-Kontinuum verstanden, auf den soziale, körperliche, emotionale und geistige Faktoren Einfluss nehmen. Mit der Ottawa-Charta wurde der Ansatz der Salutogenese in die internationale gesundheitspolitische Diskussion eingebracht (11).

Aber auch für den Ökonomen spielt die Prävention eine entscheidende Rolle. Durch Prävention können Behandlungskosten verringert werden. Im Einzelnen zielt Prävention auf eine ganze Reihe von Effekten ab: Sie kann

- Krankheiten verhüten und Krankheitsrisiken reduzieren,
- vorzeitige Todesfälle vermeiden,
- Behandlungskosten einsparen helfen,
- eine rechtzeitige Therapie erleichtern,
- Behinderungen vorbeugen,
- Arbeitsfähigkeit erhalten,
- Frühverrentung verhindern oder hinauszögern,
- chronische Krankheiten ins höhere Lebensalter verschieben oder vermeiden,
- die Lebensqualität steigern,
- den allgemeinen Gesundheitszustand einer Bevölkerung verbessern.

Inwieweit Prävention zu Einsparungen im Gesundheitswesen beitragen kann, wird kontrovers diskutiert. So könnten Präventionsmaßnahmen einerseits die direkten Behandlungskosten sowie die indirekten Folgekosten verringern, die beispielsweise durch Arbeitsunfähigkeit und Frühverrentung in der Folge vieler Erkrankungen entstehen. Andererseits müssen Präventionsmaßnahmen ihrerseits bezahlt werden. Auch führt die Verlagerung von Krankheiten ins höhere Lebensalter möglicherweise in diesen Altersgruppen zu steigenden Therapiekosten (5).

---

* E-Mail: info@ifeg.de

15.2 Definition

Grundsätzlich ist zwischen Gesundheitsförderung und Prävention zu unterscheiden. Unter **Gesundheitsförderung** oder auch Stärkung der Gesundheitsressourcen versteht man Maßnahmen, die gesundheitlich abträgliche Verhaltensweisen generell abbauen helfen, die Gesundheitskompetenz des Einzelnen fördern sowie zur Verbesserung von gesundheitsrelevanten Lebensbedingungen beitragen. Dazu gehören beispielsweise der Nichtraucherschutz, die Gewährleistung einer angemessenen Bildung oder Informationen über gesundheitsförderliche Ernährungsstile. Gesundheitsförderung gilt als wichtiger Bestandteil und Querschnittsaspekt einer modernen Gesundheitssicherung (10).
Als **Prävention** wird dagegen die gezielte Verhütung von bestimmten Krankheiten und ihren Folgen verstanden.

Die **primäre Prävention** (Vorbeugung, Risikoschutz) umfasst Maßnahmen, die das erstmalige Auftreten einer Erkrankung verhindern oder verzögern. Primäre Prävention richtet sich an die (noch) Gesunden. Sie setzt an spezifischen Risikofaktoren oder Kofaktoren von Erkrankungen an und kann sich sowohl auf das Verhalten von Individuen und Gruppen (**Verhaltensprävention**) als auch auf die biologische, technische oder soziale Umwelt beziehen (**Verhältnisprävention**). Dazu gehören ebenfalls Maßnahmen, die dem Risikoschutz dienen, wie beispielsweise Schutzimpfungen oder die Vitamin-D-Prophylaxe.

Die **sekundäre Prävention** (Früherkennung) dient der möglichst frühzeitigen Erkennung und Therapie einer bestehenden Erkrankung. Dadurch soll ihr Fortschreiten bereits im Anfangsstadium gestoppt werden. Ein Beispiel ist die Krebsfrüherkennung.

Die **tertiäre Prävention** (Rehabilitation) soll nach dem Eintreten einer Krankheit eventuelle Funktionseinbußen und Folgeerkrankungen verhindern und eine möglichst hohe Lebensqualität wiederherstellen. Beispiel ist die Teilnahme an einer Herzsportgruppe nach einem Herzinfarkt.

Prävention und Gesundheitsförderung können auf verschiedenen Interventionsebenen angreifen. Der individuelle Ansatz ist in erster Linie auf den einzelnen Menschen und sein Verhalten ausgerichtet. Ein Beispiel sind spezifische Beratungsangebote. Der Setting-Ansatz umfasst Maßnahmen in jenen Lebensbereichen, wo Menschen in der Regel den größten Teil ihrer Zeit verbringen, beispielsweise Maßnahmen am Arbeitsplatz, in der Schule oder am Wohnort. Diese Form der Gesundheitsförderung gilt insgesamt als sehr erfolgversprechend. Mit Interventionen auf Bevölkerungsebene sind Aktivitäten gemeint, die sich auf die gesamte Bevölkerung oder bestimmte Bevölkerungsgruppen beziehen. Hierzu zählen Gesetze und Verordnungen sowie Aufklärungskampagnen, beispielsweise Nichtraucherkampagnen (9).

15.3 Prävention in der gesetzlichen Krankenversicherung

Die Sekundärprävention, d.h. die Früherkennung von Krankheiten, ist bereits seit 1971 wesentlicher Bestandteil der vertragsärztlichen Versorgung. Das Gesetz regelt seitdem den Anspruch von Versicherten auf Maßnahmen zur Früherkennung von Krankheiten (heute §§ 25/26 SGB V). Neben der Krebsvorsorgeuntersuchung für Erwachsene gehören hierzu die Untersuchungen zur Früherkennung von Krankheiten bei Kindern, die deren „körperliche oder geistige Entwicklung in nicht geringfügigem Maße gefährden" (2).

Mit dem Gesundheitsreformgesetz vom 25.11.1988, in dem die Verbesserung der Möglichkeiten für präventive Maßnahmen ein Hauptpunkt der Reform war, wurde die Primärprävention im neu kodifizierten Sozialgesetzbuch verankert. Im Beitragsentlastungsgesetz, beschlossen am 14.09.1997, wurden die noch unter dem Gesundheitsreformgesetz geregelten Maßnahmen zur Gesundheitsförderung jedoch wiederum weitgehend zurückgezogen. Hiermit blieb den Krankenkassen eine eigeninitiative Betätigung in der Primärprävention im Rahmen der GKV verwehrt. Gesundheitsfördernde Maßnahmen mussten allein von den Versicherten finanziert werden (7). Seit der Gesundheitsreform 2000 gelten primärpräventive Maßnahmen wieder als Regelleistung der Krankenkassen (siehe § 20 SGB V). Gefördert wird deren Inanspruchnahme von Präventions- und Gesundheitsförderungsmaßnahmen durch die Versicherten nicht zuletzt durch verschiedene Bonusregelungen der Krankenkassen.

Finanziert werden Präventionsmaßnahmen in der Regel durch denjenigen Sozialversicherungsträger, der auch das finanzielle Risiko bei Misslingen der Prävention trägt. Jedoch sind hier die Verhältnisse nicht immer klar, da Maßnahmen zur Primärprävention langfristige Effekte aufweisen.

15.4 Stellenwert ökonomischer Gesichtspunkte der Prävention

Im weiteren Verlauf dieses Kapitels wird nun dargestellt, wie sich der Präventionsgedanke unter Berücksichtigung einer ökonomischen Sichtweise in den letzten Jahren verändert hat. Hierfür wurde unter Verwendung der Literaturdatenbank Medline eine Literaturrecherche über den Zeitraum von 1990–2009 durchgeführt. Gesucht wurden alle relevanten Artikel bezüglich Prävention und Ökonomie.

Die nachfolgende Abbildung verdeutlicht den Ablauf der Literaturrecherche (Abb. 15.**1**).

Die Recherche ergab 1100 Veröffentlichungen, die sich wie folgt auf den Betrachtungszeitraum verteilen lassen (Abb. 15.**2**).

Das Schwerpunktthema dieser Veröffentlichungen war vor allem die Krebsfrüherkennung. Darüber hinaus behandelten die Texte die Raucher- und AIDS-Prävention.

Abb. 15.**2** unterstreicht, dass zum Ende der 1990er-Jahre und verstärkt im neuen Jahrtausend der Präventionsgedanke mit ökonomischem Hintergrund zugenommen hat, obgleich die Veröffentlichungen über den Betrachtungszeitraum mehr als überschaubar sind. Trotzdem ist eine deutliche Steigerung zu erkennen. Dies wirft im weiteren Verlauf die Frage auf, inwieweit sich dies auch in Zahlen niederschlägt.

Maßnahmen der medizinischen Primärprävention werden bisher größtenteils von der gesetzlichen Krankenversicherung und der Unfallversicherung getragen. Da Maßnahmen der Sekundär- und Tertiärprävention oft nicht klar von der Kuration zu trennen sind, fallen diese daher überwiegend ebenso in den Bereich der Krankenversicherung (8).

Folgende Grafik zeigt die Ausgaben der gesetzlichen Krankenversicherung für Früherkennungsmaßnahmen (Abb. 15.**3**).

Abb. 15.**3** zeigt einen deutlichen Anstieg der Ausgaben für Früherkennungsmaßnahmen. Über den Betrachtungszeitraum von 10 Jahren stiegen die Ausgaben fast auf das Doppelte.

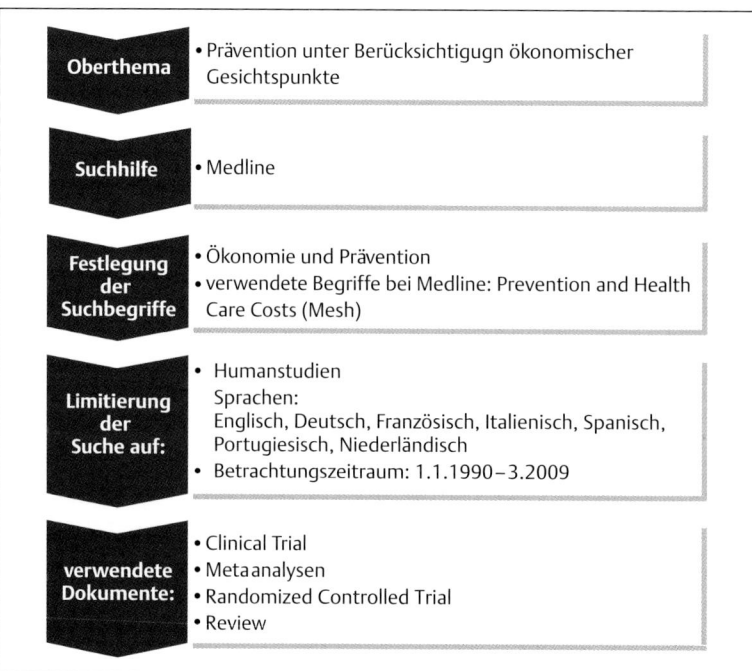

Oberthema
• Prävention unter Berücksichtigugn ökonomischer Gesichtspunkte

Suchhilfe
• Medline

Festlegung der Suchbegriffe
• Ökonomie und Prävention
• verwendete Begriffe bei Medline: Prevention and Health Care Costs (Mesh)

Limitierung der Suche auf:
• Humanstudien
  Sprachen:
  Englisch, Deutsch, Französisch, Italienisch, Spanisch, Portugiesisch, Niederländisch
• Betrachtungszeitraum: 1.1.1990–3.2009

verwendete Dokumente:
• Clinical Trial
• Metaanalysen
• Randomized Controlled Trial
• Review

Abb. 15.**1** Flowchart Literatursuche.

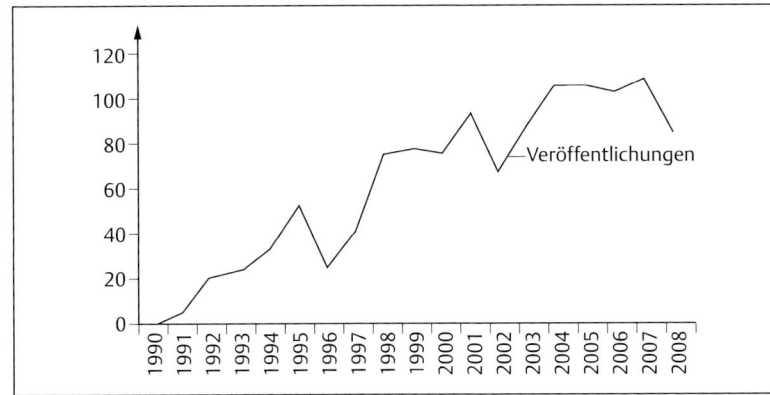

Abb. 15.2 Veröffentlichungen bei Medline zum Thema Prävention mit ökonomischer Sichtweise.

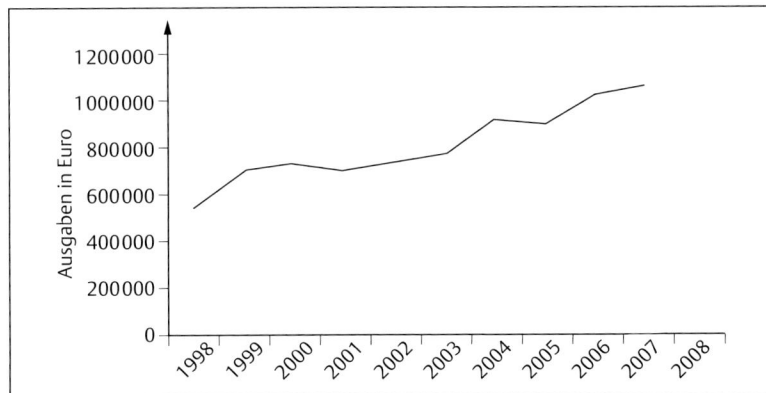

Abb. 15.3 Ausgaben der gesetzlichen Krankenkassen für Früherkennungsmaßnahmen (Quelle: Statistisches Bundesamt; Zugriff: 30.03.09).

15.5 Inanspruchnahme von Präventionsleistungen durch die Versicherten

Die gesetzlichen Krankenkassen sind nach SGB V zu Prävention und Gesundheitsförderung verpflichtet. Bewegung, Stress und richtige Ernährung sind die häufigsten Themen bei Präventionskursen der Krankenkassen.

Trotzdem ist die Teilnahme an präventiven und gesundheitsfördernden Maßnahmen in der deutschen Bevölkerung insgesamt eher gering. Allerdings lassen sich geschlechts-, alters- und schichtspezifische Unterschiede beobachten. So nehmen beispielsweise insbesondere Frauen bis zum Alter von 50 Jahren die Möglichkeiten zur Krebsfrüherkennung zu über 50 % wahr, die Beteiligung erreicht teilweise fast 65 %. Die starke Inanspruchnahme steht in dieser Altersgruppe wahrscheinlich mit den häufigen Besuchen beim Gynäkologen in Zusammenhang. In höheren Altersklassen, in denen insgesamt die meisten Krebsleiden auftreten, sinkt dagegen die Beteiligung der Frauen an der Krebsfrüherkennung. Bei Männern überschreitet die Inanspruchnahme von Krebsfrüherkennungsmaßnahmen erst nach dem 60. Lebensjahr die 20 %-Marke. Auch gesundheitsfördernde Maßnahmen wie beispielsweise Präventionskurse der Krankenkassen nehmen Männer weniger wahr als Frauen. Zudem sind sie schlechter über Gesundheitsthemen informiert, lassen sich jedoch leichter für Präventionsmaßnahmen gewinnen, wenn diese keinen zusätzlichen Aufwand mit sich bringen und beispielsweise am Arbeitsplatz oder bei ohnehin stattfindenden Arztbesuchen erfolgen. Sozial benachteiligte Männer und Frauen nehmen insbesondere an gesundheitsfördernden und Krebsfrüherkennungsmaßnahmen seltener teil. Dies weist zum einen auf höhere Zugangsbarrieren in der unteren Sozialschicht hin. Zum anderen könnten Informationsdefizite die geringere Nachfrage von Präventionsangeboten mit bedingen (3).

15.6 Ausblick

Die Entwicklung der letzten Jahre hat gezeigt, in welche Richtung der Trend geht. Präventive Maßnahmen werden von den Fachmedien und auch den gesetzlichen Krankenkassen in der Zukunft noch stärker fokussiert werden. Hauptziel der Krankenkassen muss es dabei sein, eine Sensibilisierung der Bevölkerung gegenüber Prävention zu schaffen. Wichtig ist, dass Maßnahmen auch in Anspruch genommen werden. So kann für den Patienten aktiv die Lebensqualität erhalten werden. Darüber hinaus können erhebliche Kosten durch Früherkennung und Prävention eingespart werden.

Literatur

[1] www.pubmed.com (20.04.2009)
[2] §§ 25/26 SGB V. 2009
[3] Statistisches Bundesamt; Zugriff: 03.03.09
[4] Antonovsky A. Health, stress and coping: New perspectives on mental and physical well-being. San Francisco: Jossey-Bass; 1979
[5] Beske F. Prävention – eine gesamtgesellschaftliche Aufgabe. Das andere Konzept. Kiel: Institut für Gesundheits-System-Forschung; 2003
[6] Glaeske G, Francke R, Kirschner K et al. Prävention und Gesundheitsförderung stärken und ausbauen. Diskussionspapier. Bonn: Friedrich-Ebert-Stiftung; 2003
[7] Mosebach K, Schwartz FW, Walter U. Gesundheitspolitische Umsetzung von Prävention und Gesundheitsförderung. In: Hurrelmann K, Klotz T, Haisch J, Hrsg. Prävention und Gesundheitsförderung. Bern: Hans Huber Verlag; 2004: 341–353
[8] Plamper E, Stock S, Lauterbach KW. Kosten und Finanzierung von Prävention und Gesundheitsförderung. In: Hurrelmann K, Klotz T, Haisch J, Hrsg. Prävention und Gesundheitsförderung. Bern: Hans Huber Verlag; 2004: 367–377
[9] Rosenbrock R. Prävention und Gesundheitsförderung – gesundheitswissenschaftliche Grundlagen für die Politik. Das Gesundheitswesen 2004; 66: 146–152
[10] Rosenbrock R. Primäre Prävention. Begriffe und Begrenzungen, Konzepte und Klassifikationen. In: BKK Tagung „Wettbewerbsvorteil Gesundheit". Köln; 2003
[11] WHO. Ottawa Charter for Health Promotion. International Conference on Health Promotion 1986. The move towards a new public health. Ottawa, Ontario 1986: 17–21

16 Leistungsfähigkeit, Training und Motivation zum Sporttreiben von 20- bis 80-jährigen Ausdauertrainierten: der Marathon als leistungsphysiologisches und präventiv-medizinisches Untersuchungsmodell (PACE-Studie)

Dieter Leyk*, Thomas Rüther, Max Wunderlich, Alexander Sievert, Dieter Essfeld,
Ulrich Rohde, Oliver Erley, Claus Piekarski, Herbert Löllgen

16.1 Einleitung

Seit geraumer Zeit gewinnt der Einfluss von Training, Alter und Lifestyle auf Gesundheit und Leistung in der Bevölkerung, Öffentlichkeit und in den Medien an Aufmerksamkeit. Eine Ursache ist sicherlich der wachsende Anteil von älteren Personen in der Gesellschaft. Die Aufrechterhaltung von Gesundheit und Leistungsfähigkeit spielt allerdings nicht nur für Betroffene und das Gesundheitssystem, sondern auch in der Arbeitswelt eine zunehmend größere Rolle. Aufgrund der verlängerten Lebensarbeitszeit und des demografischen Wandels werden gesunde und leistungsstarke ältere Beschäftigte für Betriebe immer wichtiger, zumal auch die Zahl von übergewichtigen und untrainierten Jüngeren seit Jahren steigt (5, 6, 8). Da bei einer Vielzahl von Erwachsenen bereits im mittleren Lebensalter deutliche Leistungsverluste eintreten, werden diese oftmals auf einsetzende Alterungsprozesse zurückgeführt. Auch zahlreiche sportmedizinische Studien gehen von früh eintretenden altersbedingten Leistungsminderungen aus: So soll beispielsweise die Ausdauerleistungsfähigkeit nach dem 30. Lebensjahr um bis zu 15 % pro Dekade abnehmen (4, 12, 13).

Ohne Zweifel ist das Altern ein unausweichlicher biologischer Vorgang, der letztlich auch zu objektivierbaren Leistungsverlusten führt. Wie der Vergleich zwischen Altersleistungssportlern und gleichaltrigen Pflegeheimbewohnern zeigt, verläuft der Alterungsprozess allerdings individuell sehr unterschiedlich und unterliegt einer Vielzahl von Einflussfaktoren (3). Dies führt zu einem generellen Problem bei der Beurteilung von altersbedingten Leistungsänderungen, nämlich der Abgrenzung tatsächlicher Alterseinflüsse

gegenüber Effekten, die in erster Linie durch veränderte Lebensgewohnheiten oder Erkrankungen bedingt sind. Selbstverständlich kann eine Reduktion der körperlichen Leistungsfähigkeit die Folge biologischer Alterungsvorgänge sein. Im Laufe der Jahre können erhebliche Leistungsverluste aber auch dadurch eintreten, dass beispielsweise aus beruflichen und/oder familiären Gründen nicht mehr ausreichend Zeit für ein regelmäßiges Training bleibt.

Der **Marathon** stellt in diesem Zusammenhang ein hervorragendes Untersuchungsmodell dar, um altersbedingte Leistungsverluste zu ermitteln (9): Aufgrund der Streckenlänge und der hohen körperlichen Belastung wird ein Marathonlauf üblicherweise nur dann erfolgreich absolviert, wenn über einen längeren Zeitraum ausreichend trainiert wird und im Alltag eine deutliche Ausrichtung auf den Sport erfolgt. Da Marathonläufer nur selten die in der Bevölkerung verbreiteten, ungünstigen gesundheitsrelevanten Verhaltensmerkmale wie Rauchen, Bewegungsmangel und Adipositas besitzen (2, 10), können altersassoziierte Leistungsminderungen in erster Linie auf die biologische Alterung zurückgeführt werden.

Im vorliegenden Beitrag wurden mehr als 500 000 Marathonlaufzeiten und über 320 000 Halbmarathonlaufzeiten von 20- bis 80-jährigen Langstreckenläufern analysiert, um den Alterseinfluss auf die Ausdauerleistungsfähigkeit zu untersuchen. Da Ergebnislisten von Marathon-/Halbmarathonwettbewerben neben elektronisch gemessenen Laufzeiten nur noch Alters- und Geschlechtsangaben der Teilnehmer enthalten, wurde im Rahmen der laufenden PACE-Studie eine weitergehende Internetbefragung (www.dshs–koeln.de/pace) durchgeführt, an der sich mehr als 10 000 Ausdauersportler beteiligt haben. Ziel war es, nicht nur mehr über die Lebens- und Trainingsgewohnheiten von Lang-

* E-Mail: Leyk@dshs-koeln.de

streckenläufern zu erfahren, sondern mit Blick auf Gesundheitsförderung und Präventionskampagnen quantifizierbare Daten zur eigentlichen Motivation zum Lauftraining zu erhalten.

16.2 Methode

Die PACE-Studie (Performance-Age-Competition -Excercise) analysiert mithilfe eines multizentrischen Studienansatzes und auf Basis epidemiologisch umfangreicher Kollektive präventivmedizinisch bedeutsame Zusammenhänge zwischen Lebensalter, Alltagsgewohnheiten, Leistungsfähigkeit, Training und Motivation zum Sporttreiben. Die Datenerhebung erfolgt durch ein zweistufiges Vorgehen:
- Über Ergebnislisten offizieller Laufveranstaltungen werden umfangreiche Leistungsdaten in Verknüpfung mit Alters- und Geschlechtsangaben erhoben (6).
- Darüber hinaus werden mit einem skalierten, mehrsprachig vorliegendem Online-Fragebogen (www.dshs–koeln.de/pace) neben soziodemografischen Kenngrößen u. a. gesundheits- und leistungsrelevante Angaben zum Training, zur Gesundheit, zur Motivation und zu sportärztlichen Untersuchungen erfragt (7).

Die PACE-Studie wurde durch die Ethikkommission der Deutschen Sporthochschule Köln sowie vom Landesbeauftragten für den Datenschutz Nordrhein-Westfalen als unbedenklich eingestuft und zur Durchführung genehmigt.

▇ Laufzeitanalyse

In die Studie wurden Laufzeiten von 121 Marathon- und 100 Halbmarathonläufen einbezogen und nach Pseudonomysierung der Teilnehmernamen zusammen mit den Alters- und Geschlechtsangaben in eine Datenbank überführt (6). Die Variablen „Name" (pseudonymisiert), Alter und Geschlecht wurden verwendet, um Teilnehmer mit mehr als einer Wettkampfteilnahme als sogenannten „Wiederholer" zu identifizieren. Bei Mehrfachteilnehmern wurde nur eine Marathon- bzw. Halbmarathonlaufzeit randomisiert ausgewählt und in die Analyse einbezogen. Die individuellen Daten der Marathon- und Halbmarathonteilnehmer wurden folgenden Altersklassen zugeordnet:

- 25 = 20–29 Jahre
- 32,5 = 30–34 Jahre
- 37,5 = 35–39 Jahre
- 42,5 = 40–44 Jahre
- 47,5 = 45–49 Jahre
- 52,5 = 50–54 Jahre
- 57,5 = 55–59 Jahre
- 62,5 = 60–64 Jahre
- 67,5 = 65–69 Jahre
- 72,5 = 70–74 Jahre
- 77,5 = 75–79 Jahre

▇ Online-Befragung

Der für die Studie entwickelte Internet-Fragebogen kann für 8 verschiedene Bereiche des Individual- und Mannschaftssports eingesetzt werden (www.dshs-koeln.de/pace). Im Abschnitt „Halbmarathon-/Marathonläufer" werden neben soziodemografischen (Alter, Geschlecht, Berufstätigkeit) und biometrischen Angaben (Körpergröße und -gewicht) vielfältige gesundheits-, sport- und motivationsbezogene Daten über gestufte Antwortvorgaben erfragt. Die Studienteilnehmer können sich sportlich klassifizieren (Freizeitsportler/Wettkampfsportler) und darauf verweisen, ob sie vor Aufnahme des Lauftrainings bereits regelmäßig Sport betrieben haben. Des Weiteren wird nach Umfang, Häufigkeit und Dauer der Trainingseinheiten gefragt. Da die Motivation (z. B. Gesundheit, Leistungsfähigkeit, Spaß am Sport) für den langfristigen Erhalt der körperlichen Aktivität bedeutsam ist, wird auch dieser Bereich im Fragebogen berücksichtigt. Zur Dokumentation der Inanspruchnahme sportärztlicher Untersuchungen werden außerdem Fragen zur Teilnahme und Inhalt der Untersuchungen gestellt. Nähere Angaben zur Inanspruchnahme sportärztlicher Untersuchungen von Langstreckenläufern finden sich bei Leyk und Mitarbeitern (7). Die altersbezogene Zuordnung der befragten Marathon- und Halbmarathonläufer erfolgte in Dekaden:
- 25 = 20–29 Jahre
- 35 = 30–39 Jahre
- 45 = 40–49 Jahre
- 55 = 50–59 Jahre
- 65 = 60–69 Jahre

Aus den erfragten Angaben zu Körpergröße und -gewicht (s. o.) wurde der Body Mass Index (kg/m^2) errechnet und eine Zuordnung der Indizes zu den bestehenden WHO-Grenzwerten vorgenommen.

Statistik

Statistische Analysen wurden mit SPSS© 17.0 und STATISTICA 7.1 durchgeführt. Als deskriptive Maßzahlen für Lage, Streuung bzw. Verteilung der Daten werden der Mittelwert, die Standardabweichung, der Median sowie das 5., 25., 75. und 95. Perzentil angegeben. Gruppenunterschiede wurden mehrfaktoriell varianzanalytisch untersucht und mittels Student-Newman-Keuls Post-Hoc-Test auf paarweise multiple Differenzen geprüft. Dichotome bzw. ordinalskalierte Parameter wurden mithilfe des Chi-Quadrat-Tests und/oder mittels binär logistischer Regression bewertet. Für die binär logistische Regression sind Odds Ratios (OR) und das 95%-Konfidenzintervall (KI) angegeben. Für die kategoriale Analyse der Kovariaten wurde stets die erste Kategorie (niedrigster Werte) als Bezugsgröße verwendet. Das Signifikanzniveau α beträgt für sämtliche prüfende Verfahren 1%.

16.3 Ergebnisse

Studienteilnehmer

Zur alters- und geschlechtsbezogenen Analyse der Laufzeiten konnten insgesamt 501 371 Marathon- und 320 326 Halbmarathonlaufzeiten 20- bis 79-jähriger Sportler berücksichtigt werden. Etwa 45% (Marathon) bzw. 55% (Halbmarathon) der Ausdauertrainierten waren Mehrfachteilnehmer. Da Wiederholungsläufe nicht für die Auswertung genutzt wurden, erfolgte die Analyse letztlich mit 349 464 Marathon- und 208 959 Halbmarathonlaufzeiten (Tab. 16.1, Tab. 16.2). Der Frauenanteil ist beim Marathon (18,5%) deutlich niedriger als beim Halbmarathon (28,7%). Die größten Marathonteilnehmerzahlen sind für Männer wie Frauen in der Altersgruppe 42,5 zu finden. Im Halbmarathonwettbewerb sind es die Altersgruppen 37,5 (Frauen) und 42,5 (Männer).

An der durchgeführten Befragung nahmen 10 127 Läufer im Alter von 20–69 Jahren teil (Tab. 16.3, Tab. 16.4). Das mittlere Alter der befragten Marathonläufer (n = 7372) ist mit 43 bzw. 42 Jahren (Männer/Frauen) signifikant höher als das der Halbmarathonläufer (n = 2755) mit 40 bzw. 38 Jahren (Männer/Frauen). Frauen sind in beiden Läufergruppen jünger als die Männer (p < 0,01).

Tabelle 16.**1** Altersgruppenbezogene Verteilung der Marathonläufer. Absolute und relative Anzahl der Teilnehmer von 121 Marathonwettbewerben in Deutschland in den Jahren 2002–2008.

Marathon				
Altersklasse	**Männer**		**Frauen**	
	(n)	%	(n)	%
25	33 675	11,8	10 036	15,5
32,5	35 478	12,5	9647	14,9
37,5	58 832	20,7	13 320	20,6
42,5	61 490	21,6	14 095	21,8
47,5	43 967	15,4	9632	14,9
52,5	28 219	9,9	5172	8,0
57,5	12 575	4,4	1778	2,7
62,5	6924	2,4	796	1,2
67,5	2724	1,0	249	0,4
72,5	699	0,2	49	0,1
77,5	103	0,0	4	0,0
gesamt	284 686	100,0	64 778	100,0

Tabelle 16.**2** Altersgruppenbezogene Verteilung der Halbmarathonläufer. Absolute und relative Anzahl der Teilnehmer von 100 Halbmarathonwettbewerben in Deutschland in den Jahren 2002–2008.

Halbmarathon				
Altersklasse	Männer		Frauen	
	(n)	%	(n)	%
25	22 710	15,2	12 120	20,2
32,5	19 580	13,1	9 215	15,4
37,5	30 035	20,2	12 433	20,8
42,5	31 104	20,9	12 260	20,5
47,5	20 894	14,0	7 721	12,9
52,5	13 636	9,1	4 062	6,8
57,5	5 856	3,9	1 332	2,2
62,5	3 172	2,1	536	0,9
67,5	1 522	1,0	180	0,3
72,5	448	0,3	45	0,1
77,5	86	0,1	12	0,0
gesamt	149 043	100,0	59 916	100,0

Tabelle 16.**3** Geschlechts- und laufstreckenbezogene Verteilung des befragten Läuferkollektivs (n = 10 127).

Studienteilnehmer „Läuferkollektiv"						
	Marathon		Halbmarathon		gesamt	
	(n)	%	(n)	%	(n)	%
Männer	6053	82,1	1975	71,7	8028	79,3
Frauen	1319	17,9	780	28,3	2099	20,7
gesamt	7372	100,0	2755	100,0	10127	100,0

Tabelle 16.**4** Anthropometrische Daten (Alter, Größe, Gewicht, Body Mass Index) des befragten Läuferkollektivs (Mittelwert ± Standardabweichung; n = 10 127).

Studienteilnehmer „Läuferkollektiv"				
	Marathon		Halbmarathon	
	Männer (n = 6053)	Frauen (n = 1319)	Männer (n = 1975)	Frauen (n=780)
Alter (Jahre)	43,0 ± 9,2	42,0 ± 9,2	39,8 ± 9,6	38,2 ± 9,3
Größe (cm)	180,1 ± 6,5	167,9 ± 6,7	180,8 ± 6,8	168,3 ± 6,2
Gewicht (kg)	76,4 ± 8,7	60,8 ± 8,0	79,5 ± 9,9	62,1 ± 7,9
BMI (kg/m²)	23,5 ± 2,1	21,5 ± 2,2	24,3 ± 2,5	21,9 ± 2,3

Der Vergleich zwischen den Studienpopulationen zeigt, dass die Kollektive hinsichtlich Alters- und Geschlechtsverteilung sowie der Teilnahmequoten beim Marathon und Halbmarathon gut übereinstimmen. Analog zur Altersverteilung beim Studienkollektiv „Laufzeitanalyse" liegen bei den Befragungen die höchsten Teilnehmerzahlen in der Gruppe der 40- bis 49-Jährigen. Auch der Anteil von männlichen und weiblichen Studienteilnehmern ist in den Untersuchungskollektiven („Laufzeitanalyse" vs. „Online-Befragung") sowohl bei den Marathonteilnehmern wie auch beim Halbmarathon nahezu identisch (Tab. 16.3 und Abschnitt „Studienteilnehmer").

Laufzeitanalysen

Abb. 16.1 und Abb. 16.2 zeigen die Marathon- und Halbmarathonlaufzeiten von 558 423 Langstreckenläufern im Alter von 20–79 Jahren. Frauen benötigen für den Marathon im Durchschnitt 26 min (10 %) und für den Halbmarathonlauf durchschnittlich 15 min (13 %) länger als Männer (p < 0,01). Mit dem Lebensalter nimmt auch die Laufzeit für die jeweilige Strecke signifikant zu (p < 0,01). Allerdings zeigt die weiterführende Analy-

se der altersbezogenen Laufzeitentwicklung, dass vor dem 55. Lebensjahr keine signifikanten Leistungseinbußen auftreten (Abb. 16.1, Abb. 16.2). Wie in den Abbildungen zu sehen, fällt die ab dem 55. Lebensjahr eintretende Leistungsreduktion zudem moderat aus. Ein Teil der Seniorensportler erzielen im höheren Lebensalter sogar bessere Ausdauerleistungen als die meisten jüngeren Athleten: So sind die besten 25 % der 65- bis 69-jährigen Marathon- und Halbmarathonläufer schneller als 50 % der 20- bis 54-jährigen Sportler.

Befragungsergebnisse

Training

Die wöchentliche Trainingsfrequenz sowie die wöchentlichen Trainingskilometer liegen bei den Marathonläufern signifikant über den Vergleichszahlen der Halbmarathonsportler (Tab. 16.5, Tab. 16.6).

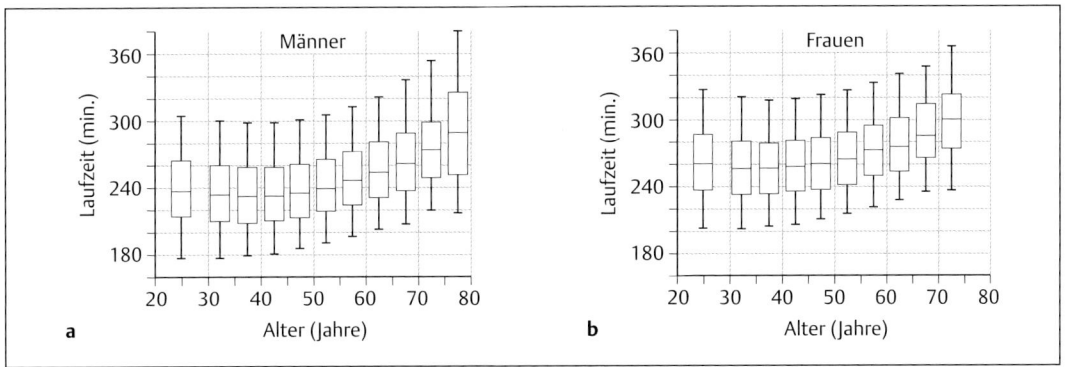

Abb. 16.1 Laufzeiten von männlichen (n = 284 686; **a**) und weiblichen (n = 64 778; **b**) Teilnehmern von 121 Marathonwettbewerben. Dargestellt sind Median und 5., 25., 75. und 95. Perzentile.

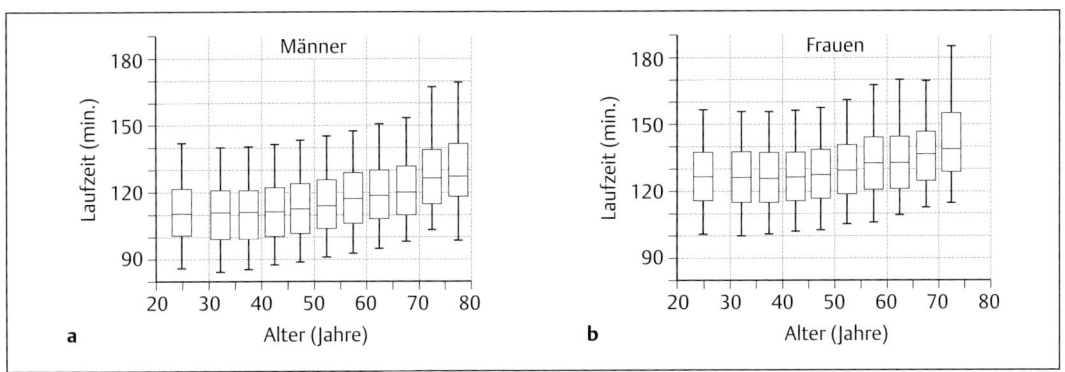

Abb. 16.2 Laufzeiten von männlichen (n = 149 043; **a**) und weiblichen (n = 59 916; **b**) Teilnehmern von 100 Halbmarathonwettbewerben. Dargestellt sind Median und 5., 25., 75. und 95. Perzentile.

Tabelle 16.**5** Umfang und Häufigkeit des wöchentlichen Lauftrainings der befragten Marathonläufer (Männer n = 5991, Frauen n = 1310). Dargestellt sind Median und 5., 25., 75. und 95. Perzentile.

Marathon – Training

Training	Geschlecht	Perzentile				
		5.	25.	50.	75.	95.
Umfang (km/Woche)	Männer	20	35	45	60	88
	Frauen	23	35	45	55	80
Einheiten (Woche^{-1})	Männer	1,5	3	3,5	4,5	5,5
	Frauen	2,5	3,5	3,5	4,5	5,5

Tabelle 16.**6** Umfang und Häufigkeit des wöchentlichen Lauftrainings der befragten Halbmarathonläufer (Männer n = 1968, Frauen n = 774). Dargestellt sind Median und 5., 25., 75. und 95. Perzentile.

Halbmarathon – Training

Training	Geschlecht	Perzentile				
		5.	25.	50.	75.	95.
Umfang (km/Woche)	Männer	10	21	30	40	60
	Frauen	13	24	30	40	55
Einheiten (Woche^{-1})	Männer	1,5	2,5	3	3,5	5
	Frauen	1,5	2,5	3	3,5	4,5

Sowohl beim Marathon- wie auch beim Halbmarathontraining treten allerdings zwischen Läuferinnen und Läufern (p > 0,01) und im Altersgang (p > 0,01) keine nennenswerten Unterschiede auf. Die Häufigkeitsverteilungen der Tab. 16.**5** und Tab. 16.**6** zeigen, dass die Marathonläufer im Jahresmittel 13 km und Halbmarathonläufer 10 km je Trainingseinheit absolvieren (p < 0,01). Bei einer mittleren Trainingsdauer von 68 min bzw. 59 min (Halbmarathon- vs. Marathonläufer; p < 0,01) ergibt sich im Training eine durchschnittliche Laufgeschwindigkeit von 10,9 km/h bzw. 10,5 km/h (Halbmarathon- vs. Marathonläufer; p < 0,01). Bezüglich der mittleren Trainingsgeschwindigkeit bestehen keine geschlechts-, alters- oder wettbewerbsspezifischen Unterschiede.

Sportliche Selbsteinstufung

Die Antwortverteilung zur Beurteilung der sportlichen Ambitionen zeigt, dass sich 77 % der Läufer als Freizeitsportler und 23 % als Leistungssportler einstufen. Signifikante Kollektiv-, Alters- und Geschlechtsdifferenzen konnten nicht ermittelt werden. Rückblickend geben 36 % der Befragten an, vor Aufnahme des Lauftrainings keinen Sport regelmäßig betrieben zu haben. Aus Abb. 16.**3** wird deutlich, dass hier ein starker Alterseinfluss vorliegt: Bezogen auf die jüngste Altersgruppe haben in der ältesten Läufergruppe deutlich we-

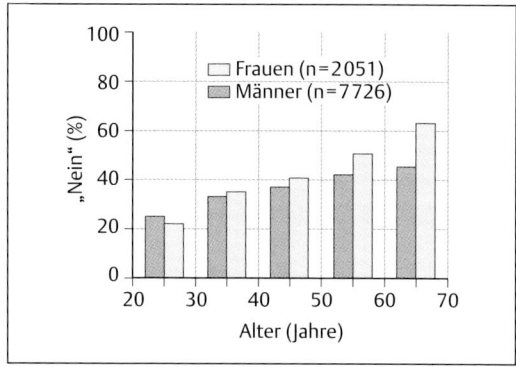

Abb. 16.**3** Häufigkeit der Antwort „nein" auf die Frage: „Haben Sie bereits vor Aufnahme des Lauftrainings regelmäßig Sport betrieben?" Männer (n = 7726) – dunkle Säulen; Frauen (n = 2051) – helle Säulen.

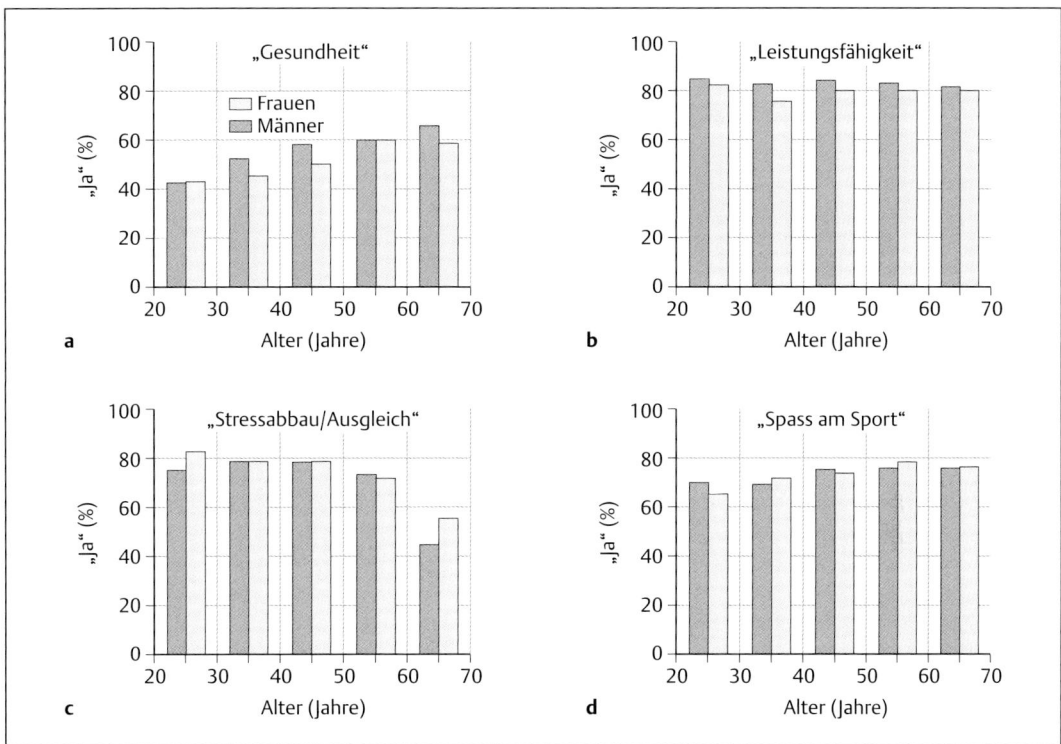

Abb. 16.**4** Häufigkeiten der Antwort „ja" auf die Frage: „Was ist Ihre Motivation zum Laufen?" Männer (n = 7961) – dunkle Säulen; Frauen (n = 2086) – helle Säulen. Motive: „gesundheitliche Gründe" (**a**); „Erhalt/Verbesserung der körperlichen Leistungsfähigkeit" (**b**); „Stressabbau/Ausgleich" (**c**); „Spaß am Sport" (**d**).

niger Personen eine Sportanamnese (OR 3,0; 95% KI: 2,34–3,83).

Motivation zum Lauftraining

Detaillierte Angaben zur Motivation der Langstreckenläufer liefern Abb. 16.4 und Tab. 16.7. Der Erhalt bzw. die Verbesserung der körperlichen Leistungsfähigkeit ist unabhängig von Alter und Geschlecht der stärkste Attraktor (83,3% Zustimmung). Sport als „Stressabbau bzw. Ausgleich" (76,5%) wie auch der „Spaß am Sport" (73,3%) werden deutlich häufiger als „Gewichtsreduktion" (41,7%) und „Gemeinschaftserlebnis" (26,6%) genannt. Interessanterweise treten bei diesen Motiven altersbezogene Veränderungen auf (p < 0,01). So werden „Spaß am Sport", „Gemeinschaftserlebnis" und besonders „gesundheitliche Gründe" mit zunehmendem Alter immer häufiger als Motiv für ein Lauftraining genannt. Demgegenüber verlieren die Aspekte „Stressabbau bzw. Ausgleich" und „Gewichts-

reduktion" ab dem 50. Lebensjahr deutlich an Bedeutung (Tab. 16.**7**).

Präventivmedizinische Indikatoren Body Mass Index (BMI) und Raucherquote

Neben den bereits genannten Häufigkeiten zur sportlichen Aktivität konnten mit der Körpergewichtseinstufung nach WHO (BMI-Einteilung) und der Raucherquote 2 weitere präventivmedizinisch bedeutsame Indikatoren analysiert werden.

Die weiblichen Läufer haben deutlich niedrigere BMI-Werte (p < 0,01) als die männlichen Läufer (Tab. 16.4). Im Altersgang treten weder bei Frauen noch bei Männern signifikante BMI-Veränderungen auf. Die BMI-Werte der befragten Ausdauersportler haben hinsichtlich der WHO-Einteilung folgende Häufigkeitsverteilung: 1,3% mit BMI < 18,5; 77% mit BMI ≥ 18,5 und < 25; 20,5% mit BMI ≥ 25 und < 30; 1,2% mit BMI ≥ 30.

Die Raucherquote im Läuferkollektiv liegt bei 6,2%. Als ehemalige Raucher stufen sich 23,3%

Tabelle 16.**7** Statistik zur Auswahl und altersbezogenen Bevorzugung von Motivationen zum Laufen mithilfe binär logistischer Regression und Bestimmung zugehöriger Odds Ratios (OR) mit 95 % Konfidenzintervall (KI) und p-Werte (p).

„Was ist Ihre Motivation zum Laufen?"			
Motivation (Häufigkeit)	**Altersgruppe**	**OR (KI)**	**p**
„Erhalt/Verbesserung der körperlichen Leistungsfähigkeit" (Häufigkeit: 83,3 %)	Referenz: 20–29 Jahre		
	30–39 Jahre	0,80 (0,66; 0,91)	0,023
	40–49 Jahre	0,92 (0,76; 1,10)	0,367
	50–59 Jahre	0,89 (0,72; 1,09)	0,274
	60–69 Jahre	0,85 (0,62; 1,15)	0,296
„Stressabbau/Ausgleich" (Häufigkeit: 76,5 %)	Referenz: 20–29 Jahre		
	30–39 Jahre	1,06 (0,90; 1,25)	0,461
	40–49 Jahre	1,09 (0,93; 1,27)	0,263
	50–59 Jahre	0,79 (0,66; 0,94)	0,010
	60–69 Jahre	0,25 (0,19; 0,32)	0,000
„Spaß am Sport" (Häufigkeit: 73,3 %)	Referenz: 20–29 Jahre		
	30–39 Jahre	1,06 (0,91; 1,23)	0,434
	40–49 Jahre	1,41 (1,22; 1,62)	0,000
	50–59 Jahre	1,48 (1,25; 1,75)	0,000
	60–69 Jahre	1,48 (1,14; 1,94)	0,003
„gesundheitliche Gründe" (Häufigkeit: 54,3 %)	Referenz: 20–29 Jahre		
	30–39 Jahre	1,36 (1,18; 1,57)	0,000
	40–49 Jahre	1,71 (1,50; 1,95)	0,000
	50–59 Jahre	1,97 (1,69; 2,30)	0,000
	60–69 Jahre	2,43 (1,91; 3,10)	0,000
„Gewichtsreduktion" (Häufigkeit: 41,7 %)	Referenz: 20–29 Jahre		
	30–39 Jahre	1,55 (1,34; 1,79)	0,000
	40–49 Jahre	1,64 (1,42; 1,88)	0,000
	50–59 Jahre	1,39 (1,18; 1,63)	0,000
	60–69 Jahre	1,11 (0,86; 1,42)	0,430
„Gemeinschaftserlebnis" (Häufigkeit: 26,6 %)	Referenz: 20–29 Jahre		
	30–39 Jahre	0,87 (0,73; 1,02)	0,097
	40–49 Jahre	1,15 (0,98; 1,75)	0,068
	50–59 Jahre	1,43 (1,21; 1,70)	0,000
	60–69 Jahre	1,55 (1,20; 2,00)	0,001

der Befragten ein; 70,5 % haben nie regelmäßig geraucht. Alters- oder geschlechtsspezifische Differenzen (p > 0,01) liegen nicht vor.

16.4 Diskussion

Die Laufzeitanalysen der 20- bis 80-jährigen Langstreckenläufer zeigen, dass durch regelmäßiges Training auch im höheren Lebensalter eindrucksvolle Leistungen erzielt werden können. Der Datensatz mit mehr als 500 000 Marathon- und Halbmarathonlaufzeiten bestätigt und erweitert die bisherigen Befunde (6, 9, 10). Vor dem 55. Lebensjahr treten sowohl bei Marathon- wie auch bei Halbmarathonteilnehmern keine statistisch signifikanten Leistungsverluste auf. Die primär altersbedingte Laufzeitverschlechterung bei den über 55-Jährigen fällt außerdem erstaunlich gering aus (Abb. 16.1, Abb. 16.2). Die genaue Betrachtung des Leistungsspektrums demonstriert zudem, wie leistungsstark ein Großteil der Seniorensportler ist: Das schnellste Viertel der 65- bis 69-jährigen Sportlerinnen und Sportler ist beim Halbmarathon wie auch beim Marathon schneller als die Hälfte der 20- bis 54-jährigen Teilnehmer.

Mit Blick auf den Erhalt der Ausdauerleistungsfähigkeit liefern die Befragungen erstaunliche Erkenntnisse. Die Vorstellung, dass eine hohe Leistungsfähigkeit im Alter nur durch umfangreicheres Training zu erzielen ist, wird durch die Angaben der Langstreckenläufer widerlegt: Die 20- bis 70-Jährigen unterschieden sich nicht hinsichtlich der relevanten Trainingsparameter (wöchentliche Laufkilometer, Trainingshäufigkeit und Intensität). Darüber hinaus wird deutlich, dass die meisten Langstreckenläufer ein regelmäßiges und moderates Training durchführen, dass sogar nicht wesentlich über die von der WHO präventivmedizinisch empfohlenen sportlichen Aktivitäten ($5 \times$ Sport/Woche für mindestens 30 min) hinausgeht (14). Etwa 50 % der Ausdauertrainierten laufen nicht mehr als 3- bis 4-mal pro Woche bei einer mittleren Trainingsdauer von etwa 1 h. Die PACE-Studie hat außerdem gezeigt, dass mehr als ¼ der 50- bis 69-jährigen Marathonläufer erst in den vergangenen 7 Jahren mit einem regelmäßigen Lauftraining begonnen hat (10). Auch die Daten aus Abb. 16.**3** lassen vermuten, dass eine beträchtliche Anzahl von Langstreckenläufern tatsächliche „Sport-Neueinsteiger" sind. Der Nachweis, dass sich die Aufnahme eines regelmäßigen Trainings auch für ältere Nichtsportler lohnt, wurde kürzlich in einer umfangreichen Längsschnittuntersuchung erbracht (1): Über 50-jährige „Sport-Neueinsteiger" konnten ihr Mortalitätsrisiko im Vergleich zu Nichtsportlern halbieren. Die hohe präventivmedizinische Wirksamkeit von Training ist auch in der vorliegenden Studie zu erkennen: Im Unterschied zur Bevölkerung liegen die weitverbreiteten kardiovaskulären Risikofaktoren Rauchen, Übergewicht und Bewegungsmangel bei den untersuchten Langstreckenläufern kaum vor (11).

Neben den Aspekten Leistung, Training und Alter geht es in der PACE-Studie auch um die Motivation zum Sporttreiben. Die Motive „gesundheitliche Gründe" und „Gewichtsreduktion" gewinnen zwar mit zunehmendem Alter an Bedeutung, werden aber im Vergleich zu den Motiven „Leistungsfähigkeit", „Stressabbau" und „Spaß am Sport" deutlich seltener genannt. Dieser Sachverhalt steht im Gegensatz zur Ausrichtung zahlreicher Gesundheitsinitiativen, die vermehrt auf Krankheitsvermeidung und Risikofaktoren fokussieren. Mit Blick auf den demografischen Wandel sprechen die vorliegenden Ergebnisse dafür, dass künftige Präventionskampagnen stärker leistungs-, arbeits- und freizeitrelevante Aspekte berücksichtigen sollten.

Da die Motivation für den langfristigen Erhalt von Leistung und Gesundheit bedeutsam ist, werden die PACE-Befragungen auch in anderen Sportbereichen (Walken, Schwimmen, Radfahren, Ballspiele, Gymnastik etc.) durchgeführt. Ziel ist es, ein umfassendes Bild zu den Motiven der unterschiedlichen Sportlergruppen zu erhalten. Mit diesem Ansatz wird jedoch eine wichtige Zielgruppe der Prävention, die mit gesundheitlichen Risikofaktoren behafteten und leistungsgewandelten Nichtsportler, kaum erreicht. Um detaillierte Angaben über die Hintergründe der Sportabstinenz zu erhalten, aber auch um potenzielle Attraktoren zum Sporteinstieg zu ermitteln, werden derzeit im Rahmen der PACE-Studie umfangreiche Befragungen von Inaktiven durchgeführt.

Angesichts der zunehmenden Verbreitung von Bewegungsmangel, Übergewicht und der geringen körperlichen Leistungsfähigkeit in der Bevölkerung wird es für das Gesundheitssystem wie auch für Unternehmen immer wichtiger, über adressatengerechte Interventionsmaßnahmen zu verfügen. Nur auf diese Weise kann es gelingen, Betroffene zu einer körperlich aktiven und gesundheitsorientierten Lebensgestaltung zu motivieren. Das „Untersuchungsmodell Marathon" zeigt, dass die körperliche Leistungsfähigkeit und die Ausprägung kardiovaskulärer Risikofaktoren stärker durch Alltagsgewohnheiten als durch die Alterung per se beeinflusst werden.

Literatur

[1] Byberg L, Melhus H, Gedeborg R et al. Total mortality after changes in leisure time physical activity in 50 year old men: 35 year follow-up of population based cohort. Brit Med J 2009; DOI 10.1136/bmj.b688 (published online)

[2] Chakravarty EF, Hubert HB, Lingala VB et al. Reduced disability and mortality among aging runners. Arch Intern Med 2008; 168: 1638–1646

[3] Cristofalo VJ, Gerhard GS, Pignolo RJ. Molecular biology of aging. Surg Clin North Am 1994; 74: 1–21

[4] Jackson AS, Beard EF, Wier LT et al. Changes in aerobic power of men, ages 25–70 yr. Med Sci Sports Exerc 1995; 27: 113–120

[5] Leyk D, Rohde U, Gorges W et al. Physical performance, body weight and BMI of young adults in Germany 2000–2004: Results of the Physical-Fitness-Test Study. IJSM 2006; 8: 642–647

[6] Leyk D, Erley O, Ridder D et al. Age related changes in marathon and half-marathon performances. Int J Sports Med 2007; 28: 513–517

[7] Leyk D, Rüther T, Wunderlich M et al. Inanspruchnahme und Durchführung von sportärztlichen Vorsorgeuntersuchungen – Befragungen von über

10 000 Langstreckenläufern. Dtsch Arztebl 2008; 105: 609–614

[8] Leyk D, Rüther T, Wunderlich M et al. Sportaktivität, Übergewichtsprävalenz und Risikofaktoren bei über 12 500 Personen im Alter von 16–25 Jahren. Dtsch Arztebl 2008; 105: 793–800

[9] Leyk D, Wunderlich M, Rösch H et al. Der Marathon als leistungsphysiologisches und präventivmedizinisches Untersuchungsmodell: 10-Jahres-Analysen des Ford-Köln-Marathon. Ein Beitrag aus der PACE-Studie. Präv Gesundheits 2008 ; 3: 253–258

[10] Leyk D, Rüther T, Wunderlich M et al. Performance, training and lifestyle parameters of marathon runners aged 20 to 80 years: Results of the PACE-Study. IJSM 2009; 30: 360–365

[11] Mikrozensus 2003. Leben und Arbeiten in Deutschland. Ergebnisse des Mikrozensus 2003. Wiesbaden: Statistisches Bundesamt; 2004

[12] Pimentel AE, Gentile SL, Tanaka H et al. Greater rate of decline in maximal aerobic capacity with age in endurance-trained than in sedentary men. J Appl Physiol 2003; 94: 2406–2413

[13] Stathokostas L, Jacob-Johnson S, Petrella RJ et al. Longitudinal changes in aerobic power in older men and women. J Appl Physiol 2004; 97: 784–789

[14] WHO. www.who.int/moveforhealth/en/index.html (Zugriff 07.05.2009)

17 Prävention glücksspielbezogener Probleme – Früherkennung und Frühintervention als zentrale Bausteine des Spielerschutzes

Tobias Hayer*, Gerhard Meyer

17.1 Einleitung

Spätestens seit dem Sportwettenurteil des Bundesverfassungsgerichtes vom 28.03.2006 und der daraus resultierenden Einführung des Glücksspielstaatsvertrages (GlüStV) zum 01.01.2008 ist in Deutschland das Thema „Bekämpfung der mit Glücksspielen assoziierten Suchtgefahren" in den Mittelpunkt der öffentlichen Diskussion gerückt (17). Abgesehen von den zumeist politisch und ökonomisch dominierten Kontroversen um eine angemessene Regulierung des Glücksspielmarktes steht die Frage nach geeigneten Maßnahmen zur Prävention glücksspielbezogener Probleme im Vordergrund der Diskurse. Darüber hinaus legen aktuelle Forschungsbefunde zur Prävalenz problematischen Spielverhaltens in der Allgemeinbevölkerung sowie weiterführende Erkenntnisse zur Phänomenologie und den Folgeschäden der Glücksspielsucht den Bedarf an evidenzbasierten Strategien des Spielerschutzes nahe.

Ausgehend von der Skizzierung des derzeitigen wissenschaftlichen Kenntnisstandes stehen mit der Früherkennung und Frühintervention Handlungselemente im Zentrum des Beitrages, die in den Konzepten der Sekundärprävention bzw. indizierten Prävention zu verorten sind. Damit versteht sich die vorliegende Arbeit als Ergänzung zu 2 Veröffentlichungen, die sich bereits mit den Möglichkeiten der Primär- und Sekundärprävention im Glücksspielbereich (4) bzw. mit der Früherkennung von problematischen Spielmustern in Spielstätten (12) beschäftigt haben.

* E-Mail: tobha@uni-bremen.de

17.2 Glücksspielbezogene Probleme und Implikationen für präventive Handlungsschritte

■ Problemausmaß

Bemerkenswerterweise liegen in Deutschland erst seit kurzer Zeit belastbare Befunde zum Ausmaß glücksspielbezogener Probleme in der Allgemeinbevölkerung sowie zum Suchtpotenzial einzelner Spielformen vor. Während z.B. in Nordamerika (vgl. mit der Metaanalyse von Shaffer u. Hall, 19) oder in einigen Ländern Europas (vgl. die einzelnen Berichte in Meyer et al., 14) schon vergleichsweise früh damit begonnen wurde, den Anteil der Problemspieler gezielt zu erfassen und Risikogruppen und Risikofaktoren zu identifizieren, veröffentlichten hierzulande Hurrelmann et al. erstmals im Jahr 2003 aussagekräftige Daten (6). Allerdings bezog sich die Repräsentativerhebung der Bielefelder Arbeitsgruppe ausschließlich auf die Altersgruppe der 13- bis 19-Jährigen. Vor dem Hintergrund der zu diesem Zeitpunkt noch lückenhaften Bestimmungen zum Jugendschutz ließen sich immerhin 3% der befragten Schüler als Problemspieler klassifizieren. Dieser Wert entspricht einem Anteil von 9% im Hinblick auf die Gruppe der Jugendlichen mit Glücksspielbeteiligung in den vorausgegangenen 12 Monaten.

Unlängst wurde dieser defizitäre Ist-Zustand durch 3 Prävalenzstudien mit Erwachsenenstichproben ausgeglichen (vgl. für eine zusammenfassende Darstellung der jeweiligen methodischen Vorgehensweisen Meyer, 8). Hiernach zeigen 0,29–0,64% der bundesdeutschen Bevölkerung ein problematisches Spielverhalten (149 000–340 000 Personen). Zusätzlich gelten 0,19–0,56% der Bundesbürger als pathologische Spieler (100 000–290 000 Personen; jeweils 12-Monats-Prävalenz). Zusammengenommen spiegeln diese Zahlen zum einen die Suchtgefahren wider, die von der breiten Palette an Glücksspielangeboten ausgehen. Zum anderen können sie als ernstzunehmender Beleg für den Umsetzungsbedarf von Schutzmaßnahmen gewertet werden, die generell darauf abzielen, der Entwicklung glücksspielbezogener Probleme entgegenzuwirken oder der Schadensminimierung zu dienen.

■ Suchtpotenzial einzelner Glücksspielformen

Weiterhin ist festzuhalten, dass das Suchtpotenzial einzelner Glücksspielformen in Abhängigkeit ihrer konkreten Ausgestaltung variiert. So erleichtern situationale Bedingungen wie eine hohe Verfügbarkeit oder eine extensive Vermarktung den Zugang zum Glücksspiel; strukturelle Veranstaltungsmerkmale wie eine rasche Spielabfolge oder variable Einsatz- und Gewinnmöglichkeiten fördern die Bindung an das jeweilige Spielmedium. Nach dieser theoretischen Analyse verwundern die empirisch ermittelten Gefahrenpotenziale kaum: Üblicherweise findet sich der höchste Anteil von Problemspielern in der Gruppe der Automatenspieler (Geldspielautomaten und Glücksspielautomaten, 8). Das Spiel an Geldspielautomaten zeichnet sich in erster Linie durch die leichte Zugänglichkeit in Spielhallen und gastronomischen Betrieben aus und sieht ferner eine hohe Spieldichte mit unmittelbarer Gewinnauszahlung vor. Glücksspielautomaten sind demgegenüber nur in Spielbanken aufgestellt, locken dafür aber mit nahezu unbegrenzten Gewinnsummen. Im Vergleich dazu stellt das Lottospiel „6 aus 49" nicht zuletzt wegen seiner hohen Verfügbarkeit und ausgeprägten medialen Präsenz zwar die populärste Spielvariante dar; aufgrund des lang gestreckten Spielablaufs bringt diese Spielart jedoch nur ein geringes Stimulationspotenzial mit sich. Folglich erweist sich der Anteil von Problemspielern unter den Lottospielern als gering.

Prinzipiell in Einklang mit den Ergebnissen der epidemiologischen Studien stehen Erkenntnisse, die von Befragungen mit Spielern aus Versorgungseinrichtungen und somit von selbstselektiven, nicht repräsentativen Samples stammen. In der Regel berichten etwa 80 % der Spieler, die Kontakt zum Suchthilfesystem aufnehmen, von Belastungen im Zusammenhang mit Geldspielautomaten. In einer eigenen Untersuchung mit 489 Klienten aus ambulanten und stationären Settings gehörten

Geldspielautomaten (79,3 %), Glücksspielautomaten (32,4 %), Roulette/Black Jack (16,8 %), Karten- und Würfelspiele um Geld (15,9 %) sowie Sportwetten (13,1 %) zu den meistgenannten problemverursachenden Glücksspielformen (10). Am unteren Ende der Rangreihe tauchten u. a. die verschiedenen Lotterieangebote auf. Weiterführende Analysen bestätigten, dass das Lottospiel „6 aus 49" bei diesem Personkreis eher eine Sekundärproblematik repräsentiert und andere Spielvarianten primär für die Fehlentwicklung verantwortlich zu machen sind. Alternative Erklärungsansätze, warum überproportional viele Geldspielautomatenspieler Institutionen der Suchthilfe aufsuchen (z. B. das Wirken spezifischer Präventionsmaßnahmen wie die Abbildung einer Telefon-Hotline auf den Frontscheiben der Automaten), erscheinen in diesem Kontext wenig überzeugend.

In Ergänzung zu der allgemeinen Forderung nach Prävention verlangt die differenzierte Einschätzung des Suchtpotentials einzelner Glücksspielformen ein abgestuftes und verhältnismäßiges Vorgehen in Sachen Spielerschutz. Im Fokus einer glaubhaften Glücksspielpolitik sollten demzufolge Konzeptionen stehen, die sich in ihrer Ausrichtung an wissenschaftlichen Fakten orientieren. Dies zählt vor allem für die Ausarbeitung von Handlungsleitlinien und Vorgaben für Spielformen mit hohen Suchtgefahren (gewerbliches Automatenspiel, casinotypische Spiele oder Glücksspiele, die über das Internet angeboten werden, 9).

■ Negative Folgen glücksspiel bezogener Probleme

Die Beschreibung des klinischen Störungsbildes „pathologisches Spielen" in den gängigen Klassifikationsmanualen erinnert in weiten Teilen an die Symptomatik bei Störungen durch Substanzkonsum. Beispielsweise umfassen die 10 Kriterien des pathologischen Spielverhaltens in der aktuellen Fassung des Diagnostischen und Statistischen Manuals Psychischer Störungen (DSM-IV-TR) Erlebens- und Verhaltensweisen wie Toleranzentwicklung, Abstinenzunfähigkeit, Entzugserscheinungen, Verheimlichungstendenzen, Beschaffungsdelinquenz oder das Fortsetzen des Spielens trotz negativer Folgen (9). Als glücksspieltypisch gelten mit dem „Chasing-Verhalten" (hartnäckige Versuche, bereits entstandene Verluste wieder ausgleichen zu wollen) und dem „Bail-out" (sich darauf verlassen, dass andere Personen Geld bereit stellen, um die durch das Spielen verursachte finanzielle Misere überwinden zu können) lediglich 2 Leitmerkmale. Kennzeichnend für die Glücksspielsucht sind neben den hohen Komorbiditätsraten insbesondere die gravierenden individuellen und sozialen Schädigungen, die aus dem exzessiven Spielverhalten resultieren. Hierzu gehören erhebliche emotionale Belastungen inklusive einer erhöhten Neigung zur Suizidalität, die schleichende Veränderung eigener Bezugs- und Normsysteme, die Gefährdung des innerfamiliären Zusammenhalts oder anderer zwischenmenschlicher Beziehungen und der Verlust des Arbeitsplatzes.

Ungeachtet erheblicher Schnittmengen zu stoffgebundenen Suchterkrankungen in Bezug auf die Phänomenologie, Ätiologie, Risikofaktoren und Entwicklungsdynamik weisen Personen mit glücksspielbezogenen Problemen auch Besonderheiten auf (vgl. ausführlich Meyer u. Bachmann, 9). Wie Meyer (8) darlegt, ist der Grad der Verschuldung bei pathologischen Spielern im direkten Vergleich von ambulant betreuten Klienten im Suchthilfesystem am größten. Während etwa Alkoholabhängige (4,5 %) und Kokainabhängige (6,9 %) nur in Ausnahmefällen von Schulden in Höhe von über 25 000 Euro berichten, beläuft sich dieser Anteil bei den Glücksspielsüchtigen auf 20,1 %. Entsprechend häufig tritt die illegale Beschaffung von finanziellen Mitteln im Zuge einer „Zockerkarriere" auf. Nach Meyer u. Bachmann (9) verweisen klinische Studien darauf, dass 35–90 % der pathologischen Spieler Selbstangaben zufolge Straftaten begehen; nach objektiven Kriterien wie Inhaftierungen und registrierten Vorstrafen schwankt diese Rate zwischen 13 % und 48 %. Gewöhnlich basiert das delinquente Verhalten eher auf nicht gewalttätigen Formen wie Eigentumsdelikten oder Veruntreuungen.

Flankierend zu diesen Prozessen verliert der pathologische Spieler sukzessive den Bezug zum Geld, dessen subjektiv erlebter Wert schließlich nur noch auf „Spielgeld" reduziert wird. Die Verdrängung der Schuldensituation, der Zerfall moralischer Wertvorstellungen und die immer wieder aufkeimende Kognition, durch erneute Spielteilnahmen alle Probleme schlagartig lösen zu können, machen eine Aufrechterhaltung oder Intensivierung des Spielverhaltens wahrscheinlich. Im Sinne eines Teufelskreises verspricht die Flucht in die Welt des Glücksspiels eine – zumindest temporäre – Kompensation der psychosozialen und finanziellen Stressoren. Die Verstärkung durch das exzessive Spielverhalten erfolgt somit genau genommen zweifach: einerseits in Form der psychotropen Wirkung des Glücksspiels (positiver Verstärkungsmechanismus) und andererseits durch die Eliminierung unangenehmer Gefühlszustände (negativer Verstärkungsmechanismus, 9). Im Verlauf einer Suchtentwicklung werden Glücksspiele somit zunehmend dysfunktional zur Regulation der eigenen Emotionen eingesetzt.

■ Erforderlichkeit von Früherkennung und Frühintervention

In der Gesamtbetrachtung erweisen sich die psychischen und ökonomischen Kosten des problematischen bzw. pathologischen Spielverhaltens für den Spieler an sich, aber auch für sein Nahumfeld und die Gesellschaft als mannigfaltig und schwerwiegend. Aus Sicht der Suchtprävention ist von Bedeutung, dass sich diese Fehlentwicklung im Umgang mit Glücksspielen oftmals unbemerkt über Jahre hinweg erstreckt. Ein Grund für diesen Prozess stellt das Fehlen von offensichtlichen Krankheitsanzeichen dar. Zumeist gelingt es den Betroffenen über einen längeren Zeitraum die Normalität zu wahren, ein komplexes Lügengerüst aufzubauen und das Spielverhalten einschließlich der negativen Konsequenzen sowie der Wege der Geldbeschaffung geheim zu halten.

Ferner wirken psychologische Mechanismen wie die sich im Zuge der Fehlentwicklung verstärkenden Schuld- und Schamgefühle, die im Kontext von Suchterkrankungen bekannten Tendenzen der Bagatellisierung, Rationalisierung, Selbsttäuschung und die fehlende Krankheitseinsicht der Bereitschaft zur Verhaltensänderung entgegen. In der Konsequenz gestaltet sich die Inanspruchnahme von professionellen Hilfeangeboten oder von Selbsthilfegruppen als ein mit hohen Hemmschwellen verbundener Prozess. Empirischen Befunden zufolge nehmen nur bis zu 10 % aller Problemspieler eine derartige Versorgung wahr – zumeist in akuten Krisensituationen, im Falle totaler psychischer Erschöpfung oder erst beim Vorliegen einer manifesten Suchtsymptomatik (vgl. im Überblick Meyer u. Hayer, 13). Dass dieser Schritt – wenn überhaupt – in der Regel (zu) spät erfolgt, bestätigt auch die multizentrische Forschungsstudie von Denzer et al. (1): 40,5 % der befragten Spieler aus ambulanten und stationären

Facheinrichtungen gaben eine 5- bis 10-jährige Problemdauer an, bevor die Kontaktaufnahme zum Hilfesystem realisiert wurde. Die frühzeitige Erreichung der Betroffenen bzw. ihre Vermittlung in adäquate Institutionen repräsentiert demnach eine wesentliche Herausforderung für die praktische Suchtkrankenhilfe.

■ Erste Umsetzungen in der Praxis und aktuelle gesetzliche Anforderungen

Vor diesem Hintergrund ist neben diversen Aktivitäten auf Länderebene vor allem die Implementierung eines Bundesmodellprojektes zur „Frühen Intervention bei Pathologischem Glücksspiel" im Herbst 2007 durch die Deutsche Hauptstelle für Suchtfragen (DHS) zu begrüßen, das vom Bundesministerium für Gesundheit finanziert wird (2). Eine Hauptintention dieses Projektes besteht darin, eine größere Anzahl von Personen mit glücksspielbezogenen Problemen möglichst frühzeitig, d. h. vor einer „Chronifizierung" oder Verschärfung der Suchterkrankung, anzusprechen und ihnen eine fachlich qualifizierte und spezialisierte Beratung zu offerieren. Zur Erfüllung der Zieldefinition sollen im Zuge der 3-jährigen Laufzeit verschiedene erfolgversprechende Interventionsmaßnahmen erprobt sowie konstruktive Wege der Kooperation mit anderen Versorgungsangeboten (z. B. Schuldnerberatungsstellen, Arbeitsagenturen, Justizvollzugsanstalten, Selbsthilfegruppen) initiiert werden. Vorläufige Evaluationsergebnisse deuten an, dass dieses Angebot zu einer Verbesserung des Erreichungsgrades beitragen kann.

Ein weiteres wichtiges Versatzstück für die Stärkung des Präventionsgedankens in Deutschland verkörpert der am 01.01.2008 in Kraft getretene GlüStV. Die Kernziele des Staatsvertrages umfassen u. a. die Vermeidung und Bekämpfung von Glücksspielsucht sowie die Sicherstellung des Jugend- und Spielerschutzes unter monopolartigen Marktstrukturen. Zur Erreichung dieser Vorgaben sind im GlüStV eine Reihe von primär- und sekundärpräventiv ausgerichteten Strategien sowie Maßnahmen des Verbraucherschutzes angeführt. Hervorzuheben ist § 6 GlüStV, wonach die Veranstalter von öffentlichen Glücksspielen (Lotterien, Sportwetten, Casinospiele) dazu verpflichtet sind, ihre Kunden zu einem verantwortungsbewussten Spielverhalten anzuhalten und der Entstehung von Glücksspielsucht vorzubeugen. Hierzu haben sie z. B. Sozialkonzepte auszuarbeiten, ihr Personal zu schulen und die „Richtlinien zur Vermeidung und Bekämpfung von Glücksspielsucht" zu erfüllen. Eine Konkretisierung dieser Anforderung besagt, dass das eingesetzte Personal eine Qualifizierung in der Früherkennung problematischen Spielverhaltens, wie etwa dem plötzlichen Anstieg der Einsätze oder der Spielfrequenz, erfahren sollte.

Daneben haben Spielbanken sowie der Deutsche Lotto- und Totoblock ein übergreifendes Sperrsystem, bestehend aus Selbst- und Fremdsperren, aufzubauen und zu unterhalten (§ 8 GlüStV; vgl. Meyer u. Hayer, 13). Die Glücksspielunternehmen müssen nach § 8 GlüStV Abs. 2 alle Personen sperren, die „dies beantragen (Selbstsperre) oder von denen sie aufgrund der Wahrnehmung ihres Personals oder aufgrund von Meldungen Dritter wissen oder aufgrund sonstiger tatsächlicher Anhaltspunkte annehmen müssen, dass sie spielsuchtgefährdet oder überschuldet sind, ihren finanziellen Verpflichtungen nicht nachkommen oder Spieleinsätze riskieren, die in keinem Verhältnis zu ihrem Einkommen oder Vermögen stehen (Fremdsperre)." Während die Selbstsperre als Ausdruck einer Problemwahrnehmung durch die Betroffenen zu verstehen ist, zielt die Fremdsperre auf ein proaktives Handeln der Spielstättenmitarbeiter ab, was voraussetzt, dass geschulte Fachkräfte im Interesse der (sucht-)gefährdeten Spieler intervenieren. Als Gradmesser für die Wirksamkeit solcher Sperrsysteme können neben der absoluten Anzahl der verfügten Spielsperren auch die Häufigkeit an indizierten Besucheransprachen wegen Auffälligkeiten im Spielverhalten herangezogen werden.

Zusammengenommen greift der GlüStV die Idee eines proaktiv ausgerichteten Präventionsansatzes auf, in deren Zentrum nicht zuletzt die Früherkennung und Frühintervention bei Verhaltensauffälligkeiten steht (4). Gerade die systematische Beobachtung und Bewertung vermeintlicher Warnhinweise bringt für die Glücksspielbetreiber jedoch große Herausforderungen mit sich und wirft die Frage nach validierten Verfahren auf, mit denen Betroffene in geeigneter Weise identifiziert werden können (11, 12).

17.3 Verfahren der Früherkennung

■ Beobachtungskriterien und Screening-Instrumente

Mittlerweile wurden zahlreiche Versuche unternommen, für verschiedene Altersgruppen Beobachtungskriterien für Fehlanpassungen im Zusammenhang mit Glücksspielen zu bestimmen. Unlängst stellten z. B. Hayer u. Meyer (5) einen Katalog von (Verhaltens-)Indikatoren zusammen, die als Anzeichen eines Glücksspielproblems im Jugendalter anzusehen sind. Abgesehen von ihrer Unspezifität erweisen sich jene Warnhinweise als kontextabhängig, was eine zuverlässige Einordnung durch Außenstehende (z. B. Eltern, Lehrer, Peers) naturgemäß erschwert.

Bezogen auf das Erwachsenenalter machen speziell Forschungsansätze Sinn, die sich auf die Identifikation von Problemspielern direkt in Spielsituationen bzw. Spielstätten beziehen. Dabei wird davon ausgegangen, dass Früherkennungsmethoden existieren, mit denen das Problemverhalten unter vertretbarem Aufwand mit hinreichender Sensitivität und Spezifität zu ermitteln ist. Im Rahmen ihres systematischen Reviews fanden Meyer u. Hayer (12) insgesamt 6 Publikationen, die sich explizit mit Erkennungsmerkmalen problematischen Spielverhaltens in Spielstätten beschäftigen und mithilfe unterschiedlicher Vorgehensweisen Listen mit potenziell problematischen Verhaltensmustern erstellt haben. Mit 2 Ausnahmen beruhen die Erkenntnisse allerdings lediglich auf den Erfahrungswerten von Expertengruppen und nicht auf belastbaren wissenschaftlichen Fakten.

Die direkte Gegenüberstellung der einzelnen Merkmalslisten legt Inkonsistenzen und eine Reihe von Problemfeldern offen (vgl. für eine Auflistung der einzelnen Items Meyer u. Hayer, 12). Außer einigen verhaltensnah formulierten Items, die Situationen vor, während und nach der eigentlichen Spielteilnahme betreffen, werden zum Teil emotionale Parameter und subjektive Erlebnisdimensionen angeführt, die sich einer unmittelbaren äußeren Beobachtung entziehen. Folglich offenbart sich erheblicher Nachbesserungsbedarf in Bezug auf eine praxistaugliche und eindeutige Operationalisierung einzelner Merkmale. Eine weitere zentrale Forschungsaufgabe besteht in der Gewichtung der Indikatoren. Zwar finden sich durchaus nachvollziehbare Versuche, Ordnungs-

schemata zu erstellen und sehr bedeutsame von relativ bedeutsamen und weniger bedeutsamen Merkmalen zu differenzieren; indessen steht eine empirische Bestätigung dieser „Abstufungen mit Augenscheinvalidität" noch aus. Weiterhin ist davon auszugehen, dass eine hinreichende Aussagekraft einiger Merkmale erst dann zum Tragen kommt, wenn sie gleichzeitig in Erscheinung treten. Ebenfalls im Fokus zukünftiger wissenschaftlicher Abhandlungen sollte die Abbildung möglicher Interaktions- bzw. Potenzierungseffekte und deren Implikation für die Früherkennung problematischen Spielverhaltens stehen. Schließlich verweisen erste Forschungsbefunde auf die Wichtigkeit, auch an dynamische Parameter wie eine Veränderung des Spielverhaltens bzw. ausgewählter Erlebens- und Verhaltensparameter zu denken. So scheint zumindest bei einigen Variablen weniger der statische Ist-Zustand als vielmehr der Entwicklungsverlauf über die Zeit von Relevanz für die Früherkennung von Gefährdungen und Fehlanpassungen zu sein. In Ergänzung zu der systematischen Beobachtung spielsuchtgefährdeter Gäste repräsentiert die standardisierte Registrierung der Beobachtungskriterien wie auch der regelmäßige Austausch unter den Beobachtern (hier: vom Personal der Spielstätten) einen weiteren, nicht zu unterschätzenden Auftrag im Praxisalltag.

Im Hinblick auf die Früherkennung und Frühintervention nimmt die Schweiz im Glücksspielbereich eine Vorreiterstellung ein (3, 7, 12, 13). Um überhaupt eine A- oder B-Konzession für den Spielbetrieb zu erhalten, müssen Schweizer Casinos wissenschaftlich fundierte, präventiv ausgerichtete Sozialkonzepte vorlegen. Mit diesen Sozialkonzepten verdeutlichen die Anbieter, mit welchen Maßnahmen und Methoden sie den individuell und sozial schädlichen Auswirkungen des Glücksspiels nachhaltig entgegentreten wollen. Laut Schweizer Spielbankengesetz sind die Casinos u. a. ausdrücklich dazu verpflichtet, Beobachtungskriterien in Form einer Checkliste festzulegen, anhand derer spielsuchtgefährdete Gäste zu erkennen und notwendige Interventionsmaßnahmen zu ergreifen sind.

Es überrascht daher nicht, dass gerade aus der Schweiz vielversprechende und innovative Ideen zur Früherkennung und Frühintervention stammen. Zunächst entwickelten Häfeli u. Schneider (3) ein Screening-Instrument zur frühzeitigen Identifikation von Problemspielern in Casinos auf der Basis von Leitfadeninterviews mit verschiedenen Fokusgruppen (Casinopersonal, Problemspieler, Stammgäste). Aus den Ergebnissen konnten Kategorien gewonnen werden, die vermeintlich zuverlässige Prädiktoren zur Diskriminierung von Problemspielern und sozialen Spielern umfassen. Als nächster Schritt wäre eine empirische Validierung dieser Items an geeigneten Stichproben und Settings anzustreben. Weiterhin erstellte der Schweizer Casinoverband (18) die sogenannte Checkliste „Früherkennung" und integrierte diesen sekundärpräventiven Baustein des Spielerschutzes in die standardisierten Organisationsabläufe vor Ort in den jeweiligen Spielstätten. In Abhängigkeit ihrer Einstufung haben die Kriterien verschiedenartige (Früh-)Interventionen durch das Casinopersonal wie Notfallmaßnahmen, Gespräche zum Spielverhalten oder zur finanziellen Situation sowie gezielte Beobachtungseinheiten zur Folge. Trotz der inzwischen weitreichenden Anwendung in der Praxis stehen umfassende wissenschaftliche Belege, etwa hinsichtlich der Objektivität, Reliabilität und Validität der Checkliste, noch aus.

Eine Ausnahme von dieser defizitären Ausgangslage verkörpert die aktuelle Untersuchung von Lischer u. Häfeli (7). Im Vordergrund steht die Analyse der Daten einer Software namens „Responsible Gambling Tool" (ReGaTo), die der Erfassung einer Vielzahl von Informationen im Zusammenhang mit dem Konzept der Früherkennung dient. Übergeordnetes Ziel des Einsatzes von ReGaTo ist es, den komplexen Anforderungen an die Dokumentation gerecht zu werden und empirische Befunde zur Qualität der Sozialkonzepte zu erhalten. Auf der Grundlage der Daten von 6 Schweizer Casinos mit insgesamt 4741 ReGaTo-Einträgen und 1543 Früherkennungsfällen erwies sich das unspezifische Kriterium „regelmäßiger Spieler" als häufigster Grund für die Aufnahme in den Früherkennungsprozess. Dennoch führte die Wahrnehmung dieses Parameters nur bei einem Bruchteil der Betroffenen in der Folge zu einer Intervention in Form einer freiwilligen oder angeordneten Spielsperre. Andersherum wurden ebenso nur 292 von 1759 gesperrten Spielern (16,6 %) im Vorfeld vom Früherkennungsverfahren erfasst. Da in der Gruppe der von der Sperre betroffenen Personen mehrheitlich Problemspieler zu erwarten sind, verweist auch dieses Ergebnis auf die Notwendigkeit einer grundlegenden, evidenzbasierten Modifikation der vorliegenden Checkliste.

Die Gesamtbetrachtung der wenigen vorfindbaren Befunde verdeutlicht die prinzipiellen Fallstricke, die mit einer möglichst verlässlichen Identifikation von Problemspielern in Spielstätten verbunden sind. Abgesehen von der Subjektivität der Beobachterurteile setzt dieser Ansatz die Kompetenz und Bereitschaft des Spielstättenpersonals voraus, suchtgefährdete Spieler zu erkennen und gegebenenfalls vom Spielbetrieb auszuschließen. Zur Umgehung dieser Schwierigkeiten versucht ein alternativer Forschungsstrang, ausgewählte objektive Parameter des Spielverhaltens, die auf einer Kundenkarte oder im Internet zur Verfügung stehen, im Sinne der Früherkennung zu nutzen (vgl. für eine ausführliche Übersicht zum Einsatz kartenbasierter Technologien Parke et al., 15).

Analyse von Spielverhaltensdaten

Die personenbezogene Speicherung und Analyse von Spielverhaltensdaten auf Kundenkarten bringt aus der Perspektive des Spielerschutzes verschiedene Vorteile mit sich (15):

1. Schon vor der Spielteilnahme lassen sich Begrenzungen in Bezug auf die Länge der Spielsitzung und die Höhe der Einzahlung individuell festlegen („Pre-Commitment"), um damit Absorptionsprozessen im Zuge des Spielens entgegenzuwirken.

2. Den Kunden können in transparenter und präziser Weise ausgewählte Indizes ihres Spielverhaltens, wie etwa Einsatzhöhe, Gewinne und Verluste pro Zeiteinheit, zurückgemeldet werden. Diese Feedbackfunktion zielt vorrangig darauf ab, informierte Entscheidungsprozesse zu fördern, der Handlungskontrolle Vorschub zu leisten und kognitiven Verzerrungsmustern weniger Raum zu lassen.

3. Für gefährdete Spieler besteht zudem die Option, sich ohne größeren Aufwand selbst zu sperren.

4. Die Spielverhaltensdaten können dazu verwendet werden, gefährdete Personen frühzeitig zu erkennen und Maßnahmen zur Verhaltensänderung einzuleiten.

Die Vorteile dieser Technologie nutzt das Früherkennungssystem der „Nova Scotia Gaming Corporation" für Video Lottery Terminals in Kanada („Gameplan"), das bereits auch im Casinobereich durch die „Saskatchewan Gaming Corporation" zum Einsatz kam („iCare"). Für Europa leistete der schwedische Monopolist „Svenska Spel" mit seinem Programm „Playscan" für Online-Glücksspiele Pionierarbeit (15). Eine besondere Errungenschaft dieser Systeme ist die gezielte Koppelung von Früherkennung und Frühintervention: Deutet das Spielverhalten eines Kunden eine Gefährdung an, schließen sich Interventionsmaßnahmen in Abhängigkeit des Risikostatus an (z. B. Gespräche, Begrenzungen der Einsatzhöhe oder Spieldauer, Spielsperren). Zudem existieren Verfahren, die einen Fingerabdruck als Voraussetzung für eine Spielteilnahme verlangen (16). Mit dieser Strategie soll der Gebrauch mehrerer Kundenkarten und damit die Untergrabung der Programmabsichten verhindert werden.

Aufgrund der relativen Neuartigkeit dieser Technologie steckt die Forschung diesbezüglich zwangsläufig noch in den Kinderschuhen. In Anlehnung an den Review von Meyer u. Hayer (12) verweisen erste empirische Befunde auf den grundsätzlichen Nutzen, der mit der Analyse von Spielverhaltensdaten für die Früherkennung und Frühintervention – vor allem bei Spielvarianten mit hohem Gefährdungspotenzial – verbunden ist. So begründen die eingeschränkten Beobachtungsfenster und Gelegenheiten zur Kommunikation beim Automatenspiel sowie die technischen Optionen dieser Spielform, warum die frühzeitige Identifikation über Parameter des Spielverhaltens die Methode der Wahl zu sein scheint. Gleiches gilt für Glücksspiele im Internet, die sich durch fehlende soziale Kontrollmöglichkeiten und die Anonymität der Spielteilnahme auszeichnen und somit Face-to-Face-Interaktionen mit dem Personal nicht zulassen.

Exemplarisch für das Internet und die lückenlose Aufzeichnung des Spielverhaltens einschließlich der empirisch begründeten Ableitung etwaiger Risikoparameter steht eine prospektive Längsschnittuntersuchung von Kunden des Privatunternehmens „bwin" (20). Zur Stichprobe gehören Live-Wetter, die ihr Spielkonto aufgrund von glücksspielbezogenen Problemen auflösten. Die Datenanalyse offenbart, dass diese Personengruppe kurz vor Schließung ihrer Accounts einen Anstieg der finanziellen Verluste verzeichnete sowie das Einsatzvolumen pro Wette erhöhte. Demgegenüber konnten weder Hinweise auf eine Zunahme der Risikobereitschaft noch auf eine größere Anzahl abgegebener Wetten pro Tag gefunden werden. So wählten selbsternannte Problemspieler im Zuge ansteigender Verluste

eher risikoaversive, konservative Spielmuster. Interessanterweise ergaben sich die sichtbaren Veränderungen bei den beschriebenen Spielparametern erst wenige Tage vor der Benutzerkonto-Schließung, sodass dem Entschluss pro Spielsperre womöglich keine länger anhaltende Eskalation des Spielverhaltens vorausging. Das Fehlen eines validierten Screening-Instrumentes zur Erfassung glücksspielbezogener Probleme sowie die zahlreichen Ausweichmöglichkeiten auf andere Glücksspielseiten im Internet schränken die Aussagekraft dieser Studie indessen ein.

Zu den weiteren Kritikpunkten der Analyse von Spielverhaltensdaten zählt, dass das bisher praktizierte Vorgehen im Offline-Bereich ausnahmslos auf dem freiwilligen Gebrauch der Kundenkarte durch Automatenspieler basiert. Darüber hinaus ist auszuschließen, dass die sensiblen Informationen nicht zum Zwecke der Kundenbindung missbraucht werden. Dennoch bringt die Untersuchung der auf einer Kundenkarte oder im Internet gespeicherten Daten des Spielverhaltens neue Chancen für eine frühzeitige Identifizierung von Fehlanpassungen mit sich.

17.4 Ausblick

Die Manifestation glücksspielbezogener Probleme stellt ein sozialpolitisch und gesundheitswissenschaftlich relevantes Phänomen dar, das mit hohen Belastungen vor allem für die Betroffenen und ihr Nahumfeld einhergeht. Aktuelle Prävalenzdaten, Erkenntnisse zum Entwicklungsverlauf und die vielfältigen negativen Folgen veranschaulichen die Notwendigkeit, effektive Präventionsstrategien zu implementieren. Zur Minimierung der mit dem Glücksspiel verbundenen Gefahren ist, wie in anderen Suchtbereichen auch, grundsätzlich ein Policy-Mix anzustreben, der verhaltenspräventive Ansätze (z. B. Aufklärungskampagnen, Konzepte der Wissensvermittlung, Lebenskompetenztrainings) und verhältnispräventive Ansätze (z. B. Einschränkung der Verfügbarkeit, Eingriffe in die Spielstruktur, adäquate Besteuerung) in sinnvoller Weise miteinander verknüpft (4). Unabdingbar für die Weiterentwicklung und Optimierung des Spielerschutzes sind darüber hinaus wissenschaftliche Begleitstudien, die sich der Maßnahmenevaluation widmen und Stärken und Schwächen der eingesetzten Präventionsstrategien aufdecken.

Im Zentrum der Sekundärprävention stehen mit der Früherkennung und Frühintervention 2 Handlungsfelder, denen augenblicklich zu Recht verstärkt Aufmerksamkeit geschenkt wird. Gerade die systematische und standardisierte Beobachtung und Erfassung von Verhaltensauffälligkeiten und fehlangepassten Verhaltensweisen in einem frühen Stadium stellt Multiplikatoren in der Praxis vor anspruchsvolle Herausforderungen. Auf der einen Seite muss das Suchthilfesystem bestrebt sein, individuelle und strukturelle Hürden bei der Inanspruchnahme von Versorgungsangeboten abzubauen und in der Konsequenz mehr Betroffene zu einem früheren Zeitpunkt der Fehlentwicklung zu erreichen. Auf der anderen Seite sind Forschungsbemühungen voranzutreiben, die sich mit der Früherkennung problematischen Spielverhaltens direkt in Spielstätten beschäftigen. Sowohl die Formulierung von Beobachtungskriterien bzw. die Konstruktion von praxistauglichen Screening-Instrumenten als auch Softwarealgorithmen für die Analyse der auf einer Kundenkarte oder im Internet gespeicherten Daten des Spielverhaltens ermöglichen prinzipiell die frühzeitige Identifizierung von Problemspielern (12). Dabei bedingen primär die spezifischen Veranstaltungsmerkmale der verschiedenen Glücksspielformen die Wahl der Methode.

Insbesondere bei Spielvarianten mit hohem Gefährdungspotenzial (z.B. Automatenspiel oder Glücksspiele im Internet) scheint die verbindliche Einführung und Nutzung von Kundenkarten diverse Vorteile mit sich zu bringen. Hervorzuheben ist die einmalige Gelegenheit zur vollständigen Aufzeichnung des Spielverhaltens und damit zur automatisierten Erfassung einer umfangreichen Datenbasis (15). In einem weiterführenden Schritt lassen sich mithilfe statistischer Analyseverfahren Vorhersagevariablen für ein problematisches Spielverhalten extrahieren, die als Anknüpfungspunkt für Interventionen durch geschulte Fachkräfte herangezogen werden könnten. Der weltweit zu beobachtende Trend, zunehmend Kundenkarten einzusetzen, bietet demzufolge einzigartige Chancen für die Prävention glücksspielbezogener Probleme. Unabhängig von der jeweiligen Vorgehensweise machen Früherkennungsmaßnahmen jedoch nur dann Sinn, wenn sie in ein konsistentes und kohärentes Präventionsprogramm eingebettet sind.

Literatur

[1] Denzer P, Petry J, Baulig T et al. Pathologisches Glücksspiel: Klientel und Beratungs/Behandlungsangebot (Ergebnisse der multizentrischen deskriptiven Studie des Bundesweiten Arbeitskreises Glücksspielsucht). In: Deutsche Hauptstelle gegen die Suchtgefahren, Hrsg. Jahrbuch Sucht 1996. Geesthacht: Neuland; 1995: 279–295

[2] Drogenbeauftragte der Bundesregierung, Hrsg. Drogen- und Suchtbericht. Berlin: Eigendruck; 2009

[3] Häfeli J, Schneider C. Identifikation von Problemspielern im Kasino – Ein Screeninginstrument (ID-PS). Luzern: Hochschule für Soziale Arbeit; 2005

[4] Hayer T, Meyer G. Die Prävention problematischen Spielverhaltens – Eine multidimensionale Herausforderung. Zeitschrift für Gesundheitswissenschaften 2004; 12: 293–303

[5] Hayer T, Meyer G. Problematisches Glücksspielverhalten. In: Scheithauer H, Hayer T, Niebank K, Hrsg. Problemverhalten und Gewalt im Jugendalter: Erscheinungsformen, Entstehungsbedingungen, Prävention und Intervention. Stuttgart: Kohlhammer; 2008: 164–179

[6] Hurrelmann K, Schmidt L, Kähnert H. Konsum von Glücksspielen bei Kindern und Jugendlichen – Verbreitung und Prävention. Düsseldorf: Ministerium für Gesundheit, Soziales, Frauen und Familie des Landes Nordrhein-Westfalen; 2003

[7] Lischer S, Häfeli, J. Early detection of problem gamblers in Swiss casinos. Paper presented at the 14th International Conference on Gambling & Risk Taking. Lake Tahoe, Nevada (USA); 2009

[8] Meyer G. Glücksspiel – Zahlen und Fakten. In: Deutsche Hauptstelle für Suchtfragen, Hrsg. Jahrbuch Sucht 2009. Geesthacht: Neuland; 2009: 136–152

[9] Meyer G, Bachmann M. Spielsucht – Ursachen und Therapie. 2. Aufl. Heidelberg: Springer; 2005

[10] Meyer G, Hayer T. Das Gefährdungspotenzial von Lotterien und Sportwetten – Eine Untersuchung von Spielern aus Versorgungseinrichtungen. Düsseldorf: Ministerium für Arbeit, Gesundheit und Soziales des Landes Nordrhein-Westfalen; 2005

[11] Meyer G, Hayer T. Die Spielsperre des Glücksspielers – Eine Bestandsaufnahme. Sucht 2007; 53: 160–168

[12] Meyer G, Hayer T. Die Identifikation von Problemspielern in Spielstätten. Prävention und Gesundheitsförderung 2008; 3: 67–74

[13] Meyer G, Hayer T. Die Effektivität der Spielsperre als Maßnahme des Spielerschutzes – Eine empirische Untersuchung von gesperrten Spielern aus Deutschland, Österreich und der Schweiz. Universität Bremen: Institut für Psychologie und Kognitionsforschung, 2009 (im Druck)

[14] Meyer G, Hayer T, Griffiths M, eds. Problem gambling in Europe: Challenges, prevention, and interventions. New York: Springer; 2009

[15] Parke J, Rigbye J, Parke A. Cashless and card-based technologies in gambling: A review of the literature. Centre for the Study of Gambling, University of Salford; 2008

[16] Ryan P. Beyond smart cards to smart technologies. Paper presented at the 7th European Conference on Gambling Studies and Policy Issues, Nova Gorica, Slovenia; 2008

[17] Schütze C, Hiller P, Kalke J. Glücksspielpolitik. Suchttherapie 2008; 9: 119–129

[18] Schweizer Casinoverband. Sozialkonzept Standards, Version 1.1. Bern: Schweizer Casinoverband; 2007

[19] Shaffer HJ, Hall MN. Updating and refining prevalence estimates of disordered gambling behaviour in the United States and Canada. Canadian Journal of Public Health 2001; 92: 168–172

[20] Xuan Z, Shaffer H. How do gamblers end gambling: Longitudinal analysis of internet gambling behaviors prior to account closure due to gambling related problems. Journal of Gambling Studies 2009; 25: 239–252

18 Möglichkeiten und Grenzen der Prävention von Übergewicht in der Schule – Erfahrungen der Kieler Adipositas-Präventionsstudie (KOPS)

Sandra Plachta-Danielzik*, Beate Landsberg, Dominique Lange, Jasmin Seiberl, Manfred J. Müller

Abstract

Übergewicht bei Kindern ist heute häufig. Bisher durchgeführte Präventionsmaßnahmen waren wenig effektiv. Die Kieler Adipositas-Präventionsstudie (KOPS) beschäftigt sich mit den Determinanten von Übergewicht im Kindesalter sowie mit möglichen Präventionsstrategien. In diesem Beitrag wird die 4-Jahres-Langzeit-Effektivität der schulischen Gesundheitsförderung von KOPS auf den Ernährungszustand der Kinder dargestellt. 1764 Kinder wurden personen-ident im Alter von 6 und 10 Jahren untersucht. 345 Kinder hatten in der 1. Klasse einen 6-stündigen Ernährungsunterricht erhalten sowie an aktiven Pausenspielen teilgenommen. Primäre Outcome-Parameter waren die Prävalenz, Inzidenz und Remission von Übergewicht. Bei Kindern aus Familien mit hohem sozio-ökonomischen Status (SES) hatte die Intervention einen signifikanten Effekt auf die Prävalenz (Odds Ratio (OR) 0,35; p=0,031) und Inzidenz von Übergewicht (OR 0,26; p=0,030). Die Remission von Übergewicht wurde bei Kindern normalgewichtiger Mütter verbessert (OR 5,43; p=0,022). Zusammenfassend zeigen die KOPS-Daten, dass frühe Maßnahmen der Gesundheitsförderung in Schulen über einen Beobachtungszeitraum von 4 Jahren selektive Effekte auf das Übergewicht aufweisen.

Schlüsselwörter: Übergewicht, Kinder, Schulintervention, Prävention, Gesundheitserziehung

18.1 Hintergrund

In den zurückliegenden 30 Jahren gab es Veränderungen von Lebensbedingungen und Lebensstilen. Diese haben Auswirkungen auf die Gesundheit der Menschen. Die Prävalenz von Übergewicht ist heute in allen Altersgruppen hoch: Bezogen auf aktuelle Referenzwerte sind in Deutschland 10–15% der Kinder und Jugendlichen sowie über 50% der Erwachsenen übergewichtig (7, 12). Im Vergleich zu 30 Jahre alten Referenzwerten hat sich die Zahl der übergewichtigen Kinder und Jugendlichen verdoppelt bzw. vervierfacht. Übergewicht und vom Übergewicht abhängige Erkrankungen sind in reichen Ländern und den Länder, die dabei sind, reich zu werden, endemisch. Für die Betroffenen bedeutet dies Nachteile wie persönliches Leid, Stigmatisierung und Krankheit. Den Gesellschaften sind hohe Belastungen (z.B. im Gesundheitswesen) entstanden. Es handelt sich nicht nur um ein Problem der Betroffenen, sondern um eine Herausforderung an die Gesellschaft. Effektive Präventionsmaßnahmen sind daher dringend notwendig.

Die bisherigen Erfolge konventioneller und medizinischer Strategien der Prävention (wie auch der Behandlung) von Adipositas sind nur begrenzt wirksam und gemessen am Ausmaß und an der Bedeutung des Problems unzureichend (18). Im Vergleich verschiedener Präventionsstrategien haben Maßnahmen der Gesundheitsförderung in der Schule den Vorteil, dass alle Kinder erreicht werden können. Es wird vermutet, dass ca. ⅓ aller Gesundheitsziele in den USA signifikant durch Schulprogramme beeinflusst werden können. In der Prävention von kardiovaskulären Krankheiten waren Maßnahmen der schulischen Gesundheitsförderung in kontrollierten Studien erfolgreich in Bezug auf Machbarkeit, Sicherheit und Effektivität (4). Im Gegensatz dazu waren Schulprogramme gegen Übergewicht meist nicht erfolgreich im Hinblick auf die Senkung des BMI. Allerdings gibt es auch einige wenige erfolgreiche Studien, in denen der Fokus gezielt auf bestimmte Lebensmittelgruppen, wie z.B. Reduktion des Limonadenkonsums (5), Steigerung des Obst- und Gemüseverzehrs (1),

* E-Mail: sdanielzik@nutrfoodsc.uni-kiel.de

oder Verhaltensweisen, wie etwa Reduktion der Fernsehzeiten (15), Steigerung der körperlichen Aktivität (11), gelegt wurde. Eine aktuelle schwedische Studie belegt einen 4-Jahres-Effekt einer Intervention bei Grundschülern auf die Prävalenz und Remission von Übergewicht (10).

Die meisten Adipositas-Präventionsprogramme haben nur kurze Nachbeobachtungszeiträume (max. 6 Monate) (18). Das ist ungünstig, da primär-präventive Ansätze in der Regel nur geringfügige Veränderungen im Verhalten und in Gesundheits-parametern hervorrufen, die sich über einen längeren Zeitraum kumulieren und so nur langfristig zu Erfolgen führen können.

18.2 Ziele von KOPS, Studiendesign und Methodik

Die Kieler Adipositas-Präventionsstudie (KOPS) wird seit 1996 in Kiel durchgeführt und wird voraussichtlich bis zum Jahr 2010 fortgesetzt. Ziel der Studie sind die Charakterisierung der Determinanten von Übergewicht und Adipositas sowie die Prävention des Übergewichts bei Kindern und Jugendlichen durch niedrigschwellige Präventionsmaßnahmen in der Schule und in der Familie (13).

◼ Studiendesign

Von 1996–2001 wurde jährlich in 2–4 Grundschulen in der 1. Klassenstufe eine Schulintervention durchgeführt. Über die 6 Jahre waren 14 der 32 Grundschulen in Kiel Interventionsschulen (I), in denen 780 Kinder erreicht wurden. Nach 4 Jahren konnten 345 der 780 I-Kinder erneut untersucht werden. Aus den Nichtinterventionsschulen (NI) wurden 1419 Kinder 2-mal untersucht (35 % der ursprünglichen Kohorte). Um die Effektivität der Schulintervention zu analysieren, wurden die Veränderungen von der Basisuntersuchung (T0) zu der 4-Jahres-Nachuntersuchung (T1) betrachtet. Der Ernährungszustand war primärer Outcome-Parameter. Die Kinder wurden mithilfe der deutschen BMI-Referenz-Perzentilen (6) in normalgewichtig (<90. Perzentile) und übergewichtig (≥90. Perzentile) eingeteilt. Neben der Prävalenz wurde die kumulative 4-Jahres-Inzidenz (=Anteil der Kinder, die in den 4 Jahren übergewichtig geworden sind) und die kumulative

4-Jahres-Remission (=Anteil der Kinder, die in den 4 Jahren wieder normalgewichtig geworden sind) untersucht. Selbstangaben zum Gewicht und Körpergröße der Eltern sowie die Schulbildung wurden über einen validierten Eltern-Fragebogen abgefragt (2).

◼ Intervention

Das Interventionsprogramm basierte auf der Annahme, dass das Ernährungsverhalten und andere Faktoren wie z. B. familiäre gesundheitliche Risiken und ein niedriger SES Gewichtsveränderungen beeinflussen. Autosuggestive Botschaften der Intervention, wie

- „Iss jeden Tag Obst und Gemüse",
- „Reduziere die Aufnahme von fettreichen Lebensmitteln",
- „Sei mindestens eine 1h/Woche sportlich aktiv",
- „Reduziere den Medienkonsum auf < 1h/Tag"

wurden an die Kinder, Eltern und Lehrer gerichtet. Alle Erstklässler der I-Schulen erhielten einen 6-stündigen Ernährungsunterricht, der innerhalb von 2–3 Wochen im 2. Schulhalbjahr durchgeführt wurde. Die Botschaften wurden in Form von Ernährungsmärchen, interaktiven Spielen sowie der Zubereitung eines fitten Schulfrühstücks vermittelt. Nach dem Unterricht wurden in den großen Pausen mit den Schülern Bewegungsspiele (z. B. Ticker; Fischer, Fischer; Komm mit, lauf weg) durchgeführt. Die Eltern wurden auf Elternabenden über die Intervention informiert. Den Lehrern wurde eine Lehrerfortbildung angeboten, um Methoden der Ernährungserziehung zu erlernen. Die Fortbildung wurde von den teilnehmenden Lehrern positiv beurteilt. Die Kosten der Intervention betrugen 20,59 € pro Kind und Intervention.

18.3 Ergebnisse

Tab. 18.1 zeigt die Charakteristika der Studienpopulation zu beiden Messzeitpunkten aufgeteilt nach Kindern aus I und NI. Zu T0 war der BMI in I niedriger als in NI, zu T1 gab es keine Gruppenunterschiede mehr. Zu T0 war auch der BMI-SDS niedriger in NI; trotzdem war die 4-Jahres-Veränderung größer in I.

■ Ernährungswissen

Im Rahmen einer Prozessevaluation wurde das Ernährungswissen der Kinder vor und 6 Wochen nach der Intervention abgefragt. Abb. 18.1 zeigt, dass vor der Intervention lediglich 51 % der Kinder ein gutes Ernährungswissen hatten. Durch die Intervention konnte der Anteil auf nahezu 100 % erhöht werden. Die Aufteilung der Kinder in unterschiedliche Sozialgruppen zeigt, dass vor der Intervention das Ernährungswissen bei Kindern aus der niedrigen Sozialschicht schlechter war als bei Kindern aus der hohen Sozialschicht. Durch die Intervention wurde aber das Wissen der Kinder aller Sozialgruppen deutlich verbessert.

■ Ernährungszustand

Prävalenz

Die Prävalenz von Übergewicht ist in den 4 Jahren in beiden Gruppen angestiegen (Tab. 18.1). Es gab keinen Effekt der Intervention (Tab. 18.2). Sowohl vor als auch nach der Intervention ist ein inverser sozialer Gradient im Übergewicht erkennbar; d. h. je niedriger der SES der Kinder, desto höher war die Prävalenz von Übergewicht (Tab. 18.2). Der Einfluss der Intervention verstärkte sich mit steigendem SES und war bei Kindern aus Familien mit hohem SES signifikant (adjustierte OR 0,35; p = 0,031). Kinder normalgewichtiger Mütter sind seltener übergewichtig als Kinder übergewich-

tiger Mütter. Ein Interventionseffekt zeigte sich nicht (Tab. 18.2).

Inzidenz

Die kumulativen 4-Jahres-Inzidenzen waren sinkend mit steigendem SES (Tab. 18.2). Kinder normalgewichtiger Mütter sind in den 4 Jahren seltener übergewichtig geworden als Kinder übergewichtiger Mütter. Insgesamt wurden ähnliche Inzidenzraten für I und NI gefunden. Der Ernährungszustand der Mutter hatte keinen Effekt auf den Interventionserfolg. Ein signifikanter Effekt zeigte sich aber bei Kindern aus Familien mit hohem SES (adjustierte OR 0,26; p = 0,030).

Remission

Auch die kumulativen 4-Jahres-Remissionen zeigten einen sozialen Gradienten und eine Beziehung zum Übergewicht der Mutter (Tab. 18.2). Die Remissionsraten waren aber nur bei Kindern von normalgewichtigen Müttern signifikant unterschiedlich zwischen I und NI (adjustierte OR 5,43; p = 0,022).

18.4 Diskussion

Die Daten von KOPS zeigen, dass ein universeller Präventionsansatz in Form schulischer Gesundheitsförderung positive Langzeitauswirkungen

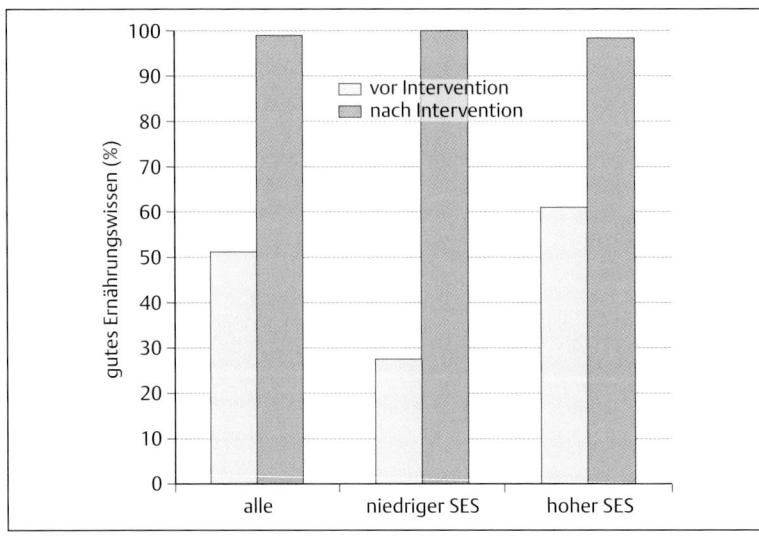

Abb. 18.1 Anteil der Kinder mit gutem Ernährungswissen vor und 6 Wochen nach der Schulintervention von KOPS stratifiziert nach Kindern mit hohem und niedrigem sozioökonomischen Status (SES).

Tabelle 18.**1** Charakterisierung der Studienpopulation vor (T0) und 4 Jahre nach der Intervention (T1) (Median [Interquartilabstand]).

	Nichtinterventionsgruppe (NI) (n=1419)			Interventionsgruppe (I) (n=345)		
	T_0	T_1	$\Delta(T_1-T_0)$	T0	T_1	$\Delta(T_1-T_0)$
Alter (Jahre)	6,3 (6,0–6,5)	10,2 (10,0–10,5)	4,0 (0)	6,3 (5,9–6,5)	10,3 (9,9–10,5)	4,0 (0)
Größe (m)	1,20 (1,17–1,24)	1,44 (1,39–1,49)	0,24 (0,22–0,26)	1,20 (1,16–1,23)	1,44 (1,40–1,48)	0,24 (0,22–0,26)
Gewicht (kg)	22,0 (20,4–24,5)	35,7 (31,7–42,0)	13,2 (10,7–17,5)	22,5 (20,5–24,5)	36,1 (31,7–41,2)	13,5 (10,7–17,1)
BMI (kg/m²)	**15,4**[*] (14,6–16,4)	17,2 (15,8–19,6)	1,8 (0,9–3,3)	15,6 (14,8–16,7)	17,5 (16,0–19,1)	1,7 (0,7–3,1)
BMI-SDS[1]	**−0,03**[*] (−0,59–0,55)	0,13 (−0,54–0,98)	**0,15**[*] (−0,28–0,61)	**0,11** (−0,43–0,70)	0,26 (−0,41–0,83)	**0,07** (−0,42–0,57)
Übergewicht[2] (%)	9,1	16,2	7,3	10,8	15,4	4,6

[1] BMI-SDS: Standard Deviation Score des Body Mass Index; [2]definiert nach BMI-Perzentilen (6);
[*] signifikante Unterschiede zwischen der Nichtinterventions- und Interventionsgruppe, Mann-Whitney U-Test (p<0,05)

Tabelle 18.**2** Prävalenz, Inzidenz und Remission von Übergewicht bei Kindern der Interventions- (I) und Nichtinterventionsgruppe (NI), stratifiziert nach sozioökonomischen Status (SES) und Ernährungszustand der Mutter.

	alle	SES			Mutter	
		niedrig	**mittel**	**hoch**	**normalgewichtig**	**übergewichtig**
Prävalenz[1] (%)						
I	15,4	25,0	18,7	**8,0**[*]	10,7	30,4
NI	16,2	22,8	18,0	**11,1**[*]	12,2	25,4
Inzidenz (%)						
I	7,6	13,7	11,7	**2,2**[*]	5,9	14,3
NI	9,2	11,0	11,2	**6,8**[*]	7,4	12,9
Remission (%)						
I	41,7	40,0	42,9	42,9	**61,5**[*]	20,0
NI	27,0	20,0	21,7	38,5	**26,2**[*]	23,3

[1]4 Jahre nach der Intervention;
[*]signifikante Unterschiede zwischen I und N (p<0,05, logistische Regressionsanalyse, adjustiert für Ausgangs-BMI, Geschlecht, Schulzugehörigkeit, SES bzw. BMI der Mutter)

auf das Übergewicht haben kann. Dieser Effekt wird jedoch nur in bestimmten Untergruppen offensichtlich, d.h. bei Kindern aus Familien mit hohem SES und von normalgewichtigen Müttern. Tendenziell war der Effekt sichtbarer bei Mädchen als bei Jungen. Eine Erklärungsmöglichkeit mag der insgesamt gesündere Lebensstil bei höherem Gesundheitsbewusstsein in diesen Familien sein.

■ Determinanten des Übergewichtes

Bei Kindern und Jugendlichen vermuten wir die Ursachen des Übergewichtes in einem hohen Konsum an Fast Food, Süßigkeiten oder süßen Limonaden (wie z.B. Colagetränken) bei gleichzeitig langen Medienzeiten (d.h. häufiges Fernsehen oder Computerspiele) und geringer körperlicher Aktivität. Allerdings zeigen wissenschaftliche Untersuchungen, dass Übergewichtige im Vergleich zu schlanken Kindern keinen wesentlich anderen Lebensstil aufweisen: Fast Food, Süßigkeiten und süße Limonaden werden heute von fast allen Kindern bevorzugt (2). Obwohl ein hoher Medienkonsum eine Beziehung zu einem höheren Körpergewicht zeigt, ist der Medienkonsum der meisten Kinder – sowohl übergewichtiger als auch normalgewichtiger – hoch (2). Der Lebensstil erklärt das heute endemische Auftreten des Übergewichts also nicht eindeutig.

Ein niedriger sozioökonomischer Status und Übergewicht der (biologischen) Eltern sind die beiden stärksten Determinanten des Übergewichts von Kindern (2). Lebensumstände oder auch der durch Familie, sozialen Status, Kultur und politische Systeme charakterisierte Kontext von Lebensstilen sowie bisher nicht genau geklärte biologische Faktoren haben eine engere Beziehung zum Übergewicht als die heute messbaren Charakteristika der Lebensstile (2). Für ein Verständnis des Übergewichtsproblems sind biologische Faktoren wichtig, sie müssen aber im Zusammenhang oder in Wechselwirkung mit den sozialen, kulturellen, ökonomischen und politischen Determinanten betrachtet werden. Übergewichtige Kinder haben häufig übergewichtige Eltern (3). Diese Beziehung beinhaltet sowohl biologische als auch die familiären Einflüsse. Dabei wird der „inverse" soziale Gradient des Übergewichts durch gleichzeitig bestehendes Übergewicht der Eltern verstärkt: Die höchste Prävalenz übergewichtiger Kinder wird in Familien mit übergewichtigen Eltern und niedrigem sozialen Status beobachtet (8).

■ Sozialer Status als Barriere

Der soziale Status ist nicht nur eine starke Determinante von Übergewicht, er ist auch eine Barriere gegenüber Maßnahmen der Prävention von Übergewicht. So erreichte schulische Gesundheitsförderung nahezu „nur" Kinder aus sozial besser gestellten Familien (Tab. 18.2). Die sozialen Unterschiede in der Wirksamkeit von Präventionsprogrammen sind jedoch nicht das Ergebnis mangelnden Wissens. Maßnahmen der Ernährungs- und Gesundheitserziehung wirkten sich in allen Sozialgruppen ähnlich positiv aus: Das Wissen nahezu aller Kinder (Ausnahme sind Migranten) wurde deutlich verbessert (Abb. 18.1). Das Problem besteht in einer sozial ungleich verteilten Gesundheitskompetenz, d.h. die Möglichkeiten der Umsetzung von Wissen sind sozial ungleich

verteilt. Es ist von daher wahrscheinlich, dass rein edukative „Lösungsversuche" (wie Information, Beratung, Schulung) keine Lösungen des Problems sind, wenn die sozialen, familiären und kulturellen Kontexte sowie auch biologische Faktoren als Ursachen der Adipositas nicht berücksichtigt werden.

■ Aufgabe der Politik

Die Aufhebung sozialer Ungleichheit in der Gesundheit betrifft wesentlich die Regelungen zwischen verschiedenen sozialen Gruppen. Diese Regeln sollten eine notwendige Bedingung für das Wohlergehen aller Menschen sein. Eine entsprechende Politik „passt" die Lebenschancen der Menschen verschiedener sozialer Gruppen (z.B. im Hinblick auf Bildung, Einkommen und auch Gesundheit) aneinander an (14). Dieses könnte durch Investitionen in den Bereichen frühe Entwicklung im Kindesalter, Ernährungserziehung und Gesundheitsbildung, verbesserte Arbeits- und Lebensbedingungen, Verminderung von Einkommensunterschieden oder auch ein höheres Maß an politischer Fairness gelingen.

18.5   Ausblick

Die Gesundheit von Kindern und Jugendlichen hat einen hohen gesellschaftlichen Stellenwert. Angesichts der hohen Prävalenz von Übergewicht bei Kindern und Jugendlichen sind deshalb frühzeitige Gesundheitsförderung und Prävention notwendig (9). Diese umfassen nicht nur direkte Maßnahmen (wie z.B. Programme der Ernährungs- und Gesundheitsbildung in Schulen), sondern auch eine verbesserte Schulbildung sowie eine sozial, emotional und finanziell ausreichende Unterstützung der Eltern (d.h. eine angemessene Bildungs-, Sozial- und Familienpolitik). Gesundheitsförderung und Prävention sollten nicht isoliert, z.B. in Kindertagesstätten und Schulen, betrieben werden, sondern bedürfen der Verstetigung durch Maßnahmen auf kommunaler und gesellschaftlicher Ebene unter Berücksichtigung des gesellschaftlichen Kontextes. Mittlerweile gibt es ein europäisches (16) und ein australisches (17) kommunales Präventionsprogramm, die bisher erfolgreiche Langzeitergebnisse gezeigt haben. Die Erfahrungen aus diesen Programmen sollten dazu genutzt werden, kommunale Programme weiter zu optimieren, an die jeweiligen Bedingungen der Region bzw. des Landes anzupassen und weiter zu verbreiten.

Danksagung

Die Kieler Adipositas-Präventionsstudie wird mit Unterstützung der DFG (Mü 7.1–7.5), des WCRF, des BMBF (Nahrungsfette und Genregulation), der Wirtschaftlichen Vereinigung Zucker sowie der Deutschen Angestellten Krankenkasse durchgeführt.

Literatur
[1] Bere E, Veierod MB, Bjelland M et al. Outcome and process evaluation of a Norwegian school-randomized fruit and vegetable intervention: Fruits and Vegetables Make the Marks (FVMM). Health Educ Res 2006; 21: 258–267
[2] Danielzik S, Czerwinski-Mast M, Langnase K et al. Parental overweight, socioeconomic status and high birth weight are the major determinants of overweight and obesity in 5–7 y-old children: baseline data of the Kiel Obesity Prevention Study (KOPS). Int J Obes Relat Metab Disord 2004; 28: 1494–1502
[3] Danielzik S, Langnase K, Mast M et al. Impact of parental BMI on the manifestation of overweight 5–7 year old children. Eur J Nutr 2002; 41: 132–138
[4] Hayman LL, Williams CL, Daniels SR et al. Cardiovascular health promotion in the schools: a statement for health and education professionals and child health advocates from the Committee on Atherosclerosis, Hypertension, and Obesity in Youth (AHOY) of the Council on Cardiovascular Disease in the Young, American Heart Association. Circulation 2004; 110: 2266–2275
[5] James J, Thomas P, Cavan D et al. Preventing childhood obesity by reducing consumption of carbonated drinks: cluster randomised controlled trial. BMJ 2004; 328: 1237
[6] Kromeyer-Hauschild K, Wabitsch M, Kunze D et al. Perzentile für den Body Mass Index für das Kindes- und Jugendalter unter Heranziehung verschiedener deutscher Stichproben. Monatsschrift Kinderheilkunde 2001; 149: 807–818
[7] Kurth BM, Schaffrath Rosario A. The prevalence of overweight and obese children and adolescents living in Germany. Results of the German Health Interview and Examination Survey for Children and Adolescents (KiGGS). Bundesgesundheitsblatt Gesundheitsforschung Gesundheitsschutz 2007; 50: 736–743
[8] Langnase K, Mast M, Danielzik S et al. Socioeconomic gradients in body weight of German children reverse direction between the ages of 2 and 6 years. J Nutr 2003; 33: 789–796
[9] Lobstein T, Baur L, Uauy R. Obesity in children and young people: a crisis in public health. Obes Rev 2004; 5 (Suppl 1): 4–104
[10] Marcus C, Nyberg G, Nordenfelt A et al. A 4-year, cluster-randomized, controlled childhood obesity prevention study: STOPP. Int J Obes (Lond) 2009; 33: 408–417
[11] McMurray RG, Harrell JS, Bangdiwala SI et al. A school-based intervention can reduce body fat and blood pressure in young adolescents. J Adolesc Health 2002; 31: 125–132
[12] MRI (Max Rubner Institut). Nationale Verzehrsstudie II, Ergebnisbericht Teil 1. Bundesforschungsinstitut für Ernährung und Lebensmittel 2008
[13] Plachta-Danielzik S, Pust S, Asbeck I et al. Four-year follow-up of school-based intervention on overweight children: the KOPS study. Obesity (Silver Spring) 2007; 15: 3159–3169
[14] Rawls J. Eine Theorie der Gerechtigkeit. Suhrkamp Taschenbuch, Wissenschaft 271. Frankfurt/Main: Suhrkamp Verlag; 1971
[15] Robinson TN. Reducing children's television viewing to prevent obesity: a randomized controlled trial. JAMA 1999; 282: 1561–1567
[16] Romon M, Lommez A, Tafflet M et al. Downward trends in the prevalence of childhood overweight in the setting of 12-year school- and community-based programmes. Public Health Nutr 2008; 1–8
[17] Sanigorski AM, Bell AC, Kremer PJ et al. Reducing unhealthy weight gain in children through community capacity-building: results of a quasi-experimental intervention program, Be Active Eat Well. Int J Obes (Lond) 2008; 32: 1060–1067
[18] Summerbell CD, Waters E, Edmunds LD et al. Interventions for preventing obesity in children. Cochrane Database Syst Rev 2005; CD001871

19 Patientenorientierte Qualitätsberichterstattung – Ansätze und Perspektiven

Dominik Ose*, Gesine Grande, Wolfgang Greiner

19.1 Einleitung

Die Verbesserung und Gewährleistung von Qualität in der gesundheitlichen Versorgung hat in den letzten Jahren zunehmend an Bedeutung gewonnen. Politisch erkennbar ist diese Tatsache etwa an der Etablierung des Instituts für Qualität und Wirtschaftlichkeit im Gesundheitswesen (IQWIG) im Jahre 2003. Zudem regelt der mit dem „Gesetz zur Stärkung des Wettbewerbs in der gesetzlichen Krankenversicherung" (Gesundheitsreform 2007) neu entstandene §137a SGB V zukünftig die Umsetzung der Qualitätssicherung und die Darstellung der Qualität. In §137a heißt es dazu: „Der Gemeinsame Bundesausschuss [...] beauftragt im Rahmen eines Vergabeverfahrens eine fachlich unabhängige Institution, Verfahren zur Messung und Darstellung der Versorgungsqualität für die Durchführung der einrichtungsübergreifenden Qualitätssicherung [...] zu entwickeln, die möglichst sektoren-übergreifend anzulegen sind. [...] Die Institution ist insbesondere zu beauftragen [...] die Ergebnisse der Qualitätssicherungsmaßnahmen [...] in geeigneter Weise und in einer für die Allgemeinheit verständlichen Form zu veröffentlichen." Damit verbunden ist auch das Ziel, Bürgern und Patienten eine qualitätsbewusste Auswahlentscheidung bei der Inanspruchnahme von Gesundheitsleistungen zu ermöglichen.

Aber auch schon heute existieren zahlreiche Initiativen, die Informationen zur Einschätzung der Qualität im Gesundheitssystem zur Verfügung stellen bzw. vorhalten. Zwar haben diese Initiativen insgesamt sehr unterschiedliche Zielsetzungen, aber auch ein großes Potenzial Bürgern und Patienten relevante Informationen zur Verfügung zu stellen. Wie dies konkret aussehen kann, ist bisher völlig offen.

So existieren etwa bisher wenige Erkenntnisse dazu, welche Faktoren die Auswahlentscheidung tatsächlich beeinflussen und ob qualitätsrelevante Informationen überhaupt einen Einfluss auf die Entscheidung für oder gegen einen Leistungsanbieter haben. Auch die Frage wie Informationen zur Qualität der gesundheitlichen Versorgung adressatengerecht aufbereitet werden können, wurde bisher nur in Ansätzen beantwortet.

Problematisch ist zudem, dass nicht von einem einheitlichen Qualitätsverständnis ausgegangen werden kann. Nach wie vor wird „Qualität" je nach der Perspektive des Betrachters unterschiedlich beurteilt und es werden dementsprechend sehr unterschiedliche Anforderungen an die Qualität der gesundheitlichen Versorgung gestellt. Während für Ärzte etwa die medizinische Versorgung im Vordergrund steht, sind für Patienten besonders kommunikative Aspekte der Behandlung von großer Bedeutung oder ist aus Sicht der Krankenkasse Effizienz eine wichtige Anforderung an die Qualität der gesundheitlichen Versorgung. Speziell die Perspektive von Bürgern und Patienten wird bislang allerdings zu wenig berücksichtigt.

Das Ziel dieses Beitrages ist es, einen Überblick zu Ansätzen und Initiativen patientenorientierter Qualitätsberichterstattung in der gesundheitlichen Versorgung zu geben. Dabei sollen anhand von Fragen konzeptionelle Ansätze, konkrete Initiativen und Problemfelder diskutiert und Entwicklungsanforderungen benannt werden.

19.2 Theoretische Einordnung

In Europa wird seit nunmehr über 30 Jahren ein politischer Dialog zu Rechten und zur Beteiligung der Bürger im Gesundheitssystem geführt. Besondere Bedeutung hatte dabei die „Declaration on the Promotion of Patients' Rights in Europe" (1994), die erstmals Prinzipien zur Förderung und Implemen-

---

* E-Mail: dominik.ose@med.uni-heidelberg.de

tation von Patientenrechten – handlungsleitend für alle WHO-Mitglieder – in einem Regelwerk zusammenfasste. Als zentrale Rechte werden in der Deklaration Patientenaufklärung („Information") und Einwilligung („Consent") herausgestellt. Aber auch in Deutschland gewinnen seit Mitte der 1990er-Jahre Patientenrechte und Bürgerbeteiligung im Gesundheitssystem an Bedeutung. Deutlich wurde dies etwa mit der Zusammenfassung der Patientenrechte im Dokument „Patientenrechte in Deutschland" (2002). Auch wenn Deutschland im europäischen Vergleich damit relativ spät reagiert hat, nimmt es heute mit der formalen Festlegung individueller Patientenrechte in Europa einen Spitzenplatz ein (8).

Allerdings wird immer wieder und sehr deutlich kritisiert, dass in der täglichen Praxis der Gesundheitsversorgung individuelle Patientenrechte unzureichend umgesetzt werden. Konkret bedeutet dies, dass insbesondere Patienteninformation oftmals nicht gewährleistet ist. Speziell im Kontext von Gesundheitsförderung und Prävention wird zudem immer wieder darauf hingewiesen, dass das auf Kuration ausgerichtete Gesundheitssystem nicht den Anforderungen des Wandels hin zu chronischen Erkrankungen entspricht. Als wesentlicher Bestandteil von Gesundheitsförderung und Prävention wird daher die Befähigung zu einem selbstbestimmten Gesundheitsverhalten auf Grundlage umfassender Patienteninformationen gesehen. Allerdings fehlen bis heute für Patienten leicht zugängliche und verständliche Informationen zum Leistungsgeschehen in der gesundheitlichen Versorgung (12).

19.3 Qualität in der gesundheitlichen Versorgung

Was ist Qualität?

Bis heute ist es nicht gelungen ein allgemein akzeptiertes und tragfähiges Qualitätsverständnis zu etablieren. Stattdessen ist die Qualitätsdiskussion oftmals von Missverständnissen und Fehldeutungen geprägt. Die Versuche sich dem Begriff Qualität anzunähern reichen dabei von umgangssprachlichen Wortdeutungen bis hin zu abstrakten Definitionen (2). Qualität wird in diesem Beitrag gemäß der Definition der Deutschen Gesellschaft für Qualität e.V. „als die Gesamtheit von Merkma-

len (und Merkmalswerten) einer Einheit bezüglich ihrer Eignung, festgelegte und vorausgesetzte Erfordernisse zu erfüllen" verstanden. Qualität bezeichnet damit die realisierte Beschaffenheit einer Einheit bezüglich der Qualitätsforderung (3). Anders formuliert: Die Beurteilung dessen, was „Qualität" im Einzelnen meint, hängt davon ab, welche Anforderungen an „Qualität" gestellt werden.

Im Qualitätsmanagement von Gesundheitseinrichtungen wird häufig Donabedians Ansatz (1980) der Struktur-, Prozess-, und Ergebnisqualität genutzt. Allerdings ist dieser ungeeignet, wenn es darum geht, ein prinzipielles Verständnis davon zu entwickeln, welche Anforderungen an Qualität in der gesundheitlichen Versorgung gestellt werden. Geeigneter scheinen hier Ansätze zu sein, die das Wesen der Gesundheitsversorgung als personenbezogene Dienstleistung berücksichtigen. So unterscheidet etwa Bruhn (2006) in seinem Ansatz zum Qualitätsmanagement von Dienstleistungen einen produktbezogenen und einen kundenbezogenen Qualitätsbegriff (Abb. 19.1). Danach wird in einem produktbezogenen Qualitätsverständnis Qualität als Summe bzw. Niveau der vorhandenen Eigenschaften verstanden. Diese Auffassung rückt die Betrachtung objektiver Kriterien in den Vordergrund (product-based). Demgegenüber steht die Qualitätsbetrachtung aus Kundenperspektive (user-based), die auf die Wahrnehmung der Produkteigenschaften bzw. Leistungen durch den Kunden fokussiert. Letztlich entscheiden also nicht nur objektiv vorhandene Qualitätsmerkmale über die Qualitätseinschätzung aus Sicht des Kunden. Diese erfolgt vielmehr vor dem Hintergrund eines subjektiven Urteils über die von ihm als wichtig

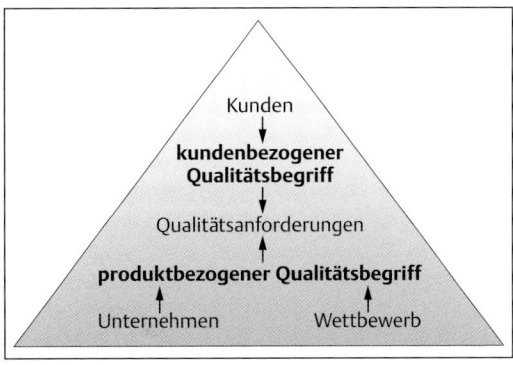

Abb. 19.1 Ansatzpunkte für die Definition von Dienstleistungsqualität (Quelle: Bruhn 2006).

erachteten Eigenschaften. Probleme entstehen vor allem dann, wenn sich die Qualität aus objektiver bzw. kundenseitiger Perspektive stark unterscheidet (2).

Auch wenn dieser Ansatz nicht ohne Friktionen auf das Gesundheitssystem übertragen werden kann, macht er dennoch deutlich, dass zur Beurteilung von Qualität unterschiedliche Perspektiven berücksichtigt werden müssen. Zudem sollten in Abhängigkeit der jeweiligen Perspektive spezifische Anforderungen zur Beurteilung von „guter" und „schlechter" Qualität definiert werden. Je nach Perspektive können diese sich deutlich unterscheiden.

■ Kann man Qualität messen?

Zur Überprüfung, ob Qualitätsanforderungen in der Praxis erfüllt werden, finden häufig sogenannte Qualitätsindikatoren Anwendung. Unter Qualitätsindikatoren werden messbare Größen verstanden, die eine Aussage dazu ermöglichen, ob und inwieweit bestimmte Anforderungen erfüllt wurden. Hauptsächlich in angloamerikanischen Ländern entwickelt, gewinnen Qualitätsindikatoren auch im deutschen Gesundheitssystem zunehmend an Bedeutung (4, 15).

Entsprechend der Unterscheidung zwischen einem produktbezogenen und einem kundenbezogenen Qualitätsverständnis können auch bei Qualitätsindikatoren eher objektive und eher subjektive Indikatoren unterschieden werden. Während Qualitätsanforderungen von Patienten über subjektive Indikatoren abgebildet werden können, liegen objektiven Indikatoren medizinische Anforderungen zugrunde. Allerdings zeigt schon die Definition des Ärztlichen Zentrums für Qualitätssicherung (ÄZQ), dass Qualitätsindikatoren in Deutschland eher aus medizinischer Perspektive betrachtet werden. Nach dieser Definition sind Qualitätsindikatoren „klinische Messgrößen, die Eigenschaften der medizinischen Versorgung (z. B. von Strukturen, Prozessen und Ergebnissen) messen, die im Rahmen des Qualitätsmanagements bewertet werden sollen" (1).

Bisher bestehen jedoch zahlreiche Schwierigkeiten, medizinische Qualitätsindikatoren zu implementieren und auszuwerten. Problematisch ist etwa, dass diese Indikatoren zu gleichen Krankheitsursachen von verschiedenen Gruppen entwickelt werden und damit in der Praxis eine kaum überschaubare Dokumentationsflut verbunden ist. Zudem existieren bisher keine einheitlichen Dokumentationsformate für Klinik- oder Praxisinformationssysteme, die nach einmaliger Dateneingabe alle notwendigen Daten beinhalten und die unterschiedlichen Anforderungen erfüllen können. Auch ist bisher weitgehend unklar, ob und in welchem Maße die eingesetzten Qualitätsindikatoren methodische Gütekriterien erfüllen. Vor dem Hintergrund fehlender empirischen Tests einzelner Indikatoren kann bisher nicht abgeschätzt werden, inwieweit die Qualität der Versorgung einzelner Leistungserbringer oder gar ganzer Disease-Management-Programme korrekt bewertet wird (1).

19.4 Qualitätsbeurteilung und Nutzerverhalten

■ Haben subjektive Qualitätskonzepte eine Bedeutung?

Während in Deutschland erst begonnen wird, sich intensiver mit Fragen der Qualitätsmessung und Veröffentlichung im Gesundheitssystem auseinanderzusetzen, existieren international schon langjährige Erfahrungen dazu. Diese zeigen jedoch, dass die Veröffentlichung von Qualitätsberichten nur geringe Auswirkungen auf das Entscheidungsverhalten von Patienten hat (9). Fanden sich beispielsweise ausschließlich medizinische Qualitätsindikatoren in einem Qualitätsbericht, wurden diese Berichte nur von ¼ bis ⅓ der Patienten bei Auswahlentscheidungen genutzt. Hinzu kommt, dass selbst diejenigen Patienten, die die Daten eines Qualitätsberichtes für ihre Wahl eines Leistungsanbieters nutzten, ein Jahr später nicht mehr sagen konnten, welche Daten ihre Entscheidung beeinflusst hatten. Deutlich wurde in diesen Studien auch, dass Standard-Indikatoren der Qualitätsberichterstattung – etwa Arztkosten oder Mortalitätsraten – keinen Einfluss auf das Inanspruchnahmeverhalten hatten (13).

Ausgehend von diesen Erfahrungen wurde in internationalen Studien untersucht, welche Qualitätskriterien aus Patientenperspektive tatsächlich relevant sind. Erkennbar wurde dabei, dass speziell Prozessvariablen der gesundheitlichen Versorgung für die subjektiven Qualitätsurteile von Patienten eine große Bedeutung haben. So wird etwa besonders dem Arzt mit seinen klinischen, sozialen und kommunikativen Kompetenzen aus Patientensicht eine wichtige Rolle bei der Gewährleistung der Versorgungsqualität zugesprochen. Zentrale Aspekte dieser subjektiven Qualitätsdefinition sind in diesem Zusammenhang die individuelle Information durch den Arzt sowie die Zeitdauer, die dieser für einen Patienten zur Verfügung stellt (10). Aber auch andere Prozessvariablen wie beispielsweise die Koordination des Behandlungsverlaufes oder die Kooperation des Arztes mit anderen Berufsgruppen sind für Patienten bei der individuellen Einschätzung der Qualität sehr wichtig (13). Medizinische Outcome-Kriterien – Mortalität, Überlebenszeiten, Komplikationen –, die von der klinischen Forschung als Goldstandard favorisiert werden, sind demgegenüber für Patientenentscheidungen weniger relevant (14).

Wenn auch mit einiger Verspätung liegen mittlerweile auch für Deutschland Arbeiten vor, die sich mit Qualitätskriterien aus Patientensicht (Tab. 19.1) auseinandersetzen. Ähnlich den internationalen Ergebnissen, zeigen auch die deutschen Arbeiten die Relevanz von Prozessvariablen insgesamt sowie konkret die Bedeutung der ärztlichen und der pflegerischen Versorgung während des Klinikaufenthaltes. Faktoren der Strukturqualität wie etwa gutes Essen oder eine moderne räumliche Ausstattung haben demgegenüber eine deutlich geringere Bedeutung (6, 7).

Die umfangreichste Auseinandersetzung zu subjektiven Qualitätsvorstellungen im deutschsprachigen Raum wurde für die rehabilitative Versorgung vorgelegt. Diese zeigt zunächst deutlich, dass Patienten subjektive – d.h. von medizinischen Qualitätsmerkmalen abweichende – Qualitätsanforderungen haben. Diese sind sehr konkret und spiegeln sich in 7 stabilen Qualitätsdimensionen wider. Zudem unterscheiden sich die Qualitätsanforderungen der Patienten von denen der Mitarbeiter in rehabilitativen Einrichtungen. So erwies sich etwa die Dimension „Renommee und Standards der Einrichtung" für die Patienten wichtiger als für Ärzte und Sozialarbeiter. Diese Dimension wird möglicherweise von Patienten als globales Qualitätsmerkmal angesehen, wenn andere Informationen fehlen, die das sichere Gefühl geben „in guten Händen zu sein" (6).

Welche Faktoren haben einen Einfluss auf subjektive Qualitätskonzepte?

Bis heute ist wenig darüber bekannt, aus welchen Quellen subjektive Qualitätsvorstellungen rekrutiert und welche Maßstäbe dabei zugrunde gelegt werden. Vermutet wird, dass Patienten ausgehend von individuellen Zielen und subjektivem Bedarf die Qualität von Angeboten danach beurteilen, ob diese geeignet sind, sie in ihrer Situation zu unterstützen. So wurden psychosoziale Angebote in der Rehabilitation vor allem von denjenigen Patienten als relevantes Strukturmerkmal genannt, die für sich persönlich hier einen Versorgungsbedarf erleben. Aber auch die selbst- bzw. krankheitsbezogenen kognitiven Überzeugungen und Konzepte haben einen Einfluss auf die subjektiven Qualitätsvorstellungen der Patienten: Geschlechtsspezifische Stereotype und Bewertungsmuster führen in diesem Kontext zu Unterschieden in der subjektiven Qualitätsbewertung (6). Darüber hinaus haben das Patientenalter sowie vorangegangene Krankenhausaufenthalte einen Einfluss auf die Qualitätsanforderungen der Patienten (7). Insgesamt scheint es also kaum gerechtfertigt zu sein, von homogenen Qualitätsbeurteilungen durch Patienten auszugehen. Bezogen auf das dargestellte Konzept subjektiver Qualitätsanforderungen (Tab. 19.1) bedeutet dies, dass zwar die Dimensionen und Indikatoren für alle Patientengruppen gelten, deren individuelle Gewichtung allerdings sehr unterschiedlich sein kann. Unterschiede in der individuellen Bedeutung einzelner Qualitätsaspekte resultieren etwa aus „personalen Faktoren" wie Alter und Geschlecht oder dem „individuellen Entscheidungsstil" (Tab. 19.2).

Kann das Nutzerverhalten beeinflusst werden?

Trotz des mittlerweile vorhandenen Wissens zur Bedeutung subjektiver Qualitätsanforderungen existieren bisher kaum Erkenntnisse, welchen Einfluss diese tatsächlich auf die Auswahlentscheidung der Patienten haben. So bedeutet etwa die Relevanz einzelner Indikatoren zur Beurteilung von Qualität nicht zwangsläufig, dass diese Indikatoren auch bei Entscheidungen von Patienten für oder gegen eine Einrichtung berücksichtigt werden. Eine bedeutsame Differenz zwischen Entscheidungs- und Qualitätsrelevanz einzelner

Tabelle 19.**1** Dimensionen und Indikatoren subjektiver Qualitätskonzepte (Quelle: Grande u. Romppel 2005).

Dimension	Indikatoren (Auswahl)
Kompetenzen des Personals	Motivation und Engagement
	Freundlichkeit des Personals
	respektvoller Umgang des Personals mit den Patienten
	Qualifikation des Personals (Ausbildung und Zusatzausbildung)
	Einfühlungsvermögen der Ärzte
	Kompetenz und Erfahrung der Ärzte
psychosoziale Ergebnis-Qualität	Verbesserung des Wissens über die Krankheit
	angemessener Umgang mit der Erkrankung
	Abbau von Ängsten
Durchführung der Behandlung/Therapie	Zeitplan und Abstimmung der Behandlung/Therapie
	Individualität der Behandlung/Therapie
	Einhaltung der Termine durch Personal
Renommee und Standards der Einrichtung	Technische Ausstattung
	angebotene Untersuchungs-/Behandlungsverfahren
	Qualität der Behandlung
	Qualifikationen des Chefarztes
	Zertifizierung der Einrichtung
	Forschungsaktivitäten
	Ruf der Einrichtung
Hotelaspekte	„Freizeit"-Angebote
	Angebot, Zubereitung/Menge des Essens
	Ausstattung der Zimmer
	Verfügbarkeit von Einzelzimmern
	Ambiente insgesamt
Alltagsnähe	Nähe zum Wohnort
	Vernetzung mit ambulanten Versorgungsangeboten
somatische Ergebnisqualität	Wiederherstellung der Arbeitsfähigkeit
	Verhinderung einer erneuten stationären Behandlung
	Verringerung notwendiger Arztbesuche nach der Entlassung

Indikatoren zeigte sich etwa in der Studie von Grande u. Romppel: Obwohl Strukturmerkmale bei der Qualitätsbewertung von Rehabilitationseinrichtungen eine geringe Bedeutung hatten, formulierten Patienten dennoch Merkmale wie die soziale Struktur der Patienten oder die Lage der Einrichtung als persönlich bedeutsames Ausschlusskriterium. Während also der Einfluss subjektiver Qualitätsanforderungen auf Auswahlentscheidungen bislang ungeklärt bleibt, ist die Bedeutung von Empfehlungen auf das individuelle Nutzerverhalten gut belegt: Vorliegende Studien zeigen deutlich, dass neben Empfehlungen von Ärzten auch die Urteile anderer Patienten zu einem spezifischen Versorgungsangebot für die Auswahlentscheidung hoch relevant sind (6).

Tabelle 19.2 Ausgewählte Einflussfaktoren subjektiver Qualitätskonzepte.

personale Faktoren	Alter und Geschlecht
	sozioökonomischer Status
	Qualitätsbewusstsein
situationale Faktoren	Zeitdruck
	Nutzungsintention
	Verfügbarkeit von Informationen
individueller Entscheidungsstil	Wunsch nach Mitbestimmung
	individuelles Informationsbedürfnis
individuelle Kompetenzen	Bildungsstand
	Informationssuchverhalten
	kommunikative Fähigkeiten

Neben der Frage, welche Informationen im Einzelfall die Qualitätsbeurteilung oder die Auswahlentscheidung unterstützen können, ist speziell die Informationsvermittlung für das Nutzerverhalten von großer Bedeutung. Während etwa formale Qualitätsberichte wenig Einfluss auf Auswahlentscheidungen haben, können qualitätsrelevante Informationen in Form anekdotischer Berichte das Verhalten von Patienten erheblich beeinflussen (6). Aber auch die prinzipielle Erreichbarkeit von Informationsangeboten hat einen wesentlichen Einfluss auf das Nutzerverhalten. Leider zeigen vorliegende Erkenntnisse in diesem Bereich immer wieder, dass durch den fehlenden Bekanntheitsgrad oder die eingeschränkte Zugänglichkeit von Informationsangeboten deren tatsächliche Nutzung deutlich erschwert wird (11).

Einen Ansatz das Nutzerverhalten besser zu verstehen bietet das sogenannte „Consumer-Choice-Modell" (Abb. 19.2). Es beschreibt auf 4 Stufen Barrieren und Strategien zur Nutzung von Qualitätsinformationen bei der Auswahl von Gesundheitsdienstleistungen (5):

Awareness (Bewusstwerden). Viele Versicherte und Patienten sind sich nicht bewusst, dass Qualitätsdaten überhaupt zur Verfügung stehen. Aktive und weitreichende Verbreitungsstrategien unter Nutzung vielfältiger Kommunikationskanäle sind notwendig.

Knowledge (Wissen, Verständnis). Qualitätsinformationen werden oft nicht verstanden, weil

die Darstellungsweise zu komplex und statistisch überladen ist. Gleichzeitig beeinflusst die Einschätzung, ob die Information relevant für den Nutzer selbst ist und ob sie den Erwartungen des Nutzers entspricht, das Verständnis.

Attitude (Einstellung, Absichtsbildung). Einstellungen zu Qualitätsinformationen, z.B. Vertrauen in die Information und in die Einrichtung, von der sie stammen, sind wichtige Faktoren, die Entscheidungen beeinflussen.

Behaviour (Verhalten, Umsetzung). Auswahl, Wechsel oder Aufsuchen eines Arztes, einer Einrichtung oder eines Versorgungsmodells.

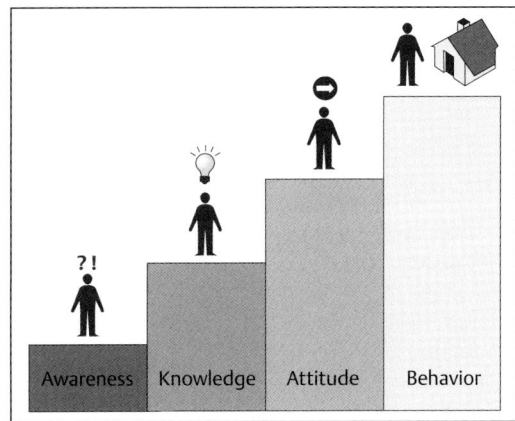

Abb. 19.2 Consumer-Choice-Modell (Quelle: Faber et al. 2009).

Anzunehmen ist eine stärkere Nutzung fachlicher Auswahlhilfen, sobald vertrauenswürdige Informationen von einer Institution mit hoher Reputation zur Verfügung stehen.

19.5 Initiativen und Datenquellen

Wo werden welche Informationen vorgehalten?

Schon heute existieren zahlreiche Initiativen und Instrumente, welche im weitesten Sinne qualitäts- und entscheidungsrelevante Informationen erheben und zur Verfügung stellen. Neben den Qualitätsindikatoren der Bundes- und Landesgeschäftsstellen für Qualitätssicherung (BQS/LQS), die bisher eher im wissenschaftlichen Kontext diskutiert werden, haben speziell die Qualitätsberichte der Krankenhäuser die öffentliche Auseinandersetzung mit dieser Thematik geprägt. Allerdings existieren noch eine ganze Reihe weiterer „Datenquellen", die für Patienten relevante Informationen zur Verfügung stellen oder zur Verfügung stellen könnten.

Weitestgehend unerschlossen für Patienten sind nach wie vor etwa die umfangreichen Datenbestände, die schon heute oftmals in Krankenhäusern vorhanden sind. Angesprochen sind damit etwa Auswertungen des Beschwerdemanagements, Erkenntnisse der Hygiene-, Arzneimittel- oder Transfusionskommission sowie aussagekräftige DRG-Auswertungen. Eine Übersicht zu ausgewählten Initiativen und Instrumenten gibt Tab. 19.**3**.

Welche Problemfelder existieren?

Betrachtet man diese Initiativen und Instrumente näher, wird deutlich, dass deren Nutzung zur Einschätzung der Qualität einzelner Leistungserbringer sowie zur Bereitstellung entscheidungsrelevanter Informationen mit zahlreichen Problemen verbunden ist:

- **Leistungs- und Strukturdaten sind nicht öffentlich zugänglich.** Obwohl mittlerweile etwa durch die BQS/LQS Leistungs- und Strukturdaten krankenhausbezogen erhoben werden, sind Rückschlüsse auf einzelne Leistungserbringer in der Regel nicht möglich. Ursächlich dafür sind deren Anonymisierung und die Tatsache, dass krankenhausbezogene Daten nur mit Zustimmung der Einrichtung veröffentlicht werden dürfen. Gleiches gilt für die Qualitätsberichte des Statistischen Bundesamtes sowie die Qualitätsanalysen in der Rehabilitation nach § 137 SGB V.

- **Subjektive Qualitätsindikatoren werden nicht systematisch erhoben und dargestellt.** Nach wie vor wird die subjektive Perspektive von Patienten zu wenig einbezogen und sind vorhandene Datenquellen oftmals einseitig an medizinischen Qualitätsindikatoren orientiert.

- **Datendarstellung ist nicht patientenorientiert.** Selbst vorhandene medizinische Qualitätsinformationen sind oftmals nicht verständlich, da insbesondere bei deren Datenaufbereitung zu wenig die individuellen Bedürfnisse von Patienten Berücksichtigung finden. Hinzu kommt, dass diesen gewöhnlich das notwendige Wissen zur Interpretation und Einordnung der Qualitätsinformationen fehlt.

- **Datenerhebung folgt sehr unterschiedlichen Zielsetzungen.** Problematisch ist auch, dass qualitäts- und entscheidungsrelevante Daten oftmals mit sehr unterschiedlichen Zielsetzungen erhoben werden und dementsprechend nur eingeschränkt vergleichbar sind.

Neben den bisher genannten Problemlagen ist auffallend, dass in der Diskussion zur Qualitätsberichterstattung die aktuellen Entwicklungen im Gesundheitswesen scheinbar nicht berücksichtigt werden. Deutlich erkennbar ist etwa, dass gesundheitliche Versorgung zunehmend an Leitlinien und evidenzbasierten Daten – sowohl bei der Behandlung als auch bei der Information der Patienten – ausgerichtet sein wird. Aufgegriffen wird diese Entwicklung bei Projekten zur Qualitätsberichtserstattung allerdings nur selten. Zudem entsteht der Eindruck, dass mit aktuellen Projekten zur qualitätsorientierten Information – derzeit bauen einige Krankenkassen separate Angebote für ihre Patienten auf, und es existiert etwa die Initiative „Weiße Liste" der Bertelsmann-Stiftung – neben den vorhandenen Parallelstrukturen neue geschaffen werden, statt alte abzubauen.

19.6 Entwicklungsanforderungen

Prinzipiell ist mit Blick auf diese Situation zu fordern, bei Entwicklungsprojekten in diesem Bereich „das Rad nicht neu zu erfinden", sondern bestehende Strukturen und Erfahrungen zu nutzen. Dies

Tabelle 19.**3** Ausgewählte Initiativen und Instrumente.

Datenquellen	Informationen	Anmerkungen
BQS/LQS-Indikatoren	medizinische Indikations-, Prozess- und Ergebnisindikatoren	bisher sind Daten nur für ausgewählte Fachbereiche verfügbar und krankenhausbezogene Informationen können nur mit Zustimmung veröffentlicht werden
Qualitätsberichte des Statistisches Bundesamtes	Gesundheitszustand, Behandlungsanlässe	ermöglichen Qualitätsvergleiche auf Landesebene
	Krankenhäuser, Vorsorge-/Rehabilitationseinrichtungen	ausgewählte Ergebnisse können nur mit Zustimmung des Krankenhauses veröffentlicht werden
Qualitätsberichte der Krankenhäuser nach § 137 SGB V	Struktur- und Leistungsdaten	beinhalten zahlreiche Informationen, die entscheidungsrelevant sein können
	Qualitätsmanagement	Patienten müssen Daten selbstständig interpretieren – i. d. R. fehlen jedoch die dazu notwendigen Kompetenzen
	Unternehmens- und Pflegeleitbild	
KTQ-Qualitätsberichte	Patientenorientierung	beinhalten zahlreiche Informationen, die entscheidungsrelevant sein können
	Mitarbeiterorientierung	nach KTQ zertifizierte Einrichtungen sind zur Veröffentlichung im KTQ-Qualitätsbericht verpflichtet
	Qualitätsmanagement	
	Strukturdaten	
Qualitätsanalysen in der Rehabilitation nach § 137 SGB V (QSR)	Struktur, Prozess- und Ergebnisqualität	spezifische Informationen können nur mit Zustimmung der Einrichtung veröffentlicht werden
	Einhaltung Mindestanforderungen	umfangreiches Indikatorensystem und gute methodische Fundierung könnten detaillierte Vergleiche ermöglichen
internes QM/krankenhausspezifische Datenquellen	Beschwerdemanagement	speziell Auswertungen des Beschwerdemanagements und der DRG-Daten können für Patienten und Nutzer sehr interessant sein
	Hygienekommission	Kooperation der Gesundheitseinrichtung notwendig
	Arzneimittelkommission	
	Transfusionskommission	
	DRG-Daten	

bedeutet ganz konkret zu prüfen – unabhängig von individuellen Akteursinteressen –, welche der vorhandenen Information (Tab. 19.**3**) anhand welcher Indikatoren sinnvoll den Patienten zur Verfügung gestellt werden können. Bei der Auswahl von Indikatoren sollten folgende Punkte beachtet werden:

- **Medizinische und subjektive Indikatoren berücksichtigen.** Sowohl medizinische als auch subjektive Qualitätsindikatoren können einen Beitrag zur Beurteilung der Qualität aus Patientensicht sowie zur Entscheidung für oder gegen eine Gesundheitseinrichtung leisten.

- **Qualitäts- und entscheidungsrelevante Indikatoren unterscheiden.** Qualitätsrelevante Patienteninformationen sollten neben den aus Patientensicht relevanten Qualitätsindikatoren auch Merkmale enthalten, die für die individuelle Auswahlentscheidung wichtig sind.

- **Ausrichtung der Indikatoren am Bedarf der Zielgruppe.** Voraussetzung dafür, dass Indikatoren überhaupt einen Beitrag zur Qualitätsbeurteilung oder Auswahlentscheidung leisten können, ist die konsequente Ausrichtung aller Indikatoren am Informationsbedarf der Patienten.

Insgesamt muss auch die Frage beantwortet werden, welche Akteure zukünftig einen Beitrag zur patientenorientierten Qualitätsberichterstattung leisten können. Nur wenn es gelingt die schon heute vorhandenen Möglichkeiten und Initiativen einzubeziehen, können mittelfristig die hohen Anforderungen an eine patientenorientierte Qualitätsberichterstattung erfüllt werden. Zudem muss darüber nachgedacht werden, ob und wie Angebote zur qualitätsorientierten Patienteninformation stärker an aktuellen Entwicklungen im Gesundheitssystem – etwa Leitlinien – ausgerichtet sein können.

Hinsichtlich der formalen Gestaltung muss beachtet werden, dass insgesamt eine große Streubreite an Erwartungen existiert. Das betrifft sowohl die Form der Darstellung von Datenmaterial (Tabellen, Grafiken oder Text), die Ausführlichkeit der dargebotenen Informationen als auch das zu wählende Medium (gedruckt oder computer- bzw. internetgestützt). Offensichtlich hängen die Präferenzen in starkem Maße von vorhandenen Vorerfahrungen, persönlichen Vorlieben und bestehenden Zugangsmöglichkeiten ab. Um den Bedürfnissen einer möglichst großen Anzahl von potenziellen Nutzern zu entsprechen, ist daher eine möglichst variable und flexible Form der Darstellung zu bevorzugen. Befragungen von Patienten zeigen, dass Patienten Schwierigkeiten haben, statistische Konzepte wie Mittelwerte und Prozentangaben zu verstehen. Um diesen Personen gerecht zu werden, ist eine möglichst einfache, lebensnahe Form der Datenaufbereitung erforderlich. Es ist nicht auszuschließen, dass es hierbei zu Konflikten mit wissenschaftlichen Ansprüchen an methodische Genauigkeit kommen kann (6).

19.7 Diskussion

Trotz der Tatsache, dass wir heute einiges über subjektive Qualitätskonzepte und Nutzerverhalten wissen, existieren nach wie vor mehr Fragen als Antworten, wie patientenorientierte Qualitätsberichterstattung konkret umgesetzt werden kann. Die prinzipielle Ausrichtung ist allerdings klar: Patientenorientierte Qualitätsberichterstattung muss bedeuten, dass individuelle Anforderungen von Bürgern und Patienten berücksichtigt werden. Das mag sich banal anhören, ist es aber nicht. Zu vielschichtig sind die Strukturen und Akteure im Gesundheitswesen und zu individuell sind die Anforderungen und Möglichkeiten von Bürgern und Patienten. Selbst wenn es gelingt subjektive Qualitätskonzepte für eine patientenorientierte Qualitätsberichterstattung nutzbar zu machen, bleibt immer noch das Problem, diese so darzustellen, dass sie entsprechend individueller Kompetenzen oder personaler Faktoren auch genutzt werden können.

Ziel unserer Überlegungen war es daher nicht einen Lösungsansatz zu präsentieren, sondern eine Diskussion zur zukünftigen Gestaltung patientenorientierter Qualitätsberichterstattung anzustoßen. Diese scheint dringend erforderlich. Viel zu häufig stehen in der aktuellen Debatte medizinische Qualitätsindikatoren im Vordergrund und werden die subjektiven Bedürfnisse der Patienten nicht ausreichend berücksichtigt. Allerdings sollten im Umkehrschluss subjektive Qualitätsvorstellungen nicht als die neuen „Heilsbringer" angesehen werden. Eher sind subjektive und medizinische Qualitätskonzepte 2 Seiten einer Medaille, die jeweils eine differenzierte Betrachtung erfordern und hochrelevant für patientenorientierte Versorgungskonzepte sind. Ziel muss es in daher in Zukunft sein, Indikatoren-Sets (weiter) zu entwickeln, die sowohl subjektive als auch medizinische Qualitätsaspekte beinhalten. Eine stärkere Berücksichtigung von Prozessvariablen scheint dabei geboten.

Deutlich werden sollte mit unseren Ausführungen auch, dass heute noch viel zu oft qualitätsrelevante Daten in sehr unterschiedlichen Kontexten und mit stark divergierenden Zielen erhoben werden, ohne dass ein Gesamtkonzept erkennbar wäre. Hier bedarf es klarer Strukturen, Ziele und Standards. Neben dem Effekt, mehr Transparenz in der „Qualitätslandschaft" zu ermöglichen, wären auch für die jeweiligen Akteure Vorteile damit verbunden. So könnte beispielsweise der Aufwand zur Datenerfassung reduziert – Doppelerfassungen sind heute etwa im Krankenhaus allgegenwärtig –, die Akzeptanz gestärkt und dadurch die Dokumentationsgenauigkeit erhöht werden.

Literatur
[1] ÄZQ – Ärztliches Zentrum für Qualität in der Medizin. Qualitätsindikatoren in Deutschland – Positionspapier des Expertenkreises Qualitätsindikatoren beim Ärztlichen Zentrum für Qualität in der Medizin (ÄZQ). Berlin; 2005
[2] Bruhn M. Qualitätsmanagement für Dienstleistungen. Grundlagen, Konzepte, Methoden. Springer, Berlin, Heidelberg, New York: Springer; 2006

[3] Deutsche Gesellschaft für Qualität. Begriffe zum Qualitätsmanagement. Berlin; 1995

[4] Eikötter T, Greiner W: Instrumente zur Messung der Versorgungsqualität in der integrierten Versorgung. Gesundh ökon Qual manag 2008; 13(1): 25–31

[5] Faber M, Bosch M, Wollersheim H et al. Public reporting in health care: how do consumers use quality-of-care information? A systematic review. Med Care 2009; 47: 1–8

[6] Grande G, Romppel M. Subjektive Qualitätskonzepte von Patienten in der Rehabilitation. In: Badura B, Iseringhausen O. Auf dem Weg zur integrierten Versorgung. Göttingen: Huber; 2005: 215–230

[7] Hapkemeyer J, Dresenkamp A, Soellner R. Patientensicht zur Qualität in der Psychotherapie. Psychotherapeut, Online First; 2007

[8] Hart D. Patientenrechte und Bürgerbeteiligung – Befunde und Perspektiven 2004. G+G Wissenschaft 2005; 1: 7–13

[9] Hibbard JH, Berkman N, McCormack LA et al. The impact of a CAHPS report on employee knowledge, beliefs, and decisions. Med Care Res Rev 2002; 1: 104–116

[10] Kaiser Family Foundation. National survey on Americans as health care consumers: an update on the role of quality information. Menlo Park: Kaiser Family Foundation; 2000

[11] Ose D, Schaeffer D. Orientierung ist das Ziel – Desorientierung das Ergebnis? Forum Sozialstation 2005; 135: 17–20

[12] Ose D, Hurrelmann K. Mediale Kommunikationsstrategien der Prävention und Gesundheitsförderung. In: Hurrelmann K, Klotz TH, Haisch J, Hrsg. Lehrbuch Prävention und Gesundheitsförderung. Bern: Huber; 2007: 389–398

[13] Robinson S, Brodie M. Understanding the quality challenge for health consumers: the Kaiser/AHCPR Survey. Jt Comm J Qual Improv 1997; 5: 239–244

[14] Simansiki C, Lefering R, Paffrath T et al. Die Qualität der postoperativen Schmerztherapie beeinflusst die Krankenhauswahl. Schmerz 2006; 20: 327–333

[15] Szecsenyi J, Stock J (2007) Wozu brauchen wir Qualitätsindikatoren im Gesundheitssystem? In: Stock J, Szecsenyi J, Hrsg. Stichwort Qualitätsindikatoren. Bonn, Frankfurt a.M.: KomPart; 2007: 9–16

20 Prävention bei älteren türkischen Migranten

Susanne Glodny*, Yüce Yilmaz-Aslan, Oliver Razum

20.1 Einleitung

Präventionsangebote können auf die gesamte Bevölkerung ausgerichtet sein (Population Based Approach) oder auf spezielle Risikogruppen zielen (High Risk Approach). Migranten[1] als vulnerable Gruppe mit spezifischen Risiken könnten somit Adressaten für Präventionsangebote darstellen. Doch die Migranten bzw. Menschen mit Migrationshintergrund[2] bilden eine sehr heterogene Gruppe. Sie unterscheiden sich u. a. hinsichtlich ihrer Staatsangehörigkeit, Herkunft, Kultur, Religion, ihres Aufenthaltstatus und ihrer Migrationserfahrung. Somit gibt es nicht den typischen Migranten. Die Teilgruppe der türkischstämmigen Migranten ist ebenfalls heterogen und umfasst verschiedene Ethnien (z. B. Türken, Kurden, Aramäer, Syrer) mit unterschiedlichen kulturellen Prägungen. In der Gruppe der türkischstämmigen Migranten finden sich vornehmlich Moslems (Sunniten, Aleviten und Schiiten), aber auch Christen und Jesiden. Unterschiede bestehen u. a. im Akkulturations- bzw. Integrationsgrad, im Bildungsniveau und in der Kenntnis der deutschen Sprache.

Ältere türkische Migranten stellen in doppelter Hinsicht eine vulnerable bzw. benachteiligte Gruppe dar, da sich die Aspekte „Migration" und „Alter" auf die Gesundheit, die Risiken und die Chancen zur Nutzung des Gesundheitssystems auswirken.

Im Folgenden werden zunächst die demografische Entwicklung, die Wohn- und Lebenssituation sowie gesundheitliche Aspekte der Zielgruppe beschrieben, um einen Überblick zur Lage der älteren türkischstämmigen Migranten in Deutschland zu liefern, bevor auf Präventionsangebote und deren Nutzung eingegangen wird.

20.2 Ältere türkische Migranten in Deutschland

Das Verlassen der Heimat und die Migration, z. B. in ein anderes Land, stellen nicht nur einen Ortswechsel dar. Unabhängig von der Motivation und den Erfahrungen während des Migrationsprozesses können für den Betroffenen rechtliche Unsicherheiten, Änderungen im sozialen und ökonomischen Status und Schwierigkeiten bei der Integration bzw. Akkulturation im Zielland auftreten.

Die Anwerbeabkommen in den Jahren 1955–1973 motivierten viele ausländische Arbeitnehmer (Männer und Frauen), u. a. aus Italien, Griechenland, Spanien und der Türkei, als „Gastarbeiter" nach Deutschland zu kommen und beim wirtschaftlichen Aufbau mitzuhelfen. Aus einem mehrjährigen Arbeitsaufenthalt entwickelte sich häufig eine dauerhafte Zuwanderung. In deren Verlauf folgten auch die Familienmitglieder aus dem Herkunftsland in die neue Heimat (Familienzusammenführung).

Ursprünglich wollten besonders die Migranten der 1. Generation wieder in ihre Heimat zurückkehren, doch familiäre, rechtliche, gesundheitliche oder finanzielle Gründen führten dazu, dass eine Remigration schließlich nicht realisiert wurde. Somit verbringen sie auch ihren Lebensabend in Deutschland. Soweit es die persönliche Situation zulässt, reisen sie für die Sommermonate in ihre ursprüngliche Heimat und leben in der übrigen Zeit in Deutschland (Pendelmigration).

Mittlerweile wohnen Arbeitsmigranten der 1. Generation und ihre Nachkommen (2. und 3. Generation) in Deutschland und prägen in vielen Bereichen das Bild der Gesellschaft. Als Bestandteil derselben sollte ihnen eine gleichberechtigte Par-

---

* E-Mail: susanne.glodny@uni-bielefeld.de
[1] Das Nomen in der männlichen Form steht gleichermaßen für beide Geschlechter.
[2] Im vorliegenden Text werden die Begriffe Migrant und Mensch mit Migrationshintergrund synonym verwendet.

tizipation, z. B. als Nutzer des Gesundheitswesens, möglich sein.

Demografische Situation

Eine Auswertung der Mikrozensusdaten zeigt, dass im Jahre 2005 von den 82,5 Mio. Einwohnern Deutschlands schätzungsweise 15,3 Mio. (18,6 %) einen Migrationshintergrund aufwiesen. Die größte nicht deutschstämmige Bevölkerungsgruppe mit 2,4 Mio. Menschen wird durch „Personen mit derzeitiger bzw. früherer Staatsangehörigkeit der Türkei, sowie deren Nachkommen" repräsentiert[3]. Somit ist etwa 2,9 % der Gesamtbevölkerung bzw. jeder 6. Mensch mit Migrationshintergrund türkischstämmig.

61,4 % der türkischstämmigen Menschen verfügen über eigene Migrationserfahrung. Nahezu alle Personen im Alter von 45 Jahren oder älter zählen zur Gruppe der 1. Generation und sind noch selbst migriert. In dem Altersintervall von 20 bis unter 45 Jahren trifft dies für 72,1 % der türkischstämmigen Personen zu und bei den unter 20-Jährigen weisen nur noch 11,5 % eigene Migrationserfahrung auf (13).

Noch heute spiegelt sich in der Bevölkerungsstruktur wider, dass im Rahmen der Anwerbephasen vornehmlich junge Männer als Arbeitsmigranten nach Deutschland kamen. Der Männeranteil in der türkischstämmigen Bevölkerung ist deutlich höher als in der Bevölkerungsgruppe ohne Migrationshintergrund (52,5 % vs. 48,5 %). Zudem ist die Gruppe der türkischstämmigen Migranten im Mittel deutlich jünger als die autochthone Bevölkerung Deutschlands (32,7 Jahre vs. 44,9 Jahre).

Etwa 23,5 Mio. Menschen ohne Migrationshintergrund (35 %) befinden sich in den Altersklassen ab 55 Jahren und älter, wobei der Frauenanteil bei 55,8 % liegt. Im Vergleich dazu sind 332 000 türkischstämmige Personen (13,9 %) 55 Jahre und älter[4]. Der Frauenanteil beträgt 45,1 %. Bedingt durch die höhere Lebenserwartung von Frauen steigt allerdings der Frauenanteil in der Altersklasse von 75 Jahre und älter auf einen Wert von 51,3 %. Somit wird das höhere Alter sowohl bei der türkischstämmigen Bevölkerungsgruppe als auch in der Gruppe der Menschen ohne Migrationshintergrund durch einen Frauenüberschuss geprägt (5, 13).

Wohn- und Lebenssituation älterer Migranten

Die Mehrzahl der türkischstämmigen Migranten bleibt im Anschluss an das Erwerbsleben weiterhin in den städtischen Ballungsgebieten wohnhaft. Sie leben häufig in direkter Nähe zu ihren Familien bzw. Angehörigen der eigenen Community. Die sozialen Kontakte und ethnischen Netzwerke sind so bedeutsam, dass u. a. eine höhere Miete, eine zu geringe Wohngröße und gegebenenfalls eine schlechtere Ausstattung der Wohnung (z. B. Fehlen eines Fahrstuhls in mehrgeschossigen Häusern) toleriert wird. Viele türkischstämmige Ältere leben mit ihren Familienangehörigen in einem Mehrgenerationenhaushalt zusammen und werden von ihnen im Falle einer Erkrankung oder dem Eintritt einer Pflegebedürftigkeit weiter versorgt. Die Wohnungen sind allerdings nicht auf eine Pflegesituation ausgerichtet und meist viel zu klein. Die durchschnittliche Wohnfläche pro Person ist in deutschen Haushalten doppelt so groß wie in türkischen Haushalten.

Da die Nachkommen der 1. Generation zunehmend in weiter entfernten Städten arbeiten und wohnen (geografische Fragmentierung), lässt sich diese Form des Zusammenlebens jedoch nicht mehr bei allen Familien realisieren. Zudem steigt die Zahl der berufstätigen Frauen, sodass eine häusliche Versorgung im Krankheits- oder Pflegefall nicht immer gewährleistet werden kann. Ebenso sorgt in Abhängigkeit vom Akkulturations- bzw. Integrationsgrad ein geändertes Rollenverständnis für ein Aufbrechen ehemals hierarchischer Familienstrukturen.

Viele Migranten führten während ihres Erwerbslebens eher Arbeiten mit einem niedrigen Qualifikationsgrad aus und erhielten folglich ein geringes Durchschnittseinkommen. Im Anschluss an ihre Erwerbstätigkeit empfangen sie niedrige Renten, sodass viele Arbeitsmigranten der 1. Generation von Altersarmut bedroht sind. Besonders betroffen von Altersarmut ist die langsam steigende Zahl alleinstehender älterer Migrantinnen (5, 11).

---

[3] Etwa 510 000 Personen wurden durch Einbürgerung zu deutschen Staatsbürgern.
[4] Aufgrund zu hoher statistischer Unsicherheit liegen für die Alterklasse von 85 Jahre und älter keine Angaben vor (13).

Gesundheitliche Situation älterer Migranten

Im Rahmen der Anwerbung ausländischer Arbeitskräfte kamen vornehmlich nur gesunde Menschen nach Deutschland. Vor ihrer Ausreise wurden sie im Herkunftsland einer genauen gesundheitlichen Untersuchung unterzogen. Ausreisewillige, bei denen infektiöse Erkrankungen oder Befunde an der Lunge festgestellt wurden, durften nicht als Arbeitsmigranten nach Deutschland reisen. Ebenso wurden Menschen mit Herz-Kreislauf-Störungen oder pathologischen Auffälligkeiten abgelehnt. Die einreisenden jungen ausländischen Arbeitskräfte wiesen somit aufgrund der Selektion im Heimatland einen besseren Gesundheitszustand mit niedrigeren Mortalitäts- und Morbiditätsraten auf als die autochthone Bevölkerung in Deutschland. Dieses Phänomen wird als „Healthy Migrant Effect" bezeichnet. Gesundheitsgefährdende Belastungen und körperlich anspruchsvolle Arbeiten in Schicht- und Akkordarbeit führten zu einer Abnahme dieses Effekts bezüglich der Morbidität und Mortalität. Schwierige Lebensbedingungen assoziiert mit einem niedrigen Sozialstatus resultieren zudem in einem Risikoverhalten, wie es Deutsche mit ähnlichem Sozialstatus aufweisen, z.B. hohe Prävalenz von Rauchern unter türkischstämmigen Migranten (1, 10).

In Deutschland wurden bisher erst wenige – vornehmlich empirische – Studien durchgeführt, die sich mit der gesundheitlichen Situation älterer Migranten beschäftigen. Sie zeigen, das ältere türkischstämmige Migranten eine niedrigere Lebenszufriedenheit und einen subjektiv schlechteren Gesundheitszustand aufweisen, sowohl im Vergleich zur autochthonen Bevölkerung als auch im Vergleich zu anderen Bevölkerungsgruppen mit Migrationshintergrund. Außerdem befinden sie sich häufiger in ärztlicher Behandlung, wobei Erkrankungen des Herz-Kreislauf-Systems, Rheuma und Mobilitätseinschränkungen überwiegen (2). Gesundheitseinschränkungen und Krankheiten (z.B. geriatrische und psychische Erkrankungen) manifestieren sich in der Gruppe der Menschen mit Migrationshintergrund früher als bei Deutschen der gleichen Altersgruppe. Dies spiegelt sich u.a. in einem höheren Krankenstand bzw. einer höheren Frühverrentungsquote wider (1, 10, 11). Erschwerend kommt hinzu, dass Migranten aufgrund von Verständigungsproblemen (Sprachbarrieren) und Verständnisproblemen (kulturell bedingte Gesundheits- und Krankheitsvorstellun-gen) häufiger von Über-, Fehl- oder Unterversorgung betroffen sind. Daraus können gesundheitliche Versorgungsdefizite und Schwierigkeiten bei chronischen Erkrankungen resultieren (10).

Migration ist nicht generell gleichbedeutend mit einem erhöhten Erkrankungsrisiko. Faktoren wie die Ernährungsweise im Herkunftsland (mediterrane Ernährung), der religiös bedingte Verzicht auf Alkohol, die Entwicklung migrationsbedingter Bewältigungsstrategien oder das Vorhandensein ausgeprägter sozialer Netzwerke können sich protektiv auf die Gesundheit auswirken. Außerdem bietet das deutsche Gesundheitswesen im Vergleich zum türkischen Gesundheitssystem z.B. bessere Versorgungsmöglichkeiten im Bereich der medizinischen und pflegerischen Versorgung bzw. der Rehabilitation. Dies relativiert gegebenenfalls den Rückkehrwunsch älterer Migranten (1, 12).

20.3 Präventionsangebote für ältere Migranten

Die meisten Präventionsmaßnahmen des deutschen Gesundheitswesens, die den Fokus auf die Zielgruppe der Migranten legen, dienen der Prävention von Infektionskrankheiten (z.B. von Tuberkulose, HIV-Infektionen, Hepatitis) oder zielen etwa auf eine Verringerung der Mütter- und Säuglingssterblichkeit.

Im Gegensatz dazu richten sich Präventionsangebote für ältere, pflegebedürftige Menschen nicht unbedingt an ältere Migranten, sodass der Gruppe der älteren Migranten bisher kaum oder in nicht geeigneter Form Präventionsmaßnahmen angeboten werden können.

Ältere türkischstämmige Personen stellen aufgrund ihrer Zuwanderungsgeschichte derzeit noch eine zahlenmäßig kleine Gruppe vornehmlich „junger Alter" dar, mit einem geringen Anteil Pflegebedürftiger, chronisch Kranker und demenziell erkrankter Personen. Ihre Zahl wird zukünftig steigen, da viele Arbeitsmigranten der 1. Generation in den kommenden Jahren das Rentenalter erreichen und „früher" altern.

Interkulturelle Öffnung – Diversity Management

Im Jahre 2002 veröffentlichte der „Arbeitskreis Charta für eine kultursensible Altenpflege" ein Memorandum, in dem sowohl die Politik als auch die

Gesellschaft aufgerufen werden, älteren Migranten die gleichen Zugangsmöglichkeiten zur Altenhilfe einzuräumen. Zugangsbarrieren, die eine Nutzung von Angeboten erschweren oder gar verhindern, finden sich aber nicht nur im Bereich der Altenhilfe. Eine adäquate medizinische Versorgung und Angebote der Prävention und Rehabilitation sind aufgrund spezifischer Inanspruchnahmebarrieren oftmals für ältere Migranten schwer erreichbar. Barrieren lassen sich dabei sowohl aufseiten der Akteure im Gesundheitswesen als auch seitens der Migranten identifizieren.

Sprach- und Verständigungsschwierigkeiten, Vorbehalte oder subjektiv empfundene Diskriminierung und ein von der Mehrheitsgesellschaft abweichendes Gesundheits- und Krankheitsverständnis können die Beziehung zwischen den Professionellen im Gesundheitswesen und den Migranten belasten. Informationsdefizite, gesellschaftliche Sanktionen oder auch Schwellenängste stellen weitere Inanspruchnahmebarrieren dar, die aufseiten der türkischstämmigen Migranten zum Tragen kommen. Fehlende Kultursensibilität von Ärzten, Krankenhauspersonal, Pflegekräften, aber auch Angestellten im Gesundheitswesen kann zudem zu Missverständnissen oder Unverständnis führen (Diversity Blindness).

Im Laufe der letzten Dekade wurden viele Maßnahmen und Projekte entwickelt, um Zugangsbarrieren abzubauen. Im Rahmen der Aus- und Weiterbildung werden Schulungen angeboten, Praxisprojekte präsentiert und Handreichungen erstellt, die die kultur- und religionsspezifischen Besonderheiten und Unterschiede berücksichtigen (5). Begriffe wie „Kultursensibilität", „interkulturelle Öffnung", „transkulturelle Kompetenz", „Migrationssensibilität", „Akzeptanz der Differenz", aber auch „Diversity Management" werden unweigerlich im Kontext mit Migranten aufgeführt.

Besonders Sprach- und Verständigungsschwierigkeiten wirken sich negativ auf den Informationsstand und die Kommunikation aus. Obwohl viele Broschüren und Materialien (z.B. über das deutsche Gesundheitssystem) bereits in verschiedenen Sprachen erhältlich sind, kann nicht davon ausgegangen werden, dass diese Informationen auch bei der Zielgruppe der älteren türkischstämmigen Migranten ankommen. Mangelnde Lesekompetenz im Deutschen oder Analphabetismus schränken den Nutzen der Materialien in dieser Bevölkerungsgruppe ein, sodass alternativ eine Vermittlung über muttersprachliche Mediatoren oder Dolmetscher angeboten werden sollte.

Der Abbau von Barrieren und die Wahrnehmung des Einzelnen mit seinen kulturellen, religiösen und biografiebedingten Prägungen und Besonderheiten (Diversity Management) fordern geeignete Konzepte, z.B. bei der Umsetzung von Präventionsangeboten. Präventive Angebote könnten spezifisch für die Gruppe der älteren türkischstämmigen Migranten entwickelt werden oder durch eine kultursensible Anpassung bereits bestehender Angebote bereitgestellt werden (3, 12).

Voraussetzung für Prävention

Das Ziel von Präventionsmaßnahmen ist es Krankheiten zu vermeiden bzw. deren Fortschreiten zu verhindern. Um geeignete Präventionsmöglichkeiten erstellen und anbieten zu können, muss die Zielgruppe genau definiert werden, ihre Besonderheiten analysiert und spezifische Risikofaktoren identifiziert werden. Die Erreichbarkeit der Zielgruppe und die Wirksamkeit einer präventiven Maßnahme können in Form von Interventionsstudien untersucht und evaluiert werden.

Definition der Zielgruppe

Über Sekundärdatenanalysen (z.B. Mikrozensus, sozioökonomisches Panel, Pflegestatistik) ist es möglich, Aussagen über die Situation der Migranten in Deutschland zu treffen. Allerdings liegen unterschiedliche Definitionen der betrachteten Gruppen zugrunde, sodass eine herkunfts- oder migrationsspezifische Auswertung erschwert und die Vergleichbarkeit der Daten eingeschränkt wird. Dies ist z.B. beim synonymen Gebrauch der Begriffe „Ausländer" und „Migrant" der Fall (eingebürgerte Personen, Spätaussiedler).

Im Rahmen des Mikrozensus 2005 wurde erstmals ein Konzept zur Erfassung des Migrationshintergrundes umgesetzt. Die Bevölkerung Deutschlands gliedert sich in Menschen ohne oder mit Migrationshintergrund, wobei die zuletzt genannte Gruppe über eigene oder keine Migrationserfahrung verfügen kann. Zur Gruppe der Menschen mit Migrationshintergrund gehören nicht nur die Arbeitsmigranten der 1. Generation und ihre Nachkommen (2. und 3. Generation), sondern auch Zuwanderer, Spätaussiedler, Saisonarbeiter, Flüchtlinge und Asylanten (13).

Die routinemäßige Angabe des Migrationshintergrundes in amtlichen Statistiken sowie die Aufnahme zusätzlicher Informationen über den Migrationsprozess und die Lebensweise von Migranten würden es ermöglichen, gesundheitliche Unterschiede zwischen Menschen mit und ohne Migrationshintergrund aufzuzeigen und Risikofaktoren zu eruieren.

Epidemiologische Datenlage

Türkischstämmige Migranten scheinen „früher" zu altern und einen schlechteren Gesundheitszustand aufzuweisen als die autochthone Bevölkerung. Es stellt sich jedoch die Frage, ob dies ausschließlich bedingt wird durch die Herkunft (Nature), den Migrationsprozess oder ob die soziale Schichtzugehörigkeit mit dem damit verbundenen höheren Auftreten bestimmter Risikofaktoren (z. B. Rauchen) einen Einfluss hat (Nurture). Jedoch liegen aufgrund der ungenügenden Datenlage keine repräsentativen epidemiologischen Analysen zur Morbidität, Inzidenz und Prävalenz geriatrischer oder chronischer Erkrankungen in der Gruppe der älteren türkischstämmigen Migranten vor.

■ Teilnahme älterer Migranten an Präventionsangeboten der Regelversorgung

Über die Teilnahme älterer türkischstämmiger Migranten an Präventions- und Vorsorgeangeboten liegen bisher keine Zahlen vor. Es ist jedoch zu vermuten, dass sie angebotene Präventionsangebote zu wenig nutzen, da insgesamt Leistungen des deutschen Gesundheitssystems von Migranten seltener in Anspruch genommen werden (12). Die älteren türkischstämmigen Migranten kennen das Gesundheitswesen in ihrem Herkunftsland, wo vorwiegend im Falle einer Erkrankung ein Arzt aufgesucht wird. Das Konzept der Prävention ist ihnen weniger selbstverständlich. Kommen Migranten jedoch mit präventiven Angeboten in Berührung, die nachvollziehbar erläutert werden, so sind sie „generell offen für präventive Maßnahmen" (14).

Präventionsangebote für ältere Menschen erstrecken sich auf die Primärprävention (Impfungen gegen Grippe) sowie Sekundarprävention in Form von Früherkennungsuntersuchungen (z. B. gegen Brust-, Darm-, Hautkrebs und Prostatakarzinom). Weitere Felder für Prävention sind die Sturzprävention, Beratungsangebote zu Diabetes, Übergewicht und Herz-Kreislauf-Erkrankungen sowie psychische Erkrankungen. Die Bedeutung der Prävention ist zudem gesetzlich im § 5 SGB XI verankert (Vorrang von Prävention und medizinischer Rehabilitation vor Pflege). Da diese Angebote allen älteren, krankenversicherten Menschen zur Verfügung stehen, ist es die Aufgabe der Präventionsforschung zu untersuchen, wie ältere türkischstämmige Migranten Präventionsmaßnahmen wahrnehmen und welche Barrieren die Nutzung der Angebote einschränken. Unkenntnis von präventiven Angeboten, Sorge vor finanziellen Belastungen durch die Wahrnehmung von Präventionsangeboten sowie eine nicht ausgeprägte Gesundheitskompetenz (Health Literacy) könnten zusätzlich zu den bereits vorgestellten Inanspruchnahmebarrieren (Abschnitte „Gesundheitliche Situation älterer Migranten" und „Interkulturelle Öffnung") die Teilnahme an diesen präventiven Maßnahmen verhindern (12).

■ Synergien durch Vernetzung

In Deutschland wird eine Vielzahl präventionsbezogener Projekte durchgeführt oder wurden bereits abgeschlossen. Bei den Angeboten handelt es sich vornehmlich um Einzelprojekte, die eine Prävention auf der personalen Ebene oder der Verhaltensebene anstreben. So finden sich u. a. Beratungsangebote und Gruppentreffen in der jeweiligen Muttersprache der Migranten, Schulungen und Tagungen für Akteure im Gesundheitswesen wie auch regelmäßig stattfindende Gruppentreffen. Die Projekte sind meist regional begrenzt, haben nur einen geringen Wirkungsradius bzw. Bekanntheitsgrad und sind häufig nicht evaluiert.

Um einen Überblick über Studien und Projekte zu Prävention und Gesundheitsförderung bei Migranten zu erhalten, ist eine gezielte Recherche in einer der folgenden Datenbanken möglich: Die Datenbank Gesundheitliche Chancengleichheit, die Kontakt- und Literaturdatenbanken der IKoM und die Informationsplattform MIGHEALTHNET bieten Hinweise und Kontakte zu vielen Projekten, Informationen und Literatur. Sie ermöglichen somit eine Vernetzung der Anbieter wie auch der Nutzer. Die Datenbanken werden stetig ergänzt und erweitert. Dadurch werden eine größtmögliche Aktualität und Vernetzungsmöglichkeit angestrebt.

Gesundheitliche Chancengleichheit

Die Bundeszentrale für gesundheitliche Aufklärung[5] (BZgA) führt eine Datenbank mit Präventionsangeboten für sozial Benachteiligte. Im Sommer 2007 fand eine Aktualisierung der Datenbank statt, sodass derzeit in der Praxisdatenbank 1801 Projekte mit den entsprechenden Anbietern aufgeführt werden. Davon richten sich 403 Projekte (22,4 %) an Migranten mit schlechten Deutschkenntnissen, Aussiedler, Asylbewerber und Illegale. Nur 31 Projekte (1,7 %) zielen speziell auf ältere Migranten ab einem Alter von 60 Jahren (4).

Datenbanken der IKoM

Die Informations- und Kontaktstelle für die Arbeit mit älteren Migranten (IKoM)[6] führt eine Literatur- und Mediendatenbank mit ca. 1800 Titeln zum Themenbereich „ältere Migranten" und eine Kontaktdatenbank. In dieser sind aktuell 4100 Einrichtungen und Einzelpersonen mit ihren Projekten aufgelistet. Unter dem Arbeitsschwerpunkt „Gesundheitsförderung älterer Migranten" ist eine exemplarische Liste mit insgesamt 45 Kontakten bzw. Projekten aufgeführt. Sowohl in der Literaturdatenbank wie auch in der Kontaktdatenbank sind gezielte (ggf. kostenpflichtige) Abfragen möglich (6). Die IKoM wird u.a. vom Bundesministerium für Familie, Senioren, Frauen und Jugend und vom Ministerium für Generationen, Familie, Senioren, Frauen und Jugend des Landes Nordrhein-Westfalen gefördert.

MIGHEALTHNET

Das Wiki-basierte Projekt MIGHEALTHNET stellt ein Netzwerk zum Thema Migration und Gesundheit dar (7). Es ist eine länderübergreifende Informationsplattform u.a. für Forscher, Akteure im Gesundheitswesen, aber auch für Politiker und alle Personen, die sich über den Themenbereich Migration und Gesundheit informieren möchten. Die teilnehmenden Länder (z.B. Deutschland, Griechenland, Türkei) stellen in der jeweiligen Landessprache Informationen zur Lage der Migranten im Aufenthaltsland bereit. Dies umfasst sowohl die demografische Situation, Informationen zur Lebenslage der Migranten sowie rechtliche und gesundheitliche Aspekte. Das Projekt wird von der Generaldirektion für Gesundheit und Verbraucherschutz der Europäischen Kommission sowie von der Stavros Niarchos Foundation gefördert (ebd.).

20.4 Beispiel aus der Praxis

Das Projekt saba zur „Verbesserung der häuslichen Pflege türkischer Migranten in Deutschland"[7] richtet sich an pflegebedürftige türkische Migranten und deren pflegende Angehörige. Zur Unterstützung der pflegenden Angehörigen wurde ein kultursensibler Interventionsansatz entwickelt und erprobt. Über diesen Ansatz auf Basis des Storytelling soll das Empowerment/Selbstmanagement der pflegenden Angehörigen gefördert und Stress reduziert werden. Einer Überforderung der pflegenden Angehörigen wird durch den Abbau von Informationsdefiziten vorgebeugt. Zudem werden Zugangsbarrieren zu Unterstützungs- und Entlastungsangeboten reduziert und die Autonomie gefördert. Dies kann zu einer Verbesserung des pflegerischen Handelns führen (5, 9).

Die gesamte Kommunikation (Kontaktierung, Treffen im Rahmen der Studie, Informationsmaterial) wurde in Türkisch gehalten. Während der Kontaktierungsphase zeigte sich, dass türkische Pflegebedürftige und ihre pflegenden Angehörigen über die im Gesundheitswesen übliche „Komm-Struktur" nicht zu erreichen sind. Erst ein „zugehender Ansatz" über Schlüsselpersonen aus der türkischen Community unter Ausbildung eines sozialen Netzwerkes ermöglichte eine Kontaktierung türkischer Pflegebedürftiger und ihrer Angehörigen (15).

Die pflegenden Angehörigen trafen sich regelmäßig in kleinen Gruppen in Anwesenheit von zweisprachigen Mediatoren, die zuvor im Rahmen

[5] Die BzgA gibt in jedem Quartal den Informationsdienst „Migration und öffentliche Gesundheit" mit aktuellen Veröffentlichungen, Projekten und Terminen zu Tagungen und Fortbildungen heraus.
[6] Die IKoM veröffentlicht regelmäßig einen Newsletter u.a. mit einem Themenschwerpunkt (z.B. Gesundheitsförderung, Wohnkonzepte, Gesundheit), der Vorstellung neuer Projekte und Veröffentlichungen. Der Newsletter richtet sich an Akteure der Altenhilfe und Betroffene (6).

[7] Das Projekt wird im Rahmen des Pflegeforschungsverbundes vom Bundesministerium für Bildung und Forschung finanziert.

des MiMi-Projektes („Mit Migranten für Migranten") eine Ausbildung zu Gesundheitsmediatoren absolviert hatten (8). Während der Treffen in türkischer Sprache wurde jeweils ein pflegerelevantes Thema (z. B. Diabetes, Sturzprävention, Ernährung, Unterstützungsangebote) besprochen. Als Ausgangspunkt dieser Gespräche diente eine Geschichte, die die anwesenden Pflegepersonen motivierte, ihre eigene Pflegeerfahrung, Informationen, aber auch Bedürfnisse und Sorgen zu erzählen.

Das Projekt saba ist „migrantenspezifisch" auf die Gruppe der türkischstämmigen Pflegebedürftigen und ihrer pflegenden Angehörige ausgerichtet. Im Folgenden sind die Besonderheiten nochmals kurz aufgelistet:
• „zugehender Ansatz"
• Kontakt über Schlüsselpersonen
• Bildung eines sozialen Netzwerks
• Umsetzung einer kultursensiblen Intervention
• migrantensensible Informationsvermittlung

Eine Evaluation der Intervention wird durchgeführt.

20.5   Fazit

Der Bereich „Prävention bei älteren türkischen Migranten" stellt einen Themenkomplex mit vielen offenen Fragen und Herausforderungen dar. Es fehlen Informationen und Daten zur Nutzung und Wahrnehmung präventiver Angebote durch türkischstämmige Migranten sowie zum Bedarf an spezifischen Präventionsmaßnahmen. Ein besonderer Schwerpunkt ist die Erreichbarkeit („zugehender Ansatz") und Motivierung der Zielgruppe an Präventionsangeboten teilzunehmen. Hierbei könnte ein Einsatz von Schlüsselpersonen aus der Community und zweisprachiger Mediatoren sinnvoll sein.

Inanspruchnahmebarrieren müssen eruiert und erforscht werden, um Konzepte zum Abbau dieser Barrieren zu entwickeln. Präventionsangebote der Regelversorgung könnten etwa durch sprachliche und kulturelle Anpassung (z. B. von Informationsmaterial) migrantensensibel an die Zielgruppe adaptiert werden oder die Migranten könnten über Empowerment in die Lage versetzt werden, entsprechende Angebote zu nutzen. Eine Entwicklung migrantenspezifischer Präventionsangebote für ältere türkischstämmige Migranten kann z. B.

bei eingeschränkter Kommunikation im Falle von demenziellen Erkrankungen erforderlich sein. Zudem sollten neu entwickelte Präventionsprogramme wie auch bereits bestehende Programme auf ihre Wirksamkeit und Effizienz bzw. Nachhaltigkeit untersucht und evaluiert werden.

Über migrantensensible oder migrantenspezifische Präventionsangebote können gleiche Zugangschancen zum Gesundheitswesen geschaffen werden und älteren türkischen Migranten eine gleichberechtigte Partizipation ermöglicht werden. Denn evidenzbasierte Prävention kann nur dann sinnvoll sein, wenn sie die Adressaten erreicht.

Literatur
[1] Dietzel-Papkyriakou M, Olbermann E. Gesundheitliche Lage und Versorgung alter Arbeitsmigranten in Deutschland. In: Marschalck P, Wiedl KH, Hrsg. Migration und Krankheit. IMIS Schriften. Osnabrück: Universitätsverlag Rasch 2001; 10: 10283–10311
[2] Freie und Hansestadt Hamburg, Behörde für Arbeit, Gesundheit und Soziales, Hrsg. Älter werden in der Fremde: Wohn- und Lebenssituation älterer ausländischer Hamburgerinnen und Hamburger. Sozialempirische Studie. Hamburg; 1998
[3] Geiger IK. Managing diversity in public health. In: Razum O, Zeeb H, Laaser U, Hrsg. Globalisierung – Gerechtigkeit – Gesundheit. Einführung in International Public Health. Bern: Huber; 2006: 163–175
[4] Gesundheitliche Chancengleichheit: www.gesundheitliche-chancengleichheit.de (Zugriff: 06.05.2009)
[5] Glodny S, Razum O. Verbesserung der häuslichen Pflege türkischer Migranten in Deutschland. In: Schaeffer D, Behrens J, Görres S, Hrsg. Optimierung und Evidenzbasierung pflegerischen Handelns. Weinheim, München: Juventa Verlag; 2008: 132–152
[6] Informations- und Kontaktstelle für die Arbeit mit älteren Migrantinnen und Migranten: www.ikombund.de (Zugriff: 06.05.2009)
[7] MIGHEALTHNET: www.mighealth.net/de (Zugriff: 06.05.2009)
[8] MiMi: „Für Migranten mit Migranten": www.bkk-promig.de (Zugriff: 06.05.2009)
[9] Projekt: Verbesserung der häuslichen Pflege: www.uni-bielefeld.de/gesundhw/ag6/pfv/projekte/B6.html (Zugriff: 06.05.20099)
[10] Razum O, Geiger I, Zeeb H et al. Gesundheitsversorgung von Migranten. Dtsch Ärzteblatt 2004: 101(43): A2882–A2887
[11] Razum O, Zeeb H, Meesmann U et al. Schwerpunktbericht der Gesundheitsberichterstattung des Bundes. Migration und Gesundheit. Robert-Koch-Institut, Hrsg. Berlin; 2008
[12] Spallek J, Razum O. Gesundheit von Migranten und Prävention. Med Klin 2007; 102: 452–456
[13] Statistisches Bundesamt, Hrsg. Bevölkerung und Erwerbstätigkeit. Bevölkerung mit Migrations-

hintergrund – Ergebnisse des Mikrozensus 2005 – Fachserie 1 Reihe 2.2. Wiesbaden; 2007. www.destatis.de (Zugriff: 06.05.2009)

[14] Weiß J. Prävention – aber wie? Dtsch Med Wochenschr 2009; 3: 134

[15] Yilmaz Y, Glodny S, Razum O. Soziale Netzwerkarbeit als alternatives Konzept für die Rekrutierung türkischer Migranten zu wissenschaftlichen Studien am Beispiel des Projektes saba. In: Behrens J, Hrsg. „Pflegebedürftig" in der „Gesundheitsgesellschaft". Hallesche Beiträge zu den Gesundheits- und Pflegewissenschaften 2009: 8(1), 638–653

21 Schulische Gesundheitsförderung für sozial benachteiligte Kinder am Beispiel Klasse2000

Christina Storck*, Thomas Duprée, Pál L. Bölcskei

Abstract

Kinder und Jugendliche stellen in Deutschland mittlerweile diejenige Altersgruppe dar, die am häufigsten von Armut bedroht ist (11). Armut bedeutet einen schlechten Start ins Leben, sodass betroffene Kinder und Jugendliche häufig nicht nur schlechtere schulische und berufliche Startchancen haben, sondern auch in ihrer kognitiven, psychosozialen und gesundheitlichen Entwicklung beeinträchtigt sind.

Präventionsmaßnahmen sollten vor allem für die Zielgruppe der Kinder und Jugendlichen durchgeführt werden, die sie am meisten benötigen. Tatsächlich sind diese in der Praxis jedoch am schwierigsten zu erreichen (1). Vor dem Hintergrund dieses in der Literatur als „Präventionsparadoxon" oder „Präventionsdilemma" bezeichneten Zusammenhangs präsentiert dieser Beitrag Ergebnisse aus der wissenschaftlichen Begleitforschung von Klasse2000. Klasse2000 verfolgt einen verhaltenspräventiven Ansatz zur Förderung von Lebenskompetenzen, Bewegung und gesunder Ernährung in der Grundschule. Es ist mit aktuell über 325 000 teilnehmenden Schülern das am weitesten verbreitete Präventionsprogramm für die Grundschule in Deutschland. Dargestellt werden Häufigkeiten zum Einsatz des Klasse2000-Programms in Klassen aus sozialen Brennpunkten sowie Aspekte der Akzeptanz und der Praktikabilität des Programms für diese spezifische Zielgruppe.

Die Ergebnisse belegen, dass es in der Praxis durch die besondere Unterstützungsstruktur von Klasse2000 gelingt, gezielt Schulen aus benachteiligten Regionen für eine Teilnahme am Programm zu gewinnen. Die Finanzierung über private Spenden in Form von Patenschaften zieht keine Selektivität nach sich, die eine Teilnahme von Schulen aus strukturschwachen Regionen verhindert. Das Unterrichtskonzept von Klasse2000 eignet sich aus Sicht der teilnehmenden Lehrkräfte für die Arbeit mit sozial benachteiligten Kindern. Eine konzepttreue und intensive Umsetzung des Programms ist in der breiten Praxis an teilnehmenden Schulen aus sozialen Brennpunkten gewährleistet.

Das Setting Grundschule erscheint ideal, um gesundheitlicher Ungleichheit bei Kindern und Jugendlichen zu begegnen. Wir plädieren bei der Verteilung finanzieller Mittel für eine verstärkte Unterstützung bewährter und erprobter Programme und die Gewährleistung einer langfristigen Unterstützung von Schulen aus strukturschwachen Regionen. Das Beispiel Klasse2000 zeigt, wie dabei das Wirkpotenzial der Vernetzung regionaler Strukturen durch die gemeinsame Förderung der Gesundheit im Setting Schule genutzt werden kann.

21.1 Auswirkungen der sozialen Lage auf die Gesundheit von Kindern und Jugendlichen

Kinder und Jugendliche wachsen in Deutschland unter sehr unterschiedlichen Bedingungen auf. Die Verteilungsungleichheit hat sich in den letzten Jahren noch verschärft. Armut betrifft heute zunehmend häufiger ehemals gut situierte und sicher geglaubte Mittellagen (11).

In Deutschland sind rund 13 % der Bevölkerung von Armut bedroht. Im Jahr 2004 waren rund 10,6 Mio. Menschen betroffen, davon 1,7 Mio. Kinder (13). Die primären Ursachen hierfür sind unsichere Arbeitsverhältnisse und die wachsende Anzahl von Alleinerziehenden-Haushalten. Gegenwärtig sind 16 % aller Familien in den alten und 22 % in den neuen Bundesländern Einelternfamilien. In diesen Haushalten, die zu 84 % von

* E-Mail: info@klasse2000.de

Frauen bestritten werden, nimmt aufgrund der eingeschränkten Erwerbs- und Einkommenschancen unweigerlich auch das Armutsrisiko zu. Armut betrifft auch verstärkt Familien mit Migrationshintergrund. Der Anteil an Personen mit Migrationshintergrund, die unter der Armutsrisikoschwelle leben, ist mit 28 % mehr als doppelt so hoch wie bei Nichtmigranten (3).

Eine benachteiligte Lebenslage geht häufig mit Gesundheitsproblemen einher. Auf diesen Zusammenhang haben in den letzten Jahren viele Studien hingewiesen. Soziale Benachteiligung führt nicht nur zu schlechteren schulischen und beruflichen Startchancen. Oftmals kommen Beeinträchtigungen in der kognitiven und psychosozialen Entwicklung der Kinder zum Tragen sowie ein schlechterer Gesundheitszustand und verstärkt gesundheitsgefährdendes Verhalten (Abb. 21.**1**). Aktuelle Studien belegen, dass in Deutschland Kinder und Jugendliche aus sozial schlechter gestellten Familien größere gesundheitliche Probleme haben als Gleichaltrige aus Familien mit höherem sozioökonomischem Status. Niedriger Sozialstatus und Migrationshintergrund sind Risikofaktoren für Übergewicht, motorische Defizite und psychische Probleme (2, 12).

Einige Faktoren, die für die gesundheitliche Ungleichheit verantwortlich sind, lassen sich direkt auf die finanziellen Engpässe der Haushalte zurückführen: schlechtere Wohnbedingungen, ein Wohnumfeld mit wenig Spiel- und Freizeitmöglichkeiten, mangelnde Erholungsmöglichkeiten und Unterschiede in der Inanspruchnahme des Gesundheitssystems (9). Armut geht aber auch mit Belastungen und Anstrengungen einher, die zu Konflikten in den Familien führen können. Besonders belastet ist das Familienklima bei zusätzlichen Problemen der Eltern, wie z.B. Sucht, schwerer Erkrankung oder während Trennungs- und Scheidungsphasen. Darüber hinaus sind es Aspekte der täglichen Lebensführung und geringe Schutzfaktoren, die sich negativ auf den physischen und psychischen Gesundheitszustand auswirken.

Kinder und Jugendliche mit niedrigem Sozialstatus essen weniger Obst und Gemüse und mehr Fast Food (10). Sie treiben weniger Sport (12) und verbringen deutlich mehr Zeit mit elektronischen Medien, insbesondere dem Fernseher, als Jugendliche mit einem höheren Status (6, 12). Gut belegt ist auch der Zusammenhang von Nikotinkonsum und sozialer Lebenslage. Kinder und Jugendliche

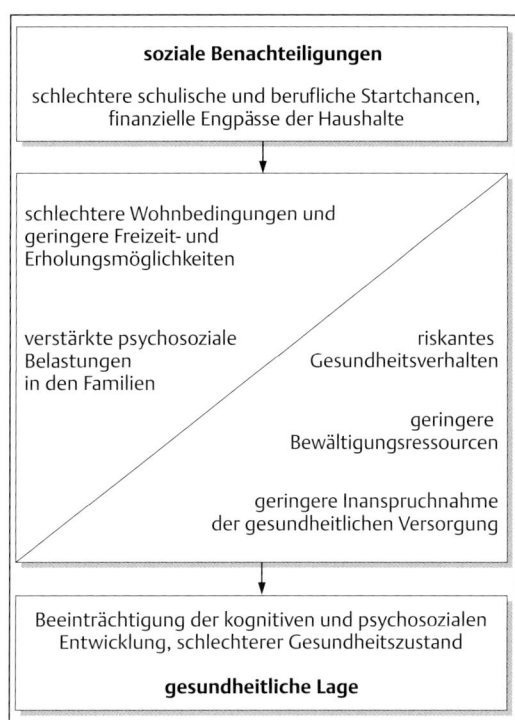

Abb. 21.**1** Gesundheitsprobleme als Folge sozialer Benachteiligung.

mit niedriger Schulbildung rauchen 4–5 mal häufiger als jene mit höherem Bildungsniveau (5). Ein direkter Zusammenhang zwischen niedrigem Sozialstatus und höheren Raucherprävalenzen zeigt sich auch im Kinder- und Jugendgesundheitssurvey (12). Ein Aufwachsen in Armut erschwert es Kindern, ein positives Selbstwertgefühl und soziale Kompetenzen auszubilden. Damit vermindert sich die Fähigkeit, belastende Situationen und Konflikte zu bewältigen oder zu kompensieren und ein selbstbestimmtes Leben zu führen.

Der Zusammenhang zwischen Armutslage in der Kindheit und Gesundheitsproblemen ist jedoch kein Automatismus. Als protektive Faktoren können ein stabiles und unterstützendes soziales Umfeld, insbesondere innerhalb der Familie, aber auch in der Schule, angesehen werden. Dies trägt zur Entwicklung eines positiven Selbstkonzepts und zur Ausbildung sozialer Kompetenzen bei, wichtigen Bewältigungsfaktoren für den Umgang mit Belastungen und kritischen Lebensereignissen. So ist ein zentrales Ergebnis der sogenannten BELLA-Studie, dass personale, familiäre und soziale

Ressourcen bei psychisch unauffälligen Kindern und Jugendlichen stärker ausgeprägt sind. „Die Stärkung dieser Ressourcen sollte wesentliches Ziel von Prävention und Intervention sein." (12).

21.2 Schule – ein ideales Setting für Gesundheitsförderung?

Ein wichtiger Zugang eröffnet sich über schulbasierte Programme, die an 2 Stellen ansetzen: zum einen in der Gesundheitsbildung, indem Wissen über den Aufbau und die Funktionsweise des eigenen Körpers vermittelt wird, um eine positive Einstellung zum Körper zu fördern, und zum anderen durch die Förderung von Lebens- und Gesundheitskompetenzen, indem bei den Kindern verhaltensnah gesundheitsfördernde Verhaltensweisen, wie Bewegung, Entspannung und gesunde Ernährung aufgebaut und psychosoziale Kompetenzen gestärkt werden.

Schulische Gesundheitsförderung hat Konjunktur. Der Druck wächst – in einigen Ländern auch von Seiten der Kultusministerien – Gesundheitsförderung in den Schulen zu verankern. In Deutschland gibt es mittlerweile mehr als 20 evaluierte Programme zur Förderung von Lebenskompetenzen, die in der Schule eingesetzt werden können. Das Setting Schule erscheint zur Umsetzung präventiver Maßnahmen ideal:

Zum einen sind Maßnahmen generell wirksamer, wenn sie in der zentralen Lebenswelt der Kinder und Jugendlichen durchgeführt werden. Nach dem Elternhaus ist die Schule die wichtigste Lebenswelt, in der sich Kinder und Jugendliche bewegen. Ein zweiter Aspekt ist die allgemeine Schulpflicht, die sicherstellt, alle Kinder unabhängig von ihrer sozialen Herkunft über viele Jahre hinweg zu erreichen. Sollen durch präventive Maßnahmen eine verbesserte Alltagsbewältigung und verbesserte Fähigkeiten im Umgang mit Belastungen erzielt werden, so müssen diese so früh wie möglich in der individuellen Biografie gefördert werden. Gerade die Grundschule bildet eine ideale Basis für die Durchführung präventiver Maßnahmen zu einem Zeitpunkt, wenn Verhaltensmuster noch vergleichsweise flexibel sind und Kinder noch bereit sind, vieles auszuprobieren. Sie nehmen in dieser Phase gesundheitsbezogene Einstellungen und Verhaltensweisen an, die relativ stabil sind (8).

Zum anderen sind in jüngeren Studien Faktoren in den Schulen selbst identifiziert worden, die zu gesundheitlichen Belastungen und Krankheitsentstehung beitragen und somit geeignete Ansatzpunkte für schulische Gesundheitsförderung bieten. Hierzu gehören das Lehrer-Schüler-Verhältnis und Lehrer-Schüler-Eltern-Verhältnis, das Klassenklima, mangelndes Gesundheitswissen, fehlende Bewegung und Entspannung und ungesunde Ernährung in den Pausen. Eine Entwicklung zu einer gesundheitsfördernden Schule widmet sich auch der Frage, wie die eigene Schule strukturell als ein gesunder Arbeitsplatz und Lebensraum gestaltet werden kann. Gesundheitsförderung im schulischen Setting bildet den roten Faden eines wirkungsvollen Lernens, eines konstruktiven Miteinanders, eines wertschätzenden Klimas und liefert darüber hinaus positive Impulse für Bildungsaufgaben. Gesunde Kinder lernen besser und ein positives Schulklima wirkt sich günstig auf die Entwicklung der Kinder und die Lehrergesundheit aus.

Doch nur wenn die Ziele der Bildungsinstitution Schule mit denen des Gesundheitsförderungs- und Präventionsprogramms übereinstimmen, wird das Projekt nicht als „zusätzlicher Aufwand" empfunden, sondern lässt sich als intensiver und wertvoller Baustein im schulischen Bildungsprozess verankern. Die Akzeptanz und Praktikabilität des Konzepts im schulischen Alltag bildet die Grundlage dafür, dass sich die Wirkung des Programms entfalten kann. Viele Anforderungen, die im Bildungs- bzw. Erziehungsauftrag der Schule im Schulgesetz verankert sind, finden sich in den Inhalten von Lebenskompetenzprogrammen wieder. So bildet beispielsweise die Kommunikationsfähigkeit, d. h. die Fähigkeit, eigene Gedanken und Ideen anderen transparent zu machen und umgekehrt sich in die Gedankenwelt anderer hineinversetzen zu können, einen zentralen Pfeiler des Bildungsbegriffs und damit eine wichtige Basis für alle weitergehenden Aspekte der Bildung, wie moralisches Denken und Handeln, Kreativität oder instrumentelle Fertigkeiten. Somit „lohnt sich" die Förderung von Lebenskompetenzen nicht nur im Hinblick auf die Gesundheit, sondern auch zur Wegbereitung von Lernprozessen.

21.3 Verhaltensprävention an deutschen Grundschulen am Beispiel des Unterrichtsprogramms Klasse2000

Klasse2000 ist ein außercurriculares Unterrichtsprogramm zur Gesundheitsförderung, Gewalt- und Suchtvorbeugung in der Grundschule. Das Unterrichtsprogramm mit der Leitfigur KLARO (Abb. 21.**2**) wurde 1991 am Institut für Präventive Pneumologie in Nürnberg entwickelt und seither zunehmend an deutschen Grundschulen verbreitet. Träger ist der gemeinnützige Verein Programm Klasse2000 e. V.

▪ Inhalte und Ziele

Klasse2000 beginnt in der 1. Jahrgangsstufe und wird kontinuierlich über vier Jahre der Grundschulzeit durchgeführt. Den inhaltlichen Kern bildet die Förderung von Lebenskompetenzen. Dazu gehören Empathie, Umgang mit Gefühlen, Konfliktlösen, Problemlösen und kritisches Denken, effektive Kommunikation und Stressbewältigung. Neben psychosozialen Fähigkeiten werden im Programm körperbezogene Inhalte altersgemäß vermittelt. Im Verlauf des vierjährigen Curriculums lernen die Kinder spielerisch wichtige Funktionen des Körpers kennen, wie etwa Atmung, Verdauung, Bewegung, Herz-Kreislauf-Funktionen und Lernprozesse im Gehirn. So wird zum einen der Grundstein für eine positive Einstellung zum eigenen Körper gelegt und zum anderen durch verhaltensnahe Methoden die gesundheitsbezogene Selbstwirksamkeit der Kinder gestärkt und gesundheitsförderliches Verhalten in den Bereichen Bewegung und Ernährung aufgebaut. In der 4. Jahrgangsstufe wird das Programm aufbauend auf die behandelten Themen um suchtspezifische Elemente erweitert.

Das Unterrichtskonzept umfasst 12–16 Klasse2000-Unterrichtsstunden pro Jahrgangsstufe. Diese werden in Zusammenarbeit von Klassenlehrern und Fachkräften vor Ort, den sogenannten Klasse2000-Gesundheitsförderern durchgeführt. Diese sind als Honorarkräfte oder ehrenamtlich tätig, kommen aus pädagogischen, medizinischen oder psychologischen Berufen und werden für ihren Einsatz bei Klasse2000 speziell geschult. Am häufigsten sind die Berufsgruppen der Sozialpädagogen, Ärzte und Gesundheitspädagogen vertreten. Sie begleiten die Kinder in der Regel über die vier Jahre ihrer Grundschulzeit und führen 2- bis 3-mal pro Schuljahr Impulsstunden durch und motivieren so Lehrer und Schüler, an den gesundheitsbezogenen Themen weiterzuarbeiten.

Die Eltern werden durch einen Elternabend, regelmäßige Briefe und eine jährliche Elternzeitschrift informiert und aktiv in das Projekt eingebunden. Die Finanzierung erfolgt über private Spenden in Form von Patenschaften für einzelne Schulklassen (220,– € pro Klasse und Jahr). Eine besondere Unterstützungsstruktur erfährt Klasse2000 durch die Lions Clubs, die das Programm ideell und finanziell unterstützen, indem sie Anschubfinanzierungen organisieren, regionale Kontakte zur Akquise von Spendengeldern herstellen oder Schulen aus sozial schwachen Regionen finanziell unterstützen.

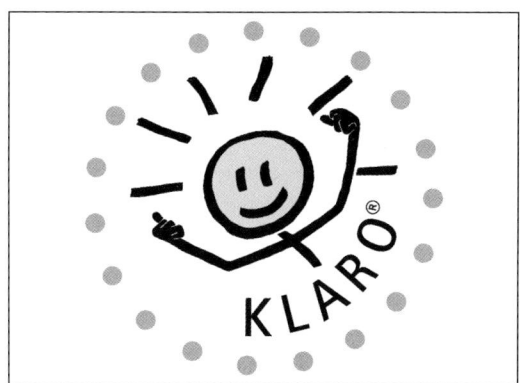

Abb. 21.**2** KLARO – Leitfigur des Unterrichtsprogramms Klasse2000.

▪ Positive Effekte von Klasse2000 auf Schülerinnen und Schüler

Das Programm Klasse2000 wird fortlaufend vom Verein Programm Klasse2000 e. V. evaluiert, häufig in Kooperation mit anderen Institutionen. Auf der Grundlage der Ergebnisse und neuer wissenschaftlicher Erkenntnisse wird das Unterrichtskonzept überarbeitet und verbessert. Studien im Rahmen der Prozessevaluation belegen eine breite Basis der Akzeptanz und eine hohe Intensität der Programmdurchführung in der Praxis. Im Durchschnitt werden rund 75 % der Inhalte der Lehrerstunden vermittelt (14).

Die suchtspezifische Wirksamkeit von Klasse2000 wurde bereits in einer Pilotstudie mit

Schulklassen aus den Jahren 1991/92–1994/95 bestätigt (4). Im vergangenen Jahr wurde eine externe Langzeitstudie in Hessen unter der Leitung des IFT-Nord abgeschlossen. Die Ergebnisse belegen positive Wirkungen des Programms auf Klassen-, Schul- und individueller Ebene.

Über die vierjährige Programmlaufzeit war in den Interventionsklassen die Reduktion externalisierender und internalisierender Verhaltensweisen im Trend ausgeprägter als in der Kontrollgruppe. Kinder der Interventionsklassen beginnen im 4. Schuljahr seltener mit dem Konsum von Zigaretten und Alkohol als Kinder der Kontrollklassen. Für den ersten heimlichen Alkoholkonsum bleibt die Assoziation mit der Gruppenzugehörigkeit auch erhalten bei Kontrolle von Alter, Geschlecht und zu Hause gesprochener Sprache.

Bereits zu Beginn des 3. Schuljahrs nehmen Klasse2000-Kinder einen bedeutsam größeren eigenen Einfluss auf ihre Gesundheit wahr. Dieser Unterschied bleibt bis zum Ende der 4. Klasse erhalten. Gesundheitsbezogenes Wissen ist zu allen Messzeitpunkten bei Kindern der Interventionsgruppe signifikant höher (7).

▪ Positive Effekte von Klasse2000 auf Klassen- und Schulebene

In der Langzeitstudie wurden auch Auswirkungen des Programms auf Ebene der Klassen und Schulen untersucht (7). Auf Klassenebene zeigt sich sowohl in den Einschätzungen der Lehrkräfte als auch im Schülerurteil in den Interventionsklassen eine signifikant bessere Entwicklung des Klassenklimas.

Die überwiegende Mehrheit der befragten Schulleiter erlebte das Programm als Bereicherung für ihren Schulalltag. Die Durchführung des Programms führt in etwa der Hälfte der Interventionsschulen zu weiteren Initiativen und strukturellen Maßnahmen zur Gesundheitsförderung. Dass der Einsatz von Klasse2000 in den Schulen oft nicht isoliert erfolgt, zeigt auch, dass sich am Ende der Untersuchung knapp ¾ der Schulen in einem Prozess hin zu einer gesundheitsfördernden Schule befinden.

21.4 Einsatz und Akzeptanz von Klasse2000 in Schulklassen aus sozialen Brennpunkten

▪ Konzeptuelle Merkmale des Programms Klasse2000 im Hinblick auf die Verminderung sozialer Ungleichheit

Verhaltensprävention in der Grundschule soll Kinder erreichen, die Gesundheitsförderung aufgrund ihrer Lebensbedingungen und ihrer sozialen Herkunft besonders benötigen. Ein in diesem Zusammenhang wichtiges Kriterium ist die Niedrigschwelligkeit. Das Setting Grundschule ermöglicht durch die allgemeine Schulpflicht ein frühzeitiges Zugehen auf Kinder aus allen sozialen Gruppen. Diese werden zu diesem Zeitpunkt noch gemeinsam erreicht, bevor in Deutschland die Weichen zur sozialen Selektion mit dem Übergang in ein dreigliedriges Schulsystem nach der 4. Jahrgangsstufe gestellt werden.

Auf Schul- bzw. Klassenebene ergeben sich jedoch möglicherweise Barrieren, die in den spezifischen Teilnahmevoraussetzungen für das Programm Klasse2000 begründet sind. Die Notwendigkeit der Finanzierung könnte eine Kommstruktur schaffen, durch die sich vorwiegend Schulen aus Regionen am Programm beteiligen, deren Kinder sozial und gesundheitlich wenig belastet sind.

Dieser potenziellen Hürde wird in der Praxis versucht entgegenzuwirken. Bei der Förderung der Verbreitung des Programms Klasse2000 kommen 2 verschiedene Strategien zum Tragen:

- Zum einen liegt einer Vielzahl der Neuanmeldungen die Eigeninitiative der Schule, deren Eltern- oder Lehrerschaft zugrunde. Diese haben sich nach Empfehlungen und Sichtung der Informationsmaterialien und der Teilnahmevoraussetzung für die Durchführung des Programms an ihrer Schule entschieden. Das Aufbringen des Patenschaftsbetrags läuft in diesen Fällen in der Regeln selbstorganisiert, d. h. die Kosten für die Programmdurchführung werden vom Förderverein der Schule, von der Elternschaft der teilnehmenden Klasse oder von Spenden aus regionalen Betrieben oder Gesundheitseinrichtungen (Ärzten, Apotheken, Therapeutenpraxis) bestritten. Meist bilden sich kleinere „Steuergruppen" heraus, die aus engagierten Eltern und

Lehrkräften bestehen und sich um die Finanzierung und Durchführung des Programms an der Schule bemühen. Diese Form der Verbreitung, in der die Programmdurchführung von Eltern oder Lehrern initiiert wird, könnte man als **„bottom-up"-Strategie** bezeichnen. Hier gehen die Impulse für die Teilnahme am Programm von der Basis der interessierten Schulen aus.

* Gleichzeitig wird versucht, **„top-down"** den Prozess der Verbreitung des Programms zu unterstützen. Hier ermöglichen Großpaten, wie derzeit beispielsweise die Gmünder ErsatzKasse in Baden-Württemberg, eine breite Teilnahme von Schulen am Programm. Die Lions Clubs, die im Rahmen ihrer Kinder- und Jugendarbeit das Programm Klasse2000 unterstützen, versuchen insbesondere Schulen aus sozialen Brennpunkten durch die Herstellung von Kontakten zu Sponsoren oder Teilfinanzierungen die Teilnahme am Programm zu ermöglichen. Auch die Zusammenarbeit mit regionalen Ämtern und Fachstellen, deren Mitarbeiter zum Teil im Dienstauftrag als Gesundheitsförderer für Klasse2000 tätig sind, trägt dazu bei, dass die Verteilung in Richtung der Schulen und Kinder gesteuert wird, die Gesundheitsförderung am dringendsten benötigen.

Neben der Notwendigkeit der Finanzierung sind noch weitere Barrieren denkbar, die auch im Setting Grundschule ein „Präventionsdilemma" bewirken könnten: Man kann annehmen, dass Lehrer aus Schulen mit einem hohen Anteil an Kindern aus schwierigen Lebenslagen Unterrichtsstunden zur Verhaltensmodifikation schwieriger finden. Wenig leistungsstarke Kinder, die gemeinhin mit geringeren Handlungsressourcen ausgestattet sind, haben vermutlich größere Schwierigkeiten, die Inhalte zu verstehen und in ihrem Alltag umzusetzen. Die Vermittlung bedarf eines höheren Zeitaufwands, der die Umsetzung des außercurricularen Programms weiter erschwert. Die genannten Faktoren müssten sich auf die Akzeptanz und Durchführungstreue auswirken.

Im Folgenden werden Daten aus der Praxis der Programmdurchführung von Klasse2000 vorgestellt, um zum einen die Erreichbarkeit der Gruppe sozial Benachteiligter mit den genannten Strategien aufzuzeigen und zum anderen den Einsatz des Programms in sozialen Brennpunkten im Hinblick auf die Frage zu untersuchen, ob das Unterrichtskonzept für die besonderen Bedürfnisse von sozial benachteiligten Kindern aus Sicht der Lehrkräfte praktikabel erscheint.

■ Verbreitung des Programms Klasse2000

Klasse2000 hat seit seiner Einführung im Schuljahr 1991/92 mehr als 600000 Kinder erreicht. Im Schuljahr 2008/09 nahmen 325000 Kinder aus über 13900 Klassen am Programm teil (Stand: 30.06.2009).

Eine Berechnung auf der Grundlage von Daten des Statistischen Bundesamts über die Anzahl an Grund- und Förderschulen in den Bundesländern ergab, dass im Schuljahr 2008/09 19% aller Grundschulen im Bundesgebiet an Klasse2000 teilnahmen (Abb. 21.**3**). Dieser Anteil war im Saarland mit 52,8% und in Schleswig-Holstein mit 29,2% am höchsten. Klasse2000 ist damit das in Deutschland am weitesten verbreitete Präventionsprogramm für die Grundschule.

Verbreitung bedeutet, dass diese Schulen aktuell das Programm implementieren, in einem Umfang von durchschnittlich 13–14 Stunden pro Schuljahr. Gesundheitsförderung nimmt somit im schulischen Alltag der Kinder zeitlich einen großen Stellenwert ein. Die Intensität der Programmumsetzung in der breiten Praxis wurde in mehreren Studien zur Prozessevaluation erfasst (14).

■ Daten zur Implementierung von Klasse2000 in Klassen aus sozialen Brennpunkten

In einer Studie am Ende des Schuljahrs 2005/06 wurden bundesweit alle teilnehmenden Lehrkräfte mit einem schriftlichen Fragebogen befragt[1] (15). Die Zugehörigkeit zu einem sozialen Brennpunkt wurde über zwei Indikatoren definiert: hoher Migrantenanteil und/oder eine hohe Arbeitslosigkeit in der Region. Die Einstufung folgt der subjektiven Einschätzung der Lehrkraft und spiegelt wider, ob diese ihren Arbeitsort als „Brennpunkt-Schule" bezeichnen würden. Ihr liegen keine amtlichen Statistiken zugrunde.

Insgesamt geben 23,5% der Lehrkräfte an, dass ihrer Kenntnis nach die Schule, an der sie unter-

---

[1] Datengrundlage bilden 3756 Fragebögen, die fristgerecht zurückgeschickt wurden. Dies entspricht einem Rücklauf von 41,3%.

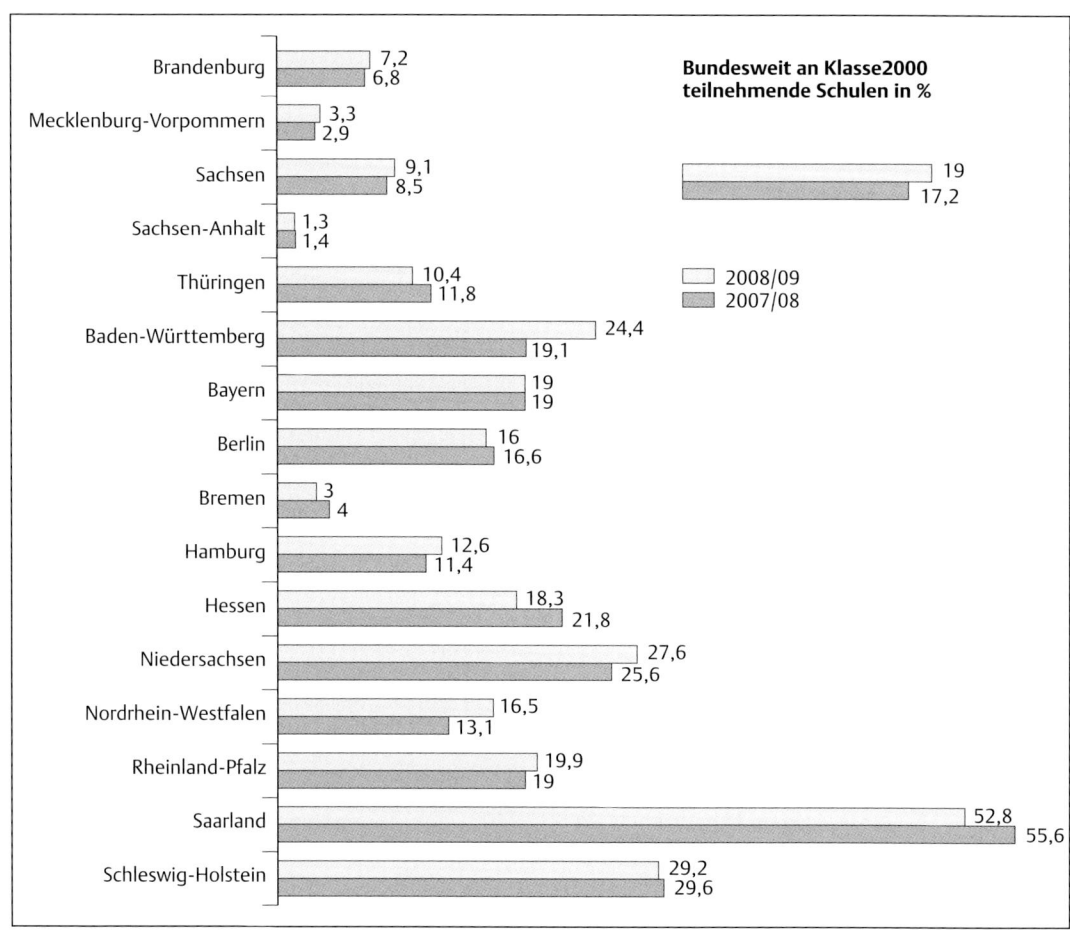

Abb. 21.**3** Verbreitung des Programms Klasse2000 im Vergleich der Bundesländer.

richten, zu einem sozialen Brennpunkt gehört. Dieser Prozentsatz ist in der Gruppe, die vor vier Jahren mit dem Programm begonnen hat, mit 21,4% am geringsten, in der 1. Jahrgangsstufe mit 24,6% am höchsten (Abb. 21.**4**). Dies bedeutet, dass der Anteil an Klassen innerhalb von vier Jahren kontinuierlich gesteigert werden konnte.

Der Anteil der Grundschullehrer, die nach eigener Einschätzung an Schulen aus sozialen Brennpunkten unterrichten, ist in Berlin (57,3%), Brandenburg (42,1%) und Mecklenburg-Vorpommern (58,3%) überdurchschnittlich hoch. In den übrigen Bundesländern liegt der Anteil im Bereich von 16,7% (Bayern) bis 27,3% (Hessen).

In der Programmumsetzung unterscheiden sich Lehrer aus Brennpunkt-Schulen nicht von ihren Kollegen (15). Im Durchschnitt setzen sie 75,4% der Unterrichtsinhalte um, wobei die Umsetzung

in der 1. Jahrgangsstufe mit 80% am höchsten und in der 3. Jahrgangsstufe mit rund 70% am niedrigsten ausfällt. In „Brennpunkt-Klassen" ist die aktive Mitarbeit der Kinder in den Klasse2000-Unterrichtsstunden ebenso hoch wie in anderen Klassen. Insgesamt schätzen Lehrkräfte aus sozialen Brennpunkten die aktive Beteiligung von Schülerinnen und Schülern mit durchschnittlich 82% ein.

Ein weiterer Indikator dafür, dass ein Programm den Bedürfnissen der Zielgruppe gerecht wird, ist eine konzepttreue Umsetzung. Je höher diese ausfällt, desto weniger Modifikationsbedarf wird im Einzelfall in der Umsetzung gesehen. Im Mittel halten sich 80% aller Lehrkräfte vollständig oder weitgehend an das vorgegebene Konzept. Lehrkräfte aus Brennpunkt-Schulen halten sich dabei ebenso genau an die manualisierte Grundlage wie andere Lehrkräfte.

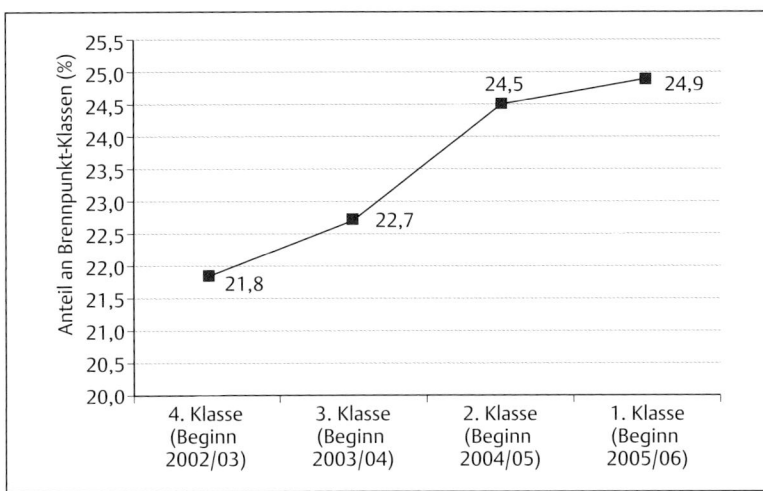

Abb. 21.**4** Einschätzung der Lehrkräfte: „Gehört meine Schule zu einem sozialen Brennpunkt?"

Akzeptanz und Praktikabilität aus Sicht der Lehrkräfte an „Brennpunkt-Schulen"

Die Rückmeldungen und Bewertungen der Lehrkräfte zeigen, dass die große Mehrheit erfolgreich mit dem Programm Klasse2000 arbeitet. Die Beurteilungen liegen für das Unterrichtskonzept und die Zusammenarbeit mit den Gesundheitsförderern im oberen Skalenbereich, wobei Lehrer aus sozialen Brennpunkten Konzept und Arbeitsmaterialien noch positiver bewerten als ihre Kollegen. Sie beurteilen die von den Gesundheitsförderern durchgeführten Unterrichtseinheiten kritischer, geben jedoch häufiger als ihre Kollegen an, von der Zusammenarbeit mit den externen Experten zu profitieren. Verhaltensbezogene Methoden werden in Klassen aus Brennpunkt-Schulen ebenso intensiv umgesetzt wie in anderen Schulen und sind aus Sicht der Lehrkräfte methodisch für diese Zielgruppe geeignet. Unterrichtseinheiten mit Rollenspielen und Verhaltensverträgen werden von Lehrkräften aus sozial benachteiligten Regionen ebenso gut bzw. signifikant besser beurteilt (15).

Das Programm Klasse2000 ist nicht spezifisch für die Zielgruppe sozial benachteiligter Kinder konzipiert. Aus Sicht der Lehrkräfte erweist es sich jedoch als gut handhabbar und kann den individuellen Bedürfnissen einzelner Schulklassen leicht angepasst werden. Um diese Differenzierung teilnehmenden Lehrkräften zu erleichtern, werden aktuell die Arbeitsmaterialien (Schülerhefte und Arbeitsblätter) in einem von der Robert-Bosch-Stiftung finanzierten Projekt in verschiedene Leistungsstufen untergliedert. Dabei wird während des Entwicklungsprozesses partizipativ gearbeitet, indem Lehrkräfte aus dem Förderschulbereich im Rahmen von Workshops die Bedarfsbestimmung und Zielklärung vornehmen und während der gesamten Entwicklungsphase beratend einbezogen werden.

21.5 Resümee

Bauer u. Hurrelmann stellen fest, dass Maßnahmen zur Gesundheitsförderung in Deutschland hauptsächlich eine Gruppe erreichen, die nicht als die eigentliche Zielgruppe angesehen werden kann und sich eher durch eine für Mittelschichten typische Gesundheitsorientierung auszeichnet (1). Sie zeigen auf, dass das Suchtpräventionsprogramm Lions Quest „Erwachsen werden" an weiterführenden Schulen unterschiedlich implementiert wird. Am wenigsten findet der Einsatz in Hauptschulen statt, die am häufigsten Schüler mit sozial benachteiligten Hintergrundstrukturen besuchen.

Dieses Paradoxon auf der Ebene der Selektion der Schulen, die Gesundheitsförderung anbieten, ist für Grundschulen in Deutschland nicht zu beobachten. Ein erheblicher Anteil aller am Programm Klasse2000 teilnehmenden Klassen stammt aus Sicht der Lehrkräfte aus sozialen Brennpunkten. Dieser Anteil ist erwartungsgemäß in Bundesländern mit schwieriger sozialer Lage höher als in wirtschaftlich besser situierten Teilen Deutschlands. In teilnehmenden Klassen aus sozialen Brennpunkten ist zudem eine gelungene Implementierung des Programms festzustellen. Das Konzept wird inhaltlich wie methodisch-didaktisch als praktikabel für die Bedürfnisse sozial schwacher Kinder eingestuft. Was sich vielmehr beobachten lässt, ist ein „West-Ost-Gefälle" in der Verbreitung des Klasse2000-Programms. Während es in Bundesländern wie dem Saarland mit 53 % aller Grundschulen nahezu flächendeckend eingesetzt wird, sind nur sehr wenige Grundschulen in Sachsen, Sachsen-Anhalt und Mecklenburg-Vorpommern beteiligt. Hier ist es notwendig, Strukturen aufzubauen, um Prävention und Gesundheitsförderung mit dem Programm Klasse2000 nachhaltig in den Schulen zu verankern.

Primärprävention ist universell angelegt und erreicht so immer auch Kinder und Jugendliche, die von der Maßnahme nur wenig bis gar nicht profitieren, allein dadurch, dass sie sich ihre psychosozialen und Gesundheitskompetenzen auch ohne Intervention (wahrscheinlich) gut ausbilden. Andererseits profitieren auch Kinder mit hohen Bewältigungsressourcen im Klassenverband indirekt durch ein verbessertes Klassenklima mit geringerer verbaler und körperlicher Aggressivität und konstruktivem Umgang mit Konflikten.

Zudem belegen empirische Ergebnisse zwar eindeutig das insgesamt höhere Risiko für die körperliche und psychische Gesundheit sozial benachteiligter Kinder und Jugendlicher, in Einzelbereichen sind jedoch teilweise Kinder und Jugendliche aus sozial besser gestellten Familien überrepräsentiert. So fanden Richter u. Settertobulte im Rahmen der HBSC-Studie („Health Behavior in School-aged Children") einen inversen sozialen Gradienten für Alkoholkonsum: Jungen aus dem niedrigsten Wohlstandsquartil haben ein signifikant niedrigeres Risiko, regelmäßig Alkohol zu trinken (6). Auch für die Prävalenzen psychischer Störungen bei Kindern und Jugendlichen zeigt sich ein besorgniserregender Anstieg, der zwar in der Gruppe der sozial benachteiligten stärker ausgeprägt, aber dennoch über alle Schichten hinweg zu beobachten ist. Vor diesem Hintergrund erscheint der universelle Ansatz schulischer Primärprävention gut begründet. Allerdings sollte verstärkt das Augenmerk auf die langfristige Unterstützung von Schulen in strukturschwachen Regionen gelegt werden.

21.6   Fazit für die Praxis

Um mit intensiven Maßnahmen gesundheitlicher Ungleichheit zu begegnen, erweist sich das Setting Grundschule als äußerst vielversprechend. Die Organisationsstruktur von Klasse2000 ermöglicht kontinuierliche Evaluation und Überarbeitung des Konzepts, evidenzbasierte Weiterentwicklung sowie eine verbindliche langfristige Implementierung, deren „Motor" im Patenschaftsprinzip und in den regelmäßigen Besuchen der Gesundheitsförderer begründet liegt (14). Die Patenschaften für einzelne Schulklassen und die Einbindung qualifizierter Fachkräfte vor Ort bilden darüber hinaus ein integriertes Handlungskonzept, das zur Vernetzung regionaler Strukturen durch die gemeinsame Förderung von Gesundheit beiträgt – beides Aspekte, die die langfristige Durchführungsqualität der Maßnahme sicherstellen.

Die Notwendigkeit der Finanzierung für wirtschaftlich schlecht situierte Regionen stellt eine potenzielle Hürde dar am Programm teilzunehmen. Die Ergebnisse zeigen jedoch, dass es in der Praxis durch die besondere Struktur von Klasse2000 gelingt, gezielt Schulen aus benachteiligten Regionen zu unterstützen und für eine Teilnahme am Programm zu gewinnen.

Für die Verbreitung des Programms Klasse2000 bedeutet dies, dass insbesondere in Bundesländern mit geringer Verbreitung Anschubhilfen wichtig sind und dabei auch die Notwendigkeit der langfristigen Unterstützung von Schulen in strukturschwachen Regionen zu berücksichtigen ist. Zudem erscheint es sowohl aus ökonomischen als auch aus beeinflussungsstrategischen Gründen sinnvoll, sich in der Verteilung finanzieller Mittel für gesundheitsfördernde Maßnahmen auf bewährte und erprobte Programme zu fokussieren anstatt kurzfristige Modellprojekte zu fördern, die wenig Möglichkeiten bieten, in die breite Fläche umgesetzt zu werden.

Literatur
[1] Bauer U, Hurrelmann K. Preaching to the saved? Chancen schulischer Gesundheitsförderung. Pädiatrische Praxis 2005; 67: 401–411
[2] BDP, Hrsg. Bericht zur Kinder- und Jugendgesundheit in Deutschland. www.bdp-verband.de/bdp/politik/2007/Kinder-Jugendgesundheit-BDP-Bericht-2007.pdf (Zugriff: 27.05.09)
[3] Beauftragte der Bundesregierung für Migration, Flüchtlinge und Integration, Hrsg. 7. Bericht der Beauftragten der Bundesregierung für Migration, Flüchtlinge und Integration über die Lage der Aus-

länderinnen und Ausländer in Deutschland. Bonn: Bonner Universitäts-Buchdruckerei; 2007

[4] Bölcskei PL, Hörmann A, Hollederer A et al. Suchtprävention an Schulen. Besondere Aspekte des Nikotinabusus. Prävention und Rehabilitation 1997; 9: 82–88

[5] Bundeszentrale für gesundheitliche Aufklärung, Hrsg. Förderung des Nichtrauchens. Eine Wiederholungsbefragung der Bundeszentrale für gesundheitliche Aufklärung. Köln: BZgA; 2006

[6] Hurrelmann K, Klocke A, Melzer W et al., Hrsg. Jugendgesundheitssurvey – Internationale Vergleichsstudie im Auftrag der Weltgesundheitsorganisation WHO. Weinheim, München: Juventa; 2003

[7] Isensee B, Hanewinkel R. Klasse2000 Evaluation des Unterrichtsprogramms in Hessen. Abschlussbericht; 2009. www.ift-nord.de (Zugriff: 27.05.09)

[8] Lohaus A, Klein-Hessling J, Ball J et al. The prediction of health-related behaviour in elementary school children. Journal of Health Psychology 2004; 9(3): 375–379

[9] Mielck A. Soziale Ungleichheit und Gesundheit: Empirische Ergebnisse, Erklärungsansätze, Inter-ventionsmöglichkeiten. Bern, Göttingen, Toronto, Seattle: Huber; 2000

[10] Richter A. Armut und Ernährung. In: Landesvereinigung für Gesundheit Niedersachsen e. V., Hrsg. Impulse, 2005: 11–12

[11] Robert Koch-Institut, Hrsg. Gesundheitsberichterstattung des Bundes, Heft 4. Armut bei Kindern und Jugendlichen. Berlin: Oktoberdruck; 2005

[12] Robert-Koch-Institut, Hrsg. Schwerpunktheft zum Kinder- und Jugendgesundheitssurvey (KiGGS). Bundesgesundheitsblatt 2007, 50(5/6): 529–909

[13] Statistisches Bundesamt, Hrsg. Armut und Lebensbedingungen. Ergebnisse aus LEBEN IN EUROPA für Deutschland 2005. Wiebaden: Statistisches Bundesamt; 2006

[14] Storck C, Duprée T, Dokter A et al. Zwischen Wunsch und Wirklichkeit. Die Umsetzung schulbasierter Präventionsprogramme in der Praxis am Beispiel Klasse2000. Prävention und Gesundheitsförderung 2007; 2: 19–25

[15] Storck C, Duprée T, Dokter A et al. Erreicht schulische Gesundheitsförderung Kinder aus sozial benachteiligten Gruppen? Verbreitung und Umsetzung des Programms Klasse2000. Prävention und Gesundheitsförderung 2008; 3(2): 95–102

22 „Keine Angst vor dem Krankenhaus" und UP'S – Unfallpräventionsseminar: Vorstellung zweier Projekte zur Unfallprävention und Ersten Hilfe bei Unfällen im Kindesalter für Kinder und Betreuer am Krankenhaus St. Elisabeth und St. Barbara Halle (Saale)

Ina-Michaela Szargan*, Kristina Gerlach, Peter Göbel

Abstract

Die Hilfsbereitschaft, verunfallten Kindern umgehend zu helfen, ist sehr groß. Viele Helfer haben jedoch Angst, die Unfallopfer nur unzureichend oder gar fehlerhaft zu versorgen und leisten deshalb keine oder nur unzureichende Erste Hilfe.

Seit 1998 bieten engagierte Kinderchirurgen des Kinderzentrums des Krankenhauses St. Elisabeth und St. Barbara (Halle/Saale) im Rahmen des UP'S-Projektes (Unfallprävention im Kindesalter) in Zusammenarbeit mit der „BAG (Bundesarbeitsgemeinschaft) Mehr Sicherheit für Kinder e.V." (Abb. 22.1) Rettungssanitätern, Eltern und Pädagogen regelmäßige Seminare an. Inhaltlich umfassen die Seminare Präventions- und Erste-Hilfe-Maßnahmen bei Unfällen im Kindesalter.

Besonders für Kleinkinder und Kinder im Kindergartenalter stellt ein nicht geplanter Arztbesuch in einer fremden Umgebung häufig eine Stresssituation dar. Die Aufregung über das besondere Ereignis, die eigenen Schmerzen und die Angst und Sorge der Eltern bedeuten eine Ausnahmesituation für die Kinder. Zumeist verfügen Kinder in diesem Alter über kein oder nur wenig Wissen über diagnostische oder therapeutische Maßnahmen, die im Rahmen einer ärztlichen Behandlung in einer Unfallsituation notwendig sind. Ein vertrauensvolles Verhältnis und eine gute Compliance des Patienten und der Eltern sind aber die Voraussetzung für eine erfolgreiche Behandlung. Um die kleinen Patienten mit dem Ablauf einer Untersuchung und therapeutischen Möglichkeiten in der kinderchirurgischen Notfallambulanz vertraut zu machen, laden wir seit 2006 interessierte Kindergartenkinder und ihre Erzieher zu einem Besuch in unsere Kinderambulanz ein.

Dort können sie z.B. spielerisch mithilfe des Ultraschalls ihren eigenen Körper entdecken, lernen anhand von Röntgenbildern erste anatomische Strukturen und erfahren im „Gipskurs" einige Möglichkeiten der Frakturversorgung.

Unsere Erfahrungen in der Kindernotfallambulanz zeigen, dass gut informierte Kinder wesentlich ruhiger und weniger ängstlich reagieren, wenn sie zur Versorgung einer Verletzung in unsere Notfallambulanz kommen. Gegenüber Behandlungen zeigen sie sich verständiger und weisen eine höhere Compliance auf. Die Handlungsweisen des medizinischen Personals werden eher akzeptiert und unterstützen damit einen guten Behandlungserfolg.

Zukünftig wird angestrebt, diese Besuche in unserer Kinderambulanz allen Kindertageseinrichtungen in Halle und Umgebung zu ermöglichen. Ein weiterer Schwerpunkt liegt zusätzlich auf der kindgerechten Vermittlung von anatomischem Grundwissen und Erste-Hilfe-Maßnahmen während der Visitationen.

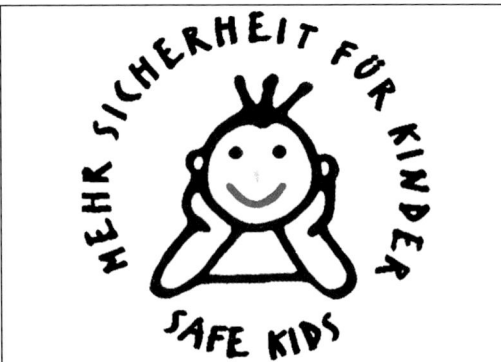

Abb. 22.1 Logo der BAG „Mehr Sicherheit für Kinder". Die Krankenhäuser St. Elisabeth und St. Barbara sind Miglied in der BAG „Mehr Sicherheit für Kinder".

* E-Mail: i.szargan@krankenhaus-halle-saale.de

Schlüsselwörter: Unfallverhütung im Kindesalter, Unfallprävention, Erste Hilfe, BAG „Mehr Sicherheit für Kinder", UP'S – Unfallpräventionsseminar

22.1 Unfälle und Unfallprävention im Kindesalter

Nach einem Bericht der WHO waren Unfälle bei über 1- bis 14-Jährigen die häufigste Todesursache vor anderen Krankheiten, wie Asthma, Diabetes mellitus, HIV, Pertussis und Tuberkulose zusammen. Je nach Altersgruppe passieren die meisten Unfälle im Straßenverkehr, gefolgt von Unfällen mit Wasser oder Feuer sowie durch Stürze. Leider ist das Risiko des Kindes, Opfer eines Unfalls zu werden, sehr stark vom Sozialstatus abhängig. Signifikant häufiger sind Kinder armer Eltern, Kinder mit Migrationshintergrund und Kinder aus bildungsfernen Schichten betroffen.

Das Risiko zu verunfallen ist bei Kindern aus ärmeren Ländern um das 4,3-Fache erhöht, im Vergleich zu Kindern aus sogenannten „High Income Countries" (HIC).

Nach Berichten der WHO wurden 2006 europaweit 52 Mio. verletzte Kinder im Krankenhaus vorgestellt, 4,2 Mio. davon stationär behandelt und 27 900 starben an den Folgen ihrer Verletzungen.

Diese Zahlen lassen eine umfassende Prävention zur Unfallverhütung notwendig erscheinen, da nach Schätzungen britischer Sozialwissenschaftler fast die Hälfte der Todesfälle durch präventive Maßnahmen hätten verhindert werden können. Beweise für eine effektive Unfallprävention gibt es aus Schweden. Durch Verschärfung von Sicherheitsstandards in öffentlichen Gebäuden und privaten Räumen konnte ebenso wie durch intensivierte Sicherheitsvorkehrungen z. B. auf Spielplätzen und an Gewässern sowohl die Zahl der Unfälle als auch die Zahl der durch Unfälle bedingten Verletzungen erheblich reduziert werden.

Diese vorliegenden Berichte und Fakten sowie die eigenen Erfahrungen ärztlicher Tätigkeit weisen auf eine besondere Rolle der Primär- und Sekundärprävention von Kinderunfällen hin.

22.2 UP'S – Unfallpräventionsseminar

■ Hintergrund

Jährlich werden in der Kinderambulanz des Krankenhauses St. Elisabeth und St. Barbara ca. 7000 Kinder von Kinderärzten und Kinderchirurgen behandelt. Ein großer Anteil der Patienten stellt sich notfallmäßig wegen einer Verletzung im häuslichen, schulischen oder Freizeitbereich in der kinderchirurgischen Ambulanz vor. Von den Unfällen, die in unserem Krankenhaus behandelt wurden, führten im Jahr 2007 48 % (n = 529; Abb. 22.2) zu einer stationären Aufnahme. Die häufigsten Unfallfolgen sind Schädel-Hirn-Traumata (48 %) nach Stürzen. Während kleinere Kinder häufiger von der Wickelkommode oder aus dem Kinderwagen stürzen, fallen größere Kinder aus dem Hochbett oder stürzen während sportlicher Aktivitäten im Freizeitbereich. Andere Verletzungen, die häufig als Unfallfolge auftreten und stationär behandelt werden, sind Wunden (15 %), Frakturen (17 %) und andere Verletzungen (17 %) (Abb. 22.2).

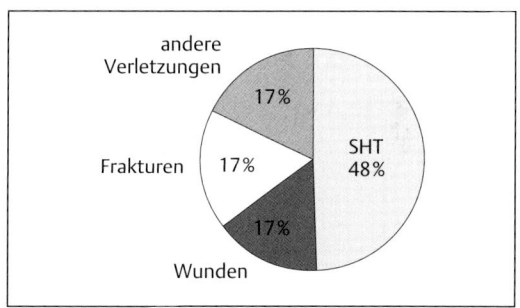

Abb. 22.2 Anteil der Verletzungen (%), die wegen eines Unfalls zu einer stationären Aufnahme führten.

Damit entsprechen unsere Daten dem bundesweiten Durchschnitt, wie Untersuchungen der Bundesanstalt für Arbeitsschutz und Arbeitsmedizin 2000 ergaben (6).

Zwar hätte eine gezielte primärpräventive Maßnahme die Unfälle meist nicht verhindern können, das Ausmaß der Verletzung wäre aber in vielen Fällen weniger schwerwiegend gewesen. Man denke beispielsweise an Kopfverletzungen nach Fahrradsturz, die in ihrem Schweregrad durch das Tragen eines Fahrradhelmes meist weniger ausgeprägt sind.

Je nach Alter fahren 26–44% aller Kinder und Jugendlichen täglich mit dem Fahrrad. Nach Angaben des statistischen Bundesamtes und der Schüler-Unfallversicherung verunglücken jährlich mehrere Tausend Fahrradfahrer. 7,5% der Unfälle gehen tödlich aus, 5% der Unfallopfer bleiben lebenslang körperlich und/oder geistig behindert. Diese Daten zeigen die Notwendigkeit, umfassend über besondere Schutzmaßnahmen zu informieren.

Meist sind Eltern oder andere Erwachsene Zeugen des Unfalls. Die initial notwendigen, für den Laien durchführbaren Erste-Hilfe-Maßnahmen durch Eltern, Erzieher oder anwesende Erwachsene sind aus Angst der Helfer, etwas falsch zu machen, häufig nur unzureichend. Weiterhin ist der Ersthelfer durch den Schreck, das eigene oder zumindest vertraute Kind am Boden liegen zu sehen, selbst geschockt und „handlungsunfähig".

Aus diesem Grund war es in unserer Klinik ein Bedürfnis, ein spezielles, altersabhängiges Projekt zu entwickeln, Eltern für mögliche Gefahren zu Hause und im täglichen Leben zu sensibilisieren und ihnen gleichzeitig verschiedene Möglichkeiten aufzuzeigen, wie sie ihre Kinder vor Gefahrenquellen schützen können. Zudem sollte ihnen die Möglichkeit gegeben werden, selbst Erste-Hilfe-Maßnahmen zu erlernen, um diese im Notfall anwenden zu können (Abb. 22.**3**).

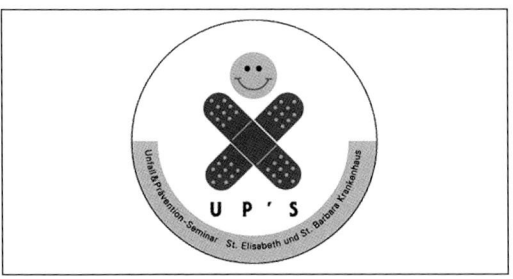

Abb. 22.**3** Logo von UP'S.

■ Inhalte des Unfallpräventionsseminars

Besondere Schwerpunkte werden auf wichtige kinderchirurgische Krankheitsbilder gelegt. Stürze vom Wickeltisch, vor allem im Säuglingsalter, sind ein häufiger Grund, warum Eltern in der Notfallambulanz vorstellig werden. Dabei wird insbesondere auf die Gefahren einer Gehirner-

schütterung, Schädelfraktur oder intrakraniellen Blutung als mögliche Verletzungen mit u. U. daraus resultierenden bleibenden Schäden hingewiesen. Weitere Gefahrenquellen, insbesondere für Kleinkinder, sind z. B. im Haushalt nicht gesicherte Treppenabsätze, Hochbetten oder auch Hocker, Leitern und Regale im Wohnbereich, von denen Kinder, deren Aktionsradius sich mit Beginn des Krabbelalters erweitert, herunterstürzen können. Hier wird auf die Notwendigkeit, besonders Kleinkinder immer in Sichtweite zu behalten, hingewiesen. Ebenso wichtig sind Empfehlungen zur altersentsprechenden Sicherung sturzgefährdeter Orte im häuslichen Bereich wie das Anbringen von Absperrvorrichtungen an Treppen, Sicherung von Fenstern und der Verzicht auf Babywalker.

Ein anderer häufiger Grund, warum Eltern mit ihren Kindern eine Notfallambulanz aufsuchen, sind Verbrühungen mit heißen Flüssigkeiten. Meist genügt nur ein Moment der Unaufmerksamkeit, das Kind zieht an der Tischdecke und der dabei verschüttete heiße Kaffee ergießt sich über das Kind. Besondere anatomische und physiologische Besonderheiten führen bei Kindern häufig zu schwerwiegenderen und tiefergradigen Verbrühungen als beim Erwachsenen. Auch heiße Herdplatten, Ofentüren und Grillroste stellen eine Gefahr für Kinder dar, sich Hände oder Füße zu verbrennen.

Im Seminar werden die Eltern für solche Gefahrenquellen sensibilisiert, über mögliche Schutzmaßnahmen aufgeklärt und über Erste-Hilfe-Maßnahmen informiert, wie etwa die notwendige Kühlung nach Verbrennungen.

Besonders wichtig ist, selbst als anwesender Ersthelfer einen kühlen Kopf zu bewahren, ruhig zu bleiben und beruhigend auf das verletzte Kind einzuwirken. Das Gefühl, die Situation unter Kontrolle zu haben, gibt dem Helfer die Möglichkeit, schnell und sicher die weiteren notwendigen Schritte, wie z. B. den Anruf bei der Notfallzentrale, einzuleiten.

Ein ruhiger und besonnener Ersthelfer wirkt beruhigend auf das Kind und gibt ihm das Gefühl, trotz der Ausnahmesituation sicher und geborgen zu sein.

Mit zunehmendem Alter wird der Aktionsradius der Kinder größer. Als Teilnehmer am Straßenverkehr sind sie den verschiedensten Gefahren ausgesetzt. Die Eltern werden im Unfallpräventionsseminar eindringlich auf die unterschiedlichsten Schutzmaßnahmen wie das Tragen eines

Fahrradhelms hingewiesen, um bei einem Unfall die Gefahr einer Schädelverletzung zu verringern. Ein weiterer Faktor, die Sicherheit ihrer Kinder im Straßenverkehr zu erhöhen, ist die regelmäßige Überprüfung der Verkehrssicherheit von Fahrrädern.

Neben den Erste-Hilfe-Maßnahmen bei verschiedensten Arten von Unfällen sowie der Prävention sind auch andere kinderchirurgische Krankheitsbilder, wie etwa die akute Hodentorsion, die zur sofortigen Operationsindikation führt, Inhalt der Seminare.

■ Ziel des Seminars

Ziel der Seminare ist neben der Sensibilisierung der Erwachsenen für die Gefahrenquellen für Kinder im häuslichen Milieu, dem Straßenverkehr und dem Freizeitbereich die Vermittlung kleiner Handgriffe zur adäquaten Ersten Hilfe.

Neben den Eltern werden auch Betreuungspersonen, wie Erzieherinnen und Erzieher angesprochen und in Erste-Hilfe-Kursen mit den Erste-Hilfe-Maßnahmen bei Unfällen und anderen Notfällen sowie der Reanimation im Kindesalter geschult.

22.3 Projekt „Keine Angst vor dem Krankenhaus"

■ Verhalten von Kindern in einer Unfallsituation

Verletzte Kinder sind als Unfallopfer die Hauptpersonen in einer Kindernotfallambulanz. Sie sind die Patienten, die sich auf eine neue, für sie unbekannte Situation einstellen müssen, die Behandlung und möglicherweise schmerzhafte Eingriffe über sich ergehen lassen müssen. Oft haben Kindergartenkinder schon negative Erfahrungen gesammelt, weil sie unvorbereitet bei einer unangenehmen Untersuchung beim Arzt waren. Ihre psychischen Fähigkeiten und Erfahrungsmuster reichen noch nicht aus, um mit der Notfallsituation angemessen fertig zu werden. Zum einen können sie ihre Ängste und teilweise irrationalen Vorstellungen noch nicht adäquat ausdrücken und im Gespräch deutlich machen. Andererseits fehlt ihnen das Verständnis, dass eine Spritze oder gar Operation ihre Schmerzen lindern kann.

Für alle Kinder ist ein Arztbesuch ein aufregendes und besonderes Ereignis. Viele Kinder haben Angst vor den ärztlichen Untersuchungen, Impfungen und Behandlungen. In der Regel kann der Gang zum Kinderarzt aber geplant werden, und die Eltern haben Zeit, viele Fragen ihres Kindes im Vorfeld des Arztbesuches zu besprechen und es auf den Besuch vorzubereiten. Anders ist das, wenn ein Unfall, ein außergewöhnliches Ereignis die Familie zwingt, die Notfallambulanz aufzusuchen.

Die akute Notfallsituation, die Unvorhergesehenheit und der Schreck über das Ausmaß der Verletzung führen zu Nervosität und Angespanntheit von Eltern und Kind. Die fremde Umgebung, die unbekannten Ärzte und Schwestern und die Unkenntnis über das, was im Verlauf passieren wird, rufen Angst, Ablehnung und Scheu in den kleinen Patienten hervor. Vertrauen und eine gute Compliance sind aber oftmals die Voraussetzung für einen optimalen Behandlungserfolg.

■ Inhalt des Projektes

Um den Kindern einen Einblick in den Alltag einer Notfallambulanz zu geben, führen wir in unserem Krankenhaus seit 2006 das Projekt „Keine Angst vor dem Krankenhaus" durch. Für die neugierigen Kleinen ist es ein Ausflug in eine „andere Welt" und eine willkommene Abwechslung im Kindergartenalltag.

Einen Vormittag lang dürfen ca. 10 Kinder und ihre Erzieher aus den halleschen Kindergärten unsere Kindernotfallambulanz erkunden, Fragen stellen und verschiedene diagnostische und Behandlungsmethoden kennenlernen. Die neugierigen kleinen Besucher werden von einer Kinderkrankenschwester begrüßt. Während einige Kinder mit ihr durch die Räumlichkeiten streifen und die Schränke auf das Vorhandensein der gefürchteten Spritzen, Desinfektionsmittel und anderer Behandlungsinstrumente überprüfen, lernt der andere Teil der Gruppe, meist unter Anleitung eines Arztes der Kinderchirurgie, den Ultraschall kennen. Nach anfänglichem Zögern sind die Kinder oft schnell dabei, den Schallkopf selbst in die Hand zu nehmen und zu versuchen, den eigenen Körper oder den eines Freundes zu erkunden. Spätestens, wenn man das eigene Herz pulsieren sieht oder die eigene volle Blase bestaunt, ist das Eis gebrochen, und auch die anfänglichen Skeptiker und Schüchternen tauen auf. Nebenbei werden

den Kindern auf spielerische Weise Grundkenntnisse über den Aufbau des menschlichen Körpers vermittelt. Auf dem Weg durch die Kindernotfallambulanz werden Röntgenbilder begutachtet, die gebrochene Knochen zeigen und kindgerecht die mögliche Behandlung erläutert. Da staunen die Kinder schon über die „Nägel" (ESIN, elastisch stabile Markraumschienung), die im Knochen verschwinden und von außen gar nicht zu sehen sind. Im Gipsraum wird demonstriert, wie Gipsschienen, Kopfverbände und Stützverbände angelegt werden, und die Freude der Kinder ist groß, die Eltern am Nachmittag mit einem Gipsarm oder Verband zu überraschen. Meist wird auch gleich das Gehen an Unterarmstützen für den vermeintlichen Notfall geübt. Spielerisch werden den Kleinen auch Erste-Hilfe-Maßnahmen vermittelt.

■ Wirkung und Nutzen des Projektes für die Kinder

Aus unserer Sicht ist diese Möglichkeit ein guter Weg, Kindern spielerisch die Abläufe während einer notfallmäßigen Behandlung nahezubringen und ihnen auf diesem Weg erste Kenntnisse in der Anatomie des menschlichen Körpers sowie der „Ersten Hilfe" zu vermitteln. Den Kindern wird in entspannter Atmosphäre gezeigt, welche Untersuchungen und Behandlungsmaßnahmen auf sie zukommen könnten, wenn sie wegen eines Unfalls oder einer Verletzung von ihren Eltern in der Notfallambulanz vorgestellt werden. Es soll ihnen vermittelt werden, dass auch notwendige schmerzhafte Maßnahmen immer das Ziel haben, ihnen zu helfen. Das Kind als Patient soll im behandelnden Arzt und der betreuenden Schwester Helfer sehen, die es unterstützen, wieder schmerzfrei und gesund zu werden.

Mithilfe des Ultraschalls und beispielhafter Röntgenbilder können die Kinder an sich selbst lernen, wie der menschliche Körper aufgebaut ist. Das Bewusstsein über die Funktion des eigenen Körpers ist auch die Voraussetzung für das Verständnis der Notwendigkeit bestimmter Behandlungsmethoden. Ein gut informiertes Kind, das vertraut ist mit dem eigenen Körper, wird verständnisvoller auf eine notfallmäßige ärztliche Behandlung reagieren.

Anhand beispielhafter Unfallereignisse, die auch schon die Kleinen aus eigener Erfahrung oder dem Miterleben bei ihren Freunden und Geschwistern kennen, werden den kleinen Besuchern Erste-Hilfe-Maßnahmen näher gebracht, wie z. B. das Kühlen einer Beule am Kopf oder die Lagerung eines verletzten Armes in einem Armtragetuch.

Häufig ist das Vertrauen der Kinder, die das Krankenhaus auf diese spielerische Art und Weise kennengelernt haben, gegenüber dem behandelnden Arzt größer und auch die Einsicht, dass bestimmte, auch für das Kind unangenehme Untersuchungen notwendig sind, um ihm zu helfen. Im Allgemeinen sind Kinder, die schon als „Nichtpatienten" im Krankenhaus waren, ruhiger, weniger ängstlich und vernünftiger.

22.4 Zusammenfassung

Das Unfallpräventionsseminar UP'S ist eine seit ca. 10 Jahren etablierte Veranstaltung am Krankenhaus St. Elisabeth und St. Barbara in Halle. In den regelmäßig von Kinderchirurgen des Kinderzentrums durchgeführten Veranstaltungen werden Betreuer von Kindern, Eltern und Pädagogen auf Gefahrenquellen in Haushalt und Freizeitbereich und im öffentlichen Leben aufmerksam gemacht. Für den Laien durchführbare Erste-Hilfe-Maßnahmen sollen die Erstversorgung unfallverletzter Kinder verbessern und so eine optimale Grundlage für eine erfolgreiche Behandlung schaffen. Den Teilnehmern soll vor allem die Angst genommen werden, etwas Falsches zu tun und aus diesem Grund notwendige Maßnahmen zu unterlassen.

Die verletzten Kinder als Unfallopfer aber stehen im Mittelpunkt der Behandlung und bedürfen deshalb besonderer Zuwendung und Aufmerksamkeit. Nur wenn das Kind die Notwendigkeit auch unangenehmer Untersuchungen und Behandlungsmethoden versteht, kann es sich aktiv in den Behandlungsablauf integrieren und schafft damit die Grundlage für einen optimalen Therapieerfolg.

Literatur
[1] Abel M. Mehr Sicherheit – Kinderunfälle vermeiden. Weltgesundheitstag. Bundesarbeitsgemeinschaft Mehr Sicherheit für Kinder. Bonn; 2003
[2] Dowswell T, Towner E. Social deprivation and the prevention of unintentional injury in childhood: a systematic review. Health Educ Res 2002; 17: 221–237
[3] Ellsäßer G. Daten für Fakten. Fakten zur Prävention von Kinderunfällen. Forum Unfallprävention im Deutschen Grünen Kreuz, Hrsg. 1. Aufl. Marburg: Verlag im Kilian; 1998
[4] Ellsäßer G, Böhmann J. Thermische Verletzungen im Kindesalter und soziale Risiken, Präventions-

ziele. In: Geene R, Gold C, Hans C, Hrsg. Armut und Gesundheit. Netzwerke für Menschen in schwierigen Lebenslagen. Teil 1, Materialien zur Gesundheitsförderung, Bd. 10. Berlin: Gesundheit Berlin e. V; 2004

[5] Ellsäßer G. Epidemiologische Analyse bei Kindern unter 15 Jahren in Deutschland. Ausgangspunkt der Unfallprävention. Gesundheitswesen 2006; 68: 421–428

[6] Kahl H, Dortschy R, Ellsäßer G. Verletzungen bei Kindern und Jugendlichen (1–17 Jahre) und Umsetzung von persönlichen Schutzmaßnahmen. Ergebnisse des bundesweiten Kinder- und Jugendgesundheitssurveys (KIGGS). Bundesgesundheitsblatt Gesundheitsforschung Gesundheitsschutz 2007; 5(6): 718–727

[7] Ministerium für Arbeit, Soziales, Gesundheit und Familie. Wir lassen kein Kind zurück. Soziale und Gesundheitliche Lage von kleinen Kindern im Land Brandenburg. Beiträge und Sozial- und Gesund-

heitsberichterstattung Nr.5. Potsdam: Eigenverlag; 2007

[8] Ministerium für Soziales, Gesundheit und Verbraucherschutz. Bericht über die Untersuchung des Kinder- und Jugendärztlichen Dienstes in Schleswig-Holstein im Jahr 2004. Kiel: Eigenverlag; 2005

[9] Schlag B, Röesner D, Zwipp H et al., Hrsg. Kinderunfälle, Ursachen und Prävention. Wiesbaden: Verlag für Sozialwissenschaften; 2006

[10] UNICEF. A leage table of child deaths by injury in rich nations. Innocenti Report Card No2, UNICEF Innocenti Research Centre, France; 2001

[11] World Health Organisation. Injuries and violence in Europe. Why the matter and what can be done. Kopenhagen: WHO Regional Office for Europe; 2005

[12] WHO: The global burden of diseases. 2004 update. www.euro.who.int/Socument/E92049.pdf

23 Präventive Hausbesuche – wen interessieren sie eigentlich?

Gudrun Theile*, Susanne Heim, Christiane Patzelt, Bernhilde Deitermann, Ulla Walter, Eva Hummers-Pradier

23.1 Idee des Präventiven Hausbesuchs

Die Idee, ältere Menschen in ihrer häuslichen Umgebung aufzusuchen, um sie dort in ihrem individuellen Umfeld beraten zu können, wurde bereits in den 1980er-Jahren in ersten Studien in Dänemark erprobt, wo präventive Hausbesuche seit 1998 Bestandteil der regulären medizinischen Versorgung älterer Menschen sind (1, 21, 22, 23, 25–28). In den 1990er-Jahren folgten weitere Untersuchungen, vor allem in den USA, Großbritannien und der Schweiz (15, 24). In mehreren Metaanalysen und systematischen Reviews wurden die Effekte präventiver Hausbesuche dargestellt (6, 9, 11, 15, 19, 23). Trotz Begrenzung aufgrund der Studienheterogenität ergaben sich Hinweise, die in aktuellen Untersuchungen aus Dänemark und Schweden untermauert wurden (1, 22, 23, 28): Danach können präventive Hausbesuche nicht nur zum Erhalt eines guten oder ausreichenden funktionellen Status beitragen, sondern auch eine Reduktion der Mortalität sowie der Anzahl der Krankenhaus- und Pflegeheimeinweisungen erwirken.

Präventive Hausbesuche sind also irgendwie und irgendwem nützlich – da ist sich die Wissenschaft einig. Aber welche Maßnahmen es genau sind, die zum Erfolg führen, welche Zielgruppe wirklich profitiert und ob diese Zielgruppe ein Interesse hat, das Angebot eines präventiven Hausbesuchs wahrzunehmen, darüber gibt es noch verhältnismäßig wenig Erkenntnisse.

23.2 Programm „Gesund Älter Werden" der AOK Niedersachsen

Die im Folgenden dargestellten Ergebnisse zu den Motivationen und Barrieren von Versicherten bezüglich einer Teilnahme am Angebot Präventiver Hausbesuch entstammen 2 Untersuchungen, die beide im Zusammenhang mit dem 2004–2006 durchgeführten Projekt „Gesund Älter Werden" (GÄW) der AOK Niedersachsen stehen. Dieses Projekt zur Untersuchung der Wirksamkeit von präventiven Hausbesuchen war zusammen mit „Aktiv55plus" in Radevormwald (11) und „Aktiv ins Alter" in Wien (20) im Rahmen der Active Ageing Kampagne des WHO Regional Office ins Leben gerufen worden (29). Es handelte sich um eine randomisiert-kontrollierte Studie, in die insgesamt 4224 Versicherte (1300 Intervention, 2924 Kontrolle) im Alter von 68–79 Jahren, nicht pflegebedürftig und in ausgewählten Stadtbezirken Hannovers wohnhaft, eingeschlossen worden waren. Die Überprüfung der Wirksamkeit präventiver Hausbesuche war in Hinblick auf folgende Outcome-Kriterien vorgesehen: Mortalität, Pflegebedürftigkeit, Einweisung in Pflegeheim oder Krankenhaus, Sturzereignis (Tracer: Schenkelhals-, distale Radiusfraktur). Außerdem erfolgte innerhalb der Interventionsgruppe eine instrumentelle Erfassung von Lebensqualität und Gesundheitsstatus zu Beginn und am Ende des Projekts (8). Geriatrisch geschulte Präventionsberater der AOKN mit unterschiedlicher beruflicher Qualifikation führten die Hausbesuche aus. Durchschnittlich erhielt jeder teilnehmende Versicherte 4 Hausbesuche, mindestens jedoch 3. Die Anzahl der Besuche richtete sich nach dem individuellen Bedarf der Versicherten und folgte keinem standardisierten Schema. Beratungsinhalte konnten Ernährungshinweise, Bewegungsempfehlungen, Gespräche über die Wohnsituation oder die Ver-

* E-Mail: theile.gudrun@mh-hannover.de

mittlung von neuen Sozialkontakten sein. „Gesund Älter Werden" erhielt 2005 den Deutschen Präventionspreis und 2006 den Berliner Gesundheitspreis.

Ein prämiertes Konzept – und dennoch waren bei weitem nicht alle Personen der Interventionsgruppe zu einer Teilnahme bereit. Nach einem Anschreiben durch die AOK erfolgte die erste persönliche Kontaktaufnahme mit den Versicherten telefonisch durch die Fallberaterinnen. Wenn es in diesem Telefonat nicht gelang, die angesprochene Person für einen ersten Hausbesuch zu interessieren, konnte die Intervention nicht durchgeführt werden. Dieser Umstand traf am Ende der Studienlaufzeit auf mehr als die Hälfte der Interventionsgruppe zu. Zusätzlich sagten einige ältere Menschen ihre weitere Teilnahme nach dem ersten stattgefundenen Hausbesuch ab. Ganz offensichtlich fand das Angebot „Präventiver Hausbesuch" nur bei einer relativ kleinen Versichertenklientel Interesse und Zustimmung.

23.3 Leitfadeninterviews mit Teilnehmern und Nichtmotivierbaren

Ziel der ersten Untersuchung, deren Ergebnisse in diesem Buchkapitel wiedergegeben werden, war die Erstellung einer Phänomenologie der Teilnehmer, Abbrecher und Nichtteilnehmer des GÄW-Programms der AOK Niedersachsen. Es sollte ergründet werden, welche Eigenschaften die Menschen auszeichnen, die sich von dieser Form eines präventiven Angebots angesprochen fühlen oder aber umgekehrt kein Interesse an einer solchen Maßnahme haben.

Dazu wurden 30 telefonische Leitfadeninterviews mit AOK-Versicherten der Interventionsgruppe durchgeführt. Die im Leitfaden behandelten Themen setzten sich zusammen aus Fragen zu konkreten Erfahrungen, die im Zusammenhang mit dem Angebot des präventiven Hausbesuchs, aber auch mit Institutionen des deutschen Gesundheitssystems gemacht worden waren, und zu Faktoren, die nach bisherigem Kenntnisstand Einfluss auf das Gesundheitsverhalten eines Menschen haben können, wie aktueller Gesundheitszustand, soziales Umfeld und Informationsverhalten (16).

9 der Interviewpartner waren Projektteilnehmer, 9 Abbrecher und 12 hatten einer Teilnahme nicht zugestimmt. Unter den Befragten waren 17 Frauen und 13 Männer. 14 Personen gehörten der Altersklasse 68–73 an, 16 Personen waren zwischen 74 und 79 Jahren alt. Die Interviewlänge betrug 20–90 min. Alle Interviews wurden auf Tonband aufgezeichnet und anschließend verschriftlicht. Die Auswertung erfolgte zunächst als qualitative Inhaltsanalyse, die sich sowohl an den Items des Leitfadens orientierte (deduktive Kategorien) als auch bei einer zweiten Durchsicht aus dem Material entwickelte (induktive) Kategorien berücksichtigte. Anschließend erfolgte die in diesem Artikel vorgestellte Typologisierung, deren Dimensionen und Kriterien sich aus den Kategorien der Inhaltsanalyse ableiteten.

▓ Teilnehmer

Es wurden 4 verschiedene Typen charakterisiert:
- Kontaktsuchende
- Unterstützungssuchende
- Studienteilnehmer
- Autoritätsgläubige

Einige Merkmale waren fast allen Programmteilnehmern gemein:
- intensive Kontaktpflege zu Lebenspartnern, Bekannten oder Freunden
- eher nicht in ein lebendiges Familienleben eingebunden
- hohes Selbstwirksamkeitsempfinden, „Es-muss-halt-irgendwie-gehen"-Haltung

Die „**Kontaktsuchenden**" machten die größte Gruppe unter den Teilnehmern aus. Diese Menschen gestalteten ihr Leben aktiv und zeigten ein hohes Maß an Eigenverantwortlichkeit. Sie waren davon überzeugt, selbst etwas zum Erhalt ihrer Gesundheit beitragen zu können, gelegentliche Schwächen bei der Umsetzung wurden allerdings eingeräumt. Die Kontaktsuchenden hatten sich über ihre jeweiligen Erkrankungen informiert, sich mit ihnen auseinandergesetzt und arrangiert. Ihr subjektives Gesundheitsempfinden war gut, weil ihre Selbstwahrnehmung als ressourcenorientiert beschrieben werden konnte. Nur in dieser Gruppe fanden sich Menschen, die spontan angaben, sich jünger zu fühlen als sie waren. In der Folge kümmerten sie sich häufig noch um andere, meist ältere Menschen. Die Kontaktsuchenden bezeichneten sie selbst als optimistische, neugierige Charaktere. Diese allgemeine Aufgeschlossenheit

Neuem gegenüber war ein wesentlicher Grund für die Teilnahmebereitschaft der Kontaktsuchenden. Alle Interviewpartner dieser Gruppe gaben zudem an, dass sie sehr gerne noch weitere Menschen „ihrer Art" kennenlernen würden und dass die **Begegnung mit neuen, interessanten Menschen ein wesentlicher Grund für die Teilnahme** war. Außerdem gaben einige Interviewpartner an, dass gesundheitsförderliche Maßnahmen aufgrund des größeren äußeren Drucks in einer Gemeinschaft Gleichgesinnter leichter durchzuführen seien.

Die **„Unterstützungssuchenden"** fühlten sich subjektiv kränker und nicht mehr so leistungsfähig wie die zuvor beschriebenen kontaktsuchenden Personen. Sie schilderten sich durchgängig als chronisch kranke Menschen. Entsprechend lebten die Unterstützungssuchenden zurückgezogener und hatten aufgrund ihrer Beschwerden viele ihrer früheren Tätigkeiten aufgegeben. Die Überzeugung, für die Pflege der eigenen Gesundheit selbst verantwortlich zu sein, war unverändert vorhanden, nicht immer aber der Glaube, dass die zu ergreifenden Maßnahmen auch Wirkung zeigen würden. Kein Unterstützungssuchender berichtete, dass er noch für andere Menschen sorgte. Meist wurde von engen Partnerschaften, darüber hinaus aber selten von tragenden Sozialkontakten berichtet. Diese Personen hofften wie die Kontaktsuchenden, neue Menschen durch die Teilnahme am Projekt kennenzulernen. Mehr noch aber waren sie an Beratungen und Informationen bezüglich ihrer Erkrankungen interessiert und erhofften, diese von den Fallberaterinnen zu erhalten. Gelegentlich wünschten sie auch ganz konkrete organisatorische Unterstützung, wie die Vermittlung von Transportdiensten oder die Erstellung eines professionsübergreifenden Behandlungsplans. Insgesamt repräsentierten die Unterstützungssuchenden eine multimorbide, aber noch handlungsfähige und -willige Versichertenklientel, die **Unterstützung im täglichen Umgang mit den mannigfaltigen Herausforderungen eines Lebens mit mehreren Erkrankungen des Alters** benötigte und suchte.

Unter den Teilnehmern fand sich außerdem ein „Studienteilnehmer", der als einziger Interviewpartner in der Teilnehmergruppe über eine intensive familiäre Einbindung berichtete und der angab, deshalb an dem Programm teilzunehmen, weil er hoffte, dass andere Menschen später von den durch die Studie gemachten Erkenntnissen profitieren könnten. Bei einem weiteren Interviewpartner, dem „Autoritätsgläubigen", konnte das Interview keinerlei intrinsische Motivation zur Projektteilnahme aufdecken. Eigenen Angaben zufolge kam er lediglich der „Anweisung" seiner Krankenkasse nach, wie er das Rekrutierungstelefonat gedeutet hatte, und nahm deshalb an den Studie teil.

◼ Abbrecher

Einige der von den Fallberaterinnen der AOK angerufenen Personen stimmten einem Hausbesuch zunächst zu, erhielten diesen auch, entschlossen sich später aber, nicht weiter am GÄW-Programm teilnehmen zu wollen. Studienteilnehmer, die sich so verhielten, wurden in der hier dargestellten Untersuchung als „Abbrecher" bezeichnet.

4 verschiedene Typen von Abbrechern konnten beschrieben werden:
* zurückhaltende Fitte
* Fixierte
* Unbewegliche
* Nichtinformierte

Gemeinsamkeiten aller Abbrecher:
* Die mit einer Teilnahme einhergehenden Verpflichtungen und Festlegungen missfielen.
* Hausbesuche wurden als Einmischung von Außen empfunden.
* Häufig schlechtes subjektives Gesundheitsempfinden.
* Gesundheit wurde häufig als schicksalhaft gegebener Zustand aufgefasst, wenig Selbstwirksamkeitsempfinden.
* Rückzugstendenzen: „Ich bin ganz gern auch mal alleine."

Die **„zurückhaltenden Fitten"** bildeten unter den Abbrechern die aktivste und „gesündeste" Gruppe. Sie waren sozial gut eingebunden, gingen Freizeitaktivitäten nach und kümmerten sich teilweise noch um andere Menschen. Allgemeine Aspekte der Gesundheitsfürsorge interessierten sie, Früherkennungsmaßnahmen hingegen mieden sie eher, da hierdurch Dinge zutage gebracht werden könnten, von denen sie nichts erfahren wollten. Ihre Form des Optimismus zielte nicht so sehr auf das eigene Potenzial, zukünftige Ereignisse handhaben zu können, als vielmehr auf die Hoffnung, von wirklich negativen Erlebnissen verschont zu bleiben. Sie beschrieben sich allgemein als weniger neugierig und weniger offen als die Interviewpartner der Teilnehmergruppe. Vielmehr war ihnen daran gelegen, **ihr aktuell bestehendes Lebensgefüge nicht durch äußere Anstöße aus dem Gleichgewicht bringen zu lassen.** Dies war auch der Grund, warum sie sich nach einem ersten Hausbesuch nicht zu einer weiteren Teilnahme hatten entschließen können.

Bei den „Fixierten" handelte es sich um Versicherte, bei denen die Symptomatik einer Erkrankung jeweils das beherrschende Thema des Interviews darstellte. Diese Personen hatten ihre **Erkrankung zum Lebensinhalt** gemacht. Einerseits wurden Schmerzen als teilnahmebehindernd angegeben, andererseits waren Aktivitäten wie das Aufsuchen diverser Therapeuten offensichtlich noch möglich. Der erste Hausbesuch hatte absehen lassen, dass im Verlauf des Programms Verhaltensänderungen erwartet werden würden, zu denen dieser Personenkreis der Fixierten nicht willens oder ohne äußere Unterstützung nicht fähig war.

Die **Unbeweglichen** waren krankheitsbedingt in ihrer Alltagskompetenz eingeschränkt. Es antworteten Menschen am Telefon, deren psychische Verfassung oder geistige Kapazität das Erkennen eines möglichen eigenen Nutzens aus der Teilnahme an einem Gesundheitsförderungsprogramm nicht zuzulassen schien. Diese Personen **wirkten konkret körperlich und mindestens im übertragenen Sinne psychisch „unbeweglich". Selbstaufgabetendenzen waren unüberhörbar** bei allen Befragten dieser Gruppe vorhanden. Die Vereinsamung war weit fortgeschritten, der Ehepartner jeweils einziger Bezugspunkt der Interviewten. Einmischung von außen wurde, wie schon für die „zurückhaltenden Fitten" beschrieben, als potenziell bedrohlich empfunden.

Zuletzt gab es noch eine Interviewpartnerin, die sich, trotz eines stattgefundenen Hausbesuchs, in jeder Hinsicht uninformiert gab. Sie ließ sich die Projektinhalte erneut ausführlich schildern und signalisierte am Ende des Telefonats erneute Teilnahmebereitschaft. Dieser Einzelfall macht deutlich, wie schwierig die (telefonische) Vermittlung von Inhalten eines Gesundheitsförderungsprogramms ist, das in der Bevölkerung unbekannt ist.

■ Nichtteilnehmer

Diejenigen Interviewpartner, die nicht am Hausbesuchsprogramm teilnehmen wollten, obwohl sie bei der Randomisierung der Interventionsgruppe zugeordnet worden waren, wurden als Nichtteilnehmer bezeichnet.

Sie ließen sich in 3 verschiedene Charakterisierungsgruppen einteilen:
- Fitte
- Passive
- Kranke

Die „**Fitten**" waren Versicherte mit einem hohen Grad an subjektiver Gesundheit, sie gestalteten ihr Leben aktiv und eigenverantwortlich, auch in Fragen der Gesundheitsfürsorge. Anders als die Gruppe der fitten, aber kontaktsuchenden Teilnehmer waren die fitten Nichtteilnehmer **durchgängig in ein befriedigendes Familienleben eingebunden** und standen in regelmäßigem, oft engem Kontakt zu ihren Kindern und Enkeln. Sie konnten keinerlei positiven Zusatznutzen in der Teilnahme an einem Programm zu präventiven Hausbesuchen für sich erkennen.

In der Gruppe der „**passiven**" Nichtteilnehmer sammelten sich sehr inaktive Personen, die sich mit ihren Erkrankungen, Beschwerden und Sorgen arrangiert und ähnlich wie die zurückhaltenden Fitten bei den Abbrechern wenig Interesse an einer Störung des auf diese Weise erreichten Gleichgewichtszustandes hatten. **Aspekte der Gesundheitsförderung und Prävention interessierten die Passiven aber auch deshalb nicht, weil sie mit zusätzlichen Aktivitäten oder Anstrengungen verbunden wären.** Es schien im Wesentlichen eine innere Haltung, die sich durch ein duldsames Annehmen der gegebenen Umstände auszeichnete, nicht so sehr das konkrete körperliche Beschwerdenbild zu sein, das die Personen dieser Gruppe an einer Teilnahme hinderte.

Die „**kranken**" Nichtteilnehmer schienen ausnahmslos gesundheitlich so stark beeinträchtigt, dass sie das Angebot zur Teilnahme an einem Programm, dessen Inhalte ihnen völlig unbekannt waren und von dem sie bestenfalls erfassten, dass es in irgendeiner Form Aktivität von ihnen verlangte, in jeder Hinsicht überforderte. **Alle Telefonate waren schwierig und belastend, weil sich das Leiden dieser Menschen**, außerhalb dessen, was sich in einem Frage-Antwort-Schema dokumentieren lässt, **unmittelbar transportierte**. Obwohl auch diese Menschen wahrscheinlich von Informationen zu ihren Erkrankungen, über Selbsthilfegruppen, einer Anschaffung oder Verbesserung von Hilfsmitteln, der Sicherung des Wohnumfeldes oder der Vermittlung von Hilfsdiensten hätten profitieren können, lehnten sie Hausbesuche mit einer Vehemenz ab wie sonst keine anderen Interviewpartner.

Zusammenfassung der Ergebnisse aus den Leitfadeninterviews

In allen 3 in dieser Arbeit betrachteten Gruppen – Teilnehmer, Abbrecher und Nichtteilnehmer – gab es sehr „rüstige", vitale und aktive Menschen. Sie verfügten über ein gutes Maß an Eigenkompetenz und waren für gesundheitsförderliche Maßnahmen zugänglich. „Gesund Älter Werden" fand bei ihnen Akzeptanz. Es schienen nur kleine Varianzen in der Befriedigung der sozialen Bedürfnisse zu sein, die die einen zu aktiven Teilnehmern und die anderen zu Abbrechern oder Nichtteilnehmern werden ließen. In allen 3 Gruppen gab es umgekehrt auch Menschen, deren Lebensqualität durch krankheitsbedingte Behinderungen bereits eingeschränkt wirkte. Unter den Teilnehmern waren sie eher die Ausnahme, bei den Abbrechern und Nichtteilnehmern fanden sich zunehmend mehr so charakterisierbare Interviewpartner. Diesen Personen war das Konzept eines gesundheitsfördernden Programms nur schwer vermittelbar. Verfügten sie über ein Mindestmaß an internalen Selbstwirksamkeitskonzepten, waren sie in der Gruppe der unterstützungssuchenden Teilnehmer zu finden. Kränkere Menschen ohne Kompetenzerwartung wurden zu Abbrechern oder lehnten eine Teilnahme von vornherein ab. Darüber hinaus fanden sich in den Gruppen der Abbrecher und Nichtteilnehmer, nicht aber unter den Teilnehmern, Menschen, die über die Gesamtheit ihrer Antworten betrachtet gleichgültig und interesselos wirkten. Sie schienen nicht mehr ganz so leistungsfähig zu sein wie die aktiven Teilnehmer, waren aber im Alltag deutlich selbstständiger und weniger eingeschränkt als die kranken Nichtteilnehmer. Man kann vermuten, dass sich unter ihnen diejenigen Personen finden, bei denen die Effektivität der präventiven Hausbesuche am größten wäre. Denn anders als bei den sehr kranken Interviewpartnern ist bei ihnen noch konkretes Präventionspotenzial vorhanden, dieses wird aber, anders als bei den fitten Teilnehmern, bisher nicht ausgeschöpft. Dies deckt sich mit den Erkenntnissen aus Metaanalysen, wonach „nicht behinderte ältere Personen mit einem relativ guten Gesundheitszustand" (24) hinsichtlich der Effektivität präventiver Hausbesuche die besten Resultate versprechen.

Ungeklärt bleibt bei dieser Betrachtung allerdings, wie in Zukunft ältere Menschen unterstützt werden können, die „behindert und in einem relativ schlechten Gesundheitszustand" sind. Die Ergebnisse dieser Studie weisen darauf hin, dass gerade dieser Personenkreis eine zugehende Vorgehensweise ablehnt, zugleich aber auch nicht mehr in der Lage ist, Angebote mit einer Kommstruktur anzunehmen. Hier muss über weitere Zugangswege nachgedacht werden; insbesondere der Hausarzt mit seinen Kenntnissen über die Erkrankungen und das soziale Umfeld des Versicherten ist als ein geeigneter Vermittler gesundheitsfördernder oder koordinierender Angebote denkbar (28, 30). Zur Kenntnis genommen werden muss aber auch, dass regelmäßige Hausbesuche nur von einem Teil der Versicherten überhaupt gewünscht und akzeptiert werden und diese Maßnahme somit auch in Zukunft nur *ein* Baustein bestehender und aufzubauender Versorgungsstrukturen für ältere Menschen sein kann. Dapp und Mitarbeiter des Hamburger Albertinenhauses haben in einer 2007 erschienen Arbeit gezeigt, dass ein Großteil der älteren Menschen Angebote mit einer Kommstruktur bevorzugt (3).

Die hier vorgestellten Ergebnisse einer qualitativen Untersuchung decken sich bezüglich der Kategorisierung der Nichtteilnehmer mit den Erkenntnissen größerer Studien. 2002 hatte ein Autorenteam um Minder und Stuck eine Arbeit über Untergruppen von Nichtteilnehmern an präventiven Hausbesuchen (14) veröffentlicht, und damit die Kategorisierung von „zu gesund" und „zu krank" geprägt, die hier, wenn auch nicht wortwörtlich, aufgegriffen wurde. Aktuelle Ergebnisse einer großen randomisierten Interventionsstudie zu präventiven Hausbesuchen aus Dänemark zeigen außerdem in Übereinstimmung mit den oben angegebenen Vermutungen über den Nutzen präventiver Hausbesuche auch für bereits chronisch kranke Menschen, dass die Mortalitätsrate und die Pflegeheimeinweisungen insbesondere unter den Nichtteilnehmern hoch ist, die als „zu krank" (hier die „Kranken") charakterisierbar waren (26).

Die hohe Bedeutung der familiären Einbindung für die Entscheidung über Teilnahme oder Nichtteilnahme – die größte Handlungsmotivation überhaupt schien die Aussicht auf neue soziale Kontakte zu sein – verdeutlicht die Bedeutung der Einsamkeitsproblematik alter Menschen für Gesundheit und Wohlbefinden, wie sie in Studien vor allem aus dem Pflegebereich bereits konstatiert wurde (5, 17). Insbesondere die Einbindung in das Familienleben der Kinder und Enkel scheint ein wesentlicher Schutzfaktor vor Einsamkeit und Rückzug zu sein (4). Hinweise dieser Art sind angesichts von Schätzungen, wonach ¼ der 1965 geborenen Frauen keine Kinder gebären wird und außerdem von einer erheblichen Zunahme zeitlich limitierter sogenannter „nicht konventioneller Beziehungen" auszugehen ist (2), gesellschafts- und gesundheitspolitisch durchaus ernstzunehmen. Von einer weiteren Singularisierung des Alters in den nächsten Jahrzehnten muss ausgegangen werden. Bisher ist aber keine Intervention bekannt, die nachweislich die soziale Isolation älterer Menschen verringert (7). Unklar bleibt damit auch, ob eine aufsuchende Aktivierung durch präventive Hausbesuche trotz dementsprechender Hoffnungen tatsächlich geeignet ist, Einsamkeit und Rückzugstendenzen zu beheben und dadurch die gesundheitsbezogene Lebensqualität nachhaltig zu verbessern. Ergebnisse aus dem Partnerprojekt „Aktiv55plus" in Radevormwald zeigten eine deutliche Verbesserung der Lebensqualität durch Hausbesuche nur bei solchen Personen, die in den 5 vorangegangenen Jahren ihren Lebenspartner verloren hatten, also einen aktuellen Verlust zu verarbeiten hatten (12).

Weitere Erkenntnisse über die Effekte von präventiven Hausbesuchen in Hinblick auf Pflegebedürftigkeit, Krankenhauseinweisungen und andere gesundheitsbezogene Endpunkte sowie ein neuer Beitrag zur Definition der geeigneten Zielgruppen werden von dem voraussichtlich Ende 2009 erscheinenden Endbericht zum AOK-Projekt „Gesund Älter Werden" erwartet.

Die hier vorgestellte qualitative Untersuchung weist einige Limitierungen auf: Die Interviews wurden zu einem relativ frühen Zeitpunkt der Studienlaufzeit durchgeführt, längerfristige Erfahrungen der Befragten mit dem Programm lagen somit noch nicht vor. Da die qualitative Studie zunächst nicht im Studienprotokoll vorgesehen war und nicht durch AOK-Mitarbeiter durchgeführt wurde, fand eine Verknüpfung mit Routinedaten der Krankenkasse zur Überprüfung und Ergänzung der im Interview gemachten Angaben nicht statt. Weitere Untersuchungen in repräsentativem Umfang und unter Berücksichtigung quantitativer Daten zum Gesundheitsstatus, der sozialen Einbindung und der Lebensqualität wären jedoch wünschenswert, um Klarheit über sinnvolle Inhalte, den Umfang und die realistisch erreichbare Zielpopulation präventiver Hausbesuche zu gewinnen.

23.4 Fokusgruppen und ergänzende Leitfadeninterviews mit AOK-Versicherten ab 65

Das BMBF-geförderte Projekt „Ältere gezielt erreichen – Effektivität und Kosteneffektivität von Zugangswegen am Beispiel des präventiven Hausbesuches" (AeGE: Projektleitung: Prof. Dr. Ulla Walter und Prof. Dr. Eva Hummers-Pradier) vergleicht die Zugangswege „telefonische Ansprache der Krankenkasse" und „Ansprache in der Hausarztpraxis" miteinander. Die Maßnahme, für die die Versicherten gewonnen werden sollen, nämlich der präventive Hausbesuch, wird als sogenannter „Roll-out" des GÄW-Projektes von der AOK Niedersachsen durchgeführt. Im ersten Studienabschnitt galt es, Versicherte das Informationsmaterial der AOKN zum Programm „Gesund Älter Werden" bewerten zu lassen. Ziel war eine möglichst optimale Gestaltung des Informationsmaterials der Krankenkasse, um diejenigen Versicherten, für die das Programm vermutlich interessant sein könnte, auch tatsächlich motivational zu erreichen. Zur Bewertung des bisher vorliegenden Informationsmaterials, aber auch zur Erfassung von Vorstellungen über Gesundheit im Alter, über Möglichkeiten und Maßnahmen von Prävention im Alter und Erwartungen an einen „präventiven Hausbesuch" wurden AOK-Versicherte ab 65 in Fokusgruppen befragt. Keiner der Befragten war Studienteilnehmer des GÄW-Projektes gewesen.

Die Diskussionen wurden videografiert und nach der Methode des Knowledge Mappings ausgewertet (18). Zusätzlich erfolgte für Passagen, für die Unklarheiten oder Dissens in der Gruppe der Auswertenden bestand, eine inhaltsanalytische Bewertung des Materials auf Basis der Transkripte.

Da sich in den Diskussionen herausstellte, dass durch die methodische Vorgehensweise der Fokusgruppenbefragung ganz überwiegend sehr aktive und wenig in ihrer Mobilität eingeschränkte Personen rekrutiert und befragt worden waren, wurden die auf diese Weise erfassten Meinungsbilder durch Einzelinterviews mit AOK-Versicherten ergänzt, die eine Teilnahme an den Fokusgruppen abgelehnt, einer Befragung zu Hause aber zugestimmt hatten. In diesem Beitrag sollen nun ausschließlich die Befragungsergebnisse wiedergegeben werden, die sich auf Bedarf und Akzeptanz von Präventiven Hausbesuchen beziehen.

▪ Bewertung des Angebots „Präventiver Hausbesuch" in den Fokusgruppen

Alters- und geschlechterübergreifend wurde die Forderung nach einer Freiwilligkeit zur Teilnahme an einem solchen Programm hervorgehoben. Insbesondere die Männer und Frauen der jüngeren Altersgruppe (65–75 Jahre) assoziierten mit einem präventiven Hausbesuch das Eindringen einer fremden Person in die Privatsphäre, eine mögliche Bevormundung und auch Kontrolle. Außerdem sei ein solches Angebot vermutlich profitabler für (noch) ältere Mitmenschen. Die über 75-Jährigen hingegen vertraten die Ansicht, dass präventives Handeln in ihrem Alter doch nur noch sehr wenig Aussicht auf Erfolg habe, ein solches Angebot sich also vielmehr an die jüngeren Alten richten sollte („Was soll bei mir noch besser werden?"). Durch alle Fokusgruppen hindurch zog sich die Auffassung, **dass der präventive Hausbesuch grundsätzlich ein attraktives Angebot sei – aber immer für die jeweils „anderen"**: für ältere, jüngere, kränkere, gesündere, einsamere, solche, die nicht mehr laufen könnten und solche, die zu bequem seien – **nur nicht für einen selbst**.

Teilweise wurde der präventive Hausbesuch auch mit der Pflegekasse in Verbindung gebracht, obwohl die Einladungen zur Diskussion und das dargebotene Material von der AOK stammten. Das führte zur Assoziation, man müsse bereits hilfsbedürftig sein, damit ein präventiver Hausbesuch akzeptabel werde. Frauen beider Altersgruppen verbanden mit dem Angebot eine Überprüfung und mögliche Verbesserung der Wohnraumsituation, aber auch konkrete Hilfen im Haushalt. Allerdings wurde einstimmig festgestellt, dass man durch Familie, Freunde etc. genug Hilfen habe, also noch nicht auf ein Angebot von außen angewiesen sei. Frauen der älteren Altersgruppe berichteten außerdem, aufgrund der altersbedingten „Entschleunigung" vieler Handlungen mit dem Alltagsgeschäft so ausgelastet zu sein, dass der Besuch einer Gesundheitsberaterin eher belastend sein könnte. Männer beider Altersgruppen standen dem Angebot insgesamt etwas offener gegenüber; reizvoll schien ihnen der unmittelbar mögliche Einbezug der Lebenspartnerin und die Individualität einer Beratung zu Hause. Beide Aspekte genügten aber nicht, um auch nur einen der Fokusgruppenteilnehmer zu der Äußerung zu verleiten, er könnte sich vorstellen, das Angebot eines präventiven Hausbesuchs in Anspruch zu nehmen. Während Frauen als Alternative zum präventiven Hausbesuch vor allem die Teilnahme an Gruppenangeboten nannten, schien für Männer der Gedanke eines festen Ansprechpartners bei der AOK, der „bei Bedarf" Informationen zu individuell abgestimmten Angeboten geben könnte, wünschenswert. Zusammenfassend bestand bei allen Diskussionsteilnehmern große Zurückhaltung bezüglich des Angebots.

Allerdings gab es auch wenig konkrete Vorstellungen darüber, wie ein präventiver Hausbesuch gestaltet sein kann. Die Freiwilligkeit der Teilnahme, die Kostenfreiheit des Angebots, eine telefonische Vorankündigung des Besuchs, eine individuelle Beratung einerseits und pragmatische Hilfen im Alltag andererseits bildeten sich als zentrale Kriterien für eine mögliche Akzeptanz eines präventiven Hausbesuchs heraus.

▪ Bewertung des Angebots präventiver Hausbesuch in den Einzelinterviews

Die Auswertung der Einzelinterviews mit denjenigen, die eine Teilnahme an den Fokusgruppen abgelehnt hatten, weil sie kein Interesse oder keine Zeit hatten oder aber sich für eine Teilnahme gesundheitlich zu sehr beeinträchtigt fühlten, konnte diesen Aspekten nichts Neues hinzufügen. Auch hier zeigte sich, dass die meisten der Befragten mit dem Konzept eines präventiven Hausbesuchs wenig verbinden konnten: So wurde das Angebot teilweise mit der Begutachtung des MDK zur Einstufung in eine Pflegestufe verwechselt. Andere empfanden sich als noch zu gesund und aktiv, als dass ihnen eine Gesundheitsberatung zu Hause sinnvoll erschien. Nur einzelne, pflegende oder alleinstehende Personen äußerten die grundsätzliche Bereitschaft, eine Fallberaterin in den eigenen vier Wänden zu empfangen, wenn sie mit einem solchen Angebot konfrontiert würden. Beachtet werden sollte aber bei der Bewertung dieser Ergebnisse, dass alle hier Befragten einen „Hausbesuch" durch eine Interviewerin zuließen, der Aufforderung zu einer aktiven Teilnahme an einer Fokusgruppe hingegen nicht nachkommen wollten oder konnten!

Zusammenfassung und Konsequenz der qualitativen Ergebnisse zum präventiven Hausbesuch im AeGE-Projekt

Keiner der in einer Fokusgruppe und einzeln Befragten in der AeGE-Studie hatte zuvor einen präventiven Hausbesuch oder Informationen zu diesem Programm erhalten. Das machte die Frage nach der Akzeptanz sehr theoretisch, denn die Beurteilung des Angebots erfolgte allein auf der Basis des vorgelegten Informationsmaterials und verbaler Zusatzinformationen durch die Interviewer. Die Befragten verfügten über kein eigenes Erleben in Hinblick auf den präventiven Hausbesuch. Allerdings entspricht dies in hohem Maße der Realität: Auch in naher Zukunft werden die für das Angebot eines präventiven Hausbesuchs angesprochenen Personen in der Regel nicht zuvor mit dem Programm in Kontakt gekommen sein. Auch ihre Entscheidungen über Annahme oder Nichtakzeptanz des Angebots werden allein auf der Basis von Informationsmaterial und eventuell eines zusätzlichen Gesprächs mit einer Krankenkassenmitarbeiterin oder dem Hausarzt fußen. Daher sind die hier erstmals vorgestellten Ergebnisse sowohl für die Präventions- als auch für die Versorgungsforschung relevant. Es muss davon ausgegangen werden, dass der präventive Hausbesuch nur für einen kleinen Teil der angesprochenen Bevölkerung wirklich interessant und akzeptabel ist. Die Eingrenzung des Angebots auf Zielgruppen, die zum einen ein höheres Maß an Akzeptanz vermuten lassen und zum anderen nach den bisherigen wissenschaftlichen Erkenntnissen aus Studien zur Effektivität des präventiven Hausbesuchs (3, 6, 11, 13, 24, 26) eine höhere Wahrscheinlichkeit für konkreten gesundheitlichen Nutzen von der Maßnahme haben, scheint uns sehr sinnvoll. Im Rahmen des AeGE-Projektes wird ein solcher Fragebogen zur Eingrenzung der Zielgruppe („targeting") entwickelt und getestet werden. Erste Ergebnisse können möglicherweise auf dem 3. Nationalen Präventionskongress in Dresden vorgestellt werden.

23.5 Fazit für die Praxis

Bezugnehmend auf die Überschrift dieses Beitrags „Präventive Hausbesuche – wen interessieren sie überhaupt?" werden basierend auf einer Zusammenschau der hier vorgestellten Ergebnisse folgende Rückschlüsse gezogen:

- Präventive Haubesuche interessieren Personen, die sich noch eher gesund fühlen und aktiv am Leben teilnehmen, aber – oft aufgrund mangelnder familiärer Einbindung – ein Mehr an Sozialkontakten wünschen.
- Weitere Gründe, sich für das Angebot des präventiven Hausbesuchs zu interessieren, können eine drohende Pflegebedürftigkeit der eigenen Person oder die (dann eher realisierte) Pflegebedürftigkeit des Partners sein.
- Personen, die sich familiär oder anderweitig gut sozial eingebunden fühlen und deren subjektive gesundheitliche Beeinträchtigung eher gering ist, bevorzugen präventive Angebote mit einer Kommstruktur.
- Personen, die kein Interesse (mehr) an präventiven Themen haben, die gesundheitlich bereits deutlich beeinträchtigt sind und die sich aus der sozialen Teilhabe mindestens teilweise zurückgezogen haben, sind weder über Kommstrukturen noch über die Bringstruktur des präventiven Hausbesuchs für präventive Maßnahmen zu interessieren.
- Der Begriff „präventiver Hausbesuch" wird von vielen der Befragten mit einer unterstellten Hilfs- oder sogar Pflegebedürftigkeit konnotiert und führt damit schnell zu einer Abwehrhaltung gegenüber dem dahinter stehenden (unbekannten) Programm.
- Das ungerichtete Angebot des präventiven Hausbesuchs an sämtliche Versicherte oder Patienten ab einem gewissen Alter erscheint wenig sinnvoll: Zum einen, weil dies aufgrund der beschriebenen Bedarfs- und Akzeptanzlage nur bei wenigen ein konkretes Teilnahmeinteresse wecken kann. Zum anderen zeigen Ergebnisse aus kontrollierten Interventionsstudien, dass nur kleine Subpopulationen nachweislich von dem Angebot „Präventiver Hausbesuch" gesundheitlich profitieren.
- Damit scheinen Vorgehensweisen wie die Eingrenzung der angesprochenen Personen durch z.B. einen selektierenden Profiteur-Fragebogen, aber auch der Versuch einer Vermittlung von präventiven Hausbesuchen durch den „Vertrauten" Hausarzt sinnvoll. Beide Vorgehensweisen werden derzeit im BMBF geförderten Projekt „Ältere gezielt erreichen – Effektivität und Kosteneffektivität von Zugangswegen am Beispiel des präventiven Hausbesuches" erprobt.

Literatur

[1] Avlund K, Vass M, Kvist K et al. Educational intervention toward preventive home visitors reduced functional decline in community-living older women. J Clin Epi 2007; 60: 954–962

[2] Bühring P. Beziehungsbiografien: Feste Bindungen, aber in anderer Form. Dtsch Ärzteblatt 2003; 31/32: 350

[3] Dapp U, Anders J, Meier-Baumgartner HP et al. Geriatrische Gesundheitsförderung und Prävention für selbständig lebende Senioren. Angebote und Zielgruppen. Z Gerontol Geriat 2007; 40: 226–240

[4] Drageset J. The Importance of activities of daily living and social contact for loniless: a survey among residents in nursing homes. Scand J Caring Sci 2004; 18: 65–71

[5] Ekwall A, Sivberg B, Ingalill R. Loneliness as a predictor of quality of life among older caregivers. J Adv Nurs 2005; 49(1): 23–32

[6] Elkan R, Kendrick D, Dewey M. Effectiveness of home based support for older people: Systematic review and meta-analysis. BMJ 2001; 323: 719–725

[7] Findlay R. Interventions to reduce social isolation amongst older people: where is the evidence? Ageing Society 2003; 23: 647–658

[8] Fischer GC, Trautner C, Perschke-Hartmann C. Gesund Älter Werden, Das AOK-Programm für aktive Senioren. Zwischenbericht der wissenschaftlichen Begleitung. Hannover: AOK; 2006

[9] Van Haastregt JC, Diedericks JP, Rossum E et al. Effects of preventive home visits to elderly people living in the community: systematic review. BMJ 2000; 320: 754–758

[10] Hendriksen C, Vass M. Preventive home visits to elderly people in Denmark. Z Gerontol Geriat 2005; 38: I/31–I/33

[11] Huss A, Stuck AE, Rubenstein LZ et al. Multidimensional preventive home visit programs for community dwelling older adults: A systematic review and meta-analysis of randomized controlled trials. Journal of Gerontology 2008; 63A (3): 298–307

[12] Von dem Knesebeck O, David K, Bill P et al. Aktives Altern und Lebensqualität. Evaluationsergebnisse eines WHO-Demonstrationsprojektes. Z Gerontol Geriat 2006; 39: 82–89

[13] Kronborg C, Vass M, Lauridsen J et al. Cost-effectiveness of preventive home visits to the elderly. Economic evaluation alongside randomized controlled study. Eur J Health Econ 2006; 4(7): 238–246

[14] Minder CE, Mueller T, Gillmann G et al. Subgroups of refusers in a disability prevention trial in older adults. Baseline and follow-up analysis. Am J Public Health 2007; 92(3): 445–450

[15] Meinck M, Lübke N, Lauterberg J et al. Präventive Hausbesuche im Alter: eine systematische Bewertung der vorliegenden Evidenz. Gesundheitswesen 2004; 66: 732–738

[16] Nutbeam D. Health literacy as a public health goal: a challenge for contemporary health education and communication strategies into the 21st century. Health Promot Int 2000; 15(3): 259–267

[17] Owen T. Working with socially isolated people. Br J Community Nurs 2007; 12(3): 115–116

[18] Pelz C, Schmitt A, Meis M. Knowledge Mapping als Methode zur Auswertung und Ergebnispräsentation von Fokusgruppen in der Markt- und Evaluationsforschung. FQS 2004; 5(2): Art. 35

[19] Ploeg J, Feightner J, Hutchinson B et al. Effectiveness of preventive primary care outreach interventions aimed at older people. Meta-analysis of randomized controlled trials. Can Fam Physic 2005; 51(9): 1244–1245

[20] Reinprecht C, Donat L. Aktiv ins Alter. Ergebnisse der Begleitforschung zum WHO-Projekt „Investition in die Gesundheit älterer Menschen". Wien: Institut für Soziologie; 2005

[21] Rubenstein LZ. New insights from the Danish preventive home visit trial. Eur J Ageing 2007; 4: 141–143

[22] Sahlen KG, Dahlgren L, Hellner BM et al. Preventive home visits postpone mortality– a controlled trial with time-limited results. BMC Public Health 2006; 6: 220–226

[23] Schmocker H, Oggier W. Gesundheitsförderung im Alter durch präventive Hausbesuche. Ein neues Betreuungsmodell aus pflegerischer, geriatrischer und ökonomischer Sicht. Muri: Schriftenreihe der Schweizerischen Gesellschaft für Gesundheitspolitik; 2002

[24] Stuck A, Hammer A, Minder CE. Home visits to prevent nursing home admission and functional decline in elderly people: Systematic review and meta-regression analysis. JAMA 2002; 287(8): 1022–1028

[25] Ströbel A, Weidner F. Ansätze zur Pflegeprävention, Rahmenbedingungen und Analysen von Modellprojekten zur Vorbeugung von Pflegebedürftigkeit, Hannover: Schlüter; 2003

[26] Vass M, Avlund K, Hendriksen C. Randomized intervention trail on preventive home visits to older people: Baseline and follow-up characteristics of participants and non-participants. Scand J Public Health 2007; 35: 410–417

[27] Vass M, Avlund K, Parner ET et al. Preventive home visits to older home-dwelling people and different functional decline patterns. Eur J Ageing 2007; 4: 107–113

[28] Vass M, Avlund K, Siersma V et al. A feasible model for prevention of functional decline in older homedwelling people – the GP role. A municipality-randomized intervention trial. FamPract 2009; 26: 56–64

[29] WHO: Active Ageing: A policy Framework. Genf: WHO; 2002. http://whqlibdoc.who.int/hq/2002/WHO_NMH_NPH_02.8.pdf (Zugriff: 29.04.2009)

[30] Wildner M, Manstetten A. Machbarkeitsstudie, Prävention im Alter – geriatrisch fundierte Hausbesuche bei älteren Menschen, Abschlußbericht. München: Bayerischer Forschungs- und Aktionsverbund Public Health; 2002

C Arbeitswelt und betriebliche Prävention

24 Evidenzbasierung der betrieblichen Prävention – Anforderungen an die betriebliche Gesundheitsförderung und Arbeitsmedizin

Wolfgang Bödeker*, Wolfgang Hien

Abstract

Betriebliche Gesundheitsförderung und Arbeitsmedizin zielen auf die Verhütung arbeitsbedingter Gesundheitsgefahren und Erkrankungen und finden in den Beschäftigten und Unternehmen ihre gemeinsamen Zielgruppen. Trotz unterschiedlicher Konzepte, historischer Entwicklung und gesetzlicher Verankerung wird von beiden Disziplinen teilweise auf dieselben Interventionstypen der Analyse, Beratung sowie verhältnis- und verhaltensbezogener Präventionsmaßnahmen zurückgegriffen.

Dass Maßnahmen der betrieblichen Prävention wirksam und nützlich sein sollen, ist keine neue Anforderung, sondern bereits die Handlungsgrundlage der Präventionsträger. So fordert z.B. der Handlungsleitfaden für § 20 Maßnahmen der Krankenkassen, dass sich die Wirksamkeit der Präventionsprinzipien erwiesen hat. Hierdurch wird der gesetzlichen Vorgabe entsprochen, wonach Leistungen, die nicht notwendig oder unwirtschaftlich sind, von den Krankenkassen nicht bewilligt werden dürfen. Zunehmend wird aber auch die Berücksichtigung formeller Standards der Evidenzbasierung in der Prävention gefordert.

Im eigentlichen Sinne bedeutet Evidenzbasierung nicht mehr als die Beurteilung von Erkenntnissen darüber, ob mit den Maßnahmen die angestrebten Ziele auch tatsächlich erreicht werden. Übertragen auf die Arbeitswelt stellt sich damit die Frage, ob durch betriebliche Prävention die arbeitsbedingte Morbidität und Mortalität verringert werden kann. Zu klären ist also, ob es aufgrund von Organisationsentwicklung, Bedarfsanalyse, verhaltens- und verhältnisbezogenen Präventionsmaßnahmen, Beratung sowie Vorsorgeuntersuchungen zu einer Abnahme der Inzidenz und Prävalenz von Krankheiten, einer Verringerung der Krankheitsschwere oder -dauer oder wenigstens von Expositionen gegenüber gesicherten Risikofaktoren kommt.

In der wissenschaftlichen Literatur herrscht Konsens darüber, dass durch Maßnahmen der betrieblichen Gesundheitsförderung und primären Prävention Gesundheitsrisiken reduziert, Krankheitshäufigkeiten gesenkt sowie gesundheitsbewusste Verhaltensweisen gefördert werden. Einigkeit besteht auch dahingehend, dass sich betriebliche Gesundheitsförderungsmaßnahmen für Unternehmen auszahlen, indem Krankheitskosten vermieden und krankheitsbedingte Fehlzeiten verringert werden. Insgesamt kann also von einer guten Evidenzlage für die meisten Interventionstypen der betrieblichen Prävention ausgegangen werden. Wenig bis keine Evidenz liegt dagegen für Beratungen und für Vorsorgeuntersuchungen vor.

24.1 Einleitung

Betriebliche Gesundheitsförderung (BGF) und Arbeitsmedizin unterscheiden sich sowohl hinsichtlich ihres historischen Entstehungskontextes, ihres konzeptionellen und wissenschaftlichen Verständnisses sowie ihrer Qualifikationsprofile. Beide Disziplinen fokussieren indes auf die Verhütung arbeitbedingter Gesundheitsgefahren und Erkrankungen und finden in den Beschäftigten und Unternehmen ihre gemeinsamen Zielgruppen.

Die Arbeitsmedizin ist historisch in das Konzept der Arbeitssicherheit und des Arbeitsschutzes eingebettet, deren primäre Zielsetzung traditionell die Vermeidung von Arbeitsunfällen und Berufskrankheiten ist. Inzwischen hat sich dieser Fokus stark verbreitert: "There is increasing evidence that workers health is determined not only by the traditional and newly emerging occupational

* E-Mail: boedekerw@bkk-bv.de

risks, but also by social inequalities, such as employment status, income, gender, and race, as well as by health-related behaviour and access to health services. Therefore, further improvement of the health of workers requires a holistic approach, combining occupational health and safety, with disease prevention, health promotion and tackling social – determinants of health and reaching out to workers families and communities." (22). Mit dieser Sichtweise der Weltgesundheitsorganisation (WHO) rückt der Arbeitsschutz eng an das Konzept der BGF heran, das infolge der Ottawa Charta der WHO 1986 eingeführt wurde. Nach dem Verständnis dieser Charta sind die Schaffung gesundheitsförderlicher Umgebungsbedingungen und die Befähigung von Personen zu Übernahme von Verantwortung für ihre Gesundheit ebenso wichtig wie die Prävention einzelner Risikofaktoren. In der betrieblichen Praxis sind Gesundheitsförderung und Arbeitsmedizin dagegen immer noch weitgehend getrennt. Die Deutsche Gesellschaft für Arbeitsmedizin und Umweltmedizin hat ein Thesenpapier vorgelegt, in dem auf die Rolle der Arbeitsmedizin bei der Überwindung dieser Trennung hingewiesen wird (12).

Betriebliche Prävention erfreut sich einer hohen gesundheitspolitischen Beachtung und Akzeptanz. Gleichzeitig eröffnet sich aber auch die Diskussion um den belegten Nutzen und die Kosten. Insbesondere im betrieblichen Umfeld wird zunehmend die Frage gestellt, ob für die erwarteten Präventionserfolge auch ausreichend belastbare Informationen vorliegen und welche Erfahrungen bestimmte Maßnahmen als besonders geeignet erscheinen lassen. Dieser Ruf nach Evidenzbasierung auch in der Gesundheitsförderung und Prävention ist gleichermaßen etwa in Beschlüssen der WHO wie auch im Handlungsleitfaden der Spitzenverbände der gesetzlichen Krankenversicherung zum §20 zu finden. Nach dem Verständnis einer Evidenzbasierung wird also die betriebliche Prävention als eine Intervention aufgefasst, deren Wirkung dahingehend zu beurteilen ist, ob ein positiver und bedeutsamer Unterschied zu demjenigen Zustand gezeigt werden kann, in dem Prävention unterblieb. Nach systemtheoretischem Verständnis greift eine Intervention also im Gegensatz zur puren Beratung in Organisationen oder Personenbeziehungen ein.

In diesem Beitrag sollen die Anforderungen eines Evidenzgebotes für die betriebliche Gesundheitsförderung und die Arbeitsmedizin aufgezeigt werden. Hierfür werden die zugrunde liegenden Konzepte der beiden Disziplinen der betrieblichen Prävention aufgezeigt und über eine Betrachtung der Praxis eine Bestimmung der jeweiligen Interventionstypen hergeleitet. Schließlich soll die vorliegende Evidenz für diese Intervention dargestellt und auf weiteren Forschungsbedarf hingewiesen werden.

24.2 Begriffsbestimmung: betriebliche Gesundheitsförderung

Während die primäre Prävention auf die Verhinderung von Krankheiten abzielt und daher immer einen spezifischen expliziten oder impliziten Krankheitsbezug hat (19), steht im Zentrum der Gesundheitsförderung nach der Ottawa-Charta der WHO die Förderung gesundheitlicher Ressourcen und gesundheitsförderlicher Strukturen. Gesundheitsförderung „zielt auf einen Prozess, allen Menschen ein höheres Maß an Selbstbestimmung über ihre Gesundheit zu ermöglichen und sie damit zur Stärkung ihrer Gesundheit zu befähigen." (21). Hierfür werden 3 Strategien empfohlen:
- Interessen vertreten
- befähigen und ermöglichen
- vermitteln und vernetzen

BGF wird entsprechend als eine moderne Unternehmensstrategie zur Verbesserung der Gesundheit am Arbeitsplatz verstanden. Sie setzt auf die Förderung aktiver Teilnahme aller Beteiligten und zielt auf eine gesunde Gestaltung der Arbeit als auch auf Anreize für ein gesundheitsbewusstes Verhalten der Beschäftigten. Als Handlungsgrundlage dient zunehmend die sogenannte Luxemburger Deklaration zur betrieblichen Gesundheitsförderung in der Europäischen Union, durch die die Strategien der Ottawa-Charta umgesetzt sind.

■ Verbreitung und Inanspruchnahme von Maßnahmen der BGF

Nach einer repräsentativen Befragung des Instituts für Arbeitsmarkt und Berufsforschung geben 20% der Betriebe an, über gesetzliche Regelungen hinausgehende Maßnahmen zum Schutz oder zur Förderung der Gesundheit der Beschäftigten durchzuführen und zu unterstützen (11).

Die Verteilung ist dabei sehr unterschiedlich und reicht von 60 % im Kraftfahrzeugbau bis zu 5 % in Kultur/Sport/Unterhaltung. Ein nicht geringer Teil hiervon wird in Kooperation mit den gesetzlichen Krankenkassen durchgeführt, die diese Aktivitäten wiederum als § 20 SGB V Maßnahme jährlich zu dokumentieren und an den Medizinischen Dienst der Krankenkassen zu berichten haben. Der aktuelle Präventionsbericht weist aus, dass in 2007 die BGF deutlich ausgebaut wurde. An den ca. 3000 gemeldeten Projekten haben sich demnach 630 000 Arbeitnehmer und Arbeitnehmerinnen beteiligt (17). Im Vergleich zum Vorjahr wurden 24 % mehr Projekte gemeldet.

Eine genauere Betrachtung der Verbreitung und Inanspruchnahme von BGF erlauben die Ergebnisse des IGA-Barometers (5): Aus Mitarbeitersicht steigt die Verbreitung von Maßnahmen zur BGF deutlich mit der Unternehmensgröße; während nur etwa ⅓ der Beschäftigten in Klein- und Kleinstunternehmen bestätigen, das BGF in ihrem Betrieb eine Rolle spielt, sind es in Großunternehmen 65 %. Bei summarischer Betrachtung der angebotenen Maßnamen zeigt sich, dass im Schnitt 3,7 Einzelmaßnahmen angeboten werden. Auch hier lässt sich wieder eine Abhängigkeit von der Unternehmensgröße erkennen: je kleiner das Unternehmen, desto weniger angebotene Einzelmaßnahmen. Großunternehmen bieten im Schnitt 5 Maßnahmen an, Klein- und Kleinstunternehmen nur 2,5. Deutlich konstanter ist die Zahl der in Anspruch genommenen Maßnamen; diese liegt bei Großunternehmen bei 2,7, bei Klein- und Kleinstunternehmen bei 2,1. Die verbreitetste Einzelmaßnahme ist die Mitarbeiterbefragung, die in Unternehmen von insgesamt 44 % der Befragten durchgeführt werden. Die Inanspruchnahme der abgefragten Einzelmaßnahmen ist überwiegend hoch. Die höchste Inanspruchnahme wird für die Teilnahme an Mitarbeiterbefragungen ausgewiesen. 94 % aller Befragten geben an, sich an diesen Befragungen im Unternehmen zu beteiligen, wobei hier kaum ein Unterschied zwischen den Betriebsgrößen besteht.

Was die Inanspruchnahme der angebotenen Maßnahmen angeht, so ist neben der Unternehmensgröße, die hier einen Trend zugunsten der Klein- und Kleinstunternehmen erkennen lässt, auch die Soziodemografie eine stark beeinflussende Größe. Je nach Art der Maßnahme spielen Geschlecht und Alter eine gewichtige Rolle, so erfreut sich beispielsweise die Rückenschule bei Frauen größerer Beliebtheit als bei Männern, während diese im Vergleich zu den Frauen den Betriebssport bevorzugen. Erwartungsgemäß unterscheidet sich die Inanspruchnahme einiger Maßnahmen aber auch hinsichtlich des Berufes der Befragten, während andere in allen Berufen eine ähnlich große Akzeptanz finden (z.B. Betriebssport). Im Unterschied zu der Verbreitung der Maßnahmen lässt sich bei der Inanspruchnahme ein ausgeprägter Trend zugunsten der Klein- und Kleinstunternehmen erkennen. So werden alle Einzelmaßnahmen der Gesundheitsförderung wie auch des Arbeitsschutzes in Kleinstunternehmen am häufigsten in Anspruch genommen. Während sich beispielsweise 80 % der Befragten aus Kleinstunternehmen an den Angeboten zur Stressbewältigung beteiligen, gilt dies lediglich für ¼ der Befragten aus Großunternehmen. Deutliche Unterschiede lassen sich ebenfalls für die Angebote zur Ernährungsberatung, für die Nikotinentwöhnung und den Betriebssport erkennen. Als Fazit zeigt sich damit, dass die Inanspruchnahme von Maßnahmen der betrieblichen Präventionen in Klein- und Kleinstunternehmen besser, das Angebot allerdings geringer ist als in Großunternehmen.

▣ Interventionen der BGF

Gesundheitliche Prävention ist das Handlungsfeld einer Vielzahl von Akteuren. Wie die aktuellen Betriebs- und Beschäftigtenbefragungen als auch die Dokumentationen der von den gesetzlichen Krankenkassen erbrachten BGF-Maßnahmen zeigen, ist die Praxis der BGF durch einen Mehrkomponentenansatz gekennzeichnet. In der Regel werden gleichzeitig mehrere verhaltenspräventive Programme angeboten, die im Idealfall durch verhältnispräventive Maßnahmen ergänzt werden. Betriebliche Steuerkreise planen die Maßnahmen nach Bedarfsabschätzungen aufgrund von Ergebnissen von Mitarbeiterbefragungen, Gesundheitszirkeln und Gesundheitsberichten.

Viele der gesundheitsförderlichen Maßnahmen können auch außerhalb eines Betriebes erfolgreich durchgeführt werden können. Dennoch gelten sie im Betrieb als besonders wirksam, da sich hier z.B. die betrieblichen Informationsflüsse, das kollegiale Miteinander oder die Verbindlichkeit der Durchführung günstig auswirken. Die BGF geht über die Verhaltensprävention hinaus und umfasst auch Maßnahmen, die auf eine gesundheitsförderliche Betriebs- und Arbeitsorganisation zielen.

In Unternehmen etablieren sich aber auch BGF- und Gesundheitsmanagement-Modelle, die sich von den Konzepten der Ottawa-Charta und von einer Zusammenarbeit mit den Krankenkassen und anderen Sozialversicherungsträgern lösen. Während laut der Luxemburger Deklaration verhaltenspräventive Maßnahmen immer mit verhältnispräventiven verbunden oder zumindest im Sinne einer ganzheitlichen Sichtweise vermittelt sein sollten, geht diese Vermittlung in der realen Praxis oftmals verloren. So sind isolierte Programme zur Förderung physischer Aktivität, gesunder Ernährung, Gewichtskontrolle und Nikotinentwöhnung im strengen Sinne nicht Teil der BGF, sondern individuelle Gesundheitsförderung. Zur Abgrenzung wird gelegentlich vorgeschlagen, zwischen betrieblichem Gesundheitsmanagement und BGF zu unterscheiden (9).

BGF als Interventionsansatz enthält also wenigstens 3 Interventionstypen, nämlich Organisationsentwicklung, Bedarfsanalyse sowie verhaltens- und verhältnispräventive Maßnahmen.

24.3 Begriffsbestimmung: Arbeitsmedizin

„Die Arbeitsmedizin ist die medizinische, vorwiegend präventiv orientierte Fachdisziplin, die sich mit der Untersuchung, Bewertung, Begutachtung und Beeinflussung der Wechselbeziehungen zwischen Anforderungen, Bedingungen, Organisation der Arbeit einerseits sowie dem Menschen, seiner Gesundheit, seiner Arbeits- und Beschäftigungsfähigkeit und seinen Krankheiten andererseits befasst." (7)

Arbeitsmedizin versteht sich auch laut Arbeitssicherheitsgesetz als medizinisches Fachgebiet, das sich nicht in erster Linie um Therapie, sondern um Vorsorge in der Arbeitswelt kümmert (4). Die Arbeitsmedizin ist hiernach also ein präventives Fach, das in engster Zusammenarbeit mit Fachleuten aus der Sicherheitstechnik, Chemie, Toxikologie, Ergonomie, Psychologie und Sozialwissenschaft dafür sorgen soll, dass Menschen in der Arbeitswelt

- nicht zu Schaden kommen,
- ihre Gesundheit erhalten,
- in der Auseinandersetzung im und mit dem beruflichen Alltag Kompetenzen erwerben können, die für ihre Gesundheit förderlich sind.

Arbeitsmedizin wirkt mit bei der **Primärprävention**; der Schwerpunkt der betrieblich praktizierenden Arbeitsmedizin – d.h. also der Tätigkeit der Betriebsärzte – liegt indes in der **Sekundärprävention**, d.h. in der Beanspruchungs- und Krankheitsfrüherkennung. Ein neues Handlungsfeld, die **Tertiärprävention**, d.h. die Widereingliederung, gesellt sich infolge § 84, Abs. 2 SGB IX hinzu. Tertiär- und Sekundärprävention wirken im Idealfalle auf die Verbesserung der Arbeitsbedingungen zurück – das bedeutet, dass die arbeitsmedizinische Betreuung ideell auf das Ziel gerichtet sein muss, gemeinsam und in engster Kooperation mit den anderen Arbeitsschutzexperten die Primärprävention zu verbessern. Arbeitsmedizin hat sowohl eine kollektive Vorsorgeaufgabe – also Beteiligung an der Beurteilung der Arbeitsbedingungen – als auch eine individuelle Vorsorgeaufgabe. Individuell auch deshalb, weil aufgrund der hohen Variabilität der Menschen diese auch individuell beraten werden müssen.

◼ Praxis der arbeitsmedizinischen Betreuung

Mit dem Arbeitssicherheitsgesetz von 1973 (ASiG) sollte eine flächendeckende und an präzisen inhaltlichen Kriterien ausgerichtete arbeitsmedizinische Betreuung aller Arbeitnehmer in Deutschland erreicht werden. Bis heute mangelt es allerdings an verlässlichen Daten zum Status der arbeitsmedizinischen Betreuung. In Unternehmen ab der Größenklasse von etwa 2000 Beschäftigten im Produktionsbereich und etwa 4000 Beschäftigten im Verwaltungsbereich war seit langem davon auszugehen, dass eine regelmäßige arbeitsmedizinische Betreuung stattfindet. Doch trotz ASiG und nachfolgender berufsgenossenschaftlicher Vorschriften variieren Betreuungsdichte und -orientierung von Branche zu Branche erheblich. Als Faustformel kann davon ausgegangen werden, dass ab der Größenordnung von 2000/4000 Beschäftigten die Einsatzstunden sich auf eine betriebsärztliche Vollstelle addieren; diese wird entweder über einen Anstellungsvertrag oder über einen Dienstleistungsvertrag mit einem überbetrieblichen Zentrum realisiert. Die zuletzt genannte Option ist bislang für Betriebe kleiner als 2000/4000 Beschäftigte die Regel, wobei auch wesentlich größere Unternehmen – beispielsweise in der Handelsbranche – bis heute keinen festangestellten Betriebsarzt besitzen. Im

Zuge der Ökonomisierung und der Auflösung großer Unternehmenseinheiten verstärkt sich auch der Trend, den betrieblichen Gesundheitsschutz einschließlich der Arbeitsmedizin in eigenständige Dienstleistungseinheiten auszulagern. Die engmaschige Versorgung von Belegschaften wird damit schwieriger, Kontakt und Kenntnis der spezifischen Arbeitsbedingungen werden ebenfalls erschwert.

Bezüglich der Betreuungsform kann idealtypisch zwischen

- arbeitsvertraglich fest gebundenen Betriebsärzten,
- dienstleistungsvertraglich engagierten Betriebsärzten aus überbetrieblichen Zentren,
- niedergelassenen oder nebenberuflich tätigen Betriebsärzten

unterschieden werden. Schließlich gibt es die alternative Betreuungsform, von der nur im Ausnahmefall ein Engagement eines Betriebsarztes zu erwarten ist. Die Beurteilung der Betreuungsqualität obliegt bislang allein dem Arbeitgeber. Eine quantitative Übersicht über die Qualitätsniveaus liegt nicht vor.

Das Niveau der klein- und mittelbetrieblichen Betreuung bleibt bis in unsere Tage hinein problematisch. Dort gab es lange nur eine sporadische oder gar keine Betreuung. Erst nach Inkrafttreten des neuen Arbeitsschutzgesetzes (ArbSchG) im Jahr 1996 verstärkten sich die Bemühungen der Unfallversicherungsträger, ihren mittleren und kleinen Mitgliedsbetrieben Optionen und Konzepte für eine arbeitsmedizinische Betreuung an die Hand zu geben. Mit der berufsgenossenschaftlichen Vorschrift BGV A2, die in einzelnen BGen und unterschiedlichen Versionen bereits seit 2000 und – einschließlich immer noch uneinheitlicher Bestimmungen – als „Gesamtpaket" 2005 in Kraft getreten ist, sollte dieser Mangel behoben werden. Das darin enthaltene Betreuungskonzept hat den Anspruch einer stärkeren Orientierung am realen Betreuungsbedarf des einzelnen Unternehmens und gibt Unternehmen mit bis zu maximal 50 Beschäftigten die Wahlmöglichkeit zwischen der Regelbetreuung und einer sogenannten „alternativen Betreuung". Darunter ist ein unter dem Begriff des „Unternehmermodells" bekannt gewordenes Verfahren zu verstehen, das es dem Unternehmer – und dies im besten Fall auf der Basis von sogenannten Unternehmerseminaren – überlässt, eine eigenständige Gefährdungsbeur-

teilung durchzuführen und nur bei Bedarf, den er selbstständig einschätzt, einen Betriebsarzt anzufordern.

Eine verlässliche Abschätzung des Umfangs der arbeitsmedizinischen Betreuung scheitert an der unzureichenden Datenlage. Nach Auskunft der Bundesärztekammer gab es im Jahr 2007 12 280 Ärzte mit arbeitsmedizinischer Fachkunde (4833 Fachärzte für Arbeitsmedizin, 6241 Ärzte mit der Gebietsbezeichnung Betriebsmedizin und 1206 ältere, schon Jahrzehnte tätige Betriebsärzte ohne ausgewiesene Qualifikation). Unbekannt ist aber, wie viele Arbeits- oder Betriebsmediziner tatsächlich eine derartige Tätigkeit ausüben. Auch über die Anzahl der Betriebe und der Arbeitnehmer, die in den Genuss einer betriebsärztlichen Betreuung kommen, liegen keinen Daten vor. Die folgenden Überlegungen sollen daher einmal einen ungefähren Anhalt bieten. In Deutschland gibt es im Jahr 2005 ca. 42,5 Mio. Erwerbspersonen und davon 38,5 Mio. Erwerbstätige. Als sozialversicherungspflichtig beschäftigt weist der Bericht Sicherheit und Gesundheit bei der Arbeit 2007 des Bundesministeriums für Arbeit und Soziales 26,5 Mio. Personen aus. Hier ist der Hinweis nicht ganz unwichtig, dass innerhalb der 12 Mio. nicht sozialversicherungspflichtigen Beschäftigungen – hierunter fallen Selbstständige, mithelfende Familienangehörige, ein Teil der geringfügig Beschäftigten und weitere schlecht definierbare Gruppen (8) – sich viele in teilweise hochgradig gesundheitsgefährdenden Arbeitsbereichen befinden, die aber aus einem regulären Arbeitsschutz weitgehend herausfallen. Betrachten wir nun die sozialversicherungspflichtig Beschäftigten, so fällt auf, dass 11 Mio. in Betrieben ≤50 Beschäftigten arbeiten. Es bleiben 15,5 Mio. Personen, für die zumindest eine formale betriebsärztliche Betreuung angenommen werden kann. Rechnerisch – eine durchschnittliche Einsatzzeit von 0,5 Stunden pro Beschäftigtem und Jahr zugrunde gelegt – kommen wir auf ca. 5000 betriebsärztliche Vollzeitstellen, die sich nach Schätzungen des Verbandes der deutschen Betriebs- und Werksärzte (13) unterteilen in etwa 2000 in Großunternehmen fest angestellte, etwa 2000 in überbetrieblichen Zentren angestellte und etwa 6000 niedergelassene oder – dies wird der weitaus häufigere Fall sein – nebenberuflich tätige Betriebsärzte. Über genauere Zahlen verfügen wir nicht.

Zu den arbeitsmedizinischen Vorsorgeuntersuchungen gibt es keine aktuellen Zahlen. Die letzten Erhebungen zu Art um Umfang der Untersuchungen wurden 2002 durchgeführt. Die Erhebungen wurden anschließend mit dem Hinweis auf den mit der Novellierung von Gefahrstoff- und Biostoffverordnung verbundenen Wegfall der Ermächtigungen für Ärzte verschiedener Fachgebiete eingestellt (15). Zusammengefasst können zur letzten Zählung – die grosso modo wohl auch für heute noch Bedeutung hat – folgende Angaben gemacht werden: Es werden jährlich 5,1 Mio. Untersuchungen vorgenommen, davon rund 2 Mio. zu Gefahrstoffen einschließlich Haut (530000) und Atemschutzgeräte (290000), 1,2 Mio. zu Bildschirmarbeitsplätzen, 840000 zu Lärm, 760000 zu Infektionsgefährdungen und 770000 zu Fahrtätigkeiten. Hierbei ist anzumerken, dass die Untersuchung zu Fahrtätigkeiten eigentlich nicht zur arbeitsmedizinischen Vorsorge gehört, sondern zum Themenfeld der allgemeinen Eignungsuntersuchungen. 85% der Untersuchungen hatten keine Einschränkung der Beschäftigungsfähigkeit zur Konsequenz, bei 13,9% der Fälle war eine Beschäftigung unter bestimmten Voraussetzungen möglich, bei 0,7% war eine zeitliche Befristung indiziert und bei 0,3% wurde ein Beschäftigungsverbot hinsichtlich der betreffenden Tätigkeit ausgesprochen.

Die sich aus den Vorsorgeuntersuchungen ergebenden Konsequenzen lassen sich aus einer Auswertung von 90000 Vorsorgeuntersuchungen im Baubereich erkennen (10). Bedenken wurden in 3,4% der Fälle hinsichtlich einer Fortführung der Tätigkeit mit schwerem Heben und Tragen, zu 3,3% hinsichtlich einer Fortführung der Tätigkeit mit ständigem Bücken, Knien oder Hocken, zu 1,2% hinsichtlich einer Fortführung der Tätigkeit mit häufiger Überkopfarbeit und zu 0,6% hinsichtlich einer Fortführung der Tätigkeit überhaupt festgestellt. Wir wissen also, dass 3,4–9,5% der Beschäftigten wegen Muskel-Skelett-Erkrankungen für ihre Arbeit eingeschränkt oder nicht einsatzfähig waren. Bei wie vielen Beschäftigten diese Meldungen tatsächlich zur Aufgabe der Tätigkeit geführt haben, wissen wir nicht. Den Untersuchten wurden folgende Vorschläge unterbreitet: 10% der Untersuchten wurde eine Rückengymnastik und/oder eine Rückenschule empfohlen; 7% wurden zum Orthopäden geschickt und 4% wurde eine Physiotherapie nahegelegt. Daraus lässt sich schließen, dass 10–21% der Bauarbeiter therapiebedürftige Rückenprobleme haben. Wir wissen nicht, auf Basis welchen Untersuchungsprotokolls

diese Daten gewonnen wurden. In einer Nachbefragung wurde ermittelt, zu welchem Prozentsatz diese Aufforderungen befolgt wurden. Zur Rückengymnastik/-schule gingen 43% der Aufgeforderten, zum Orthopäden 71%. Unbeantwortet bleibt schließlich die Frage, ob es primärpräventive Interventionen gegeben hat, welcher Art diese waren und zu welchem Prozentsatz die Empfehlungen, die an den Arbeitgeber gingen, befolgt wurden.

Arbeitsmedizinische Interventionen

Laut Leitliniendefinition umfasst die arbeitsmedizinische Vorsorge „die Analyse und Beurteilung der Arbeitsbedingungen, die Feststellung der individuellen Fähigkeiten und die Wechselwirkungen zwischen diesen beiden Faktoren. Hieraus werden Maßnahmen und Empfehlungen zur Gestaltung der Arbeitsbedingungen als auch zur Gesundheitsförderung und individuellen Prävention abgeleitet." (3).

Entsprechend besteht die Praxis der Arbeitsmedizin in Betriebsbegehungen, Mitarbeitergesprächen, Einzelberatungen und arbeitsmedizinischen Vorsorgeuntersuchungen (1). Die Arbeitsbelastungen werden begrifflich so differenziert, dass eine systematische Recherche über bestehendes kasuistisches und epidemiologisches Wissen zu diesen Belastungen möglich wird. Das Arbeitssicherheitsgesetz fordert darüber hinaus, aus den spezifischen Gegebenheiten der zu betreuenden Arbeitsbereiche neue Erkenntnisse über „Ursachen arbeitsbedingter Erkrankungen" zu gewinnen. Die Arbeitsmedizin hat zudem den Anspruch, Fehlbeanspruchungen sowie beginnende und auch fortgeschrittene Erkrankungsprozesse zu erkennen.

Arbeitsmedizinische Interventionen bestehen damit grundsätzlich in der Analyse, Beratung und Früherkennung. Mit der betrieblichen Gesundheitsförderung teilt die Arbeitsmedizin damit die Interventionstypen der Bedarfsanalyse und der verhaltens- und verhältnispräventiven Maßnahmen. Während die BGF zusätzlich und explizit auch auf die gesundheitsförderliche Organisationsentwicklung abzielt, besteht ein weiterer Unterschied in dem arbeitsmedizinischen Interventionstyp der Vorsorgeuntersuchungen.

24.4 Evidenzbasierung in der betrieblichen Prävention

Dass Maßnahmen der betrieblichen Prävention wirksam und nützlich sein sollen, ist keine neue Anforderung, sondern bereits die Handlungsgrundlage der Präventionsträger. So beschreibt etwa der sogenannte §20-Handlungsleitfaden gemeinsame und einheitliche Handlungsfelder der gesetzlichen Krankenversicherung für die primäre Prävention und Gesundheitsförderung und fordert: „Voraussetzung einer individuellen präventiven Intervention ist grundsätzlich, dass sich die Wirksamkeit der Intervention in Expertisen, Studien oder Metaanalysen (Evidenzbasierung) erwiesen hat (Wirksamkeit des Präventionsprinzips)". Hierdurch wird dem §12 SGB V entsprochen, wonach Leistungen, die nicht notwendig oder unwirtschaftlich sind, von den Krankenkassen nicht bewilligt werden dürfen.

▪ Anforderungen an die Evidenzbasierung

Im eigentlichen Sinne bedeutet Evidenzbasierung nicht mehr als die Beurteilung von Erkenntnissen darüber, ob mit bestimmten Maßnahmen die angestrebten Ziele auch tatsächlich erreicht werden. In der Medizin wird unter dem Konzept der evidenzbasierten Medizin (EBM) der gewissenhafte, ausdrückliche und vernünftige Gebrauch der gegenwärtig besten externen Evidenz für Entscheidungen in der medizinischen Versorgung von Patienten verstanden (14). Die externe Evidenz wiederum ergibt sich aus der systematischen Zusammenstellung und Beurteilung wissenschaftlicher Studien. Durch die Erstellung, Aktualisierung und Verbreitung systematischer Übersichtsarbeiten soll eine wissenschaftliche Informationsgrundlage geschaffen werden, um den aktuellen Stand der Forschung objektiv beurteilen zu können. International wird dieser Ansatz durch die Cochrane Collaboration erfolgreich verbreitet und der Begriff der Cochrane Reviews ist vielfach zum Synonym für systematische Übersichtsarbeiten geworden (18).

In einem systematischen Review werden Verzerrungen des Ergebnisses möglichst weitestgehend ausgeschlossen, indem eine explizite und standardisierte methodische Vorgehensweise angewendet wird. Ergebnis verzerrende Einflüsse sollen dadurch in allen Phasen des Erstellungspro-zesses (Identifizierung und Auswahl relevanter Studien, Datensammlung und -analyse) minimiert und größtmögliche Transparenz geschaffen werden. Dazu wird vorab eine klare Suchstrategie definiert, die auch für andere Wissenschaftler nachvollziehbar ist. Zusätzlich legt der Bearbeiter vorab fest, welchen inhaltlichen und methodischen Anforderungen Studien entsprechen müssen, um in den Review aufgenommen zu werden. Systematische Reviews geben immer nur den jeweiligen Stand des Wissens wieder, die Evidenzbasierung ist dagegen ein kontinuierlicher Prozess, der auch nach der Erstellung eines Reviews weitergeht. Windeler (20) formuliert diesen Prozess wie folgt: „Derjenige handelt ,evidenzbasiert', der sich aktiv um die vorliegende Evidenz kümmert, dieses Kümmern transparent macht und sein Handeln erkennbar daran ausrichtet. Er legt sich immer wieder Rechenschaft darüber ab, welche Qualität verfügbare Evidenz hat bzw. ob Evidenz ausreichender Qualität existiert. ... In der Umkehrung handelt also derjenige nicht ,evidenzbasiert', der sich ohne eigenes Kümmern um und/oder ohne kompetente Bewertung von Informationen im Sinne externer Evidenz auf Tradition, Autorität, seine Erfahrung, seine Lehrer oder ihm zugesandte Werbematerialien verlässt".

An eine Evidenzbasierung werden grundlegende Anforderungen gestellt:

- Erstens geht es immer um die Beurteilung der Wirkung von Interventionen,
- zweitens darf diese Beurteilung methodisch nicht auf irgendwie einleuchtende Ergebnisse irgendwelcher Forschung gestützt werden, sondern muss sich aus einer expliziten Einstufung von Ergebnissen nach erkenntnistheoretischen Qualitäten ergeben (6).

Übertragen in den betrieblichen Kontext stellt sich damit die Frage, ob durch betriebliche Prävention die arbeitsbedingte Morbidität und Mortalität verringert werden kann. Hieran müssten sich auch die Interventionstypen der BGF und der Arbeitsmedizin messen lassen. Zu klären ist also, ob es aufgrund von Organisationsentwicklung, Bedarfsanalyse, verhaltens- und verhältnisbezogenen Präventionsmaßnahmen, Beratung sowie Vorsorgeuntersuchungen zu einer Abnahme der Inzidenz und Prävalenz von Krankheiten, einer Verringerung der Krankheitsschwere oder -dauer oder wenigstens von Expositionen gegenüber gesicherten Risikofaktoren kommt. Für die meisten dieser Interventionstypen ist damit ein bevorzugtes Untersuchungsdesign durch eine kontrollierte, möglichst sogar randomisierte Cochrane-Review-Studie vorgegeben, da hierdurch der Anspruch unverzerrter Studienergebnisse am besten eingelöst werden kann.

Diese Anforderungen sind auch an die medizinischen Vorsorgeuntersuchungen zu richten, die „der Früherkennung arbeitsbedingter Gesundheitsstörungen sowie der Feststellung, ob bei Ausübung einer bestimmten Tätigkeit eine erhöhte gesundheitliche Gefährdung besteht" (2) dienen. Bei Früherkennungsuntersuchungen geht es deshalb nicht darum, ob eine Krankheit zuverlässig erkannt werden kann, sondern ob auf der Basis dieser Informationen erfolgversprechend gehandelt werden kann (20). Entsprechend regelt z. B. § 25 Abs. 3 SGB V als Voraussetzungen für Früherkennungsuntersuchungen von Erkrankungen, dass

- es sich um Krankheiten handelt, die wirksam behandelt werden können,
- das Vor- oder Frühstadium dieser Krankheiten durch diagnostische Maßnahmen erfassbar ist,
- die Krankheitszeichen medizinisch-technisch genügend eindeutig zu erfassen sind,
- genügend Ärzte und Einrichtungen vorhanden sind, um die aufgefundenen Verdachtsfälle eingehend zu diagnostizieren und zu behandeln.

Die Evidenzbasierung von medizinischen Vorsorgeuntersuchungen erfordert somit Antworten u. a. auf folgende Fragen:

- In welchem Krankheitsstadium und mit welchem prädiktiven Wert werden diese Krankheiten diagnostiziert?
- Welche Folgen resultieren mit welcher Häufigkeit aus einer unbehandelten oder verspätet diagnostizierten oder therapierten Erkrankung?
- Welche Zielgruppe profitiert mit welchem Nutzen in welchen Wiederholungsintervallen von der Untersuchung?
- Sind die Untersuchungsverfahren standardisiert und welche Qualitätsvorgaben sind erforderlich?

▨ Evidenzbasis der betrieblichen Prävention

Die Evidenzbasis für die betriebliche Gesundheitsförderung und Prävention gilt inzwischen als gut untersucht und ist wiederholt in systematischen Übersichtsarbeiten zusammengestellt worden. Eine Zusammenschau der Reviews wird regelmäßig durch die Initiative Gesundheit und Arbeit (IGA) vorgenommen (16). In der wissenschaftlichen Literatur herrscht hiernach Konsens darüber, dass durch Maßnahmen der betrieblichen Gesundheitsförderung und Prävention Gesundheitsrisiken reduziert, Krankheitshäufigkeiten gesenkt sowie gesundheitsbewusste Verhaltensweisen gefördert werden. Einigkeit besteht auch dahingehend, dass sich betriebliche Gesundheitsförderungsmaßnahmen für Unternehmen auszahlen, indem Krankheitskosten vermieden und krankheitsbedingte Fehlzeiten verringert werden.

Die Effekte sind hinsichtlich verschiedener Endpunkte untersucht worden (16). Bezüglich der allgemeinen Gesundheit und dem Wohlbefinden am Arbeitsplatz zeigen Ergebnisse aus kontrollierten Studien zu 8 verschiedenen Interventionsbereichen (Bewegung, Ernährung, Tabak, Alkohol, Gewichtskontrolle, Gesundheitszirkel, umfassende Mehrkomponenten-Programme, ergonomische Maßnahmen mit partizipativer Komponente) eine Minderung bekannter Risikofaktoren bei Beschäftigten. Auch bezogen auf einzelne Krankheiten liegen systematische Reviews vor. Bezüglich psychischer Gesundheit von Beschäftigten gelten z. B. kognitiv-verhaltensbezogene Interventionen für beschwerdefreie Personen und Beschäftigte mit hohem Risiko für psychische Erkrankungen als evident nützlich. Durch den Aufbau persönlicher Bewältigungsfähigkeiten helfen diese Maßnahmen, depressive Symptome und krankheitsbedingte Fehlzeiten zu reduzieren. Zu Umgestaltungen auf der Verhältnisebene (z. B. Veränderungen in den Arbeitsaufgaben) wurden weniger Studien veröffentlicht, die verfügbaren konnten die Effektivität der Maßnahmen jedoch schon zum Teil nachweisen. Die nachhaltigsten Effekte lassen sich mithilfe umfassend angelegter Mehrkomponenten-Programme erzielen, die mehrere Risikofaktoren berücksichtigen und verhaltens- mit verhältnisbezogenen Maßnahmen kombinieren. Betriebliche Gesundheitsförderungsmaßnahmen leisten somit nachweislich einen Beitrag zur Verbesserung der psychischen Gesundheit. Generell wird auch die Frage bejaht, ob betriebliche Gesundheitsförderung und Prävention Muskel-Skelett-Erkrankungen vorbeugt. Gleichzeitig zeigt die Forschung aber auch, dass nicht jede der primärpräventiv häufig schon routinemäßig eingesetzten Maßnahmen tatsächlich den erwarteten Effekt nach sich zieht. Dies trifft z. B. für klassische Rückenschulen, Schulungen mit ergonomischen Inhalten oder auch spezielle Gürtel zur Stützung des unteren Rückens zu. Eine deutliche Sprache sprechen wiederum die Studien zu aktiven Übungsprogrammen und umfassend angelegten Programmen. Diese können nachweislich die Häufigkeit von Erkrankungen des Muskel-Skelett-Systems senken. Im Feld der Verhältnisprävention gestaltet sich die Befundlage noch unklar, da es noch zu wenig kontrollierte Studien gibt. Für den ergonomischen Bereich konnte allerdings die Wirksamkeit alternativer Zeigegeräte (z. B. ergonomische Maus, Trackball) bereits bestätigt werden – und zwar in Form reduzierter muskuloskelettaler Beschwerden am Bildschirmarbeitsplatz. Insgesamt 10 Übersichtsartikel beschäftigen sich schließlich mit dem ökonomischen Nutzen betrieblicher Gesundheitsförderung. Alle kommen übereinstimmend zu dem Urteil, dass Unternehmen langfristig auch aus wirtschaftlicher Sicht von den Maßnahmen profitieren. Zur Veranschaulichung der Einsparungen durch betriebliche Gesundheitsförderung werden in der Regel die Zielgrößen Absentismus (krankheitsbedingte Fehlzeiten) und Krankheitskosten herangezogen. Die erzielbaren Kosten-Nutzen-Verhältnisse (Return on Investment) werden mit Werten zwischen 1:2,5 und 1:10 für Absentismus bzw. 1:2,3 und 1:5,9 für medizinische Kosten beziffert. Die positiven Ergebnisse bestätigen sich auch in Studien jüngeren Datums. Mit Blick auf spezifische Maßnahmengruppen haben sich z. B. Raucherentwöhnungsprogramme oder Programme zur Alkoholprävention als kosteneffektiv in Bezug auf die Fehlzeiten herausgestellt.

Insgesamt kann also von einer guten Evidenzlage für die meisten Interventionstypen der betrieblichen Prävention ausgegangen werden. Wenig bis keine Evidenz liegt dagegen für Beratungen und für Früherkennungsuntersuchungen vor (16). Letzteres drückt sich auch in dem derzeitigen Leitlinienbestand aus. Von den gegenwärtig 31 arbeitsmedizinischen Leitlinien hat lediglich eine, nämlich die zur Diagnostik und Begutachtung der Silikose, den Status einer S2-Leitlinie. Alle anderen sind im Status S1 und werden von der Arbeitsgemeinschaft der Wissenschaftlichen Medizinischen Fachgesellschaften entsprechend als nicht evidenzbasierte Leitlinien definiert.

Literatur

[1] Albrod M. Die Bedeutung psychomentaler Belastungen im betrieblichen Kontext. Arbeitsmedizin – Sozialmedizin – Umweltmedizin 2008; 43: 608–617
[2] ArbMedVV. Verordnung zur arbeitsmedizinischen Vorsorge vom 18.12.2008. BGBL I 2768. 2008
[3] AWMF (Arbeitsgemeinschaft der wissenschaftlichen medizinischen Fachgesellschaften). Leitlinien der Deutschen Gesellschaft für Arbeitsmedizin und Umweltmedizin e. V. Arbeitsmedizinische Vorsorge 2007; 002/028
[4] Baur X. Vorbericht zur 48. wissenschaftlichen Jahrestagung der Deutschen Gesellschaft für Arbeits- und Umweltmedizin. Arbeitsmedizin – Sozialmedizin – Umweltmedizin 2008; 43: 92–98
[5] Bödeker W, Hüsing T. IGA-Barometer 2. Welle. Einschätzungen der Erwerbsbevölkerung zum Stellenwert der Arbeit, zur Verbreitung und Akzeptanz von betrieblicher Prävention und zur krankheitsbedingten Beeinträchtigung der Arbeit. IGA-Report 12; 2008
[6] Bödeker W. Evidenzbasierung in Gesundheitsförderung und Prävention – Der Wunsch nach Legitimation und das Problem der Nachweisstrenge. Prävention extra 2007; 3: 1–7
[7] Deutsche Gesellschaft für Arbeits- und Umweltmedizin. www.dgaum.de/(Zugriff: 13.5.2009)
[8] Fachinger U. Verkannte Gefahr: Erodierende Finanzierungsbasis der sozialen Sicherung. Wirtschaftsdienst 2007; 529–536
[9] Faller G. Betriebliche Gesundheitsförderung oder betriebliches Gesundheitsmanagement? Prävention 2008; 3: 71–74
[10] Hartmann B, Seidel D, Hahn D et al. Ergebnisse betriebsärztlicher Beratung bei arbeitsmedizinischer Vorsorge. Arbeitsmedizin – Sozialmedizin – Umweltmedizin 2007; 42: 236–243
[11] Hollederer A. Betriebliche Gesundheitsförderung in Deutschland – Ergebnisse des IAB-Betriebspanels 2002 und 2004. Gesundheitswesen 2007; 69: 63–76
[12] Letzel S, Stork J, Tautz A. 13 Thesen der Arbeitsmedizin zu Stand und Entwicklungsbedarf von betrieblicher Prävention und Gesundheitsförderung in Deutschland. Arbeitsmedizin – Sozialmedizin – Umweltmedizin 2007; 42: 298–300
[13] Persönliche Mitteilung. J. Protzer; Verband Deutscher Betriebs- und Werksärzte e. V.; 2007
[14] Sackett D, Rosenberg WMC, Gray JAM et al. Evidence based medicine: What it is and what it isn't. Br Med J 1996; 312: 71–72
[15] Rentrop M. Arbeitsmedizinische Vorsorge. Die BG 2008; 06/08: 217–223
[16] Sockoll I, Kramer I, Bödeker W. Wirksamkeit und Nutzen betrieblicher Gesundheitsförderung und Prävention. IGA Report 13. 2008. www.iga-info.de
[17] Strippel H, Handschuch M. Präventionsbericht 2008 der gesetzlichen Krankenkassen. Arbeitsmedizin – Sozialmedizin – Umweltmedizin; 44: 30–31
[18] Timmer A, Antes G. Evidenzsynthese und Evidenzbasierung: Aufgaben und Struktur der Cochrane

Collaboration. In: Bödeker W, Kreis J, Hrsg. Evidenzbasierung in Gesundheitsförderung und Prävention. Bremerhaven: Wirtschaftsverlag NW; 2006

[19] Walter U, Schwartz FW. Prävention. In: Schwartz FW, Hrsg. Das Public Health Buch. 2. Aufl. München, Jena: Urban&Fischer Verlag; 2003

[20] Windeler J. Methodischen Grundlagen einer evidenzbasierten Medizin. Gesundheitswesen 2008; 80: 418–430

[21] WHO Weltgesundheitsorganisation. Ottawa Charter for Health Promotion; 1986

[22] WHO Weltgesundheitsorganisation. Declaration on Workers Health. Approved at the Seventh Meeting of the WHO Collaborating Centres for Occupational Health. Stresa, Italy; 2006

25 Analyse des Beratungsbedarfs betrieblicher Akteure und der verfügbaren Beratungsstrukturen im Themenbereich BGF – Befunde einer 3-stufigen Erhebung in Hessen

Bernd Hübner, Silke Amann, Ingra Freigang-Bauer, Ferdinand Gröben*

25.1 Hintergrund

Die gemeinsame Expertenkommission der Hans-Böckler-Stiftung und Bertelsmann-Stiftung empfiehlt in ihrer Veröffentlichung „Zukunftsfähige betriebliche Gesundheitspolitik – Vorschläge der Expertenkommission" den überbetrieblichen Akteuren der Gesundheitsförderung eine stärkere Regionalisierung ihrer Bemühungen.

Zur Begründung führt sie hierzu an: „Fast alle einschlägigen Studien lassen erhebliche Defizite in der überbetrieblichen Betreuung von Klein- und Kleinstbetrieben erkennen. Im Jahr 2000 gab es über 2 Millionen Betriebe mit bis zu 50 Beschäftigten. In dieser Betriebsgrößenklasse sind knapp 12 Mio. Menschen beschäftigt, das sind mehr als 40 % aller Arbeitnehmer in Deutschland. (…) Die Sorge um menschengerechte Arbeitsbedingungen, d. h. um die eigene Gesundheit und deren Erhalt auch in späteren Jahren, hat in vielen kleinen Unternehmen keinen oder kaum einen Stellenwert. (…) Gesundheit als Unternehmensaufgabe ist im kleinbetrieblichen Bereich sehr oft noch nicht erkannt. Dies zu ändern, ist nach Auffassung der Arbeitsgruppe eine sozialstaatliche Aufgabe, der sich Bund, Länder, Unfallversicherung und Krankenversicherung in gemeinsamer Anstrengung zu widmen haben." (2).

Diverse Studien (1, 5, 10, 13, 14) belegen die vorhandenen Umsetzungsdefizite bezogen auf Angebote der betrieblichen Gesundheitsförderung (BGF) sowie Hemmnisse, die einer Besserung der Situation entgegenstehen, zeigen aber kaum potenzielle Handlungsoptionen der Akteure auf.

Bisher ist noch weitgehend unbekannt, welche Zugangswege für die Belange der betrieblichen Gesundheitsförderung in kleinen und mittleren Unternehmen (KMU) vonseiten der Beschäftigten, ihrer Betriebs- bzw. Personalräte oder Betriebseigner entweder genutzt werden oder verstellt sind.

■ Hessischer Arbeitskreis „Gesundheit im Berieb"

Der RKW-Arbeitskreis „Gesundheit im Betrieb" (Teilnehmer: u. a. Sozialpartner, Krankenkassen, Unfallversicherungsträger, staatlicher Arbeitsschutz, Weiterbildungsträger) hat das Ziel, insbesondere kleine und mittlere Betriebe, Verwaltung- und Dienstleistungseinrichtungen in der Region Hessen für das Themenfeld Gesundheit und Sicherheit im Betrieb zu sensibilisieren und sie bei der betrieblichen Umsetzung gemeinsam zu unterstützen. Den Anspruch, auch als direktes betriebsbezogenes Beratungsnetzwerk für die genannten Einrichtungen zu fungieren, konnte er bislang nur rudimentär einlösen. Dies war vor allem dadurch begründet, dass keine fundierten Informationen darüber vorlagen,

- welche betriebsspezifischen Probleme im Bereich Gesundheit bestanden oder wahrgenommen wurden,
- welche Zugangswege sowohl Beschäftigte wie auch Betriebseigner zur Lösung arbeitsbedingter Gesundheitsgefahren wahrnahmen, kannten oder sich wünschten,
- ob die bisherigen Beratungsstrukturen bekannt sind und wie diese eingeschätzt werden,
- welche Angebotsstruktur den Bedürfnissen gerecht wurde.

Die im Folgenden dargestellten Ergebnisse einer umfangreichen mehrstufigen Studie[1] sollen dazu beitragen, die oben genannten Fragestellungen zu erhellen und so Grundlagen zu schaffen, damit

---

* E-Mail: Groeben@sport.uka.de

[1] Das Projekt wurde von der Hans-Böckler-Stiftung unterstützt (2007-949-4).

der Arbeitskreis fundierte Beratungsstrategien für KMU weiterentwickeln kann. Zudem ist damit die Hoffnung verbunden, Akteuren in anderen Regionen ebenso Anhaltspunkte für ihre Arbeit geben zu können.

25.2 Methodik

▪ Stufe 1: Qualitative Befragung von Vertretern aus überbetrieblichen Institutionen

Zunächst wurden qualitative Interviews mit überbetrieblichen Akteuren, die bereits jetzt in der Beratung von KMU tätig waren, durchgeführt. Es wurden in 19 problemzentrierten Interviews 28 Vertreter überbetrieblicher Institutionen befragt (Tab. 25.**1**).

Zur Auswertung der erhobenen Daten wurde auf die qualitative Inhaltsanalyse nach Mayring (12) zurückgegriffen.

▪ Stufe 2: Befragung von Betriebseignern und Entscheidungsverantwortlichen

Folgend fand eine kombinierte postalische und telefonische Befragung von Betriebseignern, Führungsverantwortlichen und Betriebsräten zum themenbezogenen Beratungsbedarf, zur Frage ihrer Zugangswege bei Beratungsbedarf zum Thema arbeitsbedingte Gesundheitsgefahren und Gesundheitsförderung, zur Kenntnis von gesetzlichen Regelungen sowie zur Einschätzung des bestehenden Angebotes statt. Angesprochen wurden Betriebe aus dem Versichertenkreis der Berufsgenossenschaften Metall Nord/Süd bzw. Handel und Warendistribution. Aus ökonomischen Gründen konnte keine Vollerhebung erfolgen. Da Kleinstbetriebe mit weniger als 21 Mitarbeitern (MA) einen sehr hohen Anteil aller Unternehmen ausmachen, wurde keine proportionale Auswahl getroffen. Dies hätte zu einem sehr geringen Anteil an Betrieben mit 21–50 und 51–100 Mitarbeitern geführt und keine aussagekräftigen Ergebnisse für diese zugelassen. Stattdessen wurde eine disproportional geschichtete Unternehmensauswahl getroffen. Die Auswertung wurde mittels statistischer Verfahren bei Verwendung von SPSS durchgeführt.

Die Rücklaufquote im Einzelhandel lag mit 74 Fragebögen zunächst bei 18,5 %. Um den vergleichsweise geringen Rücklauf der Einzelhandelsunternehmen zu erhöhen, wurden die Unternehmen in einem weiteren Schritt bei Besuchen des Technischen Aufsichtsdienstes der Berufsgenossenschaft gebeten, den Fragebogen auszufüllen. Dabei konnten weitere Fragebögen gewonnen werden, sodass insgesamt 120 beantwortete Fragebögen in die Auswertung einflossen. Einflüsse der Befragungsart auf das Antwortverhalten wurden auf Signifikanz geprüft und werden kenntlich gemacht, so sie auftreten.

Im Metallbereich konnte eine – bezogen auf die ausgewählte Grundgesamtheit – repräsentative Stichprobe gewonnen werden; im Einzelhandel ist das Segment der Kleinbetriebe (21–50 MA) unter und das Segment der mittleren Betriebe überrepräsentiert (Tab. 25.**2**, Tab. 25.**3**).

Tabelle 25.**1** Befragte Institutionen.

Institutionen	Anzahl der Interviews	Anzahl der Interviewpartner
Krankenkassen (AOK, GEK, IKK)	5	8
staatliche Arbeitsschutzverwaltung	2	5
Berufsgenossenschaften (Metall und Einzelhandel)	4	6
Gewerkschaften (IG Metall)	2	2
Verband Deutscher Betriebs- und Werksärzte e. V.	1	1
Beratungsinstitutionen (TBS, RKW)	2	2
Berufsorganisationen (HWK, IHK, Innung)	3	4
gesamt	**19**	**28**

Tab. 25.**2** Grundgesamtheit, Stichprobe und Rücklauf nach Größenklassen – Metallhandwerk.

	1–20 MA	21–50 MA	51–100 MA	gesamt
Grundgesamtheit	6852	789	310	7951
Verteilung (in Grundgesamtheit)	86,2 %	9,9 %	3,9 %	
Stichprobe	170	120	110	400
Verteilung (in Stichprobe)	42,5 %	30,0 %	27,5 %	
Rücklauf	55	35	34	124
Verteilung (Rücklauf)	44,4 %	28,2 %	27,4 %	31,0 %

Tabelle 25.**3** Grundgesamtheit, Stichprobe und Rücklauf nach Größenklassen – Einzelhandel.

	1–20 MA	21–50 MA	51–100 MA	gesamt
Grundgesamtheit	15 237	186	54	15 237
Verteilung (in Grundgesamtheit)	98,5 %	1,2 %	0,3 %	
Stichprobe	173	173	54	400
Verteilung (in Stichprobe)	43,3 %	43,3 %	13,5 %	
Rücklauf	58	37	25	120
Verteilung (Rücklauf)	48,3 %	30,8 %	20,8 %	30,0 %

Stufe 3: Befragung von Beschäftigten

Den Abschluss bildete eine Befragung von Beschäftigten aus KMUs. Eine repräsentative Befragung von Beschäftigten aus den Branchen Metallhandwerk und Einzelhandel in Hessen war im Rahmen des Projektes aus ökonomischen Beschränkungen nicht möglich. Aus diesem Grund wurde auf die Unterstützung des Arbeitskreismitgliedes „IKK Baden-Württemberg und Hessen" zurückgegriffen. Aus dem dort vorhandenen Datenpool wurden aus Hessen 37 Betriebe im Metallbereich und 37 des Einzelhandels angeschrieben. 11 Betriebe nahmen an der Befragung teil. Aus datenrechtlichen Gründen konnten nur 9 in die Auswertung einbezogen werden. Aus den 5 Betrieben der Metallbranche konnten 44 Fragebögen, aus den vier Einzelhandelsunternehmen konnten 88 Fragebögen ausgewertet werden. Die gewonnene Stichprobe kann für die beiden Branchen keine Repräsentativität beanspruchen, es gibt aber auch keine Hinweise für systematische Verzerrungen bezüglich der Befunde.

25.3 Ergebnisse

Stufe 1: Befragung überbetrieblicher Akteure

Die Auswertung der Experteninterviews führte zu folgenden Ergebnissen:

Stellenwert

Der Stellenwert von Gesundheitsthemen bzw. BGF in den kleinen und mittleren Unternehmen ist nach Ansicht der überbetrieblichen Experten überwiegend gering bis nicht vorhanden. Wenn BGF in den Betrieben durchgeführt wird, dann meistens nur sporadisch und nicht systematisch. In den meisten Betrieben fehlten sowohl das Bewusstsein für Gesundheitsförderung als auch die zur Umsetzung von Maßnahmen nötigen Informationen.

Beratungsbedarf und nachgefragte Themen

Eigenständige Nachfragen zu Belangen der BGF treten nur sehr selten auf. In den Betrieben wird nur selten präventiv gehandelt, sondern eher anlassbezogen auf Gesundheitsprobleme reagiert. Themenbereiche der BGF in KMU werden überwiegend davon bestimmt, welche Inhalte durch die überbetrieblichen Akteure in die Betriebe getragen werden. Wenn es zu eigenständiger Nachfrage seitens der Betriebe kommt, handelt es sich in den meisten Fällen um Themen, die in der öffentlichen Diskussion einen prominenten Platz einnehmen (z. B. Raucherentwöhnung). Weitere Instrumente und Maßnahmen der BGF sind in KMU größtenteils unbekannt und werden deshalb auch nicht nachgefragt.

Hinderungsgründe

Neben dem mangelnden Bewusstsein und Informationsstand verhindern vor allem die knappen finanziellen und zeitlichen Ressourcen systematische Aktivitäten im Bereich der BGF.

Beweggründe und Auslöser

In den meisten Betrieben ist ein Anstoß von außen nötig, um überhaupt auf BGF aufmerksam zu machen. In den Fällen, in denen sich Betriebe mit dem Thema Gesundheit auseinandersetzen, sind meistens akute Gesundheitsprobleme, Krankheiten, Unfälle oder aber Kostenminimierung und Forderungen durch externe Stellen der Auslöser. Ob und in welchem Maße BGF in einem Betrieb eine Rolle spielt, hängt zumeist auch unmittelbar mit der Einstellung des Unternehmers zusammen. Weitere förderliche Faktoren liegen nach Ansicht der Experten im Bildungsstand des Unternehmers und dem Vorhandensein von Strukturen des Arbeits- und Gesundheitsschutzes (AGS).

Zugangswege und Beratungsstrukturen

Die überbetrieblichen Akteure versuchen, durch Informationskampagnen und direkte Ansprache einen Anstoß zu Aktivitäten der BGF zu geben. Ihnen gelingt der Einstieg in Gesundheitsthemen auch über „trojanische Pferde", wie z. B. Hygieneschulungen oder Seminare zur Lohnbuchhaltung. Auch bei Betriebsbesuchen wie Revisionen und Begehungen tauchten im persönlichen Gespräch immer wieder Fragen zu Gesundheitsthemen auf. Ebenfalls erwähnenswert sind Veranstaltungen oder Versammlungen, auf denen Projekte der BGF vorgestellt werden. Kooperationen von verschiedenen Institutionen stellen jedoch Ausnahmen

dar. Die Institutionen treten nur in Ausnahmefällen gemeinsam auf, so dass bestimmte Zugangswege oft nur von einem Akteur alleine genutzt werden. Eine Verstärkung der Kooperation der überbetrieblich Handelnden im Hinblick auf Information, gemeinsame Angebote, Prämiensysteme usw. sollte angestrebt werden. In diese Kooperationen sollten zudem verstärkt „unternehmensnahe Akteure" wie Handwerks- bzw. Industrie- und Handelskammern, Verbände, Innungen etc. einbezogen werden. Nach Einschätzung der befragten Institutionen werden Krankenkassen oder auch Berufsgenossenschaften von den Unternehmensangehörigen zwar in Gesundheitsfragen als kompetent angesehen, konkrete Hilfe zu den unterschiedlichsten Themen wird aber von den Berufsorganisationen erwartet.

Erwartungen

Um Unternehmer zur Durchführung von Maßnahmen der BGF überzeugen zu können, müssen sich die Angebote an den betrieblichen Gegebenheiten und Anlässen in KMUs orientieren. Die Beratung und Durchführung der Maßnahmen müssen sich sowohl thematisch als auch organisatorisch individuell am Betrieb ausrichten. Der Vorteil für den Betrieb sollte deutlich ersichtlich sein. Der Aufwand und die Kosten für den Betrieb müssen niedrig gehalten werden. Von der Durchführung von Maßnahmen der BGF versprechen sich die Unternehmer überwiegend eine Senkung des Krankenstandes und eine bessere Produktivität im Betrieb. Eine gesundheitsförderliche Verhaltensänderung der Mitarbeiter zählt nur in Ausnahmefällen zu den Erwartungen der Unternehmer.

▪ Stufe 2: Befragung von Betriebseignern und Entscheidungsverantwortlichen

Die zentralen Ergebnisse stellen sich im Überblick folgendermaßen dar:

Metallbranche

Maßnahmen und Strukturen des Arbeits- und Gesundheitsschutzes (AGS) sind in den Betrieben der Metallbranche relativ häufig vorhanden. Allerdings gibt es ein deutliches Umsetzungsgefälle: Während z. B. 76 % der Betriebe mit 51–100 Mitarbeitern ankreuzten Gefährdungsbeurteilungen zu besitzen, waren es bei den Kleinbetrieben mit bis zu 20 Mitarbeitern nur 38 % (Abb. 25.**1**).

Maßnahmen der betrieblichen Gesundheitsförderung (BGF) werden in weniger als jedem fünften Betrieb durchgeführt, wobei nicht näher erhoben wurde, ob es sich dabei auch objektiv um Maßnahmen der BGF handelt. Wurde bei der Existenz von Maßnahmen des AGS noch ein Zusammenhang mit der Betriebsgröße festgestellt, ist die Existenz gesundheitsfördernder Maßnahmen (BGF) von der Anzahl der Mitarbeiter im Betrieb unabhängig.

Die Betriebe schätzen ihren Informationsstand zum Arbeits- und Gesundheitsschutz und zur betrieblichen Gesundheitsförderung überwiegend als ausreichend ein. Dass diese Selbsteinschätzung häufig nicht realistisch ist, zeigt folgender Befund: Kleinbetriebe (1–20 MA) fühlen sich in einem höheren Ausmaß über die gesetzlichen Grundlagen des AGS informiert (85 % zu 63 %) als Betriebe mit 20–50 Mitarbeitern. Über alle Betriebsgrößen hinweg wird hierbei zudem eine eklatante Lücke zwischen subjektiv wahrgenommenem Wissen und tatsächlichem Handeln deutlich.

Unsere Interpretation: Viele Betriebe kennen häufig die gesetzlichen Anforderungen und ihre Informationslücken nicht und empfinden deshalb ihr Wissen nicht als defizitär.

Auch die Angebote zum AGS und zur BGF für kleine Betriebe werden überwiegend als ausreichend bewertet. Probleme oder Beschwerden im gesundheitlichen Bereich werden nur von etwa der Hälfte der befragten Betriebe angegeben. Auch hier besteht der Verdacht, dass gesundheitliche Belastungen nicht wahrgenommen oder verdrängt werden. Das Bewegen schwerer Lasten, aber auch hoher Zeitdruck, Suchtmittel, soziale Konflikte, Raumtemperatur bzw. Zugluft und persönliche Schutzausrüstung wurden am häufigsten genannt. Bemerkenswert ist die hohe Relevanz der „weichen" Belastungen wie Zeitdruck oder soziale Konflikte.

Zur Information im Bereich Arbeitsschutz und Gesundheitsförderung greifen die meisten Betriebe auf Informationen der Berufsgenossenschaften, der Fachkraft für Arbeitssicherheit oder des Betriebsarztes, Krankenkassen und Branchen- bzw. Fachverbände sowie auf Mitgliedszeitschriften zurück.

Der Kontakt zu überbetrieblichen Institutionen ist mit der Berufsgenossenschaft, Krankenkassen und Innungen, Handwerkskammern bzw. Industrie- und Handelskammern am stärksten ausgeprägt. Unterstützung im Arbeitsschutz und der Gesundheitsförderung wird dabei überwiegend von den beiden erstgenannten Institutionen erwartet.

Zur Information über Gesundheitsförderung und Arbeitsschutz wünschen sich die meisten Betriebe CD-ROMs bzw. DVDs, Broschüren bzw. Flyer oder ein Internetportal.

Betriebe, die ausbilden, sowie Unternehmen mit einem Hauptverantwortlichen für die Personal-

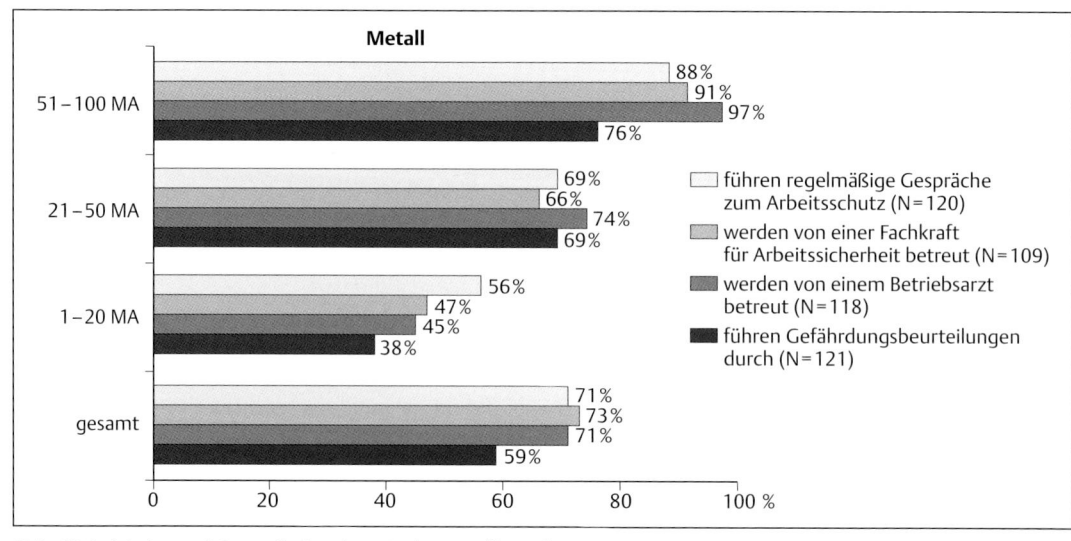

Abb. 25.**1** Arbeits- und Gesundheitsschutz in der Metallbranche.

arbeit und Betriebe mit Kontakt zu Mitarbeitern einer Krankenkasse engagieren sich signifikant häufiger in der BGF als die übrigen Betriebe.

Einzelhandelsbranche

Maßnahmen und Strukturen des Arbeits- und Gesundheitsschutzes sind in den Betrieben der Einzelhandelsbranche weniger häufig als in der Metallbranche anzutreffen. Maßnahmen der betrieblichen Gesundheitsförderung werden noch seltener, und zwar in weniger als jedem fünften Betrieb durchgeführt.

Wie auch in der Metallbranche ist die Existenz gesundheitsfördernder Maßnahmen von der Anzahl der Mitarbeiter im Betrieb unabhängig.

Die Betriebe schätzen ihren Informationsstand zum Arbeits- und Gesundheitsschutz und zur betrieblichen Gesundheitsförderung überwiegend als ausreichend ein. Auch hier gilt die bereits genannte Skepsis: Wer Anforderungen oder Standards nicht kennt oder registriert hat, fühlt sich ausreichend informiert (Abb. 25.2).

Die positive Selbsteinschätzung des Informationsstandes kontrastiert deutlich mit dem Befund, dass nur 38 % aller Betriebe bislang Gefährdungsbeurteilungen durchgeführt haben oder nur 36 % angeben, regelmäßige Gespräche zum Arbeitsschutz zu führen.

Auch die Angebote zum AGS und zur BGF für kleine Betriebe werden überwiegend als ausreichend bewertet.

Probleme oder gesundheitliche Beschwerden werden nur von etwa der Hälfte der befragten Betriebe geäußert. Das Bewegen schwerer Lasten, Raumtemperatur bzw. Zugluft, hoher Zeitdruck, soziale Konflikte und die Gestaltung der Arbeitszeiten wurden als Problembereiche genannt.

Zur Information im Bereich Arbeitsschutz und Gesundheitsförderung greifen die meisten Betriebe auf Informationen der Berufsgenossenschaften, Krankenkassen und Branchen- bzw. Fachverbände sowie auf Mitgliedszeitschriften zurück (Abb. 25.3).

Der Kontakt zu überbetrieblichen Institutionen ist mit den Krankenkassen am stärksten ausgeprägt, dahinter folgen Innungen, Handwerkskammern bzw. Industrie- und Handelskammern, die Berufsgenossenschaft und Branchen- bzw. Fachverbände.

Unterstützung im Arbeits- und Gesundheitsschutz und der betrieblichen Gesundheitsförderung erwarten die Unternehmen vor allem von den Berufsgenossenschaften und Krankenkassen. Zur Information wünschen sich die meisten Betriebe Broschüren bzw. Flyer. In Betrieben mit mehr als 50 Mitarbeitern ist ein Internetportal in der Hälfte der Fälle erwünscht.

Signifikante Ergebnisse, die auf Einflüsse bestimmter Faktoren auf ein Engagement in der BGF schließen lassen, konnten nicht festgestellt werden. Trends zu einer stärkeren Verbreitung von gesundheitsfördernden Maßnahmen wurden jedoch bei Betrieben mit Qualitätsmanagementmodellen und mit umgesetzten Gefährdungsbeurteilungen gefunden.

Branchenvergleich

In der Metallbranche sind gegenüber dem Einzelhandel deutlich häufiger organisatorische Strukturen und Maßnahmen des Arbeits- und Gesund-

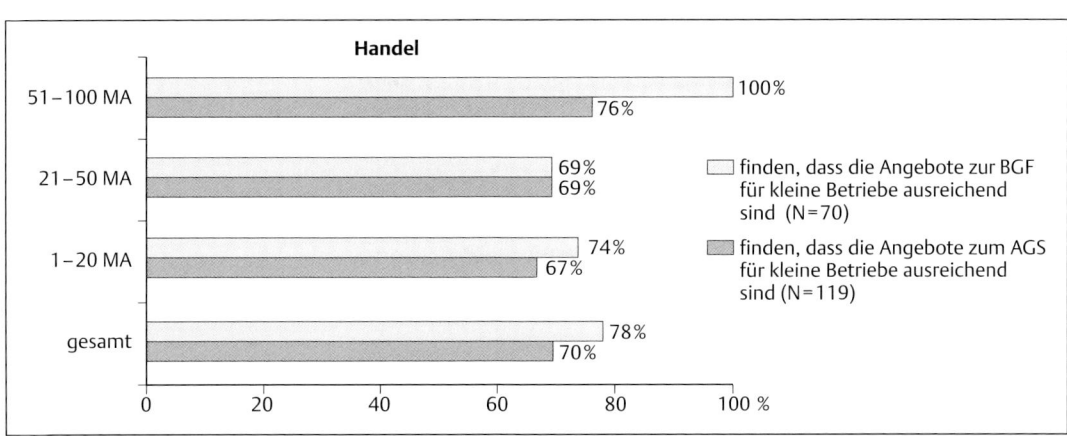

Abb. 25.**2** Arbeits- und Gesundheitsschutz in der Metallbranche.

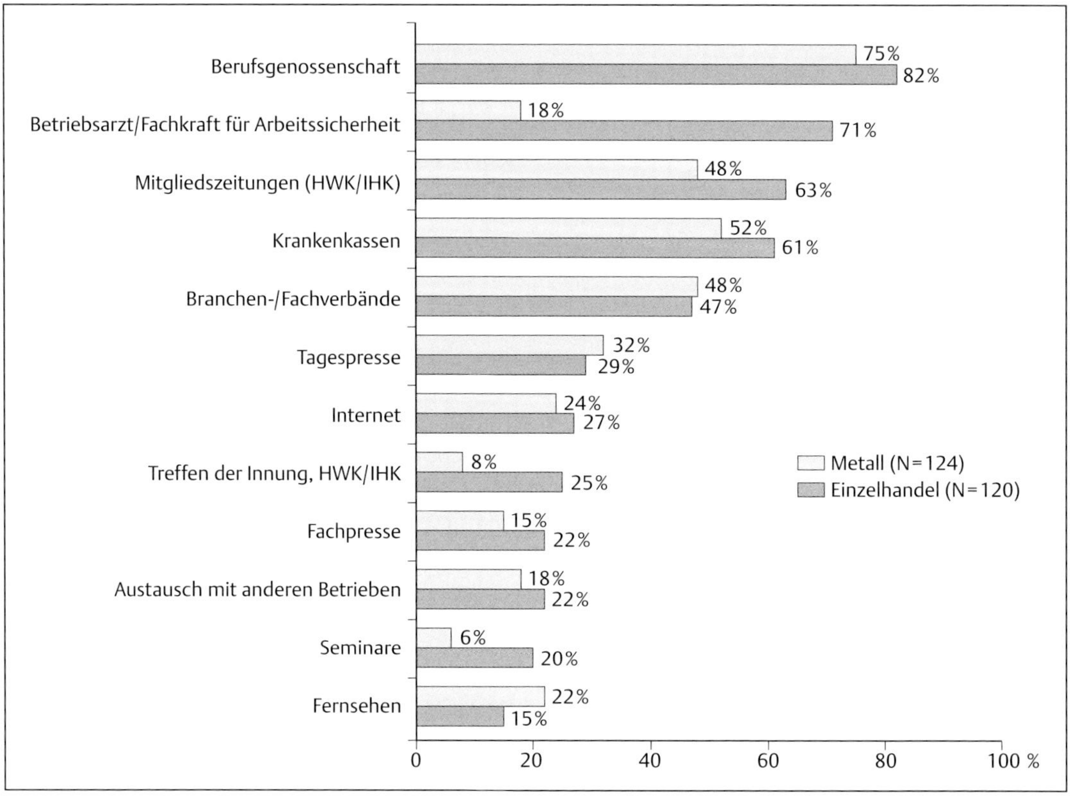

Berufsgenossenschaft — 75% / 82%
Betriebsarzt/Fachkraft für Arbeitssicherheit — 18% / 71%
Mitgliedszeitungen (HWK/IHK) — 48% / 63%
Krankenkassen — 52% / 61%
Branchen-/Fachverbände — 48% / 47%
Tagespresse — 32% / 29%
Internet — 24% / 27%
Treffen der Innung, HWK/IHK — 8% / 25%
Fachpresse — 15% / 22%
Austausch mit anderen Betrieben — 18% / 22%
Seminare — 6% / 20%
Fernsehen — 22% / 15%

☐ Metall (N=124)
■ Einzelhandel (N=120)

0   20   40   60   80   100 %

Abb. 25.**3** Genutzte Informationsquellen.

heitsschutzes etabliert: In der Metallbranche sind sie bei etwa ¾ aller Betriebe vorhanden, Einzelhandelsbetriebe hingegen weisen nur bei etwa ⅓ Strukturen und Maßnahmen wie betriebsärztliche Betreuung oder Betreuung durch eine Fachkraft für Arbeitssicherheit auf. Auch bestimmte Rahmenbedingungen im Betrieb, wie der Einsatz von Qualitätsmanagementmodellen und die Existenz eines Betriebsrates, sind in der Metallbranche häufiger anzutreffen.

Im Gegensatz dazu kann bei der Existenz von Maßnahmen der BGF kein Unterschied zwischen den Branchen festgestellt werden.

Probleme oder Beschwerden im Bereich Gesundheit werden nur von rund der Hälfte der Unternehmen beider Branchen angegeben. Einige Themengebiete wie etwa das Bewegen schwerer Lasten, soziale Konflikte, hoher Zeitdruck und Zugluft bzw. Raumtemperatur wurden in beiden Branchen häufiger genannt. Andere Probleme wie z.B. Regelung der Arbeitszeiten oder Missbrauch von Suchtmitteln treten in den Branchen unterschiedlich stark auf. Bemerkenswert ist, dass Unternehmen in beiden Branchen soziale Stressoren wie Zeitdruck oder Konflikte oder auch Arbeitszeitgestaltung relativ oft als Problembereiche benennen, wobei für diese „weichen" Themen aber noch kein Handlungsdruck erkannt wird.

Um sich zu Themen des Arbeitsschutzes und der Gesundheitsförderung zu informieren, greifen die meisten Unternehmen beider Branchen oft auf Informationen der Berufsgenossenschaften zurück. Mit etwas Abstand folgen Mitgliedszeitungen und Informationen der Krankenkassen oder Branchen- bzw. Fachverbände. Treffen mit Innungen, HWK oder IHK und Mitgliedszeitungen werden von kleinen Betrieben tendenziell häufiger genutzt als von größeren.

Metallbetriebe informieren sich außerdem häufiger bei einem Betriebsarzt oder einer Fachkraft für Arbeitssicherheit als Einzelhändler.

Beim Kontakt zu überbetrieblichen Institutionen unterscheidet sich die Rangfolge der genannten Institutionen zwischen den beiden Branchen kaum. Betriebe der Metallbranche haben jedoch insgesamt häufiger Kontakt zu Mitarbeitern überbetrieblicher Institutionen als Einzelhandelsbetriebe.

Bei den gewünschten Informationsmedien unterscheiden sich die Branchen deutlich: Im Einzelhandel stellen Broschüren und Flyer das beliebteste Informationsmaterial dar, ein Internetportal würde sich immerhin die Hälfte der Betriebe mit mehr als 50 Mitarbeitern wünschen. In der Metallbranche spielen neben Broschüren und Flyern, die in allen Größenklassen gewünscht werden, ein Internetportal und CD-ROMs bzw. DVDs bei den größeren Betrieben eine Rolle.

In der Metallbranche wirken sich die Existenz eines Hauptverantwortlichen für die Personalarbeit und der Kontakt zu Krankenkassen positiv auf das Engagement in der Gesundheitsförderung aus. Im Einzelhandel konnten keine signifikanten Einflussfaktoren auf das Ausmaß gesundheitsfördernder Maßnahmen festgestellt werden.

Da im vom RKW bearbeiteten Projekt „PräTrans"[2] fast zeitgleich Befragungsergebnisse zur Sicht der Kleinst- und Kleinunternehmer des Einzelhandels generiert wurden, werden diese hier als kurzer Exkurs wiedergegeben:

Probleme der Unternehmer als thematische Anknüpfungspunkte

Anders als in der vorliegenden Befragung bestand in PräTrans-Befragungen bei Einzelhändlern eine hohe Sensibilität für Gesundheitsbelastungen und -beschwerden. Doch nicht nur im Einzelhandel, sondern auch in den ebenfalls befragten Branchen Friseurhandwerk und Gastgewerbe (insgesamt N = 190) fühlt sich die Mehrheit der Unternehmer durch die finanzielle Situation, die existenzielle Absicherung (im Alter, bei Krankheit etc.) und die Auftragslage mindestens manchmal belastet.

Auch die Verantwortung als Unternehmer, der Zeitdruck bzw. die Arbeitsdichte sowie Probleme

---

[2] „PräTrans" ist ein durch das BMBF gefördertes und vom RKW-Kompetenzzentrum und der Sozialforschungsstelle Dortmund durchgeführtes Projekt. Das Akronym PräTrans steht für „Transferpotenziale der Kammern und Fachverbände für gesundheitliche Prävention in Klein- und Ein-Personen-Unternehmen". Weitere Informationen zur PräTrans-Befragung können der Webseite www.gesundheit-unternehmen.de entnommen werden.

in der Vereinbarkeit von Familie/Freizeit und Beruf werden von rund der Hälfte der Befragten als Belastung empfunden. In einem weiteren Fragenkomplex äußern jeweils ≥60 % der Unternehmer in den 3 Branchen, arbeitsbedingte Beschwerden durch langes Stehen und einseitige Körperhaltung erfahren zu haben.

Fachzeitschriften als Informationskanäle

Anders als in der Beratungsbedarfsanalyse wurde in PräTrans nicht danach gefragt, wie sich die Unternehmer zu Gesundheitsthemen, sondern zu Fachthemen informieren. Die Thematik „Gesundheit und Sicherheit bei der Arbeit" könnte nach eigenen und fremden Befragungen demnach insbesondere in branchenbezogene Fachzeitschriften integriert werden, die von über 60 % der durch PräTrans befragten Unternehmer zur Information über Fachthemen genutzt werden (vgl. auch 4, 9, 11).

Stufe 3: Befragung von Beschäftigten

Die Ergebnisse der Befragung stellen sich wie folgt zusammenfassend dar:

Gesundheit der Beschäftigten

90 % der Befragten aus beiden Branchen schätzen ihren Gesundheitszustand als „gut" oder besser ein. Nur jeder 10. Mitarbeiter bezeichnet seine Gesundheit als „schlecht". Die Stichprobe weist damit ein Gesundheitsniveau auf, das mit Befunden anderer Umfragen vergleichbar ist.

Bei der Analyse der angegebenen Beschwerden, die häufig während oder unmittelbar nach der Arbeit auftreten, fällt auf, dass in der Metallbranche an erster Stelle „Müdigkeit, Mattigkeit oder Erschöpfung" genannt wird (Abb. 25.**4**). Eine Analyse der weiteren psychischen Beschwerden, wie „Niedergeschlagenheit" und „nächtliche Schlafstörungen" zeigt, dass jeder Zweite mindestens eine dieser 3 Variablen benennt.

Unter den Beschäftigten im Handel dominieren Beschwerden des Muskel-Skelett-Systems. Sie stehen dort an erster Stelle. Die Beschwerden wegen Müdigkeit, Mattigkeit oder Erschöpfung werden aber auch dort bereits als dritthäufigste genannt und liegen damit in dieser Gruppe über den bekannten Vergleichswerten (5, 15, 17). Im Handel treten zudem häufiger Schmerzen in den Beinen auf als im Metallbereich. Etwa jeder zehnte Beschäftigte gibt an, keine gesundheitlichen Beschwerden im Zusammenhang mit der Arbeit zu haben.

Arbeitssituation

Die Mitarbeiter wurden um ihre Einschätzung der Situation im Betrieb gebeten.

Die befragten Beschäftigten aus beiden Branchen äußern sich überwiegend zufrieden mit der Situation der abgefragten Variablen (Abb. 25.**5**). Im Vergleich mit anderen Studien, die ähnliche Fragestellungen verfolgen (5, 8, 17), erscheinen die Bewertungen der „Kultur" der Betriebe aber sehr positiv. In der Metallbranche wird Unzufriedenheit am ehesten noch bezüglich des Einkommens und des Arbeitsdrucks bzw. der Arbeitsbelastung genannt. Im Handel werden an vorderster Stelle mangelnde Aufstiegs- und Weiterbildungsmöglichkeiten gesehen. Weiterhin wird auch das Einkommen angemahnt.

Gesundheit im Betrieb

In der Metallbranche empfinden ¾ der Beschäftigten ihren Wissenstand zur Gesetzeslage im Bereich Arbeits- und Gesundheitsschutz als ausreichend. Damit fühlen sie sich etwa genauso gut informiert wie die Betriebseigner oder Führungsverantwortlichen der Branche (siehe Stufe 2 der Befragung). Im Handel hält sich hingegen weniger als die Hälfte (45%) der Beschäftigten (und 75% der Betriebseigner) für ausreichend informiert.

Im Arbeits- und Gesundheitsschutz finden sich die bereits in Stufe 2 der Befragung angesproche-

nen Unterschiede zwischen den beiden Branchen. Unter den Metallern kennen 59% der Mitarbeiter ihren Betriebsarzt und 79% ihre Fachkraft für Arbeitssicherheit. Bei 67% gibt es Gespräche zur Arbeitssicherheit. Insgesamt bestätigen die Beschäftigten den bei der Eignerbefragung (Stufe 2) gewonnenen Eindruck, dass in der Metallbranche Arbeits- und Gesundheitsschutz eine gefestigte Rolle im Betriebsalltag spielt.

Anders sind die Gegebenheiten im Handel: Hier kennt das Gros der Mitarbeiter weder einen Betriebsarzt noch eine Fachkraft für Arbeitssicherheit. Gespräche zur Arbeitssicherheit werden immerhin in fast jedem dritten Betrieb geführt. Insgesamt bestätigt sich der Eindruck aus der Eignerbefragung, dass im Handel Arbeits- und Gesundheitsschutz noch stärker vorangetrieben werden müssen.

Ein noch deutlicherer Branchenunterschied zeigt sich bei der Kenntnislage der Mitarbeiter zur Gesundheitsförderung. 61% der Mitarbeiter aus der Metallbranche können mit dem Begriff Betriebliche Gesundheitsförderung etwas anfangen. Im Handel trifft dies nur für 29% der Antwortenden zu (Abb. 25.**6**).

50% unter den Beschäftigten aus dem Metallbereich sagen, dass in ihrem Betrieb Maßnahmen der BGF vorzufinden seien. Dieser Wert liegt auf dem Niveau der Befunde der 2. Welle des IGA-Barometers (3). Bei jener Befragung antworteten 45% der Beschäftigten mit „ja" auf die Frage: „Spielt in dem Betrieb, in dem sie arbeiten, Gesundheitsförderung eine Rolle?" Im hessischen Handel berichten nur 7% der Beschäftigten von umgesetzten Maßnahmen. Dieser Wert liegt auch weit unter dem Ergebnis der Eignerbefragung (18% mit Maßnahmen).

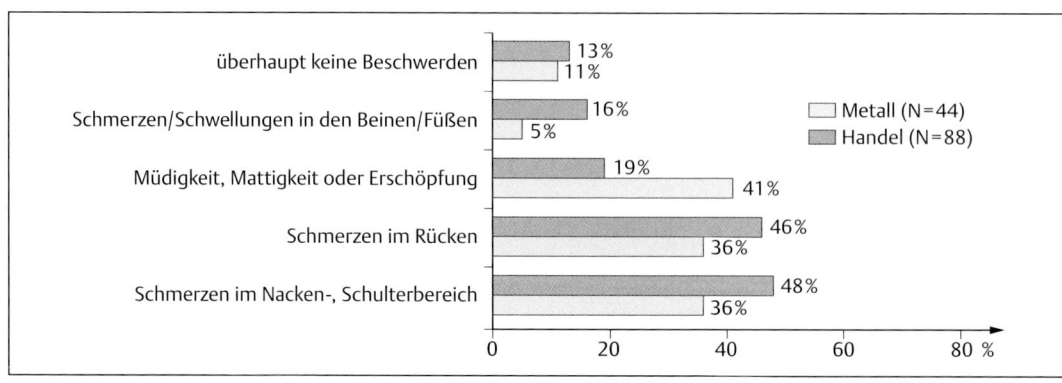

Abb. 25.**4** Genannte Beschwerden.

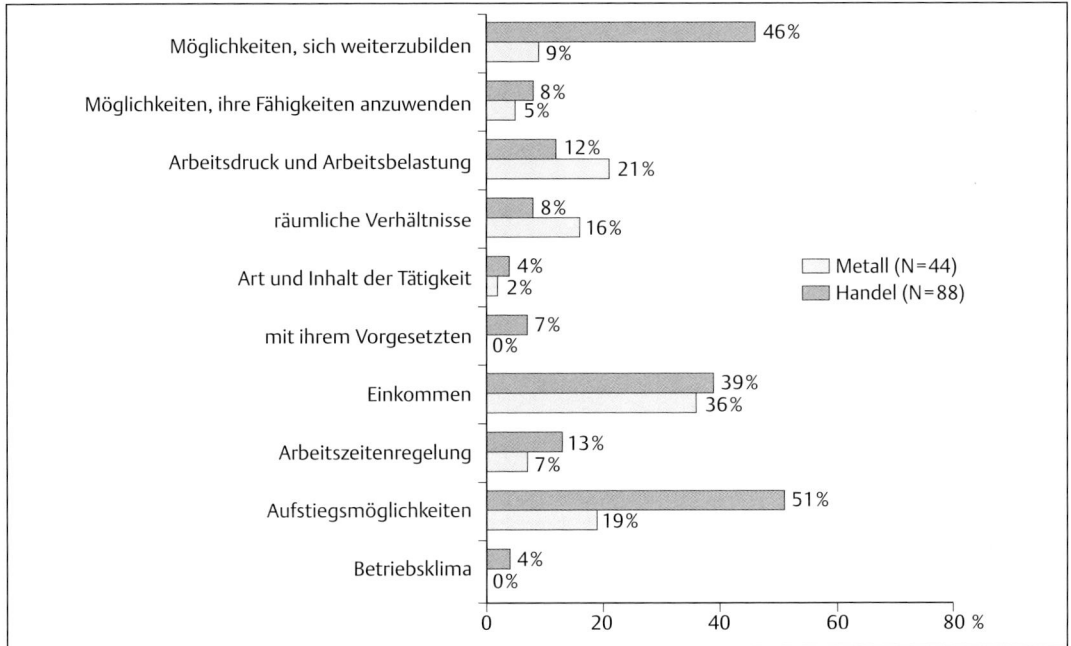

Abb. 25.**5** Situation im Betrieb – Angaben mit „eher" und „sehr unzufrieden".

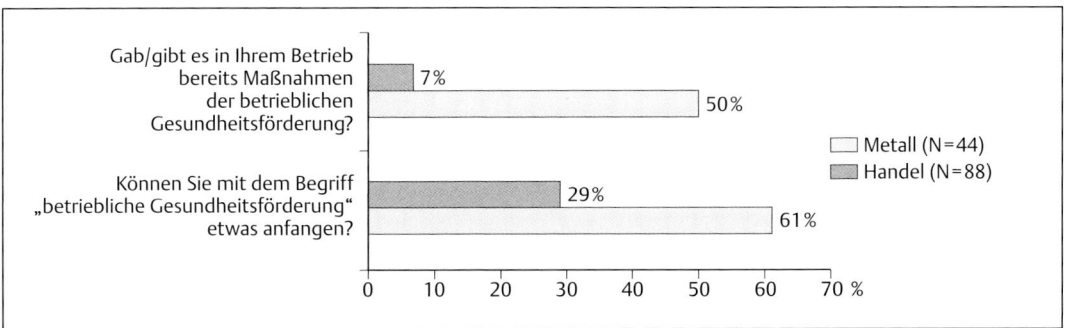

Abb. 25.**6** Betriebliche Gesundheitsförderung.

Gewünschtes Informationsmaterial

Auf die Frage, wo sie nach Informationsmaterial zu den Themen AGS und BGF suchen, erklärten 59 % der Mitarbeiter aus dem Metallbereich, sie suchen Informationen bei den Krankenkassen, gefolgt von 52 %, die sich durch den Austausch mit anderen Kollegen Informationen beschaffen (Tab. 25.**4**).

Insgesamt scheinen Beschäftigte im Handel Themen des AGS sowie der BGF weniger wichtig zu nehmen. Jeder Vierte widmet sich diesem Thema gar nicht.

Jeder Zweite der befragten Mitarbeiter bei-

der Branchen bevorzugt Broschüren und Flyer. Es folgen Wünsche nach persönlicher Beratung. Telefonische Hotlines interessieren kaum. Die Branchen unterscheiden sich in ihren Nachfragen nur unwesentlich (Tab. 25.**5**).

25.4 Fazit

Bilanziert man die Befunde der 3-stufigen Erhebung, so ergibt sich folgendes Bild:
- Maßnahmen und Strukturen des Arbeits- und Gesundheitsschutzes sind in den Unternehmen

Tabelle 25.**4** Wo suchen Sie Informationsmaterial zu AGS bzw. BGF?

Wo suchen Sie Informationen zu AGS bzw. BGF?	Metall (N=44); Angaben in %	Handel (N=88); Angaben in %
Informationen der Krankenkasse	59	38
Austausch mit anderen Kollegen	52	33
Beratungen durch Betriebsarzt bzw. Fachkraft für Arbeitssicherheit	41	6
Internet	34	21
Tagespresse/Fachzeitschriften	27	25
Fernsehen	25	25
Seminare	25	8
Informationen der Berufsgenossenschaften	23	8
gar nicht	11	26

Tabelle 25.**5** Welches Informationsmaterial wünschen Sie Sich zu Themen des AGS oder der BGF?

Welches Informationsmaterial wünschen Sie Sich zu Themen des AGS oder der BGF?	Metall (N=44); Angaben in %	Handel (N=87); Angaben in %
Broschüren/Flyer	50	52
persönliche Beratung	30	22
CD-ROM/DVD	21	20
Seminare	20	18
Internetportal	18	13
Zeitungen	16	20
telefonische Hotline	2	0

der Metallbranche relativ stark, in der Einzelhandelsbranche etwas weniger stark verbreitet. Allerdings gibt es in beiden Branchen ein deutliches Umsetzungsgefälle. In kleinen Betrieben bis zu 20 Mitarbeitern sind Strukturen des Arbeits- und Gesundheitsschutzes häufiger defizitär als in den größeren Unternehmen. Besonders in kleinen Betrieben besteht hoher Handlungsbedarf, um die gesetzlich geforderten Maßnahmen zu etablieren.

- In beiden Branchen sind deutlich häufiger Arbeitsschutzmaßnahmen anzutreffen als Maßnahmen der BGF.
- Die meisten Betriebseigner und Führungsverantwortlichen schätzen ihren Informationsstand besser ein, als er tatsächlich ist. Auch die Angebote zum AGS und zur BGF werden von den meisten Unternehmern als ausreichend bewertet, obwohl in ihrem eigenen Arbeits- und Gesundheitsschutz häufig Defizite vorliegen und keine bzw. kaum BGF stattfindet.
- Die Sensibilisierung der Betriebe für Themen der BGF und die Vermittlung eines ganzheitlichen Gesundheitsbildes, das durch mehr als nur das Freisein von Krankheit definiert ist, stellt weiterhin eine wichtige Aufgabe in der Arbeit überbetrieblicher Akteure dar. Unternehmer sehen zwar den Nutzen, handeln aber dennoch nicht dementsprechend. Es scheinen andere Barrieren zu überwiegen. In der Studie wurden von allen Befragten (überbetriebliche Experten, Unternehmer und Beschäftigte) u. a. Wissensdefizite als Hinderungsgründe ausgemacht.
- Wir konnten in den Betriebseignerbefragungen keine eindeutigen Zusammenhänge zwischen der Implementierung betrieblicher Gesundheits-

förderungsmaßnahmen und dem Umsetzungsstand des AGS feststellen.

- In der Erhebung konnten mehrere Transferwege und Medien, KMU bei der betrieblichen Gesundheitsförderung zu helfen, identifiziert werden. Jede der Möglichkeiten hat seine Stärken und Schwächen und eignet sich für verschiedene Themen sowie Zielgruppen. Zur Erstansprache und thematischen Sensibilisierung möglichst vieler Unternehmen aller Größenklassen empfiehlt sich die Verbreitung von Informationen vor allem über die Mitgliedszeitungen von Kammern, Fachverbänden und das Internet. Unsere eigenen wie auch neue fremde Befragungen stellten fest, dass neben Berufsgenossenschaften und Krankenkassen auch die Kammern, Innungen und Verbände eine zentrale Informationsquelle der KMU sind (6, 16).

- Mit Broschüren und Flyern als Informationsmaterial lässt sich die breiteste Masse an Unternehmen aus allen Größenklassen ansprechen. Bislang wird das Internet von den hier dargestellten Branchen relativ wenig und vor allem von den etwas größeren Unternehmen genutzt. Es ist aber damit zu rechnen, dass sich die Rezeptionsgewohnheiten verändern und die Nutzung auch hier und vor allem bei den jüngeren Unternehmern in Zukunft steigen wird. Aus unserer Sicht sollten die genannten Medien und Wege stärker als bislang crossmedial entwickelt und verknüpft werden; so können schriftliche Broschüren oder Faktenblätter gleichzeitig als Download im Netz abgelegt werden. Kurzinformationen im Netz sollten immer leserfreundlich, gut ausdruckbar und mit Wiedererkennungswert gestaltet werden. Crossmediale Transferwege sind letztlich ressourcenschonend und erhöhen die Chance, dass die Information die Zielgruppe auch tatsächlich erreicht.

- Probleme im Bereich Gesundheit und Arbeitsschutz werden oft erst gesehen, wenn sie akut auftreten. Gerade in kleineren Betrieben sind mittel- oder langfristige Planungen die Ausnahme. Dabei gibt es branchenspezifische Problemfelder, aber auch Themen, die unabhängig von der Branche häufiger auftreten wie z. B. Arbeitszeitgestaltung, Führungskonflikte oder Muskel-Skelett-Beschwerden. Branchenspezifische Lösungsansätze haben eine höhere Chance von Unternehmen nachgefragt zu werden als allgemeine Konzepte.

Bei der Entwicklung von crossmedialen Informations- und Beratungsstrategien sollte deshalb auch der richtige Mix von allgemeinen und branchenspezifischen Angeboten gesucht werden. Da die akute Problemlösung meist im Vordergrund steht, sollte das Informationsangebot an diesen Fragestellungen anknüpfen.

- Das derzeit vorhandene Informationsmaterial richtet sich überwiegend an Unternehmenseigner und Funktionsträger. Die publizierenden Institutionen sollten zukünftig bei Informationen zu AGS und BGF verstärkt auch Material erarbeiten, das sich direkt an den einzelnen Mitarbeiter richtet und seine Aktionsmöglichkeiten aufzeigt.

Abschließend wird festgestellt, dass selbst im Größensegment KMU teils signifikante größen- und branchenspezifische Unterschiede festgestellt werden konnten, die es in Zukunft bei Transferstrategien stärker zu berücksichtigen gilt. Weitere intensive Analysen zu den Bedürfnissen von kleinen und mittleren Unternehmen, die sich auf weitere Branchen beziehen, sind daher wünschenswert.

Literatur
[1] Ahlers E, Brussig M. Gesundheitsbelastungen und Prävention am Arbeitsplatz – WSI-Betriebsrätebefragung. WSI Mitteilungen 2004; 11: 617–624
[2] Bertelsmann-Stiftung, Hans-Böckler-Stiftung. Zukunftsfähige betriebliche Gesundheitspolitik. Vorschläge der Expertenkommission. Gütersloh; 2004
[3] Bödeker W, Hüsing T. IGA-Barometer 2. Welle. Einschätzungen der Erwerbsbevölkerung zum Stellenwert der Arbeit, zur Verbreitung und Akzeptanz von betrieblicher Prävention und zur krankheitsbedingten Beeinträchtigung der Arbeit – 2007. Essen: IGA; 2008
[4] Cernavin O, Keller S. Prävention und Neue Medien. Eine Untersuchung zur Mediennutzung in Kleinunternehmen und von Sicherheitsfachkräften. Sankt Augustin: Hauptverband der gewerblichen Berufsgenossenschaften; 1998
[5] Fuchs T. „Was ist gute Arbeit? Anforderungen aus der Sicht von Erwerbstätigen" – Konzeption&Auswertung einer repräsentativen Untersuchung. Stadtbergen: inifes Projektbericht; 2006
[6] Freigang-Bauer I, Amann S. Exzellenz im Friseurhandwerk. Branchencharakteristika, Belastungen und Ziele einer Entwicklungspartnerschaft. In: Cernavin O et al. Überbetriebliche Allianzen zur Prävention in KMU. Welche (Heraus-)Forderungen stellen einzelne Branchen an Wissenschaft und Multiplikatoren? Eschborn; 2009: 33–40. www.gesundheit-unternehmen.de/04_Service/Downloads/1_2009_Fokusgruppe_Veroeffentlichung.pdf

[7] Gröben F, Ulmer J. Gesundheitsförderung im Betrieb: Postulat und Realität 15 Jahre nach Ottawa. Umsetzung des Settingansatzes. Düsseldorf: Arbeitspapier 88 der Hans-Böckler-Stiftung; 2004

[8] Hauser F et al. Unternehmenskultur, Arbeitsqualität und Mitarbeiterengagement in den Unternehmen in Deutschland. Bonn: BMAS; 2008

[9] Hemmer E. Was erwarten Unternehmer von einem effektiven Arbeitsschutzsystem? Ergebnisse einer Befragung des Instituts der deutschen Wirtschaft. In: Bundesanstalt für Arbeitsschutz und Arbeitsmedizin: Integration von Arbeits- und Gesundheitsschutz in die Unternehmensführung von Klein- und Mittelbetrieben: Informationsveranstaltung vom 5. Juni 1999 in Berlin. Bremerhaven: Wirtschaftsverlag NW; 2000: 17–36

[10] Hollederer A. Betriebliche Gesundheitsförderung in Deutschland – Ergebnisse des IAB-Betriebspanels 2002 und 2004. Gesundheitswesen 2007; 69: 63–76

[11] Kreyer I, Mangold R, Frey K et al. Vorgehen und Strategien zur Etablierung von Gesundheitsförderung in österreichischen Klein- und Mittelunternehmen. In: Mangold R, Kreyer I, Hrsg. Gesundheitsförderung in Klein- und Mittelbetrieben. Motivationsanalyse, Argumentationslinien, Strategien. Dornbirn: Frey Akademie; 2006: 116–132

[12] Mayring P. Einführung in die qualitative Sozialforschung. München: Psychologie Verlags Union; 1990

[13] Medizinischer Dienst der Spitzenverbände der Krankenkassen. Präventionsbericht 2008. Dokumentation von Leistungen der Gesetzlichen Krankenversicherung in der Primärprävention und Betrieblichen Gesundheitsförderung. Berichtsjahr 2007. Essen; 2008

[14] Meyer JA. Gesundheit in KMU – Widerstände gegen Betriebliches Gesundheitsmanagement in kleinen und mittleren Unternehmen – Gründe, Bedingungen und Wege zur Überwindung. Veröffentlichungen zum Betrieblichen Gesundheitsmanagement der TK, Bd. 17. Hamburg: Techniker Krankenkasse; o. J.

[15] MWA NRW – Ministerium für Wirtschaft und Arbeit des Landes Nordrhein-Westfalen. Arbeitswelt NRW 2004. Belastungsfaktoren – Bewältigungsformen – Arbeitszufriedenheit. Düsseldorf: MWA; 2004

[16] präsend. Branchenleitfäden und Service Engineering für das Gastgewerbe und für Brauereien; 2009. www.prae-send.de

[17] Vetter C, Redmann A. Arbeit und Gesundheit. Ergebnisse aus Mitarbeiterbefragungen in mehr als 150 Betrieben. Bonn: WIdO; 2004

26 Prävention in der Hausarztpraxis – Beratung übergewichtiger Patienten

Christoph Heintze*

26.1 Hintergrund

Übergewicht und Adipositas haben in den letzten Jahren in der deutschen Bevölkerung kontinuierlich zugenommen (13, 25). So schätzt das Robert Koch-Institut, dass weniger als die Hälfte der weiblichen und nur ⅓ der männlichen Bevölkerung normalgewichtig sind (26). Durch die mögliche Assoziation mit kardiovaskulären Folgeerkrankungen ist auch die ambulante Medizin angesprochen übergewichtige oder adipöse Patienten im Sinne einer aktiven Primär- und Sekundärprävention intensiver zu beraten (11).

Trotz umfangreicher weltweiter Forschungsaktivität liegt bisher keine Interventionsstudie vor, die eine erfolgreiche und nachhaltige Gewichtsreduktion im primärärztlichen Sektor über einen längeren Zeitraum nachgewiesen hätte. Allerdings ist beschrieben, dass durch strukturierte primärärztliche Beratungsangebote kurzfristig Ernährungsumstellungen bei Adipösen erzielt werden konnten, soweit diese Beratung nicht einmalig erfolgte (23). In einer retrospektiven Befragung von 64 000 Übergewichtigen konnte zudem gezeigt werden, dass nach Selbstauskünften der adipösen Patienten eine Reduzierung des Körpergewichts mit zurückliegender hausärztlicher Beratung verbunden war (17).

Andererseits empfinden sich viele Hausärzte für umfassende Beratung Übergewichtiger schlecht ausgebildet. Viele Hausärzte äußern sich skeptisch bezüglich der vermuteten Änderungsbereitschaft betroffener Patienten (14). Als mögliches Hindernis für die hausärztliche Beratung von Übergewicht ist beschrieben, dass sich die Vorstellungen zu den Ursachen von Übergewicht und die Erwartung an die Beratung zwischen Ärzten und Patienten unterscheiden können (6, 20, 22).

Qualitative Untersuchungen zeigen zwar, dass Hausärzte Prävention als wesentlichen Bestandteil der eigenen Tätigkeit ansehen (5), doch zeigt sich, dass in Deutschland im Vergleich zu anderen europäischen Ländern deutlich weniger Maßnahmen zur primären und sekundären Prävention realisiert werden (7).

Die Gesundheitsuntersuchung („Check-up 35") stellt für Hausärzte derzeit ein wichtiges Instrument zur ambulanten Früherkennung kardiovaskulärer Erkrankungen dar (4). Trotz Kontroversen über seine Effektivität stellt es somit eines der wenigen unmittelbaren hausärztlichen Präventionsinstrumente dar, die von ca. 20 % der öffentlich krankenversicherten Patienten genutzt wird (1, 7). Versicherte ab dem 35. Lebensjahr haben alle 2 Jahre Anspruch auf die Untersuchung, die eine Erhebung des Risikostatus, eine körperliche Untersuchung, die Urinuntersuchung und eine Blutuntersuchung auf Cholesterin und Blutzucker umfasst. In einem abschließenden Gespräch informiert der Arzt hinsichtlich der individuellen Risikokonstellation und spezifischer Interventionsmöglichkeiten in Hinblick auf Herz-Kreislauf-Erkrankungen.

Um die Möglichkeiten der hausärztlichen Prävention einschätzen zu können, erscheint es zunächst notwendig, konkrete hausärztliche Beratungsstrategien und Inhalte zu ermitteln. Nach Kenntnis des Autors ist dieser Ansatz der erste in Deutschland, der tatsächliche Beratungsgespräche mit Übergewichtigen untersucht. Mit Kenntnis der unmittelbaren Stärken und Schwächen (12) solcher Präventionsangebote sollen primärärztliche Präventionsbemühungen kritisch gewürdigt werden und nach neuen Ansätzen der hausärztlichen Beratung Übergewichtiger gesucht werden.

* E-Mail: Christoph.Heintze@charite.de

26.2 Methodik

In Berlin wurden 150 Arztpraxen zur Teilnahme an der Studie zur ärztlichen Beratung übergewichtiger Patienten angefragt. 12 Hausärzte erklärten sich bereit, an der Studie teilzunehmen. Im 2. und 3. Quartal 2007 sollten in diesen Arztpraxen alle übergewichtigen Patienten (BMI ≥25 kg/m²) zur Teilnahme an einer Gesundheitsuntersuchung aufgefordert werden (Purposeful Sample). Nach Durchführung der Laboruntersuchung gemäß den Richtlinien der Gesundheitsuntersuchung erfolgte das abschließende Beratungsgespräch. Ohne inhaltliche Vorgaben waren die Studienärzte gebeten, dieses Gespräch aufzuzeichnen. Alle Patienten hatten zuvor der pseudonymen Aufnahme des Gesprächs zugestimmt. Die 3–25 min dauernden Konsultationen wurden transkribiert und anonymisiert. Vor Beginn der Studie wurde ein positives Votum der Charité, Universitätsmedizin Berlin, eingeholt.

Die Transkripte sind entsprechend den von Mayring vorgeschlagenen Grundformen der Zusammenfassung, Strukturierung und Explikation ausgewertet (18). Wesentliche Gesprächsanteile wurden durch Paraphrasierungen extrahiert und auf ihre inhaltstragenden Anteile reduziert. Das ermöglichte die abschließende Strukturierung der Codes durch Verknüpfung und Einordnung in einen Kategorienbaum. Für die Datenanalyse wurde das Computerprogramm AtlasTi verwendet.

26.3 Ausgewählte Ergebnisse

8 Ärztinnen und 4 Ärzte erklärten sich bereit, Beratungsgespräche aufzuzeichnen. Alle Ärzte verfügten über eine abgeschlossene Facharztausbildung bei einer durchschnittlichen Tätigkeit in der Niederlassung von 10 Jahren. Das Durchschnittsalter der Ärzte betrug 50 Jahre (Spannweite 36–62 Jahre).

Von den 52 ausgewerteten Beratungsgesprächen wurden 35 mit Patientinnen (67%) geführt. Insgesamt hatten 27 Übergewichtige (52%) zuvor eine Gesundheitsuntersuchung durchführen lassen. Die Übergewichtigen waren durchschnittlich 59 Jahre alt, ihr BMI war im Mittelwert 32 kg/m² (Spannweite 30–43 kg/m²) (Tab. 26.1). Die Behandlungsdauer durch den Hausarzt betrug durchschnittlich 6 Jahre.

In 48 der 52 analysierten Check-up-Gespräche wurde Übergewicht allgemein thematisiert. Die Ansprache erfolgte in 42 Gesprächen direkt oder häufiger indirekt durch die Ärzte und in 10 Gesprächen unmittelbar durch Patienten, die an der Gesundheitsuntersuchung teilnahmen.

■ Ärztliche Ansprache von Übergewicht

Die häufig sehr detaillierte Befundbesprechung der Laborwerte ging der Ansprache von Übergewicht überwiegend voraus oder wurde als Einstieg für andere gesundheitsrelevante Themen genutzt.

Aus den Paraphrasen bzw. Kodierungen der Gespräche ließen sich direkte von indirekten Strategien unterscheiden, mit denen Hausärzte Übergewicht im Beratungsgespräch aufgriffen. In welcher Art Übergewicht angesprochen wurde, schien insbesondere vom jeweiligen beratenden Arzt festgelegt zu sein und weniger durch Untersuchungsbefunde oder Laborwerte der Patienten, die sich aus der Check-up-Untersuchung ergaben.

Es konnten 2 direkte und 4 indirekte Formen der ärztlichen Ansprache des Übergewichts unterschieden werden (Tab. 26.2), die im Folgenden nur exemplarisch beschrieben werden. So sprachen einige Ärzte das Thema Übergewicht direkt und unabhängig von den Laborwerten an und eröffneten durch ihre Formulierung stets einen eigenen Gesprächsabschnitt über das Übergewicht.

A: Und heute wollten wir mal gucken, wie das mit dem Gewicht sich so entwickelt bei Ihnen, wo Sie da stehen, wie das im Verlauf war. Können Sie mal erzählen? Wie war das so die letzten Jahre? Wo stehen Sie jetzt? (Ärztin, Gespräch 4912WF5)

Bei anderen Ärzten erfolgte die Ansprache des Übergewichts indirekt und im Kontext anderer Sachverhalte, ohne als eigenständiges Thema benannt zu werden. Die Vermeidung des Wortes Übergewicht bzw. deren indirekte Umschreibung war charakteristisch für diese Hausärzte.

A: Ja...ja...mit Zucker und den Cholesterinwerten, das spricht dafür, dass Sie eigentlich eine ganz gute Ernährung haben...Es scheint insgesamt ein bisschen zuviel zu sein...

P: (leise): Jo...

A: So in der Ausrichtung...(Arzt 3, Gespräch 5112CP5)

A: Die anderen Blutfette...die wir Triglyzeride nennen...sind mit 200 etwas erhöht...Das entspricht dem Bauchumfang...ja? (Arzt, Gespräch 5011KF5)

Tabelle 26.**1** Beschreibung der teilnehmenden Patienten.

Altersgruppen (Jahre)[1]	Patienten	
	n	%
35–50	11	21,1
51–60	19	36,5
>75	21	40,3
Geschlecht		
männlich	17	33
weiblich	35	67
BMI-Gruppen (kg/m^2)		
25,0–29,9	20	38,5
30,0–34,9	21	40,4
35,0–39,9	7	13,7
>40	3	5,8
kardiovaskuläre Begleiterkrankung[2]		
0	18	35,3
1	9	17,6
2	9	17,6
3	9	17,6
>4	5	5,8

Durchschnittsalter: 59 Jahre (Spannweite 39–76 Jahre); durchschnittlicher BMI: 32 kg/m^2
(Spannweite 26,64–42,9 kg/m^2); der BMI beruht auf Selbstangaben
[1] ein Patient ohne Altersangabe
[2] Hypertonus, Hypercholesterinämie, KHK, p-AVK, Diabetes mellitus

Tabelle 26.**2** Formen des Ansprechens von Übergewicht/Adipositas.

direkte Ansprache	
Typ 1	Thematisieren von Übergewicht infolge der Ergebnisse der Untersuchungs- und Laborbefunde
Typ 2	Ansprache von Übergewicht unabhängig von der medizinischen Kontextsituation
indirekte Ansprache	
Typ A	Erwähnen von Übergewicht erst infolge zuvor geäußerter therapeutischer Empfehlungen
Typ B	Andeutung von Übergewicht des Patienten durch eine abschwächende Wortwahl
Typ C	Andeutung des Arztes mit anschließendem Abwarten der Reaktion des Patienten
Typ D	Übergewicht wird vom Patienten thematisiert und anschließend ärztlich aufgegriffen

Tabelle 26.**3** Ursachen von Übergewicht aus Patientensicht.

verhaltensabhängige Faktoren	nicht verhaltensabhängige Faktoren
ernährungsbedingte Faktoren: • Qualität von Nahrung • Quantität von Nahrung • Verlockung/Belohnung • Zeitpunkt	allgemein: fehlende Beeinflussbarkeit des Gewichts durch Verhalten
Bewegungsmangel	Hunger
Alkohol	Stoffwechsel
Muskelmasse	Veranlagung
fehlende Disziplin	Alter
soziale Faktoren: • Arbeit/Haushalt/Alltag • Sozialisation	hormonelle Faktoren
psychische Faktoren	Schicksal
Rauchstopp	Medikamenteneinnahme
Übergewicht in der Familie	gesamtgesellschaftliche Einflüsse
Stress/Unwohlsein	allgemein: Missverhältnis Kalorieneinnahme und Verbrauch

▨ Ursachen von Übergewicht aus Patientensicht

In 32 Gesprächen machten Patienten Angaben, welche Ursachen für das Übergewicht bedeutsam waren. Die Angaben der Patienten konnten in verhaltensabhängige und nicht verhaltensabhängige Faktoren unterschieden werden und sollen hier in Ausschnitten dargestellt werden (Tab. 26.**3**).

Neben allgemeinen Aussagen zur Eigenverantwortlichkeit thematisierten Patienten insbesondere ernährungsbedingte Faktoren als Ursache des Gewichts. Die ausgelöste Freude und Verlockung durch Essen waren dabei von besonderer Bedeutung.

Schon klar [die Bedeutung des Übergewichts], bloß ist das eben für mich wahnsinnig schwer, das in den Griff zu kriegen. Weil ich, sag' ich mal, wirklich sehr sehr gern esse. (Gespräch 3901RN5, 97–101)

Bedeutsam waren die Verfügbarkeit und Menge von Nahrungsmitteln und der Konsum ohne Hungergefühl. Hier wurde der Begriff der fehlenden Disziplin in unterschiedlichen Facetten angesprochen; die fehlende Kontrolle über das eigene Verhalten oder Schwierigkeiten in der Realisierung anderer Verhaltensmuster kamen zur Sprache.

A: Das ist einfach nur das gute Essen?

P: Ja, das gute Essen und ich kann nicht bremsen.

A: Hm

P: Wenn ich dann einmal anfange, zu essen. Deswegen ess ich lieber gar nichts, sag ich mal und wenig.

A: Hm

P: Weil ich kann nicht... ich habe keine Essbremse. Das ist mein Problem. (Gespräch 6008VG11, 84)

In den Patienten-Arzt-Gesprächen beschrieben Übergewichtige auch psychische Faktoren als Ursache ihres Essverhaltens, darunter vor allem Gefühle von Kummer, Frust und Langeweile oder allgemein seelische Probleme. Essen in diesem Kontext bedeutete eine Erleichterung oder Ablenkung in schwierigen Lebenslagen.

(...), wenn ich gefrustet bin, was ich im Moment ziemlich bin, also auch privat wegen der Tochter ziemliche Probleme habe..., dann... dann ess ich... aus Frust oder Langeweile. (Gespräch 5911KZ5, 23)

Allerdings wurden ebenfalls nicht beeinflussbare Aspekte in Verbindung mit dem Übergewicht genannt, die sich auf Stoffwechsel, Veranlagung, Alter, hormonelle Faktoren, Hungergefühl, Schicksal, Medikamenteneinnahme oder „gesamtgesellschaftliche Einflüsse" bezogen.

Veranlagung und Vererbung allgemein spielten für einige Patienten eine wesentliche Rolle. Hier zeigten sich Ursachenkonzepte, die sich auf die „gute Futterverwertung" oder grundsätzliche hormonelle Fehlfunktion bezogen. Ebenfalls wurden genetische Faktoren im Zusammenhang mit Stoffwechselfunktionen von Patientenseite angesprochen.

Es gab ebenfalls die Ansicht, dass eine Gewichtszunahme eine natürliche „Begleiterscheinung" des Alterungsprozesses sei. Auch auf eine schicksalhafte Fügung wurde im Zusammenhang mit der Genese des Übergewichts verwiesen.

P: Nur auf's Essen zu verzichten, weil mein Körper halt jede Kalorie aufnimmt, da hab ich keinen Nerv mehr zu!

A: Ja, das ist schlecht.

P: Ich bin ja eh schon zu angegriffen. Wenn ich da auch noch gegen kämpfen muss, ich hab einfach keinen Nerv mehr, nur noch zu kämpfen.

A: Ja, das versteh ich schon. Das versteh ich schon.

P: Klar wär ich auch lieber schlank, aber es ist mir nun mal nicht gegeben. (Gespräch 6512HR5, 267)

Überwiegend werden in den Gesprächen verhaltensabhängige Ursachen von Patienten thematisiert, gefolgt von Kombinationen von verhaltensabhängigen und nicht verhaltensabhängigen Ursachenzuschreibungen. Eine kleine Gruppe von Patienten schrieb die Ursachen des Übergewichts allerdings ausschließlich nicht verhaltensabhängigen Faktoren zu.

Behandlungsempfehlungen der Ärzte

Bezüglich der Behandlungsempfehlungen zur Reduzierung des Übergewichts thematisierten Hausärzte in den Beratungsgesprächen insbesondere die Modifikation der Ernährung, die Zunahme von Bewegung, psychosoziale Aspekte und den Verweis auf externe Unterstützergruppen.

Motivation und Zielvereinbarung

Ob eine Bereitschaft zur Gewichtsabnahme bei den übergewichtigen Patienten bestand, wurde von den Hausärzten häufig nicht direkt angesprochen, sondern im Gesprächsverlauf thematisiert. So wurde im Kontext ärztlicher Vorschläge zur Gewichtsreduktion, wie etwa Ernährungsumstellung oder Bewegungssteigerung, die Motivationslage sichtbar, da Patienten diese Empfehlungen

im Gespräch als hilfreich benannten oder aber ablehnten.

Von den Hausärzten wurden nur vereinzelt Ziele zur Gewichtsreduktion mit adipösen Patienten vereinbart. Soweit Hausärzte Empfehlungen zur Gewichtsreduktion aussprachen, erfolgten häufig keine Zielvereinbarungen mit dem Patienten. Bei Patienten mit einem BMI unter < 30 kamen in den Beratungsgesprächen häufig zurückhaltende Empfehlungen bezüglich der Notwendigkeit einer Gewichtsreduktion.

A: Wir haben eine Gesundheitsvorsorgeuntersuchung gemacht … und dabei festgestellt, dass ihr BMI 28 ist. Und ich hatte ja schon gesagt, das ist … erhöht, der sollte eigentlich bei 25 liegen, das entspräche also einem Gewicht von 80 Kilo ungefähr. Das heißt, ich muss Ihnen sozusagen eine Gewichtsabnahme empfehlen. (12, 4806ON6)

Ernährungsberatung

Zur Ernährungsberatung thematisierten Hausärzte unterschiedlichste Aspekte, die sich auch auf vorherige Patientenäußerungen bezogen. Dabei wurde die Nutzung von Ernährungstagebüchern oder die Bedeutung gesunder Nahrungsmittel hervorgehoben. Andere Ärzte gaben Hinweise für hilfreiche Internetseiten, Ernährungsratgeber und bezogen sich auf Nahrungsmittelratgeber, die an Patienten weitergegeben wurden. Abgesehen von einem ärztlichen Beratungsgespräch wurden spezifische Ernährungsdiäten von vielen Hausärzten kritisch thematisiert.

In vielen Gesprächen wurde die Reduktion der täglichen Kalorienaufnahme bzw. die Verringerung der Nahrungsmenge angesprochen, wobei sich die Intensität und Dauer der Beratung zwischen den Ärzten unterschied.

So beschränkten sich einige Hausärzte auf eine Ernährungsberatung ohne Bezug auf die jeweiligen Begleitumstände des Patienten:

P: Ich esse wenig Fleisch und sehr viel Fisch und dann überwiegend Geflügel und viel Gemüse (…)

A: Also cholesterinreiche Lebensmittel sind eben vor allem Eigelb, Butter, Innereien, also Leber

P: Ich ess das nicht (…) Im Moment ess ich wieder sehr kontrolliert. Also ich würd schon ganz gerne abnehmen.

A: Gut also das wäre praktisch mageres Fleisch, Hühnchenfleisch, sehr viel Gemüse, das können sie unbegrenzt essen. Süßigkeiten zurückhaltend.

(…) Ich gebe Ihnen mal diesen Prospekt mit, da steht das nochmal drin.

P: Gut ja, na klar. (15, 5709RK6)

Je deutlicher andererseits von Patientensicht das Thema Ernährung zur Sprache kam, desto individueller fiel die Beratung aus.

A: Und heute wollten wir mal gucken, wie das mit dem Gewicht sich so entwickelt bei Ihnen (…) Können Sie mal erzählen?

P: Ich glaube (mein Übergewicht) liegt daran, dass ich nicht regelmäßig genug esse. Ich arbeite ja voll. (…) Ich ess schon Sachen, die ich zu Hause selber fertig mache und koche. Aber es sind immer Sachen, die schnell gehen.

A: Hmm, Ihr Mann unterstützt der Sie eher in der Richtung Zunehmen oder Richtung Abnehmen…?

P: Der macht es mir nicht leichter, weil er ein richtiger Süßschnabel ist und wenn der einkaufen geht sind da Chipstüten und Tüten mit diesen Gummidingern und Schokolade. (…)

A: Aber könnten Sie ihn denn, glauben Sie ihn dazu zu motivieren, zusammen was zu ändern?

P: Ich denke schon (…) Ich müsste konsequenter sein und nicht einfach schnell kochen, sondern wirklich im Voraus planen, was wir essen. (7a 4912WF5)

Bewegungsberatung

Nach Empfehlungen zur Ernährungsumstellung wurde insbesondere die Bedeutung der körperlichen Aktivität in der Beratung herausgestellt.

Einige Hausärzte beschränkten sich auf allgemeine Ratschläge zur Bewegungszunahme, während andere Hausärzte ihre Beratung an den Erfahrungen und Präferenzen der einzelnen Patienten ausrichteten:

A: (…) Können Sie sich noch mehr bewegen?

P: Ich muss mich sicher mehr bewegen, also ich kann mir nur vorstellen, dass es dann an der mangelnden Bewegung liegt. Ich sitze ja sehr viel im Büro, wenn ich auch aufsteh und laufe zwischendurch, aber ich sitze eben überwiegend und… äh ich denke, dass das einfach eine zu lange Zeit ist, die ich sitze.

A: Hm

P: Ich hab mir einen Home-Trainer gekauft im Herbst und hab den auch benutzt. (…)

A: Also, das ist schon ganz gut am Anfang, dass man sich praktisch langsam reinsteigert. Aber wenn man richtig Fett abbauen will, dann müsste man das schon über 45 Minuten machen.

P: Ja, das habe ich noch nicht geschafft.

A: Ja klar, das ist schon schwierig, aber das muss man eben versuchen.

P: Und deshalb muss ich eben langsam anfangen, das wieder zu steigern.

Psychosoziale Beratung

Einige der beratenden Allgemeinmediziner bezogen ihre Empfehlungen überwiegend auf den sozialen Kontext und die Lebensgewohnheiten des Übergewichtigen. Die Frage nach Stressoren wurde geäußert, ebenso wurden der Umgang mit Frustration oder Belohnungsmechanismen angesprochen, wodurch die weitere Beratung beeinflusst wurde.

Weitere Empfehlungen

In 9 von 52 Gesprächen empfahlen Hausärzte ihren Patienten, externe Angebote zur Gewichtsreduktion wahrzunehmen. Konkret benannt wurde die Teilnahme am Programm von „Weight Watchers" oder einer externen Schulung zur Ernährungsberatung. Dazu zählten auch Hinweise, sich über die zahlreichen Hilfsangebote der Krankenkassen zu informieren und darunter selber auszuwählen.

Die einzelnen Aspekte der ärztlichen Beratung, die in direkte und zusätzliche Empfehlungen unterteilt werden können, sind zusammenfassend in Tab. 26.4 dargestellt.

26.4 Diskussion

Die Analyse von Arzt-Patient-Gesprächen ermöglicht differenzierte Einblicke in reale ärztliche Beratungssituationen mit übergewichtigen Patienten, die zur Weiterentwicklung präventiver Tätigkeiten in der hausärztlichen Versorgung genutzt werden sollten. Möglichkeiten der Ansprache von Übergewicht, Äußerungen zu Ursachenkonzepten von Patienten und daraus abgeleitete Empfehlungen der beratenden Hausärzte stellen bedeutsame Schwerpunkte der Beratungsgespräche dar.

■ Ärztliche Ansprache von Übergewicht

Die analysierten Arzt-Patient-Gespräche deuten darauf hin, dass Hausärzte in der Gesundheitsuntersuchung Übergewicht ansprechen. Einige Ärzte sprachen das Thema Gewicht allerdings überhaupt

Tabelle 26.**4** Empfehlungen von Hausärzten in der Beratung übergewichtiger Patienten.

unmittelbare Empfehlung	zusätzliche Empfehlung
Ernährungsberatung • Qualität und Quantität von Ernährung • Tagesrhythmus und Konsum • Bedeutung von Kalorien • konkrete Nahrungsmittelempfehlung • Umsetzungsstrategien	**allgemein** • Hinweise auf Bücher und Internet-Adressen • Informationen zu „Weight Watchers"
Beratung zu körperlicher Aktivität • allgemeine Informationen • Strategien zur Intensivierung von Bewegung im Alltag • Empfehlungen zu einzelnen Sportarten	**Überweisungen** • Überweisung zur Ernährungsberatung • Überweisung zur Psychotherapie
psychosoziale Aspekte • Umgang mit Stressoren • Umgang mit Frustration • Strategien der Belohnung • Bedeutung des sozialen Umfelds	**Umstellung von Medikationen** • Reduzierung von Insulin • Verschreibung von gewichtsreduzierenden Wirkstoffen

nicht an, sodass für diese Ärzte die Gesundheitsuntersuchung kein Forum zu bieten scheint, Übergewicht bzw. Adipositas zu thematisieren. Die geringe Ansprache des Risikofaktors Übergewicht durch behandelnde Ärzte wird auch durch andere Studien belegt (9, 24).

Hier ist zu berücksichtigen, dass Hausärzte differierende Einschätzungen bezüglich der Beratungsnotwendigkeit übergewichtiger Patienten haben können, die sich auch aus widersprüchlicher Datenlage bezüglich der Relevanz des BMI im Kontext der Behandlungsnotwendigkeit ergeben kann (10). Die unterschiedliche wissenschaftliche Einschätzung der Risikobewertung (16, 27), insbesondere bei Patienten mit isoliertem Übergewicht (BMI von 25–30 kg/m²) ohne weitere Begleiterkrankungen, unterstreicht das Dilemma, in dem Ärzte in der präventiven Beratung stehen.

Gemäß der Richtlinien zur Durchführung der Check-up-Untersuchung (4) wählen Ärzte insbesondere vorhandene Untersuchungsbefunde oder auffällige Laborwerte für den Einstieg in das Thema Übergewicht und folgen damit einer möglichen Erwartung der Patienten, die insbesondere eine Beurteilung der untersuchten Laborwerte einfordern. Gleichzeitig wird durch Vermittlung von Laborwerten der Gesprächseinstieg über eine medizinische Domäne beschritten, die eine mögliche Relevanz für die Ansprache von Übergewicht erleichtert.

Die indirekten Formen der Ansprache (Tab. 26.**2**) können in diesem Kontext mit der Unsicherheit von Ärzten oder Patienten assoziiert sein, ein möglicherweise schambesetztes Thema anzusprechen. So ist beschrieben, dass sich übergewichtige Patienten gegenüber ihrem Hausarzt aus Angst vor Stigmatisierung bei Ansprache ambivalent verhalten (3) und auch Ärzte negative Stereotypen mit Übergewicht verbinden (8). Die vorliegenden Ergebnisse legen dieses Phänomen nahe, da ein Teil der Ärzte durch die indirekte Ansprache eher abwartend auf Patientenanliegen reagierte, sodass eine weitergehende Beratung der Initiative der betroffenen Patienten oblag.

Ursachen von Übergewicht aus Patientensicht

Die Thematisierung des Übergewichts in Arzt-Patient-Gesprächen lässt bei aller Kritik bezüglich der Effizienz der Gesundheitsuntersuchung erkennen, dass Hausärzte diesen Konsultationsanlass teilweise nutzen, um Patientenkonzepte zu Übergewicht in ihren Beratungsprozess zu integrieren.

Deutlich wird, dass Patienten in Beratungsgesprächen sowohl biomedizinische als auch verhaltensabhängige Ursachen anführen. Ein Ansprechen dieser Ursachen ermöglicht dem beratenden Arzt, diese Konzepte im Sinne von patientennahen Lösungsstrategien zu nutzen. Das Anknüpfen an Patientenrealitäten ist auch bedeutsam, da Huang (15) zeigte, dass ärztliche Gesundheitsberatung („Counceling") Einfluss auf die Motivationslage zur Gewichtsabnahme nehmen kann. So erscheint es auch in Hinblick auf eine langfristige Begleitung im Kontext weiterer möglicher kardiovaskulärer Risikofaktoren sinnvoll, an individuelle kognitive und emotionale Umgangsstrategien anzuknüpfen. Das unterstreicht auch die Notwendigkeit der kontinuierlichen Begleitung von Ratsuchenden, was als mögliche Stärke in der hausärztlichen Betreuung gesehen werden kann.

Die in einigen Studien als dominierend beschriebene Zuordnung biomedizinischer Ursachen durch Patienten (6, 19, 21) konnte in der vorliegenden Studie allerdings nicht bestätigt werden. Obwohl eine quantitative Befragung von 599 Patienten in England zeigte, dass Befragte primär unkontrollierbare Faktoren mit dem eigenen Übergewicht assoziierten und externale Problemlösungsstrategien favorisierten (21), differenzieren die vorliegenden Ergebnisse, dass ebenfalls verhaltensbezogene Ursachenzuschreibungen von Betroffenen in Beratungsgesprächen geäußert werden.

▪ Behandlungsempfehlungen der Ärzte

Die analysierten Gesprächsinhalte verdeutlichen, dass die Ernährungsberatung gefolgt von Hinweisen zu vermehrter körperlicher Aktivität die ärztliche Beratung mit übergewichtigen Patienten dominiert.

Die grundsätzliche Motivation zur Verhaltensänderung oder die konkrete Zielvereinbarung zwischen Übergewichtigen und Hausärzten wird allerdings selten thematisiert. Diese Ergebnisse ergänzen sich mit einer Befragung von Hausärzten, die bei ihren übergewichtigen Patienten nur geringe Motivation zur Gewichtsreduktion vermuteten (8). Ohne Kenntnis der Einstellung der Patienten zu einer Gewichtsabnahme erscheint es ebenfalls unwahrscheinlich, dass eine nachhaltige Gewichtsreduzierung möglich ist (29).

Möglich ist auch, dass Hausärzte die Motivation ihrer Patienten unterschätzen. So konnten Befort und Kollegen in einer Befragung von Hausärzten und ihrer übergewichtigen Patienten zeigen, dass Patienten ihre Motivation zur Gewichtsreduktion höher einschätzten als die betreuenden Hausärzte jeweils vermuteten (2). Dabei ist eine intensive und fortlaufende Ernährungsberatung bei Patienten mit ungesunden Ernährungsgewohnheiten empfehlenswert, falls eine Motivation zu einer Verhaltensänderung besteht (28).

Für ein zielgerichtetes Vorgehen ist in diesem Sinne eine sorgfältige Exploration der Alltagserfahrung der Patienten wichtig (23), die nur von einem Teil der hier untersuchten Hausarztgespräche genutzt wurde. So kann die von Übergewichtigen geäußerte Bedeutung des eigenen Essverhaltens den beratenden Hausärzten wichtige Anhaltspunkte geben, angepasste Möglichkeiten der Ernährungsumstellung zusammen mit dem Patienten zu entwickeln. Dabei scheinen die Empfehlungen individueller und differenzierter zu sein, wenn Patienten im Verlauf des Beratungsgesprächs die Möglichkeit zur eigenen Ursachensuche erhalten.

26.5 Schlussfolgerung

Bezüglich der hausärztlichen Beratung übergewichtiger Patienten im Kontext der Gesundheitsuntersuchung legen die analysierten Beratungsgespräche folgende Aspekte nahe:

- Übergewicht und Adipositas wurde von Ärzten eher indirekt angesprochen.
- Ärzte nutzten Check-up-Beratungsgespräche zur Ansprache von Übergewicht; meist erfolgt der Gesprächseinstieg über die Vermittlung von Untersuchungsbefunden und/oder auffälligen Laborwerten.
- In Beratungsgesprächen entwickeln viele Patienten differenzierte Konzepte zu den Ursachen des eigenen Gewichts, die sich sowohl auf das eigene Verhalten als auch auf nicht verhaltensbezogene Aspekte beziehen lassen.
- Das Ansprechen von Patientenkonzepten ermöglicht den beratenden Ärzten Zugang zu subjektiven Dimensionen des Patienten, aufgrund derer eine individuelle Beratung mit standardisierten Betreuungsoptionen verknüpft werden kann.
- In Beratungsgesprächen, in denen Patienten ihre Ansicht zur Ursache des Übergewichts äußern konnten, erfolgte von den Hausärzten eine individuellere und differenziertere Beratung.
- Die Frage nach der Motivation zur Gewichtsabnahme wurde von Hausärzten in Beratungsgesprächen mit Übergewichtigen eher indirekt thematisiert.
- In den Arzt-Patient-Gesprächen wurden selten Ziele zur Gewichtsreduktion zwischen Hausärzten und übergewichtigen Patienten vereinbart.

Literatur

[1] Baum E, Donner-Banzhoff N, Jaeckle C et al. Gesundheitsberatung und Motivation zu Verhaltensänderungen nach dem Check up 35 bei Risikopatienten. Z f Gesundheitswissenschaften 1999; 7: 291–305

[2] Befort CA, Greiner KA, Hall S et al. Weight-related perceptions among patients and physicians: how well do physicians judge patients' motivation to lose weight? J Gen Intern Med 2006; 21: 1086–1090

[3] Brown I, Thompson J, Tod A et al. Primary care support for tackling obesity: a qualitative study of the perceptions of obese patients. Br J Gen Pract 2006; 56: 666–672

[4] Bundesausschuss der Ärzte&Krankenkassen. Richtlinien über die Gesundheitsuntersuchung zur Früherkennung von Krankheiten (2001). www.gba/downloads/RL-Gesundheit.pdf

[5] Doering TJ, Vahlbruch A, Steuernagel B et al. Prävention in der Hausarztpraxis. Meinungen und Einstellungen niedergelassener Allgemeinärztinnen und Allgemeinärzte zur Prävention im Alltag der täglichen Praxis. Prävention und Rehabilitation 2002; 14: 28–41

[6] Epstein L, Ogden J. A qualitative study of GPs' views of treating obesity. Br J Gen Pract 2005; 55: 750–754

[7] Fisseni G, Golücke A, Abholz HH: Warum machen deutsche Allgemeinärzte so wenig Früherkennung? Z f Allgemeinmedizin 2003; 79: 591–595

[8] Foster GD, Wadden TA, Makris AP et al. Primary care physicians' attitudes about obesity and its treatment. Obes Res 2003; 11: 1168–1177

[9] Galuska DA, Will JC, Serdula MK et al. Are health care professionals advising obese patients to lose weight? JAMA 1999; 282: 1576–1578

[10] Gregg EW, Cheng YJ, Cadwell BL et al. Secular trends in cardiovascular disease risk factors according to body mass index in US adults. JAMA 2005; 293: 1868–1874

[11] Hauner H, Bramlage P, Lösch C et al. Übergewicht, Adipositas und erhöhter Taillenumfang: Regionale Prävalenzunterschiede in der hausärztlichen Versorgung. Dtsch Ärztebl 2008; 105: 827–833

[12] Heintze C, Metz U, Dieterich A et al. Ursachen von Übergewicht. Eine qualitative Analyse von Arzt-Patienten-Gesprächen im Kontext der hausärztlichen Gesundheitsuntersuchung. Präv Gesundheitsf 2008; 3: 289–-295

[13] Helmert U, Strube H: Die Entwicklung der Adipositas in Deutschland im Zeitraum von 1985 bis 2002. Gesundheitswesen 2004; 409–415

[14] Huang J, Yu H, Marin E et al. Physicians' weight loss counseling in two public hospital primary care clinics. Acad Med 2004; 79: 156–161

[15] Huang J, Yu H, Marin E et al. Physicians' weight loss counseling in two public hospital primary care clinics. Acad Med 2004; 79: 156–161

[16] Leitlinien der deutschen Adipositasgesellschaft. Prävention und Therapie der Adipositas; 2007. www.adipositas-gesellschaft.de/leitlinien.php

[17] Loureiro ML, Nayga RM, Jr. Obesity, weight loss, and physician's advice. Soc Sci Med 2006; 62: 2458–2468

[18] Mayring P: Qualitative Inhaltsanalyse. Grundlagen und Techniken. Weinheim: Belz Verlag; 1983

[19] Ogden J, Ambrose L, Khadra A et al. A questionnaire study of GPs' and patients' beliefs about the different components of patient centredness. Patient Educ Couns 2002; 47: 223–227

[20] Ogden J, Bandara I, Cohen H et al. General practitioners' and patients' models of obesity: whose problem is it? Patient Educ Couns 2001; 44: 227–233

[21] Ogden J, Bandara I, Cohen H et al. General practitioners' and patients' models of obesity: whose problem is it? Patient Educ Couns 2001; 44: 227–233

[22] Ogden J, Flanagan Z. Beliefs about the causes and solutions to obesity: A comparison of GPs and lay people. Patient Educ Couns 2008; 71:72–8. Epub 2008 Jan 16

[23] Pignone MP, Ammerman A, Fernandez L et al. Counseling to promote a healthy diet in adults: a summary of the evidence for the U.S. Preventive Services Task Force. Am J Prev Med 2003; 24: 75–92

[24] Potter MB, Vu JD, Croughan-Minihane M. Weight management: what patients want from their primary care physicians. J Fam Pract 2001; 50: 513–518

[25] Prugger C, Keil U: Entwicklung der Adipositas in Deutschland-Größenordnung, Determinanten und Perspektiven. Dtsch Med Wochenschr 2007; 892–897

[26] Robert-Koch-Institut. Übergewicht und Adipositas. Heft 16. Gesundheitsberichterstattung des Bundes; 2003

[27] Romero-Corral A, Montori VM, Somers VK. Association of bodyweight with total mortality and with cardiovascular events in coronary artery disease: a systematic review of cohort studies. Lancet 2006; 368: 666–678

[28] Stewart MA: Effective physician-patient communication and health outcomes: a review. CMAJ 1995; 152: 1423–1433

[29] Wiesemann A, Barlet J, Engeser P et al. Obesity behavior change promotion in primary care. Z Allg Med 2006; 82: 103–107

27 Die Implementation Betrieblicher Gesundheitsförderung in Deutschland: Stand, Hürden und Strategien – ein Überblick

Thomas Kliche*, Gesa Kröger, Ramona Meister

Abstract

Betriebliche Gesundheitsförderung (BGF) ist nach der verfügbaren Evidenz klar gesundheitswirksam und kostensenkend. Dennoch wird sie bislang lückenhaft und diskontinuierlich umgesetzt. Zur Klärung von Implementationsfaktoren, die sich fördernd oder hinderlich auf die Umsetzung von BGF auswirken, wurde eine Literaturrecherche vorgenommen. Die Ergebnisse zeigen eine Reihe überwiegend bekannter Förderfaktoren und Hürden; einige häufig angeführte (z. B. „fehlende Information") erweisen sich jedoch als Ausdruck tiefer liegender, komplexer Konstellationen. Die wichtigsten bisher gewählten Transferstrategien (intensive Dissemination, finanzielle Anreize) werden demzufolge nicht zu einem Durchbruch von BGF führen. Aussichtsreiche Ansätze wären vielmehr die gesetzliche Förderung von Betriebsdemokratie sowie die Einführung einheitlicher Standards für Qualitätssicherung und Evaluation der BGF-Projekte durch Krankenkassen und Berufsgenossenschaften.

27.1 Hintergrund und Fragestellung

Gesundheitseffekte und Rentabilität betrieblicher Gesundheitsförderung (BGF) sind durch hochwertige Reviews solide belegt (21, 55). Daraus ist nicht abzuleiten, dass BGF umstandslos breitenwirksam und wirtschaftlich ist, da ihre Umsetzungsqualität variieren kann. Nur eine Minderzahl der BGF-Projekte ist belastbar evaluiert oder qualitätsgesichert (22, 31, 40, 48). Dennoch sollten Unternehmen in Anbetracht der potenziell hohen Rentabilität großes Interesse an BGF haben. Das ist indes nicht der Fall:

_____

* E-Mail: t.kliche@uke.de

- BGF nimmt zwar zu, erreicht aber nur eine Minderheit der Betriebe und Beschäftigten. In ⅓ der deutschen Groß- und ⅔ der Kleinbetriebe ist sie praktisch nicht zu finden (11). Im Mittel führen nur etwa 20–30 % der Betriebe regelmäßig BGF durch, vor allem für Arbeitssicherheit und -schutz (30, 58). In ⅔ der Betriebe kamen über 2 Jahre keinerlei BGF-Maßnahmen bei den Mitarbeitern an (8).
- BGF konzentriert sich auf Großbetriebe. Auch zwischen Branchen herrschen erhebliche Unterschiede (9–59 % der Betriebe bieten BGF), in manchen fehlt sie völlig, etwa im Gastgewerbe (24, 30, 45).
- BGF wird diskontinuierlich umgesetzt. Nur etwa die Hälfte der Betriebe führte ihre BGF-Projekte länger als 2 Jahre weiter; die meisten Maßnahmen haben eine Dauer von 6–12 Monaten (3, 30).
- Selbst in aktiven Betrieben findet wenig Strukturbildung statt (1); so etablieren bundesweit nur etwa 4–9 % der Projekte kontinuierlich arbeitende Gesundheitszirkel (11, 23, 30), selbst in Branchen mit aktiverer BGF – z. B. Banken – nur rund 20 % (48). Die Arbeitsformen zielen in erster Linie auf eine rasche Senkung des Krankenstands (16, 19): Krankenstandsanalysen, Befragungen über Gesundheitsschutz am Arbeitsplatz, Sicherheitsunterweisungen u. a. Kurse zum gesundheitsgerechten Verhalten. BGF tritt überwiegend als Erfüllung der gesetzlichen Auflagen für Arbeitsschutz und Arbeitssicherheit in Erscheinung (11, 16, 47, 48).

Derzeit stehen 2 Einführungshürden im Mittelpunkt der Fachdiskussion, und 2 abgeleitete Ansätze zur Verbreitung von BGF werden verfolgt:

- Information, insbesondere für Klein- und Mittelunternehmen (KMU), da BGF dort bislang besonders wenig Akzeptanz findet; z. B. neue

Web-Sites und Projekte zur Entwicklung maßgeschneiderter Informationsangebote und Vermittlungsformen (7, 9, 25, 43).
- finanzielle Anreize (46, 51), darunter die steuerrechtliche Freistellung von BGF bis zu 500,– € je Beschäftigtem ab Anfang 2008.

Doch bleibt zu prüfen, ob Informations- und Kostenfragen die wichtigsten Implementationsfaktoren für BGF darstellen. Welche Hürden und Förderimpulse beeinflussen also in Deutschland die Umsetzung von BGF, sodass diese bislang diskontinuierlich und lückenhaft verbreitet ist, trotz potenziell attraktiver Rendite?

27.2　Vorgehen

Dazu wurde für die Bundesrepublik Deutschland ein Review durchgeführt. Abstracts wurden ab Januar 2009 in den gängigen Datenbanken recherchiert (PubMed, DIMDI, Cochrane, OVID einschl. PsycInfo und Psyclit, ISI, Google-Scholar sowie Internet). Bei einschlägigen Funden wurden die Links zu verwandten Texten und die Zitationen verfolgt. Graue Literatur im Internet wurde ebenfalls berücksichtigt. Die jüngsten Publikationen wurden im Schneeballverfahren auf weitere Nachweise durchgesehen. Zudem wurde die Literaturdatenbank der Forschungsgruppe „Versorgung und Qualität in der Prävention" genutzt (rd. 4400 Einträge).

Als Suchbegriffe dienten kombinierte Synonyma von BGF und Implementation; die ergiebigsten waren „betriebliche Gesundheitsförderung" in Kombination mit „Verbreitung" und „Deutschland" (1170 Funde) bzw. „worksite health promotion" mit „Germany" (42 Funde). Gesichtet wurden deutsch- und englischsprachige Abstracts, in Zweifelsfällen der Volltext. Ausschlusskriterien waren nicht auf Deutschland bezogene Arbeiten sowie Texte, die keine Implementationsfaktoren nannten. Einschlusskriterien waren Veröffentlichung in den vergangenen 10 Jahren (ab 1998) sowie Evidenz zu Hürden und Förderfaktoren für BGF in Deutschland. Die Auswahl der Texte erfolgte durch 2 Raster, in Zweifelsfällen 3.

Die Publikationen wurden tabellarisch auf zentrale Ergebnissen und Parameter methodischer Güte zusammengefasst (Stichprobenart, -umfang und -bestimmung, Branche und Betriebsgröße, Auswertung, Effektgrößen). Die meisten Studien behandelten Implementationsfaktoren der BGF

nur im Rahmen anderer Fragestellungen, sodass die Angaben zur Methodik weit über die hier untersuchte Fragestellung hinausreichten. Die infolgedessen sehr lange Tabelle wurde weiter verdichtet, sodass nur noch die Datensorte erkennbar ist, um die Breite empirischer Belege für die Implementationsfaktoren zu zeigen. Unterteilt wurden folgende Studientypen:
- **Empirie zur Verbreitung:** Aus dem Stand von BGF in einer größeren Zahl von Betrieben werden aus deren Merkmalen Handlungsfelder und Bedingungen abgelesen, die die Implementation voranbringen oder aufhalten. Die Daten können Sekundäranalysen, Einrichtungs- oder Mitarbeiterbefragungen entstammen. Studien dieses Typs verfügten über eine breite Datengrundlage und ermöglichten komplexe Auswertungen, waren jedoch meist auf Branchen, Länder oder Betriebsarten beschränkt und bestätigten überwiegend wenige, vorab durch Fragebogengestaltung oder Betriebsmerkmale erfasste Faktoren.
- **Empirie über Einschätzungen relevanter Akteure:** Befragungen von Akteuren, die für Einführung, Gestaltung und Beurteilung von BGF wichtig sind, fassen deren Erfahrung mit Inanspruchnahme, Hürden und Förderfaktoren zusammen. Befragt wurden Führungskräfte in Betrieben, Experten (Fachkräfte für Konzeption und Durchführung der BGF) sowie Mitarbeiter. Studien dieses Typs lieferten Einsichten in die Sichtweise wichtiger Stakeholder, mussten jedoch deren Interessenslage in Betracht ziehen. So hatten nicht alle Befragten ausgedehnte Kenntnisse der BGF, und da sie mit der Durchführung von BGF befasst waren, beurteilten sie zugleich den Erfolg ihrer eigenen Arbeit, was die Objektivität beeinträchtigen mochte.
- **Übersichtsarbeiten:** Reviews oder Metaanalysen fassen verfügbare Veröffentlichungen systematisch zusammen. Dieser Studientyp hat hohe Evidenz, auch wenn seine Verwendung noch diskutiert wird (12, 32, 34). Er benötigte aber einen breiten Fundus veröffentlichter Studien, um differenzierte Ergebnissen zu liefern, und dieser war bislang für Implementationsfaktoren nicht gegeben.
- **Fallberichte und Experteneinschätzungen:** Diese Forschungspläne werden in der evidenzbasierten Prävention und Gesundheitsförderung als niedrigste Evidenzstufe klassifiziert (32, 34). Sie umfasst Interventionsstudien (z.B. Berichte über BGF-Projekte), Fallstudien (z.B.

über einzelne Betriebe oder kleinere Betriebsgruppen) und Expertenmeinungen (z. B. Fokusgruppen). Begründete Autoreneinschätzungen wurden als Experteneinschätzung eingeordnet, ebenso Kurzfassungen von 3 noch unvollständig veröffentlichten Interventionsstudien (9, 38, 59). Diese Studiengruppe umfasste zahlreiche unterschiedliche Perspektiven und daher einen großen Reichtum an Erfahrungen, die aber meist punktuell oder wenig begründet waren.

Studien, die sich auf multiple Forschungspläne und gemischte Methodik stützten, wurden mehrere Studiengruppen zugeordnet. Für die jeweilige Einordnung war ausschlaggebend, auf welche Studienart sich die angeführten Faktoren stützten. Die Auswertung erfolgte durch Extraktion und systematische Anordnung der in den Studien angeführten Implementationsfaktoren; die Extraktion und Zusammenfassung der Faktoren erfolgte in mehreren Stufen nach dem Prinzip der Suche nach Ähnlichkeiten der Entdeckenden Heuristik (33) und anschließende narrative Abschätzung der Konsistenz der Befundlage.

27.3   Ergebnisse

Gefunden wurden 49 Arbeiten (1998–2009). Sie waren überwiegend der niedrigsten Evidenzstufe zuzuordnen (Fall- und Feldberichte, Interventionsstudien, Expertenmeinung). Studien ab dem Niveau von Kontrollgruppen-Designs waren kaum zu finden. Längsschnitterhebungen kamen nur vereinzelt für Interventionsstudien zum Einsatz (18), Erhebungen mit größeren Stichproben waren durchgehend Querschnittsbefragungen. Systematische Übersichtsarbeiten zur Fragestellung fehlten ebenfalls. 3 Reviews sprachen Implementationsfaktoren an, behandelten aber primär die Wirksamkeit von BGF (36) oder ihrer Interventionsansätze „betriebliche Suchtprävention" (49) und „Gesundheitszirkel" (6). Die beiden letztgenannten Reviews fanden, wie die vorliegende Arbeit, ebenfalls Studien überwiegend schwacher Methoden- und Designqualität, vor allem retrospektive Querschnittsbefragungen, und führten daher narrative Zusammenfassungen durch. Effektgrößen von Implementationsfaktoren wurden in keiner Studie mitgeteilt, auch wo signifikante Gruppenunterschiede berechnet wurden.

Dennoch boten die Veröffentlichungen ein informatives Bild, da 2 für die Implementationsforschung gut geeignete Designs vertreten waren: Einrichtungsbefragungen und retrospektive Entscheider- und Zielgruppenbefragungen, teils mit bundesweit repräsentativen Stichproben (11, 30), teils nach Volldokumentation wichtiger BGF-Träger (1, 3, 4), teils mit repräsentativen Stichproben für Branchen (47, 48) oder Branchen in einzelnen Bundesländern (23, 24, 27).

Die Aufbereitung zeigte eine bundesweit kohärente Befundlage. Eine überschaubare Zahl von Implementationsfaktoren ließ sich wenigen Hauptdimensionen oder Faktorenbereichen zuordnen (Tab. 27.1). Alle Implementationsfaktoren waren mit mindestens 2, meist 3 verschiedenen Studiendesigns belegbar. Diese Faktorenbereiche müssen nach Forschungslage beachtet werden, um BGF erfolgreich ein- und durchzuführen:

1. Ein erster Bereich von Implementationsfaktoren bezieht sich auf die erwiesene, den Entscheidungsträgern **bekannte Wirksamkeit und Wirtschaftlichkeit** der Maßnahmen. Eine Klärungsgrundlage bietet eine klare Kosten-Nutzen-Analyse, die bereits auf 2 weitere Faktorenbereiche verweist: Informationsstand der Entscheider und organisationale Handlungsfähigkeit und Differenzierung.
2. Einen gesonderten Bereich von Hürden scheinen **Eingangskosten** und der **Zeitbedarf** bis zum Eintritt von Nutzeffekten zu bilden, weil diese kleinere Unternehmen besonders stark belasten und Vorleistungen, auch Vertrauensvorschüsse der Unternehmensleitung (Investitionsbereitschaft) und der Mitarbeiter (Motivation für informelle Zusatzarbeit bei der BGF-Umsetzung) fordern.
3. Hier greift die **betriebliche Handlungsfähigkeit** aufgrund ausdifferenzierter Teilfunktionen, die „Capacity", ein (57). Die Investitionsspielräume und die Orientierung über Bedarf und Wirkungen hängen von der Verfügbarkeit eigenständiger, effektiver Strukturen des betrieblichen Gesundheitsmanagements (BGM) ab.
4. Sind alle diese Faktoren gegeben, ist dennoch zudem eine professionelle, **hochwertige Interventionsgestaltung** erforderlich. Sie zeigt sich vor allem an einem ganzheitlichen Gesundheitsverständnis, der sinnvollen Kombination von individuellen und systemischen Interventionen (Verhaltens- und Verhältnisprävention) und der Auswahl praktikabler und attraktiver Maßnahmen.

Tabelle 27.**1** Implementationsfaktoren und Studientyp.

Förderfaktoren für BGF-Einführung	Hürden für BGF-Einführung	A: Verbreitungsstudie	B: Zielgruppen-, Entscheider, Expertenbefragung	C: Übersichtsarbeit	D: Fallstudie, Feldbericht usw.
1. Sichere Rentabilität					
erwiesene Gesundheitswirksamkeit der Programme/Maßnahmen	Nutzen nicht absehbar, Kosten fallen trotzdem an	(25)	(20, 46, 52)		(39)
erwiesene Wirtschaftlichkeit der Maßnahmen	betriebswirtschaftlicher Nutzen ist fraglich, groß dagegen die Angst vor Misserfolgen und Folgekosten (z. B. für Anschaffung gesundheitsgerechter Geräte in KMU), besonders unter Wettbewerb und Kostendruck		(10, 43, 46, 64, 66)	(49)	(29, 39, 54)
hoher Interventionsbedarf (Krankenstand)	geringer Interventionsbedarf: Krankenstand ist gering, Mitarbeiterzufriedenheit hoch	(25)	(26, 46)		
belastbare Kosten-Nutzen-Analyse anhand zentraler Kostenkenngrößen (z. B. arbeitsbedingte Erkrankungen)	unklare Kosten-Nutzen-Analyse und unzulängliche Erfolgskontrollen	(1–4, 7)	(31, 43)		(13, 17)
2. Ressourcenbedarf (Vorleistungen)					
geringe Kosten, rasch sichtbare Effekte	Unterausstattung, hohe Startkosten, BGF fordert zunächst Zusatzarbeit	(7, 24, 60)	(10, 19, 46, 58)		(38, 44, 54)
angemessenes Zeitfenster für Systemintervention, Wertewandel und Gesundheitseffekte	hoher Zeitbedarf zu Beginn, mangelnde Ausdauer bei Umsetzung	(1–4)	(35, 46)	(36)	(29, 38, 44, 50, 54)
Investitionsbereitschaft für gesundheitsgerechte Prozesse und Ausstattung	Vorleistungen zu Beginn nicht akzeptabel	(48)	(64)		
Interesse seitens der Mitarbeiter, Bereitschaft zu informeller Mehrarbeit zu Beginn	mangelndes Interesse der Mitarbeiter (z. B. strikte Abgrenzung der Freizeit, Gesundheit kein wichtiger Wert)		(26, 46)		(44)

Tabelle 27.**1** Fortsetzung

Förderfaktoren für BGF-Einführung	Hürden für BGF-Einführung	A: Verbreitungsstudie	B: Zielgruppen-, Entscheider, Expertenbefragung	C: Übersichtsarbeit	D: Fallstudie, Feldbericht usw.
3. Durchführungsstrukturen (Capacity)					
Großbetriebe	KMU, Kleinstbetriebe	(1–4, 11, 30, 58)	(46, 66)	(49)	(40, 44, 45, 54)
Banken-, Versicherungssektor, Bergbau-, Energiesektor, Ernährungsbranche und Metallerzeugung, verarbeitendes Gewerbe	dezentrale Dienstleitungen (Pflege, Gastronomie), Handel, Baugewerbe	(1–4, 30, 58)	(64, 66)		(40, 54)
Strukturaufbau für selbsttragendes BGM: klare Verantwortlichkeiten und Ansprechpartner, einheitliche übergreifende Zielsetzungen seitens der Unternehmensleitung, Fachkräfte verfügbar, BGM in Unternehmenskonzept, Betriebsleitung und Weiterbildung integriert	kein BGM-System ausdifferenziert, geringe betriebsinterne Arbeitsteiligkeit, schlechte Strukturbedingungen für BGF (z. B. keine, unmotivierte oder überlastete Verantwortliche, keine Fachkräfte für Arbeitssicherheit und BGF), schlechte Abstimmung von Teilaufgaben und Unternehmenszielen	(7, 25, 27, 30, 56, 60)	(16, 24, 26, 35, 43, 46, 52, 58)		(37, 39, 42, 45, 50, 51, 54, 59, 63)
4. Professionelle Projektgestaltung					
unternehmensspezifisch angepasstes Vorgehen (z. B. Tools für KMU oder bestimmte Branchen)		(30, 60)	(46)		(9, 29, 50, 59)
ganzheitiches Gesundheitsverständnis, mehrfaktoriell angelegte Strategie aus Verhaltens- und Verhältnisprävention (Veränderungen auf Individual- und Systemebene)	eng somatisches Gesundheitsverständnis und Trennung bzw. einseitige Durchführung von Verhaltensoder Verhältnisprävention	(1–4, 24, 60)			(29, 42, 44, 50, 51, 54)
praktisch gut umsetzbare Maßnahmen und praxisnah arbeitende Trainer	fehlende Möglichkeiten zur prakt. Umsetzung der beworbenen Aktivitäten und Vorschläge		(46, 64)	(36)	(44, 54)

Tabelle 27.**1** Fortsetzung

Förderfaktoren für BGF-Einführung	Hürden für BGF-Einführung	A: Verbreitungsstudie	B: Zielgruppen-, Entscheider, Expertenbefragung	C: Übersichtsarbeit	D: Fallstudie, Feldbericht usw.
zielgruppengerechtes Vorgehen, Motivation der Zielgruppen (z. B. Erlebnisorientierung, Boni, Orts-, Altersgruppen-, Familienbezug	Maßnahmen geringer Sinnhaftigkeit und Glaubwürdigkeit, zusammengewürfelte Teilnehmer, unattraktive Rahmenbedingungen	(60)	(46, 64)		(44, 54)
5. Externe Fachbegleitung/Vernetzung					
betriebsübergreifend kooperative Projektgestaltung und Vernetzung (mit Krankenkassen, Innungen, Gewerkschaften usw.)	keine Kooperationspartner, kein Wissenstransfer	(25, 30, 56)	(20, 26, 43, 64)		(44, 50, 54, 62)
intensive, kompetente externe Beratung	fehlende externe Expertise, selbständiges Versuch-und-Irrtum-Lernen		(35, 46, 58, 64)		(54, 62)
6. Unterstützende Führungskräfte					
Gesundheitsbewusstsein und -verhalten der Führungskräfte (Vorbildfunktion)	Desinteresse der Führungskräfte an Gesundheit (eigener und der der Mitarbeiter)	(48)	(19, 46, 52)		(65)
Unterstützung von BGF durch Unternehmensspitze u. a. Führungskräfte	geringe Unterstützung der BGF durch Führungskräfte	(7, 25, 27, 60)	(14, 19, 35, 46, 52, 58, 64)	(6, 36)	(17, 37, 44, 50)
7. Informationsstand der Führungskräfte					
gutes Wissen der Führungskräfte über Wirksamkeit und Wirtschaftlichkeit (z. B. durch Beratungs- und Qualifizierungsangebote, externe Experten, Multiplikatoren, Information über Referenzbetriebe/models of good practice)	Informationsdefizite über Wirksamkeit und Wirtschaftlichkeit von BGF und spezifischen Maßnahmen	(7, 25)	(16, 19, 26, 46, 52, 53, 58)		(9, 44, 56, 62, 63)
gute Orientierung über professionelle BGF-Durchführung und verfügbare Expertise (z. B. von Kranken-, Unfallversicherung, Gewerkschaften)	Vorbehalte oder geringes Wissen über geeignete Maßnahmen und Ansprechpartner (z. B. Vorurteile gegen unüberschaubare Gesetze)	(7)	(16, 25, 46, 58)		(38, 54)

Tabelle 27.**1** Fortsetzung

Förderfaktoren für BGF-Einführung	Hürden für BGF-Einführung	A: Verbreitungsstudie	B: Zielgruppen-, Entscheider, Expertenbefragung	C: Übersichtsarbeit	D: Fallstudie, Feldbericht usw.
Verfügbarkeit geeigneter Diagnoseinstrumente, betrieblicher Gesundheitsberichte, Mitarbeiterbefragungen zu Arbeitsbelastungen	Desorientierung mangels Bedarfsanalyse und Monitoring von Wirkungen und Nutzen	(24, 60)	(43, 46, 53, 64)		(9, 50, 51, 54, 62)
8. Partizipation, Betriebskonflikte und -kultur					
breite interne Unterstützung, Koalitionsbildung, aktive Bearbeitung unternehmenspolitischer Divergenzen, Einbezug von Betriebsrat und Gewerkschaften	BGF mit Interessenkonflikten assoziiert, z. B. mit Engagement von Gewerkschaften/ Betriebsrat	(7, 30, 60)	(52)		(50, 59)
Mitgestaltung aller Ebenen an Planung und Durchführung, Eingehen auf ihre Bedürfnisse	Top-down-Prozesse, Beschränkung auf Teilgruppen (Führungskräfte, Angestellte usw.), Beharren von Teilgruppen auf Routinen und Tradition	(7, 25, 60)	(20, 30, 43, 46, 52, 64)	(6, 36)	(9, 29, 37, 42, 44, 50, 51)
Mitarbeiterorientierung, Verständnis des Betriebs als soziale Einheit, Bestehen eines Betriebsrates		(30)		(36)	(50, 62)
gute Vorerfahrung mit Wirksamkeit und Offenheit partizipativer BGF	Angst vor Manipulation nach Erfahrung mit Missbrauch von BGF durch Unternehmen oder Teilgruppen (z. B. Management), etwa für Kontroll-, Transparenz- oder Alibizwecke	(27)	(46)	(6)	(39, 54)
Transparenz des Vorgehens zum Schutz von Person und Privatsphäre	Befürchtungen von Datenweitergabe, negativen Reaktionen der Kollegen, indirekt durchgesetzten Leistungsmaßstäben		(35, 46)		(54)

5. Da die Betriebe überwiegend nicht über hinreichende Capacity und/oder eigene professionelle Experten verfügen, haben sich **externe** **fachliche Begleitung** und **Vernetzung** als Medium für Motivation und Wissenstransfer als Erfolgsfaktoren erwiesen.

6. Zudem sind die **Unterstützung** und die **Gesundheitsmotivation der Führungsebene** wichtig für das Gelingen der Projekte. Sie zeigt sich nicht nur an Commitment für die BGF, sondern auch an der Vorbildfunktion und einer gesundheitsbewussten Lebens- und Arbeitsgestaltung.

7. Das **Steuerungswissen für BGF** und die übergreifende Grundqualifizierung der Betriebsleitungen zu ihrer Nutzung kann aus verschiedenen Quellen kommen, darunter Expertise von Krankenkassen, Berufsgenossenschaften, Gewerkschaften u.a. Kooperationspartnern. Die Kenntnis des Bedarfs gesundheitsfördernder Interventionen im Betrieb stützt sich auf geeignete Instrumente (Mitarbeiterbefragungen usw.), die wiederum ausdifferenzierte BGM-Strukturen, Startinvestitionen und externe Kooperation und Expertise erfordern können.

8. Schließlich beruhen erfolgreiche systemische Veränderungen auf der **Mitwirkung aller relevanten Gruppen und Ebenen**, die durch partizipative Projektgestaltung, aber schon zuvor durch einen mitarbeiterorientierten Führungsstil sichergestellt ist. Während ein transparentes, die Persönlichkeitssphäre respektierendes Vorgehen zu den Förderfaktoren zählt, erweisen sich frühere schlechte Erfahrungen mit Change-Prozessen und deren Missbrauch für betriebliche Mikropolitiken als Hürde für spätere BGF.

Diese Haupt- und Teilfaktoren entsprechen dem in anderen Instrumenten und Expertenprozessen zusammengeführten Erfahrungsstand der Experten (z.B. 5) und dem Vorgehen im Setting-Ansatz der WHO, der auch der BGF zugrunde liegt (15, 28).

27.4 Diskussion

Das Vorgehen weist einige Schwächen auf:
- Erstens wurden möglicherweise nicht alle einschlägigen Veröffentlichungen berücksichtigt, insbesondere nicht Experteneinschätzungen, die in anderen Studien enthalten waren. Die systematische Suche stellte jedoch sicher, dass die wissenschaftlich ausgewiesenen Studien mit anspruchsvolleren Datengrundlagen einbezogen wurden.

- Zweitens war die Auswertung unzulänglich, weil der spezifische (vom jeweiligen Design belastbar abgedeckte) Aussagenbereich der einzelnen Studien nicht im Detail verglichen wurde, sondern nur die Bestätigung ähnlicher Ergebnisse durch unterschiedliche Studientypen. Auch positive und negative Befunde (Hürden vs. Förderfaktoren) wurden als komplementäre Belege zu Implementationsfaktoren zusammengefasst. Allerdings hätte eine genauere Aufschlüsselung nach den Erfahrungen der Autoren auch keine zugleich genaueren und belastbareren Ergebnisse erbracht: Im günstigsten Fall können bei der aktuellen Befundlage unterschiedliche Datenquellen für einen Faktor angeführt werden, die begrenzte Qualität der erhältlichen Designs wird nicht durch deren genauere Auflistung nachgebessert.

- Drittens griffen redaktionelle Entscheidungen in die Zusammenfassung der Implementationsfaktoren ein, einzelne hätten sich noch weiter aufgliedern lassen. Dies ist in künftigen, breiteren Studien immer noch möglich. Allerdings sollte der mögliche Erkenntnisnutzen eines differenzierteren Vorgehens abgewogen werden: je mehr fein definierte Faktoren, desto dünner wird die Beleglage für jeden, und desto schwieriger die Interpretation der lückenhaften Befunde. Die gewählte Einteilung bildete hingegen die aktuelle Forschungslage robust ab.

27.5 Folgerungen

Die beiden eingangs hervorgehobenen Transferstrategien verlieren bei empirischer Prüfung der Implementationsfaktoren viel von ihrer Überzeugungskraft. Informationsmangel mag verständlich machen, warum KMU weniger BGF durchführen, da ihnen die Zeit zur Suche und Bewertung möglicher Interventionen und zur Kompetenzbildung für die Durchführung fehlt. Der Faktor erklärt jedoch nicht die Fluktuation von BGF in zahlreichen Betrieben jeder Größe und Branche. Zudem hängen Wirksamkeit und Rentabilität von der zuvor erfolgten Strukturbildung für BGF ab. Schließlich beruht die Bereitschaft zu Vorleistungen nicht auf attraktiven, aber abstrakten Returns on Investments (ROI), sondern auf der antizipierten Fähigkeit des Betriebes, diese ROI zu realisieren, also der Capacity, den gesundheitsbezogenen Strukturen, Qualifikationen und Kooperationen eines Betriebs.

Informationsmangel und Unwirtschaftlichkeit bilden somit eine Funktion anderer Implementationsfaktoren.

Daraus folgt, dass diese beiden Transferstrategien an Grenzen stoßen werden: Sie können den Anteil von Betrieben mit BGF kurzfristig erhöhen. Doch das Potenzial von Informationsmaßnahmen ist nur so groß wie der Anteil von Unternehmen, die BGF durchgeführt und beibehalten haben, abzüglich des Anteils, die sie wieder aufgegeben hat – und das ist nach den eingangs berichteten Abbruchquoten die Mehrheit. Wirtschaftliche Anreize könnten sogar kontraproduktive Wirkungen mit sich bringen, weil sie Betriebe zu Abschöpfungsstrategien verlocken: Die – offenbar höchst wirkungsvollen – Einführungshürden können bei BGF-Anbietern eine hohe Kompromissbereitschaft gegenüber Erwartungen des Managements begünstigen, um BGF überhaupt in die Betriebe zu bringen. Verschärfter Wettbewerb – etwa der Krankenkassen – um den Zugang zu den Betrieben kann dazu beitragen, dass diese sich die kompromissbereitesten Anbieter aussuchen (39). Letzten Endes kann dann Kundenzufriedenheit als Qualitätskriterium der BGF definiert werden, während Gesundheitswirkungen wegfallen (61). Die Kompromiss-Strategie lädt Unternehmen weiter dazu ein, alle Anbieter durchzuprobieren, um Subventionsmöglichkeiten auszunutzen. Unvollständige, diskontinuierliche Maßnahmen entfalten jedoch wahrscheinlich nur eingeschränkte Wirksamkeit und nehmen nachhaltig durchgeführten Projekten Ressourcen weg. Staat und Krankenkassen könnten außerdem Maßnahmen mitfinanzieren, die von den Betrieben ohnehin durchgeführt worden wären. In Anbetracht der unzulänglichen Dokumentation und Evaluation bleibt der Umfang solcher Mitnahmeeffekte unklar. Finanzielle Anreize können die Verbreitung der BGF also kurzfristig verbessern, danach wird sie neuerlich stagnieren. Langfristig kann ein Ansehensverlust der BGF eintreten, weil halbherzig und punktuell durchgeführte Interventionen schlechtere Wirkungsaussichten haben.

Stattdessen sind nach den Befunden 2 andere Ansatzpunkte aussichtsreich:

Der Review verweist auf den wichtigen Faktor Betriebsdemokratie: BGF kann soziale Beziehungen im Betrieb infrage stellen, weshalb viele Führungskräfte konservative Kurzinterventionen auf Verhaltensebene bevorzugen oder BGF zur Ertragssteigerung und Personallenkung einsetzen

(39, 41). Gesundheit als umfassendes Thema kann hingegen eine Plattform für Unzufriedenheiten eröffnen (65). BGF ist häufiger in Unternehmen mit Arbeitnehmervertretung zu finden und steht mit Partizipation und Mitarbeiterorientierung in Verbindung (Tab. 27.**1**). Wo diese misslingen, fürchten Führungskräfte, der Einbezug der Gewerkschaften werde zur Politisierung der BGF und zur Forderung nach ihrer Verbreitung führen, und möchten Arbeitnehmervertretungen ungern an der Gestaltung beteiligen. Geeignete gesetzliche Regelungen, z. B. die obligatorische Einrichtung von Betriebsräten ab einer bestimmten (niedrigen) Mitarbeiterzahl, würde daher auch die Verbreitung von BGF unterstützen.

Um Qualitätsdumping auf Kosten der Wirksamkeit unmöglich zu machen, könnten sich die wichtigsten externen Anbieter (Krankenkassen und Berufsgenossenschaften) auf Mindeststandards für Evaluation und Qualitätssicherung ihrer Projekte einigen. Ein solcher Standard würde allen Fachkräften der BGF – innerhalb und außerhalb der Betriebe – den Rücken stärken. Er würde einen Selektionsfaktor bilden und dazu führen, dass nur Betriebe mit ernsthaftem Committment in BGF-Programme eintreten könnten. Die externen Ressourcen würden hier konzentriert, die Teilnahme an den Programmen würde für die Unternehmen attraktiver, die Wirksamkeit höher.

Für künftige Studien ist in Anbetracht des einheitlichen, aber methodisch entwicklungsfähigen Forschungsstands die Verwendung von Kontrolldesigns zur Prüfung verschiedener Implementationsstrategien sowie die Anwendung formaler Implementationsmodelle zur Gewinnung integraler Gesamtbilder von Gewicht und Interaktion der Einzelfaktoren zu empfehlen.

Literatur

[1] AG-SpiK. Arbeitsgemeinschaft der Spitzenverbände der Krankenkassen und Medizinischer Dienst der Spitzenverbände der Krankenkassen e.V. (MDS) unter Beteiligung des GKV-Spitzenverbandes. Präventionsbericht 2008. Dokumentation von Leistungen der gesetzlichen Krankenversicherung in der Primärprävention und betrieblichen Gesundheitsförderung – Berichtsjahr 2007. Medizinischer Dienst der Spitzenverbände der Krankenkassen e.V. (MDS), Essen; 2008

[2] AG-SpiK. Arbeitsgemeinschaft der Spitzenverbände der Krankenkassen und Medizinischer Dienst der Spitzenverbände der Krankenkassen e.V. (MDS). Dokumentation 2005. Leistungen der Gesetzlichen Krankenversicherung in der Primärprävention und Betrieblichen Gesundheitsförderung

gemäß §20 Abs. 1 und 2 SGB V. Medizinischer Dienst der Spitzenverbände der Krankenkassen e. V. (MDS), Essen; 2007

[3] AG-SpiK. Arbeitsgemeinschaft der Spitzenverbände der Krankenkassen und Medizinischer Dienst der Spitzenverbände der Krankenkassen e. V. (MDS). Präventionsbericht 2007. Dokumentation von Leistungen der gesetzlichen Krankenversicherung in der Primärprävention und betrieblichen Gesundheitsförderung – Berichtsjahr 2006. Medizinischer Dienst der Spitzenverbände der Krankenkassen e. V. (MDS), Essen; 2008

[4] AG-SpiK. Arbeitsgemeinschaft der Spitzenverbände der Krankenkassen und Medizinischer Dienst der Spitzenverbände der Krankenkassen. Dokumentation 2004: Leistungen der Gesetzlichen Krankenversicherung in der Primärprävention und der betrieblichen Gesundheitsförderung gemäß §20 Abs. 1 und 2 SGB V. Medizinischer Dienst der Spitzenverbände der Krankenkassen e. V. (MDS), Essen; 2006

[5] AG-SpiK. Arbeitsgemeinschaft der Spitzenverbände der Krankenkassen: AOK-Bundesverband, BKK Bundesverband, IKK-Bundesverband, Bundesverband der landwirtschaftlichen Krankenkassen, Knappschaft, Verband der Angestellten-Krankenkassen, AEV-Arbeiter-Ersatzkassen-Verband, unter Beteiligung des GKV-Spitzenverbandes. Leitfaden Prävention. Gemeinsame und einheitliche Handlungsfelder und Kriterien der Spitzenverbände der Krankenkassen zur Umsetzung von §§20 und 20a SGB V vom 21. Juni 2000 in der Fassung vom 2. Juni 2008. IKK-Bundesverband, Bergisch Gladbach; 2008

[6] Aust B, Ducki A. Comprehensive health promotion interventions at the workplace: experiences with health circles in Germany. Journal of Occupational Health Psychology 2004; 9: 258–270

[7] BAuA , Hrsg. Sicherheit und Gesundheit bei der Arbeit 2005 – Unfallverhütungsbericht Arbeit. Bundesanstalt für Arbeitsschutz und Arbeitsmedizin, Dortmund; 2007

[8] Beermann B, Brenscheidt F, Siefer A. Arbeitsbedingungen in Deutschland – Belastungen, Anforderungen und Gesundheit. Berlin: BAuA; 2007. www.baua.de/nn_56326/de/Informationen-fuer-die-Praxis/Statistiken/Arbeitsbedingungen/pdf/GIZ2005-Arbeitsbedingungen.pdf (Zugriff: 16.8.2007)

[9] Biallas W (2008) Prävention in virtuellen Arbeitsstrukturen und Geschäftsprozessen der Medien-/IT-Branche. In: Kopp I, Becker S, Riegler C et al., Hrsg. Präventiver Arbeits- und Gesundheitsschutz. Bundesministerium für Bildung und Forschung, Bonn; 2008: 97–99

[10] Bienert M, Drupp M, Kirschbaum V (2009) Gesundheitsmanagement und Netzwerkgestütztes Lernen als Erfolgsfaktor. In: Badura B, Schröder H, Vetter C, Hrsg. Fehlzeiten-Report 2008. Schwerpunktthema Betriebliches Gesundheitsmanagement: Kosten und Nutzen. Springer, Heidelberg, 2009: 155–162

[11] Bödeker W, Hüsing T. IGA-Barometer 2. Welle. Einschätzungen der Erwerbsbevölkerung zum Stellenwert der Arbeit, zur Verbreitung und Akzeptanz von betrieblicher Prävention und zur krankheitsbedingten Beeinträchtigung der Arbeit – 2007. IGA-Report 12. BKK Bundesverband, Deutsche Gesetzliche Unfallversicherung DGUV, Institut Arbeit und Gesundheit BGAG, AOK-Bundesverband, Arbeiter-Ersatzkassen-Verband, Essen; 2008

[12] Bödeker W, Kreis J, Hrsg. Evidenzbasierung in Gesundheitsförderung und Prävention. Wirtschaftsverlag NW, Bremerhaven; 2006

[13] Bräunig D, Mehnert K. Präventionsbilanz aus theoretischer und empirischer Sicht. Projekt „Qualität in der Prävention", Teilprojekt 5. Abschlussbericht. Deutsche Gesetzliche Unfallversicherung (DGUV), Berlin; 2008

[14] Bucksteeg M, Hattendorf K. Führungskräftebefragung 2009. Werte Komission: Initiative Werte Bewusste Führung; 2009

[15] Engelmann F, Halkow A. Der Setting-Ansatz in der Gesundheitsförderung. Genealogie, Konzeption, Praxis, Evidenzbasierung. SP I 2008–302. Wissenschaftszentrum Berlin, Berlin; 2008

[16] EuPDResearch. Gesundheitsmanagement 2007/08: Strukturen, Strategien und Potenziale deutscher Großunternehmen. EuPD Research, Bonn; 2007

[17] Fritz S. Nützt betriebliche Gesundheitsförderung? – Neue Wege in der Evaluation. Benefits from organizational health promotion: New ways of evaluation. Wirtschaftspsychol aktuell 2005; 12 : 19–22

[18] Fritz S. Nützt betriebliche Gesundheitsförderung? Neue Wege in der Evaluation. Wirtschaftspsychol aktuell 2005; 12: 19–22

[19] GeFüGe-NRW. Gesundheitsförderung als integrative Führungsaufgabe zur Gestaltung der Arbeit in Betrieben in NRW. Endbericht GeFüGe 2006. Projektbüro MA&T Sell&Partner, Würselen. www.gefuege-nrw.de/system/myfiles//Projektwerkzeuge/Endbericht-GeFueGe.pdf

[20] Gerst T. Betriebliche Gesundheitsförderung: Lohnende Investition in Mitarbeiter. Dtsch Arztebl 2006; 103: A-989/B-837/C-808

[21] Goetzel RZ, Ozminkowski RJ. The health and cost benefits of work site health-promotion programs. Annual Review of Public Health 2008; 29 : 303–323

[22] Gröben F. Betriebliche Gesundheitsförderung in mittelständischen Unternehmen. Prävention und Gesundheitsförderung 2008; 3: 227–234

[23] Gröben F, Bös K. Betriebliche Gesundheitsförderung – eine Umfrage in Hessen und Thüringen. In: Benda H, Bratge D, Hrsg. Psychologie der Arbeitssicherheit. 9. Workshop. Asanger, Heidelberg; 1998: 222–227

[24] Gröben F, Ritter W, Badura B et al. Quantitative Prüfung des Leitfadens für die „Qualitätssicherung in der betrieblichen Gesundheitsförderung". Universität Karlsruhe (TH), Institut für Sport und Sportwissenschaft, Karlsruhe; 1999

[25] Gröben F, Szibor D. Umfrage bei Führungskräften zur Prävention und betrieblichen Gesundheitsförderung im öffentlichen Dienst in Hessen und Thüringen. Universität Karlsruhe, Institut

für Sport und Sportwissenschaft. Institutsbericht Nr. 7; 2000. www.rz.uni-karlsruhe.de/~Ferdinand. Groeben/121000/Bericht/bericht1.html (Zugriff: 23.5.2008)

[26] Gröben F, Ulmer J. Gesundheitsförderung im Betrieb. Postulat und Realität 15 Jahre nach Ottawa – Umsetzung des Settingansatzes. Hans-Böckler-Stiftung, Arbeitspapier 88, Düsseldorf; 2004

[27] Gröben F, Wenninger S (2006) Betriebliche Gesundheitsförderung im öffentlichen Dienst. Prävention und Gesundheitsförderung 2006; 1 : 94–98

[28] Grossmann R, Scala K. Setting-Ansatz in der Gesundheitsförderung. In: Franzkowiak P, Kaba-Schönstein L, Lehmann M et al, Hrsg. Leitbegriffe der Gesundheitsförderung. Glossar zu Konzepten Strategien und Methoden in der Gesundheitsförderung. Verlag Peter Sabo, Schwabenheim a. d. Selz; 2003: 205–206

[29] Haefeli B, Krenn J, Maurer J. Implementierung von Gesundheit als Wert im Unternehmen. In: Böhnisch WR, Krennmair N, Stummer H, Hrsg. Gesundheitsorientierte Unternehmensführung. DUV; 2006: 17–109

[30] Hollederer A. Betriebliche Gesundheitsförderung in Deutschland – Ergebnisse des IAB-Betriebspanels 2002 und 2004. Gesundheitswesen 2007; 69: 63–76

[31] Joder K. Betriebliche Gesundheitsförderung praktisch umsetzen. Erfolgsfaktoren, Stolperfallen, Bedarf. Verlag Dr. Müller, Saarbrücken; 2007

[32] Khan KS, Kunz R, Klejnen J et al. Systematische Übersichten und Meta-Analysen. Ein Handbuch für Ärzte in Klinik und Praxis sowie Experten im Gesundheitswesen. Springer, Berlin; 2004

[33] Kleining G, Witt H. Qualitativ-heuristische Forschung als Entdeckungsmethodologie für Psychologie und Sozialwissenschaften: Die Wiederentdeckung der Methode der Introspektion als Beispiel [19 Absätze]. 1(1); 2000. www.qualitative-research.net/fqs-texte/1–00/1–00kleiningwitt-d.htm (Zugriff: 10.10.2005). Forum Qualitative Sozialforschung / Forum: Qualitative Social Research [On-line Journal] 1

[34] Kliche T, Koch U, Lehmann H et al. Evidenzbasierte Prävention und Gesundheitsförderung. Bundesgesundheitsblatt – Gesundheitsforschung – Gesundheitsschutz 2006; 49 : 141–150

[35] Kowalski H, Schauerte B. Nachhaltigkeit in der betrieblichen Gesundheitsförderung 2: Nachhaltige Gesundheitsförderung im Betrieb – Erfolgsfaktoren und Misserfolgsfaktoren – Eine Bestandsaufnahme im Rahmen des Förderprojekts des BMWA zur Verhütung arbeitsbedingter Erkrankungen „Nachhaltige Arbeits- und Gesundheitspolitik in Unternehmen". Institut für Betriebliche Gesundheitsförderung, Köln; 2004

[36] Kreis J, Bödeker W. Gesundheitlicher und ökonomischer Nutzen betrieblicher Gesundheitsförderung und Prävention. Zusammenstellung der wissenschaftlichen Evidenz. IGA-Report 3. BKK Bundesverband und Hauptverband der gewerblichen Berufsgenossenschaften, Essen, Dresden; 2003

[37] Kuhn K. Nachweis zur betrieblichen Gesundheitsförderung in Europa. Bewegungstherapie und Gesundheitssport 2004; 20: 53

[38] Langner M. Nutzenoptimierter und kostenreduzierter Arbeits- und Gesundheitsschutz in Handwerksbetrieben (NOAH). In: Kopp I, Becker S, Riegler C et al., Hrsg. Präventiver Arbeits- und Gesundheitsschutz. Bundesministerium für Bildung und Forschung, Bonn; 2008: 34–39

[39] Lenhardt U. Betriebliche Gesundheitsförderung durch Krankenkassen: Rahmenbedingungen – Angebotsstrategien – Umsetzung. Edition Sigma, Berlin; 1999

[40] Lenhardt U. Präventionsaktivitäten der GKV. Qualitätssicherung, Berichterstattung und Evaluierung. Prävention Zeitschrift für Gesundheitsförderung 2007; 30: 104–107

[41] Lenhardt U. Zehn Jahre „Betriebliche Gesundheitsförderung": Eine Bilanz. Wissenschaftszentrum Berlin für Sozialforschung, Forschungsschwerpunkt Arbeit, Sozialstruktur und Sozialstaat, Forschungsgruppe Public Health, Discussion Papers 97–201. Wissenschaftszentrum Berlin, Berlin; 1997

[42] Letzel S, Stork J, Tautz A. 13 Thesen der Arbeitsmedizin zu Stand und Entwicklungsbedarf von betrieblicher Prävention und Gesundheitsförderung in Deutschland. Gesundheitswesen 2007; 69: 319–322

[43] Lück P, Eberle G, Bonitz D. Der Nutzen des betrieblichen Gesundheitsmanagements aus der Sicht von Unternehmen. In: Badura B, Schröder H, Vetter C, Hrsg. Fehlzeiten-Report 2008. Schwerpunktthema Betriebliches Gesundheitsmanagement: Kosten und Nutzen. Springer, Berlin; 2009: 77–84

[44] Lüdeke A. Qualität in der Prävention. Teilprojekt 14: „Anreizsysteme". Berufsgenossenschaftliches Institut Arbeit und Gesundheit – BGAG, Dresden; 2006

[45] Meggeneder O. Style of management and the relevance for workplace health promotion in small and medium sized enterprises. Journal of Public Health 2007; 15: 101–107

[46] Meyer J-A. Gesundheit in KMU. Widerstände gegen Betriebliches Gesundheitsmanagement in kleinen und mittleren Unternehmen. Gründe, Bedingungen und Wege zur Überwindung. Veröffentlichungen zum Betrieblichen Gesundheitsmanagement der TK, Band 17. Techniker Krankenkasse, Hamburg; 2008

[47] Pfaff H, Plath S-C, Köhler T et al. Gesundheitsförderung im Finanzdienstleistungssektor. Edition Sigma, Berlin; 2008

[48] Plath S-C, Köhler T, Krause H et al. Prevention, health promotion and workplace health management in German banks: Results from a nationwide representative survey. Journal of Public Health 2008; 16: 195–203

[49] Rey-Riek S, Güttinger F, Rehm J. Lohnt sich betriebliche Suchtprävention? Suchttherapie 2003; 4 : 12–17

[50] Rosenbrock R (2005) Betriebliche Gesundheitsförderung – Elemente und Stufen der Umsetzung. In: DNGFK, Conrad G, Hrsg. 9. Nationale Konferenz

des Deutschen Netzes Gesundheitsfördernder Krankenhäuser gem. e.V. vom 22. bis 24. September 2004 in Prien am Chiemsee – Konferenz-dokumentation. Verlag für Gesundheitsförderung, Gamburg; 2005: 11–19

[51] Rosenbrock R (1998) Die Umsetzung der Ottawa Charta in Deutschland. Prävention und Gesundheitsförderung im gesellschaftlichen Umgang mit Gesundheit und Krankheit; 1998. skylla.wz-berlin. de/pdf/1998/p98–201.pdf (Zugriff: 15.08.2005)

[52] Schulte M, Bamberg E. Ansatzpunkte und Nutzen betrieblicher Gesundheitsförderung aus der Sicht von Führungskräften. Gruppendynamik Organ 2003; 33: 369–384

[53] Schulte M, Bamberg E. Managerial perspective on development and implementation of company health promotion plans. Gruppendynamik Organ 2002; 33: 369–384

[54] Slesina W. Betriebliche Gesundheitsförderung in der Bundesrepublik Deutschland. Bundesgesundheitsblatt – Gesundheitsforschung – Gesundheitsschutz 2008; 51: 296–304

[55] Sockoll I, Kramer I, Bödeker W. Wirksamkeit und Nutzen betrieblicher Gesundheitsförderung und Prävention. Zusammenstellung der wissenschaftlichen Evidenz 2000 bis 2006. IGA-Report 13. Initiative Gesundheit und Arbeit (BKK BV, DGUV, AOK-BV, AEV), Essen; 2008

[56] Stößel U, Pfaff H. Bilanz des betrieblichen Gesundheitsmanagements. In: Kirch W, Badura B, Pfaff H, Hrsg. Prävention und Versorgungsforschung. Ausgewählte Beiträge des 2. Nationalen Präventionskongresses und 6. Deutschen Kongresses für Versorgungsforschung, Dresden 24. bis 27. Oktober 2007. Springer, Heidelberg; 2007: 415–429

[57] Trojan A, Nickel S. Empowerment durch Kapazitätsentwicklung im Quartier – erste Ergebnisse und Einschätzung eines Erhebungsinstruments. Gesundheitswesen 2008; 70: 771–778

[58] Ulmer J, Gröben F. Work Place Health Promotion. A longitudinal study in companies placed in Hessen and Thüringen. Journal of Public Health 2005; 13: 144–152

[59] Uske H. ITG – Präventiver Gesundheitsschutz in der IT-Branche. In: Kopp I, Becker S, Riegler C et al., Hrsg. Präventiver Arbeits- und Gesundheitsschutz. Bundesministerium für Bildung und Forschung, Bonn; 2008: 100–102

[60] von dem Knesebeck O, Grosse-Frie K, Klein J et al. Psychosoziale Arbeitsbelastungen, Patientenversorgung und betriebliche Gesundheitsförderung im Krankenhaus. Eine Befragung von Ärzten und Krankenhäusern. Hans-Böckler-Stiftung, Düsseldorf, 2009

[61] Wetzstein A, Lauterbach D. Qualität in der Prävention. Teilprojekt 3: Indikatoren zur Messung der Wirksamkeit und Wirtschaftlichkeit der Präventionsdienstleistungen. 2. Fachveranstaltung „Qualität in der Prävention", 21.5.2007, HVBG – Hauptverband der gewerblichen Berufsgenossenschaften; 2007. www.hvbg.de/d/bgag/veranst/qdp_2007/pdf/wetzstein.pdf (Zugriff: 24.10.2007)

[62] Wieland R. BARMER Gesundheitsreport 2008. Rückengesundheit – Rückhalt für Arbeit und Alltag. BARMER Ersatzkasse, Gesundheits- und Versorgungsmanagement, Wuppertal; 2008

[63] Wilde J. PARSAG – Entwicklung, Anwendung und Verbreitung eines prozessorientierten, partizipativen, systemischen Arbeits- und Gesundheitsschutzmanagements für kleine Unternehmen. In: Kopp I, Becker S, Riegler C et al., Hrsg. Präventiver Arbeits- und Gesundheitsschutz. Bundesministerium für Bildung und Forschung, Bonn; 2008: 13–14

[64] Winter W, Singer C. Erfolgsfaktoren Betrieblicher Gesundheitsförderung. Eine Bilanz aus Sicht bayerischer Unternehmen. In: Badura B, Schröder H, Vetter C, Hrsg. Fehlzeiten-Report 2008. Schwerpunktthema Betriebliches Gesundheitsmanagement: Kosten und Nutzen. Springer, Berlin; 2009: 163–170

[65] Zimber A, Gregersen S. „Gesundheitsfördernd führen": eine Pilotstudie in ausgewählten BGW-Mitgliedsbetrieben. Bisherige Entwicklungsschritte mit Testmaterialien. Berufsgenossenschaft für Gesundheitsdienst und Wohlfahrtspflege (BGW), Abt. „Grundlagen der Prävention und Rehabilitation", Hamburg; 2007

[66] Zok K. Stellenwert und Nutzen betrieblicher Gesundheitsförderung aus Sicht der Arbeitnehmer. In: Badura B, Schröder H, Vetter C, Hrsg. Fehlzeiten-Report 2008. Schwerpunktthema Betriebliches Gesundheitsmanagement: Kosten und Nutzen. Springer, Berlin; 2009: 85–100

28 Innerbetriebliche Kommunikationspolitik und Gesundheitslernen

Harald Stummer*, Elisabeth Nöhammer, Claudia Schusterschitz

28.1 Einleitung

Betriebliches Gesundheitsmanagement als umfassendes Konzept sieht die Integration von Gesundheit in alle zentralen Managementbereiche vor, mit dem Ziel der „Systematik und Nachhaltigkeit der Vorgehensweise" (11). Eine Nachhaltigkeit dieser Form (12) bedingt die Existenz von sogenannten geschlossenen Lernkreisläufen in Organisationen (8), die den Übergang vom individuellen Wissen zur organisationalen Handlung sicherstellen. Die Geschlossenheit der Lernzyklen beginnt mit Wissen(svermittlung), und damit oftmals mit der internen Unternehmenskommunikation. Wird diese adäquat gestaltet, können wesentliche Anstöße für ein Funktionieren von organisationalem Lernen gegeben werden (16), bei dysfunktionaler Kommunikation hingegen können Lernzyklen nicht optimal greifen.

Der folgende Beitrag analysiert mittels einer multi-methodischen Fallstudienanalyse und Ergebnissen aus weiteren problemzentrierten Interviews die Bedeutung, Bedingungen und Hemmnisse für geschlossene Lernzyklen in Organisationen. Zusätzlich werden Determinanten und Hemmfaktoren einer funktionalen Kommunikationspolitik zum Thema Gesundheit aufgezeigt.

28.2 Betriebliches Gesundheitsmanagement, Lernen und Kommunikation

Betriebliches Gesundheitsmanagement (BGM) in der Definition von Münch et al. (11) sieht eine systematische Integration von Gesundheit in alle zentralen Managementbereiche vor. Das bedeutet neben den in der Praxis noch immer vorherrschen-

den Individualansätzen zu Gesundheitshandeln insbesondere die Arbeit an betrieblichen Strukturen, Systemen und Prozessen. In einem Beitrag zur „effektiven Gesundheitsförderung" heben Pfaff u. Bentz (12) dazu die Bedeutung von Lernprozessen hervor, die implizit darauf hinweist, dass es sich bei BGM um einen laufenden, sich weiterentwickelnden Vorgang innerhalb des Betriebes und nicht um eine einmalige Projektarbeit handelt.

Entwicklungen dieser Art werden oft mit der Metapher der Veränderung, der Evolution, in ihrer intensivsten Form auch der Autopoesis (10) bedacht. Damit sich Prozesse in diese Richtungen weiterentwickeln können, ist Lernen in verschiedenen Abstufungen zentral und stellt selbst stets „eine Veränderung irgendeiner Art" (4) dar: von der einfachen Anwendung des Wissens bis zum „Lernen, Lernen zu lernen".

Für Organisationen stellt sich für eine laufende Anpassung bzw. Veränderung von Prozessen insbesondere die sogenannte Geschlossenheit von Lernzyklen als wichtig heraus (8, 15, 16), was bedeutet, dass Lernprozesse im Wesentlichen mit individuellen Überzeugungen starten, die zu individuellen Handlungen führen, was organisationale Handlungen beeinflusst und in der Umwelt Reaktionen hervorruft. Letztere wiederum beeinflussen ihrerseits die individuellen Überzeugungen. Zwar lernen Organisationen durch und mit Individuen, allerdings kann organisationales Handeln nicht mit der Summe von individuellem Handeln gleichgesetzt werden (8, 15, 16), ähnlich wie eine Gruppe etwas anderes darstellt als die Summe ihrer Mitglieder.

Aus diesem Grund stellt in den meisten gängigen Theorien des organisationalen Lernens, wie auch in der Prozessabfolge der geschlossenen Lernzyklen, die individuelle Überzeugung/Einstellung („belief" im Original) den zentralen Ausgangspunkt dar. Dieser Ansatz kann (auch) aus der Werte- und Einstellungsforschung begründet

---

* E-Mail: harald.stummer@umit.at

werden, die aufzeigt, dass als Vorbedingung einer Veränderung der Einstellung (sowie des Handelns) ein diesbezügliches Wissen sowie die Akzeptanz der Veränderungsnotwendigkeit zentral sind (5). Hier setzt beim Thema BGM die interne Unternehmenskommunikation an.

In Anlehnung an Heger (9) wird in der vorliegenden Arbeit unter dem Begriff interne Unternehmenskommunikation die Gesamtheit der vom Unternehmen vermittelten „bewußt geplanten und gestalteten informationellen Austauschbeziehungen" verstanden, die insbesondere auf die Beschäftigten bezogen sind und bei diesen bestimmte Verhaltensweisen auslösen sollen.[1] Im Sinne eines strategischen Führungsinstrumentes hat interne Unternehmenskommunikation hier vor allem die Aufgabe, die Beschäftigten auf die Veränderungen durch BGF orientierend vorzubereiten, Emotionen zu beachten – d.h. möglichen Ängsten oder Ablehnungsgründen zu begegnen und die positiven Aspekte klar aufzuzeigen, zur Partizipation einzuladen und Veränderungswillen zu fördern (13). Dies impliziert die Notwendigkeit einer prospektiven Kommunikationsplanung mit einer genauen Zielgruppenanalyse sowie der Definition der geplanten Verhaltensziele. Da es sich auch bei der Kommunikationsgestaltung um einen Lernprozess des Unternehmens handelt, ist kontinuierliches Feedback durch die Mitarbeiter für weitere Optimierungen von Bedeutung.

Wie bereits gezeigt werden konnte (5), hängen die Verhaltensreaktionen der Mitarbeiter auf Veränderungsvorhaben des Unternehmens wesentlich von der verfügbaren diesbezüglichen Information und ihrer subjektiven Einschätzung dieser ab. Stummer et al. (17) explizieren diesen Zusammenhang hinsichtlich BGF und nennen die Einflussfaktoren Informationsfluss, Informationsgestaltung, Informationsrezeption und Informationsbewertung.

Ziel der vorliegenden Arbeit ist es, Lernzyklen im Bereich Gesundheit zu explorieren und in einem vertiefenden Schritt die Antezedensbedingungen einer effektiven Kommunikationspolitik zu analysieren.

---

[1] Heger beschränkt sich auf von Medien übertragene Kommunikation, stellt aber fest, dass diese nur gemeinsam mit persönlicher Kommunikation erfolgreich sein kann.

28.3 Forschungsmethodik

Unstrukturierte Probleme, deren theoretische Verortung sich noch nicht in ausreichender Klarheit darstellt, bedürfen tendenziell eines relativ offenen Forschungsansatzes. In der betriebswirtschaftlichen Forschung wird dabei vermehrt auf die Fallstudienforschung (1) zurückgegriffen, insbesondere weil die Prozesse des Handelns **gemeinsam** mit dem sozialen Umfeld betrachtet werden können. Organisationales Handeln findet in Strukturen und Sozialsystemen statt und kann daher nur in dieser spezifischen Wechselwirkung verstanden und analysiert werden. Die Übertragung der Erkenntnisse in eine allgemeine Norm bzw. Gesetzmäßigkeit bedarf daher meist weiterer Forschung.

Ausgehend von theoretischen Vorüberlegungen, die den Ausgangspunkt von Fallstudienuntersuchungen bilden, wurden in den Jahren 2002–2007 zwei multi-methodische Fallstudienanalysen, beide im Bereich des Metall- und Maschinenbaus, wie auch ergänzend 70 problemzentrierte Interviews in weiteren 12 Organisationen durchgeführt. Ziel dieser ersten Untersuchungseinheit war insbesondere, die Lernzyklen im Bereich der Gesundheitsförderung bzw. des Gesundheitsmanagements zu erforschen.

Als zentral stellten sich die Bereiche des Wissens und der Akzeptanz von Gesundheitsthemen im Allgemeinen sowie von Gesundheitsförderung im Speziellen dar. Zu letztgenanntem Themenbereich fanden aufbauend auf diese Ergebnisse in 3 Organisationen 19 Interviews mit Mitarbeitern, 4 mit BGF-Verantwortlichen und zusätzlich 9 Befragungen mit Experten aus Wissenschaft, Krankenkassen und dem weiteren medizinischen sowie arbeitspsychologischen Bereich statt.

Bei allen methodischen Schritten wurden die vorläufigen Ergebnisse den Experten widergespiegelt, um so im Sinne einer induktiven Forschung eine kommunikative Validierung zu erreichen.

Die Ergebnisse des oben beschriebenen multimethodischen Forschungsansatzes werden im Folgenden in Thesenform präsentiert. Diese Darstellungsweise wurde gewählt, da es sich um explorative induktive Forschung handelt, deren Generalisierbarkeit einerseits einer ökologischen Validierung durch theoretische Ansätze und andererseits einer quantitativen Untersuchung bedarf, um als allgemein gültige Aussage Gesetzescharakter zu erhalten. Die ökologische Validierung wird im Rahmen dieser Arbeit präsentiert, die quantitative Forschung befindet sich derzeit in Arbeit.

28.4   Ergebnisse

Die Befragten aus allen untersuchten Organisationen wiesen aufgrund der schon längeren Befassung mit dem Thema Gesundheitsmanagement der jeweiligen Unternehmen ein hohes Wissens- und Sensibilisierungsniveau zum Thema Gesundheit im Betrieb auf. Dabei zeigen sich auf den ersten Blick in allen Organisationen positive Einstellungen zum Thema Gesundheit im Unternehmen und ein erstaunlich salutogener Gesundheitsbegriff in den Interviews. Erst genaueres Nachfragen ergab, dass dieses ganzheitliche Verständnis zwar z.B. wegen einer Projektbegleitung durch das österreichische Netzwerk für BGF bekannt war, allerdings nicht durchgängig geteilt wurde. So vertraten etwa Personalverantwortliche, EHS-Verantwortliche (EHS: Environment – Health – Safety), wie auch in einem der beiden „Fallstudienbetriebe" der Großteil der operativen Mitarbeiter einen salutogenen Gesundheitsbegriff, die operativen Führungskräfte allerdings in keinem der untersuchten Betriebe. Außerdem zeigt sich eine Differenz zwischen dem ganzheitlichen Gesundheitsverständnis in Theorie und Praxis bzw. Umsetzung. In den Befragungen wurden häufig Widersprüche innerhalb betrieblicher Systeme (z.B. Zielerreichung, Controlling) erwähnt, bei denen tendenziell das klarere Unternehmensziel (z.B. Produktivität) das unklarere (z.B. Verbesserung des Gesundheitszustandes der Mitarbeiter) verdrängt. Dies verdeutlicht, dass die Themenbekanntheit, in Form eines gemeinsamen Wissens bezüglich Gesundheit und Gesundheitsmanagement, zwar eine notwendige, aber nicht hinreichende Antezedensbedingung für Akzeptanz von Gesundheitsmanagementaktivitäten darstellt. Aus diesen Ergebnissen folgen die Thesen 1 und 2:

> **These 1:** Eine geteilte Wissensbasis stellt eine notwendige Bedingung für die Akzeptanz von Gesundheitsmanagement dar.

Argyris u. Schön (2) betonen die Unterscheidung zwischen „espoused theory" und „theory in use". Was gewusst wird, wird deswegen nicht zwingend auch akzeptiert und es wird folglich auch nicht au-tomatisch danach gehandelt. Wissen stellt jedoch eine Vorbedingung der Akzeptanz und ihrer Veränderung dar (5, 16).

> **These 2:** Bei widersprüchlicher Kommunikation und Unternehmenssteuerung setzt sich im Regelfall das klar messbarere Konzept durch und verhindert eine integrative Akzeptanz des längerfristigen Zieles.

Üblicherweise existieren in Betrieben eine Vielzahl an Steuerungsgrößen und -systemen. Neben kurz- und langfristigen Finanzcontrollingkennzahlen sind meist noch Leitbilder, Zielvereinbarungen u.v.a.m. im Einsatz. Die Herstellung von Konsistenz der Steuerungs- und Kontrollmechanismen stellt sich als kaum erreichbar dar. In der Praxis scheinen dabei, so wie derzeit auf den Finanzmärkten ebenfalls ersichtlich, die kurzfristigen, klar messbaren Kennzahlen (Produktivität, Gewinn, Fehlerquote) die längerfristigeren und dadurch meist vageren (etwa Innovationsgrad, Gesundheit etc.) zu verdrängen (5, 16).

Neben der Wissensbasis und der Konsistenz zeigt sich auch die Integration in den Alltag als zentral. In beiden Fallstudien und auch in den weiterführenden Interviews wurde vor allem das wiederholte Aufgreifen des Themas Gesundheit mithilfe von verschiedenen Medien, und insbesondere durch die unmittelbaren Vorgesetzten, als zentrales Erfolgskriterium für die tatsächliche Verhaltensänderung genannt. Somit zeigt sich neben der Bedeutung der Konsistenz der Systeme hinsichtlich Übereinstimmung von Espoused Theory und Theory in Use auch die Führung sowie die Nachhaltigkeit der Kommunikation als unabdingbar für ein umfassendes Gesundheitsmanagement, insbesondere wenn damit Lernprozesse fortlaufend gefördert werden sollen.

> **These 3:** Ein kontinuierliches Aufgreifen des Themas Gesundheit und dadurch eine Integration in betriebliche Systeme und in das Vorgesetztenverhalten stellt sich als zentral für Lernprozesse betreffend Gesundheitsmanagement dar.

These 3, eine gerade in der deutschsprachigen Literatur normativ und bisher kaum empirisch hinterlegte Forderung (3), zählt ebenfalls zu den Ergebnissen der Fallstudienanalysen und Interviews. Weitere empirische Erfahrungen dazu existieren direkt im Bereich des Gesundheitsmanagements wenige, Socherts Analyse von Gesundheitszirkel (14) lässt den Zusammenhang jedoch vermuten. Vergleichbare Studien sind auch in der Werteliteratur und der allgemeinen Literatur über Organisationales Lernen (5, 6, 16) zu finden. Aufbauend auf den vorhergegangen Überlegungen wurde in einem weiteren Forschungsstrang der AutorInnen der Bereich der internen Unternehmenskommunikation untersucht. Die Thesen 1–3 befinden sich mit der gängigen Literatur zu Organisationalem Lernen in Einklang, konkrete Handlungsanweisungen im Bereich interner Kommunikation ergeben sich daraus aber nur indirekt. Dies ist möglicherweise mit durch die Themenkomplexität bedingt. So existieren neben Beschreibungen verschiedenster Kommunikationsformen und -medien auch unterschiedlichste Überlegungen dazu, wie und wann diese angewendet werden sollten, wie sie erlebt werden, wozu sie eingesetzt werden können. Zentrale Forschungsfragen betrafen daher bisher z.B. Elemente und Teilaspekte wie Rezeption oder die Medienverwendung, aber auch Fragen zum Erleben von Kommunikation bezüglich empfundener Widersprüchlichkeit bzw. Akzeptanz der Form und der Inhalte. Im Zusammenhang mit Gesundheit konnten dazu im Rahmen der Forschungen der AutorInnen 3 Detailbereiche identifiziert werden:

> **These 4:** Die Information zu Gesundheit im Betrieb erfolgt oft nicht klar und eindeutig und nicht persönlich genug.

In vielen Bereichen stellt sich weder die Klarheit noch die inhaltliche Anwendbarkeit oder auch die symbolische Aussagekraft der Unternehmenskommunikation als zufriedenstellend heraus. In allen 3 spezifisch zu diesem Aspekt untersuchten Organisationen war die Unternehmensleitung von der Art der Information sowie ihrer Weitergabeform überzeugt, die Mitarbeiter jedoch oft nicht. Insbesondere, ähnlich wie in der normativen Unternehmensführung festgestellt, scheinen einerseits symbolische Eröffnungsevents und andererseits laufende, durch die unmittelbare Führungskraft oder sonstige Zentralpersonen geführte dialogische Kommunikationsformen für Akzeptanzerreichung geeignet zu sein (5).

> **These 5:** Information zu Gesundheit im Betrieb sollte eine Passung mit der Unternehmenssituation aufweisen.

Langfristige Lernziele, wie die Einführung und Sicherung eines Gesundheitsmanagements, sollten, wie bereits in These 2 dargestellt, eine Mindestkonsistenz mit der jeweiligen situativen Einbettung aufweisen. Dieser „fit" kann in Situationen, die die Wahrnehmung und das Handeln zu einem hohen Teil beanspruchen, seien es Kurzarbeit, Unternehmensfusionen, ERP-Einführungen in Gesamtbereichen etc., kaum herbeigeführt werden, da andere Denkinhalte im Vordergrund stehen und verdrängend wirken. Ähnlich wie jede langfristige Strategie- und Personalpolitik funktionieren Organisationsentwicklungen deswegen bei dominanten Diskursen (5) nur in eher geringem Ausmaß.

> **These 6:** Gesundheit im Betrieb sollte weder als Zwangsmaßnahme kommuniziert werden noch eine solche darstellen.

Das Verändern von Einstellungen bedingt eine zuvor erfolgte Akzeptanz des kommunizierten diesbezüglichen Wissensinhaltes. Zwang, insbesondere bei sogenannten akzeptanzkritischen Bereichen, bewirkt allerdings im Regelfall Reaktanz. Akzeptanzkritisch zeigt sich der Bereich Gesundheit insbesondere deshalb, da es sich um einen in unserer Gesellschaft persönlichen, wenn nicht intimen Bereich handelt (15).

Zusammenfassend kann auf folgendes Modell aus Abb. 28.**1** verwiesen werden.

28.5 Diskussion

Um Lernprozesse zu initiieren, bedarf es des Vorwissens über das zu Lernende, was sich auch in unseren Studien als zentral herausgestellt hat. Dennoch zeigt sich gerade bei gesundheitsbezogenen Lernprozessen, dass die Akzeptanz häufig nicht erreicht und dadurch der Lernprozess unterbrochen wird. Um dies zu verhindern, sollte die interne Unternehmenskommunikation zum Thema Gesundheit daher persönlich, passend zur Unternehmenssituation und nicht direktiv erfolgen.

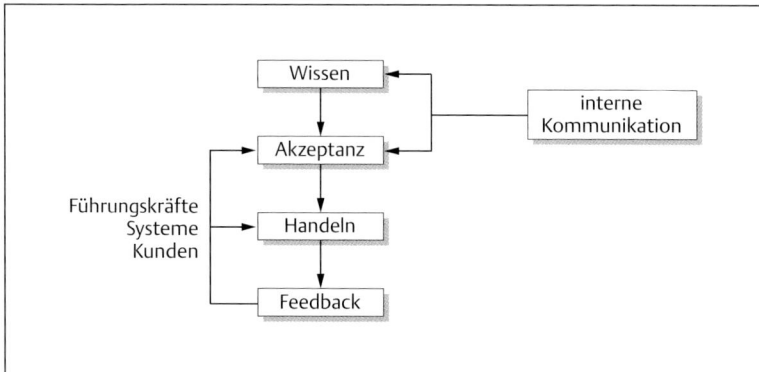

Abb. 28.**1** Gesamtmodell (eigene Darstellung). Interne Kommunikation beeinflusst sowohl das Wissen um Gesundheit als auch bei Konsistenz innerhalb des Gesamtmodells die Akzeptanz. Die Akzeptanz beeinflusst das Handeln, was zu internem und externem Feedback führt. Wegen der kritischen Bedingung von Akzeptanz beim Thema Gesundheit zeigt sich allerdings die Notwendigkeit einer nicht direktiven Kommunikation.

Dennoch kann auch bei der Beachtung aller genannten Aspekte nicht damit gerechnet werden, dass alle Mitarbeiter die Lernprozesse betreffend Gesundheit unterstützen, oder wie es ein Leiter im Bereich EHS ausdrückte: „Wir müssen uns an denen orientieren, die … zufrieden sind. Es wird immer Leute geben, die was zum Beschweren haben" (Interview Fallstudie 1, 1, 12, 7). Dies ist auch im Sinne von Geißler et al. in ihrem Buch „Der Anerkennende Erfahrungsaustausch" (7) oder wie der Untertitel besagt: „Von den Gesund(et)en lernen". Dies impliziert nicht, dass kritische Stimmen nicht gehört und beachtet werden sollten, sollte aber den Blickwinkel darauf richten, dass eine Begeisterung aller nie erreicht werden kann und der Ausgangspunkt der Überlegungen nach der Beachtung aller kritischen Aspekte deshalb möglicherweise besser bei den Zufriedenen angesetzt werden sollte.

Literatur

[1] Albers S, Klapper D, Konradt U et al. Methodik der empirischen Forschung. Wiesbaden; 2006

[2] Argyris C, Schön DD. On Organizational Learning. A Theory of Action Perspective. Addison Wesely, Reading Mass.; 1978

[3] Badura B, Hehlmann T. Betriebliche Gesundheitspolitik: der Weg zur gesunden Organisation. Springer, Berlin; 2003

[4] Bateson G. Ökologie des Geistes. Anthropologische psychologische, biologische und epistemologische Perspektiven. suhrkamp taschenbuch wissenschaft, Frankfurt am Main; 1985

[5] Böhnisch WR, Stummer H. Werteorientierte Unternehmensführung an einem Universitätsinstitut – Eine kritische Betrachtung des Konzeptes und seiner Implementierung. In: Auinger F, Böhnisch WR, Stummer H, Hrsg. Unternehmensführung durch Werte. Deutscher Universitäts-Verlag, Wiesbaden; 2005: 107–127

[6] Eberl P. Die Idee des Organisationalen Lernens. Konzeptionelle Grundlagen und Gestaltungsmöglichkeiten. Haupt, Bern; 1996

[7] Geißler H, Bökenheide T, Geißler B. Der Anerkennende Erfahrungsaustausch. Campus, Frankfurt am Main; 2004

[8] Hedberg B. How organizations learn and unlearn. In: Nyström P, Starbuck W, Hrsg. Handbook of Organizational Design. Oxfort University Press, New York; 1981: 3–26

[9] Heger W. Wertorientierte interne Unternehmenskommunikation in internationalen Unternehmungen. Gesamtkonzeption zur Planung, Umsetzung und Kontrolle – mit Fallstudie der Daimler-Chrysler AG. Lit, Münster; 2009

[10] Luhmann N. Soziale Systeme. Grundrisse einer allgemeinen Theorie. suhrkamp taschenbuch wissenschaft, Frankfurt am Main; 2008

[11] Münch E, Walter U, Badura B. Führungsaufgabe Gesundheitsmanagement. Ein Modellprojekt im öffentlichen Sektor. edition sigma, Berlin; 2003

[12] Pfaff H, Bentz J. Lernbasiertes Gesundheitsmanagemnt. In: Pfaff H, Slesina W, Hrsg. Effektive betriebliche Gesundheitsförderung. Juventa, Weinheim und München; 2001: 181–198

[13] Schick S. Interne Unternehmenskommunikation. Strategien entwickeln, Strukturen schaffen, Prozesse steuern. Schäffer-Poeschel, Stuttgart; 2002

[14] Sochert R. Gesundheitsbericht und Gesundheitszirkel. Evaluation eines integrierten Konzeptes. NW Verlag, Dortmund; 1998

[15] Stummer H. Gesundheit im Spannungsfeld. Der Grundkonflikt Individuum – Organisation im Gesundheitsmanagement. In: Böhnisch WR, Reber G, Leichtfried G et al., Hrsg. Werteorientierte Unternehmensführung in Theorie und Praxis. Peter Lang Verlag, Frankfurt am Main; 2006: 171–184

[16] Stummer H, Innreiter-Moser C, Moldaschl K et al. Partizipatives Gesundheitslernen in Organisationen. Gruppendynamik und Organisationsberatung 2008; 39: 351–365

[17] Stummer H, Nöhammer E, Schaffenrath-Resi M et al. Interne Kommunikation und betriebliche Gesundheitsförderung. Prävention und Gesundheitsförderung 2008; 3: 235–240

D Medizinische Versorgung und Prävention

29 Datenbasis als Qualitätsinstrument bei der Patientenversorgung

Kurt Bestehorn*

29.1 Einleitung und Hintergrund

Die Diskussion um die Finanzierung des Gesundheitsfonds der gesetzlichen Krankenversicherung (GKV) in Deutschland hat erneut deutlich werden lassen, dass die Budgets für das Gesundheitswesen begrenzt sind. Letzteres hat zur Folge, dass insbesondere bei steigendem Bedarf z. B. in Folge der Überalterung der Bevölkerung und zunehmender Morbidität wegen chronischer Erkrankungen wie Arthrosen oder Arteriosklerose, die derzeit weniger geheilt als gelindert werden können, die vorhandenen Ressourcen optimiert eingesetzt werden müssen. Dies ist insbesondere deswegen nötig, um eine Rationierung medizinischer Leistungen, die aus verschiedensten Gründen weitgehend abgelehnt wird (4), zugunsten einer Rationalisierung zu vermeiden.

Der Sachverständigenrat für das Gesundheitswesen hat in seinem Gutachten bereits 2000/2001 festgestellt, dass in Deutschland bei der Patientenversorgung Optimierungsbedarf besteht, um vorhandene Über-, Unter- und Fehlversorgung zu beseitigen (5) – mit anderen Worten: der Bedarf für eine Qualitätssicherung ist offensichtlich. Dabei setzt eine zielgerichtete Ressourcen-Allokation im Gesundheitswesen Kenntnisse über Inzidenz und Prävalenz der jeweils betrachteten Krankheitsentität, über Patientencharakteristika einschließlich der Komorbidität, die Therapie und deren Erfolg voraus. Dasselbe gilt laut der zentralen Kommission zur Wahrung ethischer Grundsätze in der Medizin und ihren Grenzgebieten (zentrale Ethikkommission) bei der Bundesärztekammer für ethisch vertretbare Prioritätensetzungen in der Gesundheitsversorgung (8).

Unabdingbare Basis für die Qualitätssicherung sind valide Daten, um

- die Versorgungssituation adäquat, d. h. repräsentativ darzustellen,
- die Qualität der Versorgung darzulegen.

Für Letzteres wird der Vergleich mit dem aktuellen Stand des Wissens, wie er in Leitlinien möglichst hoher Evidenzstufe beschrieben ist, als Methode der Wahl angewendet.

29.2 Datenquellen

Zur Erfassung der Versorgungssituation von Patienten steht eine Reihe von Daten aus verschiedenen Quellen zur Verfügung. Diese wiederum zeichnen sich durch unterschiedliche Validität aus. Daten aus randomisierten klinischen Studien (RCT) weisen die höchste interne Validität auf, d. h. Wirksamkeit und Sicherheit medizinischer Verfahren, insbesondere von Arzneimitteln, können evaluiert werden. Aufgrund ihrer in der Regel zahlreichen Ein- und Ausschlusskriterien schließen RCT eine exakt definierte Patientenpopulation ein, das Ergebnis gilt aber streng genommen nur für die jeweils untersuchte Population. Diese stimmt in der Regel jedoch nur sehr eingeschränkt mit den Patienten der Routinebehandlung überein, z. B. in Bezug auf Komorbidität oder Komedikation. Denn gerade multimorbide Patienten werden häufig aus klinischen Studien ausgeschlossen, demzufolge ist die externe Validität von RCT eher gering. Zudem kann die Übertragung von Ergebnissen von RCT auf Patienten zu systematischen Fehlern führen, über deren Relevanz und Häufigkeit keine Daten vorliegen (6). Weiterhin können komplexe Therapieregimes, wie sie z. B. in der Onkologie, aber auch bei der Therapie des akuten Koronarsyndroms notwendig und üblich sind, in klinischen Studien wenn überhaupt nur sehr eingeschränkt abgebildet werden. Daher müssen Daten aus anderen Quellen herangezogen werden.

* E-Mail: kurt_bestehorn@msd.de

In Deutschland stehen dazu Daten aus einer Reihe von Quellen mit unterschiedlicher Qualität zur Verfügung:

- Klinikberichtssysteme
- Datensammlung von Krankenversicherungen und kassenärztlichen Vereinigungen
- Daten aus Disease-Management-Programmen
- Rezeptdatensammlung der Apothekenrechenzentren
- Querschnittsstudien
- Kohortenstudien und Register

Um Aussagen über die Behandlungsqualität machen zu können, müssen folgende Bedingungen erfüllt sein:

1. Die Daten müssen als repräsentativ für die jeweilige Patientenpopulation gelten können. Daher muss die Zielpopulation entweder vollständig erfasst oder es muss eine repräsentative Stichprobe gezogen worden sein.
2. Es müssen die Parameter erhoben werden, die die jeweilige Fragestellung valide beschreiben.

3. Die Methoden für die Auswertung der möglichst prospektiv erhoben Daten müssen validiert sein. Insbesondere muss ein möglicher Selektionsbias minimiert sein.

Standards hinsichtlich des Umfangs und der Qualität der zu erhebenden Daten, wie sie z. B. von der deutschen Gesellschaft für Kardiologie vorgeschlagen wurden, sind zu berücksichtigen.

Diese Bedingungen vorausgesetzt, sind die oben genannten Datenquellen in unterschiedlichem Maße als Basis für eine Qualitätssicherung geeignet. Einen ersten Überblick gibt Tab. 29.1.

■ Klinikberichte

Klinikberichte wie die in Tab. 29.1 genannten sind derzeit zum einen auf die jeweilige Klinik oder die Klinikgruppe bezogen, können also nicht als repräsentativ angesehen werden, zum anderen werden als Qualitätsmerkmale nur wenige Parameter, wie z. B. die Rate nosokomialer

Tabelle 29.1 Datenquellen nicht interventioneller Studien (Quelle: eigene Zusammenstellung).

Typus	Beispiel	Vorteile	Einschränkungen
Klinikberichte	Bericht der Asklepios-Kliniken (1), BQS-Daten	Aktualität, Vollständigkeit	Präzision, wenige medizinisch relevante Parameter, keine Messwerte
Krankenkassen-Datenbanken	Datenbank einer AOK	Aktualität, Vollständigkeit	wenige medizinische Daten, keine Messwerte, Repräsentativität, Längsschnittuntersuchungen sehr eingeschränkt möglich
KV-Datenbanken	Datenbank der KV Sachsen	Aktualität, Vollständigkeit, Diagnosen	Abrechnungsdaten, keine Labor-/Messwerte, Längsschnittuntersuchungen sehr eingeschränkt möglich
Datenbanken der Apothekenrechenzentren	Apothekenrechenzentrum Bayern	Aktualität, Vollständigkeit, Längsschnittuntersuchungen möglich	keine Diagnosen, nur wenige patientenbezogene Daten (Alter, Geschlecht, demografische Daten, Krankenkasse)
Querschnittsstudien	DETECT-Studie (7)	umfangreiche, prospektiv erhobene Daten, Repräsentativität auf Fragestellung fokussiert	keine Verlaufsdaten
Kohortenstudie	MONICA-Augsburg-Kohortenstudie (3)	prospektive Erhebung aller Fälle in einer Region	relativ kleine Fallzahl, Repräsentativität
Register	4E-Register (2)	umfangreiche, prospektiv erhobene Daten, Repräsentativität, Zeitverlauf über 9 Monate	Assoziationen nicht beweisend

Infektionen, Mortalität, Blutungen nach Operation, Aufenthaltsdauer, Wiedereinweisungen wegen bestimmter Komplikationen, Revisionen nach Endoprothesenimplantation, herangezogen und berichtet. Eine spezifische Therapie (etwa mit Arzneimitteln) sowie Messparameter (wie z.B. Blutdruck oder Lipidwerte) werden in der Regel nicht dargestellt. Dies ist aber nötig, um beurteilen zu können, inwieweit eine Therapie leitliniengerecht ist. Zudem werden bei der Darstellung der Mortalitätsdaten im Zeitverlauf beispielsweise geänderte Präzisierungen bei der Kodierung der Diagnose related Groups (DRG), z.B. nach neuer Definition des Myokardinfarkts – auch kleinere Infarkte mit niedrigeren Risiko wurden danach als Infarkt erfasst – nicht berücksichtigt. Weiter ist zu beachten, dass Klinikberichte sich auf den Zeitraum des Aufenthalts des Patienten in der Klinik beschränken, die mittel- und langfristigen Folgen der in der Klinik durchgeführten Eingriffe aber bis auf wenige Ausnahmen nicht berücksichtigt werden, da die entsprechenden Daten von der jeweiligen Klinik nicht erhoben werden.

Trotz dieser Einschränkungen bieten diese Berichte sowohl in zeitlichen Verlauf über mehrere Jahre als auch im Vergleich zwischen den Kliniken wichtige Hinweise zur Qualität und können damit eine Datenbasis für Qualitätsmanagement sein.

◼ Datenbanken von Krankenkassen und kassenärztlichen Vereinigungen

Die Daten von Krankenkassen und kassenärztlichen Vereinigungen (KV) enthalten in der Regel keine wichtigen medizinischen Daten, wie z.B. Größe, Gewicht, Blutdruck oder Laborwerte wie Lipidwerte, Blutzucker oder Angabe zur Nierenfunktion. Diese Daten sind zur Risikoabschätzung und Stratifizierung notwendig. Weiter muss berücksichtigt werden, dass es sich bei den Angaben zur Diagnose auch um Abrechnungsdaten handelt.

◼ Datenbanken von Apothekenrechenzentren

Für Daten aus Apothekenrechenzentren gilt dasselbe wie für die Informationen von Krankenkassen und KV. Für Erstere sind darüber hinaus keine Diagnosen angegeben; der Rückschluss von den verordneten Arzneimitteln auf die Diagnose ist nur in Einzelfällen, wie etwa bei HIV, mehr oder weniger zweifelsfrei möglich. Die Anzahl von Patienten mit Myokardinfarkt, koronarer Herzerkrankung oder Diabetes mellitus kann zwar anhand der Daten einer KV und Krankenkasse bestimmt werden, und es ist auch durch – technisch und datenschutzrechtlich nicht triviale – Kombination der Datensätze aus beiden genannten Quellen möglich, die Therapie zu beschreiben. Ob die Patienten aber z.B. mit ihren Lipid-, Blutdruck- und Blutzuckerwerten im Zielbereich liegen, lässt sich mit diesen Daten nicht feststellen. Eine Aussage der Qualität der Therapie ist folglich allenfalls eingeschränkt möglich.

Hinzu kommt, dass aufgrund von Überprüfungen für das Jahr 2007 indikations- und gegebenenfalls krankenkassenspezifisch zumindest bei den Diagnosedaten die Kodierung in nicht unerheblichem Umfang – in bis zur Hälfte der Fälle – unvollständig ist.

◼ Daten aus Disease-Management-Programm

Eine Verbesserung stellen die Daten aus den Disease-Management-Programmen (DMP) zur KHK und zum Diabetes mellitus dar, die zumindest einige der oben genannten Informationen enthalten, wie z.B. Blutdruck, Größe und Gewicht; andere Parameter, wie etwa genaue Informationen zu Arzneimitteln und deren Dosierung hingegen fehlen. Zudem ist bisher nicht belegt, ob und inwieweit diese Daten repräsentativ sind. So wurde für Patienten der AOK, die am DMP Diabetes mellitus 2003–2005 teilgenommen haben, festgestellt, dass die Zahl der eingeschriebenen Patienten von 214 000 auf 94 000 sank, ohne dass eine Analyse der Drop-out-Fälle vorgenommen wurde. Ob die regional unterschiedliche Akzeptanz sowohl seitens der niedergelassenen Ärzte (50–80%) als auch der Patienten (nach Erhebungen aus einem Register in Praxen, die an dem DMP teilnahmen, ca. 50%) dies erklärt, ist nicht nachgewiesen.

◼ Querschnittsuntersuchungen

Die Basisstudie zu DETECT (Diabetes Cardiovascular Risk – Evaluation: Targets and Essential Data for Commitment Treatment) als Beispiel für eine prospektive Querschnittsuntersuchung lieferte für einen Stichtag Daten zur Morbidität, zur Therapie und deren regionalen Variationen von über 55 000 Patienten aus über 3000 Hausarztpraxen (1). Dadurch konnten Indikatoren zur Versorgungsgüte und Informationen zur Über-, Unter- und Fehlversorgung gewonnen werden.

Für Diabetiker stellte sich die Versorgungssituation wie folgt dar:

- 7 % erhielten keine antidiabetische Behandlung – auch keine nicht medikamentöse Therapie.
- 40 % der Patienten hatten einen HbA1c-Wert von ≥ 7 %.

Register- und Kohorten-Studien

Während mit Querschnittsuntersuchungen wie dargestellt Daten zu einem Stichtag oder über einen kurzen Zeitraum gewonnen werden können, liefern Register und Kohorten-Studien darüber hinaus die Möglichkeit, Zeitläufe zu erfassen. Dabei können sowohl die mittel- und langfristigen Behandlungsfolgen als auch Veränderungen der Therapie im Zeitverlauf und die sich daraus ergebenden Konsequenzen erfasst werden. So konnten im 4E-Register (Efficacy Calculation and Measurement of cardio- and cerebrovascular Events including Physicians Experience and Evaluation), an dem sich über 4000 Praxen von Allgemeinmedizinern und Internisten in Deutschland beteiligten, zum einen bei über 50 000 Männern und Frauen, die neu auf ein Statin eingestellt worden waren, gezeigt werden, dass 19 % der Männer und 57 % der Frauen aus der Gruppe der Primärprävention ein Risiko für ein kardiovaskuläres Ereignis in den nächsten 10 Jahren von < 10 % hatten, gemäß den Leitlinien eine medikamentöse Therapie also nicht indiziert war; dies als ein Beispiel für Überversorgung. Zum anderen besserte sich im Verlauf des Registers die Zielwerterreichung bei den Patienten der Kategorie Sekundärprävention bei den Männern von 1,5 % auf 21,3 %, bei den Frauen von 1,3 % auf 17,3 %. Dies war zwar eine bedeutende relative Steigerung, dennoch war hier eine erhebliche Unterversorgung zu konstatieren (7).

Registerdaten können somit einen Querschnitt der multiplen klinischen und demografischen Aspekte einer Krankheit aufzeigen und belegen, inwieweit eine bestimmte Krankheit nach den Prinzipien der evidenzbasierten Medizin behandelt wird. Sie können mittels schnell und effizient gesammelter Daten einer großen Anzahl von Patienten ein Bild über eine Erkrankung und ihre Behandlung liefern. Fortlaufend erfasste Daten ermöglichen eine dynamische Schätzung der sich verändernden Muster der jeweiligen Therapie und Patientendemografie. Der Vergleich eigener Patientenkollektive und Therapiestrategien mit den anderen kann im Sinne eines Qualitätsmanagements zu Veränderungen der Behandlungspraxis führen.

29.3 Fazit

Leitlinien zur Diagnostik und Behandlung basieren im optimalen Fall auf randomisierten klinischen Studien mit patientenrelevanten Endpunkten wie Mortalität oder Morbidität, z.B. dem Eintreten eines kardiovaskulären Ereignisses. Diese Leitlinien dienen auch als Qualitätsmaßstab für die Patientenversorgung. An diesem Maßstab sind die Therapie und deren Qualität unter Alltagsbedingungen zu messen. Die dazu notwendigen Daten können aus unterschiedlichen Quellen stammen. Um falsche Schlussfolgerungen für das Qualitätsmanagement zu vermeiden, ist die Validität dieser Daten von erheblicher Bedeutung. Bei der Qualitätssicherung und insbesondere beim Qualitätsmanagement handelt es sich um kontinuierliche Prozesse mit einem Feedback-Mechanismus (Abb. 29.1).

Deshalb bieten sich insbesondere Register und Kohorten-Studien als Datenbasis zur Feststellung der Behandlungsqualität und eventuell resultierender Veränderungen der Therapie an.

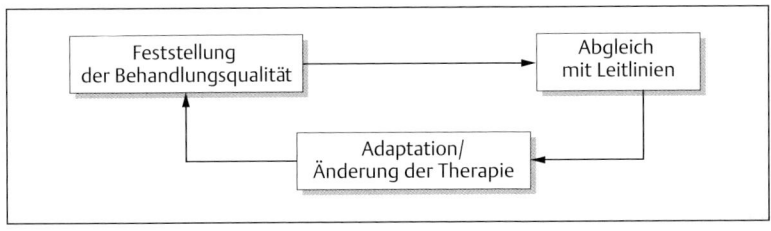

Abb. 29.1 Kontinuierlicher Prozess des Qualitätsmanagements.

Literatur

[1] Asklepios Kliniken, Bericht zur Medizinischen Ergebnisqualität 2007. www.asklepios.com/dasunternehmen/medeqb.asp (Zugriff: 20.4.2009)

[2] Assmann G, Benecke H, Neiss A et al. Gap between guidelines and practice: attainment of treatment targets in patients with primary hypercholesterolemia starting statin therapy. Results of the 4E-Registry (Efficacy Calculation and Measurement of Cardiovascular and Cerebrovascular Events including Physicians' Experience and Evaluation). Eur J Cardiovasc Prev Rehabil 2006; 13: 776–783

[3] Heidrich J, Liese AD, Lowel H et al. Self-rated health and its relation to all-cause and cardiovascular mortality in southern Germany: Results from the MONICA Augsburg cohort study 1984–1995. Ann Epidemiol 2002; 12: 338–345

[4] Marckmann G. Priorisierung im Gesundheitswesen: Was können wir aus den internationalen Erfahrungen lernen? Z. Evid.Fortbild. Qual. Gesundh.wesen (ZEFQ) 2009; 103: 85–91

[5] Sachverständigenrat für die konzertierte Aktion im Gesundheitswesen. Gutachten 2000/2001, Bd. III: Bedarfsgerechtigkeit und Wirtschaftlichkeit. Bonn: Sachverständigenrat für die konzertierte Aktion im Gesundheitswesen, 2001. www.sve-gesundheit.de/Startseite/Startseite.htm

[6] Windeler J. Externe Validität. Z. Evid.Fortbild. Qual. Gesundh.wesen (ZEFQ) 2008; 102: 253–260

[7] Wittchen H-U, Glaesmer H, März W et al. Cardiovascular risk factors in primary care: methods and baseline prevalence rates – the DETECT program. Current Medical Research and Opinion 2005; 21(4), 619–629

[8] Zentrale Ethikkommission bei der Bundesärztekammer. Stellungnahme der Zentralen Kommission zur Wahrung ethischer Grundsätze in der Medizin und ihren Grenzgebieten (Zentrale Ethikkommission) bei der Bundesärztekammer zur Priorisierung medizinischer Leistungen im System der Gesetzlichen Krankenversicherung (GKV). Dtsch Ärztebl 2007; 104: A2750–A2754

30 Ein Beispiel für Suizidprävention – das Deutsche Bündnis gegen Depression

Anna Cibis*, Ulrich Hegerl

30.1 Einleitung

Die Zahl der Suizide in Deutschland beträgt jährlich über 10 000 (1), sie ist höher als die Zahl der an Verkehrsunfällen, Mord, AIDS und illegalem Drogenmissbrauch Verstorbenen zusammen. Weltweit gehört Suizid in den meisten Ländern zu den 10 führenden Todesursachen (2). Betrachtet man den Hintergrund dieses Phänomens, ist festzustellen, dass ein Großteil von Suiziden im Kontext psychiatrischer Erkrankungen erfolgt (3). Unter diesen ist die häufigste psychiatrische Erkrankung die depressive Störung (4), an der in Deutschland innerhalb eines Jahres ca. 11% der Bevölkerung im Alter zwischen 18 und 65 Jahren leiden. Frauen sind doppelt so häufig betroffen wie Männer (5). Bei der Versorgung depressiv Erkrankter liegen erhebliche Defizite vor; so kommt ⅓ der Betroffenen erst gar nicht mit dem Versorgungssystem in Kontakt (6) und auch wenn eine Behandlung erfolgt, so ist diese einer europäischen Studie zufolge nur in 45,8% der Fälle adäquat (7). Der enge Zusammenhang zwischen Suizid und Depression und die mangelhafte Versorgung bei Depression lassen darauf schließen, dass die Optimierung der Versorgung depressiv Erkrankter ein zentraler Schritt zur Prävention von Suizid ist. Mit diesem Ziel wurde im Jahr 2000 das „Nürnberger Bündnis gegen Depression" gestartet, ein Modellprojekt, aus dem inzwischen ein deutschlandweites Netzwerk, das „Deutsche Bündnis gegen Depression", entstanden ist.

30.2 Vom Modellprojekt zum Deutschen Bündnis gegen Depression

International gab es bereits einige Ansätze, mit gezielten Maßnahmen die Situation depressiv Erkrankter zu verbessern und auf diese Weise Suizidprävention zu betreiben. So wiesen die „Defeat Depression Campaign" (8) sowie die Gotland-Studie (9) Rückgänge in den suizidalen Handlungen auf, jedoch ist die Evidenzlage aufgrund fehlender Kontrollgruppen und einer bei der Gotland-Studie sehr kleinen Stichprobe gering. Ein Review, das verschiedene Suizidpräventionsstrategien auf ihre Effektivität hin vergleicht, empfiehlt Mehr-Ebenen-Interventionen als einen erfolgreichen Präventionsansatz (10). Dieser Ansatz wurde im „Nürnberger Bündnis gegen Depression" in Form einer 4-Ebenen-Intervention umgesetzt. Das Projekt wurde vom „Kompetenznetz Depression, Suizidalität" (finanziert vom Bundesministerium für Bildung und Forschung) initiiert mit dem Ziel, die Versorgungsqualität für depressiv Erkrankte zu verbessern.

■ Ebenen-Intervention

Das gemeindebasierte Awareness-Programm wurde in den Jahren 2001 und 2002 im Stadtgebiet Nürnberg (490 000 Einwohner) durchgeführt. Die Evaluation des Projekts fand innerhalb eines kontrollierten Designs statt, mit einem Baseline-Jahr (2000) und dem Vergleich zur Kontrollregion Würzburg (Stadt+Landkreis, 280 000 Einwohner). Als zentrales Erfolgskriterium wurden Veränderungen in der Häufigkeit suizidaler Handlungen ausgewertet (11). Die Intervention setzte auf 4 Ebenen an (Abb. 30.1), die im Folgenden beschrieben werden.

* E-Mail: anna.cibis@medizin.uni-leipzig.de

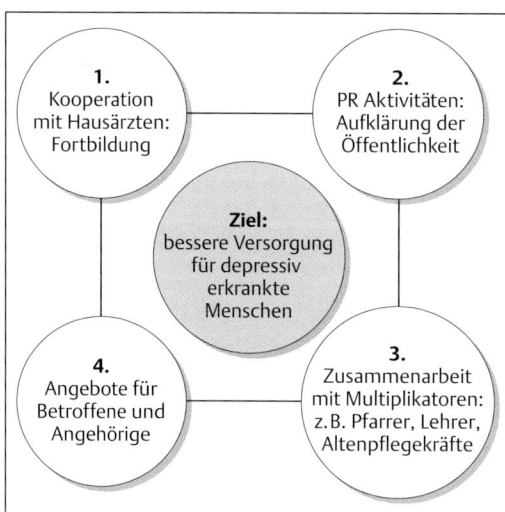

Abb. 30.**1** 4-Ebenen-Ansatz des „Nürnberger Bündnis gegen Depression".

Ebene 1 – Kooperation mit Hausärzten

Die meisten Patienten suchen bei Beschwerden zuerst den Hausarzt auf, so ist dessen Kompetenz, Depressionen als solche zu erkennen, entscheidend für den weiteren Versorgungsweg des Patienten und von großer Bedeutung für die Suizidprävention. In Nürnberg wurden daher zahlreiche Schulungen für Hausärzte durchgeführt. Inhalt der 4-stündigen Fortbildungen war die Verbesserung der diagnostischen sowie therapeutischen Fähigkeiten der Ärzte bezüglich des Erkennens von Depression und der Umgang mit Suizidalität. Die Hausärzte erhielten von der WHO empfohlene Screening-Bögen (12), um zukünftig schneller und leichter Depression erkennen zu können. Außerdem wurden ein Lehrvideo für die Ärzte sowie Aufklärungsvideos zur Weitergabe an Patienten und Angehörige verteilt. Über eine Telefon-Hotline konnten spezifische Fragen an Fachkollegen des Universitätsklinikums München gestellt werden.

Ebene 2 – Aufklärung und Öffentlichkeitsarbeit

Neben der Verbesserung der Primärversorgung war die Aufklärung von Betroffenen, Angehörigen und der allgemeinen Bevölkerung über Depressionen und ihre Behandlungsmöglichkeiten eine zentrale Interventionsmaßnahme. In Nürnberg sollte auf diese Weise Vorbehalten und unzureichen-

dem Wissen über Behandlungsmöglichkeiten entgegengewirkt und die Nutzung vorhandener Versorgungsangebote durch die Betroffenen verstärkt werden. Es wurden 3 zentrale Botschaften der Kampagne an die Öffentlichkeit getragen:

- „Depression kann jeden treffen."
- „Depression hat viele Gesichter."
- „Depression ist behandelbar."

Zu diesem Zweck wurde eine Plakatserie entworfen, die verschiedene Menschen mit Depression in Verbindung bringt (junges Paar, junge Frau, alter Mann, Geschäftsmann, Mutter mit Kind) und auf die Erkrankung und Hilfsmöglichkeiten aufmerksam macht (Abb. 30.**2**).

Weitere Informationsmaterialien wurden entwickelt und über die verschiedenen Kooperationspartner an die Öffentlichkeit weitergegeben. So konnten Informationsflyer mit Adressen zur Hilfesuche, Ratgeberbroschüren und Informationsvideos verteilt werden. Ein Kinospot und öffentliche Veranstaltungen rund um das Thema „Depression" wiesen immer wieder auf die Thematik hin. Über eine intensive Zusammenarbeit mit Funk, Fernsehen und Printmedien sollte die Präsenz des Themas in der öffentlichen Diskussion gestärkt werden. Um Nachahmungssuizide zu verhindern, wurde ein Medienguide mit Empfehlungen zur Berichterstattung über Suizid erstellt und den lokalen Printmedien präsentiert (13).

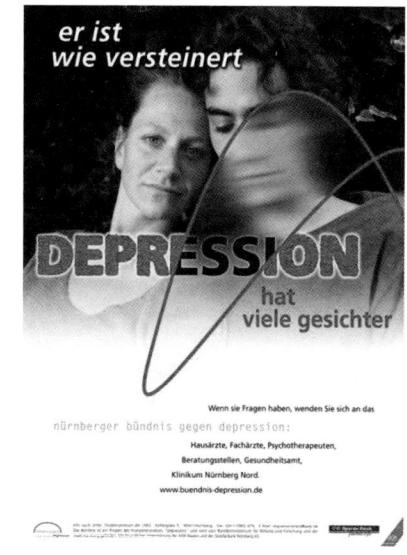

Abb. 30.**2** Beispiel für ein Postermotiv.

Ebene 3 – Einbeziehung von weiteren Multiplikatoren

Neben den Hausärzten wurden weitere Berufsgruppen, die in die Versorgung depressiv Erkrankter mit eingebunden sind, im Rahmen von Fortbildungsveranstaltungen zu den Themen „Depression" und „Suizidalität" geschult. Die Seminare sollten Lehrern, Pfarrern, Altenpflegekräften, Beratern, Telefonseelsorgern, Apothekern, Hebammen und Polizisten ermöglichen, die Erkrankung zu erkennen und passende Hilfe zu vermitteln. Unterstützend wirkten hierbei auch die Vernetzung und der Erfahrungsaustausch zwischen den einzelnen Institutionen sowie gemeinsam organisierte Veranstaltungen für die Öffentlichkeit.

Ebene 4 – Angebote für Betroffene und Angehörige

Die Förderung von Selbsthilfeinitiativen war eine weitere zentrale Intervention. So konnten mithilfe der lokalen Selbsthilfekontaktstelle acht 8 neue Selbsthilfegruppen für Betroffene und Angehörige ins Leben gerufen werden. Zudem wurde eine Notfall-Hotline für Patienten nach Suizidversuch eingerichtet. Im Falle einer erneuten Krise wurde dadurch den Patienten schnell der Zugang zu fachärztlicher Unterstützung gewährt.

▪ Evaluation des „Nürnberger Bündnis gegen Depression"

Um die Effektivität des in den Jahren 2001 und 2002 durchgeführten 4-Ebenen-Aktionsprogrammes zu prüfen, wurde ein zentrales prospektiv formuliertes Erfolgskriterium untersucht: die Veränderungen in der Häufigkeit suizidaler Handlungen (Suizide und Suizidversuche) im Vergleich zu dem Baselinejahr 2000 und zu der Kontrollregion Würzburg.

Die Suiziddaten für Nürnberg und Würzburg konnten über das Bayerische Landesamt für Statistik ermittelt werden, wohingegen die Erfassung von Suizidversuchen anhand eines Dokumentationsbogens erfolgte. Ausgewertet wurden Suizidversuche, die der Definition der WHO entsprachen (14) und bei denen die Personen, die den Suizidversuch begingen, einen ersten Wohnsitz in der Interventions- bzw. Kontrollregion hatten und über 18 Jahre alt waren. Die Datenerfassung erfolgte in Zusammenarbeit mit den Kliniken für Psychiatrie und Psychosomatik Nürnberg, der Universitätsnervenklinik Würzburg, dem Gesundheitsamt Nürnberg, ambulanten Krisendiensten und niedergelassenen Nervenärzten in beiden Regionen.

Für die Interventionsjahre 2001 und 2002 ließ sich für Nürnberg eine statistisch signifikante Reduktion suizidaler Handlungen im Vergleich zur Kontrollregion Würzburg feststellen, wo die Werte insgesamt stabil blieben (Abb. 30.3). Der Rückgang in Nürnberg im Vergleich zum Baseline-Jahr (2000) betrug nach 2 Jahren Intervention signifikante 24 % (p < 0,01). Im Folgejahr 2003 fand keine systematische Kampagne mehr statt, dennoch verstärkte sich der Effekt noch und der Rückgang suizidaler Handlungen betrug 32,2 % (p < 0,01) (Abb. 30.3). Dieser Effekt war vor allem auf eine Verringerung der Suizidversuche zurückzuführen, bei denen es

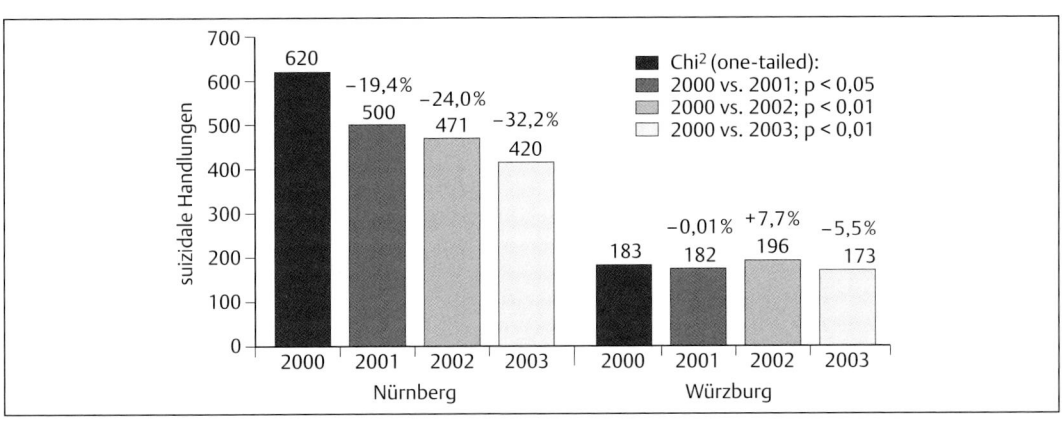

Abb. 30.**3** Signifikanter Rückgang der suizidalen Handlungen in Nürnberg im Vergleich zu Würzburg.

nach 2 Interventionsjahren zu einer im Vergleich zur Kontrollregion signifikanten Reduktion um 26% (p<0,01) kam. Aufgrund zu großer zufälliger jährlicher Schwankungen konnten in der Anzahl der Suizide alleine keine statistisch signifikanten Effekte gesichert werden (11).

Die Resultate der Evaluation sind ermutigend und unterstreichen die Relevanz des Interventionskonzepts, dessen Wirkung nicht nur auf der Effektivität der einzelnen Maßnahmen basiert, sondern auch auf den synergistischen Effekten zwischen den zeitgleich durchgeführten Interventionen. Zudem ist anzunehmen, dass der Rückgang suizidaler Handlungen als Ausdruck einer optimierten Versorgung depressiver Patienten in Nürnberg gesehen werden kann. Die Verbesserung in der Versorgung scheint eine größere Anzahl depressiv Erkrankter dazu gebracht zu haben, sich frühzeitig in fachärztliche Behandlung zu begeben, was sich u.a. im Rückgang suizidaler Handlungen äußert. Insgesamt ist jedoch festzustellen, dass die Resultate immer noch keinen eindeutigen Beweis für die Wirksamkeit der Initiative darstellen. Hierzu wären zusätzliche Analysen des Versorgungsprozesses, die erneute Auswertung wesentlich größerer Datensätze und eine Erfassung der Suizidversuche über einen noch längeren Zeitraum nötig. Ein sehr begrüßenswerter Effekt des Pilotprojekts ist das große Interesse im In- und Ausland an einer eigenen Umsetzung des 4-Ebenen-Interventionskonzepts. Dies hat zur Bildung des „Deutschen Bündnis gegen Depression" geführt, ein deutschlandweites Netzwerk, dem sich ständig neue Regionen anschließen.

■ „Deutsches Bündnis gegen Depression"

Die erfolgreiche Durchführung des Modellprojekts ist auf große Resonanz gestoßen. So zeigen seit 2003 immer mehr Regionen in Deutschland und dem deutschsprachigen Ausland Interesse, ein lokales Bündnis gegen Depression zu gründen und das Konzept sowie die vielfältigen entstandenen Materialien zu übernehmen.

Daraufhin wurde der bundesweite Verein „Deutsches Bündnis gegen Depression e.V." (www.buendnis-depression.de) gegründet, dem inzwischen alleine in Deutschland bereits über 45 aktive Bündnisse (Stand Januar 2009) angehören. Getragen wird diese dynamische Initiative von der Eigenmotivation der Regionen und der ständigen

Optimierung der lokalen Bündnisse durch intensiven Erfahrungsaustausch. Dadurch kommt es zu einer kontinuierlichen Verbesserung und Aktualisierung der Fortbildungsmaterialien und Materialien der Öffentlichkeitsarbeit sowie der Erfahrungen in der Umsetzung des 4-Ebenen-Modells. Ein weiteres Charakteristikum des Netzwerkes ist der **„Bottom-up-Ansatz"**: die einzelnen lokalen Bündnisse entscheiden selbst, in welcher Form das Konzept des Modellprojekts in Nürnberg in bestehende Aktivitäten und Organisationsstrukturen eingebunden werden kann und setzen in ihrer Durchführung der Kampagne vielfältige Schwerpunkte. Die interdisziplinäre Zusammenarbeit unterschiedlichster Institutionen und Personen innerhalb der Bündnisse schließlich gewährleistet eine hohe Akzeptanz und eine breite Wirksamkeit des Aktionsprogramms auf regionaler Ebene.

30.3 Verbreitung des 4-Ebenen-Modells in Europa

Nicht nur national, sondern auch international hat die Initiative Verbreitung gefunden. Gefördert von der Europäischen Kommission wurde 2004 die „European Alliance against Depression" (EAAD) (www.eaad.net) ins Leben gerufen. Ein Netzwerk von Kooperationspartnern aus 17 EU-Staaten setzt hier gemeinsam das bewährte 4-Ebenen-Konzept und die Materialien des Deutschen Bündnisses gegen Depression um und arbeitet so europaweit an dem Ziel, die Versorgung depressiv Erkrankter zu verbessern (15). Zudem ist aktuell gemeinsam mit weiteren Ländern in Osteuropa geplant, das Konzept dort vor Ort zu implementieren. Diese Ausweitung über nationale Grenzen hinaus zeigt, wie gut sich das 4-Ebenen-Konzept bewährt hat. In dem 2005 veröffentlichten Grünbuch empfiehlt die Europäische Kommission die Umsetzung gemeindenaher Interventionsprogramme zur Förderung der psychischen Gesundheit. Als „Example of best Practice" wird die European Alliance against Depression genannt und kann demnach langfristig als ein Vorbild für Interventionsprogramme im gesamten „Mental Health"-Bereich gesehen werden.

Mit dem Ziel die Resultate des 4-Ebenen-Modells zu replizieren, wird die Initiative nun erneut im europäischen Kontext mit einem verstärkten Fokus auf die Evaluation durchgeführt. Im Herbst 2008 wurde die Förderung des europäischen Projekts „Optimised Suicide Prevention Programs and their Implementation in Europe" (OSPI) im 7. Forschungsrahmenprogramm der EU bewilligt und das Projekt gestartet. Zum Nachweis der Wirksamkeit der Initiative auf die Senkung der Suizidraten werden aus den Erfahrungen des Nürnberger Pilotprojekts und der EAAD heraus „Best Practice"-Modelle umgesetzt, die u.a. eine Erweiterung um Prozessevaluation, eine Replikation der Nürnberger Resultate und den Vergleich der gewonnenen Daten mit Ungarn, Portugal und Irland beinhalten. Mit dem Ziel des Praxistransfers sollen zudem auf Basis der gewonnenen Erkenntnisse Empfehlungen für effektive, evidenzbasierte Suizidprävention in der EU ausgesprochen werden und somit ein Beitrag dazu geleistet werden, die Raten suizidaler Handlungen in Europa dauerhaft zu senken.

Literatur

[1] Bundesamt S. Todesursachenstatistik 1982–2002; 2003
[2] Bertolote JM, Fleischmann A. Suicidal behavior prevention: WHO perspectives on research. Am J Med Genet C Semin Med Genet 2005; 133: 8–12
[3] Lönnquist J, Koskenvuo M. Mortality in depressive disorders; a 3-year prospective follow-up study in Finland. In: Helgason TDR, ed. Depressive illness: Prediction of course and outcome. Berlin: Springer Verlag; 1988: 126–130
[4] Bertolote JM, Fleischmann A, De Leo D et al. D. Suicide and mental disorders: do we know enough? Br J Psychiatry 2003; 183: 382–383
[5] Wittchen HU, Schuster P, Pfister H et al. Warum werden Depressionen häufig nicht erkannt und selten behandelt? Nervenheilkunde 1999; 210–217
[6] Alonso J, Angermeyer MC, Bernert S et al. Use of mental health services in Europe: results from the European Study of the Epidemiology of Mental Disorders (ESEMeD) project. Acta Psychiatr Scand (Suppl) 2004;(420): 47–54
[7] Fernandez A, Haro JM, Martinez-Alonso M et al. Treatment adequacy for anxiety and depressive disorders in six European countries. Br J Psychiatry 2007; 190: 172–173
[8] Paykel ES, Tylee A, Wright A et al. The Defeat Depression Campaign: psychiatry in the public arena. Am J Psychiatry 1997; 154: 59–65
[9] Rutz W, von Knorring L, Walinder J. Frequency of suicide on Gotland after systematic postgraduate education of general practitioners. Acta Psychiatr Scand 1989; 80: 151–154
[10] Mann JJ, Apter A, Bertolote J et al. Suicide prevention strategies: a systematic review. JAMA 2005; 294: 2064–2074
[11] Hegerl U, Althaus D, Schmidtke A et al. The alliance against depression: 2-year evaluation of a community-based intervention to reduce suicidality. Psychol Med 2006; 36: 1225–1233
[12] Henkel V, Mergl R, Kohnen R et al. Use of brief depression screening tools in primary care: consideration of heterogeneity in performance in different patient groups. General Hospital Psychiatry 2004; 26: 190–198
[13] Schäfer R, Althaus D, Brosius HB et al. Media coverage on suicide in Nuremberg's daily papers – frequency and form of the reporting before and during media-intervention with guidelines. Psychiatr Prax 2006; 33: 132–137
[14] Bille-Brahe U, Kerkhof A, De Leo D et al. A repetition-prediction study of European parasuicide populations: a summary of the first report from part II of the WHO/EURO Multicentre Study on Parasuicide in co-operation with the EC concerted action on attempted suicide. Acta Psychiatr Scand 1997; 95: 81–86
[15] Hegerl U, Wittmann M, Arensman E et al. The "European Alliance Against Depression (EAAD)": A multifaceted, community-based action programme against depression and suicidality. World J Biol Psychiatry 2007; 1–8

31 Prävention der Chronifizierung von Schmerz

Norina Hofmann*, Uwe Ruhl, Isabel Hach

31.1 Phänomen Schmerz

▤ Einleitung

Nach der Definition der IASP (International Association for the Study of Pain) wird Schmerz als ein unangenehmes Sinnes- oder Gefühlserlebnis beschrieben, das mit aktueller oder potenzieller Gewebsschädigung verknüpft ist oder mit Begriffen einer solchen Schädigung verbunden wird.

Diese international anerkannte Definition trägt der Tatsache Rechnung, dass Schmerz als ein rein subjektives Phänomen zu verstehen ist, dessen sensorische und emotionale Qualität sich nur bruchstückhaft in overtem Verhalten spiegeln kann, wobei nicht zwingend eine aktuelle organische Ursache vorliegen muss. Schmerz ist eine sehr persönliche und wandlungsfähige Erfahrung, die von kulturellen Werten, Situationen, der Aufmerksamkeit und von weiteren kognitiven Aktivitäten beeinflusst wird. Die Schmerzempfindung ist von Geburt an zunächst als **Schutz- oder Abwehrreflex** vorhanden, wird dann durch Lernerfahrungen verändert und so immer differenzierter und individualisierter. Dies zeigt sich in unterschiedlichen gestisch-mimischen, verbalen und behavioralen Reaktionen, aber auch auf neuronaler Ebene.

▤ Akuter Schmerz

Es wird zwischen akutem und chronischem Schmerz unterschieden. Ein akuter Schmerz dient als **Alarmsignal** des Körpers, der bei einer wie auch immer gearteten Verletzung des Körpers reflexartig ausgelöst wird und so gegebenenfalls Flucht- oder Abwehrreaktionen initiieren soll (5). So ziehen wir z.B. blitzartig aufgrund des ausgelösten akuten Schmerzes unsere Hand von einer heißen Herdplatte zurück, ohne dass wir zunächst darüber nachdenken, ob dies die adäquate Reaktion sein könnte; der Schmerz setzt sich imperativ durch (1). Bei einem akuten Schmerz liegt demnach eine relativ eindeutige Verbindung zwischen einem Schmerzreiz und einer Schmerzreaktion vor (3). Die Schmerzempfindung endet typischerweise bald nach Einwirkung des Schmerzreizes, der mechanischer, thermischer, elektrischer oder auch chemischer Natur sein kann. Andernfalls ginge seine Warnfunktion verloren. Bei der **Nozizeption**, d.h. der Aufnahme, Leitung und Weiterverarbeitung schmerzhafter Signale, werden unterschiedliche physiologische Reaktionsprozesse unterschieden. Zunächst werden die Nozizeptoren, d.h. die Schmerzrezeptoren aktiviert. Die noxischen Reize werden in elektrische Aktivität umgewandelt (**Transduktion**) und peripher weitergeleitet durch dünne markhaltige A-Delta- und marklose C-Fasern zu den Synapsen der Hinterhornneurone (**Transmission**). Schon akuter Schmerz umfasst sehr komplexe und auf eigenen Lernerfahrungen basierende und damit stark individualisierte Abläufe im Körper.

▤ Chronischer Schmerz

Hält der Schmerz auch über die Einwirkung des Schmerzreizes und damit **über einen längeren Zeitraum** an, so wird er als chronischer Schmerz bezeichnet. Einige Forscher schlagen vor, zur Definition chronischer Schmerzen einen relativ beliebig gewählten Zeitraum von 3 bzw. 6 Monaten Schmerzpersistenz zu verwenden. Diese willkürliche Setzung zeigt die Schwierigkeiten, chronischen Schmerz zu definieren, gerade weil meist ein eindeutig erkennbarer Schmerzreiz von außen fehlt und weil Schmerz eine stark subjektive Empfindung darstellt.

Zur Beschreibung des chronischen Schmerzes werden verschiedene Ebenen berücksichtigt:

* E-Mail: nhofman1@psych.uni-goettingen.de

- Auf einer **biologischen Ebene** lassen sich häufig keine auffälligen Prozesse finden, teilweise kommt es zu einer massiven motorischen Dekonditionierung durch das oftmals fälschlicherweise angeratene Schonverhalten. Von den Patienten berichtete Symptome wie Entzündungen oder motorische Einschränkungen sind häufig mit einer klinischen Standarddiagnostik nicht objektivierbar.
- Gerade auch die **behaviorale Ebene** spielt für eine umfassende Beschreibung der Symptomatik eine entscheidende Rolle: Wie verhält sich der Patient? Nutzt er das Gesundheitssystem häufig? Geht er zu vielen verschiedenen Ärzten? Nimmt er regelmäßig Medikamente? Zeigt er Schonverhalten? Zieht er sich zurück? Spricht er viel über den Schmerz? Wie äußert er ihn mimisch-gestisch? Vermeidet er?
- Weiterhin kommt der **kognitiven Komponente** eine große Bedeutung zu. Darunter wird der Einfluss verstanden, den die Bewertung des Schmerzes im Hinblick auf ungünstige Verarbeitungsstrategien hat. Der Schmerz kann z.B. katastrophisiert werden: „Wenn das so weiter geht mit meinen Schmerzen, macht alles keinen Sinn mehr." Oder bestimmte Überzeugungen werden immer wieder umgesetzt, z.B.: „Mit solchen Schmerzen muss man sich hinlegen und schonen." Diese Bewertung und auch emotionale Elemente beeinflussen dann wiederum die Intensitäts- und Qualitätsempfindung („mörderischer, unerträglicher Schmerz").

Unterschiede zwischen chronischem und akutem Schmerz beziehen sich weiterhin auch auf die **Schmerzqualität**. Neben unterschiedlichen Kategorien zu seiner Beschreibung bedarf es auch unterschiedlicher therapeutischer Ansätze zu seiner Behandlung. Während bei der Therapie des akuten Schmerzes meist direkt am Schmerzreiz, also am noxischen Reiz angesetzt werden kann, ist dies beim chronischen Schmerz nicht möglich. Akute Schmerzen können entweder kausal, d.h. durch Beseitigung der Schmerzursache, oder symptomatisch, d.h. über Linderung des Schmerzes (z.B. mithilfe von Analgetika) behandelt werden. Häufig erweisen sich diese Strategien als erfolgreich. Die Dauereinnahme von Analgetika zur Behandlung des chronischen Schmerzes (ausgenommen sind natürlich Tumorschmerzen u.ä.) verbietet sich aufgrund massiver Nebenwirkungen wie z.B. entstehender Abhängigkeit, sekundär durch die Medikamenteneinnahme induzierter Schmerzen sowie aufgrund mangelnder Wirkung.

Durch die Schwierigkeiten bei der Diagnosestellung und eindeutigen Kategorisierung sowie auch bei einer Behandlung des chronischen Schmerzes erfahren die Betroffenen häufig eine starke Beeinträchtigung in ihrem gesamten Leben und Alltag. Dies führt oft zu sozialer Isolation und psychischen Begleiterscheinungen, z.B. depressiven Symptomen. Von chronischen Schmerzen betroffene Menschen zeigen eine signifikant erhöhte Anzahl von Fehltagen am Arbeitsplatz. Häufig fühlen sie sich unverstanden und in ihren Beschwerden nicht ernstgenommen, da sich kein eindeutiger Auslöser für ihren massiv empfundenen Schmerz finden lässt. Sie suchen immer mehr Ärzte, teilweise verschiedener Fachbereiche, auf. Sie sind auf der Suche nach einer organischen Ursache ihrer Schmerzen. Sie nehmen vermehrt, meist für sie wirkungslose Medikamente und verursachen dadurch hohe Kosten im Gesundheitssystem. Ein Teufelskreis beginnt. So ist oftmals eine Frustration nicht nur aufseiten des Patienten, sondern auch aufseiten der Behandler die Folge. Auch breiten sich die Schmerzen zunehmend auf mehrere Körperbereiche aus (Multilokaliät).

Schmerzforscher gehen mittlerweile davon aus, dass sich aus einem akuten ein chronischer Schmerz entwickeln kann, weswegen sie die Dichotomie von akutem und chronischem Schmerz ablehnen. Dennoch lässt sich chronischer Schmerz mittels seiner Dauer, Häufigkeit, Ausbreitung der Schmerzbeschwerden, schmerzbedingter Beeinträchtigung sowie Inanspruchnahmeverhalten im Gesundheitssystem vom akuten Schmerz unterscheiden.

31.2 Klassifikation und Diagnostik von chronischem Schmerz

Die diagnostische Einteilung des chronischen Schmerzes im Klassifikationssystem der Weltgesundheitsorganisation (ICD-10) muss als unzureichend bewertet werden. Hier wird noch immer „psychogener" von „somatogenem" Schmerz unterschieden – ein Konzept, das nicht mehr dem aktuellen Wissenstand entspricht, wie sich am Beispiel des Spannungskopfschmerzes und auch der Migräne zeigen lässt. Es wird hier gefordert, dass die Schmerzen andauernd, schwer und quälend sind und durch physiologische Prozesse oder körperliche Störungen nicht vollständig erklärt werden können. Für den Spannungskopfschmerz soll es eine klare pathophysiologische Ursache (hohe Muskelspannung) geben (ICD-10: G44.2), die sich jedoch wissenschaftlichen Untersuchungen zufolge nicht bestätigen lässt. Auch werden chronische und episodische Kopfschmerzen zu einer Kategorie zusammengefasst. Im DSM-IV hingegen wird eine Schmerzstörung „in Verbindung mit psychischen Faktoren" von einer Schmerzstörung mit „sowohl psychischen Faktoren wie einem medizinischen Krankheitsfaktor" unterschieden. Liegt eine Schmerzstörung ohne erkennbaren Einfluss von psychischen Faktoren vor, wird diese auf Achse III (medizinische Krankheitsfaktoren) kodiert. Weiterhin wird zwischen verschiedenen Schweregraden, der Exazerbation und aufrechterhaltenden Faktoren differenziert. Dennoch liegt nur eine ungenügende Operationalisierung der Klassifikationskriterien vor. Auch werden die jeweiligen „psychischen Faktoren" nicht weiter ausdifferenziert, was jedoch zur Ableitung adäquater therapeutischer Vorgehensweisen notwendig wäre.

Um dem Ziel, das chronische Schmerzsyndrom sowohl mit seinen psychischen als auch mit seinen somatischen Faktoren integrativ darstellen zu können, nachzukommen, wurde deshalb die **Multiaxiale Schmerzklassifikation** (**MASK**) entwickelt (2). Diese ermöglicht eine differenzierte Diagnose durch eine Kodierung auf 5, zunehmend spezifischeren Ebenen, die die somatische Dimension erfassen. Daneben findet auch eine psychosoziale Dimension Berücksichtigung, für deren Erfassung weitere 10 Achsen zur Verfügung stehen, die auf einer 11. Achse logisch miteinander verknüpft werden.

Zur Problemanalyse selbst lässt sich das strukturierte Schmerzinterview (SICS) (4) verwenden. Darin werden Lokalisation, Intensität, Qualität sowie das zeitliche Muster der Schmerzen erfragt als auch die den Schmerz begleitenden Symptome. Die Umstände des ersten Auftretens als Hinweis auf eventuelle externe Auslösebedingungen, die Schmerzstärke modulierende Faktoren sowie aktuelle und frühere Behandlungen werden erfasst. Explizit werden auch Coping-Fähigkeiten des Patienten und vorhandene Ressourcen exploriert. Da Emotionen und Kognitionen zur Aufrechterhaltung des Schmerzes entscheidend beitragen, widmet sich ein weiterer Bereich des SICS der Erfassung dieser Komponenten. Neben der Art und Weise, wie der Betroffene sich im Hinblick auf seine Schmerzen seinen Bezugspersonen gegenüber äußert, wird auch erfasst, welche Veränderungen der Schmerz im Leben des Patienten bewirkt hat.

Das Schmerzerleben in Bezug auf seine Intensität, Dauer und Häufigkeit, aber auch das Medikamenteneinnahme-, Rückzugs- und Schonverhalten wird besonders eindrücklich über Schmerztagebücher verdeutlicht, die die Betroffenen führen. Mittels der Schmerzempfindungsskala (SES) können die sensorischen (z. B. stechend, brennend) und affektiven (z. B. unerträglich, mörderisch) Aspekte des Schmerzes notiert werden. Zur Erfassung der beim chronischen Schmerz entscheidenden kognitiven Prozesse stehen verschiedene Instrumente zur Verfügung (z. B. Fragebogen zur Erfassung schmerzbezogener Selbstinstruktionen; Kieler Schmerzverarbeitungsinventar). Als Indikator zur Bestimmung des Therapieerfolgs sollte unbedingt die schmerzbedingte Beeinträchtigung herangezogen werden (z. B. Pain Disability Index).

31.3 Epidemiologie des Schmerzes

In einer aktuellen europaweiten Studie wurden in 15 Ländern je 2000 Erwachsene telefonisch nach ihren Erfahrungen mit Schmerzen befragt. Als chronisch von Schmerzen Betroffene wurden Personen eingeordnet, die seit mindestens 6 Monaten Schmerzen hatten, in einer Häufigkeit von mindestens 2-mal pro Woche und die auf einer 10-stufigen Skala mindestens eine Stärke von „5" für das letzte Schmerzerlebnis angegeben hatten. Mit diesen Personen wurde im Anschluss ein vertieftes Interview geführt. Dabei zeigte sich eine Prävalenz von 12 % in Spanien und 30 % in Norwegen (in Deutschland 17 %), wobei Rückenschmerzen, gefolgt von Knie- und Kopfschmerzen am häufigsten genannt wurden. Generell scheinen muskuloskelettale Schmerzen zu dominieren (7). Dies bedeutet, dass allein in Deutschland ca. 10,5 Millionen Menschen an chronischen Schmerzen leiden. Frauen sind häufiger betroffen als Männer (56 %), wobei andere Untersuchungen eine noch weiter auseinander klaffende Schere hinsichtlich der Geschlechterverteilung finden. Der Gipfel der Lebenszeitprävalenz für chronische Schmerzen insgesamt wird zwischen dem 25. und 45. Lebensjahr angegeben (7);

auch steigt die Prävalenz mit abnehmendem sozioökonomischem Status, vor allem bei Männern. Beeinträchtigungen im Berufsleben gaben 25 % der Betroffenen an, aber auch in Bezug auf Schlaf, soziale Aktivitäten und die Führung des Haushaltes zeigten sich Einschränkungen.

Besonders erwähnt werden sollte, dass die Auftretenshäufigkeit chronischer Schmerzen bei Kindern in den letzten 20 Jahren deutlich gestiegen ist. So zeigte sich für den Rückenschmerz schon im Alter von 15 Jahren eine Lebenszeitprävalenz von 50 %. Der chronische Schmerz scheint bis ins Alter zu persistieren (3).

31.4 Folgen von Schmerzerkrankungen

Neben den starken Auswirkungen auf das Leben der Betroffenen verursacht der chronische Schmerz jedoch auch hohe Kosten im Gesundheitssystem. Laut dem Nuprin-Report belaufen sich die Kosten (Behandlungskosten, durch Fehltage bei der Arbeit entstehende Kosten), die durch Patienten mit chronischen Schmerzen (z. B. inadäquate Behandlungsmaßnahmen, nicht indizierte invasive Eingriffe, Nichtbeachtung psychosozialer Faktoren) entstehen, aber auch durch den Umgang des Gesundheitssystems mit ihnen, auf 50–65 Mrd. US$ pro Jahr. Muskuloskelettale Schmerzen (v. a. Rückenschmerz) gehören zu den häufigsten Krankheitsgründen und sind mittlerweile der häufigste Grund für eine Frühberentung. Rückenschmerzen verursachen jährlich etwa 17,4 Mrd. € Kosten (v. a. für Arbeitsunfähigkeitskompensation, Renten). So konnte eine aktuelle Studie zeigen, dass Patienten mit chronischer Migräne 4,4-mal so hohe Kosten verursachen wie diejenigen, deren Migräne nur episodisch auftritt (6). Auch kann hoher Analgetikagebrauch zu weiteren Problemen wie sekundärem Kopfschmerz, psychischer Abhängigkeit und verschiedenen körperlichen Schäden, z. B. Leber oder Niere betreffend, führen. Die genannten Befunde zeigen die außerordentlich große Bedeutung präventiver Arbeit, um die Chronifizierung akuter Schmerzen zu verhindern, aber auch spezifische, auf die individuelle Symptomatik abgestimmte Behandlungsansätze sind notwendig, falls bereits ein chronischer Schmerz vorliegt. Dies gilt vor allem dann, wenn berücksichtigt wird, dass immerhin 20 % der Betroffenen, die im letzten Jahr von vorübergehenden oder beständigen Schmerzen geplagt waren, nicht zum Arzt gingen, was im darauffolgenden Jahr zu einer erhöhten Anzahl an Arztbesuchen geführt hatte (7).

31.5 Risikofaktoren zur Entstehung von chronischen Schmerzen

Nikotinkonsum, **Unterernährung** und **körperliche Inaktivität** können zu chronischen Erkrankungen (Diabetes, Asthma, Übergewicht) führen. In den USA konnten 2005 7 der 10 häufigsten Todesursachen auf chronische Erkrankungen zurückgeführt werden. Chronische Krankheiten schränken die Lebensqualität der Betroffenen ein, führen zu weiteren Krankheiten, Arbeitsunfähigkeit, Leid, großen Einschränkungen im Alltag und ausgeprägten Schmerzen. Durch Veränderung solcher Risikofaktoren mittels ausgewogener Ernährung, regelmäßiger Bewegung und Nikotinabstinenz könnten diese Erkrankungen verhindert werden. Diese Form von Prävention soll in verschiedenen Interventionsprogrammen an verschiedenen Orten (z. B. Schulen, Gemeinde, Arbeitsplatz) und bei verschiedenen Populationen durchgeführt werden. Erste Erfolge im Sinne einer Reduktion in der Prävalenz dieser Risikofaktoren zeigen sich bereits (8).

Die Untersuchung **biologischer Risikofaktoren** für eine Chronifizierung des Schmerzes erbrachte wider Erwarten bisher keine relevanten Befunde. Weder für elektromyografische Untersuchungen beim Spannungskopfschmerz noch für bildgebende Verfahren bei Migräne oder Rückenschmerz ließen sich prädiktive Faktoren finden. Auch die körperliche Fitness und Statur spielen für die Ausbildung von chronischem Rückenschmerz keine entscheidende Rolle; einzig ein eingeschränkter Bewegungsraum, bewegungsabhängiger Schmerz und Schwierigkeiten beim Heben des gestreckten Beins deuten auf ein erhötes Risiko der Entwicklung vom chronischen Rückenschmerz hin (3). Der Einfluss **genetischer Faktoren** ist außer bei einem bestimmten Subtyp der Migräne noch nicht nachgewiesen. Den bisher besten biologischen Prädiktor für die Entwicklung chronischer Schmerzen bilden noch immer die vorangegangenen Schmerzepisoden. Dies gilt vor allem für den Kopf- und den Rückenschmerz. Für diese beiden Schmerzsyndrome ist weiterhin auch bekannt, dass ein hohes Maß an **psychologischem**

Distress als Risikofaktor zur Chronifizierung gelten muss. Psychosoziale Faktoren scheinen vor allem für die Aufrechterhaltung chronischer Schmerzen von hoher Bedeutung zu sein. Vorstellbar ist hier z. B., dass starke Schmerzen zu depressiver Verstimmung führen, in deren Folge es zu einer verstärkten Schmerzwahrnehmung kommen kann. Dadurch erfolgt ein Rückzug aus sozialen Situationen, was mangels Alternativen dann zur weiteren Fokussierung auf die Schmerzen führen kann. Auch das sogenannte „Fear-Avoidance"-Modell der Chronifizierung von Rückenschmerz ist hier zu erwähnen. Akuter Rückenschmerz, der durch Bewegung zunimmt, wird durch Einnehmen einer Schonhaltung zu reduzieren versucht. Es findet eine negative Verstärkung dieses Verhaltens (Vermeidung von Bewegung reduziert die Angst vor Schmerz) statt, was zum Persistieren und so zu einer motorischen Dekonditionierung führen kann. Auch kann sich in der Folge aufgrund des sozialen Rückzugs eine depressive Symptomatik ausbilden. Beide Komponenten fördern die Wahrnehmung von und die Aufmerksamkeitsausrichtung auf den Schmerz.

Wie oben bereits erwähnt, kommt jedoch auch dem **Gesundheitssystem** eine entscheidende Bedeutung bei der Chronifizierung von Schmerz zu. Oftmals wird zu Schonhaltung geraten, es werden nur passive Interventionen (wie Massage, Analgetikaeinnahme bei Bedarf) verschrieben bzw. empfohlen. Dies kann zu geringen Selbstwirksamkeitsüberzeugungen beim Betroffenen führen. Es macht ihn hilflos. Er versucht gar nicht mehr, seine eigenen Ressourcen zu aktivieren. Zusätzlich verfestigt dieses Verhalten das biologische Störungsmodell des Patienten. Ein weiterer Risikofaktor ist in der Arbeitszufriedenheit zu sehen. Anders als zunächst angenommen spielen ergonomische Faktoren bei der Ausbildung von z. B. chronischem Rückenschmerz eine nur untergeordnete Rolle, während eine hohe Arbeitsunzufriedenheit (wahrgenommene Arbeitsbelastung, Verhältnis zu den Kollegen, zum Vorgesetzten, wahrgenommene Autonomie etc.) das Risiko der Entstehung eines chronischen Schmerzsyndroms deutlich steigen lässt.

31.6 Störungsmodell

Zur Erklärung der Entstehung, vielmehr aber noch zum Verständnis der Aufrechterhaltung chronischer Schmerzen wird nach allgemeinem Konsens heute von einem **biopsychosozialen Modell** ausgegangen. Dabei ist die Bedeutsamkeit des Einflusses biologischer, sozialer und psychologischer Faktoren individuell, aber auch in Abhängigkeit von der jeweiligen Phase des Schmerzes verschieden. Es ist aber gleichzeitig davon auszugehen, dass immer – bei jedem Patienten und bei jedem spezifischen Beschwerdbild – alle 3 Ebenen eine Rolle spielen. Häufig sind biologische Faktoren gerade bei der Entstehung des Schmerzes von hoher Relevanz, psychologische und soziale Faktoren hingegen sind stärker bei der Aufrechterhaltung der Schmerzsymptomatik von Bedeutung.

Eine entscheidende Rolle spielt unbestritten die Art und Weise, wie in der Kernfamilie mit Schmerzen umgegangen wird, wie häufig Medikamente eingenommen werden, wie der Schmerz zum Ausdruck gebracht wird und welche Maßgaben hinsichtlich des Schonverhaltens vorliegen. Hier findet demnach Modelllernen statt.

Aber auch andere Lernprinzipien haben einen Einfluss: Die Erhöhung der Muskelspannung kann klassisch konditioniert werden; operantes Lernen spielt beim Fear-Avoidance-Modell des Rückenschmerzes eine Rolle. Oft werden Betroffene auch von Verwandten in Phasen des Schmerzes besonders umsorgt und gepflegt, was einer positiven Verstärkung gleichkommt. Es scheint jedoch so zu sein, dass emotional unterstützende Partner und ein starker Familienzusammenhalt den Schmerz günstig beeinflussen, während ausschließlich physisch unterstützende Partner Schmerzverhalten eher ungünstig beeinflussen.

Life-Events oder auch Daily Hassles können Schmerzen verstärken oder aufrechterhalten. Die oben schon erwähnten dysfunktionalen kognitiven Prozesse sind einerseits als Konsequenz des Schmerzes zu werten, andererseits halten sie ihn aber auch aufrecht: Hoffnungslose und verzweifelte Gedanken als Folge der Schmerzen und vieler erfolgloser Behandlungsversuche führen selbst wiederum zu dysfunktionalem Verhalten wie Rückzug und fördern so negative Emotionen wie z. B. Depressivität, was den Schmerz in der Konsequenz noch verstärken kann.

Weiterhin können iatrogene Faktoren des Gesundheitssystems, negative Bedingungen am Arbeitsplatz und eine negative Affektivität den chronischen Schmerz ebenfalls beeinflussen (4).

Aber auch biologische Faktoren, wie z. B. dauerhafte Veränderungen im peripheren und zentralen Nervensystem und die Ausbildung eines Schmerzgedächtnisses (Schmerzerleben ohne akute Einwirkung von Noxen), tragen zur Chronifizierung des Schmerzes bei. Hierbei spielt vor allem die Gate-Control-Theorie als integratives Schmerzmodulationskonzept eine wichtige Rolle. Sie erklärt, dass das Ausmaß der erlebten Schmerzintensität vom Wechselspiel zwischen der Aktivitätsstärke von dünnen und dicken Afferenzen abhängt. Es wird davon ausgegangen, dass es in der Substantia gelatinosa des Rückenmarks wie auch in allen synaptischen Schaltstellen zwischen Rückenmark und Gehirn einen „Tor-Mechanismus" gibt, der die Übertragung eingehender nozizeptiver Schmerzimpulse von den peripheren Schmerzfasern auf die Bahnen des Rückenmarks reguliert. Immer dann, wenn das Tor „offen" steht, können die Informationen ungehindert einströmen, je nach „Verschlossenheitsgrad" des Tores kann jedoch die Weiterleitung von schmerzhaften Impulsen auch geschwächt oder vollständig gehemmt werden. Das Öffnen oder Schließen des Tores geschieht über neuronale afferente oder auch durch efferente Impulse und tilgt so den Einfluss, den das Gehirn auf die Schmerzwahrnehmung und Schmerzverarbeitung innehat. Die peripher afferente Schmerzregulation läuft über Gruppe-II-Afferenzen der Haut. Wird bei diesen dicken, nicht myelinisierten Fasern eine Erregungsschwelle überschritten, werden in der Substantia gelatinosa lokale inhibitorische Interneurone erregt, die dann wiederum sogenannte schmerzübertragende T-Zellen blockieren, was gleichzeitig auch nozizeptive Informationen dünner afferenter Fasern hemmt. So „schließt sich das Tor", die zentripetal gerichtete Schmerzübertragung wird gestoppt. Werden myelinisierte dünne Fasern der Gruppe III und IV bei gleichzeitig nur schwacher Erregung der dicken Fasern erregt, werden Interneurone in der Substantia gelatinosa gehemmt und nozizeptive Informationen strömen in die T-Zellen ein; das „Tor öffnet sich", der Schmerz nimmt zu. Hier spielen vor allem kortikale Hirnanteile eine Rolle, die die schnell einströmenden Schmerzinformationen im Rückenmark über emotionale Reaktionen und kognitive Prozesse (z.B. frühere Schmerzerlebnisse) modifizieren können. Wenngleich auch nicht alle Annahmen dieser Theorie bisher experimentell untermauert werden konnten, ist sie doch von großer Bedeutung, weil sie erstmals den entscheidenden Anteil psychologischer Prozesse bei der Schmerzverarbeitung berücksichtigte (5).

31.7 Therapeutisches Vorgehen

Der Schlüssel zu einer mittel- und langfristig effizienten Schmerztherapie liegt in der Multimodalität des Therapieansatzes, was der Multikausalität der Entstehung entspricht. Die folgenden therapeutischen Vorgehensweisen konnten sich als wirksam erweisen. Zu den evaluierten psychologischen Verfahren in der Schmerztherapie gehören Entspannungstrainings, Biofeedback und multimodale Verfahren kognitiv-behavioraler Ausrichtung (4). Solche multimodalen Ansätze enthalten meist einen psychoedukativen Teil, das Erlernen einer Entspannungstechnik, einen geplanten Aktivitätenaufbau sowie die Identifikation und Modifikation dysfunktionaler Kognitionen. Auch die Funktionalität des Schmerzes sollte unbedingt berücksichtigt werden. Diese genuin psychologischen Therapieansätze sollten immer von einem sporttherapeutischen Programm begleitet werden, dessen Ziel vor allem in einem Angstabbau sowie in einer körperlichen Rekonditionierung liegt. Eine suffiziente Therapie ist die Basis einer erfolgreichen Prävention.

31.8 Prävention

Welche Ziele lassen sich nun aus dem Wissen über Schmerzen für eine primäre, sekundäre und tertiäre Prävention ableiten?

■ Primäre Schmerzprävention

Akuter Schmerz hat eine wichtige Warnfunktion. Primäre Prävention könnte als Verhinderung des Auftretens von akutem Schmerz definiert werden. Doch aufgrund seiner Funktion kann und sollte akuter Schmerz nicht unterbunden werden. Die Verhinderung des Ereignisses, das die Schmerzen hervorruft, z.B. im Sinne einer Prävention von Unfällen in Haushalt oder Arbeitsumfeld, wäre hingegen eine sinnvolle primäre Schmerzprävention. Andererseits tritt Schmerz nicht zwingend immer als Folge einer Schädigung auf. Da das bisherige Wissen über die Komplexität der Entstehung von Schmerz weit von Vollständigkeit entfernt ist, fehlt es an spezifischen primärpräventiven Ansätzen. Allgemeine, breitere Maßnahmen müssen daher gegebenenfalls zur Anwendung kommen. So kann z.B. die Durchführung von Rückenschulprogrammen im Kindesalter als primäre Prävention von Rückenschmerzen dienen. Verschiedene in Schulen durchgeführte Rückenschmerzprojekte zeigen zumindest vielversprechende Ansätze, z. B. in einer Verringerung der Punktprävalenz von Rückenschmerzen im Verlauf. Methodische Unterschiede in den Studien lassen eine Vergleichbarkeit nur eingeschränkt zu und wie so oft reduziert das ungünstige Kosten-Nutzen-Verhältnis die Wahrscheinlichkeit einer breiten Anwendung. Im Erwachsenenalter und bei Freiwilligkeit der Teilnahme an einer primärpräventiven Maßnahme mindert die Selbstselektion zugunsten bereits symptombelasteter Personen die Realisation. So ist es zwar einerseits erfreulich, dass Krankenkassen Versicherte, die an einem Rückenschulprogramm teilnehmen, finanziell unterstützen. Da jedoch anzunehmen ist, dass hauptsächlich von Rückenschmerzen betroffene Personen zur Teilnahme zu motivieren sind, ist es zumindest nicht als primärpräventive Maßnahme anzusehen. Allgemein gesundheitsbewusstes Verhalten, das eine echte Primärprävention darstellen würde, wird hingegen nicht direkt von den Krankenkassen unterstützt, da es nicht überprüfbar ist.

Die Linderung und schnelle Abkürzung eines akuten Schmerzes kann ebenfalls als Primärprävention angesehen werden. Die Bildung eines Schmerzgedächtnisses könnte so verhindert werden. Eine effektive Analgesie bei operativen Eingriffen beispielsweise kann lang anhaltende postoperative Schmerzen und auch eine mögliche Chronifizierung verhindern.

Eine effektive Schmerztherapie bei erstmalig auftretenden Schmerzen ohne direkte Ursache ist ebenfalls primärpräventiv in Hinsicht auf die Chronifizierung. Entgegen der weit verbreiteten Annahme von Betroffenen und auch der Behandler ist es nicht die effektivste Maßnahme den Schmerz „abzuschalten", sich längere Zeit strikt ins Bett zu legen, abzuwarten und dann wieder wie gewohnt weiter zu machen. Verschiedene Studien zu akuten Rückenschmerzen belegen, dass eine in der Dauer begrenzte Schmerzmittelgabe kombiniert mit einer zeitlich begrenzten Bettruhe und anschließender zügiger Aktivierung signifikant bessere Resultate hinsichtlich Arbeitsunfähigkeit und des Zeitraumes der Beeinträchtigung bringt. Bei andauernden Schmerzen ist eine zeitkontingente Medikation (d. h. der Schmerz befindet sich dauerhaft unter einem bestimmten Schwellenwert) einer schmerzkontingenten vorzuziehen. Nur so kann Medikamentenmissbrauch, der insbesondere

bei der so beliebten „Bedarfsmedikation" auftritt (d. h. jedes Auftreten eines Schmerzereignisses wird durch die Einnahme von Medikamenten unterbunden, dem Schmerz wird quasi ständig hinterhergelaufen), verhindert werden.

◼ Sekundäre Schmerzprävention

Sekundäre Schmerzprävention bedeutet, dass Menschen, die schon einmal an Schmerzen gelitten haben bzw. regelmäßig daran leiden, bei einer erfolgreichen Maßnahme z. B. weniger Schmerzepisoden erleben, die Schmerzen nicht weiter in ihrer Intensität zunehmen oder sogar reduziert werden bzw. aufhören. Da psychosoziale Prozesse eine elementare Rolle bei der Schmerzchronifizierung spielen, müssen sie auch bei Präventionsmaßnahmen einbezogen werden. Die schon oben erwähnten Rücken-Präventionsprogramme stellen das klassische Beispiel der sekundären Prävention dar. Inzwischen ist es in der Regel nicht mehr nötig, betroffene Patienten auf die Existenz solcher Programme extra hinzuweisen. Leider fehlt es aber immer noch – obwohl in höchstem Maße plausibel – an einem wissenschaftlichen Nachweis der Effektivität flankierender biopsychosozialer Maßnahmen.

◼ Tertiäre Schmerzprävention

Tertiäre Schmerzprävention stellt im übertragenen Sinne die Verhinderung des zunehmenden Rückzuges auf allen Ebenen dar. Hier gilt es darum, bei von chronischen Schmerzen betroffenen Menschen beispielsweise eine rein schmerzbedingte Berentung zu verhindern, eine wegen der Schmerzen unterbrochene Beschäftigung wieder aufzunehmen und soziale Rollen und Gefüge zu stärken bzw. zu erhalten. Auf der individuellen Ebene ist die Sicherstellung der Lebensqualität zu nennen. Diese Ziele können nicht durch einzelne, symptombezogene Maßnahmen erreicht, sondern nur in umfassenden, multimodalen, rehabilitativen Programmen angestrebt werden.

Schmerzerkrankungen sind hoch prävalent und zeigen massive Folgen auf gesellschaftlicher und individueller Ebene. Die Prävention von Schmerzen ist aufgrund ihrer Multikausalität und auch wegen des Kontinuums akuter-chronischer Schmerz eine komplexe, schwierige Angelegenheit. Trotzdem oder gerade deswegen sind weitere Forschungen die Genese und Aufrechterhaltung von Schmerzen und in der Folge die gezielte Durchführung von Präventionsmaßnahmen betreffend unerlässlich.

Literatur

[1] Ammermann C. Genese chronischer Schmerzen im Spannungsfeld von Neuroplastizität und Psychodynamik. Springer Psychotherapie Forum 2004; 12: 79–87

[2] Klinger R. Klassifikation chronischer Schmerzen – Multiaxiale Schmerzklassifikation. In: Basler HD, Franz C, Kröner-Herwig B et al. Psychologische Schmerztherapie, Kapitel 17. Heidelberg: Springer Verlag; 2004: 307–320

[3] Kröner-Herwig B. Schmerz. In: Jerusalem u. Weber, Hrsg. Psychologische Gesundheitsförderung, Diagnostik und Prävention. Göttingen: Hogrefe; 2003: 599–620

[4] Kröner-Herwig B. Chronischer Schmerz. In: Margraf u. Schneider, Hrsg. Lehrbuch der Verhaltenstherapie, Kap. 13. Heidelberg: Springer; 2009

[5] Larbig W. Physiologische Grundlagen von Schmerz und die gate-control Theorie. In: Egle u. Hoffmann, Hrsg. Der Schmerzkranke. Stuttgart: Schattauer, 1993: 43–59

[6] Munakata J, Hazard E, Serrano D et al. Economic burden of transformed migraine: results from the American Migraine Prevalence and Prevention (AMPP) study. Headache 2009; 49: 498–508

[7] Nickel R, Raspe H. Chronischer Schmerz: Epidemiologie und Inanspruchnahme. Nervenarzt 2001; 72: 897–906

[8] Ramsey F, Ussery-Hall A, Garcia D et al. Prevalence of selected risk behaviors and chronic diseases – Behavioral Risk Factor Surveillance System (BRFSS), 39 steps communities, United States, 2005. Surveillance Summaries 2008; 57: 1–20

32 Primärprävention der koronaren Herzkrankheit – Methoden zur Identifikation von Hochrisikopatienten

Frauke Jarre*, Britta Vetter

32.1 Einleitung

Die koronare Herzkrankheit (KHK) ist die häufigste Todesursache in den Industrienationen. Oft bleibt eine KHK über lange Zeit unerkannt, und in 50 % der Fälle treten die ersten Symptome in Form eines Herzinfarktes oder Herztodes auf (8).

Mithilfe vieler Aufklärungskampagnen konnte zwar erreicht werden, dass die Risikofaktoren für die Entstehung einer KHK seit langem nicht nur der Ärzteschaft, sondern auch der Bevölkerung bekannt sind, doch trotz aller Anstrengungen hat sich die Situation seitdem nicht wesentlich gebessert. So zeigen die Ergebnisse der EUROASPIRE-I- und -II-Studie, dass der Anteil der Patienten mit Bluthochdruck (> 140/90) und Übergewicht (BMI < 30 kg/m^2) im Verlauf der 1990er-Jahre zugenommen hat. Auch die Anzahl der Patienten, die an einem Diabetes erkrankt waren, und der Anteil an Rauchern konnte nicht gesenkt werden. Obwohl die Inzidenz für Hypercholesterinämie (> 5 mmol/l) gesenkt wurde, wird diese immer noch bei der Hälfte der Bevölkerung festgestellt (5). Das bedeutet, die Aufklärungskampagnen haben zwar ein Bewusstsein für die Risikofaktoren in der Bevölkerung geweckt, waren aber nicht wirklich erfolgreich.

Da sich das Auftreten der KHK-Risikofaktoren in der gesamten Bevölkerung also kaum senken lässt, besteht ein erhöhter Bedarf Patienten mit einem hohen KHK-Risiko frühzeitig zu identifizieren. Als Hochrisikopatienten werden gemäß den europäischen Leitlinien Patienten mit einem 10-Jahres-risiko für ein koronares Ereignis mit tödlichem Ausgang von > 5 % bezeichnet (6). Diese können dann gezielt zu einer Änderung des Lebensstils angehalten und medikamentös behandelt werden, um so die Mortalitätsrate zu senken.

Die Identifikation der Hochrisikopatienten wird jedoch dadurch erschwert, dass häufig alarmierende Symptome fehlen. So sind die symptomatischen Angina-pectoris-Beschwerden, die den Patienten auf seine KHK aufmerksam machen und zum Arzt führen, erst ein sehr spätes Zeichen einer Ischämie. Dagegen sind alle frühen Phasen der sogenannten **Ischämie-Kaskade**, der zeitlichen Abfolge typischer, durch die Minderdurchblutung des Herzmuskels verursachter Ereignisse, asymtopmatisch. So führt eine Minderperfusion des Myokards nach metabolischen Veränderungen zunächst zu einer diastolischen und systolischen Funktionsbeeinträchtigung. Diese wird von EKG-Veränderungen gefolgt. Erst am Ende der Ischämie-Kaskade kommt es zur Angina-pectoris-Symptomatik (11).

Im Folgenden werden unterschiedliche Methoden vorgestellt, um eine KHK frühzeitig zu identifizieren. So kann beispielsweise mithilfe von **Risikoscores** das persönliche Risiko in den nächsten 10 Jahren an einer KHK zu erkranken, bestimmt werden. Diese Risikobewertung basiert auf dem Auftreten einer Kombination verschiedener Risikofaktoren wie Rauchen, Bluthochdruck, Übergewicht, etc. Ein weiteres wertvolles Screening-Instrument stellt der **Knöchel-Arm-Index** dar. Dieser wird durch Blutdruckmessungen an den Extremitäten der Patienten bestimmt und weist auf eine generalisierte Atherosklerose hin. Ein bestehender Verdacht auf eine KHK kann außerdem durch weitere Untersuchungen, mithilfe derer sich bereits eine stumme Ischämie diagnostizieren lässt, überprüft werden. Hierzu gehören einerseits das **Ruhe- und Belastungs-Elektrokardiogramm** sowie andererseits bildgebende Verfahren wie **Myokardszintigrafie**, **Stress-Echokardiografie**, **Kardio-MR** und **Kardio-CT**.

Wichtige Parameter zur Beurteilung der Wertigkeit der oben genannten Methoden sind deren Sensitivität und Spezifität. Die Sensitivität gibt an,

---

* E-Mail: fjarre@web.de

wie viele von 100 KHK-Patienten einen pathologischen Befund aufweisen, während die Spezifität den Prozentsatz der gesunden Personen mit unauffälligem Untersuchungsergebnis darstellt.

32.2 Risikoscores

Scores (Prognoseindizes) sind Bewertungsinstrumente, die es ermöglichen, den Krankheitsverlauf oder die Wahrscheinlichkeit des Auftretens einer Krankheit vorhersagen zu können. Mithilfe von Scores kann das Risiko bestimmt werden, einen tödlichen oder nicht tödlichen Herzinfarkt oder Schlaganfall in den nächsten 10 Jahren zu erleiden (1, 2, 6). Zur Berechnung der Scores werden Risikofaktoren verwendet, für die ein kausaler Zusammenhang mit dem Auftreten einer KHK nachgewiesen werden konnte. Klassische Risikofaktoren sind u. a. Alter, Geschlecht, familiäre Disposition, Nikotinkonsum, Bluthochdruck, Übergewicht, Bewegungsmangel sowie Fettstoffwechselstörungen und Diabetes mellitus.

Für eine gezielte Interventionsplanung sind jedoch nicht einzelne Risikofaktoren ausschlaggebend, sondern die Höhe des kardiovaskulären Gesamtrisikos eines Patienten (6). Die entwickelten Scores berücksichtigen daher eine Kombination von Risikofaktoren, wobei die Gewichtung der Faktoren in den jeweiligen Scores unterschiedlich ausfällt. In Deutschland häufig verwendete Scores zur Bestimmung des KHK-Risikos sind der **Framingham-Score**, der für Deutschland adaptierte **ESC-Score** und der **PROCAM-Score**. Die Scores wurden in nationale Leitlinien aufgenommen, die Ärzten dabei helfen sollen, über eine angemessene Behandlung der Patienten zu entscheiden. So geben die Leitlinien an, ob eine intensivere Beratung bezüglich einer Änderungen des Lebensstils des Patienten und zusätzlich medikamentöse Therapiemaßnahmen notwendig sind (1, 2, 6).

Obwohl den Scores größtenteils dieselben Risikofaktoren zur Berechnung des Risikos zugrunde liegen, kommen die verschiedenen Scores bei der Bestimmung des individuellen Risikos häufig zu unterschiedlichen Ergebnissen. Auch wird das Risiko bei jüngeren, asymptomatischen Personen und insbesondere bei Frauen oft unterschätzt (10). Weiterhin werden aufgrund der geringen Sensitivität der Scores viele Hochrisikopatienten nicht erkannt. So stammt ein Großteil der Herzinfarktpatienten nicht aus der Hochrisikogruppe, sondern aus der Gruppe, für die ein mittleres Risiko prognostiziert wurde. Es sollten daher für diese Patienten oder für solche, bei denen die prognostischen Aussagen der unterschiedlichen Risikoscores nicht miteinander übereinstimmen, weitere Untersuchungen durchgeführt werden, um das KHK-Risiko sicher zu bestimmen und um eventuell eine präventive medikamentöse Behandlung rechtzeitig zu beginnen.

32.3 Knöchel-Arm-Index (Ankle-Brachial-Index, ABI)

Atherosklerotische Veränderungen sind für gewöhnlich nicht auf einzelne Organe beschränkt, sondern treten generalisiert im gesamten Körper auf. Die Manifestationen der kardiovaskulären Erkrankungen sind KHK, zerebrovaskuläre Erkrankungen (ZVK) sowie periphere arterielle Verschlusskrankheiten (pAVK). Aufgrund der hohen Co-Prävalenz von pAVK und anderen atherosklerotischen Erkrankungen gilt pAVK als ein Indikator für eine generalisierte Atherosklerose.

Die Möglichkeiten, eine KHK oder ZVK in einer allgemeinärztlichen Praxis zu diagnostizieren, sind limitiert. Mithilfe des Knöchel-Arm-Index kann jedoch eine pAVK als Indikator einer generalisierten Atherosklerose relativ einfach und zuverlässig diagnostiziert werden (7).

Zu dessen Bestimmung wird der Blutdruck gemäß den Angaben der American Heart Association dopplersonografisch gemessen. Liegt keine pAVK vor, so entspricht beim liegenden Patienten der systolische Blutdruck der unteren Extremitäten dem der oberen, oder ist sogar etwas höher. Das bedeutet, ein ABI-Wert von >1 liegt bei einem gefäßgesunden Patienten vor, wohingegen der ABI-Wert bei verengten Unterschenkelarterien und vermindertem systolischem Blutdruck am Knöchel erniedrigt ist. Ein Wert unter 0,9 gilt nach üblicher Konvention als pathologisch und weist auf eine generalisierte Atherosklerose hin (7).

32.4 Elektrokardiografie

Die Elektrokardiografie erlaubt Rückschlüsse auf Herzfrequenz, Herzrhythmus, Herzlage, Erregungsausbreitung und -ursprung sowie deren Störungen. Ruhe- und Belastungs-Elektrokardiogramm (EKG) sind als einfach durchzuführende, weit verbreitete, schmerzfreie und gut evaluierte Verfahren in der kardiologischen Routinediagnostik fest etabliert.

Dabei sind mehrere Veränderungen im Ruhe-EKG, wie z. B. Q-Zacke, linksventrikuläre Hypertrophie, Schenkelblock, ST-Senkungen, Vorhofflimmern oder QT-Verlängerung, mit KHK-Ereignissen assoziiert (9). Allerdings kann die bestehende KHK vieler Patienten im Ruhe-EKG nicht erkannt werden.

Eine höhere Sensitivität wird mithilfe des Belastungs-EKG erreicht, die mittlere Sensitivität liegt hier bei ca. 60 %, mit einer Variation von 50 % für Eingefäßerkrankungen und bis 90 % für Dreigefäßerkrankungen. Die Spezifität des Belastungs-EKG liegt bei ca. 80 % (12). Diese ist jedoch bei Frauen in der Regel geringer und kann ebenfalls durch Medikamente wie Digitalis beeinflusst werden.

Ein wichtiger Indikator für eine Myokardischämie ist die ST-Streckenänderung (12). Während eine belastungsindzuierte ST-Streckenhebung (wahrscheinlich als Ausdruck einer subepikardialen oder transmuralen Myokardischämie) nur selten auftritt, ist die ST-Streckensenkung (als Ausdruck einer subendokardialen Ischämie) wesentlich häufiger zu beobachten. Beträgt diese mehr als 1 mm, so liegt die Spezifität sogar bei 90 %. Die hohe Spezifität des Belastungs-EKG ist daher für die diagnostische Aussage von besonderer Bedeutung.

Neben der ST-Senkung wurden in epidemiologischen Studien weitere Veränderungen im Belastungs-EKG identifiziert, die prognostische Relevanz besitzen und zum Teil unabhängige Risikomarker darstellen. Hier sind u. a. chronotrope (In-) Kompetenz, funktionelle Kapazität, Herzfrequenzerholung und HF/ST-Index bzw. -Steigung zu nennen (9). Als unabhängige Risikomarker sind sie insofern von Bedeutung, als die zuvor beschriebenen Scores, die die klassischen Risikofaktoren berücksichtigen, allein eine relativ geringe Sensitivität haben. Unabhängige Risikomarker können daher in Kombination mit den Scores die prognostische Aussagekraft erhöhen.

Wie in der Heinz-Nixdorf-Recall-Studie gezeigt werden konnte, stehen einige der oben genannten Veränderungen im Ruhe- und Belastungs-EKG zudem im Zusammenhang mit dem Ausmaß der Kalzifizierung der Koronararterien. Auf die Kalzifizierung wird in einem späteren Abschnitt dieses Artikels genauer eingegangen (9).

32.5 Nicht invasive bildgebende Verfahren

Das Verständnis der Ischämie-Kaskade ist bedeutend bei der Funktionsdiagnostik, denn ischämische EKG-Veränderungen treten im Krankheitsverlauf erst relativ spät auf (11). Zudem ist die Sensitivität eines Belastungs-EKG relativ niedrig. Nicht invasive bildgebende Verfahren, deren Messparameter sich in der Ischämie-Kaskade früher verändern, können helfen zusätzliche Informationen zu erlangen.

So können mittels Stress-Echokardiografie diastolische und systolische Funktionsbeeinträchtigungen nachgewiesen werden. Noch früher setzt die Myokardszintigrafie an, die bereits die in der Ischämie-Kaskade noch früher auftretenden Perfusionsstörungen erfasst. Das Kardio-MR erlaubt Aussagen sowohl über Funktion als auch über Perfusion und die Kardio-CT ermöglicht eine nicht invasive Angiografie sowie die Bestimmung des Koronarkalks.

■ Stress-Echokardiografie

Die Echokardiografie ist ebenso wie die Elektrokardiografie ein wesentlicher Bestandteil der kardiologischen Diagnostik. Mithilfe von Ultraschall können Bewegungen der Herzwände und Herzklappen darstellt werden. Ischämie und Funktionsstörungen der Ventrikelkontraktion können dabei gleichzeitig diagnostiziert werden (4). Veränderungen der Wandbewegung aufgrund von Ischämie treten in der Regel vor erkennbaren Veränderungen im EKG und vor Wahrnehmung präkordialer Schmerzen auf (Ischämie-Kaskade) und sind daher als diagnostische Marker vorzuziehen (11).

Mittels Stress-Echokardiografie kann bei Wandbewegungsstörungen außerdem zwischen ischämischem, infarziertem und noch vitalem Myokard differenziert werden. Diese einfache Methode erlaubt also Aussagen, die sonst nur mit sehr aufwendigen Methoden wie der Positronen-Emissionstomografie (PET) und Thallium-SPECT-Reinjektionstechnik möglich sind (4). Die Indikation für eine Stress-Echokardiographie beim asymptomatischen Patienten ist der Verdacht auf eine KHK bei unklaren klinischen oder elektrokardiografischen Ergebnissen.

Sowohl in Bezug auf die Sensitivität als auch die Spezifität der Erkennung einer KHK hat die Echokardiografie inzwischen das Niveau nuklearmedizinischer Techniken erreicht (4). Dabei hängt die Güte der echokardiografischen Bildgebung stark vom akustischen Fenster des individuellen Patienten und von der Erfahrung des Untersuchers ab. Bei Patienten mit guten anatomischen Voraussetzungen für diese Untersuchung kann eine Sensitivität von über 90 % erreicht werden. Mit einer Wahrscheinlichkeit von 99 % können kardiovaskuläre Ereignisse ausgeschlossen werden.

Myokardszintigrafie

Die Myokardszintigrafie ist ein nuklearmedizinisches Untersuchungsverfahren, das es ermöglicht, die Funktion und Vitalität des Herzmuskels sowie die Durchblutungsverhältnisse zu bestimmen. Mittels Myokardszintigrafie können also bereits Ischämien dargestellt werden, die noch keine Wandbewegungsstörungen verursachen und auch nicht echokardiografisch nachweisbar sind – geringgradige Stenosen können also auf diese Weise bereits erkannt werden. Eine gute Darstellbarkeit ist praktisch bei allen Personen gegeben, auch bei solchen mit einem für die Echokardiografie ungeeigneten Habitus (15).

Im Vergleich zur Stress-Echokardiografie ist die Myokardszintigrafie außerdem wesentlich weniger von der Subjektivität des Untersuchers abhängig. Sie liefert klar nachvollziehbare und reproduzierbare Schnitte. Ein Nachteil ist jedoch die relativ geringe Spezifität aufgrund der inhomogenen Strahlungsabschwächung durch Weichteile (Mamma-Abschwächung, Adipositas) und die damit verbundene hohe Anzahl an falsch-positiven Befunden (13).

Kardio-MR (Kernspintomografie bzw. Magnetresonanztomografie)

Mithilfe der Kardio-MR können zentrale Abschnitte der Herzkranzgefäße 3-dimensional dargestellt werden. Weiterhin erlaubt es Aussagen über den Funktionszustand und Stoffwechsel des Herzmuskels und ist besonders für die Beurteilung der Perfusion geeignet (14).

In der Veröffentlichung „Nationale Versorgungsleitlinie Chronische KHK" wird das Kardio-MR als mögliche Alternative zur Stress-Echokardiografie und Myokardszintigrafie bezeichnet. Es wird empfohlen, die Wahl des jeweiligen bildgebenden Verfahrens an den Patienten anzupassen und

dabei sowohl die örtliche Verfügbarkeit der Untersuchungsgeräte als auch die Erfahrung der Untersucher zu berücksichtigen (3).

Die Kardio-MR hat dabei gegenüber der CT den Vorteil, dass sie ohne Strahlenbelastung auskommt. Nachteilig sind hingegen die vergleichsweise höheren Kosten der Untersuchung.

Kardio-CT (Kardio-Computertomografie)

Die Computertomografie (CT) ist eine nicht invasive Röntgenuntersuchung. Das betroffene Organ oder Körperteil wird in verschiedenen Schichten aufgenommen und die so erworbenen Querschnittbilder werden anschließend computergestützt zu einem dreidimensionalen Bild zusammengefügt. Die Kardio-CT ermöglicht sowohl die Darstellung von Herzkranzgefäßen und deren Wänden mittels CT-Angiografie (CTA) als auch von kalzifizierten atherosklerotischen Plaques und deren Quantifizierung mittels Kalkscore.

Die CT-Angiografie erlaubt es, signifikante Koronarstenosen mit hoher Sensitivität nachzuweisen. Hierzu werden Röntgenkontrastmittel und geeignete Untersuchungsprotokolle, wie z.B. die Einnahme von Nitraten und die medikamentöse Senkung der Herzfrequenz, benötigt. Die hohe Spezifität dieser Untersuchungsmethode von 93–100 % erlaubt bei geeignetem Patientenkollektiv den Ausschluss einer signifikanten Koronarsklerose, sodass dem Patienten gegebenenfalls eine Herzkatheteruntersuchung erspart bleibt (3).

Limitationen dieser Untersuchungsmethode treten jedoch bei Patienten mit einem hohen Verkalkungsgrad oder Arrhythmien auf (16). Zudem muss für diese nicht invasive Koronarangiografie mindestens ein 16-Zeiler zur Verfügung stehen. Neben diesen methodischen Limitationen weist diese Untersuchung noch eine weitere Schwäche auf, denn nicht alle Plaques, die im Laufe der Atherosklerose entstehen, führen zu einer Verengung des Gefäßlumens und sind so in der Angiografie erkennbar. Dabei sind gerade diese Plaques, die das Gefäßlumen nicht oder nur geringfügig verengen, häufig die gefährlichsten. Diese sind in der Regel fettgeladen und noch nicht kalzifiziert und können aufgrund eines Bruchs zu einer Thrombose und Gefäßverschluss führen (16). Auch können solche gefährlichen Plaques isoliert in anderen Gefäßen des Körpers auftreten und sind somit nicht in der CTA nachweisbar.

Leider können die fettgeladenen und hämodynamisch nicht signifikanten Plaques derzeit unter Alltagsbedingungen nicht identifiziert werden. Die Angiografie ist daher nur eingeschränkt nützlich, um diese gefährlichen, nicht signifikanten Koronoarstenosen zu erkennen.

Neben der CTA kann mittels Kardio-CT zusätzlich der Kalkscore, auch Agatston-Score genannt, bestimmt werden. Dieser erlaubt eine Aussage über das Ausmaß der Kalkablagerungen, die sich im Laufe der Zeit in den Plaques der Herzkranzgefäße bilden. Die Kardio-CT liefert den sehr empfindlichen und frühzeitigen Nachweis dieser Kalkablagerungen. Pathologische Autopsie-Studien haben gezeigt, dass es eine strenge Korrelation zwischen der Menge des abgelagerten Kalziums und dem Schweregrad bzw. Ausmaß der KHK gibt (16). Der Anstieg der kardiovaskulären Ereignisrate ändert sich nahezu linear zum Anstieg des Kalkscores. Als Grenzwert für einen erhöhten Kalkscore wird meistens 400 angegeben. Die US-amerikanischen NCEP-Leitlinien (National Cholesterol Education Program) berücksichtigen dagegen eine Alters- und Geschlechtsabhängigkeit bezüglich der Kalzifizierung. Hier wird ein Wert als erhöht definiert, wenn er sich oberhalb der alters- und geschlechtsabhängigen 75. Perzentile befindet (14).

Die Bestimmung des Kalkscores zur Ermittlung des individuellen koronaren Risikos wird auch in den ESC-Leitlinien zur kardiovaskulären Prävention empfohlen (3). Dabei besitzt der Kalkscore einen hohen prognostischen Stellenwert, da er eine von den klassischen Risikofaktoren unabhängige Aussage über das Herzinfarktrisiko erlaubt.

Zum Nachweis einer bestehenden KHK ist diese Methode allerdings nicht geeignet, da diese durch das Auftreten von signifikanten (>50%) Stenosen definiert ist. Kalzifizierungen treten jedoch auch bei nicht signifikanten Stenosen auf. Dennoch erlaubt diese Methode mit einer nahezu 100%igen Spezifität den Ausschluss einer KHK, wenn das Ausmaß der Kalzifizierung nur gering ist (14).

Literatur

[1] Anonymous. Third report of the National Cholesterol Education Program (NCEP) Expert Panel on Detection, Evaluation, and Treatment of High Blood Cholesterol in Adults (Adult Treatment Panel III) final report. Circulation 2002; 106: 3143–3421

[2] Assmann G, Cullen P, Schulte H. Simple scoring scheme for calculating the risk of acute coronary events based on the 10-year follow-up of the Prospective Cardiovascular Münster (PROCAM) Study. Circulation 2002; 105: 310–315

[3] Bundesärztekammer, Fachgesellschaften AdWM, Kassenärztliche Bundesvereinigung. Nationale Versorgungsleitlinie chronische KHK. Berlin:Bundesärztekammer, Fachgesellschaften AdWM, Kassenärztliche Bundesvereinigung, 2006. www.khk. versorgungsleitlinien.de

[4] Erbel R, Kneissl GD, Schweizer P et al. Qualitätsleitlinien in der Echokardiographie. Herausgegeben vom Vorstand der Deutschen Gesellschaft für Kardiologie – Herz- und Kreislaufforschung. Z Kardiol 1997; 86: 387–403

[5] Euroaspire I and II group: Clinical reality of coronary prevention guidelines: a comparison of EUROASPIRE I and II in nine countries, Lancet 2001; 357: 995–1001

[6] Graham I, Atar D, Borch-Johnsen K et al. European guidelines on cardiovascular disease prevention in clinical practice: full text. Fourth Joint Task Force of the European Society of Cardiology and other societies on cardiovascular disease prevention in clinical practice (constituted by representatives of nine societies and by invited experts). Eur J Cardiovasc Prev Rehabil 2007; 14: 1–113

[7] Greenland P, Abrams J, Aurigemma GP et al. Prevention Conference V. Beyond secondary prevention: identifying the high-risk patient for primary prevention. Noninvasive tests of atherosclerotic burden. Circulation 2000; 101: E16–E22

[8] Kannel WB, Schatzkin A. Sudden death: lessons from subsets in population studies. J Am Coll Cardiol 1985; 5: 141–149

[9] Möhlenkamp S, Wieneke H, Sack S et al. Ruhe-EKG und Belastungs-EKG zur Risikostratifikation asymptomatischer Personen. Herz 2007; 32: 362–370

[10] Nasir K, Michos ED, Blumenthal RS et al. Detection of high-risk young adults and women by coronary calcium and National Cholesterol Education Program Panel III guidelines. J Am Coll Cardiol 2005; 46: 1931–1936

[11] Sigwart U, Grbic M, Payot M et al. Ischemic events during coronary artery balloon obstruction. In: Rutishauser W, Roskamm H, eds. Silent myocardial ischemia. Berlin: Springer-Verlag; 1984

[12] Silber S. Stellenwert des BelastungsEKGs. Diagnostik 1984; 17, 16–23

[13] Silber S. Stress-Echokardiographie vs. Myokardszintigraphie. Vergleichende Wertigkeit bei koronarer Herzerkrankung. Herz 1996; 21: 136–141

[14] Silber S, Richartz BM. Evidenzbasierter Einsatz von Kardio-MR und Kardio-CT in der Primärdiagnostik der stabilen koronaren Herzkrankheit unter besonderer Berücksichtigung des Disease-Management-Programms (DMP) KHK und der Nationalen Versorgungsleitlinie. Herz 2007; 32: 139–158

[15] Schroeder A, Reese E, Richter K et al. Die Wertigkeit der Streßechokardiographie in der Primärdiagnostik der koronaren Herzkrankheit., HTA Schriftenreihe des Deutschen Instituts für Medizinische

Dokumentation und Information (DAHTA@DIM-DI), VOL: 21 (1. Aufl.). Schwartz FW, Köbberling J, Raspe H et al., Hrsg. Nomos Verlagsgesellschaft; Baden-Baden; 2003

[16] Waugh N, Black C, Walker S et al. The effectiveness and cost-effectiveness of computed tomography screening for coronary artery disease: systematic review. Health Technology Assessment. 2006; 10(39): iii–iv; ix–x, 1–41

33 Methodische Probleme der gesundheitsökonomischen Bewertung von Programmen zur Förderung der psychischen Gesundheit und zur Prävention psychischer Erkrankungen

Reinhold Kilian*, Thomas Becker

33.1 Einleitung

Die Ergebnisse internationaler Untersuchungen deuten darauf hin, dass in entwickelten Gesellschaften psychische Erkrankungen in wachsendem Umfang für den Verlust gesunder Lebensjahre verantwortlich sind (69, 74, 75). In Deutschland lassen darüber hinaus die Daten von Kranken- und Rentenversicherungsträgern erkennen, dass psychische Erkrankungen eine zunehmende Bedeutung als Ursachen für krankheitsbedingte Fehlzeiten und Frühberentungen haben. Eine Verstärkung der Bemühungen zur Förderung der psychischen Gesundheit und zur Prävention psychischer Erkrankungen erscheint deshalb sowohl aus gesundheitspolitischer als auch aus ökonomischer Sicht angemessen (38). Angesichts der beschränkten Verfügbarkeit von Ressourcen für das Gesundheitswesen müssen allerdings auch Entscheidungen zur Finanzierung von Gesundheitsförderungsprogrammen im Bereich der psychischen Gesundheit auf der Grundlage einer sorgfältigen Abwägung des Verhältnisses von Wirksamkeit und Kosten dieser Programme getroffen werden (77). Im Vergleich zu medizinischen Behandlungsmaßnahmen weisen Programme zur Förderung der psychischen Gesundheit bzw. zur Prävention psychischer Erkrankungen eine Reihe von charakteristischen Merkmalen auf, aus denen besondere methodische Anforderungen an die gesundheitsökonomische Evaluation resultieren. Spezifisch ist hier vor allem der lange Zeithorizont von Präventionsprogrammen, der sich aus der zeitlichen Verortung zentraler Einflussfaktoren psychischer Gesundheit und Krankheit in frühen Phasen der kindlichen Entwicklung ergibt (38). Weitere methodische Anforderungen ergeben sich aus der Komplexität des Zusammenwirkens biologischer und sozialer Einflussfaktoren im Entstehungsprozess psychischer Erkrankungen (23, 38, 71).

In einer systematischen Bestandsaufnahme der bisher zu dieser Thematik durchgeführten Untersuchungen kommen Zechmeister et al. zu dem Ergebnis, dass bis 2008 weltweit nur 14 einschlägige Untersuchungen publiziert wurden, deren methodische Qualität eine sehr große Variationsbreite aufweist und die deshalb kaum verallgemeinerbare Aussagen über die Effizienz von Programmen zur Förderung der psychischen Gesundheit oder zur Prävention psychischer Erkrankungen zulassen (77). Im Rahmen des vorliegenden Beitrags sollen die methodischen Grundlagen der gesundheitsökonomischen Bewertung von Präventionsprogrammen dargestellt und im Hinblick auf die Möglichkeiten zur Förderung einschlägiger Forschungsaktivitäten diskutiert werden.

33.2 Methodische Grundlagen der gesundheitsökonomischen Evaluation

Grundlage der Beurteilung der Effizienz von Maßnahmen zur Gesundheitsförderung oder Prävention ist das Verhältnis der durch die Maßnahme verursachten Kosten zu ihrem Nutzen (14, 15, 26, 29, 36, 37, 40, 63). Üblicherweise erfolgt die Berechnung dieses Verhältnisses in Form der inkrementellen Kosteneffektivitätsrelation, die mit dem Akronym für die englischsprachige Bezeichnung ICER (Incremental Cost Effectiveness Ratio) bezeichnet wird:

$$ICER = K_A - K_B / E_A - E_B = \Delta K / \Delta E$$

K_A: Kosten der Intervention A (z.B. Präventionsprogramm); K_B: Kosten der Intervention B (z.B. Standardversorgung oder Nichtintervention); E_A: Effektivität der Intervention A; E_B: Effektivität der

* E-Mail: reinhold.kilian@bkh-guenzburg.de

Intervention B; ΔK: Differenz der Kosten K_A-K_B; ΔE: Differenz der Effektivität E_A-E_B (37).

Im Rahmen der gesundheitsökonomischen Bewertung von Gesundheitsförderungs- oder Präventionsprogrammen steht die Intervention A in der Regel für das Präventionsprogramm, während B üblicherweise für die Standardversorgung bzw. für die Nichtintervention steht.

Als Relation zwischen der Kostendifferenz und der Effektivitätsdifferenz zweier Interventionsformen kann die ICER sowohl positive als auch negative Werte annehmen, deren Interpretation üblicherweise mithilfe der sogenannten Kosteneffektivitätsfläche (Cost Effectiveness Plane = CEP) vorgenommen wird (9, 10, 31, 37, 65).

Die horizontale Achse der CEP (Abb. 33.**1**) zeigt die Werte der Effektivitätsdifferenz E_A-E_B. Die vertikale Achse zeigt die Werte der Kostendifferenz K_A-K_B. Die 4 Quadranten der CEP Q1–Q4 bezeichnen die möglichen Ausprägungskombinationen der ICER:

- Liegt eine ICER in Q1, ist die Intervention A im Vergleich zur Intervention B teurer und weniger effektiv.
- Liegt eine ICER in Q2, so ist Intervention A im Vergleich zu Intervention B teurer, aber auch effektiver.
- Liegt die ICER in Q3, so ist Intervention B teurer, aber auch effektiver als Intervention A.
- Liegt eine ICER in Q4, so ist Intervention A billiger und effektiver als Intervention B (9, 10, 31, 65).

Während die Lage der ICER in den Quadranten Q1 und Q4 jeweils eine eindeutige Entscheidung für Intervention B bzw. Intervention A ermöglicht, da ge-

ringere Kosten einer Intervention jeweils mit einer gleichzeitig höheren Effektivität einhergehen, ist dies bei einer Lage der ICER in den Quadranten Q2 und Q3 nicht der Fall, da hier jeweils höhere Kosten mit einer höheren Effektivität einhergehen. Es stellt sich hier jeweils also die Frage, ob die höheren Kosten einer alternativen Intervention durch deren höhere Effektivität gerechtfertigt sind. Es wird demnach ein zusätzliches Entscheidungskriterium benötigt, das darüber Auskunft gibt, welche Mehrkosten für eine Effektsteigerung um eine Einheit in Kauf genommen werden sollen. Dieses Kriterium wird allgemein als maximale Zahlungsbereitschaft (Maximum Willingness to pay, MWTP) bezeichnet (30, 49). Da die Implementation von Gesundheitsförderungs- oder Präventionsprogrammen immer mit Zusatzkosten verbunden ist, ergeben sich in der Regel Kosteneffektivitätsrelationen, die im Quadranten 2 liegen. Eine Ausnahme bilden die Fälle, in denen durch die Präventionsmaßnahme zukünftige Behandlungskosten eingespart werden können (Cost-Offset). Entstehen durch eine Gesundheitsförderungsmaßnahme zusätzliche Kosten, aber gleichzeitig positive Ergebnisse im Hinblick auf die Gesundheitsziele, so muss entschieden werden, ob der Wert der erzielten Effekte die Zusatzkosten übersteigt. Um eine derartige Entscheidung treffen zu können, muss die maximale Zahlungsbereitschaft für eine entsprechende Effektsteigerung um eine Ergebniseinheit (z. B. den Gewinn eines QALYs oder die Vermeidung eines DALYs) bekannt sein (Abb. 33.**2**).

In der CEP wird die MWTB mittels einer durch den Ursprung führenden linearen Funktion $MWTP = \lambda \Delta E$

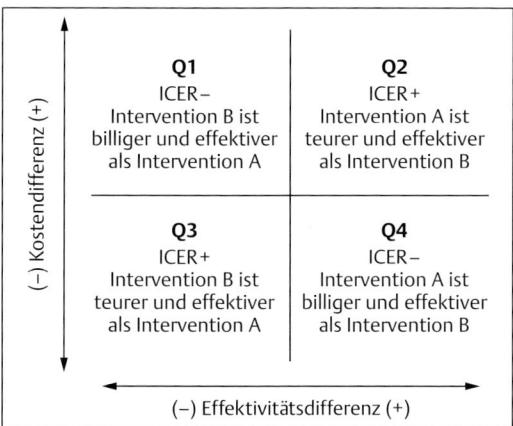

Abb. 33.**1** Die Kosteneffektivitätsfläche.

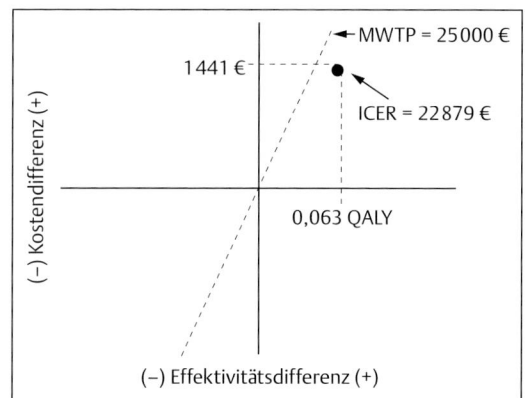

Abb. 33.**2** Die maximale Zahlungsbereitschaft als Entscheidungskriterium.

symbolisiert, deren Steigung λ der maximalen Zahlungsbereitschaft für die Effektsteigerung um eine Einheit entspricht (9, 10, 31, 37, 65).

Die Berechnung der Kosteneffektivitätsrelation erfolgt in der Regel auf der Grundlage von Stichprobendaten, aus denen induktiv auf die tatsächlichen Werte in der jeweiligen Grundgesamtheit geschlossen werden soll. Stichprobendaten sind grundsätzlich mit einer Fehlerwahrscheinlichkeit behaftet. Die zur Berücksichtigung der stochastischen Unsicherheit üblicherweise verwendete Methode der parametrischen Bestimmung von Konfidenzintervallen setzt voraus, dass Annahmen über die Form der Verteilung von Messwerten bzw. die Lage zentraler Verteilungsparameter in der Grundgesamtheit getroffen werden können (9). Als Quotient der Differenz zweier normal verteilter Variablen weist die ICER die ungünstige Eigenschaft einer nicht definierten theoretischen Verteilung auf, weshalb eine parametrische Bestimmung von Konfidenzintervallen unzulässig ist (9, 10, 31, 65). Eine geeignete Methode zur nicht parametrischen Bestimmung von Konfidenzintervallen bildet das Bootstrappingverfahren (9), bei dem die theoretische Verteilung durch ein Resamplingverfahren simuliert wird (9, 10, 31, 37, 65). Als Ergebnis dieser Methode erhält man eine Konfidenzellipse (Abb. 33.**3**), die den Bereich definiert, den die ICER mit einer bestimmbaren Wahrscheinlichkeit annehmen kann (9, 31, 37). Für die Beurteilung der Kosteneffektivität gilt

nun, dass diese sich nicht mehr absolut, sondern nur noch mit einer bestimmten Wahrscheinlichkeit bestimmen lässt, die sich aus dem Anteil der Verteilungswerte ergibt, die rechts von der MW-TB-Kurve liegen. In umgekehrter Form lässt sich über die Kosteneffektivitätsakzeptanzkurve (Cost Effectiveness Acceptability Curve, CEAC) analog zum Signifikanzniveau der Wert der maximalen Zahlungsbereitschaft bestimmen (Abb. 33.**4**), ab dem ein bestimmter Prozentsatz (z. B. 95 %) der Schätzwerte rechts von der MWTB-Kurve liegt (9, 10, 31, 37, 65).

33.3 Typen gesundheitsökonomischer Evaluationsstudien

Im Allgemeinen unterscheidet man bei der Gegenüberstellung der Kosten und des Nutzens von Gesundheitsleistungen zwischen der **Kosteneffektivitätsanalyse**, der **Kostennutzwertanalyse** und der **Kostennutzenanalyse** (26, 40).

▪ Kosteneffektivitätsanalyse

Hierbei erfolgt die Bestimmung des Nutzens einer Gesundheitsförderungs- oder Präventionsmaßnahme über deren Auswirkung auf einen relevanten Ergebnisparameter, z. B. die Reduzierung der Inzidenz des Auftretens einer psychischen

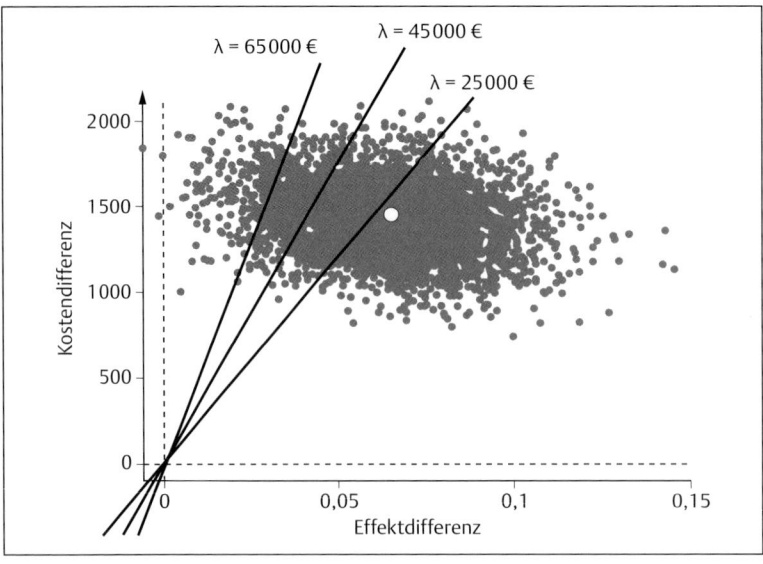

Abb. 33.**3** Die Berücksichtigung der Stichprobenvarianz bei der Schätzung der inkrementellen Kosteneffektivitätsrelation.

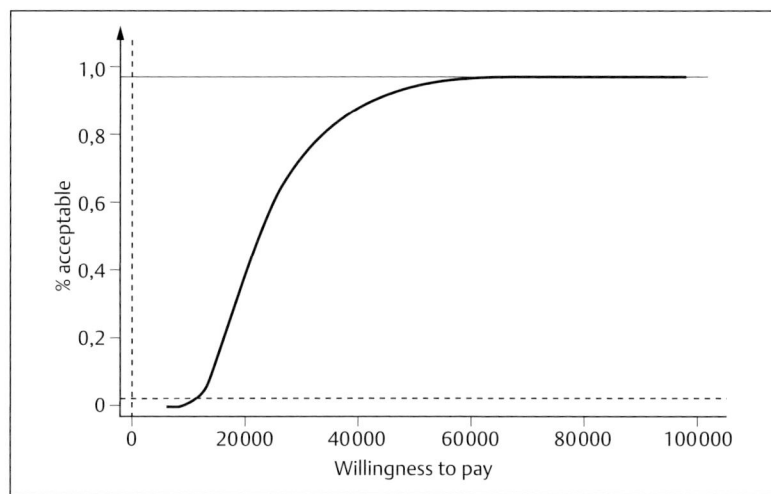

Abb. 33.**4** Die Kosteneffektivitätsakzeptanzkurve.

Erkrankung, spezifischer Krankheitssymptome oder negativer Folgen psychischer Erkrankungen (z. B. Todesfälle durch Suizid, kriminelle Delikte oder Verhaltensauffälligkeiten, Arbeitsunfähigkeit, vorzeitige Berentungen). Der Vorteil der Kosteneffektivitätsanalyse besteht darin, dass die Effektivitätsparameter in der Regel unmittelbar aus entsprechenden Wirksamkeitsstudien übernommen werden können, der Nachteil besteht in der fehlenden Vergleichbarkeit. So lässt sich mithilfe einer Kosteneffektivitätsanalyse zwar feststellen, welches Programm zur Vermeidung depressiver Erkrankungen am effizientesten ist, es lassen sich aber keine Aussagen darüber machen, ob Ressourcen eher im Bereich der Prävention depressiver Erkrankungen oder im Bereich der Prävention alkoholbedingter Suchterkrankungen ausgegeben werden sollen. Außerdem lässt die Kosteneffektivitätsanalyse nur bedingte Rückschlüsse darauf zu, welchen Nutzen die Veränderung der Ergebnisparameter tatsächlich für die betroffenen Menschen hat. Aus diesen Gründen wurden verschiedene Versuche zur Bestimmung nutzenbasierter generalisierter Ergebnisparameter unternommen.

Kostennutzwertanalyse

Hier wird der Ergebnisparameter aus der Kombination der durch die Präventionsmaßnahme gewonnenen Lebenszeit mit dem **Nutzwert** der gewonnenen Lebenszeit bestimmt. Grundlage der Bestimmung des Nutzwertes von Gesundheitsleistungen ist die Annahme, dass sich der Nutzwert eines Gutes für einen Menschen über die Beobachtung einer mit einem Verlustrisiko verbundenen Auswahlentscheidung bestimmen lässt (72). Bei der Bestimmung von Nutzwerten für Gesundheitsleistungen werden Probanden üblicherweise mit Entscheidungssituationen konfrontiert, in denen sie zwischen einem bestimmten Behandlungsergebnis und einem Behandlungsrisiko abwägen müssen. Neben dieser sogenannten Standard-Gamble-Methode (SG) werden Personen im Rahmen der Time-Trade-off-Methode (TTO) danach gefragt, wie viel Lebenszeit in einem definierten Gesundheitszustand sie opfern würden, um dafür eine bestimmte Zahl von Jahren in völliger Gesundheit verbringen zu können (63). Die Ergebnisse dieses Verfahrens bilden die Grundlage für die Bestimmung von qualitätsadjustierten Lebensjahren (**QALY**: Quality adjusted Life Year), wobei ein QALY einem Lebensjahr in völliger Gesundheit entspricht.

Ebenso wie der QALY-Ansatz basiert auch das **DALY**-Konzept auf Wohlfahrts- bzw. nutzentheoretischen Ansätzen des 19. und frühen 20. Jahrhunderts (25). Im Gegensatz zum QALY-Konzept wird im Rahmen des DALY-Konzeptes jedoch nicht der individuelle Gewinn an qualitätsadjustierten Lebensjahren, sondern der gesamtgesellschaftliche Verlust an gesunden Lebensjahren durch Tod oder Behinderung quantifiziert (51, 62).

Zur Bestimmung der durch vorzeitigen Tod verlorenen Lebensjahre (YLL) wird die Zahl der durch eine bestimmte Erkrankung verursachten vorzeitigen Todesfälle N in einer definierten Altersgruppe mit der statistisch in dieser Altersgruppe zu erwartenden geschlechtsspezifischen Lebenserwartung multipliziert. Allerdings gehen die Autoren des DALY-Ansatzes davon aus, dass der Verlust von Lebensjahren aus einer gesamtgesellschaftlichen Nutzenperspektive nicht in jeder Altersgruppe gleich zu bewerten ist, sondern dass Lebensjahre im mittleren Lebensalter gesellschaftlich einen höheren Nutzen haben als Lebensjahre in sehr frühen oder sehr späten Lebensphasen. Als Grund dieser Einschätzung führen die Autoren an: Neben einer altersspezifischen Gewichtung des gesellschaftlichen Nutzens von Lebensjahren wird im Rahmen der DALY-Berechnung auch die Tatsache berücksichtigt, dass Menschen in der Regel den Nutzen ihrer aktuellen Lebenszeit höher bewerten als den Nutzen der in der Zukunft liegenden Lebenszeit. Hierzu wird der Nutzen zukünftiger Lebensjahre zum gegenwärtigen Zeitpunkt durch Diskontierung entsprechend vermindert (50).

Wie die Bestimmung der Utility-Gewichte beim QALY-Ansatz basiert auch die Bestimmung der Disability-Gewichte (DW) beim DALY-Ansatz auf der Prämisse, dass sich der gesellschaftliche Nutzen von Gütern in den Präferenzen der Gesellschaftsmitglieder niederschlägt (25, 51). Im Unterschied zum QALY-Ansatz werden im Rahmen des DALY-Konzeptes jedoch keine individuellen Präferenzwerte für Gesundheitszustände erfasst und in Nutzenwerte transformiert. Die Bestimmung der Disability-Gewichte erfolgt vielmehr durch Expertengruppen mittels der Person-Trade-off-Methode (PTO) (1, 2, 6, 48, 50, 54, 62).

Für die ursprüngliche Version der GBD-Studie wurden insgesamt 22 Indikatorgesundheitszustände beurteilt, darunter eine Majore-depressive-Episode und eine psychotische Episode (51, 59) als einzige psychiatrische Erkrankungen. Später erfolgte eine Erweiterung auf 19 psychiatrische Erkrankungszustände (59) auf der Grundlage von Daten des Australischen Gesundheitssurveys (3).

Da sich grundsätzlich für jede Gesundheitsleistung bestimmen lässt, wie viele QALYs sich durch diese Maßnahme gewinnen oder wie viele DALYs sich durch die Maßnahme vermeiden lassen, können durch die Gegenüberstellung der jeweiligen Kosten und der QALY-Gewinne bzw. der Vermeidung von DALYs Kostennutzwertrelationen gebildet werden, die einen einheitlichen Vergleichsmaßstab für die Effizienz von Gesundheitsleistungen bilden (17, 25, 27, 28, 44, 46, 52). Auf der Ebene von Gesundheitssystemen ist es so grundsätzlich möglich, unterschiedliche Gesundheitsleistungen im Hinblick auf ihre Effizienz miteinander zu vergleichen und diesen Vergleich als Grundlage für die Steuerung der Ressourcenverteilung zu verwenden (14, 46, 52).

◼ Kostennutzenanalyse

Hierbei werden den Kosten von Gesundheitsförderungs- oder Präventionsmaßnahmen die durch diese Maßnahmen erzielten monetären Gewinne oder Verluste gegenübergestellt. Aus ökonomischer Perspektive stellt die Kostennutzenanalyse die Form der ökonomischen Bewertung mit dem höchsten Verallgemeinerungsgrad dar. Aus medizinischer Sicht wird die monetäre Bewertung der Ergebnisse von Gesundheitsleistungen allerdings als problematisch beurteilt. Während deshalb im Bereich der gesundheitsökonomischen Evaluation von medizinischen Maßnahmen kaum Kostennutzenanalysen durchgeführt werden, finden sich in den Bereichen der Prävention bzw. der Gesundheitsförderung verschiedene Beispiele, die im Folgenden vorgestellt und diskutiert werden.

Obwohl die Kosteneffektivitätsanalyse und die Kostennutzwertanalyse zunächst keine monetäre Bewertung der Ergebnisse von Gesundheitsleistungen voraussetzen, muss auch bei diesen Formen der gesundheitsökonomischen Evaluation eine derartige Bewertung in den meisten Fällen spätestens dann vorgenommen werden, wenn die Ergebnisse einer derartigen Analyse zur Grundlage von Allokationsentscheidungen herangezogen werden sollen. Grund dieser Notwendigkeit ist, dass gesundheitsökonomische Bewertungen in den meisten Fällen zu dem Ergebnis führen, dass die Durchführung einer Gesundheitsleistung im Vergleich zu ihrer Nichtdurchführung bzw. die Durchführung einer Gesundheitsleistung X im Vergleich zu einer anderen Gesundheitsleistung Y sowohl mit höheren Kosten als auch mit einem bestimmten Nutzen, z. B. einem Gewinn an QALYs oder einer Vermeidung von DALYs verbunden ist (31, 41, 66, 78). In derartigen Fällen ist es notwendig festzulegen, welche zusätzlichen Kosten für den Gewinn eines QALYs oder die Vermeidung eines DALYs akzeptabel sind oder mit anderen Worten, wie groß die maximale Zahlungsbereitschaft (MWTP: Maximum Willingness to pay) für den Gewinn eines QALYs oder die Vermeidung eines DALYs ist (37, 66). Als eine Richtgröße für die maximale Zahlungsbereitschaft für den Gewinn eines QALYs wird oft ein Betrag von 50 000 $ genannt. Während jedoch die Bestimmung dieser Richtgröße bisher weitgehend unsystematisch und ohne eindeutig definierte Grundlage erfolgte, hat die WHO im Rahmen des Projektes „Choosing Interventions that are Cost Effective" (WHO-CHOICE) eine Methode zur MWTP-Kalkulation vorgeschlagen, die den Vorteil einer internationalen Anwendbarkeit aufweist (14, 32). Grundlage ist dabei die Überlegung, dass die maximale Zahlungsbereitschaft für Gesundheitsleistungen im Rahmen einer Volkswirtschaft in erster Linie von den in dieser Volkswirtschaft verfügbaren Ressourcen abhängt. Statt auf einer festen Richtgröße für die maximale Zahlungsbereitschaft basiert der WHO-CHOICE-Ansatz auf einer Orientierung an dem jeweiligen nationalen Bruttoinlandsprodukt pro Kopf der Bevölkerung (BiP). Als sehr effizient werden dabei alle Gesundheitsmaßnahmen beurteilt, deren Kosten pro Vermeidung eines DALYs nicht höher liegen als 1 BiP pro Kopf. Alle Maßnahmen, deren Kosten pro Vermeidung eines DALYs 1–3 BiP pro Kopf betragen, werden als effizient beurteilt. Maßnahmen, deren Kosten pro Vermeidung eines DALY über der Summe von 3 BiP pro Kopf liegen, werden demgegenüber als ineffizient beurteilt (13, 32).

Für Deutschland ergibt sich aus der Anwendung dieser Richtlinie für das Jahr 2004, dass alle Gesundheitsmaßnahmen als sehr effizient beurteilt werden, die pro Vermeidung eines DALYs nicht mehr als 26 802 € kosten. Maßnahmen, deren Kosten pro Vermeidung eines DALYs weniger als 80 406 € kosten, würden als effizient und Maßnahmen, deren Kosten 80 406 € pro Vermeidung eines DALYs übersteigen, würden als ineffizient beurteilt werden. Da sich die Konzepte des QALY-Gewinns und der DALY-Vermeidung auf 12 Monatszeiträume beziehen, kann die WHO-CHOICE-Richtlinie grundsätzlich auch zur Bestimmung der Effizienz von Gesundheitsmaßnahmen auf der Basis des QALY-Konzeptes angewendet werden.

33.4 Primärdatenanalyse oder Simulationsmodelle

Ziel der ökonomischen Evaluation von Maßnahmen zur Förderung der psychischen Gesundheit und zur Prävention psychischer Erkrankungen ist die Gewinnung von Informationen zur Bewertung der Effizienz der für diese Maßnahmen eingesetz-

ten Ressourcen (8, 26, 29, 33, 56, 68). Die Ergebnisse gesundheitsökonomischer Evaluationsstudien bilden damit eine zentrale Grundlage für langfristige gesundheitspolitische Allokationsentscheidungen.

Um dieser Aufgabe gerecht zu werden, müssen gesundheitsökonomische Evaluationsstudien alle verfügbaren Informationen zu den Ergebnissen und den Kosten der jeweiligen Maßnahmen heranziehen (8). Besonders bei langfristigen Präventionsprogrammen ist dabei ein angemessener Zeithorizont der jeweiligen Analyse notwendig. Als angemessen kann der Zeithorizont einer gesundheitsökonomischen Evaluation dann angesehen werden, wenn nicht nur die kurzfristigen, sondern auch die mittel- und langfristigen Konsequenzen der jeweiligen Maßnahme in Betracht gezogen werden (8). Da viele psychische Erkrankungen, an deren Entstehung Einflussfaktoren während der frühen kindlichen Entwicklung beteiligt sind, erst in der Zeit zwischen der Adoleszenz und der Lebensmitte manifest werden, muss der Nachweis der Wirksamkeit von Präventionsmaßnahmen oft einen Zeithorizont von 20–30 Jahren und mehr berücksichtigen.

Derartig lange zeitliche Perioden lassen sich im Rahmen von klinischen Studien nur unter großem Aufwand abbilden und selbst wenn Langzeitstudien durchgeführt werden, können diese den aktuellen Bedarf an Daten als Grundlage für Entscheidungen über die Verwendung von Ressourcen für die Gesundheitsförderung nicht erfüllen.

Eine Möglichkeit zur Lösung dieser Probleme besteht in der Durchführung von Simulationsstudien. Hierbei werden unter empirisch belegten Modellannahmen die langfristigen Auswirkungen von Behandlungsmaßnahmen statistisch simuliert. Sie erfüllen die oben genannten Anforderungen dergestalt, dass im Prinzip alle verfügbaren Informationen zu einer Behandlungs- oder Versorgungsmaßnahme als Grundlage für die Simulation gemacht und beliebige Zeithorizonte angenommen und berechnet werden können.

Ausgangspunkt jeder Modellentwicklung ist eine präzise Definition des Entscheidungsproblems. Dies beinhaltet neben der Festlegung der zu untersuchenden Behandlungsalternativen eine möglichst detaillierte Beschreibung der Zielgruppe (8, 33). Notwendig ist weiterhin die Festlegung der Perspektive, aus der die Evaluation durchgeführt wird, da diese wesentlich dafür ist, welche Kosten im Rahmen der Modellbildung berücksichtigt werden müssen.

Die Identifizierung und die Synthese der für die Modellbildung relevanten Forschungsergebnisse bildet die Grundlage für die Berechnung gesundheitsökonomischer Entscheidungsmodelle. Grundlegend sind hier in erster Linie klinische Studien zur Wirksamkeit der jeweiligen im Fokus stehenden Gesundheitsförderungs- bzw. Präventionsprogramme. Die Regeln, die bei der Auswahl geeigneter Studien anzuwenden sind, entsprechen weitgehend den Prinzipien der sogenannten Evidence based Medicine (8, 33, 58). Das beinhaltet zum einen eine systematische Literaturrecherche und deren Dokumentation, zum anderen erfordert es eine kritische Bewertung der methodischen Qualität und die Anwendung metaanalytischer Methoden bei der Vereinheitlichung und Gewichtung von Untersuchungsergebnissen (8).

Da klinische Studien in der Regel nur einen kurzen Zeithorizont haben und viele potenzielle Einflussfaktoren auf die Wirksamkeit und Kosten von Behandlungsverfahren systematisch ausblenden, reichen ihre Ergebnisse häufig als Grundlage gesundheitsökonomischer Entscheidungsmodelle nicht aus (33). Wichtige Ergänzungen, insbesondere für die Bereiche der Gesundheitsförderung und Krankheitsprävention, bilden deshalb epidemiologische Untersuchungen zur Verbreitung und zum langfristigen Krankheitsverlauf, aber auch naturalistische Studien, die Behandlungsprozesse unter Routinebedingungen über längere Zeiträume beobachten (39). Neben den Daten wissenschaftlicher Untersuchungen können auch Prozessdaten von Kostenträgern oder Registerdaten von Leistungsanbietern bzw. die daraus kompilierten Gesundheitsstatistiken oder Datenbanken wichtige Informationen zur Vervollständigung gesundheitsökonomischer Modelle bilden (33). Allerdings ist hier ebenso wie bei den in vielen einschlägigen Untersuchungen angewandten Expertenbefragungen besondere Sorgfalt bei der Qualitätsbeurteilung der gewonnenen Informationen geboten.

33.5 Beispiele der gesundheitsökonomischen Bewertung von Maßnahmen zur Förderung psychischer Gesundheit und der Prävention psychischer Erkrankungen

■ Interventionsprogramme zur Sekundärprävention depressiver Erkrankungen und suizidaler Handlungen

Von den im Rahmen des systematischen Reviews von Zechmeister et al. (77) analysierten Studien untersuchen 9 Arbeiten die Effizienz von Maßnahmen zur Sekundärprävention von Depression oder Suizid (Tab. 33.**1**).

Smit et al. (67) untersuchten über einen Zeitraum von 12 Monaten die Kosteneffektivität einer kognitiv-behavioralen Minimalintervention für Patienten in Hausarztpraxen, für die mittels eines Screeningverfahrens ein erhöhtes Depressionsrisiko festgestellt wurde im Vergleich zur Standardbehandlung. Die Intervention bestand in der Übergabe eines Selbsthilfemanuals und bis zu 6 Telefonkontakten. Die Autoren kommen zu dem Ergebnis, dass während des Untersuchungszeitraums das Risiko des Auftretens einer depressiven Episode in der Experimentalgruppe niedriger war als in der Kontrollgruppe (IRR=0,65). Die direkten und indirekten Kosten betrugen in der Kontrollgruppe 6766,– € und in der Kontrollgruppe 8614,– €. Hieraus ergibt sich eine mittlere Kostenersparnis von 288,75 € pro Vermeidung einer depressiven Episode. Unter Berücksichtigung der stochastischen Unsicherheit gelangen die Autoren auf der Grundlage der Kosteneffektivitätsakzeptanzkurve zu dem Ergebnis, dass bei einer maximalen Zahlungsbereitschaft von 30000,– € die Wahrscheinlichkeit für die ökonomische Überlegenheit des Präventionsprogramms gegenüber der Standardversorgung bei 83% liegt.

Petrou et al. (53) untersuchen die Kosteneffektivität eines Beratungsprogramms für Mütter mit einem erhöhten Risiko einer postnatalen Depression. Auf der Grundlage einer pragmatischen randomisierten Studie kommen die Autoren zu dem Ergebnis, dass die Intervention zu einer nicht signifikanten Erhöhung der Zahl depres-

Tabelle 33.1 Programme zur Prävention von Depression und Suizid. Quelle: (77); übersetzt von R. Kilian.

Studie	Studientyp	Land	Intervention	Datenquelle	Zeit-horizont	Ergebnisse*
(67)	CEA	Niederlande	Minimalkontakttherapie zur Primärprävention von Depression	pragmatischer RCT	1 Jahr	bei einer maximalen Zahlungsbereitschaft von 23 000 $ für die Vermeidung eines Falles beträgt die Wahrscheinlichkeit der Kosteneffektivität 80 %
(53)	CEA	UK	Hausbesuche zur Primärprävention postnataler Depression	pragmatischer RCT	18 Monate	bei einer maximalen Zahlungsbereitschaft von 1800 $ für die Vermeidung eines Monats mit einer Depression beträgt die Wahrscheinlichkeit der Kosteneffektivität 70 %
(42)	CEA	USA	CBT for high at risk teens for depression	RCT	1 Jahr	US$ −12 200 to US$ 3400 per QALY
(70)	CUA	USA	verschiedene Formen des Depressionssreenings	Simulationsmodell	Lebenszeit	Kosten per QALY, einmaliges Screening US$ 47 000
(61)	CBA	USA	Psychoedukation und soziale Unterstützung zur Suizidprävention bei Studenten	Simulationsmodell	1 Jahr	Nettonutzen pro investiertem US$: Programm 1: US$ 2,36 : 1 Programm 2: US$ 4,3 : 1
(76)	CUA/CBA	USA	Training von Laienhelfern zur Krisenintervention	prospektive Beobachtungsstudie	10 Jahre	Nettonutzen pro investiertem US$: US$ 47 : 1; ICUR: US$ 460 per QALY
(5)	CEA	UK	Fortbildung von Gesundheitsexperten zur Diagnose und Behandlung suizidaler Patienten	prospektive Beobachtungsstudie	1 Jahr	US$ 6200 pro gewonnenem Lebensjahr; US$183 000 per verhindertem Suizid
(11)	CCA	UK	sozialpädagogische Intervention für Jugendliche mit Risiko zur Selbstverletzung	pragmatischer RCT	5 Monate	weder Nutzen noch Kostenunterschied
(57)	CBA	Schweden	Fortbildungsprogramme zur Diagnose und Behandlung depressiver Erkrankungen für Hausärzte	prospektive Beobachtungsstudie	6 Jahre	Nettonutzen US$ 37 Mio.

CBA: Kostennutzenanalyse; CCA: Kostenanalyse; CEA: Kosteneffektivitätsanalyse; CUA: Kostennutzwertanalyse; QALY: Quality adjusted Life Years; RCT: randomisierte klinische Studie;
*Die Originalergebnisse wurden in US$ zu Kaufkraftparitäten für das Jahr 2006 umgerechnet

sionsfreier Monate bei einer nicht signifikanten Kostensteigerung führt. Bei einer maximalen Zahlungsbereitschaft von 1800 US$ für einen zusätzlichen depressionsfreien Monat ergibt sich auf der Grundlage der Kosteneffektivitätsakzeptanzkurve eine Wahrscheinlichkeit von 70 % für die Kosteneffektivität der Präventionsmaßnahme.

Lynch et al. (21, 22, 42) untersuchen im Rahmen einer RCT die Kosteneffektivität eines kognitiv-verhaltenstherapeutischen Gruppenprogramms zur Prävention depressiver Erkrankungen bei Kindern mit einem an Depression erkrankten Elternteil für den Zeitraum von 12 Monaten. Als Ergebnis der Intervention weisen die Teilnehmer der Experimentalgruppe im Durchschnitt 53 depressionsfreie Tage mehr auf als die Teilnehmer der Kontrollgruppe. Dieser Unterschied ist jedoch nicht signifikant. Hieraus ergibt sich allerdings eine signifikante QALY-Differenz von 0,059 zugunsten der Experimentalgruppe. Die durchschnittliche inkrementelle Kosteneffektivitätsrelation betrug 9275 US$ per QALY. Das von den Autoren berechnete Konfidenzintervall liegt zwischen US$ –12 148 und +45 641 per QALY. Auf der Grundlage der Kosteneffektivitätsakzeptanzkurve kommen die Autoren zu dem Ergebnis, dass bei einer maximalen Zahlungsbereitschaft von US$ 20 für einen depressionsfreien Tag die Wahrscheinlichkeit der Kosteneffektivität des Programms bei 75 % liegt.

Valenstein et al. (70) untersuchen die Kosteneffektivität von Screeningmaßnahmen zur frühzeitigen Erkennung depressiver Erkrankungen bei Patienten der medizinischen Primärversorgung in den USA mithilfe eines Markov-Simulationsmodells. Als Screeningverfahren wird ein Fragebogen in Verbindung mit einer Beurteilung durch medizinisches Personal (Nurse, Primary Care Provider) verwendet. Die Autoren modellieren die Kosteneffektivität für ein einmaliges sowie für wiederholtes Screening im Abstand von 12, 36 oder 80 Monaten. Die Ergebnisse der Modellrechnung zeigen für ein einmaliges Screening eine inkrementelle Kosteneffektivitätsrelation von US$ 32.053 per QALY. Für ein regelmäßig wiederholtes Screening ergibt sich bei einer Frequenz von 12 Monaten eine ICER von US$ 225 467/QALY, bei einer Frequenz von 36 Monaten liegt die ICER bei US$ 115 930/QALY und bei einer Frequenz von 80 Monaten bei US$ 85 679/QALY. Die Autoren kommen aufgrund dieser Ergebnisse zu der Schlussfolgerung, dass beim aktuellen Stand der Wirksamkeit der Depressions-

therapie nur ein einmaliges Screening eine akzeptable Effizienz aufweist. Eine Verbesserung der Effizienz von regelmäßigen Screeningmaßnahmen wäre allerdings möglich, wenn sich die Wirksamkeit der Depressionstherapie verbessern ließe.

Als Ergebnis einer Simulationsstudie kommen Sari et al. (60) zu dem Schluss, dass durch die Einführung von Informationsprogrammen zur Suizidprävention an allen Universitäten des US-Bundesstaates Florida ein Nettonutzen von 18 Mio. US$ erzielt werden könnte. Durch die alternative Einführung eines Peer-Support-Programms zur Stärkung von Sozialkompetenzen und sozialer Beziehungen könnte demgegenüber ein Nettonutzen von ca. 27 Mio. US$ erzielt werden. Die Kostennutzenrelation des Informationsprogramms liegt bei 2,1, die des Peer-Support-Programms bei 3,71.

Im Rahmen einer Studie zur Evaluation von Maßnahmen zur Reduktion von Unfällen unter US-amerikanischen Ureinwohnern untersuchen Zaloshnja et al. (76) u. a. die Kosteneffektivität eines Programms zur Suizidprävention bei Angehörigen des Athabaskan-Volkes im US Bundesstaat New Mexico. Wesentliche Bestandteile des Programms waren die Ausbildung von Schülern als „natural helper" in Krisensituationen und Maßnahmen zur Prävention von familiärer Gewalt, Missbrauch und Alkoholismus. Die Autoren kommen zu dem Ergebnis, dass die Suizidrate unter Jugendlichen durch das Programm von ungefähr 60 pro 1000 Einwohner auf ungefähr 10 pro 1000 Einwohner gesunken ist. Hieraus ergibt sich ein Gewinn an qualitätsadjustierten Lebensjahren von 6041 QALYs und eine Kosteneffektivitätsrelation von 419 US$ pro QALY (76). Ein wesentlicher Mangel dieser Studie besteht darin, dass es sich bei der Kontrollgruppe um eine im Vergleich zur Zielgruppe ältere Personengruppe mit einer deutlich niedrigeren Ausgangsrate der Suizidhäufigkeit handelt.

Auch Appleby et al. (5) untersuchen im Rahmen der STORM-Studie die Kosteneffektivität eines Fortbildungsprogramms für Mitarbeiter von allgemeinmedizinischen und psychiatrischen Primär- und Notfalleinrichtungen zur Beurteilung und Behandlung von suizidgefährdeten Patienten. Auf der Grundlage von Wirksamkeitsschätzungen ermitteln die Autoren Kosteneffektivitätsrelationen, die von £ 8564 pro gewonnenem Lebensjahr bei einer Reduzierung der Suizidrate um 1 % bis zu £ 573 pro gewonnenem Lebensjahr bei einer Reduzierung um 15 % reichen. Die Aussagekraft der vorgestellten Ergebnisse ist allerdings wesentlich dadurch eingeschränkt, dass es sich bei der Untersuchung um eine unkontrollierte Studie handelt und die Angaben zur Reduzierung der Suizidrate nicht auf Ergebnissen der Studie, sondern auf Schätzungen der Autoren basieren (77).

Byford et al. (11) untersuchen im Rahmen eines RCT die Kosteneffektivität einer sozialpädagogischen Intervention zur Reduktion von Suiziden bei Jugendlichen, die den Versuch einer Selbstvergiftung unternommen hatten. Die Autoren kommen zu dem Ergebnis, dass die Intervention gegenüber der Standardversorgung keine Verbesserung bewirkt, dass allerdings die Kosten der Intervention durch Einsparungen bei den medizinischen Versorgungsleistungen in der Interventionsgruppe ausgeglichen werden.

Rutz et al. (57) untersuchen im Rahmen der Gotland-Studie die Kostennutzenrelation eines Fortbildungsprogramms zur Verbesserung der Diagnose und Behandlung depressiver Erkrankungen für Allgemeinärzte. Die Autoren kommen zu dem Schluss, dass durch die Implementation des Programms, dessen Gesamtkosten 611 000 Schwedische Kronen betrugen, in einem Zeitraum von 6 Jahren allein durch die Reduzierung von Suiziden 140 600 000 Kronen an gesellschaftlichen Kosten vermieden wurden. Der Gesamtnettonutzen des Programms wurde mit 155 500 000 Kronen (26 Mio. US$) beziffert. Die Schwäche der Gotland-Studie bestand in erster Linie darin, dass keine Kontrollregion untersucht wurde und dass deshalb die kausale Zurückführung der Verminderung der Suizidrate auf das Interventionsprogramm problematisch ist (77).

■ Programme zur Reduzierung allgemeiner Risikofaktoren psychischer Erkrankungen

Während sich die bisher dargestellten Programme auf die Reduzierung des Risikos spezifischer psychischer Erkrankungen (z. B. Depression) bzw. deren Folgen (Suizid) richten, werden im Folgenden (Tab. 33.2) gesundheitsökonomische Bewertungen von Programmen zur Senkung von Risikofaktoren psychischer Erkrankungen und Verhaltensauffälligkeiten diskutiert.

Wiggins et al. (73) untersuchen die Effektivität und die Kosteneffektivität von 2 postnatalen Unterstützungsprogrammen im Vergleich zur Standardversorgung für junge Mütter in benachteiligten Wohngebieten in London im Rahmen eines pragmatischen randomisierten Kontrollgruppendesigns. Die Zielparameter der Untersuchung waren die Reduktion von Depressivität und Tabakkonsum der Mutter sowie des Verletzungsrisikos des Kindes. Die untersuchten Unterstützungsprogramme bestanden in einem Hausbesuchsprogramm über 12 Monate mit maximal einem Hausbesuch pro Monat oder in dem Angebot der Teilnahme an einem von 8 verschiedenen Gruppenprogrammen zur Unterstützung von Müttern in der Postnatalphase. Die Ergebnisse der Untersuchung zeigen für die beiden Interventionsgruppen im Vergleich zur Kontrollgruppe keine Verbesserung der Zielparameter während des Untersuchungszeitraumes von 18 Monaten. Für die Interventionsgruppen ergeben sich höhere Gesamtkosten der medizinischen und sozialen Versorgung, wobei die Kostendifferenz zur Kontrollgruppe nicht signifikant ist. Die Autoren kommen auf der Grundlage dieser Ergebnisse zu dem Schluss, dass die evaluierten Maßnahmen keine Vorteile gegenüber der Standardversorgung aufweisen.

McAuley et al. (47) untersuchen die Effektivität und die Kosteneffektivität des Home-Start-Programms bei Familien in Südengland und Nordirland im Rahmen einer prospektiven kontrollierten Beobachtungsstudie. Im Rahmen des Home-Start-Programms können Familien mit erhöhter Stressbelastung die Unterstützung von freiwilligen Familienhelfern durch Hausbesuche oder in Form von Gruppenangeboten in Anspruch nehmen. Im Rahmen der Studie werden 88 Familien, die das Home-Start-Programm in Anspruch genommen haben, mit 89 Familien verglichen, in deren Wohnregion kein Home-Start-Angebot vorhanden war. Die Auswahl der Kontrollfamilien erfolgte auf der Grundlage von Informationen der Sozialfürsorge. Zielparameter der Untersuchung waren die subjektive Stressbelastung, Depressivität und das Selbstbewusstsein der Mütter sowie die soziomotionale Entwicklung der Kinder. Die Ergebnisse der Wirksamkeitsprüfung zeigen für den Untersuchungszeitraum von 11 Monaten keine Einflüsse des Home-Start-Programms auf die Verbesserung der Zielparameter. Gleichzeitig ergaben sich signifikant höhere Gesamtkosten für die Familien der Interventionsgruppe. Vor dem Hintergrund dieser Ergebnisse kommen die Autoren zu der Schlussfolgerung, dass die Home-Start-Intervention keine effiziente Alternative zum Standardangebot des Sozial- bzw. Gesundheitssystems darstellt.

Tabelle 33.**2** Programme zur Reduzierung von Risikofaktoren für psychische Erkrankungen. Quelle: (77); übersetzt von R. Kilian.

Studie	Studien-typ	Land	Intervention	Datenquelle	Zeit-horizont	Ergebnisse*
(73)	CEA	UK	postnatal Unterstützung für junge Mütter in deprivierten Wohngebieten	pragmatische RCT	18 Monate	Das Programm ist nicht wirksamer als die Routineversorgung. Es ergibt sich keine Kostenersparnis
(47)	CEA	UK	Home-Start-Unterstützungsprogramm für junge Familien	prospektive Beobachtungsstudie	11 Monate	Die Intervention ist nicht wirksamer, aber teurer als die Routineversorgung
(64)	CBA	USA	Förderungsprogramm für Kleinkinder	Modellrechnung auf der Basis pragmatischer RCT	40 Jahre	Nettonutzen: US$19,81 : 1 pro investiertem US$
(43)	CBA	USA	Förderungsprogramm für Kleinkinder	Modellrechnung auf der Basis pragmatischer RCT	45 Jahre	Nettonutzen: US$ 4,01 : 1 bis 9,27 : 1 pro investiertem US$
(4)	CBA	USA	verschiedene Förder- und Unterstützungsprogramme für Kinder, Jugendliche und Familien	Modellrechnung	Lebenszeit	Ergebnisse reichen von einem Nettoverlust von US$ 52 000 bis zu einem Nettonutzen von 33 100 pro Fall

CBA: Kostennutzenanalyse; CEA: Kosteneffektivitätsanalyse; CUA: Kostennutzwertanalyse; QALY: Quality adjusted Life Years; RCT: randomisierte klinische Studie;
* Die Originalergebnisse wurden in US$ zu Kaufkraftparitäten für das Jahr 2006 umgerechnet

Im Unterschied zu den oben dargestellten gesundheitsökonomischen Evaluationsstudien auf der Basis von Primärdaten handelt es sich bei den Untersuchungen zur Evaluation von US-amerikanischen Frühförderungsprogrammen (Early Childhood Developement) um Modellrechnungen auf der Grundlage der Ergebnisse von pragmatischen Langzeitstudien (43, 64). Auf der Grundlage verschiedener Evaluationsstudien für das Perry-Preschool-Project (7, 64), das Prenatal/Early-Infancy-Project (35), das Abecedarian-Early-Childhood-Intervention-Project (12, 45) und das Chicago-Child-Parent-Center-Program (34, 35, 55) schätzt Lynch (43) die langfristige Kostennutzenrelation einer landesweiten Implementation dieser Programme bei 20% aller Kinder im Alter von 3 und 4 Jahren für einen Zeitraum von 45 Jahren. Grundlage der Kostennutzenkalkulation sind Effekte der Projekte auf verschiedene Indikatoren sozioökonomischen Wohlstands (Bildungs-, Einkommensniveau, Beschäftigungsgrad, Immobilien- bzw. Konsumgüterbesitz) sowie auf die Reduzierung des Risikos von abweichendem Verhalten (Straffälligkeit, Drogenkonsum, Inanspruchnahme von Sozialleistungen usw.). Für die Einzelprogramme zeigen die oben genannten Untersuchungen, dass die Kostennutzenrelationen zwischen 3,78 : 1 US$ für das Abecedarian-Project und 8,74 : 1 US$ für das Perry-Preschool-Project liegen. In seiner zusammenfassenden Projektionsstudie kommt Lynch (43) zu dem Ergebnis, dass für einen Zeitraum von 17 Jahren nach Programmimplementation die Kosten der Programme deren Nutzen übersteigen. Ab dem Eintritt der Programmteilnehmer in das frühe Erwachsenenalter übersteigt der Nutzen der Programme deren Kosten bis zu einem gesamtgesellschaftlichen Nettonutzen von ca. 400 Billionen US$ nach 45 Jahren.

Auf der Grundlage einer Metaanalyse von ca. 400 Evaluationsstudien entwickeln Aos bet al. (4) eine Methode zur Kalkulation der Kostennutzenrelationen von insgesamt 61 Präventions- und Frühinterventionsprogrammen für Jugendliche. Die Nettobilanz der Programme reicht dabei von einem Verlust von 50 000 US$ bis zu einem Gewinn von 32 000 US$ pro Jugendlichem.

Insgesamt weisen ⅔ der untersuchten Programme Nettogewinne auf, während bei ⅓ Nettoverluste zu verzeichnen sind. Einen sehr hohen Anteil effizienter Präventionsmaßnahmen finden die Autoren unter den Programmen für straffällige Jugendliche sowie unter den Early-Childhood-Developement Programmen, während insbesondere Programme zur Vermeidung von Teenagerschwangerschaften sich mit nur einer Ausnahme als ineffizient erweisen (77).

■ Gesundheitsökonomische Bewertung von Programmen zur Prävention psychischer Erkrankungen auf der Basis des WHO-CHOICE-Ansatzes

Aus dem Indikationsbereich der psychischen Erkrankungen wurden bisher WHO-CHOICE-Regionalanalysen für folgende Störungen durchgeführt:
- Depression (14, 19)
- Schizophrenie (13)
- bipolare Störungen (20)
- Tabak- und Alkoholmissbrauch (16, 18)

Unter dem Aspekt der Gesundheitsförderung und Prävention sollen hier vor allem die Ergebnisse für die Prävention alkohol- und tabakkonsumbedingter Erkrankungen vorgestellt werden.

Die Übersicht in Abb. 33.**5** zeigt die von den Autoren ermittelten Kosten pro Vermeidung eines DALYs für verschiedene Formen der Alkohol- und Tabakprävention. Die günstigsten Kosteneffektivitätsrelationen weisen jeweils fiskalische Maßnahmen auf. So liegt die Kosteneffektivitätsrelation der Besteuerung von Tabakprodukten mit 80 % des Verkaufspreises bei 110 International Dollar (I$) pro Vermeidung eines DALYs. Diese Relation lässt sich auf 32 I$/Vermeidung eines DALYs verbessern, wenn eine Erhöhung der Tabaksteuer auf 600 % des Verkaufspreises erfolgt. Auch im Bereich der Alkoholprävention ergeben sich für fiskalische Maßnahmen Kosteneffektivitätsrelationen von 333–258 I$/DALY-Vermeidung je nach Höhe der Besteuerung. Gegenüber den fiskalischen Maßnahmen erweisen sich einfache Interventionsmaßnahmen wie regelmäßige Alkoholkontrollen, Werbeverbote oder ärztliche Ermahnungen im Falle des Alkoholmissbrauchs sowie Informationsmaßnahmen, Werbeverbote bzw. Rauchverbote oder medikamentöse Substitution beim Tabakkonsum als deutlich teurer. Allerdings werden nach den Kriterien der WHO-CHOICE-Gruppe auch relativ teure Maßnahmen wie die Nikotinsubstitution mit 3500 I$/DALY-Vermeidung oder die Durchführung von Alkoholkontrollen mit 2500 I$/DALY-Vermeidung als sehr effizient beurteilt (16, 18).

33.6 Diskussion

Bislang liegen nur relativ wenige Untersuchungen zur gesundheitsökonomischen Evaluation von Maßnahmen zur Förderung psychischer Gesundheit bzw. der Prävention psychischer Erkrankungen vor. Die oben dargestellten Studien weisen ein sehr breites, inhaltliches und methodisches Spektrum auf, Vergleiche zwischen verschiedenen Untersuchungen sind deshalb kaum möglich. Insgesamt überwiegen Studien zur Evaluation von Programmen der Sekundärprävention bzw. der selektiven Prävention. Bei den sekundärpräventiven Programmen zur Prävention depressiver Erkrankungen bzw. suizidaler Handlungen fällt auf, dass die Mehrzahl der Studien nur einen Zeithorizont von bis zu einem Jahr umfassen. Da bei allen untersuchten Programmen die Möglichkeit einer über den Studienzeitraum hinaus reichenden präventiven Wirksamkeit besteht, könnte sich bei einem längeren Zeithorizont die Effizienz der Programme erheblich verbessern. Untersuchungen mit einem Zeithorizont von mehr als 2 Jahren basieren in der Regel auf Simulationsmodellen. Auch hier zeigen sich erhebliche methodische Unterschiede zwischen den vorgestellten Studien. Problematisch sind hierbei vor allem fehlende internationale methodische Standards, die es erlauben würden, die Evidenz der Untersuchungen nach einheitlichen Kriterien zu beurteilen.

Bislang ist unklar, ob durch bevölkerungsbezogene Maßnahmen der Primärprävention eine Senkung der Inzidenz psychischer Erkrankungen erreicht werden kann (38). Wegen der für einen derartigen Nachweis notwendigen hohen Fallzahlen (24) ist nicht damit zu rechnen, dass in naher Zukunft einschlägige Daten verfügbar sein werden. Die Konzentration der gesundheitsökonomischen Bewertung auf den Bereich der Sekundärprävention bzw. auf den Bereich der selektiven Prävention bei Hochrisikogruppen ist deshalb auch für die Zukunft sinnvoll.

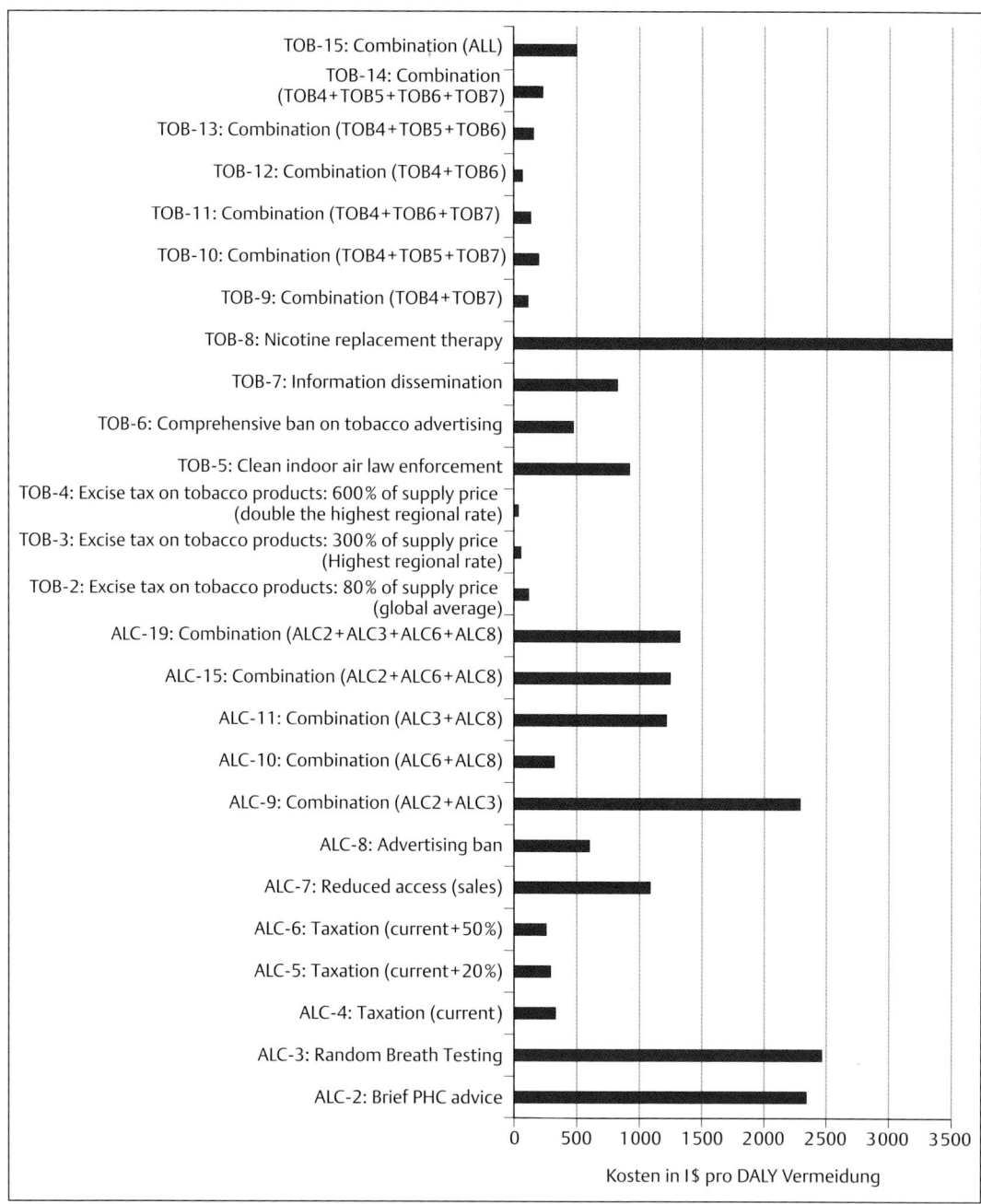

Abb. 33.**5** WHO-CHOICE-Kosteneffektivitätsrelationen für die Prävention des Alkohol- und Tabakkonsums (Kosten in International $/DALY-Vermeidung).

Angesichts der wachsenden Notwendigkeit einer effizienten Allokation der für das Gesundheitswesen verfügbaren Ressourcen erscheint in jedem Fall eine Intensivierung der Durchführung von Studien zur gesundheitsökonomischen Bewertung von Programmen zur Förderung der psychischen Gesundheit und zur Prävention psychischer Erkrankungen unabdingbar.

Literatur

[1] Allotey P, Reidpath D, Kouame A et al. The DALY, context and the determinants of the severity of disease: an exploratory comparison of paraplegia in Australia and Cameroon. Soc Sci Med 2003; 57: 949–958

[2] Allotey PA, Reidpath DD. Objectivity in priority setting tools in reproductive health: context and the DALY. Reprod Health Matters 2002; 10: 38–46

[3] Andrews G, Henderson S, Hall W. Prevalence, comorbidity, disability and service utilisation. Overview of the Australian National Mental Health Survey. Br J Psychiatry 2001; 178: 145–153

[4] Aos S, Lieb R, Mayfield J et al. Benefits and costs of prevention and early intervention programs for youth. Washington: Washington State Institute for Public Policy; 2004

[5] Appleby L, Morriss R, Gask L et al. An educational intervention for front-line health professionals in the assessment and management of suicidal patients (the STORM Project). Psychol Med 2000; 30: 805–812

[6] Arnesen T, Nord E. The value of DALY life: problems with ethics and validity of disability adjusted life years. Lepr Rev 2000; 71: 123–127

[7] Barnett WS, Escobar CM. Research on the cost-effectiveness of early educational intervention: Implications for research and policy. American Journal of Community Psychology 1989; 17: 677–698

[8] Briggs A, Claxton K, Sculpher M. Decision modelling for health economic evaluation. Oxford: Oxford University Press; 2006

[9] Briggs A, Fenn P. Confidence intervals or surfaces? Uncertainty on the cost-effectiveness plane. Health Econ 1998; 7: 723–740

[10] Briggs AH, O'Brien B. The death of cost-minimization analysis? Health Econ 2001; 10: 179–184

[11] Byford S, Harrington R, Torgerson D et al. Cost-effectiveness analysis of a home-based social work intervention for children and adolescents who have deliberately poisoned themselves. Results of a randomised controlled trial. Br J Psychiatry 1999; 174: 56–62

[12] Campbell F, Ramey C, Pungello E et al. Early childhood education: Young adult outcomes from the Abecedarian project. Applied Developmental Science 2002; 6: 42–57

[13] Chisholm D. Cost-effective strategies for reducing the global burden of mentall ill-helth: a generalised approach. Mental Health Research Review 2003; 9: 27–29

[14] Chisholm D. Choosing cost-effective interventions in psychiatry: results from the CHOICE programme of the World Health Organization. World Psychiatry 2005; 4: 37–44

[15] Chisholm D. Keeping pace with assessing cost-effectiveness: economic efficiency and priority-setting in mental health. Aust N Z J Psychiatry 2005; 39: 645–647

[16] Chisholm D, Doran C, Shibuya K et al. Comparative cost-effectiveness of policy instruments for reducing the global burden of alcohol, tobacco and illicit drug use. Drug Alcohol Rev 2006; 25: 553–565

[17] Chisholm D, Healey A, Knapp M. QALYs and mental health care. Soc Psychiatry Psychiatr Epidemiol 1997; 32: 68–75

[18] Chisholm D, Rehm J, van Ommeren M et al. Reducing the global burden of hazardous alcohol use: a comparative cost-effectiveness analysis. J Stud Alcohol 2004; 65: 782–793

[19] Chisholm D, Sanderson K, Ayuso-Mateos JL et al. Reducing the global burden of depression: population-level analysis of intervention cost-effectiveness in 14 world regions. Br J Psychiatry 2004; 184: 393–403

[20] Chisholm D, van Ommeren M, Ayuso-Mateos JL et al. Cost-effectiveness of clinical interventions for reducing the global burden of bipolar disorder. Br J Psychiatry 2005; 187: 559–567

[21] Clarke GN, Hornbrokke M, Lynch F et al. Group cognitive-behavioral treatment for depressed adolescent offspring of depressed parents in a health maintenance organisation. Journal of the American Academy of Child&Adolescent Psychiatry 2002; 41: 305–313

[22] Clarke GN, Hornbrooke M, Lynch F et al. A randomized trial of a group cognitive intervention for preventing depression in adolescent offspring of depressed parents. Arch Gen Psychiatry 2001; 58: 1127–1134

[23] Cooper B. Nature, nurture and mental disorder: old concepts in the new millennium. Br J Psychiatry 2001; Suppl 40: 91–101

[24] Cuijpers P. Examining the effects of prevention programs on the incidence of new cases of mental disorders: the lack of statistical power. Am J Psychiatr 2003; 160: 1385–1391

[25] Dolan P. Utilitarianism and the measurement and aggregation of quality – adjusted life years. Health Care Anal 2001; 9: 65–76

[26] Drummond MF, O'Brien B, Stoddart GL et al. Methods for the economic evaluation of health care programmes. Oxford: Oxford University Press; 1997

[27] Drummond M, Torrance G, Mason J. Cost-effectiveness league tables: more harm than good? Soc Sci Med 1993; 37: 33–40

[28] Gold MR, Patrick DL, Torrance GW et al. Identifying and valuing outcomes. In: Gold MR, Siegel JE, Russel LB et al., eds. Cost-effectiveness in health and medicine. New York, Oxford: Oxford University Press;1996

[29] Gold MR, Siegel JE, Russel LB et al. Cost-effectiveness in health and medicine. New York, Oxford: Oxford University Press; 1996

[30] Healy A, Chisholm D. Willingness to pay as a measure of the benefits of mental health care. J Ment Health Policy Econ 1999; 2: 55–58

[31] Hoch JS, Briggs AH, Willan R. Something old, something new, something borrowed, something blue: a framework for the marriage of health econometrics and cost-effectiveness analysis. Health Econ 2002; 11: 415–430

[32] Hutubessy R, Chisholm D, Tan-Torres Edejer T, and WHO CHOICE. Generalized Cost-effectiveness analysis for national-level priority-setting in the

health sector. BMC Cost Effectiveness and Resource Allocation 2003; 1: 8

[33] Institut für Qualität und Wirtschaftlichkeit im Gesundheitswesen IQWIG. Technischer Anhang Modellierung. Version 1.0. Köln: Institut für Qualität und Wirtschaftlichkeit im Gesundheitswesen IQWIG; 2008

[34] Karoly L, Greenwood P, Everingham S et al. Investing in our children: What we know and don't know about the costs and benefits of early childhood interventions. Washington D.C.: RAND Cooperation; 1998

[35] Karoly L, Kilburn R, Bigelow J et al. Assessing costs and benefits of early childhood intervention programs. Overview and application to the starting early starting smart program. Cambridge, Mass.; 2001

[36] Kavannagh S, Steward A. Economic evaluation of mental health care. modes and methods. In: Knapp M, ed. The economic evaluation of mental health care. Aldershot: Ashgate; 1995: 27–60

[37] Kilian R. Gesundheitsökonomische Evaluation in der psychiatrischen Versorgungsforschung. methodische Grundlagen und innovative Ansätze. (Health economic evaluation in mental health services research. Methodological basics and innovative approaches.) Prävention und Gesundheitsförderung 2008; 3: 135–144

[38] Kilian R, Becker T. Die Prävention psychischer Erkrankungen und die Förderung psychischer Gesundheit. In: Kirch W, Badura B, Hrsg. Prävention. Ausgewählte Beiträge des Nationalen Präventionskongresses. Dresden, 1. u. 2. Dez. 2005. Heidelberg: Springer; 2006: 443–472

[39] Kilian R, Angermeyer MC, Becker T. Methodolocical issues of naturalistic observational studies on the economic evaluation of neuroleptic treatment for schizophrenic disease. Gesundheitswesen 2004; 66: 180–185

[40] Knapp M, Kavannagh S. Economic outcomes and costs in the treatment of schizophrenia. Clinical Therapeutics 1997; 19: 128–138

[41] Laska EM, Meisner M, Siegel C et al. Statistical cost-effectiveness analysis of two treatments based on net health benefits. Stat Med 2001; 20: 1279–1302

[42] Lynch FL, Hornbrook M, Clarke GN et al. Cost-effectiveness of an intervention to prevent depression in at-risk teens. Arch Gen Psychiatry 2005; 62: 1241–1248

[43] Lynch R. Exceptional returns. Economic, fiscal and social benefits of investments in early childhood development. Washington: Economic Policy Institute; 2004

[44] Mason J, Drummond M, Torrance G. Some guidelines on the use of cost effectiveness league tables. BMJ 1993; 306: 570–572

[45] Masse L, Barnett W. A benefit cost analysis of the abecedarian early childhood intervention. New Brunswick: National Institute for Early Education Research, Rutgers University; 2002

[46] Mauskopf J, Rutten F, Schonfeld W. Cost-effectiveness league tables: valuable guidance for decision makers? Pharmacoeconomics 2003; 21: 991–1000

[47] McAuley C, Knapp M, Beecham J et al. The outcomes and costs of home-start support for young families under stress. York: Joseph Rowntree Foundation; 2004

[48] Mont D. Measuring health and disability. Lancet 2007; 369: 1658–1663

[49] Mulvaney-Day NE. Using willingness to pay to measure family members' preferences in mental health. J Ment Health Policy Econ 2005; 8: 71–81

[50] Murray CJ. Quantifying the burden of disease: the technical basis for disability-adjusted life years. Bull World Health Organ 1994; 72: 429–445

[51] Murray CJ, Acharya AK. Understanding DALYs (disability-adjusted life years). J Health Econ 1997; 16: 703–730

[52] Nutley S, Smith PC. League tables for performance improvement in health care. J Health Serv Res Policy 1998; 3: 50–57

[53] Petrou S, Cooper P, Murray L et al. Cost-effectiveness of a preventive counseling and support package for postnatal depression. Int J Technol Assess Health Care 2006; 22: 443–453

[54] Reidpath DD, Allotey PA, Kouame A et al. Measuring health in a vacuum: examining the disability weight of the DALY. Health Policy Plan 2003, 18: 351–356

[55] Reynolds A, Temple J, Robertson D et al. Age 21 cost-benefit analysis of the title 1 Chicago Child-Parent Center program: Executive Summary. Madison Wisconsin: Insitute for Research on Poverty, University of Wisconsin; 2001

[56] Russel LB, Siegel JE, Daniels N et al. Cost-effectiveness analysis as a guide to resource allocation in health: roles and limitations. In: Gold MR, Siegel JE, Russel LB et al., eds. Cost-effectiveness in health and medicine. New York, Oxford: Oxford University Press; 1996: 3–24

[57] Rutz W, Carlsson P, von Knorring L et al. Cost-benefit analysis of an educational program for general practioners by the Swedish Committee for the Prevention and Treatment of Depression. Acta Psychiatr Scand 1992; 85: 457–464

[58] Sacket DL, Rosenberg WMC, Gray JAM et al. Evidence based medicine: what it is and what it isn't. BMJ 1996; 312: 71–72

[59] Sanderson K, Andrews G. Mental disorders and burden of disease: how was disability estimated and is it valid? Aust N Z J Psychiatry 2001; 35: 668–676

[60] Sari N, de Castro S, Newman FL et al. Should we invest in suicide prevention programs? The Journal of Socio-Economics (in press, 2007).

[61] Sari N, de Castro S, Newman FL et al. Should we invest in suicide prevention programs? The Journal of Socio-Economics 2008; 37: 262–275

[62] Sassi F. Calculating QALYs, comparing QALY and DALY calculations. Health Policy Plan 2006; 21: 402–408

[63] Schöffski O, Glaser P, Graf von der Schulenburg M. Gesundheitsökonomische Evaluationen. Grundlagen und Standortbestimmungen. Berlin u.a.: Springer; 1998

[64] Schweinhart LJ. The High/Scope. Perry Preschool study through age 40. Summary, conclusions and

frequently asked questions. 8593. Ypsilanti: High/Scope Research Foundation; 2005

[65] Sendi PP, Briggs AH. Affordability and cost-effectiveness: Decision making on the cost-effectiveness plane. Health Econ 2001; 10: 675–680

[66] Sendi PP, Briggs AH. Affordability and cost-effectiveness: Decision making on the cost-effectiveness plane. Health Econ 2001; 10: 675–680

[67] Smit F, Willemse G, Koopmanschap M et al. Cost-effectiveness of preventing depression in primary care patients: randomised trial. Br J Psychiatry 2006; 188: 330–336

[68] Torrance GW, Siegel JE, Luce BR. Framing and designing the cost-effectiveness analysis. In: Gold MR, Siegel JE, Russel LB, Weinstein MC, eds. Cost-effectiveness in health and medicine. New York, Oxford: Oxford University Press; 1996: 34–81

[69] Ustun TB, Yuso-Mateos JL, Chatterji S et al. Global burden of depressive disorders in the year 2000. Br J Psychiatry 2004; 184: 386–392

[70] Valenstein M, Sandeep V, Zeber J et al. The cost-utility of screening for depression in primary care. Annals of Internal Medicine 2001; 134: 345–360

[71] van Os J, Rutten BP, Poulton R. Gene-environment interactions in schizophrenia: review of epidemiological findings and future directions. Schizophr Bull 2008; 34: 1066–1082

[72] von Neumann J, Morgenstern O. Theory of games and economic behavior. 3rd ed. Princeton: Princeton University Press; 1953

[73] Wiggins M, Oakley A, Roberts I et al. The Social Support and Family Health Study: a randomised controlled trial and economic evaluation of two alternative forms of postnatal support for mothers living in disadvantaged inner-city areas. Health Technol Assess 2004; 8:iii, ix-iii,120

[74] Woodside AG, Frey LL, Daly RT. Linking service quality, customer satisfaction, and behavioral intention. J Health Care Marketing 1989; 9: 5–17

[75] World Health Organization. Dollars, dalys and decisions. Economic aspects of the mental health system. Geneva: World Health Organization; 2006

[76] Zaloshnja E, Miller TR, Galbraith MS et al. Reducing injuries among Native Americans: five cost-outcome analyses. Accident Analysis&Prevention 2003: 33: 631–639

[77] Zechmeister I, Kilian R, McDaid D. Is it worth investing in mental health promotion and prevention of mental illness? A systematic review of the evidence from economic evaluations. BMC Public Health 2008; 8: 20

[78] Zethraeus N, Johannesson M, Jönsson B et al. Advantages of using the net-benefit approach for analysing uncertainty in economic evaluation studies. Pharmacoecon 2003; 21: 39–48

34 Präventionsstudie „Herzenssache" der KKH-Allianz

Tina Schewe, Eva Bitzer, Leoni Klatt, Arno Schmidt-Trucksäss,
Elisabeth Siegmund-Schultze, Klaus Böttcher, Karl Winkler*

34.1 Einführung

Die Haupttodesursache in der westlichen Welt sowohl bei Frauen als auch bei Männern sind kardiovaskuläre Erkrankungen, bei denen die koronare Herzkrankheit (KHK) im Vordergrund steht. Die Wahrscheinlichkeit für eine solche Erkrankung hängt von einer Vielzahl von Risikofaktoren ab, die zum Teil nicht veränderbar (Alter, Geschlecht, Familienanamnese), zum Teil aber sehr wohl modifizierbar sind (erhöhte Triglyzeride und erhöhtes LDL-Cholesterin, niedriges HDL-Cholesterin, arterielle Hypertension, Rauchen). Meist führen bei entsprechender Disposition erst Fehlernährung und eine ungesunde Lebensführung insgesamt zu einem metabolischen Ungleichgewicht und Störungen des Kohlenhydrat- und Fettstoffwechsels, woraus ein entsprechend erhöhtes Risiko resultiert.

Mit Zunahme des Körpergewichts, besonders des intraabdominellen Fettes, entwickelt sich das Muster des **metabolischen Syndroms**. Bedingt durch die Zunahme des Körpergewichts in der gesamten Bevölkerung ist daher mit einer Zunahme der Prävalenz des metabolischen Syndroms und der kardialen Folgen zu rechnen.

Das metabolische Syndrom geht häufig mit einer Insulinresistenz einher. Auch schon bei diskreter Insulinresistenz ist der Fettstoffwechsel nicht primär durch isoliert erhöhtes LDL-Cholesterin, sondern eher durch erhöhte Neutralfette (Triglyzeride), ein erniedrigtes HDL-Cholesterin und verstärktes Auftreten von kleinen, dichten LDL (small, dense LDL) gekennzeichnet. Diese Konstellation wird auch als **atherogene Triade** oder **atherogener Lipoprotein-Phänotyp** (ALP) bezeichnet (3). Tatsächlich ist bei Patienten mit koronarer Herzkrankheit nicht das isoliert erhöhte LDL-Cholesterin, sondern erhöhte Triglyzeride und erniedrigtes HDL-Cholesterin als

Vertreter des atherogenen Lipoprotein-Phänotyps vorzufinden (8) (Abb. 34.**1**), wobei häufig auch eine Veränderung der LDL-Qualität vorliegt.

Innerhalb der LDL kann man große, leichte von kleinen, dichten LDL-Partikeln unterscheiden, wobei kleine, dichte LDL (small, dense LDL, sdLDL) ein erhöhtes KHK-Risiko bedingen. Ein Zusammenhang zwischen sdLDL und erhöhtem KHK-Risiko wurde zuerst von Austin und Mitarbeitern (1988) (2) vorgeschlagen. Nachfolgende Fall-Kontrollstudien und prospektive Untersuchungen haben gezeigt, dass das Vorhandensein von sdLDL das KHK-Risiko deutlich erhöhen kann (9, 12). sdLDL zeigen eine verminderte Bindung an den LDL-Rezeptor (10) und können leichter oxidiert werden. Auch können sdLDL eine endotheliale Dysfunktion unabhängig von anderen Risikofaktoren wie z.B. LDL-Cholesterin, Triglyzeriden und HDL-Cholesterin verursachen (13). Aus diesem Grund wurde die LDL-Qualität als vielversprechender Risikofaktor der KHK durch das „Adult Treatment Panel III" (ATP) des „National Cholesterol Education Program" (NCEP) eingeordnet (2002) (1).

Bei Insulinresistenz und gestörter Glukosetoleranz lässt sich eine Dominanz kleiner, dichter LDL-Partikel nachweisen: Bei gesunden Personen ist die Prävalenz geschlechtsabhängig, liegt aber normalerweise um etwa 30%. Patienten mit arterieller Hypertonie (Komponente des metabolischen Syndroms) weisen eine Prävalenz von etwa 60% auf (15) und Patienten mit manifestem Diabetes mellitus Typ 2 weisen eine Dominanz kleiner dichter LDL in ca. 80% der Fälle auf (14).

34.2 Methoden

Bei dem Modellvorhaben „Herzenssache" der KKH-Allianz Hannover wurde bei der Eingangsuntersuchung insgesamt 5346 Patienten, bei denen auf der Basis von KKH-Allianz-Daten zu Kranken-

* E-Mail: karl.winkler@uniklinik-freiburg.de

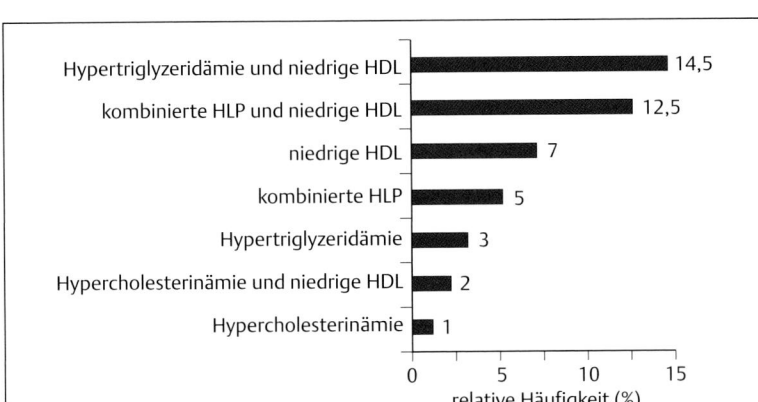

Abb. 34.1 Fettstoffwechsel-störungen bei Patienten mit KHK (Quelle: Genest et al. 1992, [8]).

hausaufenthalten keine Hinweise auf vorbestehende KHK, Schlaganfall, periphere arterielle Verschluss-krankheit oder Diabetes mellitus bestanden, Blut entnommen. Es wurden 1726 Männer (35–50 Jahre) und 3620 Frauen (40–55 Jahre) untersucht. Folgende Laborparameter wurden bestimmt: Cholesterin, Triglyzeride, LDL-Cholesterin, HDL-Cholesterin sowie der Entzündungsmarker C-reaktives Protein (hsCRP), der ein erhöhtes Atherosklerose-risiko anzeigen kann (11), und zur Beurteilung des Zuckerstoffwechsels das glykosilierte Hämoglobin (HbA1c). Darüber hinaus wurde der Anteil athero-gener kleiner, dichter LDL Partikel (LDL-Qualität) mittels Ultrazentrifugation bestimmt (5).

34.3 Ergebnisse

Probandinnen wiesen im Mittel ein niedrigeres Ge-samt-Cholesterin, ein niedrigeres LDL-Cholesterin, ein deutlich höheres protektives HDL-Cholesterin,

deutlich niedrigere Triglyzeride sowie einen nied-rigeren HbA1c als die Männer auf (Tab. 34.1).

Ein metabolisches Syndrom liegt nach NCEP vor, wenn 3 der folgenden 5 Risikokategorien zutref-fen:

- Bauchumfang (zur Beurteilung des intraabdomi-nellen Fettes) bei Männern > 102 cm, bei Frauen > 88 cm
- Triglyzeride > 150 mg/dl
- HDL-Cholesterin bei Frauen < 50 mg/dl und bei Männer < 40 mg/dl
- Blutdruck > 130/85
- Nüchternglukose > 110 mg/dl (Expert Panel on Detection 2001). Da bei dieser Untersuchung keine Nüchternglukose gemessen wurde, wurde ein HbA1c > 6 als Surrogatparameter herange-zogen.

Von 4801 Patienten, bei denen der Body Mass In-dex (BMI) bestimmt wurde, waren 2187 (45,6%) normalgewichtig (BMI < 25 kg/m²), 1761 (36,7%)

Tabelle 34.1 Mittelwerte der Laborparameter Cholesterin (CH), Triglyzeride (TG), LDL-Cholesterin (LDL-C), HDL-Choles-terin (HDL-C), hsCRP und HBA1c.

	Anzahl	CH (mg/dl)	TG (mg/dl)	LDL-C (mg/dl)	HDL-C (mg/dl)	hsCRP (mg/l)	HbA1c (%)
Männer	1726	214±38	178 (33–2871)	122±31	50,3±13.4	1,1 (0,1–200,4)	5,60±0,53
Frauen	3620	209±36	120 (25–1476)	114±30	65,3±15,7	1,3 (0,1–89,6)	5,55±0,47
alle Patienten	5346	211±37	133 (25–2871)	117±30	60,5±16,6	1,2 (0,1–200,4)	5,57±0,49

Mittelwerte ± Standardabweichung bzw. Median (Minimum – Maximum) übergewichtig (BMI 25–30 kg/m^2) und 853 (17,8 %) adipös (BMI > 30 kg/m^2). Der Anteil der Patienten mit weiteren Risikofaktoren, die für das metabolische Syndrom qualifizieren, steigt mit zunehmender Fettleibigkeit an (Abb. 34.2).

■ LDL-Subfraktionierung

Bei 1095 Patienten, die ein erhöhtes Risiko aufwiesen, wurde bei der Eingangsuntersuchung als Bestätigungsanalytik des Lipidstoffwechsels eine Ultrazentrifugation durchgeführt, bei der wie oben beschrieben die small, dense LDL bestimmt wurden.

Wie bereits erwähnt, tritt eine Prädominanz kleiner, dichter LDL vermehrt bei gestörtem Glukosestoffwechsel auf. Dies ließ sich auch bei unserer Untersuchung nachweisen: Die HBA1c- Werte wurden in Quartilen aufgeteilt und die Prävalenz kleiner dichter LDL in Abhängigkeit von der HbA1c-Quartile bezogen auf das Geschlecht untersucht: Es zeigte sich ein deutlicher Geschlechterdimorphismus. Bei Frauen zeigt sich eine Prädominanz kleiner, dichter LDL bei guter glykämischer Kontrolle (niedrige HbA1c-Quartile) deutlich seltener. Mit steigenden HbA1c- Werten steigt diese jedoch bei Frauen deutlich an, bei Männern bleibt diese auf hohem Niveau konstant. Bemerkenswert ist, dass mit etwa 50 % durchgehend eine höhere Prävalenz eines atherogenen LDL-Profils vorliegt, als dies normalerweise bei Männern der Fall ist (Abb. 34.3). Dies ist möglicherweise dadurch begründet, dass die Untersuchung des LDL-Profils vorzugsweise bei den Patienten durchgeführt wurde, die aufgrund eines erhöhten Risikoprofils zur Intervention eingeschlossen wurden.

34.4 Diskussion

Ein Normalgewicht (BMI < 25 kg/m^2) wiesen 45,6 % der untersuchten Patienten auf, 36,7 % waren übergewichtig und 17,8 % waren adipös (BMI > 30 kg/m^2). Das metabolische Syndrom nach ATP-III fand sich bei 4,2 % der normalgewichtigen, aber bereits bei 24,6 % der übergewichtigen und bei 64,9 % der adipösen Personen. Mit zunehmendem Körpergewicht steigt also der Anteil der Patienten mit zusätzlichen kardiovaskulären Risikofaktoren an.

Bezüglich eines sdLDL-Profiles besteht ein deutlicher Geschlechtsdimorphismus. Frauen weisen deutlich seltener ein entsprechendes atherogenes LDL-Profil auf. Dieses Phänomen relativiert sich aber mit zunehmend schlechter werdender glykämischer Kontrolle. Während Männer eine in etwa gleichbleibend hohe Prävalenz von sdLDL aufweisen, steigt diese bei Frauen mit zunehmendem HbA1c um mehr als das 3-Fache an. Hier ist möglicherweise ein Zusammenhang zu dem Phänomen zu sehen, dass der Geschlechtervorteil von Frauen bezüglich KHK bei bestehendem Diabetes auf hohem Niveau aufgehoben oder gar in das Gegenteil verkehrt wird. Es zeigt sich also ein sehr früher Zusammenhang zwischen Insulinresistenz und dem Auftreten eines atherogenen LDL-Profils. Tatsächlich konnte Austin und Kollegen zeigen, dass das Vorliegen eines small, dense LDL-Profils dem Auftreten eines manifesten Diabetes mellitus Typ 2 um etwa 3 Jahre vorausgeht (4).

Wie alle Faktoren des metabolischen Syndroms sprechen auch die untersuchten Laborparameter gut auf eine Veränderung des Lebensstils an. Eine gezielt eingebrachte, vermehrte körperliche Aktivität ist in Kombination mit einer Umstellung der

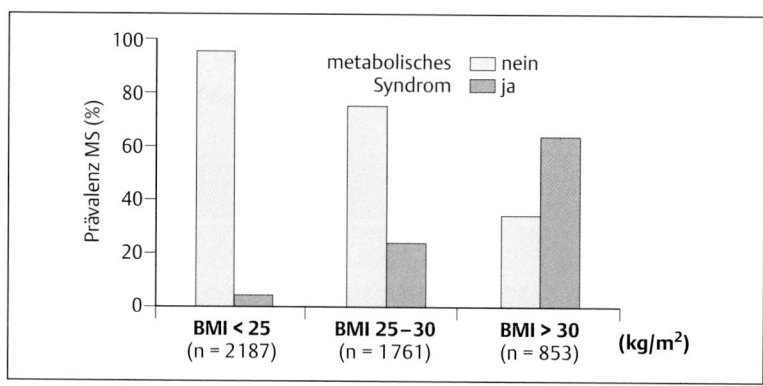

Abb. 34.2 Prävalenz weiterer Risikofaktoren (metabolisches Syndrom) bei Übergewicht.

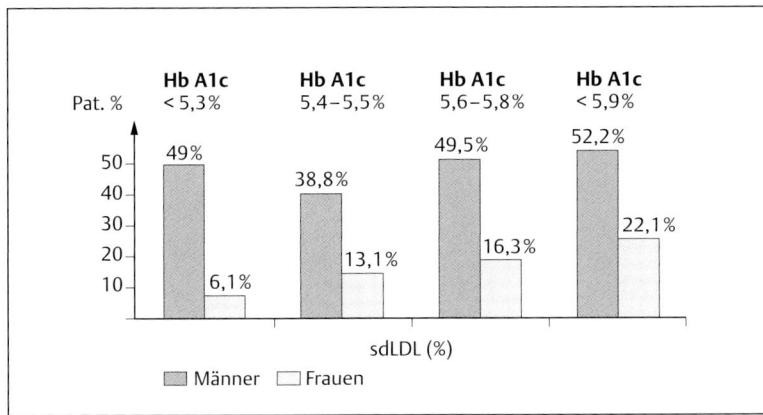

Abb. 34.**3** Prävalenz von sdLDL in Abhängigkeit von der HbA1c-Quartile, bezogen auf das Geschlecht.

Ernährung die wichtigste Maßnahme in der Therapie des metabolischen Syndroms (6). Dies ist aber nur bei anhaltender Motivation und Compliance der Patienten zu erreichen. Am erfolgversprechendsten sind deshalb strukturierte und ärztlich geleitete, langfristige, lebensstilverändernde Maßnahmen.

In dem Modellvorhaben „Herzenssache" wurde dieser Weg beschritten. Die erste Nachfolgeuntersuchung wurde im April 2009 abgeschlossen. Eine Beurteilung der erfolgten Maßnahmen wird nach Auswertung der erhobenen Daten möglich sein.

Literatur

[1] Third Report of the National Cholesterol Education Program (NCEP). Expert Panel on Detection, Evaluation, and Treatment of High Blood Cholesterol in Adults (Adult Treatment Panel III) final report. Circulation 2002; 106(25): 3143–421

[2] Austin MA, Breslow JL et al. Low-density lipoprotein subclass patterns and risk of myocardial infarction. J Am Med Ass 1988; 260: 1917–1921

[3] Austin MA, King M-C et al. Atherogenic lipoprotein Pphenotype: a proposed genetic marker for coronary heart disease risk. Circulation 1990; 82(2): 495–506

[4] Austin MA, Mykkänen L et al. Prospective study of small LDLs as a risk factor for NON-insulin dependent diabetes mellitus in elderly men and women. Circulation 1995; 92: 1770–1778

[5] Baumstark MW, Kreutz W et al. Structure of human low-density lipoprotein subfractions, determined by X-ray small-angle scattering. Biochim Biophys Acta 1990; 1037: 48–57

[6] Despres JP, Lamarche B et al. Exercise and the prevention of dyslipidemia and coronary heart disease. Int J Obes Relat Metab Disord 1995; 19 (Suppl 4): S45–51

[7] Expert Panel on Detection, Evaluation, and Treatment of High Blood Cholesterol in Adults. Executive summary of the third report of the National Cholesterol Education Program (NCEP). Expert Panel on Detection, Evaluation, And Treatment of High Blood Cholesterol In Adults (Adult Treatment Panel III). Jama 2001; 285(19): 2486–2497

[8] Genest JJ Jr, Martin-Munley SS et al. Familial lipoprotein disorders in patients with premature coronary artery disease. Circulation 1992; 85(6): 2025–2033

[9] Griffin BA, Freeman DJ et al. Role of plasma triglyceride in the regulation of plasma low density lipoprotein (LDL) subfractions: relative contribution of small, dense LDL to coronary heart disease risk. Atherosclerosis 1994; 106: 241–253

[10] Nigon F, Lesnik P et al. Discrete subspecies of human low density lipoproteins are heterogeneous in their interaction with the cellular LDL receptor. J Lipid Res 1991; 32(11): 1741–1753

[11] Ridker PM, Wilson PW et al. Should C-reactive protein be added to metabolic syndrome and to assessment of global cardiovascular risk? Circulation 2004; 109(23): 2818–2825

[12] St-Pierre AC, Cantin B et al. Low-density lipoprotein subfractions and the long-term risk of ischemic heart disease in men: 13-year follow-up data from the Quebec Cardiovascular Study. Arterioscler Thromb Vasc Biol 2005; 25(3): 553–559

[13] Vakkilainen J, Makimattila S et al. Endothelial dysfunction in men with small LDL particles. Circulation 2000; 102(7): 716–721

[14] Winkler K, Abletshauser C et al. Effect of fluvastatin slow-release on low-density lipoprotein (LDL) subfractions in patients with type 2 diabetes mellitus: baseline LDL profile determines specific mode of action. J Clin Endocrinol Metab 2002; 87(12): 5485–5490

[15] Winkler K, Konrad T et al. Pioglitazone reduces atherogenic dense LDL particles in nondiabetic patients with arterial hypertension. A double-blind, placebo-controlled study. Diabetes Care 2003; 26(6): 2588–2594

35 Primordiale Prävention am Beispiel der arteriellen Hypertonie

Martin Middeke*

35.1 Einleitung

Etwa die Hälfte der erwachsenen Bevölkerung hat einen erhöhten Blutdruck.

Die Hypertonie steht weltweit an erster Stelle der führenden Ursachen für Morbidität und Mortalität (9). In Deutschland ist die Behandlungsqualität der Hypertonie leider noch sehr unzureichend (12, 13).

Ein wichtiger Baustein im Kampf gegen Bluthochdruck ist die Prävention. Bei keiner anderen chronischen Erkrankung ist die medizinische Prävention so erfolgreich wie bei der Hypertonie. Sie hat, auch mit Blick auf andere Volkskrankheiten, Modellcharakter. Eine medikamentöse Therapie verhindert im Sinne der Primärprävention deutlich die Folgekrankheiten wie Schlaganfall, Nieren- oder Herzversagen. Vor allem aber auch nicht medikamentöse Maßnahmen, wie mediterrane Ernährung, Reduktion des Kochsalzkonsums, ein normales Körpergewicht, viel Bewegung, wenig Alkohol und der Verzicht auf das Rauchen, senken hochsignifikant die Entwicklung von Bluthochdruck und Organkomplikationen.

Die Mehrzahl der Hypertoniker hat eine primäre Hypertonie, d.h. es liegen keine organischen Erkrankungen (z.B. Nierenerkrankungen) oder hormonelle Störungen (z.B. Schilddrüsen- oder Nebennierenfunktionsstörungen) vor. Prädisponierend sind bei diesen Patienten häufig auch erbliche Faktoren.

Angesichts der drastischen Zunahme von Übergewicht und Bewegungsmangel bei Kindern und Jugendlichen hat die **primordiale Prävention** zur Verhütung der Hypertonie-Manifestation im Erwachsenenalter und anderer Risikofaktoren wie Diabetes und Fettstoffwechselstörungen höchste Priorität. Hier müssen neue Wege eingeschlagen werden. Eine Reduktion der Kochsalzaufnahme in den ersten Lebensmonaten kann die Hypertoniemanifestation im jugendlichen Alter verhindern, wie bereits in den 90er-Jahren des letzten Jahrhunderts gezeigt werden konnte. Eine Ernährungsumstellung, insbesondere bei prädisponierten Kindern aus Hypertonikerfamilien, gesteigerte körperliche Aktivität und Sport zur Verhinderung von Adipositas bzw. zum Abbau von Übergewicht erscheinen als sehr erfolgreiche Maßnahmen zur Verhütung einer Hypertonie-Manifestation im Jugend- und Erwachsenenalter.

Leider zeichnet sich ab, dass eine große Zahl der jetzigen Kinder und Jugendlichen und der zukünftigen Generation erstmalig in der Geschichte bereits vor ihren Eltern sterben werden. Eine aktuelle Studie aus Dänemark belegt sehr eindrucksvoll, dass der BMI im Kindesalter das Risiko für eine KHK im Erwachsenenalter vorhersagt (2): So ist z.B. das Risiko einer KHK vor dem 60. Lebensjahr für einen 13-jährigen Jungen, der 11 kg über dem Durchschnittsgewicht wiegt, um 33 % erhöht. Die primordiale Prävention ist daher das Gebot der Stunde (10).

Primordiale Prävention der Hypertonie

Primordiale Prävention ist in Deutschland bisher leider kein Thema. Der Begriff alleine ist mit einigen Ausnahmen selbst in der akademischen Medizin nicht bekannt. Angesichts der dramatischen Entwicklung im Bereich Ernährung, Gewicht und Bewegung im Kindes- und Jugendalter sind entsprechende Programme dringend notwendig, um die Folgeerkrankungen im Erwachsenenalter zu verhindern. Voraussetzung hierfür ist allerdings die Einsicht in die Zusammenhänge auch in der Politik.

---

* E-Mail: info@hypertoniezentrum.de

35.2 Führende Risikofaktoren

Die führenden Ursachen für Morbidität und Mortalität sind inzwischen weltweit sehr ähnlich verteilt und betreffen ganz überwiegend die sehr gut bekannten Risikofaktoren, die auch bei uns die „Hitliste" anführen: Hypertonie, Rauchen, Hypercholesterinämie, zu geringe Aufnahme von Obst und Gemüse, Übergewicht und Adipositas, Bewegungsmangel und Alkohol (9). All diese Faktoren sind keine schwer behandelbaren Erkrankungen, sondern Faktoren, die mit präventiven, nicht medikamentösen Maßnahmen und mit medikamentöser Prävention sehr gut behandelbar sind (11, 14). Der intelligenteste Ansatz ist allerdings die Verhütung der Manifestation von Hypertonie, Adipositas etc. im Sinne der primordialen Prävention.

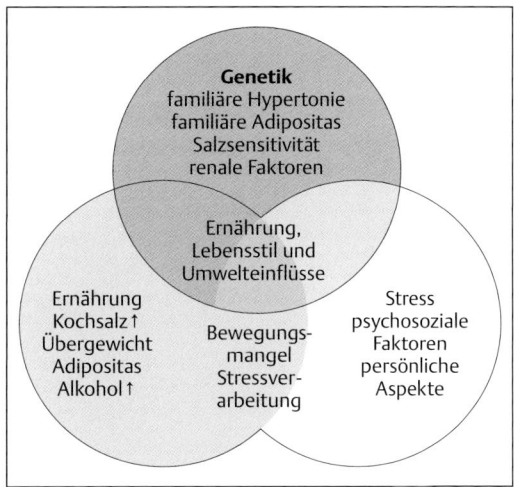

Abb. 35.1 Die Hauptfaktoren und Ursachen der primären Hypertonie (Quelle: [14]).

35.3 Ursachen und Manifestationsfaktoren der arteriellen Hypertonie

Bei ca. 90 % der Hypertoniker liegt eine primäre (früher essenzielle) Hypertonie vor. Die alte stereotype Lehrbuchaussage, die Ursache der „essenziellen" Hypertonie sei nicht bekannt, kann so heute nicht mehr akzeptiert werden. Tatsächlich sind heute die wichtigsten und häufigsten Faktoren, die zur Manifestation der Hypertonie führen, aufgeklärt. Es gibt nicht **die eine** Hypertonieursache. Tatsächlich sind es viele verschiedene Faktoren, die zum Blutdruckanstieg und zur Hypertonie führen können (Abb. 35.1). Die primäre Hypertonie ist daher auch nicht mehr nur als eine Ausschlussdiagnose zu betrachten.

Die primäre Hypertonie beginnt häufig zwischen der 30. und 50. Lebensdekade mit einer leichten, vorwiegend diastolischen Blutdruckerhöhung. Dieser Beginn wird aber sehr häufig in der Praxis nicht erfasst, da er oft klinisch stumm verläuft. Eine vorwiegend systolische Hypertonie findet man dagegen im fortgeschrittenen Alter.

Die primäre Hypertonie ist zunächst eine multifaktorielle Regulationsstörung, die sich im weiteren Verlauf zu einer schwerwiegenden Erkrankung entwickelt.

Bei ca. 50 % der Hypertoniker liegt eine polygenetische Prädisposition vor (familiäre Hypertonie). Treten im Laufe des Erwachsenenalters andere Faktoren hinzu, kommt es zur Manifestation der Hypertonie. Die Hypertonie entwickelt sich dann als Folge der Faktoren, die aus subjektivem Verhalten, etwa ungesunder Ernährung, Bewegungsmangel und Übergewicht, als Reaktion auf psychosoziale Faktoren und chronischen Stress oder aus Umweltbelastungen, z. B. Lärmexposition, resultieren.

Die verschiedenen Faktoren können in individuell sehr unterschiedlicher Ausprägung zur Hypertonie führen.

Die Häufung verschiedener blutdrucksteigernder Faktoren, wie Gewichtszunahme, Abnahme der körperlichen Aktivitäten und Zunahme von beruflichem Stress sowie familiärer Belastungen, führen typischerweise im mittleren Erwachsenenalter zur Hypertoniemanifestation.

▓ Salz

In einer Studie bei 476 Neugeborenen, von denen die Hälfte in den ersten 6 Lebensmonaten eine um 50 % reduzierte Natriumzufuhr erhielt, war der systolische Blutdruck nach 6 Monaten in der Verumgruppe um 2,1 mmHg und nach weiteren 15 Jahren ohne weitere Natrium-Beschränkung sogar um 3,6/2,2 mmHg niedriger als in der Kontrollgruppe (3, 4) (Abb. 35.2). Möglicherweise vermindert Kochsalzreduktion in der Kindheit den Salzappetit und damit die Höhe des Blutdrucks im Adoleszentenalter. In diesem Zusammenhang ist eine Untersuchung aus Großbritannien erwähnenswert, nach der der Konsum von zuckerhaltigen Softdrinks bei

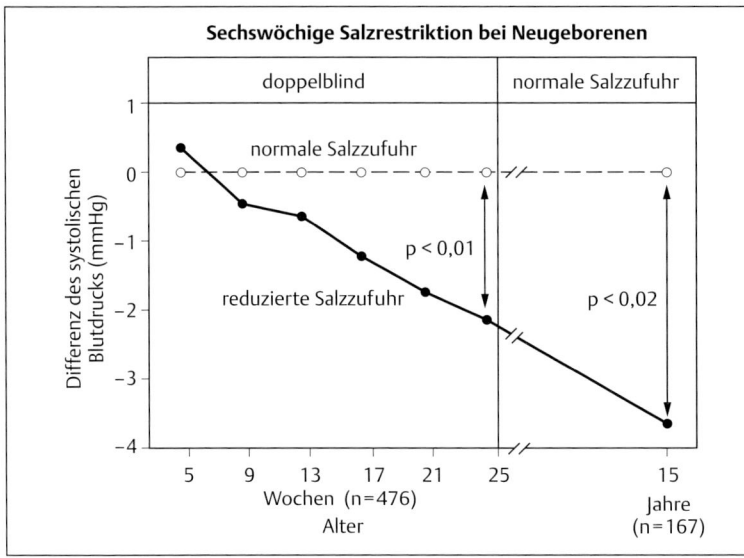

Abb. 35.2 Eine kochsalzarme Ernährung in den ersten 6 Lebensmonaten vermindert den systolischen Blutdruck bis in das Adoleszentenalter (Quelle: [3], [4]).

Kindern und Jugendlichen von der Höhe der täglichen Salz- und Flüssigkeitsaufnahme abhängig ist (5). Die Reduktion der Kochsalzaufnahme könnte daher helfen, die zunehmende Übergewichtigkeit bei jungen Menschen zu bekämpfen.

Die generelle Kennzeichnung aller Lebensmittel mit ihrem Natrium- bzw. Kochsalzgehalt in Verbindung mit einer intensiven Öffentlichkeitsarbeit ist eine der ersten Maßnahmen einer Anti-Salz-Offensive (7, 8). In Deutschland ist die Initiative des Verbraucherschutzministeriums zu begrüßen, eine Kennzeichnung der Lebensmittel auch für deren Kochsalzgehalt einzuführen. In den USA obliegt der Lebensmittel-industrie seit 1991 die Verpflichtung, ihre Produkte mit Angabe des Natriumgehaltes pro Portion und in Prozent des täglichen Bedarfs anzugeben. Im Kleinstformat gedruckt und nur mit Lupe lesbar ist eine solche Verbraucherinformation allein nicht ausreichend. Besser ist die in Großbritannien eingeführte zusätzliche „Traffic-Light"-Kennzeichnung der Lebensmittel mit Ampelfarben (Abb. 35.3), die von einigen britischen Supermarktketten und Nahrungsmittelherstellern bereits auf freiwilliger Basis vorgenommen und für Fett, gesättigte Fettsäuren, Zucker und Kochsalz angewandt wird. Ihre Praktikabilität und Verständlichkeit wird günstig beurteilt.

Erhöhter Kochsalzkonsum steigert den Blutdruckanstieg mit dem Alter und gilt auch unabhängig vom Blutdruck als eigenständiger Risikofaktor für Herz-Kreislauf-Erkrankungen (Abb. 35.4).

■ Übergewicht und Bewegungsmangel

Übergewicht ist wohl der wichtigste und häufigste Auslöser für eine manifeste Hypertonie, aber auch für einen Typ-2-Diabetes und Fettstoffwechselstörungen. Mindestens 50 % der Hypertoniker sind übergewichtig, mit steigender Tendenz. Bei ihnen ist das Übergewicht der bedeutendste Faktor in der Hypertonieentwicklung. Die Zunahme des Körpergewichts führt regelmäßig zum Anstieg der Sympathikusaktivität mit Erhöhung der Herzfrequenz (insbesondere unter körperlicher Belastung), zur Volumenexpansion und zur Aktivierung des Renin-Angiotensin-Aldosteron-Systems.

Zwischen Body Mass Index (BMI) und Hypertonie besteht eine positive lineare Beziehung (Abb. 35.5), ebenso zwischen Körperfettgehalt und Hypertonie.

Insbesondere die Kombination aus Übergewicht und Bewegungsmangel ist eine sehr häufige Voraussetzung für die Entwicklung einer Hypertonie. Beide Komponenten, Übergewicht und Bewegungsmangel, nehmen in unserer Gesellschaft ständig zu. Dies wird als Hauptursache für die steigende Hypertonie-Prävalenz angesehen (13).

Die überschießende Blutdruckreaktion zeigt sich bei Übergewichtigen und Untrainierten insbesondere unter körperlicher Belastung (z. B. auf dem Fahrradergometer). Gewichtsreduktion und Steigerung der körperlichen Aktivität sind die wichtigsten und wirkungsvollsten blutdruck-

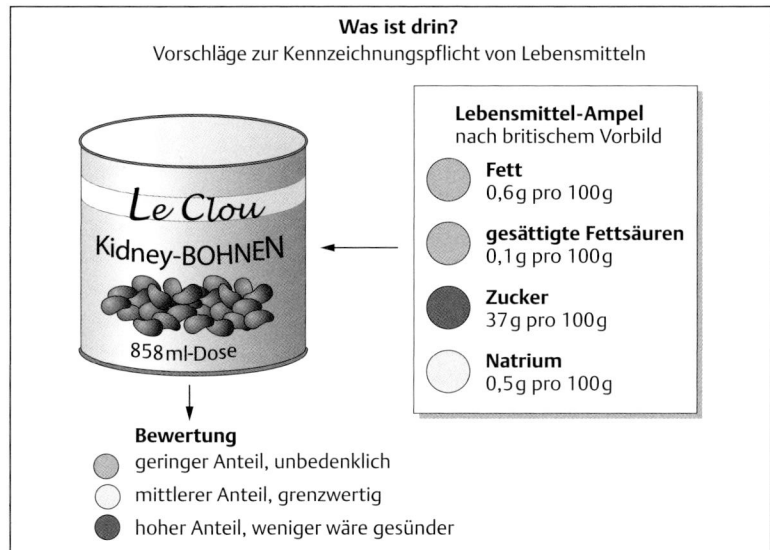

Abb. 35.**3** Die Lebensmittel-kennzeichnung als Ampel nach britischem Vorbild.

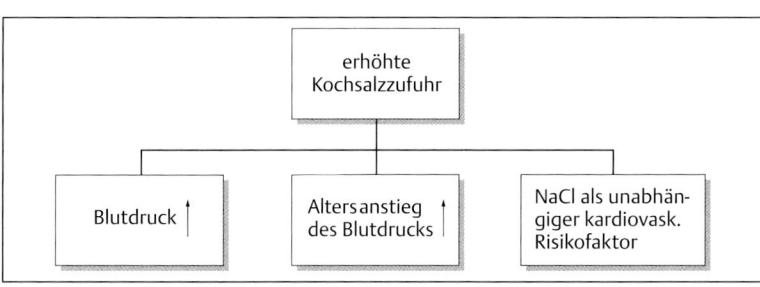

Abb. 35.**4** Folgen einer erhöhten Kochsalzzufuhr.

senkenden Maßnahmen für übergewichtige und untrainierte Hypertoniker. Dies gilt in besonderem Maße auch für Kinder (1).

Wenn eine beträchtliche Anzahl der jetzigen Kinder und der zukünftigen Generation erstmalig in der Geschichte bereits vor ihren Eltern sterben wird, so sind die Ursachen inzwischen klar erkannt und fordern jetziges Handeln. Der drastischen Zunahme der Inzidenz von Typ 2-Diabetes im Kindes- und Jugendalter nicht nur in den USA und Japan, sondern inzwischen auch bei uns, geht der massive Anstieg von Kindern mit Übergewicht und Adipositas voraus. Die Prävalenz adipöser Kinder hat sich z. B. in Leipzig in den letzten 10 Jahren verdoppelt (6).

Die Ursachen müssen benannt werden und die Verursacher in die Verantwortung genommen werden.

Wenn man möglichst frühzeitig ansetzen möchte, um die Manifestation von Risikofaktoren und die Entwicklung von Krankheiten zu verhindern, so kommt man gar nicht umhin, die primordiale Prävention zu propagieren. Hierfür ist die arterielle Hypertonie ein sehr gutes Beispiel (Abb. 35.**6**).

35.4 Verschiedene Ebenen der Prävention

Die arterielle Hypertonie ist eine Modellerkrankung für eine erfolgreiche Prävention auf allen Ebenen der Erkrankung. Für alle Ebenen der Prävention ist in entsprechenden Studien belegt, dass eine Blutdrucksenkung die Morbidität und Mortalität senken kann.

Primordiale Prävention. Die Verhütung von Risikofaktoren bei Gesunden, z.B. die Verhütung der Manifestation von Hypertonie, Diabetes, metabo-

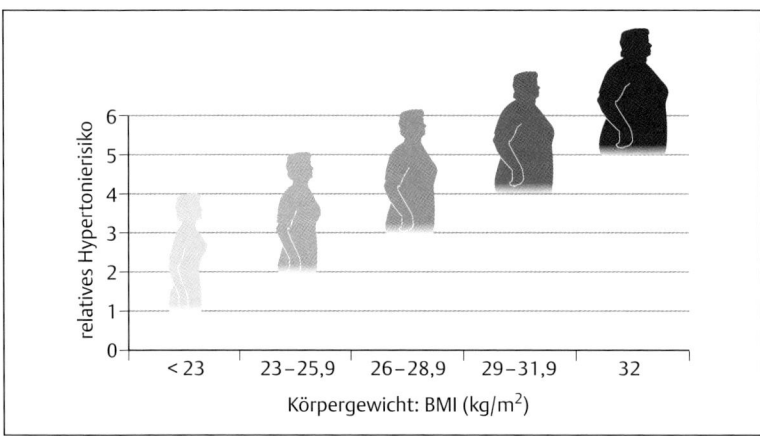

Abb. 35.**5** Die enge Beziehung zwischen Körpergewicht und Hypertonie-Risiko (Quelle: [14])

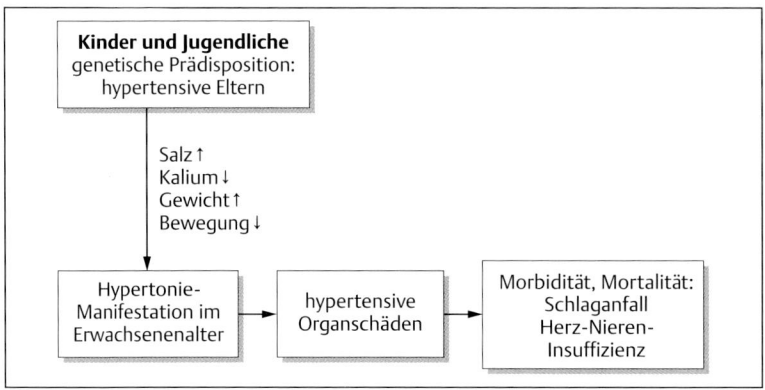

Abb. 35.**6** Die Folgen von erhöhter Kochsalz- und erniedrigter Kaliumzufuhr, von Übergewicht und Bewegungsmangel im Kindesalter auf die Hypertonieentwicklung und der Folgen im Erwachsenenalter.

lischem Syndrom usw. bei Kindern aus genetisch disponierten Familien und bei übergewichtigen und bewegungsarmen Kindern.

Ziel: Verhütung der Entwicklung und Manifestation von Risikofaktoren

Beispiel Hypertonie: niedriger Kochsalz- und erhöhter Kaliumkonsum im Kindesalter können neben normalem Körpergewicht den Blutdruckanstieg im Erwachsenenalter vermindern.

Primärprävention. Behandlung der manifesten Risikofaktoren, um den Gesundheitszustand zu verbessern und die Entstehung von Krankheiten zu vermeiden, z. B. durch antihypertensive Behandlung, Nikotinentzug, Cholesterinsenkung, Gewichtsabnahme etc.

Ziel: Verringerung der Zahl von Neuerkrankungen

Beispiel Hypertonie: Verhinderung einer hypertensiven Herzerkrankung durch antihypertensive Therapie

Sekundärprävention. Behandlung einer Erkrankung möglichst in einem frühen Stadium, z. B. bei bekannter Arteriosklerose, KHK, um ein Fortschreiten zu verhindern bzw. eine Regression herbeizuführen

Ziel: Chronifizierung, Unheilbarkeit oder Behinderung verhindern

Beispiel Hypertonie: Blutdrucksenkung auf niedrige Zielwerte, z. B. bei hypertensiven Diabetikern, um die Progression einer Niereninsuffizienz zu verhindern

Tertiärprävention. Verhinderung einer Verschlechterung oder eines erneuten Ereignisses, z. B. Schlaganfall oder Herzinsuffizienz bzw. andere Folgeschäden

Ziel: Verringerung oder Beseitigung von (weiteren) Folgeschäden

Beispiel Hypertonie: Durch eine intensive, antihypertensive Medikation und Einstellung auf einen niedrigen Zielblutdruck soll ein erneuter

Schlaganfall oder eine erneute kardiale Dekompensation verhindert werden.

35.5 Drei „V" in der Prävention

▦ Verhältnisprävention

Die Verhältnisprävention oder strukturelle Prävention zielt ab auf die Veränderung der Verhältnisse, z. B. in Kindergärten und Schulen, am Arbeitsplatz und in öffentlichen Einrichtungen. Die Verhältnisse sollen durch Rahmenbedingungen so gestaltet werden, dass eine gesunde Lebensweise ermöglicht wird (z. B. gesunde Ernährung und mehr Bewegung, Schulsport und Gesundheitsthemen im Unterricht) und Schädigungen vermieden werden (z. B. Nikotin, schlechtes Essen, Bewegungsmangel). Hierbei kommt es zwangsläufig zu Konflikten zwischen wirtschaftlichen und gesundheitlichen Interessen.

▦ Verhaltensprävention

Die Verhaltensprävention oder personale Prävention zielt ab auf einen gesunden Lebensstil des Einzelnen, Meidung gesundheitsschädlichen Verhaltens, Förderung gesunder Verhaltensweisen mittels Information und Motivation.

Für Kinder spielt die Gesundheitsbildung im Elternhaus, im Kindergarten und in der Schule eine wichtige Rolle. Hypertensive Eltern können im Sinne der primordialen Prävention die Hochdruckentwicklung bereits bei ihren Kindern vermeiden.

▦ Verursacherprinzip

Erkennung und Benennung der wichtigsten verantwortlichen Verursacher. Zuschreibung der Verantwortung und konsequente Besteuerung krankheitsfördernder und -verursachender Produkte, z. B. Zigaretten, Dickmacher wie Limonade, Fast Food, Computerspiele etc.

Dem Verursacherprinzip stehen natürlich massive Lobbyinteressen entgegen.

Menschen, die nachweislich etwas für die Erhaltung ihrer Gesundheit tun, z. B. im Sportverein aktiv tätig sind, regelmäßig Sport betreiben, regelmäßig ein Gymnastikstudio besuchen, Normalgewicht halten bzw. Übergewicht reduzieren usw., sollten einen Bonus bei ihrer Versicherung erhalten. Der Bonus muss sich in einer Senkung des Kassenbeitrags niederschlagen. Damit wird gleichzeitig ein Malus für diejenigen, die nichts tun, in Kauf genommen.

Dickmacher-Steuer. Das Verursacherprinzip beinhaltet konsequenterweise auch, die Verantwortlichen in die Verantwortung zu nehmen. Hier stehen gesamtgesellschaftliche Interessen über Einzelinteressen. Eine hohe Besteuerung von bekannten Dickmachern wäre eine Möglichkeit. Hierzu zählen neben Limonaden und 1000-Kalorien-Burger viele andere Produkte; manche davon erfüllen den Tatbestand der Körperverletzung. Die Dickmacher-Steuern müssen selbstverständlich in Präventionsprogramme für Kinder und Jugendliche fließen.

Neben der erhöhten Zufuhr von Kalorien ist Bewegungsmangel ein Hauptrisikofaktor für Übergewicht und Adipositas bei Kindern und Jugendlichen. Also müssen auch Computerspiele und Spielkonsolen hoch besteuert werden, damit diese Steuern in Bewegungsprogramme, Sportlehrer und Sportvereine investiert werden können.

In der Politik gibt es natürlich widerstrebende Interessen, z. B. zwischen Wirtschaft, Gesundheit und Verbraucherschutz. Dem Verursacherprinzip stehen damit massive Lobbys entgegen.

35.6 Präventionspolitik

Prävention funktioniert nicht automatisch und allein aus sich heraus, nur weil sie sinnvoll und vernünftig ist. Es müssen die gesundheitspolitischen Rahmenbedingungen geschaffen werden, um Prävention zu einem starken Instrument zur Senkung der Krankheitslast zu etablieren. Damit lassen sich langfristig auch die Krankheitskosten besser beherrschen.

Ohne eine kräftige Stärkung der Prävention werden alle gesundheitspolitischen Bemühungen auf Dauer nicht erfolgreich sein.

Voraussetzung für eine Gesundheitsreform, die den Namen auch tatsächlich verdient, ist zunächst eine Auseinandersetzung und Verständigung über die medizinischen Inhalte, Ziele und Prioritäten. Dabei spielt die Prävention für eine in die Zukunft gerichtete Medizin eine überragende Rolle.

Bisher fehlt das medizinische Verständnis. Die Finanzierung ist das bestimmende Thema. Die medizinischen Perspektiven und daraus folgende

Konsequenzen für eine moderne Umgestaltung bzw. Anpassung unseres Gesundheitssystems stehen nicht auf der Tagesordnung. Die Finanzierung ist nämlich ganz wesentlich abhängig von der Medizin, die wir in Zukunft haben wollen. Die Ressourcenverteilung muss nach vernünftigen medizinischen Maßstäben erfolgen.

Es muss eine gesellschaftliche Diskussion über die Prioritäten geführt werden. Dafür muss der Stellenwert der Prävention zunächst von der Politik tatsächlich ernstgenommen werden. Die öffentliche Diskussion muss auch um die Mitverantwortung des Einzelnen für seine Gesunderhaltung und die ernsthafte Mitarbeit des Kranken an seinem Gesundungsprozess geführt werden.

35.7 Jugend forscht selbst

Es ist sehr ermutigend, dass nun die Kinder selbst ihre Gesundheit erforschen: Die Geschwister H. und P. Neumann haben in einer Untersuchung am Schiller-Gymnasium in Mannheim sehr schön zeigen können, dass gesunde Ernährung, viel Sport und Musizieren zu besseren Schulnoten führen (15). Ein niedriger BMI war jedoch am stärksten mit guten Schulnoten bei Jungen und Mädchen assoziiert. Primordiale Prävention ist demnach nicht nur geeignet, die gesundheitliche Perspektive von Kindern und Jugendlichen zu verbessern, sondern auch die Bildungssituation. Bildung und Gesundheit gehören zusammen, wie auch diese eindrucksvolle Untersuchung belegt. Wie groß das Interesse der Kinder an Gesundheitsthemen ist, ist auch ersichtlich aus der sehr hohen Rücklaufquote der verteilten Fragebögen von 84 %.

35.8 Fazit

Primordiale Prävention ist das Gebot der Stunde, um die Kinder und Jugendlichen vor belastenden Krankheiten im Erwachsenenalter zu bewahren und die Gesundheitskosten von dieser „Krankheitslast" zu entlasten. Hierzu bedarf es vermehrter Anstrengungen aller Beteiligten. Die Politik muss entsprechende Signale setzen. Ohne die 3 V (Verhältnis- und Verhaltensprävention, Verursacherprinzip) kann Prävention nicht wirklich funk-

tionieren und ohne Prävention kann ein modernes Gesundheitssystem nicht funktionieren. Primordiale Prävention ist die beste Investition in die Zukunft und Gesundheit der Kinder.

Literatur

[1] Andersen LB, Harro M, Sardinha LB et al. Physical activity and clustered cardiovascular risk in children: a cross-sectional study (The European Youth Heart Study). Lancet 2006; 368: 299–304

[2] Baker JL, Olsen LW, Sorensen TI. Childhood Body Mass Index and the risk of coronary heart disease in adulthood. N Engl J Med 2007; 357: 2329–2337

[3] Geleinjnse JM, Hofman A, Witteman JC et al. Long-term effects of neonatal sodium restriction on blood pressure. Hypertension 1997; 29: 913–917

[4] Geleinjnse JM, Grobbee DE. High salt intake early in life: does it increase the risk of hypertension? Hypertension 2002; 20: 2121–2124

[5] He FJ, Marrero NM, MacGregor GA. Salt intake is related to soft drink consumption in children and adolescents: a link to obesity? Hypertension 2008; 51: 629–634

[6] Kapellen TM, Galler A, Böttner A et al. Epidemiologie, Behandlungsstrategie und Prävention von Typ 2-Diabetes bei Kindern und Jugendlichen. Dtsch Med Wochenschr 2004; 129: 1519–1523

[7] Klaus D, Middeke M, Hoyer J. Beschränkung der Kochsalzzufuhr für die Gesamtbevölkerung? Aufruf zur Gründung einer Task Force „Weniger Salz für alle". Dtsch Med Wochenschr 2008; 133: 1317–1319

[8] Klaus D, Böhm M, Halle M et al. Die Beschränkung der Kochsalzaufnahme in der Gesamtbevölkerung verspricht langfristig großen Nutzen. Dtsch Med Wochenschr 2009; 134 (Suppl. 3): S108–S118

[9] Lopez AD, Mathers CD, Ezzati M et al. Global and regional burden of disease and risk factors, 2001: systematic analysis of population health data. Lancet 2006; 367: 1747–1757

[10] Middeke M. Ohne Stärkung der Prävention ist jede Gesundheitsreform unvollständig. Dtsch Med Wochenschr 2006; 131: 2515–2518

[11] Middeke M. Ernährung und Bluthochdruck. Dtsch Med Wochenschr 2007; 132: 1089–1090

[12] Middeke M. Mehr – aber immer noch zu wenig – kontrollierte Hypertoniker in Deutschland: Hinweise auf eine verbesserte Behandlungsqualität zwischen 1997 und 2005. Dtsch Med Wochenschr 2008; 133: 1286–1287

[13] Middeke M. Epidemiologie und Behandlungsstatus der Hypertonie in Deutschland. In: Kirch, Badura, Pfaff, Hrsg. Prävention und Versorgungsforschung. Heidelberg: Springer Verlag; 2008: 869–881

[14] Middeke M. Arterielle Hypertonie. Stuttgart, New York: Thieme Verlag; 2005

[15] Neumann H, Neumann P. Ernährung und Bewegung von Schülern. Dtsch Med Wochenschr 2007; 132: 2736–2742

36 Präventive Strategien in der Betreuung von Patienten mit koronarer Herzkrankheit – Möglichkeiten und Grenzen

Axel Müller*, Johannes Schweizer, Thomas M. Helms, Christian Zugck

Abstract

Herz- und Kreislauferkrankungen besitzen für die Bevölkerung der westlichen Industriestaaten aufgrund der hohen Morbidität und Mortalität eine herausragende Bedeutung.

Durch Verbesserung der Therapie und gezielte Beeinflussung von Risikofaktoren im Rahmen der Sekundärprävention bei Patienten mit koronarer Herzkrankheit konnte die Mortalität gesenkt werden. Trotzdem bleibt die Situation in der Primär- und Sekundärprävention nicht befriedigend. Das Problem in der Primärprävention der koronaren Herzkrankheit besteht neben der Identifizierung von einzelnen Risikopatienten in der Umsetzung von Lebensstilmodifikationen (Zigarettenrauchen, Ernährung, Reduktion des Übergewichtes, körperliche Aktivität). Im Rahmen der Sekundärprävention hat sich die Situation hinsichtlich der Anwendung von kardioprotektiven Medikamenten zwar verbessert, aber die Situation erscheint noch nicht optimal. Eine Verbesserung der Leitlinienadhärenz ist hier zu fordern.

Durch neue Betreuungsmodelle (Disease-Management-Programme, Integrierte Versorgung) ergeben sich Möglichkeiten zur Verbesserung der Situation. Die Nachhaltigkeit und Effektivität dieser Maßnahmen kann zurzeit jedoch nicht abschließend beurteilt werden.

Prävention von Herz- und Kreislauferkrankungen bleibt eine komplexe gesamtgesellschaftliche Aufgabe auch in einer Individualgesellschaft.

Schlüsselwörter: Koronare Herzkrankheit, Risikofaktoren, Primärprävention, Sekundärprävention, Intervention

---

* E-Mail: axel.mueller@skc.de

36.1 Einleitung und Problemstellung

Die koronare Herzkrankheit besitzt wegen der hohen Inzidenz und Prävalenz in den westlichen Industriestaaten eine große epidemiologische, medizinische und sozialökonomische Bedeutung. Durch präventive und therapeutische Maßnahmen konnte eine Reduktion der altersspezifischen Mortalität an Herz- und Kreislauferkrankungen erreicht werden. Der Rückgang der Mortalität an koronarer Herzkrankheit war bei den Männern stärker ausgeprägt als bei den Frauen (15).

In den USA konnte im Zeitraum von 1980–2000 die Mortalität bei Patienten mit koronarer Herzkrankheit deutlich gesenkt werden (Männer: von 542,9 auf 266,8 Todesfälle/100 000 Einwohner; Frauen: von 263,3 auf 134,4 Todesfälle/100 000 Einwohner). Ungefähr 47 % dieser Reduktion waren auf die Therapie einschließlich der Sekundärprävention nach Myokardinfarkt zurückzuführen. Ungefähr 44 % sind durch Veränderungen des Risikoprofils (24 % Reduktion des Gesamtcholesterols, 20 % Reduktion des systolischen Blutdrucks, 12 % Abnahme des Zigarettenrauchen, 5 % Zunahme der körperlichen Aktivität) bedingt, obwohl in diesem Zeitraum ein Anstieg des Body Mass Index und der Prävalenz des Diabetes mellitus beobachtet wurde (4). Daraus ergibt sich die Bedeutung der primären und sekundären Prävention bei Patienten mit koronarer Herzkrankheit hinsichtlich der Mortalitätsreduktion.

Die Reduktion der Sterblichkeit an Herz- und Kreislauferkrankungen hat in den letzten Jahrzehnten den größten Beitrag hinsichtlich der Zunahme der Lebenswartung in Deutschland geleistet. Bei Männern konnten im Zeitraum von 1980–2002 5,75 Jahre und bei Frauen 4,49 Jahre an Lebenserwartung gewonnen werden. Davon waren 2,62 Jahre (Männer) und 2,24 Jahre (Frauen) durch eine Reduktion der Mortalität an Herz- und Kreislauferkrankungen bedingt (15).

Diese Entwicklung spielt sich vor dem Hintergrund von erheblichen demografischen Veränderungen mit niedrigen Geburtenraten und einem immer höheren Anteil von alten und sehr alten Menschen in unserer Gesellschaft ab. Diese Entwicklungen bedingen zunehmende ökonomische und medizinische Herausforderungen. Für die Sozialsysteme stehen immer weniger Einzahler einer größeren Ausgabenlast gegenüber. Dies hat in den letzten Jahren zu einem erheblichen Kostendruck im Gesundheitssystem geführt. Zum anderen ist die medizinische Versorgung durch eine Zunahme von älteren multimorbiden Patienten mit chronischen Erkrankungen (z.B. koronare Herzkrankheit, chronische Herzinsuffizienz, Diabetes mellitus usw.) gekennzeichnet. Moderne innovative Diagnostik- und Therapieverfahren sind häufig mit höheren Kosten verbunden.

Das Gesundheitssystem in Deutschland ist traditionell sektoriell (ambulanter und stationärer Sektor) gegliedert. Im ambulanten Bereich agiert der Hausarzt als primärer Anlaufpunkt und „Gate Keeper" für die Patienten. Die Rolle des Hausarztes wurde in den letzten Jahren gestärkt.

Der niedergelassene Facharzt betreut die Patienten in der Regel auf Zuweisung und in Absprache mit dem Hausarzt. Im stationären Bereich werden die Patienten in Krankenhäusern der Grund- und Maximalversorgung betreut. Trotz der Versuche die Krankenhäuser für eine ambulante Tätigkeit zu öffnen und umgekehrt, bleiben die Betreuungsaufgaben zwischen stationärem und ambulantem Bereich weitgehend getrennt. In der Betreuung von Patienten mit koronarer Herzkrankheit besitzen außerdem ambulante und stationäre Rehabilitationseinrichtungen eine große Bedeutung. Dies ist besonders vor dem Hintergrund einer stark verkürzten Liegezeit der Patienten mit akutem Koronarsyndrom in den Akutkrankenhäusern zu sehen.

Die letzten Jahre waren durch starke Veränderungen im ambulanten und stationären Gesundheitssektor gekennzeichnet. Vor dem Hintergrund der demografischen Entwicklung und dem zunehmenden Kostendruck wurden durch die Politik Maßnahmen ergriffen, um die Effektivität und Qualität im Gesundheitssystem zu erhöhen. Im Rahmen des GKV-Modernisierungsgesetzes von 2004 wurden grundlegende strukturelle Veränderungen im deutschen Gesundheitssystem eingeführt. Durch Hausarztmodell, Disease-Management-Programme (DMP) und Integrierte Versorgung (IV) soll auf die Herausforderungen reagiert werden. Diese Programme zielen vor allem auf epidemiologisch relevante chronische Krankheiten ab, wie z.B. Diabetes mellitus, COPD, chronische Herzinsuffizienz und koronare Herzkrankheit.

Aufgrund der Bedeutung der Prävention der koronaren Herzkrankheit und den veränderten Strukturen im deutschen Gesundheitssystem sollen im Folgenden Ergebnisse und Probleme der Umsetzung präventiver Strategien in der Betreuung von Patienten mit koronarer Herzkrankheit analysiert werden. Im Einzelnen werden folgende Fragen betrachtet:

- Wie ist die aktuelle Situation in der Primär- und Sekundärprävention der koronaren Herzkrankheit in Deutschland?
- Können neue Strukturen (Disease Management, Integrierte Versorgung) die Versorgung von Patienten mit koronarer Herzkrankheit verbessern?
- Welche Veränderungen bzw. Implementationen sind notwendig, um die Situation zu verbessern bzw. die Effektivität zu erhöhen?

36.2 Umsetzung präventiver Strategien bei Patienten mit koronarer Herzkrankheit

■ Primärprävention der koronaren Herzkrankheit

Bereits in den letzten Jahrzehnten des vergangenen Jahrhunderts wurden Hauptrisikofaktoren für die Entstehung einer Arteriosklerose, wie Alter, Geschlecht, positive Familienanamnese, arterielle Hypertonie, Diabetes mellitus, Fettstoffwechselstörungen und Zigarettenrauchen, identifiziert (3). Außerdem wurden weitere Risikofaktoren (Lipoprotein (a), Homocystein, proinflammatorische und psychosoziale Faktoren) beschrieben. Das Problem besteht in erster Linie in der Identifikation von „klinisch Gesunden" mit einem hohen Risiko für einen akuten Myokardinfarkt. Der im Rahmen der Prospective Cardiovascular Münster (PROCAM) Study entwickelte PROCAM-Score stellt dabei ein einfaches und sicheres Instrument zur Abschätzung des Herzinfarktrisikos dar (1). In den PROCAM-Score gehen zur Risikostratifikation für ein akutes Koronarereignis Alter, LDL-Cholesterin,

HDL-Cholesterol, Triglyzeride, Nikotinabusus, Diabetes mellitus, Myokardinfarkt in der Familienanamnese und der systolische Blutdruck ein (1). Idealerweise könnten durch die Identifikation von Menschen mit hohem Risiko gezielte Interventionen eingeleitet werden.

Das Problem der Primärprävention sind neben der Identifikation von Risikopatienten die entsprechenden Interventionsmaßnahmen selbst. In großen Studien konnte gezeigt werden, dass durch Veränderungen des Lebensstiles (Ernährungsumstellung, Reduktion des Körpergewichtes, Aufgabe des Zigarettenrauchens, körperliche Aktivität) das Risiko für die Entstehung einer koronaren Herzkrankheit mit entsprechenden Komplikationen deutlich vermindert werden kann (16). Zusätzlich können die medikamentöse Behandlung von Fettstoffwechselstörungen, des Bluthochdruckes und des Diabetes mellitus erfolgen.

Die Umsetzung von Strategien zur primären und sekundären Prävention der koronaren Herzkrankheit erscheint in der klinischen Praxis schwierig. So konnte in den EUROASPIRE-I-, -II- und -III-Surveys eine große Diskrepanz zwischen den Vorgaben der Leitlinien und der klinischen Praxis hinsichtlich der Beeinflussung der Risikofaktoren Rauchen, Übergewicht und Adipositas, Bluthochdruck, Hypercholesterolämie und Diabetes mellitus nachgewiesen werden. In den europäischen Gesundheitssystemen dominieren die Akutbehandlung, medizinische Technologie, medikamentöse und Device-Therapie. Der Lebensstil wird als Privatsache betrachtet. Obwohl die Anwendung von kardioprotektiven Medikamenten gestiegen ist, muss diese Therapie durch gezielte Interventionen zu Lebensstilveränderungen ergänzt werden (9). Für eine risikoadjustierte Prävention von Herz- und Kreislauferkrankungen wurde von der Deutschen Gesellschaft für Kardiologie eine umfassende Leitlinie erstellt. Neben der Beeinflussung von „klassischen" Risikofaktoren (arterielle Hypertonie, Fettstoffwechselstörungen, Glukosestoffwechsel) wird explizit auf Lebensstilmodifikationen (Rauchen, Ernährung, Übergewicht, körperliche Aktivität, Verhaltensänderungen und psychosoziale Faktoren) eingegangen (6).

Mit dem Hausarztmodell erscheint eine Verbesserung der aktuellen Situation schwierig. So konnte in der German-Coronary-Risk-Management- (Co-RiMa-) Studie nachgewiesen werden, dass die Mehrheit der Patienten die in den Leitlinien angegebenen Zielwerte für systolischen Blutdruck, LDL- und Gesamtcholesterol und HBA1c nicht erreicht haben. 40 % der Patienten in der hausärztlichen Praxis litten an einer koronaren Herzkrankheit oder an einem Diabetes mellitus (5). Um die Situation zu verbessern und eine höhere Adhärenz an die Leitlinien zu erreichen, wurde die Nationale Versorgungsleitlinie KHK implementiert. Ziel dabei ist, eine bessere Koordination zwischen der hausärztlichen und fachärztlichen Versorgungsebene zu erreichen (11).

■ Sekundärprävention bei koronarer Herzkrankheit

Die Versorgung von Patienten mit akutem Koronarsyndrom hat sich in den letzten Jahren stark verbessert. Das Ziel besteht in einer frühzeitigen rekanalisierenden Therapie mit Thrombolyse oder perkutaner Koronarintervention mit Stentimplantation. In verschiedenen Studien konnte eine Überlegenheit der akuten Koronarintervention gegenüber der Thrombolyse gezeigt werden (2). Diese Erkenntnisse haben auch Eingang in die Leitlinien der nationalen und internationalen Fachgesellschaften gefunden (14). Problematisch in diesem Zusammenhang erscheinen erstens Verzögerungen durch Patienten bzw. Arzt in der Prähospitalphase bis zum Beginn der Intervention („Contact-to-ballon-Zeit") und zweitens die Verfügbarkeit der Herzkathetermessplätze. Durch entsprechende Aufklärung in der Bevölkerung konnte die Prähospitalzeit zwar verkürzt werden, aber die Problematik besteht hier in der Nachhaltigkeit. In diesem Zusammenhang erscheint eine ständige Aufklärung und „Sensibilisierung" der Bevölkerung notwendig (18).

In den letzten Jahren konnte die Zahl der Herzkathetermessplätze in Deutschland erhöht werden, sodass eine flächendeckende akute Versorgung von Patienten mit akutem Koronarsyndrom (ST-Hebungsinfarkt) möglich ist (18). Trotzdem bleiben in erster Linie logistische Probleme, wie die Sicherstellung einer 24-Stunden-Bereitschaft im Katheterlabor und die zeitnahe Verlegung der Patienten in ein Zentrum mit Herzkatheterbereitschaft. Hier wurden in verschiedenen Regionen Anstrengungen unternommen, um die Situation zu verbessern. Möglichkeiten haben sich durch den Abschluss von Verträgen zur Integrierten Versorgung und von Netzwerkstrukturen ergeben. Exemplarisch sei hier der „Essener Herzinfarktverbund" und das „Drip&Ship – das Rostocker Infarkt-modell" genannt (2, 12).

Im Rahmen des „Essener Herzinfarktverbundes" wurde ein Vertrag zur Integrierten Versorgung zwischen den Krankenkassen, den Essener Interventionskliniken, weiteren Krankenhäusern in Essen, allen niedergelassenen Kardiologen, der Mehrzahl der Essener Hausärzte sowie ambulanten und stationären Rehabilitationseinrichtungen abgeschlossen.

Im Zeitraum vom 01.09.2004–31.08.2005 konnten 91 % der Patienten mit ST-Hebungsinfarkt mit einer perkutanen Koronarintervention behandelt werden (2). Im Rahmen des „Drip&Ship – das Rostocker Infarktmodell" wurde eine Netzwerk-struktur zwischen dem Universitätsklinikum Rostock und 7 kooperierenden nicht invasiven Krankenhäusern im Umkreis bis 65 km unter Einbeziehung des Rettungsdienstes etabliert. Ziel des Netzwerkes ist es, eine frühe Koronarintervention nach entsprechenden standardisierten Behandlungspfaden bei Patienten mit akutem Koronarsyndrom zu gewährleisten. Bemerkenswert erscheint, dass durch die Netzwerkbildung die Prognose der Patienten aus den ländlichen Gebieten gleich der Patienten im städtischen Bereich war (12).

Im Rahmen der Sekundärprävention bei Patienten mit akutem Koronarsyndrom stehen die Beeinflussung des Lebensstils, das Risikofaktorenmanagement und die optimale medikamentöse Behandlung im Vordergrund. Mithilfe eines komplexen multidisziplinären ambulanten Präventionsprogrammes (EUROACTION) unter Einbeziehung der Familienmitglieder mit Raucherentwöhnung, Ernährungsberatung, körperlicher Aktivität und optimaler medikamentöser Therapie konnte bei Patienten mit akutem Koronarsyndrom bzw. belastungsbedingter Angina pectoris eine günstige Beeinflussung von Risikofaktoren (Nikotinabusus, Gesamtcholesterol und Blutdruck) erreicht werden. In der Interventionsgruppe wurden häufiger Angiotensin-Converting-Enzym-Hemmer und Statine verordnet (16).

In einer Datenbankanalyse konnten Newby und Mitarbeiter für die USA zeigen, dass sich im Zeitraum von 1995–2002 der Anteil der Patienten mit koronarer Herzkrankheit, die mit Azetylsalizylsäure, Betarezeptorenblockern, Präparaten zur Beeinflussung des Fettstoffwechsels und Angiotensin-Converting-Enzym-Hemmern behandelt wurden, erhöht hat. Trotzdem ist die Situation nicht befriedigend (10). Weitere Anstrengungen sind hier notwendig, um eine höhere Adhärenz an die Leitlinien zu erreichen.

Die Etablierung von Programmen zur Sekundärprävention (medikamentöse Therapie, Lebensstilmodifikation) bei Patienten mit koronarer Herzkrankheit erfordert eine enge Zusammenarbeit von verschiedenen Disziplinen. Neben Hausärzten und niedergelassenen Kardiologen haben ambulante und stationäre Rehabilitationseinrichtungen eine große Bedeutung. Das Ziel ist es, dass alle Patienten mit akutem Koronarsyndrom an einer Rehabilitationsmaßnahme teilnehmen.

Eine interdisziplinäre Zusammenarbeit zwischen Ärzten, Psychologen, Ernährungsberatern und Physiotherapeuten bzw. Sporttherapeuten ist hier notwendig. Ein Problem besteht in der Nachhaltigkeit von Maßnahmen der Sekundärprävention. Disease-Management-Programme können hier einen wichtigen Beitrag leisten. So konnten Khunti und Mitarbeiter zeigen, dass im Rahmen eines Disease-Management-Programms signifikant mehr Infarktpatienten mit einem Betarezeptorenblocker behandelt wurden und eine adäquate Blutdruckeinstellung bzw. adäquate Cholesterolspiegel aufwiesen (7). In Deutschland wurden 2004 erste Disease-Management-Programme – koronare Herzkrankheit (DMP-KHK) begonnen. Die Trennung zwischen stationärer und ambulanter Versorgung bleibt hier erhalten. Inzwischen liegen erste Erfahrungen mit dem DMP-KHK vor. In einem ersten Zwischenbericht zum DMP-KHK „AOK Curaplan Koronare Herzkrankheit" der AOK Westfalen-Lippe konnte eine positive Bilanz gezogen werden. So stieg der Anteil der Patienten ohne Angina pectoris im Beobachtungszeitraum von 2 Jahren von 44 auf 60 %. 74 % der Patienten waren auf einen Betarezeptorenblocker eingestellt. Auch die systolischen und diastolischen Blutdruck- sowie die Cholesterolwerte konnten bei den Teilnehmern des DMP-KHK gesenkt werden (17).

Auch vonseiten der Patienten wurden die Disease-Management-Programme günstig beurteilt. So konnten die Teilnehmer zu einer gesünderen Lebensweise motiviert werden. In einer Patientenbefragung des AOK-Bundesverbandes in Kooperation mit der Deutschen Herzstiftung aus dem Jahr 2006 erklärte jeder dritte Befragte, dass sich seine Betreuung durch den Arzt verbessert habe. Außerdem wurde durch mehr Informationen der Umgang der Patienten mit ihrer Erkrankung erleichtert (8).

36.3 Zusammenfassung und Ausblick

Aufgrund der hohen Inzidenz und Prävalenz hat die koronare Herzkrankheit eine große medizinische, epidemiologische und ökonomische Bedeutung in den westlichen Industriestaaten. Durch verbesserte therapeutische Interventionen (akute perkutane Koronarintervention, medikamentöse Therapie) und sekundär präventive Maßnahmen konnte die Mortalität der koronaren Herzkrankheit gesenkt werden – d. h. es besteht die reale Chance, durch gezielte Präventionsmaßnahmen die Morbidität und Mortalität von Patienten mit koronarer Herzkrankheit zu verbessern. Ein Hauptproblem in diesem Zusammenhang stellt die **Primärprävention** dar. Trotz bekannter und beeinflussbarer Risikofaktoren, wie Hyperlipidämie, arterielle Hypertonie, Diabetes mellitus, Übergewicht, Zigarettenrauchen und körperliche Inaktivität, gelingt es kaum diese durch Lebensstilveränderungen günstig zu beeinflussen. Zum anderen erscheint es schwierig, einzelne Risikopatienten zu identifizieren. Risikoscores (z. B. PROCAM-Score) und Screening-Methoden (Blutdruck- und Fettstoffwechsel-Screening) können hier die Situation verbessern. Im Rahmen von Interventionsprogrammen muss auf komplexe Strategien gesetzt werden. Neben den Hausärzten spielen hier auch andere Leistungserbringer (z. B. Schuluntersuchungen, arbeitsmedizinische Dienste) eine zunehmende Rolle. Mit dem „klassischen" Hausarztkonzept erscheint das Problem schwer lösbar. Insgesamt muss die Gesellschaft hinsichtlich der Lebensstilveränderungen stärker sensibilisiert werden. Durch die Krankenkassen werden zunehmend entsprechende Präventionsprogramme (Ernährung, Sport) angeboten. Die Medien spielen hier ebenfalls eine wichtige Rolle. Im Bewusstsein der Bevölkerung muss die Erkenntnis stärker verankert werden, dass der Herzinfarkt nichts Schicksalhaftes und Unausweichliches darstellt, sondern dass der Einzelne durch bewussten Lebensstil die Situation günstig beeinflussen kann. Trotzdem werden Programme zur Primärprävention immer an Grenzen stoßen. Durch eine bessere Koordination zwischen den Hausärzten und den Kardiologen muss eine Leitlinienadhärenz hinsichtlich der Beeinflussung der klassischen Risikofaktoren erreicht werden.

In den letzten Jahrzehnten hat sich durch neue Therapien (akute Koronarintervention, medika-mentöse Therapie) die Prognose der Patienten mit akutem Koronarsyndrom verbessert.

Probleme bestehen hier in erster Linie in der Notwendigkeit einer Koordination zwischen Rettungsdiensten, Akutkrankenhäusern ohne Möglichkeit zur akuten Koronarintervention und den Herzkatheterlabors, um jedem Patienten entsprechend der Leitlinien behandeln zu können. Hier wurden Verträge zur Integrierten Versorgung im Rahmen der Akutversorgung von Patienten mit akutem Koronarsyndrom abgeschlossen. Ziel dabei war es, eine leitliniengerechte Versorgung der Patienten in standardisierten Behandlungspfaden zu sichern. Ein Schwerpunkt war die Verbesserung der Koordination zwischen den Rettungsdiensten, den Akutkrankenhäusern ohne Herzkathetermessplatz und den Krankenhäusern mit Herzkatheterbereitschaft. Schließlich erscheint eine Integration der Hausärzte und niedergelassenen Kardiologen sowie der Rehabilitationseinrichtungen wichtig. Abzuwarten bleibt die Entwicklung nach Wegfall der Anschubfinanzierung für die Verträge zur Integrierten Versorgung. Ein wichtiges Ziel der Integrierten Versorgung besteht in der Möglichkeit zur raschen Umsetzung innovativer Diagnostik- und Therapieverfahren in die klinische Praxis. Problematisch erscheinen der bürokratische Aufwand und die Nachhaltigkeit der Verträge (13).

Im Rahmen der **Sekundärprävention** der koronaren Herzkrankheit stellen Disease-Management-Programme eine neue Möglichkeit dar, die Situation für die Patienten zu verbessern. Trotz erster positiver Impulse müssen längerfristige Ergebnisse abgewartet werden. Problematisch bleiben auch hier neben dem bürokratischen Aufwand Fragen nach der Nachhaltigkeit dieser Programme. Zum anderen muss kritisch hinterfragt werden, ob die aktuellen Disease-Management-Programme den komplexen Anforderungen in der Sekundärprävention der koronaren Herzkrankheit gerecht werden. Außerdem erscheinen Untersuchungen zur ökonomischen Effizienz dieser Programme notwendig.

Zusammenfassend kann betont werden, dass trotz der Verbesserungen in der Diagnostik und Therapie des akuten Koronarsyndroms die Primär- und Sekundärprävention der koronaren Herzkrankheit in Deutschland nicht befriedigend ist. Es besteht eine Diskrepanz zwischen den Forderungen der Leitlinien im Risikomanagement bzw. der medikamentösen Behandlung und der klinischen Praxis. Durch neue Versorgungsmodelle (Disease-

Management-Programme) erscheint eine Chance gegeben, diese Situation zu verbessern. Die Erfahrungen werden zeigen, ob diese Versorgungsstrukturen in der Lage sind, die komplexen medizinischen und ökonomischen Anforderungen nachhaltig zu erfüllen.

> Probleme der Primärprävention und insbesondere der Lebensstilveränderungen stellen eine gesamtgesellschaftliche Aufgabe dar und können vom Gesundheitssystem nicht allein verbessert werden. Die Umsetzung dieser Ziele dürfte jedoch in einer Individualgesellschaft schwierig sein. Schließlich muss die Verantwortung des Einzelnen für seine Gesundheit gestärkt werden. Jede auf rein „reparative" Strategien setzende Konzeption wird hier scheitern. Die Prävention der koronaren Herzkrankheit muss als eine gemeinsame Anstrengung von Patienten, Krankenkassen und Leistungserbringern im Gesundheitssystem begriffen werden.

Literatur

[1] Assmann G, Cullen P, Schulte H. Simple scoring scheme for calculating the risk of acute coronary events based on the 10-year follow-up of the Prospective Cardiovascular Münster (PROCAM) Study. Circulation 2002; 105: 310–315

[2] Bruder O, Naber CK, Grosch B et al. für den Herzinfarktverbund Essen. Neue Versorgungsmodelle in der Kardiologie – Herzinfarktverbund Essen. Herz 2007; 32: 630–634

[3] Ezzati M, Lopez AD, Rodgers A et al. and the Comparative Risk Assessment Collaborating Group. Selected major risk factors and global and regional burden of disease. Lancet 2002; 360: 1347–1360

[4] Ford ES, Ajani UA, Croft JB et al. Explaining the decrease in U.S. deaths from coronary disease, 1980–2000. N Engl J Med 2007; 356: 2388–2398

[5] Geller JC, Cassens S, Brosz M et al. Achievement of guideline-defined treatment goals in primary care: the German Coronary Risk Management (CoRiMa) Study. European Heart Journal 2007; 28: 3051–3058

[6] Gohlke H, Albus C, Bönner G et al. Leitlinie Risikoadjustierte Prävention von Herz- und Kreislauferkrankungen; 2007. www.dgk.org /Leitlinien

[7] Khunti K, Stone M, Paul S et al. Disease management programme for secondary prevention of coronary heart disease and heart failure in primary care: a cluster randomised controlled trial. Heart 2007; 93: 1398–1405

[8] Kolpatzik K, Willenborg P. Gute Noten für Disease Management. Gesundheit Gesellschaft 2006; 9: 40–41

[9] Kotseva K, Wood D, De Baker G et al. for the EUROASPIRE Study Group. Cardiovascular prevention guidelines in daily practice: a comparison of EUROASPIRE I, II, and III surveys in eight European countries. Lancet 2009; 373: 929–940

[10] Newby LK, Allen LaPointe NM, Chen AY et al. Long-term adherence to evidence-based secondary prevention therapies in coronary artery disease. Circulation 2006; 113: 203–212

[11] Ollenschläger G, Lelgemann M, Kopp I für den Expertenkreis NVL KHK beim ÄZQ. Die Nationale VersorgungsLeitlinie KHK 2006 – Ein zusammenfassender Bericht. Med Klin 2006; 101: 993–998

[12] Schneider H, Ince H, Rehders T et al. für das Drip&Ship-Netzwerk. Behandlung des akuten ST-Hebungsinfarkts in Netzwerkstrukturen. Herz 2007; 32: 635–640

[13] Silber S. Argumente für die Integrierte Versorgung als Regelversorgung in der Kardiologie. Clin Res Cardiol 2006; 95 (Suppl. 2): II/37–II/40

[14] Van der Werf F, Bax J, Betriu A et al. Management of acute myocardial infarction in patients presenting with persistent ST-segment elevation. European Heart Journal 2008; 29: 2909–2945

[15] Weiland SK, Rapp K, Klenk J et al. Zunahme der Lebenserwartung. Dtsch Ärztebl 2006; 103: A1072–A1077

[16] Wood DA, Kotseva K, Connolly S et al. on behalf of EUROACTION Study Group. Nurse-coordinated multidisciplinary, family-based cardiovascular disease prevention programme (EUROACTION) for patients with coronary heart disease and asymptomatic individuals at high risk of cardiovascular disease: a paired, cluster-randomised controlled trial. Lancet 2008; 371: 1999–2012

[17] www.aok-gesundheitspartner.de/wl/dmp/evaluation/Resetzlichllaender/index.html Zwischenbericht zur Evaluation für das DMP Koronare Herzkrankheit der AOK Westfalen Lippe

[18] Zeymer U, Gitt A, Senges J. Akuter ST-Strecken-Hebungs-Myokardinfarkt. Aktuelle Versorgungssituation der Patienten in Deutschland. Herz 2005; 30: 241–243

Interessenkonflikt: Die Autoren erklären, dass kein Interessenkonflikt besteht.

37 Arzneimittel und Qualitätsmanagement

Edgar A. Mueller*

37.1 Einleitung

Die Herstellung von Arzneimitteln ist mit einem ständigen Überwachen der Qualität verbunden. Neben dem Nachweis der Wirksamkeit und Unbedenklichkeit ist für die Zulassung eines Medikamentes die Einreichung eines **Qualitätsmodells** erforderlich, mit dem eine gleich bleibende Qualität des Arzneimittels sichergestellt wird. Dieses Modell beinhaltet alle Prozesse, die einen Einfluss auf die Qualität haben können. Insbesondere werden die eingesetzten Wirk- und Hilfsstoffe spezifiziert und das Herstellverfahren und die Kontrollmethoden festgelegt. Im Rahmen der Zulassung des Arzneimittels wird das Qualitätsmodell durch die entsprechende Zulassungsbehörde unter Berücksichtigung der in der Arzneimittelgesetzgebung verlangten Normen und Standards bewertet. Da eine 100 %ige Kontrolle der gesamten Produktion ökonomisch nicht vertretbar ist, muss der Hersteller auf Stichproben zurückgreifen. Hierbei ist zu dokumentieren, wie der Produzent sicherstellen will, dass jede Charge den festgelegten Standards entspricht, also mit dem zugelassenen Modell übereinstimmt (**Qualität der Konformität**). Zahlreiche Gesetze, Verordnungen und Richtlinien, allen voran die Vorschriften der **Guten Herstellungspraxis für Arzneimittel** (GMP), sind vom Arzneimittelhersteller zu berücksichtigen.

Tragische Zwischenfälle mit Arzneimitteln, die kontaminierte Ausgangstoffe enthielten, haben dazu beigetragen, dass die Sicherstellung einer hohen Arzneimittelqualität gesetzgeberisch stark reguliert wurde. So starben beispielsweise 1996 nahezu 90 Kinder auf Haiti, denen ein Paracetamol-Saft verabreicht wurde, der mit Diethylenglykol verunreinigtes Glyzerol enthielt (6). Im Jahr 2008 führte mit Chondroitinsulfat verunreinigtes

Heparin in Deutschland bei vielen Patienten zu schweren Nebenwirkungen (allergischer Schock), in den USA starben mindestens 19 Patienten (4). Angesichts zunehmender Importe von Wirkstoffen – etwa 80 % der in Deutschland verwendeten Wirkstoffe stammen aus Ländern außerhalb der Europäischen Union (EU) (5) – kommt dem **Qualitätsmanagement** von Arzneimitteln eine immer größere Bedeutung zu.

37.2 Rechtliche Vorgaben

Den Arzneimittelherstellern ist ein Qualitätssicherungssystem vorgeschrieben, das auf den **GMP-Regeln der Weltgesundheitsorganisation** (WHO) basiert. Diese WHO-GMP-Richtlinien wurden im Laufe der Zeit entwickelt und sind Grundlage für eigenständige Richtlinien nationaler Art oder internationaler Organisationen wie die „Basic Standards der Pharmazeutischen Inspektions-Konvention" (PIC), der die Bundesrepublik Deutschland im Jahre 1983 beigetreten ist. In Deutschland ist die Qualität industriell hergestellter Arzneimittel und klinischer Prüfpräparate durch das **Arzneimittelgesetz** (AMG) und die **Arzneimittel- und Wirkstoffherstellungsverordnung** (AMWHV) geregelt sowie durch die innerhalb der EU geltende Richtlinie 2003/94/EG bzw. den EG-GMP-Leitfaden nebst seiner Anhänge. Die GMP-Regeln der EU befassen sich hauptsächlich mit

- dem Herstellungspersonal,
- der Produktion,
- den Räumlichkeiten und deren Ausrüstung,
- der Dokumentationspflicht,
- der Qualitätskontrolle,
- der Auftragsherstellung,
- der Handhabung von Beanstandungen,
- dem Produktrückruf-Prozedere,
- der Durchführung von Selbstinspektionen.

* E-Mail: Edgar.Mueller@tu-dresden.de

Die Grundlagen eines **Qualitätsmanagementsystems** sind in Kap. 1 des EG-GMP-Leitfadens wie folgt definiert: „Der Inhaber einer Herstellungserlaubnis muss Arzneimittel so herstellen, dass ihre Eignung für den vorgesehenen Gebrauch gewährleistet ist, sie den im Rahmen der Zulassung spezifizierten Anforderungen entsprechen und die Patienten keiner Gefahr wegen Bedenklichkeit oder ungenügender Qualität und Wirksamkeit aussetzen. Für die Erreichung dieses Ziels ist die Geschäftsleitung verantwortlich." Hieraus ergibt sich, dass das **Qualitätsmanagement** eine **Führungsaufgabe** ist, d. h. dass die Geschäftsleitung (der Direktor) dafür verantwortlich ist. Die wesentlichen Aufgaben sind die Erarbeitung der Qualitätsziele auf der Basis der gesetzlichen Bestimmungen, die Etablierung eines firmenspezifischen Qualitätssicherungssystems, die Schaffung der organisatorischen und personellen Voraussetzungen für dir Realisierung der Qualitätsziele, die Kontrolle der Qualitätsziele und die Organisation der kontinuierlichen Weiterbildung der Mitarbeiter (1). Für die Umsetzung dieser Aufgaben trägt ganz wesentlich der **Kontrollleiter** bei, der völlig unabhängig von der Produktion agieren können muss. Insbesondere hat diese Person eigenverantwortlich folgende Aufgaben (1):

- Kontrolle aller Wareneingänge, die zur Produktion von Arzneimitteln verwendet werden
- chargenbezogene Prüfung der Produktionszwischen- und -endprodukte, entsprechend den Spezifikationen
- Festlegung der Grundsätze der Probenahme
- Kontrolle der Verpackungs- und Informationsmaterialien für Ärzte, Apotheker und Patienten
- kontinuierliche Kontrolle des Produktionsprozesses
- Festlegung von Laufzeiten, Transport- und Lagerungsbedingungen auf der Basis von Stabilitätsuntersuchungen
- Erfassung und Beurteilung von Beanstandungen, Retouren und Meldungen über schädliche Wirkungen
- Beurteilung und Entscheidung zur Freigabe oder Sperrung von Produktionschargen und Versuchschargen von Entwicklungsprodukten für die klinische Prüfung
- Erarbeitung und kontinuierliche Anpassung eines firmenspezifischen Qualitätsmanagement-Handbuchs

Den derzeitigen Stand von Form und Regeln qualitätssichernder Systeme beschreibt die Normfamilie **DIN EN ISO 9000 ff**. Diese Normen wurden entwickelt, um Unternehmen (auch die Pharmaindustrie) jeder Art und Größe beim Verwirklichen von Qualitätsmanagementsystemen zu helfen. Die Systematik dieser Standards ist weitgehend gesetzlich vorgeschrieben. Die nach DIN EN ISO 9001 gegebenen 20 Qualitätssicherungselemente sind bestens dafür geeignet, ein firmenspezifisches **Qualitätsmanagement-Handbuch** zu erstellen. Dieses Handbuch beinhaltet standardisierte Verfahrensvorschriften (Standard Operating Procedures, SOPs), die im Rahmen des Qualitätsmanagementsystems jeden einzelnen Arbeitsschritt konkret beschreiben. Anreize, sich an solchen Systemen zu beteiligen, entstehen dadurch, dass Firmen, die die DIN EN ISO 9000 ff Normen erfüllen, sich die Konformität **zertifizieren** lassen können. Eine Zertifizierung von Arzneimittelherstellern nach der DIN EN ISO 9000 ff Normenreihe ist jedoch nicht zwingend vorgeschrieben.

Die Durchführung von **Selbstinspektionen**, wie sie die GMP-Regeln fordern, stellt ein wichtiges Instrument zur Prüfung von Qualitätsmanagementsystemen dar. Als die effektivste Form der Selbstinspektion gilt die auf eine Charge bezogene Verfolgung der Produktion vom Eingang der Rohstoffe bis zur Auslieferung des Fertigarzneimittels. Sie bietet eine weitreichende Gewähr dafür, dass allgemeine Fehler und Schwachstellen erfasst werden (1). Außerdem schützen gewissenhaft durchgeführte Selbstinspektionen vor Überraschungen bei den gesetzlich vorgesehenen regelmäßigen **Inspektionen durch die Behörden**. Nach §64 AMG sind alle Betriebe, Einrichtungen und Personen, die Arzneimittel herstellen, prüfen, lagern, in den Verkehr bringen oder sonst mit Arzneimitteln handeln, von der zuständigen Behörde zu überwachen. Leider findet zum jetzigen Zeitpunkt noch keine komplette gegenseitige Anerkennung der gesetzlich geforderten Inspektionen statt. Beispielsweise entsendet die US-amerikanische Gesundheitsbehörde Food and Drug Administration (FDA) regelmäßig Inspektoren nach Europa, um Arzneimittelhersteller zu überprüfen. Länder, die der PIC beigetreten sind, erkennen Inspektionen gegenseitig an. Neben einer Reihe von EU Mitgliedsstaaten sind auch weitere Länder Europas, aber auch Staaten außerhalb Europas Mitglieder der PIC (1), jedoch nicht die USA. Die gegenseitige Anerkennung einer Inspektion erfolgt hierbei auf der Grundlage eines Inspektionsberichtes.

37.3 Qualitätssicherung von Ausgangsstoffen

Als Ausgangsstoffe gelten alle zur Herstellung eines Arzneimittels eingesetzten Stoffe. Man unterscheidet zwischen Wirkstoffen und Hilfsstoffen. Verpackungsmaterialien zählen nicht zu den Ausgangsstoffen. **Hilfsstoffe** wie Stärke, Zucker, Gelatine, Fette, Öle oder Alkohole werden von vielen Industriezweigen benötigt. Nur ein Bruchteil (weniger als 10 %) der Gesamtproduktion wird für die Herstellung von Arzneimitteln verwendet (6). Die Hersteller gestalten jedoch die Qualitätssicherung entsprechend der Erfordernisse ihrer Hauptabnehmer. Es ist daher nicht einfach, Hilfsstoffe in einer Qualität zu erhalten, die für die Arzneimittelherstellung erforderlich ist. **Wirkstoffe** werden heute weltweit produziert und gehandelt. So gibt es in Ostasien und Südeuropa mittlerweile weit über 1000 Herstellerbetriebe, wobei vor allem in China, Indien, Taiwan und Korea das Geschäft mit Wirkstoffen für die westlichen Industriestaaten stark gewachsen ist (6). Fast jeder Wirkstoff ist in kürzester Zeit nach Patentablauf aus diesen Ländern zu günstigen Preisen verfügbar. Tatsächlich stammen etwa 80 % der in Deutschland verwendeten Wirkstoffe aus Ländern außerhalb der EU (5). Dem **Qualitätsmanagement von Ausgangsstoffen** kommt daher eine immer größere Bedeutung zu.

Die Verantwortung für die Qualität der Ausgangsstoffe liegt beim zuständigen Kontrollleiter des Arzneimittelherstellers. Diese Person ist für eine sorgfältige Überprüfung der Herkunft und des Vertriebsweges von Ausgangsstoffen verantwortlich. Bei der Wareneingangsprüfung wird basierend auf einer statistisch gezogenen Stichprobe die Qualität der gezogenen Ware ermittelt und getestet, ob die vorgegebenen und von den Behörden erlaubten Spezifikationen eingehalten werden. Auch wenn der Arzneimittelhersteller eine Vollanalyse bei Wareneingang durchführt, besteht immer das Risiko von **Kreuzkontaminationen und Verwechslungen**, die durch den Vertriebsweg verursacht werden, zumal vornehmlich auf synthesebedingte Verunreinigungen getestet wird. Es ist daher einfacher die Produktion und den Vertriebsweg von Ausgangsstoffen zu kontrollieren, wenn möglichst direkt beim Produzenten eingekauft wird. Dies hat zudem den Vorteil der Sicherstellung, dass die Ware immer aus derselben Produktionsanlage kommt. Letzteres ist von besonderer Wichtigkeit, da der Wechsel eines Ausgangsstoffherstellers eine meldepflichtige Änderung der Zulassung darstellt. Beim Bezug über Zwischenhändler ist die Einhaltung dieser Vorschrift schwieriger zu garantieren. Tatsächlich aber werden in Europa viele Ausgangsstoffe über Händler angeboten, die darüber hinaus oft mehrere Abnehmer aus Branchen mit unterschiedlichen Qualitätsansprüchen beliefern (6). In solch einem Fall obliegt dem zuständigen Kontrollleiter zusätzlich, die **Chargenhomogenität** und **Rückverfolgbarkeit** des Ursprungs und der Qualität der Ausgangsstoffe zu garantieren. Damit die Arzneimittelhersteller ihre Verantwortung für die Arzneimittelqualität erfüllen können, ist eine sorgfältige **Lieferantenqualifizierung** notwendig, die durch Audits vor Ort bei Produzenten und Händlern von Ausgangsstoffen durchgeführt werden sollte. Jede gelieferte Charge wird über ein **Analysenzertifikat** des Lieferanten spezifiziert. Dies berechtigt den Empfänger auf bestimmte Einzelprüfungen zu verzichten – jedoch nur dann, wenn durch eine Inspektion seitens des Arzneimittelherstellers (**Lieferantenaudit**) überprüft wurde, ob der Lieferant alle im Zertifikat ausgewiesenen Prüfungen an jeder Liefercharge durchführt und dabei anerkannte pharmazeutische Regeln anwendet. Gemäß GMP sind die Auswahl von Lieferanten, feste Qualitätsspezifikationen und eine analytische Qualitätskontrolle von Ausgangsstoffen bei Wareneingang elementare Teile der Qualitätssicherung. Stichprobenartig führen auch die Behörden Inspektionen bei Wirkstoffproduzenten durch.

37.4 Qualitätssicherung von Packmitteln

Die Verpackung ist ein essenzieller Bestandteil des Arzneimittels, der die Qualität des Arzneimittels mitbestimmt. Packmittel werden unterteilt in **Primärpackmittel** (z. B. Blisterfolien), die in direktem Kontakt mit dem Arzneimittel stehen, und **Sekundärpackmittel** (z. B. Faltschachteln), die keinen direkten Kontakt aufweisen. Die Zahl und der Umfang der für Packmittel gültigen gesetzlichen Regelungen haben in den letzten Jahren stark zugenommen, wobei eine große Zahl von Anforderungen und standardisierten Prüfmethoden für pharmazeutische Packmittel über ISO- bzw. DIN-Normen festgelegt sind (2). Der Arzneimittelhersteller muss zunächst geeignete Packmittellieferanten identifizieren und diese qualifizieren. Eine **Lieferantenqualifizierung** beinhaltet u.a. die Erstellung von Spezifikationen und Qualitätssicherungsvereinbarungen. Essenziell ist auch hier die Durchführung von Lieferantenaudits, bei der die Räumlichkeiten, Dokumentationen und Abläufe bei der Herstellung von Packmitteln direkt vor Ort geprüft werden. Auch Packmittel werden stichprobenartig einer Wareneingangsprüfung unterzogen. Diese Stichprobe wird gemäß der festgelegten Normen und Spezifikationen geprüft. Aus dem dabei gewonnenen Resultat lassen sich dann Rückschlüsse auf die Qualität der Gesamtmenge ziehen. Von besonderer Bedeutung ist die Berechnung der akzeptierbaren Qualitätsgrenze (**AQL-Wert**). Der AQL-Wert basiert auf einem statistischen Verfahren zur Qualitätsbestimmung und gibt die Qualität an, bei der eine Lieferung bei gegebener Stichprobenzahl mit hoher Wahrscheinlichkeit (meist 95%iger) angenommen wird (2). Der AQL-Wert gibt dem Hersteller Hinweise zur Qualität und Möglichkeiten zur Qualitätssteuerung. Entscheidend für die Sicherung einer gleichbleibenden Qualität ist die Verfolgung von Änderungen bei Packmitteln. Änderungen können Gebäude, Prozesse, Materialien etc. betreffen. Auch von behördlicher Seite sind Änderungen zu dokumentieren, anzuzeigen und gegebenenfalls zu genehmigen.

37.5 Stabilitätsprüfung von Arzneimitteln

Der Arzneimittelhersteller hat im Rahmen des Zulassungsverfahrens Daten über die Haltbarkeit des Arzneimittels vorzulegen. Die geforderte Stabilitätsprüfung muss in den Originalpackmitteln anhand repräsentativer Chargen, unter definierten Lagerungsbedingungen/**Klimazonen**

(Tab. 37.1) und über definierte Zeiträume durchgeführt werden. Der Ablauf der **Stabilitätsprüfung** ist im Wesentlichen durch die 3-teilige Qualitätsrichtlinie der internationalen Harmonisierungskonferenz **ICH** Q 1A (R) bis C (1993 bis 2002) definiert (3). Die Stabilitätsprüfung liegt in der Verantwortung des Herstellers und ist entscheidend für die Festlegung eines Zeitraums, für den gleichbleibende Qualität garantiert wird, sowie für die dafür erforderlichen **Aufbewahrungsbedingungen**. Sie bilden die Grundlage für die Angabe der Verwendbarkeitsdauer auf der Verpackung von Arzneimitteln. Die Qualitätsbeurteilung erfolgt anhand von prospektiv festgelegten Laufzeitspezifikationen zur chemischen, physikalischen, galenischen und mikrobiologischen Stabilität. Die **chemische Stabilität** erfordert über die gesamte Laufzeit einen Wirkstoffgehalt größer als 90%. Je nach Menge müssen Abbauprodukte identifiziert und toxikologisch qualifiziert werden. Die Parameter für die **physikalische** und **galenische Stabilität** sind von der Darreichungsform abhängig, wobei die bestimmungsgemäße Anwendung bis zum Ende der Laufzeit gewährleistet sein muss. Die Prüfung der **mikrobiologischen Stabilität** umfasst zum einen die Sterilitätsprüfung (z.B. bei Infusionen und Augentropfen) sowie die Untersuchung auf mikrobielle Verunreinigungen von Arzneimitteln, bei denen Sterilität nicht unbedingt erforderlich ist. Bei mikrobiologisch anfälligen Medikamenten muss, soweit zulässig, eine Konservierung erfolgen (6). Bei den Stabilitätsuntersuchungen wird von den Klimabedingungen ausgegangen, unter denen das Medikament gelagert werden soll. Die EU, die USA und Japan werden der Klimazone II zugerechnet (Tab. 37.1), obwohl viele Länder in Zone I liegen. Die Zulassung eines neuen Medikamentes kann schon erfolgen, bevor die Langzeitstabilitätsprüfungen (mehrere Jahre) abgeschlossen sind, es müssen jedoch die

Tabelle 37.**1** Klimazonen für Stabilitätsprüfungen.

Zone	Definition	Lagerungsbedingungen	
		Temperatur (°C)	rel. Feuchte (%)
I	gemäßigtes Klima	21	45
II	subtropisches und mediterranes Klima	25	60
III	heißes, trockenes Klima	30	35
IV	heiß-feuchtes Klima	30	70

neu erhobenen Daten kontinuierlich mit den der Behörde gemeldeten Daten abgeglichen werden.

37.6 Typische Qualitätsmängel

In westlichen Industrieländern sind **Chargenrückrufe** aufgrund von potenziell lebensbedrohlichen Qualitätsmängeln deutlich zurückgegangen, sie kommen aber vor (8). Beispielsweise mussten Ende Februar 2008 mit Chondroitinsulfat verunreinigte Heparin-Produkte vom US-Markt genommen werden (5). Im selben Jahr kam es in den USA und Europa zu einem Chargenrückruf von Rotigotin, einem Dopaminagonist, der als transdermales Matrixpflaster zur Behandlung des Morbus Parkinson zur Verfügung steht. Es bestand zwar keine Lebensbedrohung, jedoch hatten sich im Pflaster Kristalle gebildet, die zu einer Beeinträchtigung der Wirkstofffreisetzung führten (7). Der größte Teil von Beanstandungen ist allerdings auf allgemeine **Konfektionierungsfehler** zurückzuführen, die nicht zu einer unverzüglichen Gefährdung von Patienten führen. Beispiele hierfür sind: fehlende Gebrauchsinformation, falsche Etiketten, falsche Faltschachteln, fehlerhafte Angaben auf der Faltschachtel oder ein falsches Haltbarkeitsdatum. Qualitätsmängel an der Arzneiform selbst sind weniger häufig (6). Tab. 37.2 listet am Beispiel fester, oraler Arzneiformen mögliche Qualitätsmängel auf, die nach Vermarktung festgestellt und mittels **organoleptischer Prüfung** (d.h. sensorischer Wahrnehmung) erkannt werden können.

37.7 Schlussfolgerung

Die Qualitätsmanagementsysteme der Arzneimittelhersteller haben sich in den letzten Jahren wesentlich verbessert. Es wurden Wege gefunden, das Wissen über GMP – trotz der Vielfalt an gesetzlichen Regelwerken – den Mitarbeitern, die am Herstellungsprozess beteiligt sind, zu vermitteln und das Qualitätsbewusstsein zu steigern. Die Etablierung funktionierender Qualitätsmanagementsysteme hat dazu geführt, dass die Produktionssicherheit von Arzneimitteln weiter erhöht werden konnte. Angesichts zunehmender Impor-

Tabelle 37.2 Ausgewählte mögliche Mängel bei festen, oralen Arzneiformen (Quelle: Hauser u. Milek 2002).

sichtbare Mängel	mögliche Ursache
Blister undicht	zu dünne Folie verwendet
	Tablettenabrieb zwischen den Folien
Blister aufgebläht	Packungen nicht dicht
	Gasentwicklung durch Zersetzung
Arzneiform mit Blister verklebt	Blisternäpfe falsch dimensioniert
	Arzneiform (z.B. Kapsel) nicht ausreichend getrocknet
Staub im Blister	Kapseln wurden beim Abpacken beschädigt
	Tabletten nicht ausreichend entstaubt
Arzneiform beschädigt	zu hohe mechanische Belastung
	zu geringe Bruchfestigkeit
	beschädigte Presswerkzeuge
Arzneiform gequollen	Verpackung undicht
	Feuchte beim Verpacken zu hoch
Verunreinigungen auf der Oberfläche der Arzneiform	Abrieb von Stempeln oder Dichtungen
	Spuren von Schmiermitteln
	Zersetzung/Instabilität
Farbabweichungen der Arzneiform	Verwendung von unterschiedlichen Rohstoffchargen

te von Wirkstoffen kommt dem Qualitätsmanagement von Ausgangsstoffen eine immer größere Bedeutung zu. Verstärkte Inspektionen auch von Wirkstoffproduzenten durch die Behörden wären wünschenswert, wobei die behördliche gegenseitige Anerkennung von Inspektionsergebnissen ein Ziel für die nahe Zukunft sein sollte.

Literatur

[1] Anonymus. Aufgaben und Organisation der Arzneimittelkontrolle in der Bundesrepublik Deutschland und der EU. In: Göber B, Surmann P, Hrsg. Arzneimittelkontrolle – Drug Control. Grundlagen und Methoden der Prüfung und Standardisierung von Arzneimitteln. Stuttgart: Wissenschaftliche Verlagsgesellschaft mbH; 2005: 23–128

[2] Anonymus. Qualitätssicherung bei pflanzlichen Drogen und deren Zubereitungen, Packmitteln und Medizinprodukten. In: Göber B, Surmann P, Hrsg. Arzneimittelkontrolle – Drug Control. Grundlagen und Methoden der Prüfung und Standardisierung von Arzneimitteln. Stuttgart: Wissenschaftliche Verlagsgesellschaft mbH; 2005: 613–680

[3] Anonymus. Stabilitätsprüfung. In: Göber B, Surmann P, Hrsg. Arzneimittelkontrolle – Drug Control. Grundlagen und Methoden der Prüfung und Standardisierung von Arzneimitteln. Stuttgart: Wissenschaftliche Verlagsgesellschaft mbH; 2005: 491–533

[4] Deutsches Ärzteblatt. Heparin: FDA bestätigt Kontamination mit Chondroitinsulfat. www.aerzteblatt.de/nachrichten/31775/;Stand: 20. März 2008 (Zugriff: 30. April 2009)

[5] Deutsches Ärzteblatt. Ratiopharm: Keine Nebenwirkungen nach Heparin-Gebrauch. www.aerzteblatt.de/nachrichten/32049/; Stand: 15. April 2008 (Zugriff: 30. April 2009)

[6] Hauser P, Milek F. Arzneimittelqualität. Vom Ausgangsstoff zum Arzneimittel. Stuttgart: Deutscher Apotheker Verlag; 2002

[7] Infomed online. Bad Drug News – Rotigotin (Neupro®) wird wegen Kristallbildung im Pflaster in den USA zurückgezogen. www.infomed.org/bad-drug-news/bdn241.html; Stand: 11. April 2008 (Zugriff: 30. April 2009)

[8] Postel SC, Bode-Böger SM. Erfassung von Aspekten der Arzneimittelsicherheit in der Apotheke – Fakt oder Fiktion? Apothekenmagazin 2005; 4: 72–78

38 Schlaganfall-Versorgung und kommunale Gesundheitskonferenzen in Nordrhein-Westfalen – ein Beitrag zur Prävention und Versorgungsforschung am Beispiel des Kreises Wesel im Verbund „Gesunder Niederrhein"

Rüdiger Rau*

38.1 Einleitung: das Netzwerk Gesunder Niederrhein

Das Gesetz über den Öffentlichen Gesundheitsdienst (ÖGDG) in Nordrhein-Westfalen von 1998 überträgt der kommunalen Selbstverwaltung die Aufgabe, kommunale Gesundheitskonferenzen (KGK) zu gemeinsam interessierenden Themen der gesundheitlichen Versorgung auf örtlicher Ebene durchzuführen (5).

Wie lassen sich in Zeiten knapper personeller und finanzieller Ressourcen im Öffentlichen Gesundheitsdienst (ÖGD) komplexe, intersektorale und dauerhafte Präventionsprogramme im Sinne der Ottawa-Charta der Weltgesundheitsorganisation (WHO) durchführen (13)? Auf Basis dieser Frage gründeten die KGK-Geschäftsstellen aus 6 benachbarten Kommunen (Städte Düsseldorf, Krefeld, Mönchengladbach, Kreise Neuss, Viersen und Wesel) im Jahr 2001 das „Netzwerk Gesunder Niederrhein".

Ziel des Netzwerks ist es, gemeinsam interessierende Fragestellungen zur Verbesserung der gesundheitlichen Versorgung sowie der Prävention zu bearbeiten. Durch eine engere interkommunale Zusammenarbeit im öffentlichen Gesundheitsdienst sollen Ressourcen gebündelt und Synergieeffekte genutzt werden, um gemeinsam Public-Health-Programme durchzuführen, die einzelne Kommunen nicht erbringen könnten. Dahinter steht der Wunsch, durch nachhaltige, breit angelegte Programmatik die Wirksamkeit von Interventionen zu erhöhen und „Political Impact" zu erzielen (9).

Das erste Gemeinschaftsprojekt „Gesunder Niederrhein...gegen den Schlaganfall" startete das Netzwerk im Mai 2003. Vorrangiges Ziel ist es, durch Aufklärung der Bevölkerung (und Schulung im professionellen Sektor) die akutmedizinische Versorgung von Schlaganfall-Betroffenen zu optimieren. Im Folgenden soll zunächst die Entwicklung im Kreis Wesel und anschließend der Verbund „Gesunder Niederrhein" mit einem Gemeinschaftsprojekt zur Optimierung der Schlaganfallversorgung vorgestellt werden.

38.2 Kommunale Gesundheitskonferenz (KGK) im Kreis Wesel

Die Kommunale Gesundheitskonferenz (KGK) wurde im Kreis Wesel mit einer konstituierenden Sitzung am 18.05.1999 in Moers gegründet. Der Kreis Wesel liegt am Niederrhein im grenznahen Bereich zu den Niederlanden (Euregio Rhein-Waal) im Nordwesten von Nordrhein-Westfalen (NRW). Auf einer Fläche von 1042 km² leben insgesamt rund 480 000 Einwohner in dem überwiegend ländlich geprägten Kreis. Er umfasst die Städte *Dinslaken*, Hamminkeln, Kamp-Lintfort, *Moers*, Neukirchen-Vluyn, Rheinberg, Voerde, *Wesel* und Xanten sowie die Gemeinden Alpen, Hünxe, Schermbeck und Sonsbeck (die kursiv gesetzten Städte machen rund 50% der Bevölkerung aus). In der KGK des Kreises Wesel befinden sich insgesamt 29 Vertreter[1], die entsprechend des ÖGDG Institutionen und Organisationen aus z.B. den Bereichen der medizinisch-sozialen Versorgung, der Kostenträger sowie der Selbsthilfe angehören. Die unten stehende Zusammenstellung gibt eine Übersicht der in der KGK des Kreises Wesel vertretenen Institutionen und Organisationen sowie kommunaler Vertreter.

---

[1] Aus Gründen der besseren Lesbarkeit wird im Text die männliche grammatikalische Form verwendet. Frauen und Männer sind natürlich in gleicher Weise gemeint.

---

* E-Mail: ruediger.rau@kreis-wesel.de

Organisationen und Institutionen in der KGK des Kreises Wesel

- Krankenkassen/Pflegekassen
- Renten- und Unfallversicherungsträger
- kassenärztliche Vereinigung
- kassenzahnärztliche Vereinigung
- Ärztekammer
- Zahnärztekammer
- Apothekerkammer
- stationäre Einrichtungen der Krankenversorgung
- stationäre Einrichtungen der Pflege
- Träger ambulanter, nichtärztlicher, pflegerischer und sozialer Leistungen
- Träger der freien Wohlfahrtspflege
- Selbsthilfegruppen
- Geschäftsstelle der Pflegekonferenz im Kreis Wesel
- psychosoziale Arbeitsgemeinschaft im Kreis Wesel
- Landschaftsverband Rheinland
- Gesundheits- und Veterinärsausschuss des Kreises
- Dezernent des Fachbereichs Gesundheitswesen (als Leiter der KGK)
- Fachbereichsleiter des Fachbereichs Gesundheitswesen
- Geschäftsstelle der KGK
- Psychiatrie-Koordinator
- AIDS-Koordinator
- Sozialhilfe- und Jugendhilfeträger
- Gleichstellungsbeauftragte des Kreises Wesel

Seit der Einrichtung der KGK des Kreises Wesel im Mai 1999 konnten 5 Schwerpunktthemen bearbeitet werden:

- „Allgemeinpsychiatrie mit dem Schwerpunkt Gerontopsychiatrie im Kreis Wesel" (1999–2000)
- „Koordinierung der Arbeit der Selbsthilfegruppen und Durchführung eines Aktionstages in der Öffentlichkeit" (1999–2003)
- „notärztliche Versorgung und ärztliche Bereitschaftsdienste" (2000–2002)
- „Schlaganfall-Versorgung" (2000–2003)
- „Frühförderung entwicklungsauffälliger Kinder von 0–6 Jahren" (2002)

Zu jedem Thema wurde eine themenspezifische Arbeitsgruppe mit Fachleuten aus dem Kreisgebiet Wesel gebildet, die Hintergründe, mögliche Defizite und Maßnahmen zur Verbesserung für das jeweilige Themenfeld erarbeitet hat. Mit der Analyse der Bedarfs- und Angebotslage, der Nutzung und Inanspruchnahme der Versorgungsangebote wird gleichzeitig ein Beitrag zur kommunalen Versorgungsforschung geliefert.

■ Themenschwerpunkt „Schlaganfallversorgung im Kreis Wesel"

Die Kommunale Gesundheitskonferenz im Kreis Wesel (KGK) hatte in ihrer 3. Sitzung im Mai 2000 das folgende 2. Schwerpunktthema beschlossen: „Sicherstellung der Behandlung von Schlaganfall-Patienten im Kreis Wesel (ambulant/stationär) unter Berücksichtigung notwendiger Versorgungsketten sowie der Ausweitung von Schlaganfalleinheiten (Stroke-Units) im Krankenhausplan (§ 15 KHG NRW)".

Hierzu wurde die themenspezifische Facharbeitsgruppe „Schlaganfall-Versorgung im Kreis Wesel" eingerichtet (s. u.).

An der Arbeitsgruppe „Schlaganfall-Versorgung" beteiligte Organisationen/Institutionen

- stationäre Einrichtungen der Krankenversorgung (Fachabteilungen Innere, Neurologie, Radiologie, Rehabilitation)
- kassenärztliche Vereinigung (niedergelassene Neurologen)
- Krankenkassen/Pflegekassen
- Ärztekammer
- stationäre Einrichtungen der Pflege
- Träger ambulanter, nichtärztlicher, pflegerischer und sozialer Leistungen
- Träger der freien Wohlfahrtspflege
- Geschäftsstelle der Pflegekonferenz im Kreis Wesel
- Selbsthilfegruppen
- Senioren/Seniorinnen-Vertretung
- Geschäftsstelle der KGK

Die Facharbeitsgruppe sah nach umfangreichen Analysen Handlungsbedarf in verschiedenen Bereichen der Schlaganfall-Versorgung. Die KGK des Kreises Wesel verabschiedete 2001 auf der Grundlage der Arbeitsgruppenergebnisse einstimmig folgende Handlungsempfehlungen (HE):

- Durchführung einer Aufklärungskampagne über den Schlaganfall im Kreis Wesel
- Einführung von Standards in der gesundheitlichen Schlaganfall-Versorgung im vorstationären und stationären Bereich

- Stärkung der medizinischen Rehabilitation von Schlaganfall-Patienten

Umsetzung der Handlungsempfehlungen (HE)

Zur Umsetzung der HE zur Schlaganfall-Aufklärung der Bevölkerung im Kreis Wesel wurden seit 2002 3 Einzelprojekte durchgeführt, die im Folgenden kurz dargestellt werden.

Schlaganfall-Info-Mobil im Kreis Wesel. Auf Initiative der Kommunalen Gesundheitskonferenz des Kreises Wesel (KGK) war das Schlaganfall-Info-Mobil der Stiftung Deutsche Schlaganfall-Hilfe (SDSH) vom 1.–4. Juli 2002 im Kreis Wesel im Einsatz. An den Kosten für das Info-Mobil beteiligten sich die AOK, die IKK, verschiedene Betriebskrankenkassen, die Bundesknappschaft sowie die landwirtschaftliche Krankenkasse. Das „Schlaganfall-Info-Mobil" stand jeweils von 9.00–17.00 Uhr an 2 Tagen in Moers und jeweils einen Tag lang in den Städten Dinslaken und Wesel. Insgesamt nahmen 254 Personen an diesen 4 Tagen das Angebot des Schlaganfall-Info-Mobils der Stiftung Deutsche Schlaganfall-Hilfe wahr, um eine Risikoanalyse erstellen zu lassen.

„InForm 2002" – Gesundheitsmagazin mit dem Schwerpunktthema Schlaganfall. Der Kreis Wesel veröffentlicht jährlich ein Informationsmagazin zu aktuellen Themen aus den Bereichen Gesundheit, Pflege und Soziales. Ziel ist es dabei, möglichst praxisorientiert zu informieren und die Bürger auf vorhandene Beratungs- und Hilfsmöglichkeiten aufmerksam zu machen. Mit der 3. Ausgabe des Magazins im Jahr 2002 wurde eine besondere Infobroschüre vorgelegt, da zum ersten Mal ein Thema im Mittelpunkt stand: der Schlaganfall. Diese Sonderausgabe wurde von der KGK-Facharbeitsgruppe „Schlaganfall-Versorgung im Kreis Wesel" erarbeitet.

„Aktionstag Schlaganfall" im Kreishaus Wesel. Am 15.01.2003 veranstaltete die Facharbeitsgruppe „Schlaganfall-Versorgung" im Kreishaus einen „Aktionstag Schlaganfall" im Kreis Wesel. Es wirkten neben den Mitgliedern der Facharbeitsgruppe auch Hilfsorganisationen (Deutsches Rotes Kreuz, Johanniter-Unfall-Hilfe, Malteser Hilfsdienst), Selbsthilfegruppen, Pflegeberatungsstellen, ein Sanitätshaus, ein ambulanter Pfle-

gedienst, der Kreissportbund sowie die Volkshochschule Wesel-Hamminkeln-Schermbeck mit. Experten dieser unterschiedlichen Berufssparten boten ein umfangreiches und interessantes Informationsprogramm zur Erkrankung, zu Vorboten und Risikofaktoren, Möglichkeiten der Vorbeugung, aber auch Rehabilitation, dem Leben mit dem Schlaganfall und Hilfestellungen für Schlaganfall-Patienten und deren Angehörige.

Rund 250 Besucher kamen bereits zur Eröffnung ins Weseler Kreishaus. Diese zeigten viel Interesse an den Fachvorträgen, Infoständen, Untersuchungen und Vorführungen.

38.3 Projekt „Gesunder Niederrhein … gegen den Schlaganfall" 2003–2008

▪ Konzeptionelle Grundlagen

Bei dem hier vorgestellten Public-Health-Projekt wurden 3 strategische Ziele definiert:
1. Durchführung einer Bedarfsanalyse im Bereich Schlaganfall-Versorgung im Kreis Wesel
   - Ermittlung des Bevölkerungswissens zum Thema Schlaganfall (Symptome, Handlungswissen, Risikofaktoren)
   - Ermittlung der Versorgungsqualität im stationären Sektor
2. Planung und Umsetzung einer bevölkerungsbezogenen Intervention zur
   - Verbesserung des Bevölkerungswissens zum Thema Schlaganfall, um in erster Linie auch eine
   - Verbesserung der akutmedizinischen und rehabilitativen Versorgung im stationären Sektor zu erreichen
3. Evaluation der Intervention anhand zweier Ansätze
   - Bevölkerungswissen: Veränderungen im zeitlichen Verlauf
   - Versorgungsqualität im stationären Sektor: Längsschnittuntersuchung

Basis der KGK ist die intersektorale Kooperation und Vernetzung. Die bestehenden Kooperationsstrukturen und Verteilerwege konnten auch für die Schlaganfall-Kampagne genutzt werden (Abb. 38.**1**).

3 kreisfreie Städte – Düsseldorf, Krefeld und Mönchengladbach – sowie 3 Flächenkreise –

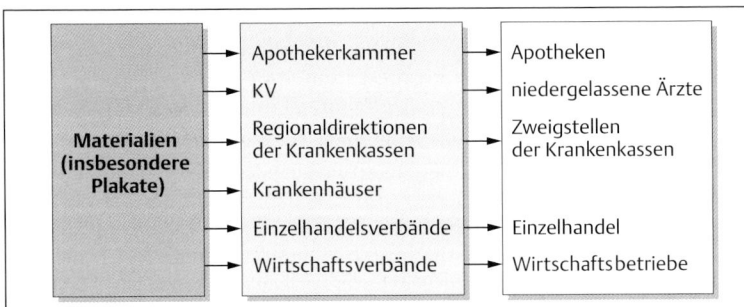

Abb. 38.**1** Nutzung routinemäßiger Vertriebswege der kommunalen Gesundheitskonferenzen (KGK).

Wesel, Viersen und Rhein-Kreis Neuss – sind an dem Netzwerk Gesunder Niederrhein beteiligt. Insgesamt leben in diesem Raum etwa 2,3 Mio. Menschen.

Öffentlichkeitskampagnen müssen möglichst einfache Informationen enthalten und klare Botschaften vermitteln. Durch gleichzeitige Thematisierung des Schlaganfalls in 6 benachbarten Gebietskörperschaften entsteht für die Bürger dieser Region zusätzlich ein Wiedererkennungseffekt.

Das zentrale Plakatmotiv – „Key-Visual" – (Abb. 38.**2**), das von der Firma Boehringer Ingelheim entwickelt wurde, ist im Original 4-farbig.

Das Projekt beruht auf 3 Bausteinen der Kommunikationsstrategie: Massenkommunikation, (inter-)personale Kommunikation sowie eine zentrale Telefonberatung durch die Stiftung Deutsche Schlaganfall-Hilfe.

In Anlehnung an etablierte Public-Health-Planungsmodelle bzw. Strategien des sozialen Marketings (6, 9) erfolgte als 1. Schritt eine Prioritätensetzung sowie eine Bedarfsanalyse mit
• Expertenpanels in den Kommunen,
• Telefonsurveys in Düsseldorf und im Kreis Wesel,
• Ist-Analyse zur stationären Versorgung im Kreis Wesel als Referenzregion.

Die Schlaganfall-Kampagne wurde aus organisatorischen Gründen auf 2 Ebenen der Umsetzung angelegt:
• Auf der 1. Ebene fanden konzertierte Netzwerkaktionen statt. Dazu gehört der Einsatz von Massenmedien, wie Faltblättern, (Groß-)Plakaten, City-Light-Postern, Informationsseiten in Telefonbüchern.
• Auf der 2. Ebene fanden dezentral, d.h. in den einzelnen beteiligten Gebietskörperschaften,

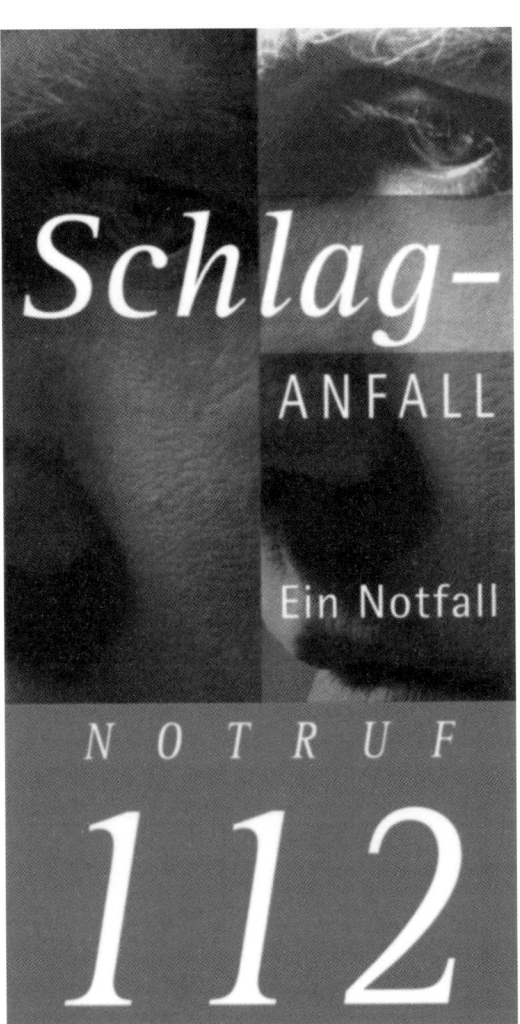

Abb. 38.**2** „Key-Visual" – Titelblatt eines Flyers der Firma Boehringer Ingelheim.

Aktivitäten vor Ort statt, wie z.B. Pressekonferenzen, Expertentelefon-Aktionen, Risikoprofil-Bestimmungen in Arztpraxen, Apotheken und Krankenhäusern etc.

Umsetzung

Bedarfsanalysen

Ähnlich wie in den anderen Netzwerk-Kommunen hatte die kommunale Gesundheitskonferenz (KGK) im Kreis Wesel im Mai 2000 beschlossen, das Schwerpunktthema „Behandlung von Schlaganfall-Patienten" zu behandeln. Hierzu wurde die Facharbeitsgruppe „Schlaganfall-Versorgung im Kreis Wesel" eingerichtet, in der alle Akteure, wie Kranken- und Pflegekassen, die Kassenärztliche Vereinigung, Ärztekammer etc. vertreten sind. Im Ergebnis wurden folgende **Handlungsempfehlungen** (HE) einstimmig verabschiedet:

- Durchführung einer Aufklärungskampagne über den Schlaganfall im Kreis Wesel
- Einführung von Standards in der gesundheitlichen Schlaganfall-Versorgung im vorstationären und stationären Bereich
- Stärkung der medizinischen Rehabilitation von Schlaganfall-Patienten

Auf der Grundlage zweier Bevölkerungsbefragungen zum Schlaganfallwissen in der Region Niederrhein-Düsseldorf (2000) und Kreis Wesel (2002) konnten der Informationsbedarf in der Bevölkerung quantitativ ermittelt werden (7, 10).

Kliniken im Kreis Wesel dokumentierten zu 2 Erhebungszeitpunkten jeweils für 3 Monate alle Patienten, die mit den Symptomen eines akuten Schlaganfalls stationär aufgenommen wurden. T0

lag unmittelbar vor Kampagnenbeginn 2003, T1 nach 2-jähriger Kampagnenlaufzeit. Die standardisierte Datenerhebung erfolgte mit einer verkürzten Form des Dokumentationsinstrumentes der Arbeitsgemeinschaft deutscher Schlaganfallregister. Der Einfluss auf die Prähospitalzeit, die Einweisung und die Transportart wurden mittels multivariater logistischer Regression analysiert. Damit sollte zum einen eine möglichst unverzerrte **Primärdaten**-Erhebung erfolgen und zum anderen eine Verlaufsbeobachtung der Versorgungslage im Zuge der Intervention ermöglicht werden (11).

Evaluation

Evaluation im Projektverlauf

Die Beurteilung der Prozessqualität innerhalb des Projektes bzw. seiner Teilprojekte (z.B. Großplakataktion, Sonderseite in Telefonbüchern „Das Örtliche") wurde in erster Linie durch die Mitglieder des „Netzwerks Gesunder Niederrhein" durchgeführt. Hierzu wurden einvernehmlich Teilprojekt-Verantwortliche bestimmt, die eine strukturierte zielorientierte Umsetzung ihres jeweiligen Projektbereiches koordinierten und sicherstellten. In regelmäßigen Abständen – ca. alle 6 Wochen – wurden die Arbeitsergebnisse zusammengetragen, im Plenum beurteilt und gegebenenfalls neue Maßnahmen abgestimmt.

Ergebnis-Evaluation

Bevölkerungssurveys dokumentierten Mängel des Schlaganfallwissens in Düsseldorf (2000 und 2004) und im Kreis Wesel (2002 und 2008). Das Hand-

Tabelle 38.**1** „Wen würden Sie anrufen, wenn Sie bei sich selbst plötzlich Anzeichen eines Schlaganfalls bemerken würden?" – Survey-Ergebnisse zum Handlungswissen aus Düsseldorf 2000 und 2004 sowie aus dem Kreis Wesel 2008.

Antwortkategorie	Angaben 2000[1] (%)	Angaben 2004[1] (%)	Angaben 2008[2] (%)
Angehörige, Nachbarn	20	13,9	12,2
Hausarzt	37,4	25,9	12,4
112: Notarzt, Feuerwehr, Rettungsdienst	32,5	50,6	69
Krankenhaus	7,6	5,4	4,1

[1] Telefonbefragung 2000/2004 i. A. Gesundheitsamt Stadt Düsseldorf (n = 1062/1018);
[2] Telefonbefragung 2008 i. A. Kreis Wesel, Fachbereich Gesundheitswesen (n = 1104)

lungswissen „Bei Schlaganfall Notruf 112 wählen" verbesserte sich in Düsseldorf signifikant von 32,5 % (Survey 2000) auf 50,6 % richtige Nennungen (2004) und im Kreis Wesel antworteten im Frühjahr 2008 bereits 69 % der Befragten korrekt (Tab. 38.**1**).

Der Anteil der Befragten, die kein Symptom nennen konnten, lag im Kreis Wesel bei 31,9 % gegenüber 27,3 % in 2008. Drei und mehr richtige Symptome konnten dagegen in der T0-Befragung 18,6 % und in der T1-Stichprobe 25,5 % (Abb. 38.**3**) nennen. In 2008 wurden folgende Symptome signifikant häufiger genannt: halbseitige Lähmungen bzw. herabhängender Mundwinkel (+5,3 %), Sensibilitätsstörungen (+17,9 %), Sprachstörungen (+6,1 %) sowie Sehstörungen (+4,3 %).

Die deskriptive und analytische statistische Auswertung erfolgte mit SPSS. Der Chi-Quadrat-Test und der Z-Test wurden auf dem 0,05-Signifikanz-Niveau verwendet, um bivariate Verhältnisse zwischen demografischen Variablen (Alter, Geschlecht, Stadt/Land, Schulbildung und Einkommen) und Antwortvariablen zu berechnen.

Die Analyse der Klinikdaten ergab, dass der Anteil der Patienten, die innerhalb von 3 h nach Symptombeginn das Krankenhaus erreichten, in beiden Erhebungszeiträumen gleich hoch war (27,5 % T1; 27,3 % T0). Die Erstversorgung erfolgte 2005 häufiger in der Notaufnahme des Krankenhauses (32 % T0; 84 % T1). Vor Kampagnenbeginn dokumentierten 7 Kliniken 326 Patienten, die mit den Symptomen eines akuten Schlaganfalls stationär aufgenommen wurden. Nach 2-jähriger Lauf-

zeit nahmen alle 8 Kliniken im Kreisgebiet teil, sie dokumentierten 375 Patienten (11).

Zwischen-Evaluation und Neukonzeption

Aufgrund von Evaluationsergebnissen im Jahr 2005 entwickelte die KGK-Geschäftsstelle im Fachbereich Gesundheitswesen des Kreises Wesel innovative Ansätze der Bevölkerungsansprache, die 2006/2007 umgesetzt werden konnten.

- Kfz-Zulassungsstellen (Moers und Wesel) wurden gebeten, bei jedem Kundenkontakt das Faltblatt „Schlaganfall. Ein Notfall" an die Bürger auszuhändigen. Auf diesem Wege konnten rund 30 000 Faltblätter ausgehändigt werden.
- Mit dem Landesinstitut für den öffentlichen Gesundheitsdienst (lögd) entwickelte die KGK-Geschäftsstelle zum Themenfeld Schlaganfall eine „Quizkarte". Als persönliche Kommunikatoren fungierte der Berufsstand der Frisöre, die beim Frisieren ihrer Kunden die abgestimmten Fragen stellten und durch Vorlesen der ausgelassenen Antwortmöglichkeiten etwaige Wissenslücken schlossen. Rund 2000 Kunden konnten im Laufe dieses Teilprojektes gezielt über Symptome, Risikofaktoren und das richtige Verhalten im Notfall aufgeklärt werden.
- Des Weiteren wurden alle Unternehmen mit mehr als 50 Beschäftigten im Kreis Wesel gebeten, Faltblätter in deutscher und türkischer Sprache an ihre Mitarbeiter auszuhändigen. Durch die vorgenannten Aktionen konnten rund 100 000 Faltblätter zum Thema Schlaganfall verbindlich und persönlich ausgehändigt werden.
- Schließlich wurde für die Bevölkerungsgruppe der Senioren im Kreis Wesel eigens ein Gedächtnisspiel entwickelt, das auf 80 Spielkarten die 10 wesentlichen Kernaussagen zum Thema Schlaganfall in 4 unterschiedlichen Farben darstellt. Es konnten 3000 Gedächtnisspiele „1+1=2" zielgruppenorientiert durch involvierte und geschulte Seniorenvertreter verteilt werden (4).

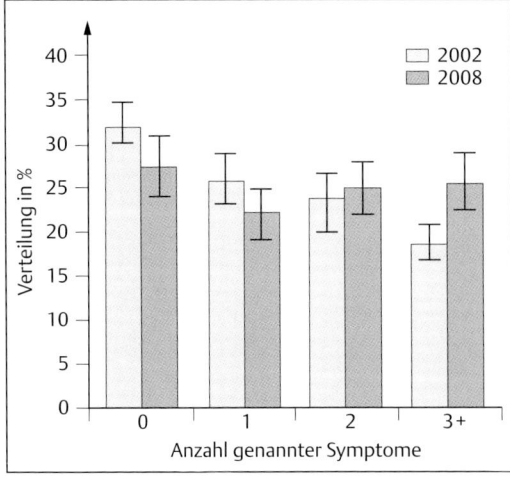

Abb. 38.**3** Vergleich des Symptomwissens im Kreis Wesel 2002 und 2008.

38.4 Diskussion

Was ist das Besondere an dem hier vorgestellten Public-Health-Programm? Zum einen spielt hier der öffentliche Gesundheitsdienst dauerhaft eine zentrale Rolle als Initiator und Koordinator. Bei anderen bundesdeutschen Projekten waren entweder relativ kurze Laufzeiten (Stadt Gelsenkirchen) oder andere Akteure federführend zu verzeichnen (1). Neben dieser neuen Form interkommunaler Zusammenarbeit wird hiermit auch ein Modell zum Management eines komplexen und unfangreichen Projektes vorgestellt.

Die Klinikdaten zeigten, dass nach einer 2-jährigen Projektlaufzeit das vorrangige Ziel der Senkung der Prähospitalzeit (Phz) offensichtlich nicht erreicht werden konnte. War die Kampagne nicht wirksam? Hierzu ist festzustellen, dass die Quote im Kreis Wesel dem bundesweiten Niveau entspricht, wenn die Ergebnisse der Arbeitsgemeinschaft Deutscher Schlaganfall-Register zugrunde gelegt werden (3). Weiterhin ist festzuhalten, dass bevölkerungsbezogene Präventionsprogramme meist erst nach 3–10 Jahren messbare gesundheitliche Ergebnisse bewirken (8). Untersuchungen zeigen, dass die Phz multifaktoriell bedingt ist, dennoch stellt die Spanne zwischen Symptomauftritt und dem Ruf medizinischer Hilfe den wichtigsten Faktor bei der Behandlungsverzögerung dar (2). Insofern sollte zukünftig weiterhin die Frage einer effektiven Bevölkerungsaufklärung fokussiert werden.

In diesem Zusammenhang ist eine US-amerikanische Studie zu Veränderungen des Schlaganfallwissens der Bevölkerung im Großraum Cincinnati/Nord-Kentucky zu erwähnen. Hier konnten von 1995–2000 statistisch signifikante Verbesserungen nachgewiesen werden. Als wichtigste Informationsquelle der Bevölkerung wurden Massenmedien, insbesondere das Fernsehen, genannt (12). Diese Studienerkenntnisse könnten für die Schlaganfall-Initiative am Niederrhein bedeuten, dass auch das Fernsehen als Informationsquelle erschlossen werden sollte.

38.5 Schlussfolgerung

Aus Sicht des Autors stellt das vorgestellte Projekt ein Modell für andere kommunale Gesundheitsdienste dar, die gemeinsam mit Nachbarkommunen komplexe Projekte, z. B. im Bereich der Gesundheitsförderung und -aufklärung, durchführen möchten.

Föderalismus, Koalitionsregierungen und Korporatismus stehen einer einheitlichen bundesweiten Formulierung und Umsetzung von Gesundheitszielen teilweise entgegen. Der hier vorgestellte Ansatz der gesundheitspolitischen Netzwerkbildung von kommunalen öffentlichen Gesundheitsdiensten kann jedoch eine Möglichkeit sein, dauerhafte und intersektorale Public-Health-Programme in einem bedeutsamen regionalen Ausmaß umzusetzen. Die Frage der gezielten und wirksamen Bevölkerungsaufklärung zum „richtigen" Verhalten bei Verdacht auf eine Schlaganfallerkrankung sollte dennoch zukünftig weitergehend erforscht werden.

Literatur

[1] Busch E, Diener H-C. Schlaganfallversorgung: Mit Netzwerken auf innovativen Wegen. Dtsch Ärztebl 2003; 100(40): A2567–A2569
[2] European Stroke Organization – ESO. Guidelines for management of ischaemic stroke and transient ischaemic attack. Cerebrovasc Dis 2008; 25: 457–507
[3] Heuschmann PU, Kolominsky-Rabas PL, Kugler C et al. Qualitätssicherung in der Schlaganfall-Behandlung: das Basismodul der Arbeitsgemeinschaft Deutscher Schlaganfall-Register (ADSR). Gesundheitswesen 2000; 62: 547–552
[4] Leifeld T, Rau R. Schlaganfall-Prävention: Neue Wege der Informationen. Healthcare Marketing 2008; 1–2: 22–23
[5] Murza G, Werse W, Brand H. Ortsnahe Koordinierung der gesundheitlichen Versorgung in Nordrhein-Westfalen. Bundesgesundheitsbl – Gesundheitsforsch – Gesundheitsschutz 2005; 48 : 1162–1169
[6] Naidoo J, Wills J. Lehrbuch der Gesundheitsförderung. Bundeszentrale für gesundheitliche Aufklärung (BzgA), Hrsg. Köln; 2003
[7] Pfeiffer H, Rau R, Mensing M et al. Schlaganfall-Prävention: Identifizierung von Präventionspotenzialen durch Bevölkerungssurveys. Präv Gesundheitsf 2006; 1: 99–107
[8] Pluye P, Potvin L, Denis JL. Making public health programs last: conceptualizing sustainability. Evaluation and Program Planning 2004; 27: 121–133
[9] Pott E. Strategien des sozialen Marketing. In: Schwartz FW et al., Hrsg. Public Health – Gesundheit und Gesundheitswesen. München, Jena: Urban und Fischer; 2003; 215–229
[10] Rau R, Mensing M, Brand H. Schlaganfall-Wissen der Bevölkerung: Survey im Kreis Wesel (2002). Bundesgesundheitsbl – Gesundheitsforsch – Gesundheitsschutz 2006; 49: 450–458
[11] Rau R, Otten K, Genz J et al. Evaluation des Public-Health-Programms „Gesunder Niederrhein gegen den Schlaganfall" durch Primärdaten aus Kliniken im Kreis Wesel – Vergleichende Studie von Stichprobendaten aus den Jahren 2003 und 2005. Medizinische Klinik 2008; 103: 20–28
[12] Schneider TA et al. Trends in community knowledge of the warning signs and risk factors of stroke. Journal of the American Medical Association 2003; 289(3): 343–346
[13] WHO-Regionalbüro für Europa. Gesundheit 21. Das Rahmenkonzept „Gesundheit für alle" für die Europäische Region der WHO. Europäische Schriftenreihe „Gesundheit für alle" 6, Weltgesundheitsorganisation; 1999

39 Tausendsassa Vitamin D – weit mehr als nur ein Knochenvitamin

Hubertus Schleer*

39.1 Einführung

Vitamin D nimmt unter den Vitaminen eine einzigartige Stellung ein. Es wird in der Regel kaum mit der Nahrung zugeführt, dagegen unter Einwirkung von ultravioletter B-Strahlung (UV-B) in der Haut gebildet. Moderate Sonnenexposition stellt für die meisten Menschen die bei weitem wichtigste Vitamin-D-Quelle dar. Jedoch geht der weltweit zunehmend urbane Lebensstil vieler Menschen mit häufigen Aktivitäten in geschlossenen Räumen und somit einer immer geringeren Sonnenexpositionszeit der Haut einher. Die Folge ist eine eklatante Vitamin-D-Unterversorgung weiter Bevölkerungskreise, die von immer mehr Forschern als pandemisch eingeschätzt wird: Schätzungen gehen davon aus, dass weltweit mindestens eine Milliarde Menschen unzureichende Vitamin-D-Spiegel aufweisen (10, 11). Aktives Vitamin D (1,25-Dihydroxyvitamin D) ist ein hochwirksames Steroidhormon, das direkt oder indirekt auf Hunderte von Genen einwirkt. Hierdurch entfaltet Vitamin D eine Vielzahl pleiotroper Wirkungen, die weit über seine bekannte zentrale Rolle im Kalzium- und Knochenstoffwechsel hinausreichen. So wurden in den letzten Jahren eine Fülle weiterer wichtiger physiologischer Funktionen von 1,25-Dihydroxyvitamin D entdeckt, die von der Stimulierung der Insulinproduktion, über die Beeinflussung der Kontraktionsfähigkeit des Herzens, immunregulativen und onkoprotektiven Funktionen bis hin zur thyreotropinvermittelten Förderung der Hormonproduktion der Schilddrüse reichen. Es ist daher nicht überraschend, dass Vitamin-D-Mangel heute aufgrund einer großen Zahl epidemiologischer Beobachtungen mit einer Vielzahl von chronischen Krankheiten wie Diabetes, Herzkreislaufkrankheiten oder sogar Krebs in Zusammenhang gebracht wird. Neben seiner gut etablierten Stellung in der Prophylaxe von Rachitis und Osteoporose könnte Vitamin D in Zukunft auch bei der Prävention dieser „Zivilisationskrankheiten" einen hohen Stellenwert erlangen.

39.2 Vitamin-D-Quellen

Für Menschen gibt es 2 Quellen für Vitamin D:
- endogen durch Synthese in der Haut, vermittelt durch UV-Exposition,
- exogen, d. h. durch Aufnahme mit der Nahrung.

Vitamin D kommt natürlicherweise nur in sehr wenigen Nahrungsmitteln in nennenswerten Konzentrationen vor (7, 11). Vitamin D3 (Cholecalciferol) ist tierischen Ursprungs und findet sich hauptsächlich in fettem Fisch wie Lachs, Makrele und Sardinen sowie in Lebertran. Dagegen weisen Milchprodukte und Eier nur einen Bruchteil des Vitamin D-Gehalts von Fettfisch auf. Pflanzliches Vitamin D2 (Ergocalciferol) kommt in geringen Mengen vor allem in Pilzen und Hefen vor und ist als natürliche Vitamin-D-Quelle für die menschliche Grundversorgung vernachlässigbar.

Während Vitamin D in der üblichen Kost der meisten Industrieländer nicht ausreichend verfügbar ist und daher die nutritive Aufnahme für die Vitamin-D-Versorgung nur eine untergeordnete Rolle spielt, ist durch UV-B-Exposition in der Haut gebildetes Vitamin D3 weltweit für die meisten Menschen die wichtigste Vitamin-D-Quelle: In der Regel deckt ein Mensch mehr als 90 % seines Vitamin-D-Bedarfs durch gelegentliche Sonnenexposition (7, 11). Hierbei ist jedoch zu beachten, dass in Deutschland und anderen in gemäßigten Breiten liegenden Ländern die Sonneneinstrahlung von November bis Februar zu schwach ist, um eine effektive Vitamin-D-Synthese in der Haut zu ermöglichen (5, 7).

---

* E-Mail: hschleer@web.de

39.3 Vitamin-D-Metabolismus

Wenn menschliche Haut Sonnenlicht ausgesetzt wird, dringen Photonen des ultravioletten Strahlenspektrums (UV-B, 290–315nm) bis in die Epidermis bzw. die darunter liegende Dermis ein. Dort wird ein cholesterinverwandtes Molekül (7-Dehydrocholesterol) photolytisch über das instabile Zwischenprodukt Prä-cholecalciferol zu Vitamin D3 umgewandelt. Dieses wird von der Plasmamembran der Zellen in den extrazellulären Raum abgegeben und gelangt schließlich unter Bindung an das Vitamin-D-Bindeprotein (DBP) über das kapillare Gefäßsystem der Haut in den Blutkreislauf (7, 9).

Um nach Bildung in der Haut oder nach oraler Aufnahme in die für den Organismus wirksam Form überführt zu werden, muss Vitamin D (Vitamin D2 bzw. Vitamin D3) 2 obligate Hydroxylierungsschritte durchlaufen. Hierbei wird Vitamin D in einem 1. Schritt hauptsächlich in der Leber zu 25-Hydroxyvitamin D (25 D) metabolisiert, wobei enzymatisch eine Hydroxylgruppe (OH) angehängt wird. Diese biologisch noch nicht aktive Form des Vitamin D zirkuliert ebenfalls hauptsächlich gebunden an das DBP im Blutkreislauf, wobei seine Halbwertszeit (HWZ) rund 2–3 Wochen beträgt. 25 D weist die höchste Serumkonzentration aller 50 bisher bekannten Vitamin-D-Metaboliten auf und wird aufgrund seiner Stabilität gewöhnlich zur Messung des Vitamin-D-Status eines Menschen herangezogen. Bei Bedarf wird das Prohormon 25 D unter Einfluss von Parathormon (PTH) in der Niere durch die 1α-Hydroxylase zum aktiven Steroidhormon 1,25-Dihydroxyvitamin D (1,25D) hydroxyliert. Durch die Nieren bereitgestelltes 1,25 D gelangt in den Blutkreislauf und steht somit für endokrine (den ganzen Organismus betreffende) Aufgaben zur Verfügung. 1,25 D hat eine HWZ von nur etwa 4 h und eignet sich daher ebenso wenig zur Bestimmung des Vitamin-D-Status wie Vitamin D selbst, das eine HWZ von 24 Stunden aufweist. Die 1α-Hydroxylase, es handelt sich um ein Enzym des Cytochrom-P450-Systems (CYP27B1) – wurde zuerst in der Niere nachgewiesen, wo auch ein Großteil des zirkulierenden 1,25D entsteht. Mittlerweile hat es sich jedoch herausgestellt, dass eine Vielzahl anderer Gewebe ebenfalls über eine ausgeprägte Aktivität der 1α-Hydroxylase verfügt – rund 80 % des gesamten 1α-Hydroxylase-vermittelten Metabolismus findet hier statt. Das lokal in diesen Zellen gebildete 1,25 D wird jedoch kaum in den Blutkreislauf abgegeben, sondern nahezu ausschließlich für autokrine (lokal das aktivierende Gewebe betreffende) bzw. parakrine (Zellen in der unmittelbaren Umgebung betreffende) Aufgaben verwendet (6).

39.4 Funktions- und Wirkungsmechanismus von Vitamin D

In der Niere hergestelltes 1,25D tritt in den Blutkreislauf ein und gelangt so zu seinen Hauptzielorganen Darm, Nieren und Knochen. Im Dünndarm ermöglicht es die Absorption von Kalzium und Phosphat, wohingegen es in den Knochen die osteoklastische Aktivität stimuliert. Die primären Funktionen des **endokrinen** Vitamin-D-Systems, die über **zirkulierendes** 1,25 D vermittelt werden, liegen also im Kalziumhaushalt und in der Knochenhomöostase (6, 9, 10). Die Funktionen des **autokrinen** Vitamin-D-Systems sind derzeit Gegenstand intensiver Forschungsbemühungen. So zeigte es sich, wie oben schon angedeutet, dass viele nicht kalziumregulierende Gewebe und Zellen, darunter Zellen des Immunsystems (Makrophagen), Gehirn, Kolon, Prostata, Brust und andere über die enzymatische Maschinerie zur lokalen Produktion von 1,25D verfügen. Das enorm breite Wirkungsspektrum von Vitamin D lässt sich daran ermessen, dass das 1,25D-Molekül in nahezu jedem Gewebe des menschlichen Körpers Gene anschalten kann. Man geht heute davon aus, dass das autokrine Vitamin-D-System eine wichtige Rolle bei der Regulation von Dutzenden, wenn nicht Hunderten verschiedenen Genen spielt. Diese Gene wiederum haben eine entscheidende Funktion bei der Kontrolle des Zellwachstums und der Zelldifferenzierung und könnten somit verantwortlich bei der Transformation einer Zelle in ein malignes Stadium sein (10, 11).

Unabhängig davon, ob im endokrinen oder autokrinen Vitamin-D-System vorkommend, entfaltet 1,25 D seine biologische Wirkung durch Interaktion mit einem intrazellulären Rezeptormolekül, dem Vitamin-D-Rezeptor (VDR). Der resultierende Vitamin-Rezeptor-Komplex wird in den Zellkern transportiert und wirkt als nuklearer Transkriptionsfaktor, indem er in Folge an den Retinoid-X-Rezeptor (RXR) assoziiert, der wiederum von spezifischen, regulativen Gensequenzen des Zielgens, den sogenannten „Vitamin D Response Elements"

(VDRE), erkannt wird. Durch die 1,25 D-vermittelte Bindung des VDR/RXR-Komplex an die VDRE wird eine Kaskade molekularer Interaktionen initiiert, die zu einer Veränderung in der Transkriptionsrate spezifischer, Vitamin-D-sensitiver Gene führt. Die damit einhergehende Veränderung der Proteinexpression begründet die biologische Wirkung von Vitamin D (7, 11).

Heute weiß man, dass nahezu jedes Organ des menschlichen Körpers über Vitamin-D-Rezeptoren verfügt, darunter Gehirn, Herz, Haut, Pankreas, Brust, Kolon, Knochen sowie Dünndarm. Die ubiquitäre Verbreitung des VDR ist eine Erklärung für die außerordentlich vielfältigen Wirkungen von Vitamin D und seine tiefgreifende Bedeutung für die menschliche Gesundheit. Vermutlich regulieren das endokrine und das autokrine Vitamin-D-System zusammen mehr als 200 verschiedene Gene, wovon einige am Kalziumstoffwechsel beteiligt sind, andere wiederum entscheidende Bedeutung bei einer Vielzahl immunologischer und zellulärer Mechanismen haben (10, 11).

39.5 Physiologische und pathologische Vitamin-D-Spiegel

Derzeit gibt es noch keinen international gültigen Konsens darüber, welche Vitamin-D-Serumspiegel optimal für die Aufrechterhaltung der Gesundheit eines Menschen sind. Laut Zittermann liegt eine „angemessene" 25D-Serumkonzentration im Bereich von 40–80 ng/ml (14). Andere Autoren gehen von mindestens 30 ng/ml bis maximal 50 ng/ml aus (5–7, 11). Einig sind sich die meisten Experten, dass ein mit ernsten Konsequenzen für die Gesundheit einhergehender Vitamin-D-Mangel bei 25D-Konzentrationen unter 20 ng/ml vorliegt. Werte von 21–29 ng/ml werden häufig als „Vitamin-D-Insuffizienz" bezeichnet. Vitamin-D-Intoxikationen, die u. a. mit Störungen in der Kalziumhomöostase einhergehen können, kommen erst bei Vitamin-D-Konzentrationen von über 150 ng/ml vor, wobei ernsthafte Störungen in der Kalziumhomöostase erst bei Konzentrationen über 280 ng/ml beobachtet werden (7, 10, 11).

Zur Aufrechterhaltung eines optimalen Vitamin-D-Status bedarf es entweder einer ausreichenden UV-B-Exposition der Haut oder – häufig ergänzend zur täglichen Zufuhr mit der Nahrung – der medikamentösen Substitution. Nach Schätzungen steigt bei täglicher Zufuhr bei Erwachsenen der 25D-Spiegel je 100 IU zusätzlichem Vitamin D3 um 0,7 – 1 ng/ml, wobei die Steigerungsraten auch vom individuellen Vitamin-D-Status abhängen (6). Um eine angemessene 25D-Konzentration von 32 ng/ml im Blut langfristig aufrechtzuerhalten, muss ein ca. 80 kg schwerer Erwachsener – unter der Annahme dass keine lichtinduzierte Vitamin-D-Bildung hinzukommt – täglich etwa 114 µg (4600 IU) Vitamin D3 zu sich nehmen.

Der tatsächliche Vitamin-D-Bedarf eines Menschen hängt von verschiedenen Faktoren ab und unterscheidet sich von Individuum zu Individuum. Eine ergänzende Zufuhr von Vitamin D über Tropfen oder Tabletten sollte demnach individuell abgestimmt werden. Für US-Amerikaner wäre eine tägliche Zufuhr von 2600 IU Vitamin D_3 notwendig, um bei 97 % der Bevölkerung langfristige 25 D_3-Serumspiegel von mindestens 32 ng/ml zu erreichen (3, 6). Variablen, die den Vitamin-D-Bedarf beeinflussen, sind im folgenden Kasten zusammengefasst.

Variablen, die den individuellen Vitamin D-Bedarf beeinflussen
(Quelle: Brown 2008)
- **Sonnenlicht-Exposition** – die wirksame Bestrahlungsdauer schwankt in Abhängigkeit von geografischer Breite, Jahres- und Tageszeit, Witterung etc.
- **Pigmentierung der Haut**
- **Lebensstil** – z. B. Aufenthalt im Freien oder eher in geschlossenen Räumen
- **Ernährung** – häufiger Genuss von fettem Fisch trägt zur Deckung des individuellen Vitamin-D-Bedarfs bei
- **intestinale Absorptionsrate**
- **Art des Vitamin-D-Supplements** – D_3 ist ca. 3 × wirksamer als D_2
- **Alter** – die UV-induzierte Syntheserate von 7-Dehydrocholesterol zu Vitamin D sinkt mit zunehmendem Lebensalter
- **genetische Variation der Aktivität des Vitamin-D-Rezeptors**

Da aus dem Sonnenlicht stammende UV-B-Strahlung für die meisten Menschen die einzige nennenswerte Vitamin-D-Quelle ist, kann der 25D$_3$-Spiegel in Abhängigkeit von Jahreszeit, geografischer Breite, Hautfarbe und Lebensstil in Bereiche fallen, bei denen nach heutigem

Wissensstand von einem Vitamin-D-Mangel auszugehen ist. So weisen eine beträchtliche Anzahl von in gemäßigten Breiten lebenden Menschen vor allem im Winter und Frühjahr Vitamin-D-Serumkonzentrationen weit unter dem gesundheitlich optimalen Niveau auf. So zeigten sich z. B. bei einer Untersuchung einer Population männlicher in Paris lebender Jugendlicher, die bezüglich geografischer Breite, Nahrungsgewohnheiten und Vitamin-D-Supplementierung als repräsentativ für mitteleuropäischer Verhältnisse betrachtet werden kann, insbesondere im Winter alarmierende Vitamin-D-Spiegel von 8,2 ± 2,8 ng/ml. Dagegen war die 25 D-Serumkonzentration in den Sommer- und Herbstmonaten mit 23,4 ± 8,0 ng/ml zwar nahezu 3-mal so hoch, lag im Mittel aber immer noch weit unter einem Bereich, der als optimal zu betrachten ist (5). Generell gilt, dass in Breiten oberhalb 37° während der Herbst- und Wintermonate die Sonnenstrahlen so schräg einfallen, dass auch zur Mittagszeit ein Großteil der UV-B-Photonen von der Ozonschicht absorbiert wird. Deshalb wird in diesen Jahreszeiten nur sehr wenig oder gar kein 25 D_3 in der Haut gebildet, was die erschreckend niedrigen Vitamin-D-Spiegel der Menschen in vielen Teilen der Welt erklärt (5, 7, 9).

39.6 Konsequenzen eines Vitamin-D-Mangels

Die Rolle von Vitamin D bei der Prävention von Rachitis bei Kindern, Osteomalazie („Erwachsenen-Rachitis") und Osteoporose bei Erwachsenen ist heute sehr gut erforscht und es gilt als erwiesen, dass ein Mangel an Vitamin D ein kausaler Faktor für diese Erkrankungen ist. Darüber hinaus häufen sich jedoch in den letzten Jahren die Hinweise, dass es sich bei diesen Erkrankungen nur um die extremsten und auffälligsten Auswirkungen einer gravierenden Vitamin-D-Defizienz handelt. Die Tatsache, dass 1,25 D nicht nur in der Niere synthetisiert wird, sondern darüber hinaus in mindestens 30 weiteren Geweben und Organen des menschlichen Körpers, sowie die nahezu ubiquitäre Verbreitung des VDR erklärt die mögliche Rolle von Vitamin D bei der Entstehung einer Vielzahl von chronischen Krankheiten unterschiedlichster Formenkreise und seine möglicherweise weithin unterschätzte Bedeutung für deren Prävention (7–9, 11).

39.7 Klassische Vitamin-D-Mangelkrankheiten

Eine der primären Funktionen von Vitamin D ist die Regulation der Kalzium- und Phosphorabsorption. Ohne Vitamin D werden im Dünndarm maximal 10–15 % des mit der Nahrung zugeführten Kalziums aufgenommen. Bei Menschen mit einer ausreichenden Vitamin D-Versorgung steigt die Kalziumresorption eines Erwachsenen auf durchschnittlich 30 %. In bestimmten Lebensphasen, so in den Wachstumsphasen von Kindern und bei Frauen in der Schwangerschaft und in der Stillzeit, steigt die Vitamin-D-vermittelte Resorption von Kalzium aus der Nahrung auf bis zu 80 % (7, 10).

■ Vitamin D und Rachitis

Eine Vitamin-D-Defizienz während der Entwicklung und des Wachstums von Knochen geht bei Kindern mit einer gestörten Mineralisation der Knochen und einer Desorganisation der Wachstumsfugen einher und mündet in der knochendeformativen Krankheit Rachits. Einer Rachitis kann durch Vitamin-D-Supplementierung einfach, preiswert und sicher vorgebeugt werden. In Deutschland wird für die Rachitisvorbeugung derzeit eine orale Gabe von täglich 500 IE Vitamin D_3 während des 1., oft auch des 2. Lebensjahres empfohlen. Bei dieser Individualprophylaxe, die vielfach mit einer Kariesvorbeugung in Form einer Fluorsubstitution kombiniert wird, sind Intoxikationen durch eine Überdosierung sehr unwahrscheinlich (12).

Im Frühjahr und Sommer weist das Sonnenlicht auch in gemäßigten Breiten einen ausreichend antirachitisch wirksamen UV-B-Anteil auf, sodass Sonnenexposition in diesen Jahreszeiten als wichtiges Element einer Rachitsprävention betrachtet werden sollte. Allerdings ist hierbei zu beachten, dass die Sonnenstrahlung nicht zu sehr, durch Kleidung, Sonnenschirm etc. beeinträchtigt wird. Korrekt angewendete Sonnenschutzcremes blockieren die UV-Strahlung mit sehr hoher Effizienz: Ein Schutzfaktor von 8 reduziert die Vitamin-D-Synthese in der Haut um über 95 %, ein Schutzfaktor von 15 um über 98 % (7). Eine tägliche ungeschützte Ganzkörper-Sonnenexposition zwischen 10.00 Uhr und 15.00 Uhr für mindestens 5 bis maximal 15 min reicht in den Monaten April bis September gewöhnlich aus, um bei Menschen des Hauttyps 2 (nordischer Typ) und Hauttyps 3 (Mischtyp) – in Deutschland handelt es sich hier um 90% der Bevölkerung – eine ausreichende Versorgung mit Vitamin D sowohl von Kindern, als auch von Erwachsenen zu gewährleisten. Ausgedehntere ungeschützte Sonnenbäder sollten jedoch vermieden werden, da dies zu irreparablen Hautschäden, einschließlich Faltenbildung und Hautkrebs führen kann (7–9).

Vitamin D und Osteomalazie

Das der Rachitis entsprechende Krankheitsbild im Erwachsenenalter ist die Osteomalazie (7, 9, 11). Während bei Erwachsenen kein Knochenwachstum mehr stattfindet, existiert weiterhin ein fortwährender Umsatz der Knochensubstanz (remodeling). Zwar verfügen Erwachsene über eine ausreichende Mineralisierung ihres Skeletts, sodass Verformungen der Knochen wie bei der Rachitis in der Regel ausbleiben. Dennoch kann bei Vorliegen einer Vitamin-D-Defizienz der neu angelegte Osteoid – die weiche, noch nicht mineralisierte Matrix des Knochengewebes – nicht ausreichend mineralisiert werden. In Folge kommt es zu einem pathologisch gesteigerten Osteoidvolumen durch Akkumulation von unmineralisierter Matrix und somit zur Osteomalazie (Osteoidose). Im Gegensatz zur Osteoporose, die sich bis zum Auftreten eines Knochenbruchs durch einen zunächst asymptomatischen Krankheitsverlauf auszeichnet, geht die Osteomalazie mit diffusen Knochenschmerzen einher, die häufig fälschlich als Fibromyalgie, Myositis oder chronisches Erschöpfungssymptom diagnostiziert werden (7). Mit einem Anteil von bis zu ¼ der Bevölkerung über alle Altersbereiche hinweg liegt die Prävalenz von manifesten Mineralisationsstörungen im Sinne einer Osteomalazie in Deutschland weit höher als bislang vermutet. Dieser Befund weist einmal mehr auf eine Unterversorgung weiter Bevölkerungskreise mit Vitamin D hin und unterstreicht die Bedeutung dieses Mikronährstoffs für die Prävention.

Vitamin D und Osteoporose

Als Reaktion auf eine Vitamin-D-Mangel-induzierte Hypokalzämie des Körpers kann es zu einem sekundären Hyperparathyreoidismus kommen. Dieser geht mit einer erhöhten Mobilisierung von Kalzium aus den Skelettknochen einher, was zu einer Demineralisierung der Knochen und somit zu einer herabgesetzten Kno-chendichte führen kann. Langfristig kann dieser Prozess schließlich zur Osteoporose führen oder eine solche verschärfen (7). Die wichtigste Konsequenz der Osteoporose ist eine hohe Anfälligkeit für Knochenbrüche, die häufig nach einem nicht adäquaten Trauma, also z.B. nach einem harmlosen Sturz aus dem Stand auf den Boden auftreten. Verschärft wird die Sturzgefahr noch dadurch, dass unzulängliche $25D_3$-Serumspiegel von deutlich unter 32 ng/ml auch die Muskelleistung und die neuromuskuläre Koordination beeinträchtigen und somit die Reaktionsschnelligkeit des Patienten herabsetzen (1–3, 5, 10). Die Folgen eines Knochenbruchs sind für die Betroffenen häufig gravierend: Bis zu ¼ aller Patienten versterben innerhalb eines Jahres, andere müssen bleibende Behinderungen hinnehmen, bei rund 20% ist eine permanente Betreuung in Pflegeheimen unausweichlich (2, 3). Knochenbrüche tragen in Industrieländern signifikant zur Morbidität und Mortalität älterer Menschen bei und stellen zudem eine beträchtliche Belastung für das Gesundheitssystem dar (1–3).

Eine Metaanalyse von 12 großen Studien zeigte, dass eine moderate Zufuhr von täglich 700–800 IU Vitamin D das Risiko für Hüftfrakturen und andere nicht vertebrale Frakturen um 26% bzw. 21% verringert, während Kalzium keinerlei schützenden Effekt zeigte (3). Vergegenwärtigt man sich, dass US-Amerikaner im Mittel täglich mindestens 2600 IU Vitamin D3 zuführen müssen, um einen optimalen $25D_3$-Serumspiegel von mindestens 32 ng/ml zu erreichen, ist es nicht überraschend, dass eine Substitution mit 400 IU keine Auswirkung auf die Inzidenz von Frakturen hat.

Wie bei Rachitis spielt Sonnenlicht auch bei der Prävention von Osteoporose und Osteomalazie eine wichtige Rolle. Hierbei gilt es jedoch zu bedenken, dass die bis ins mittlere Lebensalter relativ konstante Menge an 7-Dehydrocholesterol in der Epidermis im höheren Lebensalter abnimmt. Aus diesem Grund synthetisiert die Haut einer 70-jährigen Person bei identischer Sonnenlichtexposition nur etwa ¼ des Vitamin D3 wie die Haut eines 20-Jährigen (7). Dies begründet die Indikation zur erhöhten medikamentösen Vitamin-D-Zufuhr im Alter.

39.8 Nicht klassische Vitamin-D-Mangel-krankheiten

Neben den klassischen, knochenassozierten (ossären) Effekten von Vitamin D kennt man heute eine Fülle weiterer physiologischen Funktionen von aktivem Vitamin D, die nicht mit dem Kalzium-Metabolismus in Zusammenhang stehen. Mittlerweile ist u.a. nachgewiesen, dass 1,25D die Insulinproduktion stimuliert, die myokardiale Kontraktionsfähigkeit beeinflusst und die Sekretion des thyreotropen Hormons fördert. Weiterhin ist es ein wichtiger Regulator des Immunsystems und wirkt daher bei einer Vielzahl zellulärer Abwehrmechanismen mit. Diese pleiotropen Effekte wirken sich insofern aus, dass Vitamin-D-Mangel nicht nur zu einer Abnahme der Knochenmineralisierung führt, sondern auch das Risiko von kardiovaskulären und onkologischen Erkrankungen sowie Autoimmunkrankheiten erhöht (7, 9, 10). Auch Schizophrenie und Depressionen werden mit einer Vitamin-D-Defizienz in Zusammenhang gebracht (10). Hinsichtlich der Prävalenz vieler dieser Erkrankungen lässt sich ein ausgeprägtes Nord-Süd-Gefälle feststellen, dass invers mit dem 25D-Serumstatus der Bevölkerung korreliert (7, 9, 10). Dies legt einen Zusammenhang zwischen Vitamin-D-Mangel und Pathogenese dieser Krankheiten nahe. Allerdings beruhen viele der beobachteten Zusammenhänge auf epidemiologischen Studien und Rechenmodellen, mit denen sich eine Kausalität nicht belegen lässt. Endgültige Beweise müssen kontrollierte Interventionsstudien erbringen.

■ Vitamin D und maligne Erkrankungen

Seit über 2 Jahrzehnten mehren sich die Indizien dafür, dass Vitamin D eine entscheidende Rolle bei der Verhütung von Krebs hat (7, 10). So zeigte sich bei einer Vielzahl epidemiologischer Studien, ein Zusammenhang zwischen vermehrter Sonnenlichtexposition bzw. hohen 25D-Serumspiegel und einem erniedrigtem Mortalitätsrisiko für maligne Erkrankungen, so u.a. bei Brust-, Ovarial-, Prostata- und insbesondere beim Kolorektalkarzinom (7, 10). Um das beobachtete geografische Nord-Süd-Gefälle der Sterblichkeitsraten beim Kolonkarzinom in der US-amerikanischen Bevöl-

kerung zu erklären, postulierten Cedric und Frank Garland schon 1980 die solare „Ultraviolet-B- (UV-B-) Vitamin-D-Krebs-Hypothese", die eine Korrelation zwischen Krebsmortalitätsraten und jährlicher Sonnenscheindauer zeigte. Später konnten die beiden Autoren darüber hinaus nachweisen, dass die Höhe des 25D-Serumspiegels invers mit dem Risiko für ein Kolorektalkarzinom korreliert (4). Heute geht man davon aus, dass ausreichende 25D-Serumkonzentrationen das Risiko für nicht weniger als 17 unterschiedliche Krebsarten reduzieren (5). Eine bemerkenswerte Ausnahme stellen maligne Erkrankungen dar, deren Entstehung mit Tabakrauchen zusammenhängt.

Eine Erklärung für die onkoprotektive Wirkung von Vitamin D ist, dass prämaligne oder maligne Zellen über das Enzym 1α-Hydroxylase verfügen. Ausreichende $25D_3$-Spiegel vorausgesetzt, findet eine lokale Umsetzung zu 1,25D statt, die keinen Einfluss auf den allgemeinen Serumspiegel hat. Es findet jedoch eine autokrine Kontrolle von solchen Genen statt, die maßgeblich an Zellproliferation und Differenzierung beteiligt sind. Lokal gebildetes 1,25D stimuliert demnach über autokrine bzw. parakrine Wirkung die Zellreifung des betreffenden Gewebes und hemmt zugleich die ungezügelte Zellproliferation. Es wird darüber hinaus angenommen, dass 1,25D bei maligne gewordene Zellen Apoptose induziert und zudem die Ausbildung von neuen Gefäßstrukturen verhindert. Die antiangiogenetischer Potenz von 1,25D unterbindet somit die Sauerstoff- und Nährstoffzufuhr eines neu entstehenden Tumors und behindert dessen weiteres Wachstum (10).

■ Vitamin D und Autoimmunkrankheiten

Niedrige Vitamin-D-Konzentrationen im Blut stellen für eine ganze Reihe chronisch-entzündlicher Erkrankungen einen unabhängigen und langfristigen Risikofaktor dar, was an wenigen Beispielen dargestellt werden soll. So gibt es insbesondere bei der Multiplen Sklerose (MS) beeindruckende Hinweise für eine deutlich erhöhte Prävalenz dieser Krankheit in Bevölkerungsgruppen mit niedrigen Vitamin-D-Spiegeln oder geringer UV-Exposition. Allein der Umstand, die ersten 10 Lebensjahre südlich des 35. Breitengrades verbracht zu haben, senkt das Risiko an MS zu erkranken um ca. 50% im Vergleich zu Menschen, die in nördlicheren Breiten leben (7, 10). Darüber hinaus spricht einiges dafür, dass eine tägliche Zufuhr von mindestens 400 IU Vitamin D von Nutzen bei der Prävention von MS ist (10). Vergleichbare epidemiologische Beobachtungen wie für die MS wurden für entzündlich bedingte Gelenkerkrankungen gemacht. So kommen in Breiten nahe des Äquators, wo eine ausreichende Vitamin-D-Synthese in der Haut das ganze Jahr über gewährleistet ist, rheumatoide Arthritis und Gelenkarthrose (Ostheoarthritis) erheblich seltener vor. Dasselbe gilt für die chronisch-entzündliche Darmerkrankung Morbus Crohn und für die chronisch-entzündliche Hauterkrankung Psoriasis (7, 10). So haben sich innerhalb der letzten 10 Jahre für die topische Therapie der Schuppenflechte Vitamin-D-Derivate mittlerweile fest etabliert.

Für Typ-1-Diabetes mellitus, eine weitere Autoimmunerkrankung, bei der Entzündungsprozesse ein Rolle spielen, konnte nachgewiesen werden, dass eine ergänzende Versorgung von Kleinkindern mit Vitamin D die Bildung von autoreaktiven Antikörpern gegen die Langerhans'schen Inselzellen hemmt und so das Erkrankungsrisiko reduziert. Finnische Kinder, die während ihres 1. Lebensjahres eine tägliche Dosis von 2000 IU Vitamin D erhielten, hatten ein um rund 80% niedrigeres Risiko an Typ-1-Diabetes zu erkranken als Kinder, die keine Supplementierung erhielten. Kinder mit einem manifesten Vitamin-D-Mangel hatten sogar ein 2-fach erhöhtes Risiko im weiteren Laufe des Lebens zu erkranken (10). Die Wirksamkeit von aktivem Vitamin D bei der Prävention und Therapie unterschiedlicher, mit Entzündungsprozessen in Zusammenhang stehenden Krankheiten wird in erster Linie mit dem starken pleiotropen, antiinflammatorischen Effekt von 25 D erklärt, der auf autokriner Hemmung der T-Lymphozytenproliferation und der Makrophagenaktivität sowie der Sekretion pro-inflammatorischer Zytokine beruht (9, 10).

Vitamin D und Herz-Kreislauf-Erkrankungen

In den letzten Jahren verdichten sich die Hinweise, dass Vitamin-D-Mangel negative Auswirkungen auch auf das kardiovaskuläre System hat und kardiovaskuläre Ereignisse wie Herzinsuffizienz, Herzinfarkt, Schlaganfall und arterielle Hypertonie (Bluthochdruck) begünstigt. Beispielsweise war in der Framingham Offspring Study das Risiko für ein kardiovaskuläres Ereignis bei Personen mit 25D-Serumspiegel von höchstens 15 ng/ml (erhebliche Unterversorgung) deutlich erhöht gegenüber solchen mit Plasma-25D von mindestens 15 ng/ml. Dieser Zusammenhang blieb auch unter Berücksichtigung konventioneller KHK-Risikofaktoren, wie hohe Cholesterinwerte, Übergewicht etc. bestehen. Besonders ausgeprägt zeigte sich das mit Vitamin-D-Mangel einhergehende erhöhte Risiko bei Personen mit Bluthochdruck: Serumwerte unter 15 ng/ml gingen hier mit einem doppelt so hohen Risiko für kardiovaskuläre Ereignisse einher (13). Die exakten Mechanismen wie Vitamin D seine kardiovaskuläre Schutzfunktion entfaltet sind noch nicht ausreichend erforscht. Bekannt ist jedoch, dass Patienten mit arterieller Hypertonie von Sonnenlicht-Exposition und der damit zusammenhängenden Verbesserung des Vitamin-D-Status besonders zu profitieren scheinen. So konnte gezeigt werden, dass eine 3-monatige UV-B-Behandlung von Bluthochdruckpatienten deren 25D-Serumspiegel im Mittel um 180% erhöhte, was zu einer Normalisierung sowohl des systolischen als auch des diastolischen Blutdrucks führte (9, 10). Als Ursache für einen erhöhten arteriellen Blutdruck wird ein durch den Vitamin-D-Mangel hervorgerufener sekundärer Hyperparathyreoidismus und eine Aktivierung des Renin-Angiotensin-Aldosterol-Systems vermutet, da die rennininhibierende Funktion von 1,25D im Mangelzustand nicht gegeben ist.

39.9 Schlussfolgerung

Das weit verbreitete Vorkommen sowohl des Vitamin-D-Rezeptors als auch der 1α-Hydroxylase-Enzymmaschinerie in nahezu allen Zellen und Organen des Körpers lässt auf vielfältige Funktionen von Vitamin D schließen, die weit über die traditionelle Rolle des Steroidhormons im Mineral- und Knochenmetabolismus hinausgehen. Die Kausalität des Zusammenhangs zwischen suboptimalen 1,25 D-Konzentrationen und Pathogenese einer Vielzahl von chronischen Krankheiten muss im Rahmen von kontrollierten Interventionsstudien noch bewiesen werden. Dennoch erfüllt die 1980 für Krebserkrankungen postulierte „UV-B-Vitamin-D-Krebs-Hypothese" heute die meisten, wenn nicht alle Bradford-Hill-Kausalitätskriterien, mit denen eine vermutete Ursache-Wirkungsbeziehung in der Epidemiologie bzw. Medizin überprüft werden kann (4). Auch bei vielen nicht malignen Erkrankungen weist eine stetig zunehmende Zahl von Forschungsarbeiten auf die fundamentale Bedeutung des Vitamin-D-Status für die Aufrechterhaltung der Gesundheit hin. Demgegenüber steht die Tatsache, dass Vitamin-D-Mangel insbesondere in den hochentwickelten Industrieländern aufgrund eines Lebensstils mit unzureichender Sonnenexposition weit verbreitet ist und nicht nur bei der älteren Bevölkerung in erschreckend hohem Maß vorliegt. Als ausreichend werden heute 25 D-Serumspiegel von mindestens 20–40 ng/ml betrachtet; Werte, die häufig deutlich höher liegen als der Durchschnittswert in vielen Bevölkerungsgruppen. Spiegel darunter können nicht nur gravierende Folgen für den Stützapparat haben, sondern erhöhen zudem das Risiko für bestimmte maligne, kardiovaskuläre und autoimmune Erkrankungen. Hieraus lässt sich folgern, dass präventive Maßnahmen im Sinne der Aufrechterhaltung optimaler Vitamin-D-Spiegel ein nicht zu unterschätzendes Potenzial zur Verbesserung der Volksgesundheit haben. Voraussetzung hierfür ist aber, dass bei der Ärzteschaft und der allgemeinen Bevölkerung das Bewusstsein für Vitamin-D-Mangel als wichtiger Risikofaktor für viele der in den Industrieländern grassierenden „Zivilisationskrankheiten" geweckt wird.

Literatur

[1] Anonymus. DVO-Leitlinie 2009 zur Prophylaxe, Diagnostik und Therapie der Osteoporose. 2009: 1–49
[2] Bischoff-Ferrari HA. Osteoporosepatienten: Mit Vitamin D unterversorgt. Gynäkologie 2008; 1 : 22–24
[3] Brown SE. Vitamin D and fracture reduction: an evaluation of the existing research. Altern Med Rev 2008; 13: 21–33
[4] Grant WB. How strong is the evidence that solar ultraviolet B and vitamin D reduce the risk of cancer? Dermato-Endocrinology 2009; 1: 17–24
[5] Grant WB, Holick MF. Benefits and requirements of vitamin D for optimal health: a review. Altern Med Rev 2005; 10: 94–111
[6] Heaney RP. Vitamin D in health and disease. Clin J Am Soc Nephrol 2008; 3: 1535–1541
[7] Holick MF. Sunlight and vitamin D for bone health and prevention of autoimmune diseases, cancers, and cardiovascular disease. The American journal of clinical nutrition 2004; 80: 1678S–1688S
[8] Holick MF. Vitamin D: importance in the prevention of cancers, type 1 diabetes, heart disease, and osteoporosis. The American journal of clinical nutrition 2004; 79: 362–371
[9] Holick MF. The vitamin D epidemic and its health consequences. The Journal of nutrition 2005; 135: 2739S–2748S
[10] Holick MF. Vitamin D deficiency. The New England journal of medicine 2007; 357: 266–281
[11] Holick MF, Chen TC. Vitamin D deficiency: a worldwide problem with health consequences. The American journal of clinical nutrition 2008; 87: 1080S–1086S
[12] Schnabel D. Pädiatrie – Grundlagen und Praxis: Rachitsprophylaxe. 3. vollst. überarb. u. erw. Aufl. Berlin, Heidelberg: Springer Verlag; 2008: 78
[13] Wang TJ, Pencina MJ, Booth SL et al. Vitamin D deficiency and risk of cardiovascular disease. Circulation 2008; 117: 503–511
[14] Zittermann A. Vitamin D in preventive medicine: are we ignoring the evidence? The British journal of nutrition 2003; 89: 552–572

40 Neugeborenen-Hörscreening als Beispiel für effektive Sekundärprävention

Uta Nennstiel-Ratzel*, Inken Brockow, Manfred Wildner

40.1 Einleitung

Screeninguntersuchungen spielen im Bereich der Sekundärprävention zur Krankheitsfrüherkennung schon lange Zeit eine zentrale Rolle (z.B. Screening auf TBC). Werden neue Methoden oder Testverfahren entwickelt, die für das Screening auf eine definierte Erkrankung in einer bestimmten Bevölkerungsgruppe geeignet erscheinen, so wird die Einführung dieses Verfahrens als populationsbasiertes Screening rasch gefordert.

Vor der flächendeckenden Implementierung eines neuen Screeningverfahrens müssen jedoch einige Fragen beantwortet werden, u.a. die nach der Screeningwürdigkeit der Zielkrankheit. Dies sollte mithilfe der klassischen Screeningkriterien (10) erfolgen:

- Die Krankheit soll nicht zu selten sein sowie bei Auftreten ein relevantes Gesundheitsproblem für das betroffene Individuum und/oder die Gesellschaft darstellen.
- Die Krankheit soll in der Regel durch klinische Symptome in der Neugeborenenperiode nicht zu erkennen sein.
- Die Krankheit soll behandelbar sein und ein Behandlungsbeginn vor Auftreten von Symptomen soll die Folgen der Krankheit verhindern oder diese erheblich vermindern.
- Ein geeignetes und von der Gesellschaft akzeptiertes Testverfahren mit hoher Sensitivität und Spezifität soll zur Früherkennung zur Verfügung stehen.
- Die Risiko- bzw. Kosten/Nutzen-Relation des Screenings soll auf der Seite des Nutzens liegen.

Sind die genannten Bedingungen erfüllt, so stellt sich die Frage, ob dieses für die betroffenen Individuen zweifellos segensreiche Verfahren automatisch für die gesamte Zielpopulation angeboten werden soll – oder möglicherweise eine Beschränkung des Screenings auf bestimmte Risikogruppen effizienter sein könnte. Daneben muss eine Logistik aufgebaut werden, die eine möglichst vollständige Zielgruppenerreichung sicherstellt und geeignet ist, in nahezu allen Fällen für eine tatsächliche Abklärung der auffälligen Screeningbefunde Sorge zu tragen.

40.2 Hörscreening

Das Screening auf angeborene Hörstörungen kann neben dem traditionellen Neugeborenenscreening auf angeborene Stoffwechsel- und Hormonstörungen als wichtiges Beispiel einer effektiven Sekundärprävention auf Populationsbasis gelten. Das Hörscreening wurde auf Grundlage des Beschlusses des Gemeinsamen Bundesausschuss der Ärzte und Krankenkassen (G-BA) als Früherkennungsprogramm im Rahmen der gesetzlichen Krankenversorgung aufgenommen. Dies ist als ein Instrument der sekundären Prävention definiert und als gesetzlicher Anspruch in §26.1 SGB V festgelegt. Auf Grundlage der Richtlinien über die Früherkennung von Krankheiten bei Kindern bis zur Vollendung des 6. Lebensjahres („Kinder-Richtlinien") muss das Hörscreening seit 1. Januar 2009 deutschlandweit für alle Neugeborenen angeboten werden. Details und Qualitätskriterien zum Screeningprozess sind in den Richtlinien geregelt (1).

■ Angeborene Hörstörungen

Ein gutes Hörvermögen ist die grundlegende Voraussetzung für eine normale Sprachentwicklung und als Folge davon für die ungestörte emotionale und psychosoziale Entwicklung von Kindern (3). Eine angeborene beidseitige sprachrelevante Hörstörung hat in Deutschland eine Prä-

---

* E-Mail. Uta.Nennstiel-Ratzel@lgl.bayern.de

valenz von 0,8 : 1000 Lebendgeburten (2, 6, 7). Dies bedeutet, dass in Deutschland ca. 560 Kinder jährlich mit einem behandlungsbedürftigen Hörverlust geboren werden. Neugeborene reagieren selbst mit einer hochgradigen Schwerhörigkeit zunächst wie gleichaltrige Kinder mit einem normalen Hörvermögen. Ein frühzeitiger Verdacht auf eine Hörstörung kann zunächst nur mit einem objektiven Hörtest gestellt werden. Eine Diagnosestellung bis zum Alter von 3 Monaten und ein Therapiebeginn bis 6 Monate wird von den Fachgesellschaften gefordert (8), denn eine in den ersten 6 Lebensmonaten begonnene Therapie unterstützt den Spracherwerb und die Sprachentwicklung besser als später eingeleitete Maßnahmen. Entsprechend versorgte Kinder weisen eine wesentlich bessere Sprachentwicklung mit einem höheren expressiven und rezeptiven Sprachentwicklungsquotienten auf (11). Durch die Einführung eines universellen apparativen Hörscreenings mittels otoakustischer Emissionen (TEOAE) oder/und der Ableitung akustisch evozierter Hirnstammpotenziale (AABR) kann in der Regel der Verdacht auf eine angeborene Hörstörung innerhalb der ersten Lebenstage gestellt werden. Der Zeitpunkt der Diagnosestellung lag vor Einführung des Hörscreenings im Durchschnitt, selbst bei einer hoch-

gradigen Schwerhörigkeit, bei 21–42 Monaten (2). Häufig war dann eine fehlende/unzureichende Sprachentwicklung das zur Diagnose führende Leitsymptom. Bereits wenn die Anpassung eines Hörgeräts/Cochlea-Implantats erst nach dem 9. Lebensmonat erfolgt, ist mit bleibenden Defiziten in der Sprachentwicklung zu rechnen (4). Die Kinder müssen dann häufig sonderpädagogische Einrichtungen besuchen und entsprechend lange tägliche Anfahrtszeiten in Kauf nehmen.

■ Screening

Die relativ hohe Prävalenz von angeborenen Hörstörungen sowie deren schwerwiegende Konsequenzen, wenn sie nicht frühzeitig entdeckt bzw. behandelt werden, rechtfertigen die Einführung eines Hörscreenings. Der Grund für die Durchführung des Screenings in der Neugeborenenperiode ist im Wesentlichen die Logistik – relativ einfache Erreichbarkeit fast aller Neugeborenen noch in der Geburts- bzw. Kinderklinik – und das Streben nach einem möglichst frühen Diagnosetermin. Alternativ zu diesem sogenannten universellen Neugeborenen-Hörscreening wurde das Screening nur für Neugeborene mit einem erhöhten Risiko für angeborene Hörstörungen dis-

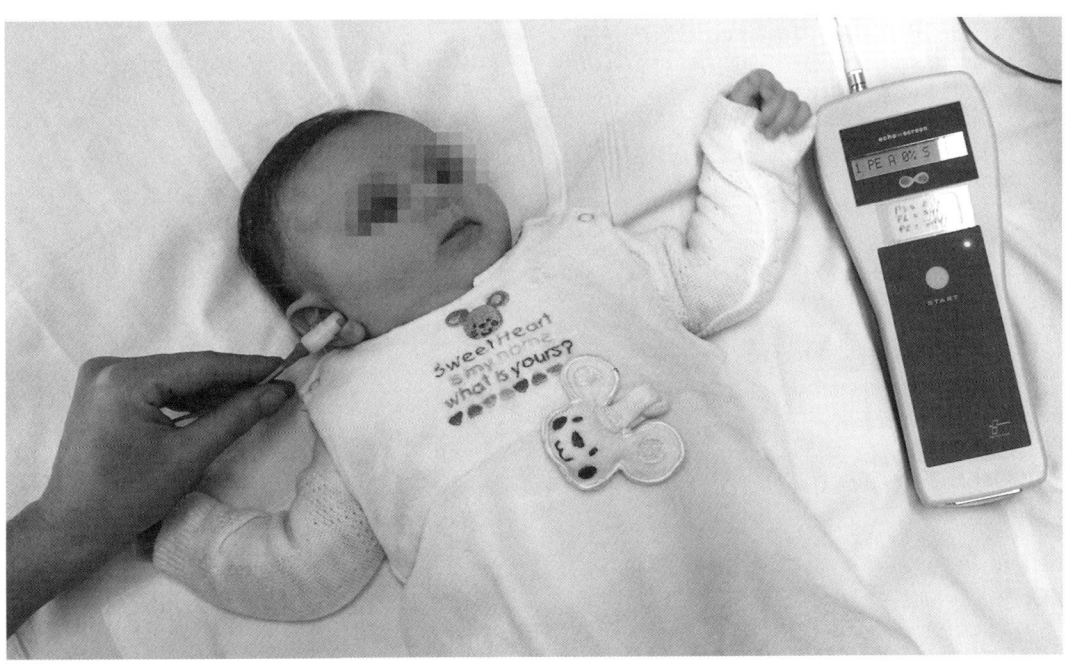

Abb. 40.**1** Hörscreening mit TEOA.

kutiert. Dieses alleinige Risikogruppenscreening wäre zwar kostengünstiger, würde aber nur rund 35 % der Fälle entdecken. Ziel des Hörscreenings ist die Frühdiagnostik von beidseitigen Hörstörungen mit einem Hörverlust von mindestens 35 dB.

Methoden

Transitorisch evozierte otoakustische Emissionen (TEOAE).
Über eine Sonde im Gehörgang werden Geräusche abgegeben, die zu den äußeren Haarzellen der Cochlea fortgeleitet werden. Sind diese intakt, so werden akustische Antwortsignale ins Außenohr zurückgeleitet, die in ihrer Stärke wiederum von der Sonde gemessen werden. Ein schwaches oder fehlendes Signal kann also eine gestörte Schallaufnahme im Innenohr anzeigen (Abb. 40.**1**).

Hiermit können Hörstörungen, die durch Verlegung des äußeren Gehörgangs entstehen, Mittelohrerkrankungen sowie Störungen an den äußeren Haarzellen detektiert werden. Besonders Hörverluste im Bereich von 2–4 kHz werden von dieser Methode gut erkannt. Nicht erfasst werden mit dieser Methode Fehlfunktionen der inneren Haarzellen, des Hörnervs oder der zentralen Hörbahn im Hirnstamm (auditorische Neuropathien).

Vorteilhaft ist die einfache und schnelle Durchführung der Messung. Sie ist nicht invasiv und benötigt keine spezielle Vorbereitung des Patienten. Die automatische Technologie verhindert eine Einflussnahme des Untersuchers und erlaubt gleichzeitig eine Durchführung der Untersuchung durch nicht professionelles Personal.

Die Sensitivität bezogen auf alle screeningrelevanten schweren Hörstörungen liegt über 90 %, die Spezifität in Abhängigkeit vom Lebensalter bei ca. 93 % (2, 9).

Bei unruhigem Kind, Hintergrundgeräuschen oder Flüssigkeit im Ohr des Kindes (besonders am 1. Lebenstag) kann es zu falsch-positiven Befunden kommen. Deshalb wird die Untersuchung in der Regel im Schlaf und unter möglichst ruhigen Bedingungen durchgeführt.

Automatisierte Hirnstammaudiometrie (AABR).
Über eine Sonde oder einen Kopfhörer werden Klicks an das Ohr abgegeben. Wird das Innenohr hierdurch erregt, führt dies im Innenohr und im Verlauf der Hörbahn zur Entstehung elektrischer Impulse, die wiederum über Elektroden an der Kopfhaut des Neugeborenen abgeleitet werden können. Bei der AABR wird überprüft, ob sich Reiz-antworten auf Klickstimuli von 35 dB nachweisen lassen (Abb. 40.**2**).

Geeignet ist die AABR, um nicht invasiv Hörstörungen aufgrund von Beeinträchtigungen des äußeren Ohres, des Mittelohres, des Innenohres, des Hörnervs und des Hirnstammes zu identifizieren. Dadurch können im Gegensatz zu TEOAE auch sensorineurale Hörstörungen, die durch Fehlfunktionen der inneren Haarzellen, des Hörnervs oder der zentralen Hörbahn im Hirnstamm verursacht sind, erkannt werden. Da diese Formen von Hörstörungen bei Frühgeborenen und Neugeborenen mit bestimmten Risikofaktoren gehäuft auftreten, sollen diese Kinder primär mit einer AABR gescreent werden. Die automatisierte Hirnstammaudiometrie kann auch von nicht professionellem Personal durchgeführt werden. Durch eine – verglichen mit TEOAE – höhere Spezifität kann die Rate der falsch-positiven Befunde reduziert werden.

Die Testzeit ist zumeist länger als bei den TEOAE, da bei dieser Messung zum Teil Elektroden angelegt werden müssen. Es existieren aber auch Headsets, an denen am Kopfhörer die Elektroden fest angebracht sind und ein Aufkleben der Elektroden nicht erfordern.

Regelungen in den Kinder-Richtlinien zur Durchführung des Neugeborenenhörscreenings

Alle Kinder haben Anspruch auf ein Hörscreening. Die Eltern werden hierüber informiert. Das Screening kann schriftlich abgelehnt werden (sog. Optout-Verfahren).

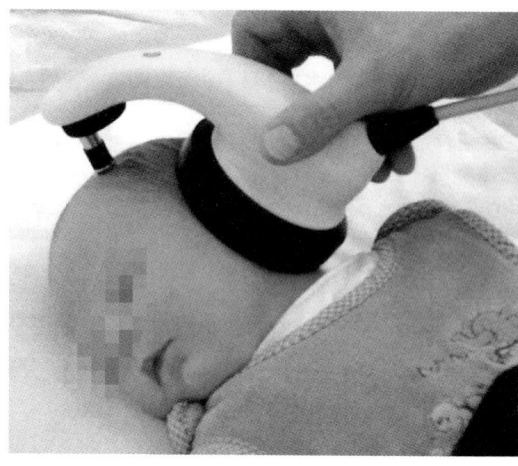

Abb. 40.**2** Hörscreening mit AABR.

Die Erstuntersuchung – in der Regel innerhalb der ersten 3 Lebenstage – kann bei gesunden Neugeborenen mit TEOAE oder AABR erfolgen. Bei Kindern mit erhöhtem Risiko für sensorineurale Hörstörungen, typischerweise den in die Kinderklinik verlegten und frühgeborenen Kindern, muss das Screening mit AABR durchgeführt werden.

Bei auffälligem Testergebnis sollte noch in der Geburts- bzw. Kinderklinik, spätestens aber bis zur U2 eine Kontroll-AABR durchgeführt werden.

Bei einem auffälligen Befund in der Kontroll-AABR muss eine umfassende pädaudiologische Konfirmationsdiagnostik bis zur 12. Lebenswoche erfolgen.

Befunde der Erstdiagnostik, etwaige Kontrollbefunde und die Ergebnisse der Konfirmationsdiagnostik müssen im gelben Heft dokumentiert werden.

Die Diagnose angeborener Hörstörungen soll bis zum 3. Lebensmonat gesichert, die Anpassung von Hörgeräten bis zum 6. Lebensmonat erreicht werden.

Der Leistungserbringer (z. B. das Krankenhaus) soll die in den Richtlinien genannten Qualitätsziele wie eine Teilnahmerate von >95 % der in der Geburtseinrichtung geborenen Kinder und eine Rate von auffälligen Screeningbefunden von <4 % erfüllen.

Wirksamkeit des Hörscreenings

Nicht in den Richtlinien geregelt ist eine Sicherstellung der Vollständigkeit des Screenings und der Abklärung aller kontrollbedürftigen Befunde. Da bei diesem Bevölkerungsscreening die gesamte Population einschließlich „gesunder" Neugeborener ohne das Vorliegen klinischer Symptome oder eines erhöhten Risikos auf eine Hörstörung untersucht wird und der Anteil an Nichtbetroffenen sehr hoch ist, sind an die Prozessqualität besonders hohe Anforderungen zu stellen. Dazu gehört die Sicherstellung, dass die Untersuchung allen Kindern – unabhängig von Herkunft, Versicherungsstatus und Ort der Geburt – angeboten wird. Ebenfalls unverzichtbar ist ein sogenanntes Trackingverfahren, durch das die Durchführung der notwendigen Kontrolluntersuchungen, soweit erforderlich, bis zur frühzeitigen Therapieeinleitung sichergestellt werden kann.

In 2 Regionen Bayerns wurde das Hörscreening auf diesen Grundlagen bereits 5 Jahre lang im Rahmen eines Modellprojektes etabliert und evaluiert.

Auch in anderen Regionen Deutschlands wurden Modellprojekte mit unterschiedlichen Verfahrensweisen durchgeführt.

40.3 Modellprojekt Neugeborenen-Hörscreening in 2 Regionen Bayerns

Das bayerische Modellprojekt beruht auf einer engen Kooperation der Geburts- und Kinderkliniken, eines Screeningzentrums des Öffentlichen Gesundheitsdienstes (ÖGD) im Landesamt für Gesundheit und Lebensmittelsicherheit (LGL), den pädaudiologischen Einrichtungen sowie den Pädiatern und HNO-Ärzten. Das Hörscreening wurde bereits nach dem mittlerweile in den Richtlinien vorgegebenen Algorithmus umgesetzt. Zusätzlich wurde zur Sicherstellung der Vollständigkeit und der Abklärung aller auffälligen Befunde eine Logistik über 5 Jahre durchgeführt und evaluiert (6, 7). Diese beruht auf den Erfahrungen des Stoffwechselscreenings und wurde an die Gegebenheiten des Hörscreenings adaptiert.

■ Sicherung der Vollständigkeit

Die Befunde aller Kinder, deren Eltern einer Datenübermittlung an den ÖGD zugestimmt haben, werden dem Screeningzentrum von der Geburts- bzw. Kinderklinik übermittelt. Das Screeningzentrum meldet die Namen der gescreenten Kinder dem zuständigen Gesundheitsamt. Dort erfolgt ein Abgleich der gescreenten Kinder mit den Geburtenmeldungen der Einwohnermeldeämter. Die Eltern nicht gescreenter Kinder werden angeschrieben und über die Möglichkeiten des Screenings informiert.

■ Tracking der kontrollbedürftigen Befunde

Durch ein standardisiertes Trackingverfahren wird die Weiterverfolgung aller beidseitig kontrollbedürftigen Befunde bis zur Diagnosestellung und gegebenenfalls der Einleitung einer Therapie oder dem Ausschluss einer sprachentwicklungsrelevanten Hörstörung gesichert. Das Trackingverfahren beinhaltet neben schriftlichen und telefonischen Erinnerungen der Eltern und Kinderärzte

bei Bedarf auch die Einbeziehung des Gesundheits-
amtes.

Evaluation der Prozess- und Ergebnisqualität

Ein populationsbasiertes Screeningverfahren, für
alle Neugeborenen flächendeckend finanziert von
den Krankenkassen, muss regelmäßig evaluiert
und gegebenenfalls modifiziert werden. Dabei
stehen sowohl die Prozess- als auch die Ergebnisqualität im Fokus.

Parameter der Prozessqualität sind:
- Rate der gescreenten unter den geborenen
Kindern
- Anteil der bereits in der Geburtsklinik bzw. der
beim Pädiater/HNO-Arzt gescreenten Kinder
- Rate der kontrollbedürftigen Befunde (Refer-
Rate)
- Rate der abgeklärten Befunde
- Anzahl und Effekt der notwendigen Tracking-
maßnahmen
- Alter der Kinder bei Screening, Erstvorstellung
beim Pädaudiologen, Diagnosestellung und The-
rapiebeginn

Ergebnisqualität

Die im Modellprojekt entdeckten Kinder mit einer
therapiebedürftigen angeborenen Hörstörung
werden im Rahmen einer Langzeitstudie beobachtet. Hierzu werden die Eltern (sofern sie in
die Teilnahme an der Langzeitstudie einwilligen)
einmal jährlich zum Hörvermögen, der Versorgungssituation sowie der Entwicklung ihres Kindes befragt. Als Kontrollgruppe werden Kinder
im Rahmen der Schuleingangsuntersuchung und
von Schulen für Hörgeschädigte rekrutiert, deren
Hörstörung nicht im Rahmen des Modellprojektes
diagnostiziert wurde.

Ergebnisse des Modellprojektes

Insgesamt wurde durch den Datenabgleich der
Gesundheitsämter bei über 95 % der Zielpopulation die Teilnahme am Hörscreening bestätigt.
Kontrollbedürftige Befunde konnten in 98 % abgeklärt werden, in 48 % waren dazu jedoch Tra-
ckingmaßnahmen erforderlich. Dabei mussten
Kinderarzt und Eltern in vielen Fällen wiederholt
kontaktiert werden. Die Therapie konnte im Mittel mit 5,9 Monaten (Median 5,6 Monate) begon-

nen werden. Nahezu jedes zweite schwerhörige
Kind mit einem auffälligen Screeningbefund wäre
jedoch ohne Tracking nicht frühzeitig diagnostiziert und behandelt worden. In der Kontrollgruppe von schwerhörigen Kindern, die nicht in Mo-
dellzeitraum und -region geboren waren, lag der
Mittelwert des Diagnosealters mit Hörscreening
bei 28,5 Monaten (Median 29 Monate) und ohne
Screening bei 33,9 Monaten (Median 31 Monate,
Abb. 40.3), d. h. trotz des Hörscreenings nicht signifikant früher.

40.4 Behandlung angeborener Hörstörungen

Ein früher Diagnosezeitpunkt ist eine notwendige
aber nicht hinreichende Voraussetzung für eine
normale Sprachentwicklung und Lebenspartizipa-
tion trotz erheblichen, beidseitigen Hörverlustes.
Von entscheidender Bedeutung hierfür ist neben
der optimalen Anpassung der Hörgeräte bzw. der
gegebenenfalls rechtzeitigen Entscheidung im
Hinblick auf eine Cochlea-Implantation (operative
Versorgung mit einem elektronischen Innenohr),
eine optimale Förderung der betroffenen Kinder.
In vielen Studien waren neben der Schwere der
angeborenen Hörstörung auch soziale Faktoren,
wie Bildungsstand der Mutter wichtige Determinanten der Sprachentwicklung (5). Da der Bildungsstand der Mutter an sich kaum diese Zusammenhänge erklären kann, ist dieser als „Surrogat

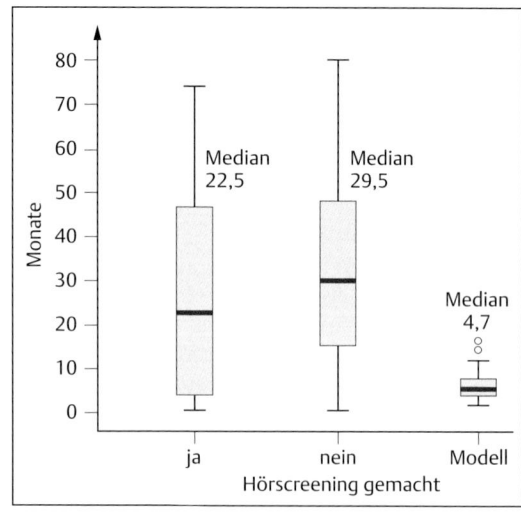

Abb. 40.3 Alter bei Diagnosestellung.

Marker" der Förderung des Kindes zu sehen. Institutionelle Angebote sind wichtig – mindestens ebenso wichtig ist die Anleitung und Motivation der Eltern.

Sobald die Art und das Ausmaß der Hörminderung bekannt sind, sollte im Falle einer spracherwerbsrelevanten beidseitigen Hörstörung umgehend durch den Facharzt für Phoniatrie und Pädaudiologie eine Hörgeräteversorgung eingeleitet werden. Die Hörgeräteversorgung erfolgt als vergleichende Hörgeräteanpassung entweder durch den Facharzt bzw. die Fachabteilung selbst oder durch niedergelassene Pädakustiker, d.h. Hörgeräteakustiker mit spezieller Ausbildung in kindlichen Hörgeräteversorgungen, und nimmt mehrere Wochen bis Monate in Anspruch. Der Anpassungserfolg der Geräte muss wiederum engmaschig durch den Facharzt/-abteilung überprüft werden, bis die Zielerwartungswerte erreicht sind und die Erstversorgungsphase abgeschlossen ist. Im Anschluss daran erfolgen beim Facharzt/-abteilung Kontrollen des Hörvermögens, der Hörgeräteversorgung und der Sprachentwicklung regelmäßig über das gesamte Kindesalter. Parallel zur Hörgeräteversorgung werden bereits zum Zeitpunkt der Diagnosestellung regelmäßige Hör-Sprach-Frühfördermaßnahmen eingeleitet, meist über die an Förderzentren mit Schwerpunkt Hören angeschlossenen pädagogisch-audiologischen Beratungsstellen sowie gegebenenfalls bei Sprachentwicklungsstörungen eine logopädische Behandlung. Bei sehr ausgeprägten Hörverlusten und mangelndem Erfolg der Hörgeräteversorgung sollte eine Cochlea-Implantation in Erwägung gezogen werden.

40.5 Fazit

Am Beispiel des Hörscreenings zeigt sich sehr deutlich, dass für das Gelingen einer populationsbasierten Präventionsmaßname weit mehr erforderlich ist als die Einführung eines neuen Testverfahrens. So kann nur durch die Einbindung eines Screening- oder Trackingzentrums ein effektives Screening gewährleistet werden. In der weiteren

Diagnostik und insbesondere für eine erfolgreiche Behandlung der betroffenen Kinder ist eine enge interdisziplinäre Zusammenarbeit von Facharzt für Phoniatrie und Pädaudiologie, Kinderarzt, Hörgeräteakustiker, Frühförderer und Sprachheilpädagogen unabdingbar.

Literatur

[1] Bekanntmachung eines Beschlusses des Gemeinsamen Bundesausschusses über eine Änderung der Kinder-Richtlinien: Einführung eines Neugeborenen-Hörscreenings vom 19.06.2008. Dtsch Ärztebl 2008; 105(43): A-2289/B-1957/C-1905

[2] IQWiG. Früherkennungsuntersuchungen von Hörstörungen bei Neugeborenen. Abschlussbericht S05–01. Köln: Institut für Qualität und Wirtschaftlichkeit im Gesundheitswesen (IQWiG); 2007

[3] Kammerer E. Psychische Belastungen und Symptome hörbehinderter Kinder: Versuch einer ganzheitlichen Darstellung mit Hilfe der multiaxialen kinder- und jugendpsychiatrischen Diagnostik. Dtsch Ärztebl 1997; 94: A1938–1941

[4] Kennedy CR et al. Language ability after early detection of permanent childhood hearing impairment. N Engl J Med 2006; 354: 2131–2141

[5] Moeller MP. Early intervention and language development in children who are deaf and hard of hearing. Pediatrics 2000; 106: e43

[6] Nennstiel-Ratzel U et al. Modellprojekt Neugeborenen-Hörscreening in der Oberpfalz: Hohe Prozess- und Ergebnisqualität sind nur durch ein interdisziplinäres Konzept erreichbar. HNO 2007; 55(2): 128–134

[7] Nennstiel-Ratzel U et al. Modellprojekt Neugeborenen-Hörscreening in der Oberpfalz und Oberfranken. Pädiat. Prax 2008; 72: 587–593

[8] Pohlandt F. Interdisziplinäre Konsensuskonferenz für das Neugeborenen-Hörscreening (IKKNHS). Universelles Hörscreening auf angeborene Hörstörungen bei Neugeborenen. Empfehlungen zu Organisation und Durchführung in Deutschland. Monatsschrift Kinderheilkd 2005; 153: 672–768

[9] Reuter G. Früherkennung von kindlichen Hörstörungen. Hörbericht GEERS-Stiftung 2003; 73: 1–11

[10] Wilson JMG, Jungner G. Principles and practice of screening for disease. Public health paper 1968; Number 34, Geneva: WHO

[11] Yoshinga-Itano C, Coulter D, Thomson V. The Colorado Newborn Hearing Screening Project: effects on speech and language development for children with hearing loss. J Perinatol 2000; 20: 132–137

E Prävention in der Zahn-, Mund- und Kieferheilkunde

41 Prävention Bisphosphonat-assoziierter Kiefernekrosen in der Zahn-, Mund- und Kieferheilkunde

Christoph Schindler*, Wilhelm Kirch

41.1 Einleitung

Kieferosteonekrosen der Mandibula und der Maxilla werden in der zahnmedizinischen Literatur erstmals im Jahr 2003 erwähnt (12). Der Begriff Kieferosteonekrose wurde zunächst für einen zahnmedizinischen Symptomenkomplex aus intraoralen Läsionen mit freiliegendem, gelb-weißlichem Kieferknochen und aseptischer Nekrose unklarer Ätiologie geprägt und vor allem bei Tumorpatienten beschrieben, die hohe Dosen intravenös applizierter Bisphosphonate zur Prävention skelettbezogener Ereignisse wie Knochenmetastasen, Hyperkalzämie und Knochenschmerzen erhalten hatten. Auch schmerzhafte Ulzerationen in dem Kieferknochen unmittelbar benachbarten Weichteilgeweben an den Rändern der eigentlichen Läsion mit Kieferschmerzen wurden beschrieben. Außerdem waren der klinischen Manifestation einer Osteonekrose meist zahnärztliche oder kieferchirurgische Maßnahmen unmittelbar vorausgegangen. Bis dahin war man davon ausgegangen, dass Bisphosphonate ausschließlich positive Effekte auf den Knochenstoffwechsel ausüben und Nekrosen eher verhindern, als diese zu triggern. Kieferchirurgen und Zahnärzte beobachteten weltweit seit der Publikation des ersten Falls (12) im Jahr 2003 eine zunehmende Inzidenz an Kieferosteonekrosen (Osteonecrosis of the Jaw, ONJ). Die Diagnose „Bisphosphonat-assoziierte Kiefernekrose" ist gemäß der Advisory Task Force on BP-related Osteonecrosis of the Jaws (AAOMS) (1) bei Vorliegen der folgenden 3 Kriterien zu stellen:
- aktuelle oder frühere Behandlung mit einem Bisphosphonat
- persistierende nekrotische Knochenareale im Maxillofazialbereich > 8 Wochen
- fehlende Strahlentherapie-Anamnese im Kieferbereich

---
* E-Mail: christoph.schindler@tu-dresden.de

Das diagnostische Problem und das Problem im Management solcher Patienten für den Zahnarzt ergeben sich vor allem aus der Tatsache, dass Bisphosphonate vom Knochenspezialisten bzw. von Urologen oder Gynäkologen verordnet werden. Die unerwünschte Wirkung wird jedoch vom Zahnarzt gesehen, der daher die Osteonekrose zunächst primär gar nicht in einen direkten Kausalzusammenhang mit einem applizierten Medikament bringen kann.

41.2 Inzidenz von Kieferosteonekrosen

Die Inzidenz von Kieferosteonekrosen unter Bisphosphonattherapie wird in der internationalen wissenschaftlichen Literatur beim Multiplen Myelom bzw. Plasmozytom mit 4–17 %, beim Mammakarzinom mit 3–11 % und beim Prostatakarzinom mit 3–19 % angegeben. In Deutschland wurde am Zentrum für Muskel- und Knochenforschung der Charité in Berlin ein Zentralregister zur Erfassung von Osteonekrosen unter Bisphosphonattherapie eingerichtet. Aktuell sind in diesem Register über 600 Fälle aufgenommen, davon 76,9 % Tumorpatienten, 18,9 % Osteoporosepatienten und 4,2 % Fälle mit beiden Erkrankungen. Am häufigsten treten Osteonekrosen bei Patienten auf, die das Bisphosphonat bereits seit etwa 1–2 Jahren einnehmen. Hinsichtlich der Tumorart entfallen 44 % auf das Mammakarzinom, 33 % auf das Multiple Myelom und 15 % auf das Prostatakarzinom. In den registrierten Fällen wurde bei Patienten mit maligner Grunderkrankung in > 53 % der Fälle Zoledronat, in 16 % Pamidronat und nur in 3 % Ibandronat als auslösender Wirkstoff registriert. Auffällig ist, dass die in diesem Register eingetragenen Tumorpatienten mit Osteonekrosen das Bisphosphonat ausnahmslos intravenös erhalten hatten. Bei Patienten, die das Bisphosphonat aufgrund einer Osteoporose einnahmen, wurden Osteonekrosen mit folgenden absteigenden Häufigkeiten registriert: Zoledronat 14%, Pamidronat 8% und Ibandronat 5%. Oftmals werden Meldungen nur unter „Bisphosphonat" registriert und eine Zuordnung zu einzelnen Wirkstoffen ist nicht möglich. In einer sehr aktuellen Publikation wird die Prävalenz unter oraler Gabe von Alendronat mit 4% (mit n = 9/208 Fällen) angegeben (15).

Das Vorliegen bestimmter Begleitumstände bzw. Kofaktoren scheint das Risiko, eine Osteonekrose zu entwickeln, ebenfalls zu beeinflussen. Systemische Kofaktoren sind:
• begleitende Steroidtherapie
• Diabetes mellitus
• systemische Chemotherapie
• Immuntherapie
• vorangegangene Strahlentherapie im Kopf-Hals-Bereich
• rheumatoide Arthritis
• Kiefermetastasen

Als lokale Kofaktoren kommen infrage:
• dentogene enossale Infektion
• Keimkontamination durch Parodontitis oder avitale Zähne
• Extraktionsalveolen
• Prothesendruckstellen
• Kiefer-OPs
• Weichteil-Knochen-Wunden
• Mikrotraumata

Vor Ausbildung einer Kiefernekrose wurde bei 48% der Registerpatienten eine Zahnextraktion vorgenommen, 8,7% wurden aufgrund einer Parodontitis behandelt, 2,8% der Patienten hatten eine Wurzelkanalbehandlung, 2,3% eine Prothesenbehandlung und 0,3% wurden implantologisch behandelt.

Bei der Arzneimittelkommission der Deutschen Ärzteschaft (AKDÄ) wurden im Jahr 2008 insgesamt 155 ONJ-Fälle registriert, davon in 113 Fällen unter Behandlung mit Zoledronat, in 23 Fällen unter Pamidronat, in 16 Fällen unter Ibandronat, in 2 Fällen unter Risedronat und in 1 Fall unter Alendronat. Die AKDÄ-Datenbank enthält insgesamt seit 2004 bis heute 650 Fälle zu Bisphosphonat-assoziierten Osteonekrosen.

■ Pathogenese

Die genaue Pathogenese der Bisphosphonat-assoziierten Osteonekrose ist weiterhin nicht vollstän-dig aufgeklärt. Mehrere Hypothesen werden in diesem Zusammenhang diskutiert (14):

1. Besondere Empfindlichkeit bzw. Prädisposition des Kieferknochens für Osteonekrosen aufgrund anatomischer und physiologischer Gegebenheiten (hoher Knochenumsatz, gute Durchblutung, Mikrofrakturen durch Kauarbeit, Mukosatraumata als Eintrittspforte für Infektionserreger).

2. Anti-Osteoklastenaktivität bzw. pharmakologische Potenz des Bisphosphonats. Der inhibitorische Effekt der Bisphosphonate auf Osteoklasten führt zur Einstellung des Knochenstoffwechsels bzw. des Knochenumbaus. Insbesondere Zoledronat und Pamidronat wirken i.v. appliziert als hochpotente Osteoklasteninhibitoren, insbesondere im direkten Vergleich mit z.B. oral appliziertem Alendronat, das die Osteoklastenfunktion weniger stark hemmt. Nach längerer Applikation von Bisphosphonaten kommt es zu einer azellulären Knochenmatrix, da die Osteoklasten nicht mehr in der Lage sind alte Knochensubstanz zu resorbieren. Das wiederum führt in der Folge zur Rückbildung kleiner Kapillaren, zu Durchblutungsproblemen und dadurch bedingt zu einer hohen Empfindlichkeit für Mikrotraumata.

3. Anti-angiogenetische Wirkung von Bisphosphonaten. Diese Wirkeigenschaft von Bisphosphonaten, die sie einerseits zur Behandlung metastatischer Tumorerkrankungen prädisponiert, könnte im Kieferbereich durch Inhibition des Vascular endothelial Growth Factor (VEGF) andererseits die Ausbildung einer avaskulären Nekrose begünstigen.

4. Entkopplung des Gleichgewichts zwischen Osteoblasten und Osteoklasten in Kieferknochen. Wird die Knochenbildung supprimiert bei gleichzeitiger Erhöhung der Knochenresorption, so könnte dies die Ausbildung einer ONJ begünstigen.

5. „Band-Wagon-Effekt": Ein Konzert verschiedener Begleitfaktoren bzw. Trigger (z.B. Begleiterkrankungen, Begleitfaktoren wie Steroidtherapie, Alter, schlechter Zahnstatus) erhöhen das Risiko und senken die Empfindlichkeitsschwelle für die Ausbildung einer ONJ.

6. Hohe lokale Konzentrationen des Bisphosphonats, die insbesondere nach i.v. Applikation auftreten, führen ganz besonders zu einer Reduktion des Knochenstoffwechsels, zur Herunterregulation von Osteoklasten, Makrophagen

und Angiogenese, jedoch zur Hochregulation der Osteozytenfunktion. Diese Veränderungen führen zu einer erschwerten Wundheilung, die eine ONJ-Entstehung begünstigt. Ferner wird vermutet, dass die Applikationsfrequenz eines Bisphosphonats von entscheidender Rolle sein könnte: Je öfter das Präparat gegeben wird, desto höher ist die Wahrscheinlichkeit, dass das Bisphosphonat auf einen aktivierten Knochenstoffwechsel trifft, was die Wahrscheinlichkeit einer Osteonekroseentstehung erhöht.

41.3 Klinischer Einsatz von Bisphosphonaten

Bisphosphonate werden therapeutisch hauptsächlich zur Behandlung von Osteoporose, Morbus Paget und zur Skelettstabilisierung bei Vorliegen maligner Grunderkrankungen mit Knochenmetastasen eingesetzt. Die Wirkstoffe Alendronat, Etidronat und Risedronat sind nur in oraler Applikationsform verfügbar, Clodronat und Ibandronat sind sowohl in oraler, als auch in i. v. Formulierung erhältlich, und Pamidronat und Zoledronat sind nur zur Anwendung i. v. erhältlich. Bisphosphonate repräsentieren eine Klasse von Arzneimitteln, die in niedriger Dosierung therapeutisch zur Vorbeugung von Frakturen bei Osteoporosepatienten und in höherer Dosierung zur Behandlung von Knochenmetastasen (v. a. beim Prostatakarzinom, Mammakarzinom, multiplen Myelom) eingesetzt werden. Sie gelten heute als unverzichtbare Medikamente in der Therapie von Osteoporose, Morbus Paget sowie des Multiplen Myeloms und sind integraler Bestandteil der systemischen Therapie ossärer Metastasen. Im adulten Knochen finden kontinuierlich Umbauprozesse statt, die unter physiologischen Bedingungen aus dem gleichmäßigen Zusammenspiel zwischen Knochenresorption durch Osteoklasten einerseits und dem Knochenaufbau durch Osteoblasten andererseits resultieren. Die Hauptfunktion dieses Knochenremodelings ist in der präventiven Aufrechterhaltung der mechanischen Stärke und Belastbarkeit des Knochens durch kontinuierliches Ersetzen von altem beschädigtem bzw. verschlissenem Knochenmaterial gegen mechanisch neuen unverbrauchten Knochen zu sehen. Eine weitere wichtige Funktion des Knochenremodelings besteht in der Aufrechterhaltung der Kalzium- und Phosphathomöostase durch Zugriff auf Mineralspeicher im Skelett. Un-

abhängig von der Ätiologie führt ein Ungleichgewicht zwischen Knochenauf- und Knochenabbau zugunsten eines erhöhten Knochenabbaus durch Osteoklasten zu pathologischem Knochenverlust und klinisch zu pathologischen Frakturen, die die Lebensqualität betroffener Patienten oftmals stark einschränken. Bisphosphonate greifen in dieses Ungleichgewicht zwischen Knochenauf- und -abbau durch Hemmung des unter pathologischen Bedingungen erhöhten Knochenabbaus ein und repräsentieren heute die wichtigste Klasse von Arzneimitteln, deren klinische Hauptwirkung in der Hemmung der erhöhten Knochenresorption zu sehen ist.

41.4 Pharmakologie von Bisphosphonaten

■ Struktur und Pharmakodynamik

Bisphosphonate sind Analoga des physiologisch vorkommenden Pyrophosphats, bei denen der Sauerstoff der zentralen P-O-P-Bindung durch Kohlenstoff ersetzt wird. Dies macht sie resistent gegenüber Hitze und enzymatischer Spaltung. Dieses P-C-P-Gerüst ermöglicht eine Reihe verschiedener Wirkstoffmolekülkombinationen, entweder durch Modifikation der beiden Seitenketten am Kohlenstoffatom, oder durch Veresterung der Phosphatgruppen. In den letzten 30 Jahren sind zahlreiche Bisphosphonate entwickelt worden, die sich durch Modifikation der beiden Liganden am Kohlenstoffatom unterscheiden. Die antiresorptive Potenz neuerer Bisphosphonate ist inzwischen bis zu 20 000-mal größer als beim Etidronat (Tab. 41.1).

Die Phosphatenden des P-C-P-Gerüsts binden an die Hydroxylapatit-Komponente des Knochens und verankern somit das Bisphosphonat an der Knochenoberfläche. Das Bisphosphonat-Molekül hat die Form einer Zange, die sich in den Resorptionslakunen an Kalziumatomen auf der Knochenoberfläche festbeißt. Klinisch wirken die Bisphosphonate fast ausschließlich am Knochen, was an ihrer hohen Affinität zum Kalziumphosphat liegt. Dies bewirkt ein rasches Anfluten zur Knochenoberfläche. Die Bisphosphonate lagern sich bevorzugt in den Resorptionslakunen auf der wunden Knochenoberfläche ab. Dort werden sie von Osteoklasten phagozytiert oder von Osteoblasten in den Knochen eingebaut.

Tabelle 41.1 Wirkstoffe, die der Gruppe der Bisphosphonate zuzuordnen sind (zu unterscheiden sind Moleküle ohne Stickstoffatom – Etidronat und Clodronat – und solche mit einem Stickstoffatom – sogenannte Aminobisphosphonate (Quelle: Bartl 2008 [4]).

Substanz	Handelsname	R_1	R_2	relative Potenz
Etidronat	Didronel	–OH	–CH_3	1×
Clodronat	Ostac	–Cl	–Cl	10×
Pamidronat	Aredia	–OH	–CH2–CH2–NH2	100×
Alendronat	Fosamax	–OH	–CH_2–CH_2–CH_2–NH_2	1000×
Risedronat	Actonel	–OH		5000×
Ibandronat	Bondronat	–OH		10 000×
	Bonviva			
Zoledronat	Zometa	–OH		20 000×
	Aclasta			

Molekulare Wirkmechanismen

Die Mechanismen auf molekularer Ebene unterscheiden sich zwischen nicht stickstoffhaltigen Bisphosphonaten und Aminobisphosphonaten: Die Nichtaminobisphosphonate Etidronat und Clodronat werden von den Osteoklasten zu toxischen, nicht hydrolysierbaren ATP-Analoga metabolisiert, die einen mitochondrialen Membranpotenzialverlust und eine Apoptose von Osteoklasten bewirken. Die stickstoffhaltigen Aminobisphosphonate inhibieren hingegen die von den Osteoklasten bewirkte Knochenresorption und führen durch Inhibition der Farnesylpyrophosphatsynthase (FPPS) zur Apoptose von Osteoklasten (10). Die FPPS stellt eine Schlüsselkomponente des Mevalonat-Synthesewegs dar. Die Inhibition der FPPS verhindert das Entstehen von Intermediärprodukten wie z.B. Farnesylpyrophosphat und Geranyl-geranyl-Pyrophosphat, die essenziell für die Prenylierung der kleinen GTP-bindenden Proteine Ras, Rho und Rac sind. Diese Prenylierungsinhibition durch Aminobisphosphonate wird als zentraler Mechanismus betrachtet, der die knochenresorbierende Aktivität und das Überleben der Osteoklasten inhibiert und letztendlich zur Apoptose, dem programmierten Zelltod der Osteoklasten führt. Aus diesen pharmakologischen Mechanismen resultieren folgende klinische **Wirkungen** von Bisphosphonaten:

- Hemmung der Knochenresorption
- verminderte Auflösbarkeit der Knochensubstanz und Veränderung des Mineralisationsprozesses durch Einbau der Bisphosphonate in Hydroxylapatit-Kristalle und die Knochenmatrix
- Effekte auf Osteoklasten: Hemmung der Aktivität und Adhäsion der Osteoklasten, Abnahme der Osteoklastenzahl, Induktion der Apoptose
- Effekte auf Osteoblasten: indirekte Hemmung der Osteoklastenaktivierung und -rekrutierung über Osteoblasten
- Verbesserung der Osteozytenfunktion
- stimulierende Effekte auf die Zytokinproduktion durch Makrophagen, Lymphozyten und immunkompetente Zellen
- anti-angiogenetische Effekte
- anti-inflammatorische Effekte (in vitro)
- direkt toxische Wirkung auf Tumorzellen (in hoher Dosierung)
- anti-Tumoreffekte (Aminobisphosphonate)
- Effekte auf die Frakturheilung: Steigerung der Bildung und Mineralisation des Kallus
- Hemmung der Knorpelresorption

In der Zahnmedizin zeichnet sich eine mögliche weitere Indikation für den Einsatz von Aminobisphosphonaten ab: Tierexperimentell sowie in ersten Studien mit Patienten konnte gezeigt werden, dass Aminobisphosphonate das klinische Ergebnis von Patienten mit Parodontitis signifikant verbesserten, ohne unerwünschte Wirkungen wie z.B. Osteonekrosen zu verursachen. Bei Frauen mit postmenopausaler Osteoporose führte die orale Gabe eines Bisphosphonats zu einer Verbesserung des Parodontalstatus (Studienübersicht: [16]).

■ Pharmakokinetik

Bisphosphonate können entweder oral oder i.v. verabreicht werden, wobei die i.v. Gabe die Wahrscheinlichkeit unerwünschter Knochenprozesse zu erhöhen, die orale Gabe diese zu erniedrigen scheint (5). Nach oraler Gabe beträgt die intestinale Resorption etwa 1–10%. Die neueren Aminobisphosphonate werden nach oraler Gabe nur zu weniger als 1% resorbiert (11). Die schlechte Resorbierbarkeit erklärt sich durch die negative Ladung des Moleküls, die den transzellulären Transport durch die epithelialen Membranen erschwert. Maximale Plasmakonzentrationen werden nach 0,5–2 h erreicht. Es konnte jedoch in verschiedenen Studien gezeigt werden, dass die primären pharmakologischen Wirkungen des Bisphosphonats am Knochen in keiner direkten Beziehung zu den erreichten Plasmakonzentrationen stehen. Die Einnahme zusammen mit Nahrung, insbesondere mit Kalzium (z.B. in Milchprodukten), verschlechtert die Resorption zusätzlich. Um eine vollständige Resorption zu ermöglichen, dürfen Nahrungsmittel und Getränke frühestens 30–60 min nach dem Bisphosphonat eingenommen werden. Oral verabreichte Bisphosphonate werden dann im Magen und im oberen Dünndarmbereich resorbiert. Im Blut sind Bisphosphonate an Albumin gebunden. Die unterschiedliche Polarität und Lipophilie der Seitenkette (Tab. 41.**1**) resultiert allerdings in deutlichen Unterschieden in der Plasmaeiweißbindung. Zunehmende Proteinbindung korreliert mit einer verlängerten Halbwertszeit. Die höchste Plasmaproteinbindung weist Ibandronat mit 84–86% auf (6), gefolgt von Alendronat (78%), Pamidronat (54%), Clodronat (36%), Risedronat (24%) und Zoledronat (22%). Nach initialer systemischer Exposition bindet das oral applizierte Bisphosphonat rasch an Knochen. An der Knochenoberfläche werden 20–50% der resorbierten Menge gespeichert, der Rest wird über die Nieren mit dem Urin ausgeschieden. Im Gegensatz zum Blut (Halbwertszeiten von 1 bis 15 Stunden) beträgt die Halbwertszeit am Knochen 150–200 h, im Knochengewebe selbst bis zu mehreren Jahren. Unterschiedliche Bisphosphonate haben unterschiedliche Halbwertszeiten, wobei die Angaben in der verfügbaren Literatur oft nicht repräsentativ und stark vom jeweiligen Studiendesign bzw. dem Follow-up-Zeitraum abhängig sind. Eine pharmakologische Wirkung wird frühestens nach 24 h beobachtet und hält bei einer Einzeldosis 2–3 Wochen, bei kontinuierlicher Gabe 3–4 Monate an. Die geringe Menge an Bisphosphonat, die tatsächlich im Knochen eingelagert wird, beeinträchtigt die Knochenqualität nicht. Die Ausscheidung über die Nieren erfolgt triphasisch, zunächst kommt es initial zu einer schnellen Verteilung der infundierten Menge auf Knochen- und Weichteilgewebe, dann erfolgt eine Kreislaufelimination über die Nieren und schließlich kommt es zur Rückresorption von der Knochenoberfläche und zur renalen Elimination. Bei Patienten mit stark eingeschränkter Nierenfunktion sind Dosisanpassungen erforderlich.

■ Unerwünschte Wirkungen

Bisphosphonate sind insgesamt gut verträglich. Als Wirkstoffklasse können sie jedoch in seltenen Fällen zu folgenden unerwünschten Arzneimittelwirkungen (UAWs) führen, die sich zwischen verschiedenen Bisphosphonaten signifikant unterscheiden:

- Akute-Phase-Reaktion (nach i.v. Gabe; häufiger nach Zoledronat und Pamidronat beobachtet)
- gastrointestinale Unverträglichkeit wie Schleimhautreizungen und Ulzerationen im gesamten Magen-Darm-Trakt (nur nach oraler Gabe)
- Nierenschädigungen (Tubulusnekrosen); bei älteren Patienten mit stark eingeschränkter Nierenfunktion ist eine Dosisreduktion erforderlich

Die Inzidenz von UAWs unterscheidet sich signifikant zwischen verschiedenen Bisphosphonaten, wobei insbesondere Zoledronat und Pamidronat ein größeres nephrotoxisches Potenzial zugeschrieben wird. Das renale Sicherheitsprofil von i.v. appliziertem Ibandronat und generell von oral applizierten Bisphosphonaten ist hingegen mit dem von Plazebo vergleichbar (7). Für den Zahnarzt sind aseptische Osteonekrosen des Kiefers die wichtigste und relevanteste UAW unter Bisphosphonattherapie, die unter i.v. appliziertem Zoledronat mit höherer Wahrscheinlichkeit aufzutreten scheint. Vor invasiven zahnärztlichen Maßnahmen sollte im Rahmen einer Arzneimittelanamnese aktiv nach der Einnahme von Bisphosphonaten gefragt werden. Betroffen sind vor allem Tumorpatienten (mehrheitlich Mamma- und Prostata-CA), die hochpotente Bisphosphonate in hoher Dosierung intravenös erhalten oder erhalten haben. Unter oraler Bisphosphonattherapie zur Osteoporosebehandlung ist die Wahrscheinlichkeit einer Osteonekroseentwicklung des Kiefers hingegen mit einer Inzidenz von 0,01–0,04% als sehr gering einzuschätzen (2).

Beim gegenseitigen Abwägen von Nutzen und Risiken einer Bisphosphonattherapie darf nicht vergessen werden, dass eine Bisphosphonattherapie aufgrund der Verhinderung pathologischer Frakturen mit möglicherweise katastrophalen Folgen bis hin zur Invalidität insbesondere bei Tumorpatienten nahezu unverzichtbar ist und auch nachweislich zu einer signifikanten Verbesserung der Lebensqualität dieser Patienten führt.

▨ Substanzspezifische Eigenschaften

Die verschiedenen Bisphosphonate weisen Unterschiede in ihrer Adsorptionsaffinität an Knochenmineralien, hinsichtlich ihrer Effekte auf das Hydroxylapatit-Oberflächenpotenzial und der Inhibition des Zielenzyms FPPS auf. Dies erklärt sich pharmakologisch durch die Unterschiede der Seitenketten R1 und R2 (Tab.41.1). Daraus resultiert für jedes einzelne Bisphosphonat ein einzigartiges Wirkstoffprofil. Die einzelnen Bisphosphonat-Wirkstoffe unterscheiden sich in ihrer Rangordnung bezüglich ihrer Knochenaffinität, der FPPS-Enzymhemmung und der Bindungsaffinität für Hydroxylapatit (HAP) (Tab.41.2).

Aufgrund dieser pharmakologischen Unterschiede sind prinzipiell auch Unterschiede in der klinischen Wirksamkeit zu vermuten. Einige Unterschiede mit möglichem Einfluss auf klinisch relevante Charakteristika werden heute diskutiert, die auf unterschiedliche chemische bzw. biochemische Eigenschaften der Moleküle zurückzuführen sind (13):

- **Skelettaufnahme:** Unterschiedliche Bindungsaffinität korreliert mit dem Ausmaß der Retention des Bisphosphonats im Skelett.

- **Wirkdauer:** Starke Mineralbindung führt zu einer stärkeren Suppression des Knochenumbaus und zu einer länger anhaltenden Wirkung nach Absetzen des Bisphosphonats.
- **Wirkstoffverteilung:** Unterschiedliche Mineralbindung führt zu einer unterschiedlichen Verteilung des Pharmakons im Körper, wobei starke Bindung zu schnellerer und vollständigerer Elimination aus dem Blutkreislauf, zu geringerer Re-Affinität nach Recyclingprozessen im Knochen sowie zu geringerem Wiedereintritt in den Blutkreislauf führen sollte. Dies führt aber auch zu einer Verlangsamung der Wirkstoffverteilung an periphere Orte im Körper. Bisphosphonate mit höherer Affinität binden vermehrt an Stellen im Knochen, mit denen das Pharmakon nach Applikation zuerst in Kontakt kommt.
- **pharmakologische Potenz:** Es besteht eine Korrelation zwischen dem Ausmaß der FPPS-Hemmung und der Rangordnung der Resorptionsinhibition. Das unterschiedliche Ausmaß der FPPS-Enzymhemmung im Osteoklasten korreliert daher zumindest theoretisch mit der Geschwindigkeit der Frakturprotektion, wobei die klinische Relevanz dieser Unterschiede umstritten ist.

41.5 Diagnose

Mittlerweile besteht weitgehend Konsensus, dass das wichtigste Leitsymptom der Bisphosphonat-assoziierten Kiefernekrose im langfristig (>8 Wochen) freiliegenden Knochen ohne Tendenz zur Sekundärheilung zu sehen ist. Folgende eher unspezifische Symptome sind ebenfalls mit dem Krankheitsbild assoziiert: Foetor ex ore, Zahnlockerung, Kieferkammfisteln, spontane Sensibilitätsstörung der Unterlippe (Vincent-Symptom), Schwellung (Ödem, Weichgewebeinduration, Fluktuation) und Exsudation sowie Schmerz. Radiologisch ist der Befund der persistierenden Alveolen charakteristisch, kann aber auch völlig fehlen: Auch Monate nach Zahnentfernung oder spontanem Zahnverlust bleiben die Kortikaliswanderungen der Alveolen erhalten, ohne einerseits eine knöcherne Durchbauung und andererseits eine durch progrediente Osteolyse fortschreitende Destruktion zu zeigen (9). Pharmakologisch wird durch Bisphosphonate die Aktivität von Osteoklasten und Osteoblasten reduziert, woraus ein reduziertes Bone-Remodeling resultiert, was das

Tabelle 41.**2** Substanzspezifische Eigenschaften verschiedener Bisphosphonate (Quelle: Russell et al. 2008 [13]).

Knochenaffinität	Clodronat < Etidronat < Risedronat < Ibandronat < Alendronat < Pamidronat < Zoledronat
FPPS-Enzym-Inhibition	Etidronat = Clodronat (sehr schwache Inhibitoren) <<<< Pamidronat < Alendronat < Ibandronat < Risedronat < Zoledronat
Bindungsfähigkeit an HAP	Risedronat < Clodronat < Etidronat < Zoledronat < Ibandronat < Alendronat

Sistieren reparativer und resorptiver Vorgänge in der Alveole durchaus erklären könnte. Unter Umständen sind weiterführende diagnostische Maßnahmen wie Szintigrafie, CT oder MRT indiziert.

41.6 Prävention und Behandlungsempfehlungen

Das individuelle Risiko für einen Patienten eine Osteonekrose zu entwickeln ist abhängig von der Medikation (hochpotente Aminobisphosphonate > Non-Aminobisphosphonate, hohe Potenz > niedrigere Potenz; Tab. 41.**1**), der Grunderkrankung und von etwaigen Kofaktoren. Die bisher zur Inzidenz bzw. Prävalenz publizierten Daten deuten darauf hin, dass das Risiko, eine Bisphosphonat-induzierte Nekrose zu entwickeln, besonders hoch ist bei Patienten mit maligner Grunderkrankung, die das Medikament hochdosiert i.v. und über einen längeren Zeitraum erhalten. Eine häufige i.v. Applikation in kürzeren Abständen scheint das Risiko zu erhöhen und sollte vermieden werden. Demgegenüber scheint das Risiko bei Osteoporosepatienten, die ein Bisphosphonat oral einnehmen, deutlich niedriger zu sein. Bezüglich der praktischen Behandlungsempfehlungen sei an dieser Stelle ausdrücklich auf die wissenschaftliche Stellungnahme der DGZMK zur zahnärztlichen Betreuung von Patienten nach/unter Therapie mit Bisphosphonaten (9) und die AWMF-Leitlinie „Bisphosphonat-assoziierte Kiefernekrosen" verwiesen (3). Das Betreuungskonzept umfasst die Prophylaxe vor und die Prävention/Früherkennung während/nach einer BP-Therapie sowie die Behandlung der manifesten BP-induzierten ONJ. Jeder Patient und jeder Zahnarzt muss heute darüber informiert sein, dass Osteonekrosen prinzipiell als unerwünschte Arzneimittelwirkung (UAW) einer BP-Therapie vor allem bei Tumorpatienten auftreten können. Vor jedem chirurgischen Eingriff sollte durch den Zahnarzt nach der Einnahme eines Bisphosphonats bzw. nach einer Behandlung mit Kurzinfusionen (i.v. Behandlung) gefragt werden. Von zentraler Bedeutung ist die Prophylaxe vor Ansetzen eines Bisphosphonats und die Prävention und Früherkennung unter laufender Bisphosphonattherapie. Dies wird dadurch erschwert, dass in den meisten Fällen der das BP verordnende Arzt (Urologe, Onkologe, Gynäkologe) nicht identisch ist mit dem Arzt, der die Osteonekrose als UAW entdeckt. Daher muss vor allem die interdisziplinäre Kommunikation zwischen den einzelnen Fachrichtungen verbessert werden. Die Arbeitsgemeinschaft „Supportive Maßnahmen in der Onkologie" ASO hat einen sehr empfehlenswerten patientenbezogenen Laufzettel „Überweisung/Konsil vor Bisphosphonattherapie" entwickelt, der die interdisziplinäre Kommunikation zwischen BP-Verordnenden und in der Prophylaxe und Prävention eingebundenen Zahnärzten bzw. Mund-Kiefer-Gesichtschirurgen nachhaltig verbessern und vereinfachen sollte. Die Anwendung dieses unter folgendem Link im Internet abrufbaren Formulars im Praxisalltag kann daher ausdrücklich empfohlen werden: www.onkosupport.de/asors/content/e974/e1743/e1861/e1862/index_ger.html

Patienten mit einer BP-Medikation sollten sich regelmäßig alle 6 Monate bei ihrem Hauszahnarzt vorstellen. Bei Beschwerden durch einen Zahnersatz oder bei progredienter Zahnlockerung muss frühzeitig der Hauszahnarzt aufgesucht werden. In der Prävention sind die konservativen den operativen Maßnahmen vorzuziehen (9). Falls ein operativer Eingriff unvermeidlich ist, sollte er in jedem Fall durch einen MKG-Chirurgen, Oralchirurgen oder einen mit dem Krankheitsbild gut vertrauten Zahnarzt erfolgen. Der Einfluss einer oralen oder i.v. BP-Therapie auf Implantat-Versorgungen wird weiterhin kontrovers diskutiert. Eine Implantation unter laufender BP-Therapie ist in Abhängigkeit vom bestehenden Risikoprofil individuell abzuwägen. So lange alternativ suffiziente Versorgungsmöglichkeiten bestehen, sollte insbesondere bei Hochrisikopatienten, die eine i.v. BP-Gabe aufgrund einer malignen Grunderkrankung erhalten, auf Implantate verzichtet werden. Bei Patienten unter oraler BP-Therapie kann derzeit noch keine abschließende Beurteilung erfolgen. Die wissenschaftliche Evidenz wird aber bereits teilweise als nicht ausreichend erachtet, um generell von Implantationen, Zahnextraktionen und chirurgischen Eingriffen unter oraler BP-Therapie abzuraten (8).

Prophylaxe vor Initiierung einer Bisphosphonattherapie

Ein entscheidender Aspekt in der Prävention Bisphosphonat-assoziierter Kiefernekrosen kommt der Prophylaxe vor Ansetzen einer Bisphosphonatmedikation zu (s. u.). Invasive prophylaktische Maßnahmen, z.B. Zahnentfernungen, sollten nur bei Patienten mit sehr hohem Risiko durchgeführt werden. Im Gegensatz zu Strahlentherapiepatienten gibt es bisher keine Hinweise, dass eine konventionelle Karies rascher fortschreitet. Für die Prognose entscheidend sind nicht kariöse Läsionen an Prädilektionsstellen wie Zahnhals oder Schneidekanten, sondern vor allem der Parodontalzustand.

Zahnärztliche Maßnahmen vor Initiierung einer Bisphosphonattherapie

- Sanierung von Entzündungsprozessen im Kiefer- und Mundhöhlenbereich
- Entfernung nicht erhaltungswürdiger Zähne bzw. Restauration erhaltungswürdiger Zähne
- Überprüfung von Zahnersatz auf das Risiko von Druckstellen
- Intensivierung der Mundhygiene
- Glättung scharfer Knochenkanten
- regelmäßige Vorstellung zur Kontrolle beim Hauszahnarzt

Erste Daten belegen, dass eine systematische Mundhöhlensanierung vor Behandlungsbeginn mit einem Bisphosphonat die Prävalenz einer Bisphosphonat-assoziierten Kiefernekrose reduziert. Bei Patienten mit hohem bzw. sehr hohem Risiko sollte die Zahnsanierung vor Beginn einer Bisphosphonattherapie abgeschlossen sein (empfohlenes Intervall zwischen Sanierungsmaßnahmen und Therapiebeginn mit einem Bisphosphonat: 14 Tage).

Bei der Prävention sollte insbesondere bei Parodontopathien der konservativen Therapie gegenüber der operativen Therapie der Vorzug gegeben werden. Dennoch sollten notwendige chirurgische Eingriffe nicht verzögert werden und bei Patienten mit hohem Risiko unter Beachtung derselben Empfehlungen erfolgen wie nach einer tumorbedingten Bestrahlung im Kopf-Hals-Bereich (s. u.).

Empfehlungen bei Eingriffen unter/nach Bisphosphonattherapie

- möglichst atraumatische OP-Technik
- systemische antiinfektive Prophylaxe (z.B. oral Amoxicillin 3×750 mg/d oder Amoxicillin+Clavulansäure 3×500/125 mg/d; bei Penicillinallergie: Clindamycin 4×300 mg/d bis 3×600 mg/d oder Clarithromycin 2×500 mg/d
- keine Sekundärheilungen, wie bei dentoalveolären Eingriffen sonst üblich, sondern plastische Deckung der Wundareale
- Nahtentfernung ab dem 10. postoperativen Tag, ggf. nach individuellem Risikoprofil auch später

---

Therapie Bisphosphonat-assoziierter Osteonekrosen

Die Behandlung von Osteonekrosen gilt weiterhin als ausgesprochen schwierig und der Therapieerfolg ist fraglich. Bei kleineren Befunden kann ein Therapieversuch mit lokaler Revision und/ oder langfristiger offener Nachbehandlung unternommen werden. Unter Umständen ist eine Knochenresektion erforderlich. Weitere Therapieempfehlungen reichen von schonender, aber vollständiger Entfernung des nekrotischen Knochens mit histologischer Aufarbeitung über sichere plastische Deckung, mechanischer Schonung des OP-Gebietes (flüssige bis passierte Kost) bis hin zu systemischer (meist intravenöser) antiinfektiver Therapie (z.B. Amoxicillin+Clavulansäure, Clindamycin oder Clarithromycin; s. o.).

41.7 Zusammenfassung

Die Inzidenz von Kieferosteonekrosen unter Bisphosphonattherapie wird in der internationalen wissenschaftlichen Literatur beim multiplen Myelom bzw. Plasmozytom mit 4–17%, beim Mammakarzinom mit 3–11% und beim Prostatakarzinom mit 3–19% angegeben. Die genaue Pathogenese ist weiterhin unklar und Gegenstand intensiver Forschung. Bisphosphonate werden therapeutisch bei Osteoporose und bei tumorbedingter skelettaler Metastasierung zur Skelettstabilisierung eingesetzt und tragen zur Verhinderung pathologischer Frakturen und damit zu einer erheblichen Steigerung der Lebensqualität insbesondere bei Tumorpatienten bei. Bisphosphonate sind insgesamt gut verträglich. Für den Zahnarzt sind aseptische Osteonekrosen des Kiefers die wichtigste und relevanteste unerwünschte Arzneimittelwirkung, die unter Bisphosphonattherapie auftreten kann. Aus Präventionssicht ist daher vor allem die Durchführung einer gründlichen Arzneimittelanamnese vor Initiierung invasiver chirurgischer Maßnahmen von entscheidender Bedeutung. Das individuelle Risiko für einen Patienten eine Osteonekrose des Kiefers zu entwickeln, ist u. a. auch abhängig von der Medikation (hochpotente Aminobisphosphonate > Non-Aminobisphosphonate; hohe Potenz > niedrigere Potenz). Bisphosphonate sind insgesamt gut verträglich, wobei die Inzidenz von UAWs signifikant unterschiedlich ist (z. B. Inzidenz für Kieferosteonekrosen: i. v. >>>> oral; Zoledronat > Pamidronat > andere). Das Risiko der Osteonekroseentwicklung ist besonders hoch bei Patienten mit maligner Grunderkrankung, die das Medikament hochdosiert i. v. über einen längeren Zeitraum erhalten oder erhalten haben. Das Risiko, unter oraler Behandlung mit einem Bisphosphonat im Rahmen einer Osteoporosebehandlung eine Kieferosteonekrose zu entwickeln, ist deutlich geringer einzustufen. Generell sollte vor Ansetzen einer Bisphosphonattherapie eine systematische zahnärztliche Mundhöhlensanierung erfolgen. Falls unter Bisphosphonattherapie dennoch ein zahnärztlicher Eingriff erforderlich wird, sollte er in jedem Fall von einem mit diesem Krankheitsbild erfahrenen Mund-Kiefer-Gesichtschirurgen oder Zahnarzt durchgeführt werden. Aus pharmakologischer Sicht erscheint das Absetzen einer Therapie insbesondere mit oralen Bisphosphonaten vor der Durchführung invasiver zahnärztlich-chirurgischer Maßnahmen zur Reduktion der Auftretenswahrscheinlichkeit von Osteonekrosen nur fraglich sinnvoll, da die Substanzen ohnehin jahrelang im Knochen verbleiben. Eine systemische antiinfektive Prophylaxe wird bei chirurgischen Eingriffen unter bzw. nach Bisphosphonattherapie insbesondere bei Risikopatienten empfohlen. In der Prävention sollte insbesondere bei Parodontopathien der konservativen Therapie der Vorzug gegeben werden. Notwendige chirurgische Eingriffe sollten aber dennoch nicht verzögert werden und unter bestehender Bisphosphonatbehandlung nach denselben Empfehlungen erfolgen wie nach einer tumorbedingten Bestrahlung im Kopf-Hals-Bereich.

Literatur

[1] AAOMS. Position paper on bisphosphonate-related osteonecrosis of the jaws. 2007: 369–376
[2] Adamo V, Caristi N, Sacca MM et al. Current knowledge and future directions on bisphosphonate-related osteonecrosis of the jaw in cancer patients. Expert Opin Pharmacother 2008; 9: 1351–1361
[3] Al-Nawas B, Groetz KA, Piesold J. AWMF-Leitline: Bisphosphonat-assoziierte Kiefernekrosen. 2007
[4] Bartl R. Bisphosphonat-Manual. Heidelberg, Berlin: Springer; 2008
[5] Cartsos VM, Zhu S, Zavras AI. Bisphosphonate use and the risk of adverse jaw outcomes: a medical claims study of 714,217 people. J Am Dent Assoc 2008; 139: 23–30
[6] Croom KF, Scott LJ. Intravenous ibandronate: in the treatment of osteoporosis. Drugs 2006; 66: 1593–1601
[7] Diel IJ, Bergner R, Grotz KA. Adverse effects of bisphosphonates: current issues. J Support Oncol 2007; 5: 475–482
[8] Grant BT, Amenedo C, Freeman K et al. Outcomes of placing dental implants in patients taking oral bisphosphonates: a review of 115 cases. J Oral Maxillofac Surg 2008; 66: 223–230
[9] Groetz KA, Al-Nawas B. Persisting alveolar sockets-a radiologic symptom of BP-ONJ? J Oral Maxillofac Surg 2006; 64: 1571–1572
[10] Kimmel DB. Mechanism of action, pharmacokinetic and pharmacodynamic profile, and clinical applications of nitrogen-containing bisphosphonates. J Dent Res 2007; 86: 1022–1033
[11] Major PP, Lipton A, Berenson J et al. Oral bisphosphonates: A review of clinical use in patients with bone metastases. Cancer 2000; 88: 6–14
[12] Marx RE. Pamidronate (Aredia) and zoledronate (Zometa) induced avascular necrosis of the jaws: a growing epidemic. J Oral Maxillofac Surg 2003; 61: 1115–1117
[13] Russell RG, Watts NB, Ebetino FH et al. Mechanisms of action of bisphosphonates: similarities and differences and their potential influence on clinical efficacy. Osteoporos Int 2008; 19: 733–759
[14] Sarin J, DeRossi SS, Akintoye SO. Updates on bisphosphonates and potential pathobiology of bisphosphonate-induced jaw osteonecrosis. Oral Dis 2008; 14: 277–285
[15] Sedghizadeh PP, Stanley K, Caligiuri M et al. Oral bisphosphonate use and the prevalence of osteonecrosis of the jaw: an institutional inquiry. J Am Dent Assoc 2009; 140: 61–66
[16] Valverde P. Pharmacotherapies to manage bone loss-associated diseases: a quest for the perfect benefit-to-risk ratio. Curr Med Chem 2008; 15: 284–304

42 Leitlinien in der Zahn-, Mund- und Kieferheilkunde

Ursula Schütte*, Michael Walter

Abstract

In der Medizin geht es vorwiegend um die Qualität von Dienstleistungen, so dass in der medizinischen Behandlung Qualität als der Unterschied zwischen idealem und tatsächlichem Ergebnis definiert werden kann. Gemessen wird Qualität anhand festgesetzter Kriterien. Dies kann einerseits zu Qualitätsverbesserungen führen, dient andererseits aber auch der Sicherung erreichter Qualitätsstandards. Ein aktuelles und weit verbreitetes Qualitätssicherungsinstrument ist die Leitlinie.

Leitlinien sprechen auf der Basis aktueller Forschung Empfehlungen zu Diagnostik, Therapie und Nachsorge aus und bieten dem Nutzer eine sinnvolle und nützliche Orientierung bei der Behandlung. Für den Durchschnittspatienten formuliert, entbinden sie den behandelnden Arzt und den Patienten jedoch nicht von der individuellen Entscheidung innerhalb der vorliegenden konkreten Behandlungssituation. Erst das Zusammenspiel von klinischer Erfahrung, Patientenpräferenzen und klinisch relevanter Forschung – wie in der Evidenz-basierten Medizin gefordert – führt zu einer sinnvollen Entscheidung über die notwendige Versorgung.

Auch in der Zahnmedizin wird zunehmend ein Nutzen darin gesehen, Entscheidungshilfen in Form von Leitlinien zur Verfügung zu stellen. Es hat sich im Jahr 2000 die Zahnärztliche Zentralstelle Qualitätssicherung (ZZQ) formiert, die den berufspolitischen Organisationen der Bundeszahnärztekammer und der Kassenzahnärztlichen Bundesvereinigung zugeordnet ist. Seit Juli 2008 beschäftigt die Deutsche Gesellschaft für Zahn-, Mund- und Kieferheilkunde (DGZMK) zwei Leitlinienbeauftragte. Die bisher von der DGZMK und ihren Fachgesellschaften/Fachgruppierungen zu zahnmedizinisch relevanten Themen herausgegebenen sogenannten „Stellungnahmen"

sollen überarbeitet werden. Diese seit ca. 30 Jahren von Experten, bzw. kleine Expertengruppen formulierten Statements fassen übersichtartig den Wissensstand zusammen, werden aber den Anforderungen, die an Leitlinien gestellt werden, nicht gerecht. Die über hundert Stellungnahmen werden momentan gesichtet und sollen, je nach Relevanz des Themas, entweder zu Leitlinien umgearbeitet oder als wissenschaftliche Mitteilungen unter Verantwortung der jeweiligen Fachgesellschaften aktualisiert veröffentlicht werden. Aufgrund der Fülle der Themen wird von der DGZMK eine Priorisierungsliste erstellt.

Die Praxis hat gezeigt, dass die Befolgung von Leitlinien zu einer Verbesserung der klinischen Versorgung und sogar zu einer Letalitätsreduktion führen kann (10). Die entscheidenden Voraussetzungen für eine Einflussnahme von Leitlinien auf das ärztliche Handeln, und zwar deren adressatenorientierte Disseminierung und Implementation, sind bisher jedoch noch unzureichend gegeben. Dies wird auch für den Bereich der Zahn-, Mund- und Kieferheilkunde eine wichtige und spannende Aufgabe für die Zukunft sein.

42.1 Einleitung

Von der evidenzbasierten Medizin wird gefordert, neben der klinischen Expertise des Arztes und den Präferenzen der Patienten auch den aktuellen Stand der Forschung (beste verfügbare externe Evidenz) in die Entscheidung über Diagnostik und Therapie mit einfließen zu lassen (19). Externe Evidenz wird dabei häufig in systematischen Übersichtsarbeiten zusammengefasst und bereits zu vielen wichtigen klinischen Fragen in Form von Leitlinien dem behandelnden Arzt zur Verfügung gestellt. Leitlinien sprechen auf der Basis aktueller Forschung Empfehlungen zu Diagnostik, Therapie und der Nachsorge aus und bieten dem

* E-Mail: ursula.schuette@tu-dresden.de

Nutzer eine sinnvolle und nützliche Orientierung bei der Behandlung. Für den Durchschnittspatienten formuliert, entbinden sie den behandelnden Arzt und den Patienten jedoch nicht von der individuellen Entscheidung innerhalb der vorliegenden konkreten Behandlungssituation. So bleibt der ärztliche Entscheidungsfreiraum bestehen. Gleichzeitig steht aber auch eindeutig fest, dass die Therapiefreiheit des Arztes nicht als eine uneingeschränkte Handlungsfreiheit oder als diagnostische und therapeutische Anarchie falsch verstanden werden darf. Erst das Zusammenspiel von klinischer Erfahrung, Patientenpräferenzen und klinisch relevanter Forschung führt zu einer sinnvollen Entscheidung über die notwendige Versorgung. Das Sozialgesetzbuch formuliert die Anforderungen an die Versorgung folgendermaßen (§ 70 SGB V): „Die Versorgung der Versicherten muss ausreichend und zweckmäßig sein, darf das Maß des Notwendigen nicht überschreiten und muss in der fachlich gebotenen Qualität sowie wirtschaftlich erbracht werden." Bezüglich Diagnostik und Therapie hat sich der behandelnde Arzt also an Qualitätsstandards zu orientieren – ein Anspruch, der im täglichen Routinebetrieb oftmals vernachlässigt wird, nicht allein angesichts der immer knapper werdenden Ressource Zeit, die jedoch für das diagnostische und therapeutische Vorgehen und damit für eine geglückte Arzt-Patienten-Beziehung entscheidend ist.

Auch in der modernen Zahn-, Mund- und Kieferheilkunde werden individuelle Therapieziele in einer multidimensionalen Vorgehensweise unter Mitwirkung des Patienten erarbeitet. Patientenpräferenzen finden ihre Berücksichtigung, indem über die rein physische Mundgesundheit hinaus auch die psychosoziale Dimension unter Einbeziehung der mundgesundheitsbezogenen Lebensqualität und des subjektiven Empfindens berücksichtigt wird. Darüber hinaus fließt in die therapeutische Strategie die wahrscheinliche Entwicklung über einen längeren Zeitraum mit ein, also nicht nur die Abwägung des zu erwartenden unmittelbaren Ergebnisses und des kurzfristigen Behandlungserfolges. Dabei kommen dem Nutzen-Risiko-Verhältnis und den wahrscheinlichen langfristigen Auswirkungen der einzelnen Therapieoptionen auf Mundgesundheit und Lebensqualität entscheidende Rollen zu. Im Hinblick auf die beste verfügbare externe Evidenz als einen wichtigen Baustein im diagnostischen und therapeutischen Prozedere wird auch in der Zahnmedizin zuneh-mend ein Nutzen darin gesehen, Entscheidungshilfen in Form von Leitlinien zur Verfügung zu stellen.

Im Folgenden soll – nach einer allgemeinen kurzen Abklärung des Begriffes der Qualität und einer Darstellung der Anforderungen an Leitlinien, deren Inhalte und ihren Erstellungsprozess – aufgezeigt werden, inwieweit sich bisher Leitlinien in der Zahn-, Mund- und Kieferheilkunde etablieren konnten, zu welchen Themen Leitlinien bisher entwickelt wurden und inwieweit diese Anwendung finden.

42.2 Qualität und Qualitätssicherung in der Medizin

Während der traditionelle technisch-funktionale Qualitätsbegriff sich vornehmlich mit dem Messen und Sichern einer Produktqualität beschäftigte (15), geht es in der Medizin vorwiegend um die Qualität von Dienstleistungen. In der medizinischen Behandlung kann daher Qualität als der Unterschied zwischen idealem und tatsächlichem Ergebnis definiert werden (4). Durch die Forderung, sich stärker an den Bedürfnissen der Patienten zu orientieren, entstand ein patientenzentrierter Qualitätsbegriff. Danach ist Qualität „das Maß, in dem die gesundheitliche Versorgung von Individuen oder Gruppen die Wahrscheinlichkeit erhöht, dass vom Patienten erwünschte, auf die Gesundheit bezogene Ergebnisse erzielt werden, und zwar in Übereinstimmung mit dem aktuellen Wissen des Berufsstandes" (13). Die deutsche Norm DIN 55 350, die internationale Norm ISO 8402 sowie weitere Normen der European Organisation for Quality Control (EOQC) und auch die „American Society for Quality Control" (ASQC) definieren Qualität als „die Gesamtheit der Merkmale und Merkmalswerte eines Produktes oder einer Dienstleistung, bezüglich ihrer Eignung, festgelegte und vorausgesetzte Erfordernisse zu erfüllen."

Gemessen wird Qualität anhand festgesetzter Kriterien. Qualitätskriterien können dazu benutzt werden, die Eignung spezifischer Entscheidungen, Dienste oder Ergebnisse im Gesundheitswesen zu beurteilen (11). Differenziert in erster Linie nach der Bezugskategorie (DIN ISO 9000), unterscheidet man in der Krankenversorgung die 3 Ausprägungen **Struktur-, Prozess- und Ergebnisqualität** (15):

- Unter **Strukturqualität** sind die zur Verfügung stehenden Mittel und Ressourcen sowie die physische und organisatorische Arbeitsumgebung (Anzahl und Ausbildungsstand des Personals, Art und Umfang der Ausstattung, Organisation und Art des Gesundheitssystems) zu verstehen.
- Die **Prozessqualität** bezieht sich auf alle Maßnahmen, die im Laufe der Behandlung eines Patienten ergriffen werden oder nicht ergriffen werden. Sie umfasst alle Handlungsprozesse der zwischenmenschlichen und medizinischen Interaktionen und Organisationsleistungen, die zur Versorgung von Patienten unternommen werden (Indikationsstellung, Diagnostik, Therapie und Optimierung der Behandlungsabläufe).
- Am Ergebnis der medizinischen Behandlung (z.B. Heilungsquoten, Komplikationen, Mortalitätsraten, Lebensqualität) orientiert sich die **Ergebnisqualität**.

In der Medizin kommt der Prozessqualität eine große Bedeutung zu, da die Krankenversorgung im Wesentlichen – wie oben bereits erwähnt – eine Dienstleistung ist. Die Einschätzung der Qualität der jeweiligen Leistung ist dadurch gekennzeichnet, dass die zu erfassende Leistung mit vorher festgelegten Standards oder mit Leistungen anderer verglichen wird. Dies kann einerseits zu Qualitätsverbesserungen führen, dient andererseits aber auch der Sicherung erreichter Qualitätsstandards.

Zur Qualitätssicherung dienen alle Maßnahmen, die dafür sorgen, dass eine Qualität so gut bleibt, wie sie ist oder da verbessert wird, wo Mängel bestehen (15). Qualitätssicherung und -verbesserung sind demnach als eine Daueraufgabe zu verstehen, die zu keinem Zeitpunkt abgeschlossen ist. Die Sicherung der Qualität der eigenen Arbeit ist ein wichtiger Bestandteil der ärztlichen Berufsausübung. Sie ist ein zielgerichteter Prozess im Gesundheitswesen zur Verbesserung der Patientenversorgung und Patientenzufriedenheit und stellt somit keinen Selbstzweck dar. Ebenso kann sie helfen, Unwirtschaftlichkeiten zu vermeiden. Der Begriff „Qualitätssicherung" hat nicht nur in die ärztliche Berufsordnung, sondern auch in das Gesundheitsstrukturgesetz Eingang gefunden (siehe §135a (1) SGB V; Verpflichtung zur Qualitätssicherung).

So haben sich in den letzten Jahren im Gesundheitswesen diverse Qualitätssicherungseinrichtungen formiert. Beispielhaft seien hier das 1995 gegründete „Ärztliche Zentrum für Qualität in der Medizin" (ÄZQ), das die Arbeit der ärztlichen

Spitzenorganisationen auf dem Gebiet der Qualitätssicherung koordiniert, genannt sowie die seit 2001 bestehende „Bundesgeschäftsstelle Qualitätssicherung" (BQS). Im Gemeinsamen Bundesausschuss (G-BA) sind Leistungserbringer, Kostenträger sowie Patientenbeauftragte und Selbsthilfeorganisationen vertreten. Im Zuge der Umsetzung des GKV-Modernisierungsgesetzes wurde Anfang 2004 ein fachlich unabhängiges, rechtsfähiges, wissenschaftliches „Institut für Qualität und Wirtschaftlichkeit im Gesundheitswesen" (IQWiG) geschaffen, das im Auftrag des Gemeinsamen Bundesausschusses und des Bundesgesundheitsministeriums arbeitet (§139a SGB V). Die wissenschaftliche Bewertung des medizinischen Nutzens und der Qualität von Leistungen gehört u.a. zu seinen Aufgabengebieten. Auf dem zahnärztlichen Sektor hat sich innerhalb des Institutes der Deutschen Zahnärzte (IDZ) im Jahr 2000 die Zahnärztliche Zentralstelle Qualitätssicherung (ZZQ) formiert, die den berufspolitischen Organisationen der Bundeszahnärztekammer und der Kassenzahnärztlichen Bundesvereinigung zugeordnet ist. Darüber hinaus gibt es noch viele weitere Einrichtungen, die sich mit Fragen der Qualitätssicherung im Gesundheitswesen beschäftigen.

Unter den Qualitätssicherungsinstrumenten ist die **Leitlinie** ein aktuelles und weit verbreitetes Instrument.

42.3 Ursprung und Anforderung an Leitlinien

◼ Ursprung

Schon seit Mitte der 20er-Jahre des vergangenen Jahrhunderts werden Leitlinien in Diskussionen um Qualität und Effizienz des deutschen Gesundheitssystems eine Schlüsselrolle zugesprochen und Teile der Ärzteschaft und Krankenkassen haben immer wieder die konsequente Berücksichtigung von Leitlinien in Klinik und Praxis gefordert (17). Die aktuelle Diskussion fand ihren Ausgangspunkt im Sommer 1993, als der „Sachverständigenrat für die Konzertierte Aktion im Gesundheitswesen" (seit 01.01.2004 „Sachverständigenrat zur Begutachtung der Entwicklung im Gesundheitswesen") in seinem Gutachten die Empfehlung aussprach, eine Sammlung von diagnostischen und therapeutischen Empfehlungen, Leitlinien und Richtlinien (Standards) zur Verbesserung der Qualitätssicherung zu initiieren. Ihre Notwendigkeit für die Medizin wird dabei vorrangig mit dem Ziel einer „Vermeidung von Überfluss und Defiziten", um „das Notwendige zu ermöglichen", begründet. Der Rat beauftragte damit die „Arbeitsgemeinschaft der wissenschaftlich medizinischen Fachgesellschaften" (AWMF), ein Zusammenschluss von derzeit ca. 152 Fachgesellschaften (siehe http://awmf.org/). Fast zeitgleich wurden Anfang der 1990er-Jahre nationale Leitlinienprogramme in verschiedenen anderen Ländern entwickelt und systematisch genutzt – so z.B. in den USA, in Kanada, Neuseeland und Schottland.

Laut Definition sind Leitlinien systematisch entwickelte Stellungnahmen mit dem Zweck, Ärzte und Patienten bei der Entscheidung über zweckdienliche Maßnahmen der Krankenversorgung unter spezifischen klinischen Umständen zu unterstützen (11). Als ein anerkanntes Instrumentarium des Qualitätsmanagements sollen Leitlinien das umfangreiche Wissen zu speziellen Versorgungsproblemen werten, gegensätzliche Standpunkte klären und unter Abwägung von Nutzen und Schaden das bestmögliche Vorgehen gewährleisten. In der Empfehlung des Europarates – Recommendation 2001; 13 – wird das vorrangige Ziel von Leitlinien wie folgt formuliert: „Hauptziel medizinischer Leitlinien ist es, unter Berücksichtigung der vorhandenen Ressourcen gute klinische Praxis zu fördern und zu unterstützen und die Öffentlichkeit darüber zu informieren" (Zitat aus Rec 2001; 13, Kapitel II, Leitlinienfunktionen). Die Bundesärztekammer nennt neben der Sicherung und Verbesserung der gesundheitlichen Versorgung der Bevölkerung u.a. die Vermeidung unnötiger bzw. überholter medizinischer Maßnahmen und unnötiger Kosten, die Verminderung unerwünschter Qualitätsschwankungen im Bereich der ärztlichen Versorgung sowie die Motivation zu wissenschaftlich begründeter und ökonomisch angemessener ärztlicher Vorgehensweise unter Berücksichtigung der Bedürfnisse und Einstellungen des Patienten als wesentliche Ziele von Leitlinien (5).

■ Anforderungen

Leitlinien sollten einfach (checklistenartig), aber auch umfassend sein. Sie müssen Aussagen zu
- Diagnostik,
- Indikationen,
- Kontraindikationen,
- Therapie,
- adjuvanten Maßnahmen,
- Nachbehandlung

enthalten (9). Der Weg, der von der Suche nach relevanter Literatur bis hin zur Formulierung der Empfehlung beschritten wurde, sollte zur besseren Nachvollziehbarkeit für den Nutzer so transparent wie möglich dargestellt werden. Leitlinien sollen den Behandlungsablauf nicht einengen, sondern lediglich einen bestimmten Behandlungskorridor vorgeben bzw. abgrenzen. Da sie den guten medizinischen Durchschnitt wiedergeben und sich also nicht auf das spezielle Individuum beziehen, muss der Arzt weiterhin eigenverantwortlich bei jedem Patienten individualisiert unter Berücksichtigung der Wünsche des Patienten und der eigenen klinischen Expertise die endgültige Diagnose und das daraus resultierende Behandlungsschema festlegen. Da Leitlinien den aktuellen Stand des Wissens über effektive und zweckdienliche Behandlungsmöglichkeiten widerspiegeln sollen, müssen sie, um diesem Anspruch gerecht zu werden, dazu selbstverständlich fortwährend den Entwicklungen und Fortschritten der Medizin angepasst werden (s.u.).

Eigenschaften von Leitlinien
(Quelle: Grimshaw u. Russell 1993)
- Validität
- Reproduzierbarkeit
- Zuverlässigkeit
- Repräsentativität
- klinische Anwendbarkeit
- klinische Flexibilität
- Verständlichkeit
- Dokumentation
- Nachprüfung

Zur Beurteilung der Qualität von Leitlinien wurde auf nationaler Ebene zwischen 2003 und 2005 als eine Weiterentwicklung der Checkliste „Methodische Qualität von Leitlinien" unter Berücksichtigung der Erfahrungen von AWMF und dem Ärztlichen Zentrum für Qualität in der Medizin (ÄZQ) und ihrer Partner sowie der AGREE Collaboration und des Internationalen Leitlinien-Netzwerks G-I-N das „Deutsche Instrument zur methodischen Leitlinien-Bewertung" (DELBI) entwickelt (www.versorgungsleitlinien.de/methodik/delbi). Es umfasst 8 verschiedene Domänen, wie z.B.

Geltungsbereich und Zweck, Beteiligung von Interessengruppen sowie Klarheit und Gestaltung. Es kann auf neue wie auch auf bereits bestehende Leitlinien und deren Aktualisierung angewandt werden. Da das Instrument allgemein gehalten ist, ist eine Anwendung auf Leitlinien für alle klinischen Bereiche und für alle Versorgungsbereiche wie Diagnostik, Prävention, Gesundheitsförderung, Behandlung oder Intervention möglich. Anhand des Instrumentes kann die interne Validität beurteilt werden. Gleichzeitig kann auch eine prospektive Einschätzung der Wahrscheinlichkeit vorgenommen werden, mit der die Leitlinien ihr Ziel erreichen. Der tatsächliche Einfluss einer Leitlinie auf die Versorgung (externe Validität) kann mit der Checkliste jedoch nicht abgebildet werden. DELBI bietet demnach Qualitätskriterien, die die Erstellung von guten Leitlinien für das deutsche Gesundheitssystem ermöglichen.

Leitlinien sind rechtlich nicht bindend, da sie nicht durch Gesetzeskörperschaften erlassen werden, können aber rechtliche Bedeutung erlangen, wenn sie im Fall eines ärztlichen Fehlverhaltens vor Gericht als Hilfsnorm herangezogen werden. Denn je sicherer sie den aktuellen Stand des medizinischen Wissens widerspiegeln, desto stärker kommt der behandelnde Arzt bei Abweichen von einer evidenzbasierten Leitlinie in Rechtfertigungszwang.

42.4 Leitlinienerstellung

Um den aktuellen Wissensstand als Grundlage für die Entwicklung einer Leitlinie zusammenzutragen, kann der Prozess der Leitlinienerstellung verschiedenen Ansätzen folgen. Neben einfachen Literaturrecherchen und bestehenden Expertenmeinungen beruht die Erstellung mittelfristig entweder auf einem bewährten formalen Konsensusverfahren oder wird auf der Grundlage formal bewerteter (evidence level) Aussagen der wissenschaftlichen Literatur im Rahmen einer repräsentativen Expertengruppe erstellt. Das langfristige Ziel ist, die beiden letztgenannten Aspekte zu kombinieren (2).

◼ Evidenz und Evidenzrecherche

Der Begriff „Evidenz" im Kontext der evidenzbasierten Medizin (EbM) leitet sich vom englischen Wort „evidence" (Nachweis, Beleg) ab. Er bezieht

sich auf die Informationen aus klinischen Studien, die einen Sachverhalt erhärten oder widerlegen. EbM beruht auf der Anwendung wissenschaftlicher Methoden, die das ganze Spektrum medizinischer Tätigkeiten beinhalten und unterzieht auch lang etablierte medizinische Traditionen, die noch nie systematisch hinterfragt wurden, einer kritischen Wertung. EbM ist also der gewissenhafte, ausdrückliche und vernünftige Gebrauch der gegenwärtig besten, wissenschaftlichen Evidenz für Entscheidungen in der medizinischen Versorgung individueller Patienten. Die Praxis der EbM bedeutet die Integration individueller klinischer Expertise mit der bestmöglichen externen Evidenz aus systematischer Forschung unter Berücksichtigung der Wertvorstellungen und Präferenzen der betroffenen Patienten (19). Dabei versteht man unter individueller klinischer Expertise das Können und die Urteilskraft, die Ärzte durch ihre Erfahrung und klinische Praxis erwerben. Externe Expertise leitet sich aus klinisch relevanter, meist patientenorientierter Forschung ab.

Gemäß der erkenntnistheoretischen Qualität der wissenschaftlich-medizinischen Quelle wird diese von Vertretern der evidenzbasierten Medizin einem bestimmten Level innerhalb einer definierten Rangfolge zugewiesen. Diese reicht von der qualitativ höchsten Stufe Ia (d. h. wenigstens eine Metaanalyse auf der Basis methodisch hochwertiger randomisierter, kontrollierter Studien, RCTs) bis hin zu Stufe IV (d. h. Meinungen und Überzeugungen von angesehenen Autoritäten (aus klinischer Erfahrung), Expertenkommissionen; beschreibende Studien) (AHCPR Publication 1992, 92–0032: 100–107; abrufbar unter www.cochrane.de/ccevidenzhierachie.htm). Die für eine klinisch relevante Frage gefundenen Studien werden in ihrer Gesamtheit betrachtet und einem Evidenzlevel zugeordnet.

GRADE

Seit Anfang des neuen Jahrtausends gibt es jedoch neue Bestrebungen, die die in Leitlinien ausgesprochenen Empfehlungen nicht auf der Einschätzung qualitativ hochwertiger Studien als Ganzes fußen lassen, sondern die die nach systematischer Literaturrecherche gefundenen Studien getrennt hinsichtlich der relevanten Endpunkte bewerten. Bei der Erstellung von konkreten Empfehlungen für die klinische Versorgung zeigte sich nämlich, dass die Evidenzhierarchien bislang nur einen Teil der

Qualitätsaspekte relevanter Studien berücksichtigten und so nur eine unzulängliche Grundlage für die Formulierung von Empfehlungen bieten. Außerdem wurde der Schritt von der Bewertung der Evidenz bis hin zur Formulierung der Empfehlung bisher meist wenig transparent durchgeführt und führte bei gleicher Datenlage häufig zu unterschiedlichen Ergebnissen. Des Weiteren existieren weltweit die unterschiedlichsten Bezeichnungen und Kürzel zur Darstellung der Evidenz und der daraus resultierenden Empfehlung mit ihren Angaben von Empfehlungsgraden. Eine Vereinheitlichung schien hier sinnvoll und notwendig. Um all diesen Mängeln und Unzulänglichkeiten zu begegnen, formierte sich die **GRADE-Working-Group** (Grading of Recommendations Assessment, Development and Evaluation) und entwickelte die ganz neuartige GRADE-Methodik, mithilfe derer die Entscheidungsfindung in ihre einzelnen Komponenten aufgegliedert und der Bewertungsprozess explizit dargestellt wird.

Die Ausrichtung auf die für die klinische Fragestellung und vor allem auch für den Patienten relevanten Endpunkte erforderte bei der Suche nach der vorhandenen Evidenz ein verändertes Vorgehen. Bisher wurde anhand der **PICO-Frage** (Patient, Intervention, Comparison, Outcome) unter Einbeziehung der Frage nach relevanten Studiendesigns eine systematische Literaturrecherche durchgeführt. Innerhalb der GRADE-Methodik ist diesem Schritt noch ein weiterer vorangeschaltet. Im Voraus werden die als wichtig erachteten patientenrelevanten Endpunkte in einer Priorisierungsliste zusammengestellt, indem jedem einzelnen Endpunkt anhand einer Klassifizierung sein Stellenwert zugeordnet wird. Somit wird abgeklärt, welche Endpunkte in das Evidenzprofil einbezogen werden und welche nicht. Nach der systematischen Recherche wird dann über die identifizierten systematischen Übersichtsarbeiten/Studien hinweg die Qualität der Evidenz für jeden Endpunkt anhand bestimmter Qualitätskriterien beurteilt, sodass es durchaus sein kann, dass ein und dieselbe Studie hohe Evidenz z.B. zum Outcome „Mortalität" zeigt, aber nur schwache Evidenz hinsichtlich „Linderung von Schmerzen". Bei der Beurteilung der Qualität von z.B. RCTs, die aufgrund ihrer Randomisierung als ein wesentlicher Schutz gegen Bias per se als hochwertig eingestuft werden, kann es aus unterschiedlichen Gründen zum **Herabstufen der Evidenz** kommen: Mängel in der Studienmethodik, heterogene Ergebnisse

der Studien, indirekte Evidenz (z.B. Studienpopulation umfassender als die Population in der eigentlichen Fragestellung), fehlende Präzision der Daten, Publikationsbias. Andererseits gibt es für Beobachtungsstudien, denen der Schutz gegen Bias durch Randomisierung fehlt, auch Qualitätskriterien, die zu einem Heraufstufen der Evidenz führen können (großer/sehr großer Effekt, Nachweis einer Dosis-Wirkungsbeziehung etc.). Nach Betrachtung aller Qualitätskriterien wird für jeden Endpunkt die Qualität der Evidenz festgelegt. Für alle Endpunkte wird diese Qualitätsbewertung zusammen mit erklärenden Fußnoten und einer Zusammenfassung der Ergebnisse der systematischen Übersichtsarbeiten in einem sogenannten „Evidenzprofil" gut nachvollziehbar zusammengestellt. Hierfür steht eine entsprechende Software zur Verfügung, der „GRADE Profiler". Nach Abwägen der Vor- und Nachteile bzw. des Nutzens und des Risikos einer Maßnahme durch die Leitliniengruppe wird die Stärke der Empfehlung anhand expliziter Kriterien festgelegt. Die Qualität der Evidenzlage ist dabei nur ein Faktor, der die Stärke einer Empfehlung bestimmt. Bei GRADE schaut die Leitliniengruppe, ob die gewünschten Effekte eindeutig die unerwünschten überwiegen. Wenn dem so ist, wird eine starke Empfehlung für (↑ ↑) eine Maßnahme ausgesprochen; im umgekehrten Falle gegen eine Maßnahme (↓ ↓). Bei annähernd gleichem Gewicht der Effekte fällt die Empfehlung schwach aus (↑ bzw. ↓). Durch die getrennt voneinander dargelegte Qualität der Evidenz und dem Grad der Empfehlung ist gewährleistet, dass der Weg hin zur Empfehlung für andere gut und eindeutig nachvollziehbar ist. Man erhofft sich dadurch eine höhere Akzeptanz der Empfehlungen.

■ Stufen der Leitlinienerstellung

Bei der Erstellung von Leitlinien werden von der AWMF folgende Stufen unterschieden:
- S1-Empfehlungen
- S2k-Leitlinien
- S2e-Leitlinien
- S3-Leitlinien

Dabei bilden die S1-Empfehlungen die unterste Stufe des Prozesses, die innerhalb einer repräsentativ zusammengesetzten Expertengruppe in einem **in**formellen Konsens **ohne** systematische Literaturrecherche erarbeitet wurden. Nach dem evidenzbasierten Denkansatz ist die Wahrscheinlichkeit für die wissenschaftliche Validität einer Leitlinie dann am geringsten. Innerhalb der 2. Entwicklungsstufe unterscheidet man die Leitlinien, die sich der strukturierten Konsensusfindung (nominaler Gruppenprozess, Konsensuskonferenz oder Delphikonferenz) innerhalb eines repräsentativen Expertengremiums bedienen (S2k-Leitlinie) von denen, die auf Grundlage einer formale „Evidence-Recherche" erstellt werden (S2e-Leitlinie). Letzteren liegen eine systematische Recherche und Analyse der zur Verfügung stehenden wissenschaftlichen Erkenntnisse zugrunde, die nach einem objektiviertem, streng systematischem Prozedere mit festgelegten Einschluss- und Ausschlusskriterien und definiertem Qualitätsmanagement durchgeführt wurden und dabei auf Metaanalysen oder systematische Reviews randomisierter kontrollierter klinischer Studien zurückgegriffen haben. Die oberste Stufe der Leitlinienerstellung (S3-Leitlinie) vereint dann alle vorher genannten Elemente der systematischen Entwicklung. In den Prozess der Leitlinienerstellung sollten immer alle relevanten Interessengruppen wie z. B. Patientenvertreter mit einbezogen werden.

42.5 Leitlinienstrukturen

Das aktuelle Interesse an Leitlinien im In- und Ausland beruht auf der Tatsache, dass derzeit die Gesundheitssysteme der industrialisierten Länder mit vergleichbaren Problemen konfrontiert werden: steigende Kosten infolge erhöhter Nachfrage nach Gesundheitsleistungen, immer teurer werdende Technologien, alternde Bevölkerungen, Qualitätsschwankungen der Gesundheitsversorgung und der selbstverständliche Wunsch der Patienten und Leistungsanbieter nach bestmöglicher Versorgung (16). Sie sind eine Antwort auf versorgungsepidemiologische Untersuchungen, die Unterschiede im diagnostischen und therapeutischen Vorgehen von verschiedenen Ärzten, Arztgruppen oder Regionen aufzeigen, und regelhaft den Verdacht auf eine Unter-, Über-, Fehldiagnostik und -behandlung oder ein unwirtschaftliches Vorgehen nahe legten, woraus wiederum gefolgert wurde, dass die Aus-, Weiter- und Fortbildung der Ärzte nicht hinreichend sind (12).

So haben sich sowohl national als auch international vielfältige Strukturen und Fachgesellschaften entwickelt, die sich der Erstellung und Verbreitung von Leitlinien angenommen haben. Innerhalb Deutschlands wäre einerseits die **AWMF** zu nennen, die Empfehlungen und Leitlinien zur Diagnostik und Therapie publiziert. Die von der AWMF veröffentlichten Leitlinien sind nach Fachgebieten geordnet und mit einer Registernummer versehen. Zusätzlich sind die Entwicklungsstufe, der Monat der zuletzt vorgenommenen Änderung und das Datum der voraussichtlichen Gültigkeit der Leitlinie ersichtlich. Sind Leitlinien für nicht mehr aktuell erklärt, zum angekündigten Datum nicht überprüft oder seit mehr als 5 Jahren nicht mehr aktualisiert, werden sie den „nicht aktualisierten Leitlinien" zugeordnet und von der Seite genommen. Zu Beginn eines Leitlinienvorhabens muss das Projekt mithilfe eines vorgegebenen Anmeldeformulars bei der AWMF angemeldet werden. Dies soll helfen, Doppelungen und auch Überschneidungen bei den Themen zu vermeiden.

Als eine weitere Organisation ist die „**Cochrane Collaboration**" zu nennen, die im Oktober 1993 von insgesamt 77 Teilnehmern aus neun verschiedenen Ländern gegründet wurde. Sie hat zum Ziel, Entscheidungen im Gesundheitswesen auf eine bessere Informationsgrundlage zu stellen, indem sie Erkenntnisse generiert, die für die Prävention, Behandlung und Rehabilitation spezieller medizinischer Probleme oder Problemgruppen relevant sind. Dazu verfasst ein weltweites Netz von Wissenschaftlern und Ärzten systematische Übersichtsarbeiten zur Bewertung von Therapien, achtet auf deren Aktualität und verbreitet sie. Die Nutzer und Konsumenten von Gesundheitsdienstleistungen beteiligen sich auf allen Ebenen der Organisation. Derzeit sind 52 Reviewgruppen zu bestehenden oder geplanten Feldern des Gesundheitswesens registriert (www.cochrane.de/).

Weiterhin bieten zahlreiche Leitlinienherausgeber Informationsdienste und Leitliniendatenbanken über das Internet an. Hierzu gehören in Deutschland u. a. Kliniken, Universitäten, Berufsverbände, ausgewählte Fachgesellschaften sowie Gremien der ärztlichen Selbstverwaltungskörperschaften (www.leitlinien.de/leitlinienanbieter/index/view).

Auch in der Zahnmedizin wächst seit einigen Jahren das Interesse an Leitlinien. Innerhalb der Deutschen Gesellschaft für Zahn-, Mund- und Kieferheilkunde (**DGZMK**) sind Neustrukturierungen veranlasst worden, sodass seit Juli 2008 2 Leitlinienbeauftragte für die Gesellschaft ihre Arbeit aufgenommen haben. Bisher haben die

DGZMK und ihre Fachgesellschaften/Fachgruppierungen zu zahnmedizinisch relevanten Themen sogenannte „Stellungnahmen" herausgegeben. Diese seit ca. 30 Jahren von Experten bzw. kleinen Expertengruppen formulierten Statements fassen übersichtartig den Wissensstand zusammen, werden aber den Anforderungen, die an Leitlinien gestellt werden, nicht gerecht. Selbst von den S1-Empfehlungen unterscheiden sie sich derart, dass sie u. a. nicht von einer repräsentativen Expertengruppe erstellt wurden und dem Leser oft auch keine konkreten Handlungsempfehlungen geben. Die Zahnärzteschaft hat das Potenzial von Leitlinien auch für sich längst erkannt. So werden die über 100 Stellungnahmen gesichtet und diese je nach Relevanz des Themas entweder zu Leitlinien umgearbeitet oder als wissenschaftliche Mitteilungen unter Verantwortung der jeweiligen Fachgesellschaften aktualisiert veröffentlicht. Aufgrund der Fülle der Themen, die sich für die Erstellung einer Leitlinie eignen, können auch hier nicht sofort alle wichtigen und interessanten Projekte initiiert werden. Von der DGZMK wird momentan eine Priorisierungsliste erstellt. Zu ein paar relevanten zahnmedizinischen Fragestellungen gibt es bereits Leitlinien, weitere Leitlinien sind angemeldet und stehen im Prozess der Entwicklung (Tab. 42.1).

Zur Hilfestellung für Leitlinienersteller wurden von den Leitlinienbeauftragten der DGZMK auf der Basis der Arbeit der AWMF und des ZZQ Ablaufschemen für alle 3 Stufen der Leitlinienentwicklung erstellt. Diese Tabellen stellen die einzelnen Schritte von der Initiierung des Themas bis hin zur Implementierung chronologisch dar und zeigen auf, auf welcher personellen Ebene zu welchem Zeitpunkt Arbeit einzubringen ist. Gleichzeitig werden für jeden Entwicklungsschritt die relevanten Fragen aus dem DELBI aufgeführt, um von Anfang an die erforderliche Qualität der Leitlinie zu gewährleisten. Alle Vorhaben werden entsprechend bei der AWMF angemeldet. Zu finden sind die zahnmedizinischen Leitlinien deshalb nicht nur auf der Seite der DGZMK (www.dgzmk.de), sondern auch auf der Seite der AWMF.

Aufgrund der unkontrollierten Zunahme und teilweise intransparenten Qualität deutschsprachiger Leitlinien wurde der Wunsch nach einem institutionellen Verfahren laut, mit dem Zweck vorhandene Leitlinien kritisch bewerten zu können. Es gründete sich 1999 das **Deutsche Leitlinien-Clearingverfahren**, dessen Koordinierung beim ÄZQ angesiedelt ist, mit dem Ziel von Transparenz, Praktikabilität, Wissenschaftlichkeit und Wirtschaftlichkeit im Bereich der Leitlinien (www.leitlinien.de/clearingverfahren/index/view; 16). Aufgrund der erforderlichen Zeit, der Sachkenntnis und der finanziellen Mittel für die Leitlinienerarbeitung und der Vielfalt der medizinischen Fragestellungen, mit denen Patients, Leistungserbringer oder Gesundheitspolitiker täglich konfrontiert werden, ist es nicht möglich, in kurzer Zeit fundierte Empfehlungen für den Großteil medizinischer Themen zu erstellen. Dies erfordert eine Priorisierung/Gewichtung von Leitlinienthemen. Die Clearingstelle soll dieser Notwendigkeit ebenfalls nachkommen.

An diesem Projekt beteiligen sich die Bundesärztekammer, die Kassenärztliche Bundesvereinigung, die Deutsche Krankenhausgesellschaft, die Spitzenverbände der Krankenkassen (gesetzliche und private Krankenversicherungen) sowie die gesetzliche Rentenversicherung (Bundesversicherungsanstalt für Angestellte und der Verband Deutscher Rentenversicherungsträger; 16). Zusätzlich einigten sich 2001 die ärztlichen

Tabelle 42.1 Aktuelle Leitlinien und angemeldete Leitlinienprojekte in der Zahn-, Mund- und Kieferheilkunde.

Leitlinien der Zahnmedizin	
aktuelle Leitlinien	**angemeldete Leitlinienprojekte**
Fissurenversiegelung	festsitzender Zahnersatz für zahnbegrenzte Lücken
Wurzelspitzenresektion	Therapie des dentalen Traumas im bleibenden Gebiss
operative Entfernung von Weisheitszähnen	rechtfertigende Indikation bei Röntgenaufnahmen in der Kinderzahnheilkunde
Fluoridierungsmaßnahmen zur Kariesprophylaxe	Gesichtsbogenübertragung
Dentale Volumentomografie	Kieferrelationsbestimmung

Fachgesellschaften und die ärztliche Selbstverwaltung auf gemeinsame Standards zur Leitlinien-Entwicklung, um zukünftig einer Divergenz der Empfehlungen vorzubeugen. Das im Oktober 2000 herausgegebene Leitlinien-Manual zeigt auf, wie die in diesen Dokumenten dargelegten Vorstellungen bei der Entwicklung, Adaptation oder Implementierung von Leitlinien konkretisiert werden können. Das Manual entstammt – neben eigenständigen Vorarbeiten in Deutschland – der Kooperation des ÄZQ mit dem Scottish Intercollegiate Guideline Network (www.leitlinien.de/leitlinienqualitaet/manual/index/view).

Zur Rationalisierung der Leitlinienentwicklung gründete sich auf internationaler Ebene das internationale Leitlinien-Netzwerk „G-I-N" (Guidelines International Network). Mitglied aus Deutschland sind: das ÄZQ, die AWMF, die Ärztekammer Berlin, die Bundesgeschäftsstelle für Qualitätssicherung und der Gemeinsame Bundesausschuss. In Deutschland wurde im September 2003 auf der Grundlage eines Kooperationsvertrages von Bundesärztekammer, AWMF und Kassenärztlicher Bundesvereinigung das „Nationale Programm für Versorgungs-Leitlinien (NVL)" gegründet, deren organisatorische Realisierung an die ÄZQ delegiert wurde. Im Mittelpunkt von NVL steht die Darlegung und Implementierung konsentierter, evidenzbasierter Handlungsempfehlungen der deutschen Fachgesellschaften und weiterer Herausgeber von Leitlinien (www.leitlinien.de/versorgungsleitlinien). Das NVL schafft die inhaltliche Grundlage für strukturierte Behandlungsprogramme (Disease Management Programs, DMPs), mithilfe derer eine Optimierung standardisierbarer Versorgungsabläufe für definierte Patientengruppen – und zwar bevorzugt chronisch Kranke – erreicht werden soll.

42.6 Voraussetzungen für die Effizienz von Leitlinien

Als Voraussetzung für die Effizienz von Leitlinien nicht nur hinsichtlich medizinischer Diagnosestellungen im Speziellen, sondern auch bezüglich des ärztlichen Handelns im Allgemeinen sind 3 Faktoren ausschlaggebend:
- die **Art ihrer Entwicklung**
- die **Form ihrer Verbreitung** (**Disseminierung**)
- ihre **Implementierung**

■ Art der Entwicklung

Es hat sich gezeigt, dass die Akzeptanz einer Leitlinie steigt, wenn die späteren Anwender direkt in den Erstellungs-/Entwicklungsprozess mit einbezogen werden (18). Schon vor Jahren konnte dies u. a. anhand einer großen englischen Untersuchung bei niedergelassenen Pädiatern gezeigt werden (14). Dort wurde ein positiver Effekt von Qualitätssicherungsmaßnahmen nur bei den Ärztegruppen gefunden, die aktiv an der Erarbeitung der Standards mitgewirkt hatten. Die geringste Effektivität besteht, wenn auf nationalem Niveau Experten ohne Beteiligung derjenigen, für die diese Leitlinien bestimmt sind, mit der Entwicklung betraut sind (6). Dies lässt die Erarbeitung „interner" Leitlinien sinnvoll erscheinen. Eine derartige Form der Entwicklung bringt jedoch eine Einschränkung der erarbeiteten Leitlinien bezüglich ihrer Qualität (z. B. Repräsentativität, Validität) mit sich. Außerdem erfordert sie den unnötigen Einsatz umfangreicher Ressourcen; an vielen Stellen würde derselbe Forschungsgegenstand bearbeitet (z. T. zeitgleich). Eine denkbare Alternative wäre hier die Entwicklung nationaler wissenschaftlich valider Leitlinien, die auf lokale Verhältnisse (Kontext, Ressourcen) adaptiert würden (15).

■ Disseminierung

Nach Erstellung der Handlungsempfehlungen müssen sie den Weg zum behandelnden Arzt finden. Die Möglichkeiten der Disseminierung von Leitlinien sind vielfältig. Hinsichtlich der Effektivität der Maßnahmen lässt sich eine Rangfolge erkennen. Dabei haben **Veröffentlichungen in Fachzeitschriften** oder das gezielte Anschreiben einer bestimmten Fachgruppe den geringsten Effektivitätsgrad. Erschwerend kommt hinzu, dass hochwertige versorgungsrelevante Studien heute in hohem Maße in englischer Sprache publiziert werden. Aufgrund der weit verbreiteten Unwilligkeit oder Unfähigkeit, direkt mit englischsprachigen Informationen zu arbeiten (Anteil auf über 80 % beziffert), ist der Transfer in das deutsche Gesundheitssystem eher zufallsgesteuert als systematisch (1). Die nächste Effektivitätsstufe nehmen die herkömmlichen **Fortbildungsveranstaltungen** ein. Sie sind den Publikationen in Fachzeitungen geringfügig überlegen. Höchste Effektivität zeigen jedoch spezifische, **interaktive und problembezogene Fortbildungen** zur Vermittlung von Leitlinieninhalten (18). Letztere erfordern einen hohen zeitlichen Aufwand, Sachkenntnis und umfangreiche finanzielle Mittel. In Deutschland erfolgt momentan die Verbreitung von Leitlinien primär passiv, also über den eher konventionellen Weg der Fachzeitschrift, des Lehrbuchartikels, der CD-Rom, des Internets oder des Vortrages auf Konferenzen und Seminaren. Eine **adressatenorientierte Disseminierung** ist anzustreben, um das Maß der Einflussnahme zu steigern.

■ Implementierung

Um Leitlinien zur Stellung einer Diagnose heranziehen zu können, bedarf es letztlich ihrer effektiven Implementierung. Dies setzt 3 wesentliche Dinge voraus. Zuerst müssen die zur Verfügung stehenden Handlungsempfehlungen den involvierten Parteien bekannt sein, damit sie in den Entscheidungsprozess einfließen können. Hierzu ist anzumerken, dass allein der Wissenstand über die **Existenz** von Leitlinien unter den Nutzern stark differiert. Hinsichtlich der Kenntnis der **Inhalte** von Leitlinien existieren ebenfalls erhebliche Unterschiede. Vorhandene Informationen sind dabei zum Teil unzureichend. Hagemeister et al. konnten in einer schriftlichen Befragung von 11 547 Hausärzten, Internisten und Kardiologen in Deutschland zeigen, dass nur 23,7 % aller Studienteilnehmer über eine adäquate inhaltliche Kenntnis der in diesem Falle untersuchten Hypertonieleitlinien verfügten (8). Auswertungen in Abhängigkeit von der Spezialisierung wiesen deutliche Unterschiede auf: Ein ausreichender Kenntnisstand lag bei 18,8 % der praktischen Ärzte, 25,6 % der Internisten und 37,1 % der Kardiologen vor.

Allein die Produktion und Publikation einer Handlungsempfehlung führt nicht zwangsläufig zu Verhaltensänderungen aufseiten des medizinischen Personals. Aber auch das Wissen um Leitlinien ist kein Garant für deren Umsetzung. Dies zeigte eine Untersuchung des Institutes der deutschen Zahnärzte (IDZ) in Zusammenarbeit mit dem ZZQ. Die 3 Leitlinien „Fluoridierung", „Fissurenversiegelung" und „Operative Weisheitszahnentfernung" wurden innerhalb von 14 Qualitätszirkeln der Zahnärztekammer Hamburg diskutiert und erprobt. Dabei zeigte sich, dass nur 33,3 % der befragten Zahnärzte angaben, dass sie die Leitlinie „Fissurenversiegelung" in ihrer Praxis voll und ganz einsetzen. Bei der „Operativen Weisheitszahnentfernung" waren es sogar nur 18,9 %. Hinsicht-

lich „Fluoridierungmaßnahmen" war es gut die Hälfte der Zahnärzte (52,9 %; 3).

Erst wenn der behandelnde Arzt im 2. Schritt die Empfehlung für sich **akzeptiert** und im Folgenden seine Behandlungsstrategie dann entsprechend der publizierten Leitlinie modifiziert, ist die dritte und letzte Stufe der erfolgreichen Implementierung erreicht. Hierbei bestehen jedoch multiple potenzielle Barrieren, die einerseits den Arzt selbst und andererseits externe Faktoren betreffen. Der behandelnde Arzt hat u. a. Sorge um die Einengung/Manipulation seiner Entscheidungsmöglichkeiten. Er ist unsicher hinsichtlich rechtlicher Konsequenzen und wird zudem mit einer Vielzahl von zum Teil komplexen Leitlinien mit teilweise auch widersprüchlichen Empfehlungen konfrontiert.

42.7   Schlussfolgerung

An medizinische Leitlinien wird die Erwartung geknüpft, die ärztliche Alltagsroutine wirksam zu verändern, eine effektivere und wirtschaftlichere Versorgung zu ermöglichen sowie den Gesundheitszustand der Patienten zu verbessern. Die Verbesserung der Diagnose- und Behandlungsqualität bedeutet, sich regelmäßig über den neuesten Stand des Wissens zu informieren. Dies ist ohne Frage angesichts der ständig auf uns zukommenden Wissensflut eine Herausforderung, der man kaum gerecht werden kann. In medizinischen Fachzeitschriften wird jedes Jahr eine unüberschaubare Zahl von Informationen mit einer immer kürzer werdenden Halbwertszeit veröffentlicht. So ist es selbst für die wissenschaftlich tätigen Ärzte schwer, die neuesten Entwicklungen ihres Fachgebietes zu überschauen.

Leitlinien können dem einzelnen Arzt Hilfestellung leisten. Dabei darf nicht außer Acht gelassen werden, dass die Medizin keine Naturwissenschaft, sondern eine Erfahrungswissenschaft ist, die sich zwar mehr oder weniger naturwissenschaftlicher Methoden bedient, zu großen Teilen aber nur mit „wahrscheinlich richtigem Wissen" umgehen muss, wobei zusätzlich noch außermedizinisch begründete Wertungen in die einzelnen Entscheidungsprozesse mit einfließen. Der Patient ist nicht als statistische Größe aufzufassen. Er ist ein Subjekt mit einer ganz individuellen Biografie. Ärzte treten in Beziehung zu kranken Personen und nicht zu krankhaften Erscheinungen. Leitlinien sind somit als nützliche Orientierungshilfen anzusehen. Die Praxis hat gezeigt, dass die Befolgung von Leitlinien zu einer Verbesserung der klinischen Versorgung und sogar zu einer Letalitätsreduktion führen kann (10). Die Zugriffszahlen auf die Leitliniendatenbank der AWMF lassen ein zunehmendes Interesse der Ärzteschaft an den publizierten Handlungsempfehlungen erkennen. Auch in der Zahn-, Mund- und Kieferheilkunde haben Leitlinien ihren Einzug gehalten. Zu einigen Themen stehen bereits Leitlinien zur Verfügung, weitere werden in naher Zukunft folgen.

Trotzdem zeigt die Praxis, dass die Entwicklung, Distribution und vor allem die Implementierung von Leitlinien noch erhebliche Mängel aufweisen. Da von verschiedenen Seiten unserer Gesellschaft mehr Transparenz des Mitteleinsatzes und der Qualität medizinischer Versorgung gefordert wird, können medizinische Leitlinien dazu beitragen, das ärztlicherseits für unverzichtbar oder notwendig Gehaltene zu definieren, Qualitätsziele zu begründen und dadurch den medizinischen Versorgungsaufwand rational zu rechtfertigen.

Die entscheidenden Voraussetzungen für eine Einflussnahme von Leitlinien auf das ärztliche Handeln, und zwar deren adressatenorientierte Disseminierung und Implementation, sind bisher noch unzureichend gegeben. Dies wird neben der Erstellung von Leitlinien auch für den Bereich der Zahn-, Mund- und Kieferheilkunde eine wichtige und spannende Aufgabe für die Zukunft sein.

Literatur

[1] Antes G. Die Evidenz-Basis von klinischen Leitlinien, Health Technology Assessments und Patienteninformation als Grundlage für Entscheidungen in der Medizin. Z ärzt Fortbild Qual Gesundhwes 2004; 98: 180–184

[2] Arbeitsgemeinschaft der Wissenschaftlichen Medizinischen Fachgesellschaften (AWMF). Methodische Empfehlungen, Leitlinie für Leitlinien; 2004. http://leitlinien.net/

[3] Bergmann-Krauss B, Michaelis W, Szescsenyi J. Evaluation von zahnmedizinischen Leitlinien durch Qualitätszirkel (ELL_QZ). IDZ-Information 4/2008

[4] Brook RH, Lohr KN. Efficacy, effectiveness, variations, and quality. Boundary-crossing research. Med Care 1985; 23: 710–722

[5] Bundesärztekammer, Kassenärztliche Bundesvereinigung. Beurteilungskriterien für Leitlinien in der medizinischen Versorgung. Dtsch Ärztebl 1997; 94: 1622–1623, 1754–1755, 2154–2155

[6] Flottorp S, Oxman AD, Havelsrud K et al. Cluster randomised controlled trial of trailored interventions to improve the management of urinary tract infections in women and sore throat. BMJ 2002; 325: 367–372

[7] Grimshaw JM, Russell IT. Achieving health gain through clinical guidelines. I: Developing scientifically valid guidelines. Qual Health Care 1993; 2: 243–248

[8] Hagemeister J, Schneider CA, Barabas S et al. Hypertension guidelines and their limitations – the impact of physicians' compliance as evaluated by guideline awareness. J Hypertens 2001; 19: 2079–2086

[9] Hartel W, Lorenz W. Empfehlungen zum Erstellen von Leitlinien der Deutschen Gesellschaft für Chirurgie. Deutsche Gesellschaft für Chirurgie Mitteilungen 1/1996: 32. Balingen: Demeter; 1996

[10] Hoppe UC. Warum werden Leitlinien nicht befolgt? Dtsch Med Wochenschr 2003, 128: 820–824

[11] Institute of Medicine. Guidelines for clinical practice: from developement to use. Washington, DC: National Academic Press; 1992

[12] Linden M. Der Einfluss von Leitlinien, Standards und ökonomischen Vorgaben auf medizinische Entscheidungsprozesse. Z ärzt Fortbild Qual Gesundhwes 2004; 98: 200–205

[13] Lohr KN, Schroeder SA. A strategy for quality assurance in Medicare. N Engl J med 1990; 322: 707–712

[14] North of England Study of Standards and Performance in General Practice. Medical audit in general practice. I: Effects on doctors clinical behaviour for common childhood conditions. BMJ 1992; 304: 1480–1484

[15] Ohnmann C. Was ist Qualitätsmanagement? In: Scheibe O, Hrsg. Qualitätsmanagement in der Medizin. Handbuch für Klinik und Praxis. Landsberg/Lech: ecomed Verlag; 1997

[16] Ollenschläger G. Medizinischer Standard und Leitlinien – Definitionen und Funktionen. Z ärzt Fortbild Qual Gesundhwes 2004; 98: 176–179

[17] Ollenschläger G. Globalisierung der Leitlinienarbeit. Die BKK 2003; 4: 199–206

[18] Ollenschläger G, Kirchner H, Fiene M. Leitlinien in der Medizin – scheitern sie an der praktischen Umsetzung? Internist 2001; 42: 473–483

[19] Sackett DL. Was ist evidenzbasierte Medizin und was nicht? Münch. Med Wschr. 1997; 139: 644–645

Sachverzeichnis